U. Voderholzer, F. Hohagen (Hrsg.)
Therapie psychischer Erkrankungen
State of the Art

Ulrich Voderholzer
Fritz Hohagen (Hrsg.)

Therapie psychischer Erkrankungen

State of the Art

2015

10. Auflage

Mit Beiträgen von:

Mazda Adli, Borwin Bandelow, Barbara Barton, Anil Batra, Michael Bauer, Andreas Bechdolf, Thomas Becker, Mathias Berger, Michael Berner, Martin Bohus, Peer Briken, Martina de Zwaan, Alexander Diehl, Sabine Eucker, Peter Fiedler, W. Wolfgang Fleischhacker, Lutz Frölich, Ulrich Frommberger, Wolfgang Gaebel, Euphrosyne Gouzoulis-Mayfrank, Göran Hajak, Lucrezia Hausner, Andreas Heinz, Peter Henningsen, Sabine C. Herpertz, Stephan Herpertz, Beate Herpertz-Dahlmann, Christoph Hiemke, Fritz Hohagen, Andreas Jähne, Frank Jessen, Evangelos Karamatskos, Stefan Klingberg, Joachim Klosterkötter, Markus Kösters, Martin Lambert, Stefan Leucht, Klaus Lieb, Michael Linden, Andreas Maercker, Karl F. Mann, Christian A. Müller, Rüdiger Müller-Isberner, Dieter Naber, Norbert Nedopil, Christina Neumayr, Irene Neuner, Timo O. Nieder, Kay Uwe Petersen, Alexandra Philipsen, Thomas Pollmächer, Kathlen Priebe, Helmut Remschmidt, Winfried Rief, Dieter Riemann, Michael Rösler, Tobias Rüther, Norbert Scherbaum, Thomas Schläpfer, Christian Schmahl, Max Schmauß, Christian Schmidt-Kraepelin, Elisabeth Schramm, Michael Soyka, Kai Spiegelhalder, Rolf-Dieter Stieglitz, Christian Stiglmayr, Bert Theodor te Wildt, Ulrich Voderholzer, Kai Vogeley, Birgit von Hecker, Thomas C. Wetter, Manfred Wolfersdorf, Stephan Zipfel

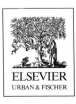

URBAN & FISCHER München

Zuschriften an:
Elsevier GmbH, Urban & Fischer Verlag, Hackerbrücke 6, 80335 München, info@elsevier.com

Wichtiger Hinweis für den Benutzer
Die Erkenntnisse in der Medizin unterliegen laufendem Wandel durch Forschung und klinische Erfahrungen. Herausgeber und Autoren dieses Werkes haben große Sorgfalt darauf verwendet, dass die in diesem Werk gemachten therapeutischen Angaben (insbesondere hinsichtlich Indikation, Dosierung und unerwünschter Wirkungen) dem derzeitigen Wissensstand entsprechen. Das entbindet den Nutzer dieses Werkes aber nicht von der Verpflichtung, anhand weiterer schriftlicher Informationsquellen zu überprüfen, ob die dort gemachten Angaben von denen in diesem Werk abweichen und seine Verordnung in eigener Verantwortung zu treffen. **Für die Vollständigkeit und Auswahl der aufgeführten Medikamente übernimmt der Verlag keine Gewähr.**

Geschützte Warennamen (Warenzeichen) werden in der Regel besonders kenntlich gemacht (®). Aus dem Fehlen eines solchen Hinweises kann jedoch nicht automatisch geschlossen werden, dass es sich um einen freien Warennamen handelt.

Bibliografische Information der Deutschen Nationalbibliothek
Die Deutsche Nationalbibliothek verzeichnet diese Publikation in der Deutschen Nationalbibliografie; detaillierte bibliografische Daten sind im Internet über http://www.d-nb.de/ abrufbar.

Alle Rechte vorbehalten
10. Auflage 2015
© Elsevier GmbH, München
Der Urban & Fischer Verlag ist ein Imprint der Elsevier GmbH.

15 16 17 18 19   5 4 3 2 1

Das Werk einschließlich aller seiner Teile ist urheberrechtlich geschützt. Jede Verwertung außerhalb der engen Grenzen des Urheberrechtsgesetzes ist ohne Zustimmung des Verlages unzulässig und strafbar. Das gilt insbesondere für Vervielfältigungen, Übersetzungen, Mikroverfilmungen und die Einspeicherung und Verarbeitung in elektronischen Systemen.

Um den Textfluss nicht zu stören, wurde bei Patienten und Berufsbezeichnungen die grammatikalisch maskuline Form gewählt. Selbstverständlich sind in diesen Fällen immer Frauen und Männer gemeint.

Planung: Dr. Bernhard Gall, München
Lektorat und Herstellung: Bettina Lunk, München
Redaktion: Sonja Hinte, Bremen
Satz: abavo GmbH, Buchloe/Deutschland; TnQ, Chennai/Indien
Druck und Bindung: Drukarnia Dimograf, Bielsko-Biała/Polen
Fotos/Zeichnungen: siehe Abbildungsnachweis auf S. XII
Umschlaggestaltung: SpieszDesign, Neu-Ulm

ISBN Print   978-3-437-24906-8
ISBN e-Book   978-3-437-29940-7

Aktuelle Informationen finden Sie im Internet unter www.elsevier.de und www.elsevier.com

Geleitwort der DGPPN

Zu den Kernzielen der DGPPN gehören die Qualitätsentwicklung in der Versorgung psychisch erkrankter Menschen auf dem höchsten Niveau von Evidenz und medizinischem Fortschritt sowie die Motivierung und Unterstützung unseres fachlichen Nachwuchses. Beiden Zielen dient unser jährlicher DGPPN-Kongress mit inzwischen ca. 10.000 Teilnehmern. Das verfügbare Handlungswissen wird in kompakter Form vor allem in den State-of-the-Art-Symposien präsentiert.

Das Interesse an diesem Veranstaltungsformat ist enorm. Dies zeigt den großen Bedarf an fundierten Informationen, die dort in praxisrelevanter Form zu allen relevanten Themen angeboten werden. Das vorliegende Buch enthält fast alle aktuellen State-of-the-Art-Beiträge, die damit über den Kongress hinaus wirken können.

2003 wurde die Veranstaltungsreihe der State-of-the-Art-Symposien eingeführt. Jeweils zwei führende Experten vermitteln den aktuellen Wissensstand zu den wichtigen psychischen Erkrankungen in firmenneutraler und praxisgerechter Form. Die Veranstaltungsreihe war schon im ersten Jahr ein großer Erfolg, mit hohen Teilnehmerzahlen und sehr positiven Bewertungen, sodass sukzessive eine Ausweitung der Themen erfolgte. Die konsequente Evaluation der Veranstaltung zeigt, dass die von Anfang an positiven Bewertungen sich im Lauf der Jahre noch weiter verbessert haben.

Im Jahr 2014 bietet der DGPPN-Kongress insgesamt 33 State-of-the-Art-Symposien, davon aufgrund des durchschlagenden Erfolgs im vergangenen Jahr auch erneut sieben in englischer Sprache, um auch dem wachsenden Interesse der Teilnehmer aus dem Ausland an dieser größten Fachtagung für psychische Erkrankungen in Europa gerecht zu werden.

Auf dem Wunsch nach schriftlichen Zusammenfassungen der Symposien basiert die Idee dieses Buches, in welchem Referenten der Symposien die in den Vorträgen vermittelten Inhalte in kurzer und prägnanter Form zusammengefasst haben und auch jährlich aktualisieren. Im 10. Jahr seit erstmaligem Erscheinen ist so bereits die 10. Auflage erschienen. In 34 Kapiteln ist an Leitlinien orientiertes Wissen zur Therapie psychischer Erkrankungen in komprimierter Form dargestellt. Der Anspruch des Buches geht dabei deutlich über Handouts von Vorträgen hinaus. Den Lesern werden viele wichtige und in der Praxis nützliche Informationen geboten, z. B. zu Differenzialindikationen Psychotherapie, Dosierung von Psychopharmaka, Plasmaspiegeln und Verwendung diagnostischer Instrumente.

Das Buch ist mittlerweile weitverbreitet, und es ist zu einem Standardwerk in der Vorbereitung zur Facharztprüfung in Psychiatrie und Psychotherapie geworden. Es ist ein großes Anliegen der DGPPN, qualitativ hochwertige Fort- und Weiterbildung zu fördern.

Professor Dr. Wolfgang Maier
Präsident der DGPPN

Vorwort zur 10. Auflage

Mit großer Freude können wir Ihnen im 10. Jahr nach erstmaligem Erscheinen dieses Buches die 10. Auflage vorlegen und damit voller Stolz ein Jubiläum feiern.

Das Buch ist nach unserer Kenntnis das einzige Buch zur Therapie psychischer Erkrankungen in Deutschland, das seit seinem ersten Erscheinen in 2005 jährlich aktualisiert wurde. Die Erfolgsgeschichte des Buches geht mit dem großen Erfolg des Jahreskongresses der Deutschen Gesellschaft für Psychiatrie und Psychotherapie, Psychosomatik und Nervenheilkunde einher. Der Inhalt des Buches orientierte sich von Beginn an an den State-of-the-Art-Symposien dieses Kongresses, die die wichtigsten Krankheitsbilder und ihre evidenzbasierte Behandlung aufgreifen und jedes Jahr zu den erfolgreichsten und am besten evaluierten Veranstaltungen dieses Kongresses zählen. Die Mehrzahl der Autorinnen und Autoren dieses Buches ist auch seit vielen Jahren Referent dieser State-of-the-Art-Symposien.

Das Ziel dieses Buches ist es, immer den aktuellen Kenntnisstand zur evidenzbasierten Therapie aller wichtigen psychischen Erkrankungen in knapper und komprimierter, dabei aber auch praxisrelevanter Form darzustellen. Dabei sollen immer auch der neueste Stand der Forschung und die zentralen Aussagen deutschsprachiger und internationaler Leitlinien berücksichtigt werden. Die Autorinnen und Autoren werden explizit darauf hingewiesen, dies in den jährlichen Aktualisierungen ihrer Kapitel zu berücksichtigen.

Was ist neu in der 10. Auflage?
Wie jedes Jahr wurden alle Kapitel wieder auf den neuesten Stand gebracht: relevante neue Erkenntnisse in der Therapie wurden berücksichtigt, Überholtes wurde gestrichen. Neu hinzugekommen sind:
- Ein Kapitel zu wesentlichen Aspekten von Psychotherapie
- Ergänzende Angaben zur Zulassung, Dosierung und anderen Informationen in der Anwendung von Psychopharmaka bei Kindern und Jugendlichen
- Eine Ergänzung zum chronischen Tinnitus im Rahmen des Kapitels zu somatoformen Störungen

Wir möchten an dieser Stelle den zahlreichen Autorinnen und Autoren von ganzem Herzen für ihre Bereitschaft danken, ihre Kapitel jedes Jahr entsprechend den neuesten wissenschaftlichen Erkenntnissen zu aktualisieren. Mit den Ergänzungen der 10. Auflage wurde das Konzept, auch viele in der Praxis relevante Informationen zur Verfügung zu stellen, nochmals erweitert. Immer wieder erreichen uns positive Rückmeldungen über die Nützlichkeit dieses Buches sowohl im klinischen Alltag als auch insbesondere bei der Vorbereitung auf Facharztprüfungen, für die das Buch inzwischen als Standardwerk genutzt wird.

Ganz besonders möchten wir uns bei Herrn Dr. Bernhard Gall und Frau Bettina Lunk vom Verlag Elsevier, Urban & Fischer für das herausragende Engagement und die hervorragende Zusammenarbeit bedanken, ohne die ein termingerechtes Erscheinen des Buches zum DGPPN-Kongress nicht möglich gewesen wäre. Wir hoffen sehr, dass das Buch für Sie im klinischen Alltag und bei der Prüfungsvorbereitung nützlich ist. Sollten Sie unklar formulierte Passagen oder gar Fehler entdecken, sind wir Ihnen für eine Rückmeldung sehr dankbar. Auch freuen wir uns über jede Kritik und Anregung, z.B. über wichtige – aus Ihrer Sicht – fehlende Themen. Es ist uns ein Anliegen, das Buch immer weiter zu verbessern.

Prien am Chiemsee, Freiburg, Lübeck im Oktober 2014
Prof. Dr. med. Ulrich Voderholzer
Prof. Dr. med. Fritz Hohagen

Das komplette **Literaturverzeichnis** finden Sie online im Downloadbereich unter www.psychiatriewelt.de.

Autorinnen und Autoren

Priv.-Doz. Dr. med. Mazda Adli
Fliedner-Klinik
Ambulanz und Tagesklinik für psychologische Medizin
10117 Berlin

Prof. Dr. med. Borwin Bandelow
Universität Göttingen
Klinik für Psychiatrie und Psychotherapie
Von-Siebold-Straße 5
37075 Göttingen

Dipl. Psych. Barbara Barton
Klinik der Universität München Innenstadt
Klinik für Psychiatrie und Psychotherapie
AG Psychotherapieforschung Prof. Voderholzer
Nußbaumstraße 7
80336 München

Prof. Dr. med. Anil Batra
Universitätsklinik für Psychiatrie und Psychotherapie
Sektion Suchtmedizin und Suchtforschung
Calwer Straße 14
72076 Tübingen

Prof. Dr. med. Dr. rer. nat. Michael Bauer
Klinik und Poliklinik für Psychiatrie und Psychotherapie
Universitätsklinikum Carl Gustav Carus
Technische Universität Dresden
Fetscherstraße 74
01307 Dresden

Prof. Dr. med. Andreas Bechdolf, M. Sc.
Klinik für Psychiatrie, Psychotherapie und Psychosomatik
Vivantes Klinikum am Urban
Akademisches Lehrkrankenhaus Charité – Universitätsmedizin Berlin und
Klinik für Psychiatrie und Psychotherapie,
Klinikum der Universität zu Köln
Dieffenbachstraße 1
10967 Berlin

Prof. Dr. med. Thomas Becker
Klinik für Psychiatrie und Psychotherapie II der Universität Ulm
Bezirkskrankenhaus Günzburg
Ludwig-Heilmeyer-Straße 2
89312 Günzburg

Prof. Dr. Mathias Berger
Universitätsklinikum Freiburg
Klinik für Psychiatrie und Psychotherapie
Hauptstraße 5
79104 Freiburg

Prof. Dr. med. Michael M. Berner
Universitätsklinikum Freiburg und
Rhein-Jura-Klinik für Psychiatrie, Psychosomatik und Psychotherapie
Schneckenhalde 13
79713 Bad Säckingen

Prof. Dr. Martin Bohus
Zentralinstitut für seelische Gesundheit (ZI)
Klinik für Psychosomatik und Psychotherapeutische Medizin
J 5
68159 Mannheim

Prof. Dr. med. Peer Briken
Institut für Sexualforschung und Forensische Psychiatrie
Zentrum für Psychosoziale Medizin
Universitätsklinikum Hamburg-Eppendorf
Martinistraße 52
20246 Hamburg

Prof. Dr. med. Martina de Zwaan
Klinik für Psychosomatik und Psychotherapie
Medizinische Hochschule Hannover
Carl-Neuberg-Straße 1
30625 Hannover

Autorinnen und Autoren

Priv.-Doz. Dr. med. Alexander Diehl, M. A.
Klinik für Psychiatrie, Psychotherapie und
Psychosomatik
Städtisches Klinikum Braunschweig
Salzdahlumer Straße 90
38126 Braunschweig

Dipl.-Psych. Sabine Eucker
Vitos Klinik für forensische Psychiatrie Haina
Standort Gießen
Licher Straße 106
35394 Gießen

Prof. Dr. Peter Fiedler
Universität Heidelberg
Psychologisches Institut
Klinische Psychologie und Psychotherapie
Hauptstraße 47–51
69117 Heidelberg

Prof. Dr. med. W. Wolfgang Fleischhacker
Department für Psychiatrie und Psychotherapie
Univ.-Klinik für Biologische Psychiatrie
Medizinische Universität Innsbruck
Anichstraße 35
6020 Innsbruck
Österreich

Prof. Dr. med. Lutz Frölich
Zentralinstitut für seelische Gesundheit (ZI)
Abteilung für Gerontopsychiatrie
J 5
68159 Mannheim

**Priv.-Doz. Dr. med. Dipl.-Biol.
Ulrich Frommberger**
Mediclin Klinik an der Lindenhöhe
Klinik für Psychiatrie, Psychosomatik und
Psychotherapie
Bertha-von-Suttner-Straße 1
77654 Offenburg

Prof. Dr. Wolfgang Gaebel
LVR-Klinikum Düsseldorf
Kliniken der Heinrich-Heine-Universität
Bergische Landstraße 2
40629 Düsseldorf

Prof. Dr. Euphrosyne Gouzoulis-Mayfrank
Abt. Allgemeine Psychiatrie II
LVR-Klinik Köln
Wilhelm-Griesinger-Straße 23
51109 Köln

Prof. Dr. med. Göran Hajak, MBA
Klinik für Psychiatrie, Psychosomatik und
Psychotherapie Klinikum am Michelsberg
St.-Getreu-Straße 18
96049 Bamberg

Dr. med. Lucrezia Hausner
Klinik für Psychiatrie und Psychotherapie
Abteilung Gerontopsychiatrie
Zentralinstitut für Seelische Gesundheit
J 5
68159 Mannheim

Prof. Dr. med. Dr. phil. Andreas Heinz
Charité – Universitätsmedizin Berlin
Campus Charité – Mitte
Klinik für Psychiatrie und Psychotherapie
Charitéplatz 1
10117 Berlin

Prof. Dr. med. Peter Henningsen
Klinik und Poliklinik für Psychosomatische Medizin
und Psychotherapie
Klinikum rechts der Isar TUM
Langerstraße 3
81675 München

Prof. Dr. med. Sabine C. Herpertz
Klinik für Allgemeine Psychiatrie
Universitätsklinikum Heidelberg
Zentrum für Psychosoziale Medizin
Voßstraße 4
69115 Heidelberg

Prof. Dr. med. Stephan Herpertz
Klinik für Psychosomatische Medizin und
Psychotherapie
LWL-Universitätsklinikum der Ruhr-Universität
Bochum
Alexandrinenstraße 1–3
44791 Bochum

Autorinnen und Autoren

Prof. Dr. med. Beate Herpertz-Dahlmann
Universitätsklinikum Aachen
Klinik für Psychiatrie, Psychosomatik und
Psychotherapie des Kinder- und Jugendalters
Neuenhofer Weg 21
52074 Aachen

Prof. Dr. Christoph Hiemke
Universitätsmedizin Mainz der Johannes-
Gutenberg-Universität
Klinik für Psychiatrie und Psychotherapie
Untere Zahlbacher Straße 8
55131 Mainz

Prof. Dr. med. Fritz Hohagen
Universität zu Lübeck
Zentrum für Integrative Psychiatrie
Klinik für Psychiatrie und Psychotherapie
Ratzeburger Allee 160
23538 Lübeck

Dr. med. Andreas Jähne
Rhein-Jura Klinik für Psychiatrie, Psychosomatik
und Psychotherapie
Schneckenhalde 13
79713 Bad Säckingen

Univ.-Prof. Dr. med. Frank Jessen
Klinik und Poliklinik für Psychiatrie und
Psychotherapie
Deutsches Zentrum für Neurodegenerative
Erkrankungen (DZNE)
Rheinische-Friedrich-Wilhelms-Universität
Sigmund-Freud-Straße 25
53105 Bonn

Evangelos Karamatskos
Klinik für Psychiatrie und Psychotherapie
Forschungsbereich Bildgebung/Abteilung für
Psychosen
Universitätsklinikum Hamburg-Eppendorf
Martinistraße 52
20246 Hamburg

Prof. Dr. Dipl.-Psych. Stefan Klingberg
Universitätsklinik für Psychiatrie und Psychotherapie
Calwer Straße 14
72076 Tübingen

Prof. Dr. Joachim Klosterkötter
Klinikum der Universität zu Köln
Klinik für Psychiatrie und Psychotherapie
Kerpener Straße 62
50924 Köln

Dr. biol. hum. Markus Kösters
Klinik für Psychiatrie und Psychotherapie II der
Universität Ulm
Bezirkskrankenhaus Günzburg
Ludwig-Heilmeyer-Straße 2
89312 Günzburg

Prof. Dr. med. Martin Lambert
Arbeitsbereich Psychosen
Klinik und Poliklinik für Psychiatrie und Psycho-
therapie
Zentrum für Psychosoziale Medizin
Universitätsklinikum Hamburg-Eppendorf
Martinistraße 52
20246 Hamburg

Prof. Dr. Stefan Leucht
Klinik für Psychiatrie und Psychotherapie
der TU München
Klinikum rechts der Isar
Ismaninger Straße 22
81675 München

Prof. Dr. med. Klaus Lieb
Klinik für Psychiatrie und Psychotherapie
Universitätsklinikum Mainz
Untere Zahlbacher Straße 8
55131 Mainz

Prof. Dr. Michael Linden
Reha-Zentrum Seehof der Deutschen Rentenversi-
cherung und Forschungsgruppe Psychosomatische
Rehabilitation
an der Charité Universitätsmedizin Berlin
Lichterfelder Allee 55
14513 Teltow

Prof. Dr. Dr. phil. Andreas Maercker
Universität Zürich
Psychologisches Institut
Fachrichtung Psychopathologie und Klinische
Intervention
Binzmühlestraße 14/17
CH-8050 Zürich
Schweiz

Prof. Dr. med. Karl F. Mann
Zentralinstitut für Seelische Gesundheit
Klinik für Abhängiges Verhalten und Suchtmedizin
J 5
68159 Mannheim

Dr. med. Christian A. Müller
Klinik für Psychiatrie und Psychotherapie
Charité – Universitätsmedizin Berlin
Campus Charité Mitte
Charitéplatz 1
10117 Berlin

Dr. med. J. Rüdiger Müller-Isberner
Vitos Klinik für forensische Psychiatrie Haina
Landgraf-Philipp-Platz 3
35114 Haina (Kloster)

Prof. Dr. Dieter Naber
Universitäts-Krankenhaus Eppendorf
Klinik für Psychiatrie und Psychotherapie
Martinistraße 52
20251 Hamburg

Prof. Dr. Norbert Nedopil
Abteilung für Forensische Psychiatrie
Psychiatrische Klinik der Universität München
Nußbaumstraße 7
80336 München

Christina Neumayr, BA Psych.
Klinikum der Universität München Innenstadt
Klinik für Psychiatrie und Psychotherapie
AG Psychotherapieforschung Prof. Voderholzer
Nußbaumstraße 7
80336 München

Priv.-Doz. Dr. med. Irene Neuner
Klinik für Psychiatrie, Psychotherapie und
Psychosomatik
Universitätsklinikum Aachen
Pauwelsstraße 30
52074 Aachen

Dr. phil. Timo O. Nieder, Dipl.-Psych.
Institut für Sexualforschung und Forensische
Psychiatrie
Universitätsklinikum Hamburg-Eppendorf
Martinistraße 52
20246 Hamburg

Dr. phil. Kay Uwe Petersen
Universitätsklinikum Tübingen
Klinik für Psychiatrie und Psychotherapie
Sektion für Suchtmedizin und Suchtforschung
Calwer Straße 14
72076 Tübingen

Prof. Dr. Alexandra Philipsen
Medizinischer Campus Universität Oldenburg
Fakultät für Medizin und Gesundheitswissenschaften
Universitätsklinik für Psychiatrie und Psychotherapie
Karl-Jaspers-Klinik
Hermann-Ehlers-Straße 7
26160 Bad Zwischenahn

Prof. Dr. Thomas Pollmächer
Zentrum für psychische Gesundheit
Krumenauerstraße 25
85049 Ingolstadt

Dipl.-Psych. Kathlen Priebe
Humboldt-Universität zu Berlin
Institut für Psychologie
Klosterstraße 64
10179 Berlin

Prof. Dr. Dr. Helmut Remschmidt
Klinik für Kinder- und Jugendpsychiatrie und
-psychotherapie
Philipps-Universität
Hans-Sachs-Straße 6
35039 Marburg

Prof. Dr. Winfried Rief
Philipps-Universität Marburg
Klinische Psychologie und Psychotherapie
Gutenbergstraße 18
35032 Marburg

Prof. Dr. Dipl.-Psych. Dieter Riemann
Universitätsklinikum Freiburg
Abteilung für Psychiatrie und Psychotherapie
Hauptstraße 5
79104 Freiburg

Prof. Dr. Michael Rösler
Universitätskliniken des Saarlandes
Institut für Gerichtliche Psychologie und Psychiatrie
Neurozentrum Gebäude 90.3
Kirrberger Straße
66424 Homburg

Dr. med. Tobias Rüther
Klinikum der Universität München
Klinik für Psychiatrie und Psychotherapie
Nußbaumstraße 7
80336 München

Prof. Dr. med. Norbert Scherbaum
Klinik für abhängiges Verhalten und Suchtmedizin
LVR-Klinikum Essen
Kliniken der Universität Duisburg-Essen
Virchowstraße 174
45147 Essen

Prof. Dr. Thomas Schläpfer
Klinik und Poliklinik für Psychiatrie und Psychotherapie
Universitätsklinikum Bonn
Sigmund-Freud-Straße 25
53105 Bonn

Prof. Dr. med. Christian Schmahl
Klinik für Psychosomatik und Psychotherapeutische Medizin
Zentralinstitut für Seelische Gesundheit
J5
68159 Mannheim

Prof. Dr. med. Max Schmauß
Bezirkskrankenhaus Augsburg
Klinik für Psychiatrie, Psychotherapie und Psychosomatik
Dr.-Mack-Straße 1
86156 Augsburg

Dr. med. Christian Schmidt-Kraepelin
LVR-Klinikum Düsseldorf
Kliniken der Heinrich-Heine-Universität Düsseldorf
Bergische Landstraße 2
40629 Düsseldorf

Prof. Dr. Elisabeth Schramm
Universitätsklinikum Freiburg
Klinik für Psychiatrie und Psychotherapie
Hauptstraße 5
79104 Freiburg

Prof Dr. med. Michael Soyka
Privatklinik Meiringen
Willigen
3860 Meiringen
Schweiz

Priv.-Doz. Dr. phil. Dr. med. Dipl.-Psych. Kai Spiegelhalder
Universitätsklinikum Freiburg
Abteilung für Psychiatrie und Psychotherapie
Hauptstraße 5
79104 Freiburg

Prof. Dr. rer. nat. Dipl.-Psych. Rolf-Dieter Stieglitz
Universitäre Psychiatrische Kliniken (UK) Basel
Wilhelm-Klein-Str. 27
4012 Basel
Schweiz

Priv.-Doz. Dr. Christian Stiglmayr
Arbeitsgemeinschaft Wissenschaftliche Psychotherapie Berlin
Bundesring 58
12101 Berlin

Priv.-Doz. Dr. med. Bert Theodor te Wildt
Klinik für Psychosomatische Medizin und
Psychotherapie
LWL-Universitätsklinikum Bochum der
Ruhr-Universität Bochum
Alexandrinenstraße 1–3
44791 Bochum

Prof. Dr. med. Ulrich Voderholzer
Schön-Klinik Roseneck
Am Roseneck 6
83209 Prien am Chiemsee

Univ.-Prof. Dr. Dr. Kai Vogeley
Klinik und Poliklinik für Psychiatrie und
Psychotherapie
Klinikum der Universität zu Köln
Kerpener Straße 62
50924 Köln

Birgit von Hecker
Vitos Klinik für forensische Psychiatrie Bad Emstal
Landgraf-Philipp-Straße 9
34308 Bad Emstal

Prof. Dr. med. Thomas C. Wetter, M. A.
Klinik für Psychiatrie und Psychotherapie der
Universität Regensburg am Bezirksklinikum
Universitätsstraße 84
93053 Regensburg

Prof. Dr. med. Dr. h. c. Manfred Wolfersdorf
Bezirkskrankenhaus Bayreuth
Klinik für Psychiatrie, Psychotherapie und
Psychosomatik
Nordring 2
95445 Bayreuth

Prof. Dr. med. Stephan Zipfel
Abteilung Innere Medizin VI
Psychosomatische Medizin und Psychotherapie
Medizinische Universitätsklinik Tübingen
Osianderstraße 5
72076 Tübingen

Abbildungsnachweis

Alle Zeichnungen stammen von Stefan Dangl, München. Die Vorlagen wurden von den jeweiligen Beitragsautoren und von folgenden Verlagen zur Verfügung gestellt:

Abb. 2.2, 2.3, 25.1:	Springer Science + Business Media, Heidelberg
Abb. 7.2:	Kohlhammer-Verlag, Stuttgart
Abb. 12.7, 15.3:	Nature Publishing Group
Abb. 12.9:	S. Karger, Basel
Abb. 20.1:	Guilford Press, New York
Abb. 26.1:	Elsevier Limited, Oxford, UK
Abb. 26.2:	SAGE Publications, Thousand Oaks, CA, USA

Abkürzungen

AAA	Adult Asperger Assessment	Δ-9-THC	Δ(Delta)-9-Tetrahydrocannabinol
AChE-I	Acetylcholinesterasehemmer	DHA	Docosahexaensäure
ACT	Acceptance- and Commitment Therapy	DIPS	diagnostisches Interview bei psychischen Störungen
AD	Alzheimer-Demenz		
ADAS	Alzheimer's Disease Assessment Scale	DIS	dissoziative Identitätsstörung
ADHS	Aufmerksamkeits-Defizit-Hyperaktivitäts-syndrom	DLB	Lewy-Körperchen-Demenz
		DM	Diabetes mellitus
ADI-R	diagnostisches Interview für Autismus – revidiert	DSF	Deutscher Schmerzfragebogen
		DSM	Diagnostic and Statistical Manual of Mental Disorders
ADL	activities of daily living		
ADS	adultes Aufmerksamkeitsdefizitsyndrom/ Allgemeine Depressionsskala	DSS	Dissoziations-Spannungs-Skala
		DUP	'duration fo untreated psychosis'
AKV	Fragebogen zu körperbezogenen Ängsten, Kognitionen und Vermeidung	EDI-II	Eating Disorder Inventory II
		EEG	Elektroenzephalografie
AN	Anorexia nervosa	EKT	Elektrokrampftherapie
APS	antisoziale Persönlichkeitsstörung	EMDR	Eye Movement Desensitization and Reprocessing
ASD	AntiDNAse-B-Titer		
ASL	Anti-Streptolysin-Titer	EPMS	extrapyramidal-motorische Störungen
ASS	Autismus-Spektrum-Störungen/ Azetylsalizylsäure	ESI	Eppendorfer Schizophrenie-Inventar
		FDG-PET	Positronenemissionstomografie mit Fluordesoxyglukose
AUDIT	Alcohol-Use-Disorder-Identification-Test		
BBGS	Brief Biosocial Gambling Screen	FDS	Fragebogen zu dissoziativen Symptomen
BDI	Beck Depression Inventory	FFT	Family-Focused Treatment
BDI-II	Beck Depression Inventory Revision	GABA	Gamma-Amino-Buttersäure
BDNF	brain-derived-neurotrophic factor	GAD	generalisierte Angsterkrankung (Generalized Anxiety Disorder)
BDZ	Benzodiazepine		
BES/BED	Binge-Eating-Störung/Disorder	γ-GT	Gammaglutamyltransferase
B-IKS	Beck-Inventar für kognitive Schemata	GSI	Global Severity Index
BL	Beschwerdeliste	ggf.	gegebenenfalls
BMD	'bone mineral density'	GT	Gesprächspsychotherapie
BMI	Body-Mass-Index	h	Stunde(n)
BMRS	Bech-Rafaelsen-Melancholie-Skala	HADS-D	Hospital Anxiety and Depression Scale
BN	Bulimia nervosa	HAMA	Hamilton-Angst-Skala
BPI	Borderline-Persönlichkeits-Inventar	HAMD	Hamilton-Depressionsskala
BPRS	Brief Psychiatric Rating Scale	HASE	Homburger ADHS-Skalen für Erwachsene
BPS	Borderline-Persönlichkeitsstörung	HCL-32	Hypomania Checklist-32
BRMS	Bech-Rafaelsen Melancholia Scale	HDI	Heidelberger Dissoziations-Inventar
BSL-95	Borderline Symptom Liste 95	HRT	Habit Reversal Training
CAARS-O	Conners' Adult ADHD Rating Scales	HZI	Hamburger Zwangsinventar
cAMP	zyklisches Adenosinmonophosphat	ICSD	International Classification of Sleep Disorders
CAPS	Clinician Administreted PTSD Scale		
CBASP	Cognitive Behavioral Analysis System of Psychotherapy	IDÜ	interpersonelle Diskriminationsübung
		IES-R	Impact of Events Scale (revidierte Form)
CBIT	Comprehensive Behavioral Intervention for Tics	IPSRT	Interpersonal and Social Rhythm Therapy
		IPDE	International Personality Disorder Examination, IDC-10-Modul
CDT	Carbohydrate Deficient Transferrin		
CGI	Clinical Global Impressions Scale	IPT	interpersonelle Psychotherapie
CIUS	Compulsive Internet Use Scale	IRAOS	Interview für die retrospektive Erfassung des Erkrankungsbeginns und -verlaufs bei Schizophrenie und anderen Psychosen
CK	Kreatinkinase		
CM	Clinical Management		
CT	Computertomografie		
DALY	Disability Adjusted Life Years	IRRT	Imagery Rescripting and Reprocessing Therapy
DBS	Deep Brain Stimulation		
DBT	dialektisch behaviorale Therapie	i. S.	im Serum
		ISS	Internetsuchtskala

KFG	Kurzfragebogen zum Glücksspielverhalten	RDC	Research Diagnostic Criteria
KFN-CSAS-II	Computerspielabhängigkeitsskala	RIMA	Reversible Monoaminooxidase-A-Hemmer
KVT	kognitive Verhaltenstherapie	RLS	Restless-Legs-Syndrom
LAST	Lübecker Alkoholabhängigkeits-und-Missbrauchs-Screening-Test	rTMS	repetitive transkranielle Magnetstimulation
LJ	Lebensjahr	SAS	soziale Angststörung
MADRS	Montgomery-Asberg Depression Rating Scale	SCL-90-R	Symptom Checklist 90-R
MALT	Münchner Alkoholismustest	SES	Schmerzempfindungs-Skala
MAOH	Monoaminooxidase-Hemmer	SIS-D	strukturiertes Interview für Schlafstörungen nach DSM-III-R
MBCT	Minfulness-based Cognitive Therapy	SKID	strukturiertes klinisches Interview für DSM-IV
MBT	Minfulness-based Therapy	SMR	standardisierte Mortalitätsrate
MCI	Mild Cognitive Impairment	SNDRI	selektive Noradrenalin-Dopamin-Wiederaufnahmehemmer
MCV	mittleres Zellvolumen		
MDMA	Methylendioxymethamphetamin	SNRI	Serotonin- und Noradrenalin-Wiederaufnahmehemmer
MMST	Mini-Mental-Status-Test		
MNS	malignes neuroleptisches Syndrom	SOGS	South Oaks Gambling Screen
MRT	Magnetresonanztomografie	SOMS	Screening für somatoforme Störungen
NAI	Nürnberger-Alters-Inventar	SPAI	Soziale Phobie- und Angst-Inventar
NaSSA	noradrenerge und spezifisch serotonerge Antidepressiva	SPECT	„single-photon emission computed tomography"
NET	narrative Expositions-Therapie	SPS	Soziale Phobie-Skala
NL	Neuroleptika	SRE	Serotonin-Reuptake-Enhancer
NMDA	N-Methyl-D-Aspartat	SSNRI	selektive Serotonin-Noradrenalin-Wiederaufnahmehemmer
NNT	'number needed to treat'		
NPH	Normaldruckhydrozephalus	SSRI	selektive Serotonin-Wiederaufnahmehemmer
NRI	noradrenerge Wiederaufnahmehemmer		
NSAIDs	nichtsteroidale Antiphlogistika	STAI	State-Trait-Angstinventar
NSMRI	nichtselektiver Monoamin-Wiederaufnahmehemmer	STEPPS	Systems Training for Emotional Predictability and Problem Solving
NW	Nebenwirkungen	StGB	Strafgesetzbuch
OCI	Obsessive Compulsive Inventory	StVollzG	Strafvollzugsgesetz
PANDAS	pediatric autoimmune neuropsychiatric disorders associated with streptoccoccal infection	TAU	treatment as usual
		TD	tardive Dyskinesie
		TDM	therapeutisches Drug-Monitoring
PANSS	Positive and Negative Syndrome Scale	TFDD	Test zur Früherkennung der Demenz mit Depressionsabgrenzung
PDS	Posttraumatic Stress Disorder Scale		
PET	Positronenemissionstomografie	TFP	Transference Focused Psychotherapy
PEth	Phosphatidylethanol	THC	Delta-9-Tetrahydrocannabinol
PHQ-D	Gesundheitsfragebogen für Patienten	ToM	Theory of Mind
PLISSIT	permission, limited information, specific suggestion, intensive therapy	TS	Tourette-Syndrom
		TZA	trizyklische Antidepressiva
PLMD	periodic limb movement disorder	VD	vaskuläre Demenz
PRL	Prolaktin	VNS	Vagusnervstimulation
PSQI	Pittsburger Schlafqualitäts-Index	VT	Verhaltenstherapie
PSWQ	Penn State Worry Questionnaire	WHO	World Health Organization
PTBS/PTSD	posttraumatische Belastungsstörung/Posttraumatic Stress Disorder	Y-BOCS	Yale-Brown Obsessive Compulsive Scale
		YGTSS	Yale Globale Tic-Schweregrad-Skala
QUISS	Quantifizierungs-Inventar für somatoforme Syndrome	YTSSL	Yale-Tourette-Syndrom-Symptomliste
RCT	engl. „randomized controlled trial", randomisierte, kontrollierte Studie		

Inhaltsverzeichnis

Das komplette **Literaturverzeichnis** finden Sie online im Downloadbereich unter www.psychiatriewelt.de.

1	**Diagnostik und Therapie der Demenz (ICD-10 F0)**		1
1.1	Diagnostik der Demenz Frank Jessen		2
1.2	Therapie demenzieller Syndrome Lutz Frölich und Lucrezia Hausner ..		11
2	**Alkoholabhängigkeit (ICD-10 F1)** Karl F. Mann, Alexander Diehl, Christian A. Müller und Andreas Heinz		23
2.1	Epidemiologie		24
2.2	Diagnostische Kriterien		25
2.3	Neurobiologische Grundlagen		25
2.4	Das traditionelle suchtmedizinische Versorgungssystem – die Langzeitentwöhnungsbehandlung		28
2.5	Qualifizierte Entzugsbehandlung ..		29
2.6	Psychotherapeutische Strategien		29
2.7	Früherkennung und Frühintervention		30
2.8	Pharmakologische Behandlung ...		32
3	**Drogenabhängigkeit (ICD-10 F1)**		37
3.1	Störungen durch Opiate Norbert Scherbaum		38
3.2	Störungen durch Kokain Norbert Scherbaum		41
3.3	Störungen durch Amphetamine und Ecstasy Euphrosyne Gouzoulis-Mayfrank ...		43
3.4	Störungen durch Cannabis Euphrosyne Gouzoulis-Mayfrank ...		46
3.5	Störungen durch Halluzinogene Euphrosyne Gouzoulis-Mayfrank ...		47
3.6	Komorbidität Euphrosyne Gouzoulis-Mayfrank ...		49
4	**Benzodiazepinabhängigkeit (ICD-10 F.13.2)** Michael Soyka und Anil Batra		51
4.1	Epidemiologie		51
4.2	Abhängigkeitsrisiko bei Benzodiazepinen		52
4.3	Neurobiologische Grundlagen der Benzodiazepinabhängigkeit		53
4.4	Klinische Entzugssymptomatik		54
4.5	Therapie		55
5	**Tabakabhängigkeit (ICD-10 F.17.2)** Anil Batra, Andreas Jähne und Tobias Rüther		59
5.1	Epidemiologie		59
5.2	Abhängigkeitsrisiko		60
5.3	Grundlagen der Abhängigkeitsentwicklung		60
5.4	Klinische Entzugssymptomatik		61
5.5	Diagnostik		61
5.6	Therapie		62
5.7	Komorbidität mit anderen psychiatrischen Erkrankungen		66
6	**Pharmakotherapie der Schizophrenie (ICD-10 F2)** Martin Lambert, Evangelos Karamatskos, W. Wolfgang Fleischhacker und Dieter Naber		69
6.1	Einleitung		70
6.2	Grundlagen der Pharmakotherapie		70
6.3	Die Akutbehandlung		76
6.4	Spezifische Akutpharmakotherapie		83

6.5	Notfallbehandlung	85	11	Chronische und therapieresistente Depressionen (ICD-10 F3)		181
6.6	Langzeitbehandlung	88	11.1	Diagnostik Elisabeth Schramm		182
6.7	Arzneimittelverträglichkeit und -sicherheit	94	11.2	Psychotherapie chronischer Depressionen Elisabeth Schramm		183
7	Schizophrenie – psychosoziale Therapie (ICD-10 F2)	105	11.3	Pharmakotherapie von chronischen und therapieresistenten depressiven Störungen Michael Bauer und Mazda Adli		191
7.1	Psychotherapeutische Interventionen bei schizophrenen Erkrankungen Stefan Klingberg und Andreas Bechdolf	105	12	Bipolare Störungen (ICD-10 F3)		207
7.2	Psychosoziale Therapien in der Schizophreniebehandlung Markus Kösters und Thomas Becker	114	12.1	Diagnostik und Epidemiologie Thomas Schläpfer		208
			12.2	Neurobiologie bipolarer Störungen Thomas Schläpfer		209
8	Therapieresistente Schizophrenie (ICD-10 F2) Joachim Klosterkötter, Stefan Leucht, Christian Schmidt-Kraepelin und Wolfgang Gaebel	127	12.3	Therapieeffekte Thomas Schläpfer		214
8.1	Einleitung	127	12.4	Therapie bipolarer Störungen Michael Bauer		214
8.2	Definition und (Differenzial-)Diagnostik	127				
8.3	Ursachen	129	13	Angsterkrankungen – Panikstörung, soziale und generalisierte Angststörung (ICD-10 F4) Borwin Bandelow und Michael Linden		231
8.4	Phasenspezifische Behandlungsplanung	129				
8.5	Fazit	137	13.1	Einleitung		231
9	Wahnhafte und schizoaffektive Störungen (ICD-10 F22 bzw. F25) Ulrich Voderholzer	139	13.2	Nichtpharmakologische Behandlung		232
			13.3	Medikamentöse Behandlung		238
9.1	Wahnhafte Störungen (ICD-10 F22)	139	13.4	Spezielle Empfehlungen für die Therapie verschiedener Angststörungen		242
9.2	Schizoaffektive Störungen (ICD-10 F25)	143	13.5	Schlussfolgerungen		245
10	Unipolare Depression – Pharmakotherapie und Psychotherapie (ICD-10 F3)	147	14	Posttraumatische Belastungsstörung, PTBS (ICD-10 F4) Ulrich Frommberger und Andreas Maercker		247
10.1	Pharmakotherapie Max Schmauß	147	14.1	Einleitung		247
10.2	Psychotherapie Elisabeth Schramm und Mathias Berger	172	14.2	Klinisches Bild		247
			14.3	Diagnostische Instrumente		249
			14.4	Epidemiologie und Verlauf		249

14.5	Ätiologie der PTBS, Modelle und Risikofaktoren	250	18	Essstörungen (ICD-10 F50) Martina de Zwaan und Beate Herpertz-Dahlmann	295
14.6	Therapie	252	18.1	Besonderheiten von Klassifikation und Diagnose	296
15	Zwangsstörungen (ICD-10 F4) Ulrich Voderholzer und Fritz Hohagen	257	18.2	Verlauf	296
			18.3	Epidemiologie	297
15.1	Prävalenz	257	18.4	Pathogenese	298
15.2	Diagnostik	257	18.5	Psychische Komorbidität	299
15.3	Neurobiologie der Zwangsstörung	259	18.6	Organische Komplikationen	299
			18.7	Therapie	300
15.4	Psychologisches Erkrankungsmodell	259	19	Adipositas und psychische Störungen Stephan Herpertz und Stephan Zipfel	307
15.5	Therapie der Zwangsstörung	260			
			19.1	Definition der Adipositas	307
16	Somatoforme Störungen (ICD-10 F45) Winfried Rief, Peter Henningsen und Ulrich Voderholzer	269	19.2	Epidemiologie	308
			19.3	Ätiologie	308
			19.4	Adipositas und Depression	308
16.1	Einleitung	269	19.5	Der Zusammenhang von Depression und Gewichtsverlauf im Rahmen von Gewichtsreduktionsmaßnahmen	310
16.2	Diagnostik somatoformer Störungen	270			
16.3	Psychobiologische Aspekte somatoformer Störungen	272	19.6	Psychotherapie und Verhaltensmodifikation bei der Adipositas	311
16.4	Psychologische Aspekte somatoformer Störungen	273	20	Schlafstörungen	315
16.5	Behandlung von Patienten mit somatoformen Störungen	274	20.1	Nichtorganisch bedingte Schlafstörungen (ICD-10 F5) Kai Spiegelhalder, Göran Hajak und Dieter Riemann	315
16.6	Tinnitus im Rahmen psychischer Erkrankungen Ulrich Voderholzer	278			
			20.2	Organisch bedingte Schlafstörungen (ICD-10 G47) Thomas Pollmächer und Thomas C. Wetter	322
17	Dissoziative Störungen (ICD-10 F44) Kathlen Priebe, Christian Stiglmayr und Christian Schmahl	281			
			21	Sexuelle Störungen Michael Berner	329
17.1	Begriffsbestimmung	282			
17.2	Klinisches Bild	282	21.1	Sexuelle Funktionsstörungen Michael Berner	329
17.3	Diagnostik	283			
17.4	Epidemiologie und Verlauf	287	21.2	Paraphile Störungen – Störungen der Sexualpräferenz Peer Briken	333
17.5	Ätiologie	288			
17.6	Psychotherapie und Pharmakotherapie	289	21.3	Transgender, Transsexualität und Geschlechtsdysphorie Timo O. Nieder und Peer Briken	335
17.7	Evidenzgraduierungen und Hinweise auf Leitlinien	293			

22	Persönlichkeitsstörungen im Spannungsfeld zwischen Biologie und Sozialisation (ICD-10 F6)	337	26	ADHS im Erwachsenenalter (ICD-10 F90) Michael Rösler und Alexandra Philipsen	396
22.1	Ätiologie und Behandlung der Persönlichkeitsstörungen: eine psychosoziale Perspektive Peter Fiedler	337	26.1	Epidemiologie, Diagnostik, Neurobiologie, funktionelle Einschränkungen und soziale Risiken	396
22.2	Ätiologie und Behandlung der Persönlichkeitsstörungen: eine neurobiologische Perspektive Sabine C. Herpertz	347	26.2	Pharmakotherapie und Psychotherapie	403
23	Borderline-Persönlichkeits-störungen (ICD-10 F6) Martin Bohus und Klaus Lieb	359	27	Tic-Störungen und Tourette-Syndrom Irene Neuner	411
23.1	Epidemiologie und Verlauf	359	27.1	Klinisches Bild	411
23.2	Diagnostik	361	27.2	Diagnostische Kriterien und Instrumente	412
23.3	Phänomenologie und Ätiologie ...	361			
23.4	Psychotherapie der BPS	362	27.3	Pharmako- und Psychotherapie	412
23.5	Pharmakotherapie der BPS	368			
24	Abnorme Gewohnheiten und Störungen der Impulskontrolle (ICD-10 F.63) Ulrich Voderholzer	373	28	Therapie im Maßregelvollzug Rüdiger Müller-Isberner, Sabine Eucker, Birgit von Hecker und Norbert Nedopil	417
			28.1	Rechtlicher Rahmen	417
24.1	Einleitung	373	28.2	Epidemiologie	418
24.2	Impulskontrollstörungen	375	28.3	Die empirische Basis einer State-of-the-Art-Behandlung im Maßregelvollzug	419
24.3	Therapie	379			
24.4	Zusammenfassung	382	28.4	Die Praxis der Behandlung	423
			28.5	Besonderheiten der Behandlung in einer Entziehungsanstalt	428
25	Hochfunktionaler Autismus im Jugend- und Erwachsenenalter Kai Vogeley und Helmut Remschmidt	383	28.6	Die Grenzen der Behandlung	430
			29	Internet- und Computerspiel-abhängigkeit Kay Uwe Petersen und Bert Theodor te Wildt	431
25.1	Definition und Kernsymptome	384			
25.2	Epidemiologie und Verlauf	386	29.1	Definition, Ätiologie und Prävalenz	431
25.3	Ätiologie und Pathogenese	388			
25.4	Diagnostik	389	29.2	Diagnostik	433
25.5	Therapie	391	29.3	Komorbidität	434
25.6	Zusammenfassung	393	29.4	Prävention	435
			29.5	Behandlung	435

30 Suizid und Suizidprävention
Manfred Wolfersdorf 439
- 30.1 Suizidalität: Begriffsbestimmung .. 439
- 30.2 Epidemiologie 441
- 30.3 Suizidprävention 441

31 Angaben zu Psychopharmaka
Ulrich Voderholzer und
Christoph Hiemke 443
- 31.1 Antidepressiva 444
- 31.2 Antipsychotika 452
- 31.3 Phasenprophylaktika (Stimmungsstabilisierer) 459
- 31.4 Antidementiva 461
- 31.5 Besonderheiten der Psychopharmakotherapie bei Kindern und Jugendlichen 462

32 Psychotherapieverfahren und Methoden
Ulrich Voderholzer
und Barbara Barton 467
- 32.1 Definition von Psychotherapie 467
- 32.2 Zugelassene Verfahren in deutschsprachigen Ländern 468
- 32.3 Wirksamkeit von Psychotherapie .. 468
- 32.4 Einzel- oder Gruppentherapie 469
- 32.5 Psychotherapie über das Internet .. 470
- 32.6 Wirkfaktoren 470
- 32.7 Neurobiologie und Psychotherapie 472
- 32.8 Prädiktoren und Moderatoren von Psychotherapie 473
- 32.9 Weiterentwicklungen, modulare Psychotherapie 473
- 32.10 Risiken und Nebenwirkungen von Psychotherapie 474

33 Das sog. Burnout-Syndrom: aktueller Stand
Ulrich Voderholzer 477
- 33.1 Einführung 477
- 33.2 Zur Historie des Begriffs „Burnout" 477
- 33.3 Positiver Beitrag des Burnout-Phänomens 478
- 33.4 Differenzialdiagnostische Überlegungen 479
- 33.5 Psychische Erkrankungen und berufliche Belastungen 480
- 33.6 Therapie 480
- 33.7 Prävention und Therapie beruflicher Belastungen am Arbeitsplatz 481

34 Fremd- und Selbstbeurteilungsverfahren bei psychischen Erkrankungen
Ulrich Voderholzer, Christina Neumayr und Rolf-Dieter Stieglitz 483
- 34.1 Definition und grundlegende Charakteristika 483
- 34.2 Praktischer Einsatz und Anwendung 484
- 34.3 Übereinstimmung von Fremd- und Selbstbeurteilungsverfahren 484
- 34.4 Vor- und Nachteile psychodiagnostischer Beurteilungsverfahren 485
- 34.5 Gütekriterien psychodiagnostischer Beurteilungsverfahren 486
- 34.6 Limitationen 486

Register 501

KAPITEL 1

Diagnostik und Therapie der Demenz (ICD-10 F0)

1.1	**Diagnostik der Demenz** Frank Jessen	2
1.1.1	Diagnose des Demenzsyndroms	2
1.1.2	Differenzialdiagnose der zugrunde liegenden Demenzerkrankung	4
1.1.3	Apparative diagnostische Verfahren	7
1.1.4	Leichte kognitive Störung	10
1.2	**Therapie demenzieller Syndrome** Lutz Frölich und Lucrezia Hausner	11
1.2.1	Prophylaxe demenzieller Erkrankungen	15
1.2.2	Andere medikamentöse Therapiestrategien bei der Prophylaxe bzw. Behandlung demenzieller Erkrankungen	16
1.2.3	Zukünftige Behandlungsstrategien bei Alzheimer-Demenz	17
1.2.4	Verhaltensauffälligkeiten bei Demenz	18
1.2.5	Leitlinien	22

Tab. 1.1 Demenz – Übersicht zum Krankheitsbild.

Lebenszeitprävalenz	Lebensalter: < 75 J.: 3 %, 75–85 J.: 8–10 %, > 85 J.: 30–35 % (Ziegler und Doblhammer 2009)
Punktprävalenz	1–2 % der Bevölkerung
Geschlechterverhältnis	w > m
Erkrankungsalter	Exponentiell zunehmend ab dem 60. Lebensjahr, numerischer Häufigkeitsgipfel zwischen dem 80. und 85 Lebensjahr (Ziegler und Doblhammer 2009)
Wichtige Komorbiditäten	Psychische und Verhaltenssymptome (u. a. Dysphorie, Apathie, Agitation, Wahn, Halluzinationen, Schlafstörungen)
Genetische Faktoren	a. Monogene Formen: – Alzheimer-Krankheit: Mutationen in den Genen PS1PS2 und APP – frontotemporale Demenzen: Mutationen in den Genen MAPT, GRN, C9ORF72, selten: VCP, CHMP2B, TARDBP, FUS
	b. Genetische Risikofaktoren der sporadischen Alzheimer-Krankheit: APOE, kleine Effekte: BIN1, Clu, ABCA7, CR1, PICALM und weitere
Leitlinien	• DGPPN/DGN (2009) S3-Leitlinie • NICE (2006) • APA (2007)

1.1 Diagnostik der Demenz
Frank Jessen

Demenzen sind sehr schwerwiegende Erkrankungen mit umfassenden Konsequenzen für die Betroffenen und deren Angehörige. Für die meisten Erkrankungen, die zu einer Demenz führen, stehen nur begrenzte oder keine therapeutischen Möglichkeiten zur Verfügung. Daher führen Demenzerkrankungen im Regelfall zur schweren Pflegebedürftigkeit und sind mit einer verkürzten Lebenserwartung assoziiert. Aufgrund der speziellen Symptomatik der Erkrankung mit dem Verlust von Autonomie, Gedächtnis und Persönlichkeitsmerkmalen, sind diese Erkrankungen besonders gefürchtet und stigmatisiert. Dies führt im diagnostischen Prozess zu besonderen Herausforderungen in Bezug auf diagnostische Sicherheit, Aufklärung und Vermittlung von Perspektiven. Zusätzlich hat der Umstand der fehlenden Einwilligungsfähigkeit für medizinische Maßnahmen spätestens ab dem mittleren Krankheitsstadium Konsequenzen für den diagnostischen Prozess im Sinne der Notwendigkeit für eine bevollmächtigte Person bzw. eines rechtlichen Betreuers. Vor diesem Hintergrund sind der diagnostische Prozess bei Demenz und die Aufklärung über die Ergebnisse ein individuell anzupassendes Verfahren, welches sich auch an den Bedürfnissen der Betroffenen und Angehörigen orientieren muss. Grundlagen hierbei sind der Anspruch des Betroffenen auf Diagnostik mit offener, realistischer und dem Informationsbedürfnis des Betroffenen angepasster Vermittlung der Ergebnisse sowie das Konzept des „shared decision making".

Entsprechend der S3-Leitlinie der DGPPN und DGN ist die Diagnostik einer Demenz ein **dreistufiger Prozess**:
1. Diagnose des Demenzsyndroms, inkl. einer Bewertung des Schweregrads
2. Erkennung von potenziell reversiblen Erkrankungen, die dem Demenzsyndrom zugrunde liegen
3. ätiologische Differenzierung primärer Demenzerkrankungen.

1.1.1 Diagnose des Demenzsyndroms

Das Syndrom Demenz ist nach ICD-10 definiert durch chronische (mindestens 6 Monate bestehende) und meist fortschreitende Beeinträchtigung kognitiver Funktionen. Betroffen sind häufig Gedächtnis, Orientierung, Auffassung, Sprache und Urteilsvermögen. Häufig treten Veränderungen des Sozialverhaltens und der emotionalen Kontrolle auf. Das Bewusstsein ist dabei nicht getrübt. Eine Demenz stellt die Verschlechterung eines vorher bestehenden Zustands dar. Die Diagnose Demenz an sich erlaubt noch keine Aussage über eine zugrunde liegende ursächliche Erkrankung. Abzugrenzen ist das Delir als ein akut auftretender Verwirrtheitszustand, der im Querschnittsbefund einer Demenz sehr ähnlich sein kann, sich aber aufgrund der Akuität von dem chronischen Verlauf einer Demenz unterscheidet. Grundlage der Diagnose einer Demenz sind die Anamnese, die neuropsychologische Untersuchung kognitiver Funktionen und die Erfassung von psychischen und Verhaltenssymptomen.

Anamnese

Kerninhalte der Anamnese sind Zeitpunkt und Art des Beginns der kognitiven Verschlechterung, Verlaufsform der Symptome (u. a. chronisch progredient, fluktuierend, treppenförmige Verschlechterungen) und aktueller Beeinträchtigungsgrad in verschiedenen Domänen (u. a. Gedächtnis und Merkfähigkeit, Orientierung, Fähigkeit zur Planung und Durchführung von Alltagsaktivitäten, Veränderung von Sprachproduktion und -verständnis, Veränderung von Persönlichkeitsmerkmalen).

Aufgrund der demenzbedingten kognitiven Beeinträchtigung des Patienten ist bereits ab dem leichten Demenzstadium eine ausschließliche Eigenanamnese nicht ausreichend aussagekräftig. Der **Fremdanamnese** kommt daher bei der Demenzdiagnostik ein zentraler Stellenwert zu. Es sollte versucht werden, in jedem Fall eine Fremdinformation über den Patienten einzuholen.

Neuropsychologische Testung

Die Untersuchung der kognitiven Leistungsfähigkeit ist elementarer Baustein der Demenzdiagnostik. Zu diesem Zweck stehen orientierende Kurzverfahren zur Verfügung, die eine grobe Quantifizierung der kognitiven Beeinträchtigung üblicherweise über einen Summen- oder Globalscore ermöglichen. Zusätzlich liegen ausführliche Testbatterien vor, die eine differenzierte Analyse kognitiver Funktionsstörungen erlauben.

- International am bekanntesten ist der **MMST** (Mini-Mental-Status-Test). Er eignet sich zur Beschreibung des Schweregrades eines Demenzsyndroms, insbesondere bei Alzheimer-Krankung. Er ist nicht für die Frühdiagnostik von Demenzen geeignet. Er kann im Verlauf durchgeführt werden.
- Der **DemTect**© (Demenz-Detection-Test) ist speziell zur Früherkennung der Demenz bei Alzheimerkrankheit konzipiert worden. Aufgrund der starken Betonung der Gedächtnis- und Merkfähigkeitsleistung ist dieser Test hierfür geeignet. Grobe altersbezogene Normwerte liegen vor. Er ist im deutschsprachigen Raum, aber nicht international bekannt.
- Der **MoCA**© (Montreal Cognitive Assessment Test) ist ein relativ neues Testverfahren, das kognitive Funktionen breit abdeckt und eine kondensierte Form einer neuropsychologischen Testbatterie darstellt. Der MoCA ist für verschiedene Demenzformen geeignet. Der Bekanntheitsgrad ist im Moment noch niedrig. Er ist frei in Deutsch über www.mocatest.org verfügbar. Grobe altersbezogenen Normwerte für den Summenwert liegen vor.
- Der **SIDAM** (strukturiertes Interview für die Diagnose einer Demenz vom Alzheimer-Typ, der vaskulären Demenz und Demenzen anderer Ätiologie) enthält einen neuropsychologischen Kurztest (SISCO), der wiederum den MMST beinhaltet. Der **SISCO** eignet sich zur orientierenden Quantifizierung kognitiver Störungen bei der Alzheimer-Demenz, aber auch bei anderen Demenzformen. Das gesamte SIDAM-Interview führt durch zusätzliche Skalen zu einer syndromalen inkl. ätiologischen Demenzdiagnose. Der Test wird nur im deutschsprachigen Raum eingesetzt.
- Der **Uhrentest** misst verschiedene kognitive Funktionen (u. a. Visuokonstruktion, exekutive Funktionen, semantisches Gedächtnis). Er wird häufig eingesetzt und kann auf Störungen im Rahmen von Demenzerkranken, insbesondere in Abgrenzung zu anderen Ursachen kognitiver Störungen (u. a. Depression) hinweisen. Als alleiniger Test im Rahmen der Demenzdiagnostik ist er nicht ausreichend.
- Der **PANDA**© (Parkinson Neuropsychometric Dementia Assessment Test) eignet sich im Besonderen zur Darstellung kognitiver Beeinträchtigungen bei der Parkinson-Krankheit. Grobe altersbezogene Normwerte liegen vor. Er ist nur im deutschsprachigen Raum bekannt.
- Die neuropsychologische Testbatterie **CERAD** (Consortium to establish a registry for Alzheimer's Disease) umfasst Tests für verschiedene kognitive Domänen sowie den MMST. Der Vorteil der CERAD-Testbatterie im Vergleich zu anderen kognitiven Batterien, die im deutschen Sprachraum verfügbar sind, ist die Möglichkeit der alters-, bildungs- und geschlechtsbezogenen Auswertung anhand von im Internet abrufbaren Normwerten einer großen deutschsprachigen Stichprobe (www.memoryclinic.ch). Dadurch ist eine schnelle Bewertung der einzelnen kognitiven Domänen bezüglich quantitativer Abweichungen, ausgedrückt in Standardabweichungen, möglich. Dies erlaubt die Erstellung eines kognitiven Profils. Die CERAD-Testbatterie kann als Standard zur erweiterten neuropsychologischen Untersuchung im Rahmen der Demenzdiagnostik in Deutschland angesehen werden.
- Im Rahmen klinischer Studien zur Demenz wird als kognitiver Endpunkt international die **ADAS-cog** (Alzheimer's Disease Assessment Scale – kognitiver Teil) verwendet. Es handelt sich hierbei auch um eine Zusammenstellung von Tests für einzelne kognitive Domänen, die zusammen einen Summenwert ergeben. Im Bereich der Diagnostik wird die ADAS-cog, zumindest in Deutschland, kaum verwendet.
- Der **FCSRT** (Free and Cued Selective Reminding Test) wird im Rahmen der Früherkennung speziell zur Darstellung hippokampaler Gedächtnisfunktionen vorgeschlagen. Hierbei werden einzelne Items gelernt und der Abruf mit Cues (Schlüsselreizen) unterstützt. Eine Beeinträchtigung im Abruf auch unter Zuhilfenahme von Schlüsselreizen gilt als Hinweis auf eine Hippokampus-Dysfunktion. Dieser Test wird spezifisch in den Kriterien der prodromalen Alzheimer-Krankheit (Dubois et al. 2007, 2010, s. u.) gefordert.

Erfassung der Fähigkeit zur Durchführung von Alltagsfunktionen

Die anamnestische Erfassung von Beeinträchtigungen in Alltagsaktivitäten (activities of daily living, ADL) ist Kernbestandteil des diagnostischen Prozesses bei einem Demenzsyndrom, da diese Alltagsbeeinträchtigungen die Demenz wesentlich definieren. Komplexe Alltagsfunktionen, wie z. B. Organisation und Planungen oder das Bedienen komplexer Geräte, werden als **instrumentelle** ADL (IADL) bezeichnet. Einfache Dinge, wie z. B. Körperpflege und Ankleiden bezeichnet mal als **basale** ADL (BADL). Eine leichte Beeinträchtigung der IADL ist noch mit dem Syndrom einer leichten kognitiven Störung (mild cognitive impairment, MCI, s. u.) oder prodromalen Alzheimer-Krankheit vereinbar. Hilfreich zur Erfassung von Alltagsaktivitäten ist die Anwendung standardisierter Skalen, die für die Anwendung in klinischen Studien entwickelt wurden. Beispiele hierfür sind die **B-ADL** (Bayer Activity of Daily Living Scale) und die **ADCS-ADL** (Alzheimer's Disease Cooperative Study-Activities of Daily Living Scale).

Erfassung von psychischen und Verhaltenssymptomen

Im Rahmen einer Demenz treten psychische Symptome wie Depressionen, Angst, Halluzinationen oder Wahn auf. Auch Verhaltensänderungen wie Reizbarkeit und Aggressivität, Apathie oder erhöhte psychomotorische Unruhe kommen vor. Alle entsprechenden Domänen sollten im Rahmen der Anamneseerhebung und der klinischen Beobachtung des Patienten im Sinne eines psychopathologischen Befundes erfasst werden. Zur Unterstützung können hierbei standardisierte Instrumente verwendet werden. Ein in Studien häufig angewendetes Verfahren ist das **NPI** (Neuropsychiatrisches Inventar), das zwölf verschiedene Domänen von psychischen und Verhaltensstörungen bei Demenzen erfasst. Darüber hinaus kommen häufig Depressionsskalen, wie die **GDS** (Geriatrische Depressions-Skala) oder die **CSDD** (Cornell Scale for Depression in Dementia) zum Einsatz. In Studien sind zusätzlich u. a. Skalen zur Erfassung von Aggressionen und agitiertem Verhalten (**CMAI,** Cohen-Mansfield Agitation Inventory) oder Apathie (**AES,** Apathy Evaluation Scale) von Interesse.

Schweregradeinschätzung des Demenzsyndroms

Im Rahmen der syndromalen Demenzdiagnose sollte der Schweregrad (leicht, mittel, schwer) festgelegt werden. Die Bestimmung des Schweregrads einer Demenz ist eine klinische Bewertung. Orientierende Werte des MMST für den Schweregrad einer Alzheimer-Demenz sind in > Tabelle 1.2 angegeben. Die Bestimmung des Schweregrades hat unmittelbare Konsequenzen für die Indikationsbereiche von Antidementiva.

1.1.2 Differenzialdiagnose der zugrunde liegenden Demenzerkrankung

Von zentraler Relevanz für die Betroffenen ist die Diagnostik der Erkrankung, die der Demenz zugrunde liegt. Insbesondere ist die Erkennung von potenziell reversiblen Ursachen wesentlich. Die Differenzierung primärer Demenzerkrankungen ist relevant für Therapieentscheidungen und Prognose.

Ein notwendiger Schritt bei der Differenzialdiagnose von Demenzen ist die körperliche, einschließlich neurologische, Untersuchung zur Erkennung von Erkrankungen, die mit einer Demenz assoziiert sein können (z. B. Hemisymptome als Zeichen einer lokalen zerebralen Läsion, Symptome der Parkinson-Krankheit, Gangstörungen bei Normaldruckhydrozephalus u. a.).

Ferner werden die Durchführung einer bildgebenden Untersuchung des Gehirns und Blutlaboruntersuchungen in jedem Fall empfohlen. Eine Li-

Tab. 1.2 Orientierende MMST-Werte für die Schwergradeinteilung der Alzheimer-Demenz.

Schweregrad	MMST-Wert
Leichte Alzheimer-Demenz	20–26
Mittelschwere Alzheimer-Demenz	10–19
Schwere Alzheimer-Demenz	<10

quordiagnostik ist in seltenen Fällen zum Ausschluss entzündlicher Gehirnerkrankungen erforderlich. Liquordiagnostik und nuklearmedizinische Verfahren können oft bei der Differenzialdiagnose primärer Demenzerkrankungen hilfreich sein (s. u.), sind aber nicht bei jedem Patienten notwendig.

Potenziell reversible Ursachen der Demenz

Die Liste möglicher Ursachen einer kognitiven Störung, die das Ausmaß einer Demenz erreicht, ist sehr lang. Im Folgenden werden Verfahren und häufige Ursachen beschrieben, die immer in die Differenzialdiagnose einbezogen werden müssen.

Medikamentengebrauch und Substanzmissbrauch

Zahlreiche Pharmaka können kognitive Störungen bis zu demenzähnlicher Beeinträchtigung bei älteren Menschen bedingen. Hierzu gehören u. a. anticholinerg und sedierend wirkende Medikamente. Eine aktuelle Zusammenstellung von nicht geeigneten Medikamenten für ältere Menschen ist die **PRISCUS- Liste** (www.priscus.net).

Aktueller oder zurückliegender Akoholmissbrauch kann die Ursache einer kognitiven Störung oder einer Demenz sein und sollte gezielt erfragt und ggf. mithilfe entsprechender Labordiagnostik untersucht werden.

Metabolische und endokrinologische Ursachen

Zur Erkennung metabolischer oder endokrinologischer Ursachen einer kognitiven Störung sind **Laboruntersuchungen** erforderlich. Entsprechend der S3-Leitlinie „Demenzen" der DGPPN/DGN umfassen die Basisuntersuchungen rotes und weißes Blutbild, Elektrolyte (Na, K, Ca), Nüchtern-Blutzucker, TSH, Blutsenkung oder CRP, GOT, Gamma-GT, Kreatinin, Harnstoff und Vitamin B_{12}. Weitere Blutwerte werden bei Bestehen eines bestimmten klinischen Verdachts auf eine zugrunde liegende Erkrankung zusätzlich erhoben.

Intrakranielle Raumforderungen

Ein chronisch subdurales Hämatom oder langsam wachsende intrakranielle Tumoren können zu kognitiven Störungen bzw. zu einer Demenz führen. Zur Erkennung ist die Durchführung einer zerebralen bildgebenden Untersuchung im Rahmen der Diagnostik einer Demenz obligat. Eine MRT ist zu bevorzugen, da sie auch Informationen über mögliche primäre Demenzerkrankungen geben kann (s. u.), eine cCT ist jedoch ausreichend, um die genannten Erkrankungen zu identifizieren.

Normaldruckhydrozephalus (NPH)

Der NPH ist durch die Symptom-Trias Demenz, Gangstörungen und Inkontinenz gekennzeichnet. Beim Vorliegen dieser Symptome und bei NPH-typischen Befunden in der MRT oder cCT sollte diesbezüglich eine weitergehende Diagnostik initiiert werden.

Depression

Bei älteren Menschen kann es im Rahmen von Depressionen zu erheblichen kognitiven Störungen kommen, die den Schweregrad einer Demenz erreichen. Die Abgrenzung einer Depression von einer Demenzerkrankung kann im Einzelfall schwierig sein. Neben der Anamnese und dem psychopathologischen Befund sind das Profil der kognitiven Beeinträchtigung (Depression: eher Abrufstörungen als Einspeicherungs- und Konsolidierungsstörungen bei Gedächtnistests, Einschränkungen der Aufmerksamkeit und der kognitiven Geschwindigkeit), bildgebende Befunde und Ergebnisse einer Liquoruntersuchung (s. u.) oft hilfreich bei der Differenzialdiagnostik. Auch eine längsschnittliche Untersuchung nach einer antidepressiven Behandlung kann relevante Informationen liefern. Häufig ist auch das gleichzeitige Vorliegen von Depression und beginnender Demenz. Da die Prognose beider Erkrankungen sehr unterschiedlich ist, hat eine Differenzierung für die Betroffenen große Bedeutung.

Primäre Demenzerkrankungen

Nach dem Ausschluss potenziell reversibler Ursachen einer Demenz soll eine Differenzierung primärer

Demenzerkrankungen vorgenommen werden. Im Folgenden werden die Alzheimer-Demenz, die vaskuläre Demenz, die gemischte Demenz (vaskulär-neurodegenerativ), die Lewy-Körperchen-Demenz, die Demenz bei Morbus Parkinson und die frontotemporale Demenz dargestellt. Darüber hinaus existieren zahlreiche seltene Erkrankungen, die spezialisierte Diagnostik erfordern.

Alzheimer-Demenz (Demenz bei Alzheimer-Krankheit)

Die symptomatische Manifestation der Alzheimer-Erkrankung ist die Alzheimer-Demenz. Neuropathologisch ist die Alzheimer-Erkrankung durch Amyloid-Ablagerungen, Fibrillenbildung von hyperphosphoryliertem Tau-Protein, synaptische Dysfunktion, Neurotransmitterverlust, Inflammation und Neurodegeneration gekennzeichnet. Die Erkrankung beginnt nur in seltenen Fällen vor dem 65. Lebensjahr. Die Prävalenz steigt mit dem Alter exponentiell an. Der numerische Häufigkeitsgipfel liegt zwischen dem 80. und 85. Lebensjahr.

Symptomatisch ist die Alzheimer-Demenz charakterisiert durch einen langsam progredienten kognitiven Abbau mit episodischen Gedächtnisstörungen für kurzfristig zurückliegende Ereignisse als Leitsymptom. Im weiteren Verlauf folgen Orientierungsstörungen, Sprachstörungen und die Beeinträchtigung von Alltagskompetenzen. Die mittlere Überlebenszeit nach Diagnosestellung beträgt ca. 7 Jahre. Man kann den Erkrankungsverlauf in eine leichte, eine mittlere und eine schwere Phase einteilen. Grobe Referenzwerte für die Schweregrade können anhand des Mini-Mental-Status-Tests erstellt werden (➤ Tab. 1.2).

In den aktuellen Forschungskriterien der Alzheimer-Demenz sind die Liquor- und Bildgebungs-Marker (s. u.) für die Alzheimer-Krankheit integriert. Bei Vorliegen von Biomarker-Hinweisen für die Alzheimer-Krankheit und dem klinischen Bild der Alzheimer-Demenz sind die Kriterien der Demenz bei Alzheimer-Krankheit erfüllt (Dementia due to Alzheimer's Disease). In Abhängigkeit von der Ausprägung der Biomarker werden unterschiedliche Wahrscheinlichkeitsniveaus definiert (low, intermediate, high likelihood) (McKhann et al. 2011).

Atypische Varianten der Alzheimer-Krankheit

Neben der typischen klinischen Form der Alzheimer-Demenz mit episodischen Gedächtnisstörungen als Leitsymptom werden zwei atypische klinische Varianten unterschieden (logopenische Aphasie, posteriore kortikale Atrophie), die sich anders symptomatisch manifestieren, aber ebenfalls durch Amyloid-Deposition, nachgewiesen durch Amyloid-Positronenemissionstomografie (Amyloid-PET), gekennzeichnet sind (Lehmann et al. 2013).

Symptomatisch manifestiert sich die **logopenische Aphasie** ähnlich wie eine sprachbezogene frontotemporale Degeneration (s. u.). Das wesentliche Merkmal in der Frühphase ist die Beeinträchtigung im spontanen Abruf einzelner Worte, im Benennen von Dingen und im Nachsprechen von Sätzen. Agrammatismus oder vermehrte Anstrengung beim Sprechen liegen nicht vor (Leyton et al. 2011).

Die **posteriore kortikale Atrophie** ist gekennzeichnet durch komplexe Störungen der visuellen Verarbeitung, u. a. mit Störungen der Raumwahrnehmung. Zusätzlich treten Störungen des Lesens, des Schreibens und des Rechnens sowie ideomotorische Apraxie auf. Gedächtnisstörung und Beeinträchtigung der Selbstreflexion wie sie typischerweise bei einer Alzheimer-Erkrankung vorkommen, zeigen sich weniger deutlich. Häufig erkranken die Betroffenen vor dem 65. Lebensjahr (Crutch et al. 2012).

Vaskuläre Demenz

Eine Demenz als Folge von **Durchblutungsstörungen des Gehirns** wird als vaskuläre Demenz bezeichnet. Diagnostisch wird neben dem Nachweis von zerebralen Durchblutungsstörungen und dem Vorliegen einer Demenz gefordert, dass ein kausaler Zusammenhang zwischen den Durchblutungsstörungen und der Demenz besteht. Daher muss ein zeitlicher Zusammenhang von zerebraler Ischämie und kognitiver Verschlechterung bestehen (Roman et al. 1993). Ist dieser zeitliche Zusammenhang nicht gegeben oder nicht wahrscheinlich, sollte eine vaskuläre Demenz nicht diagnostiziert werden.

Die **Häufigkeit** einer reinen vaskulären Demenz liegt bei ca. 10 % aller Demenzfälle.

Die **Symptomatik** der vaskulären Demenz unterscheidet sich von der Alzheimer-Demenz durch den

Verlauf. Dieser kann plötzlich und treppenförmig sein, insbesondere wenn zerebrale Infarkte ursächlich sind. Die Symptomatik richtet sich nach der Lokalisation der Läsionen. Beidseitige Thalamusinfarkte oder beidseitige Hippokampusinfarkte können zu sehr ausgeprägten Gedächtnisstörungen führen (strategische Infarkte). Ausgeprägte subkortikale Durchblutungsstörungen können ebenfalls zu einer Demenz führen. Das klinische Bild der subkortikalen Demenz ist gekennzeichnet durch eine kognitive Verlangsamung bei zunächst weitgehend intakter Gedächtnisleistung. In diesem Fall ist ein kausaler Zusammenhang zwischen Durchblutungsstörung und Demenz oft nicht sicher herzustellen. Er kann aber bei typischem kognitiven Beeinträchtigungsprofil als wahrscheinlich gewertet werden.

Gemischte Demenz (neurodegenerativ-vaskulär)

Neuropathologische Studien zeigen, dass vor allem in der Gruppe der Patienten über 80 Jahre oft gemischte Pathologien der Alzheimer-Erkrankung mit vaskulären Läsionen vorliegen. Die gemischte Demenz ist also eine häufige, eventuell die häufigste Form der Demenz bei Patienten im hohen Lebensalter. Die Symptomatik entspricht häufig der einer Alzheimer-Erkrankung mit einem langsam progredienten Verlauf. Zusätzlich finden sich in der bildgebenden Untersuchung erhebliche vaskuläre Läsionen. Auch Verläufe mit typischer Symptomatik für die Alzheimer-Krankheit und zusätzlich apoplektiformen Ereignissen sind möglich. Spezifische diagnostische Kriterien für eine gemischte Demenz existieren nicht.

Lewy-Körperchen-Demenz

Bei der Lewy-Körperchen-Demenz handelt es sich um eine kortikale Degeneration in Assoziation mit Lewy-Körperchen (Alpha-Synuklein-Einschlusskörperchen). Die Symptomatik ist gekennzeichnet durch eine progrediente Demenz sowie ein Parkinson-Syndrom, wobei beides innerhalb eines Jahres auftritt. Die kognitive Beeinträchtigung ist durch Störungen der exekutiven Funktionen und visueller Erkennungsstörungen gekennzeichnet. Gedächtnisstörungen treten erst im späteren Verlauf auf. Die Ausprägung der kognitiven Beeinträchtigung kann stark fluktuierend sein. Zusätzlich treten visuelle Halluzinationen und REM-Schlaf-Verhaltensstörungen sowie Stürze auf. Das Parkinson-Syndrom ist häufig vom akinetischen Typus mit weniger deutlicher Lateralisierung als beim Morbus Parkinson (McKeith et al. 2005).

Demenz bei Morbus Parkinson

Ein großer Teil von Patienten mit Parkinson-Erkrankung entwickelt im späten Krankheitsverlauf eine Demenz. Die Demenz bei Morbus Parkinson ist gekennzeichnet durch Störungen der Aufmerksamkeit, exekutiver Funktionen, visuell-räumlicher Funktionen, aber auch Gedächtnis- und Sprachstörungen. Häufige psychische und Verhaltenssymptome sind Apathie, visuelle Halluzinationen und starke Tagesmüdigkeit (Emre et al. 2007).

Frontotemporale Degeneration

Bei der symptomatischen Manifestation der frontotemporalen Degenerationen unterscheidet man den behavioralen Typus und sprachbezogene Varianten.

Der **behaviorale** Typus ist gekennzeichnet durch Verhaltensveränderungen mit Enthemmung und Apathie, Verlust von Empathie, stereotypem Verhalten, Hyperoralität und exekutiven Funktionsstörungen (Rascovsky et al. 2011).

Eine **sprachbezogene** Variante ist die nicht flüssige primär progressive Aphasie, die durch Agrammatismus oder vermehrte Sprachanstrengung und Aussprachefehlern auffällt. Das Verstehen der Sprache und Objekterkennung sind hierbei zunächst intakt. Die zweite Variante ist die **semantische** Demenz, die sich durch gestörtes Wortverständnis und beeinträchtigter Benennung aufgrund des Verlustes von semantischem Wissen auszeichnet. Agrammatismus oder veränderte Sprache bestehen hierbei nicht (Leyton et al. 2011).

1.1.3 Apparative diagnostische Verfahren

Zur ätiologischen Differenzierung werden neben der symptomatischen, inkl. neuropsychologischen Einordnung apparative Verfahren eingesetzt. Zur

Tab. 1.3 Metaanalytische Kennwerte zu diagnostischen Verfahren der Alzheimer-Demenz (119 Studien; Bloudek et al. 2011).

	Sensitivität [%]	Spezifität [%]	AUC
Alzheimer-Demenz vs. gesunde Personen			
Liquor Aβ42	80	82	0,87
Liquor Tau	82	90	0,93
Liquor pTau	80	83	0,88
Liquor Aβ42/Tau	89	87	0,94
MRT	80	85	0,93
FDG-PET	90	89	0,96
Alzheimer-Demenz vs. andere Demenzen			
Liquor Aβ42	73	67	0,70
Liquor Tau	78	70	0,83
Liquor pTau	79	80	0,86
Liquor Aβ42/Tau	86	67	0,85
MRT	84	76	0,85
FDG-PET	93	90	0,72

Anwendung kommen bildgebende Verfahren und Liquoruntersuchungen. In einer neuen Metaanalyse werden die diagnostischen Kennwerte der Verfahren zusammengestellt (➤ Tab. 1.3). Die Metaanalyse umfasst nicht den Liquorquotienten Aβ42/Aβ40 (s. u.) und Amyloid-PET (s. u.).

Magnetresonanztomografie (MRT)

Mithilfe der MRT lassen sich die vaskulären Läsionen des Gehirns quantifizieren und bezüglich ihrer Topografie beschreiben. Hier sind insbesondere das Ausmaß mikroangiopathischer Läsionen der weißen Substanz und das Vorliegen von Infarktarealen informativ. Ebenfalls eignet sich die MRT zur Bewertung von Atrophiemustern. Eine Atrophie des Hippokampus und angrenzender mediotemporaler Strukturen weist auf das Vorliegen einer Alzheimer-Erkrankung hin. Bereits die rein visuelle Bewertung temporal angulierter hoch aufgelöster MRT-Bilder erlaubt eine klinisch verwertbare Bewertung des Hippokampusvolumens (Wahlund et al. 2000). Eine globale und parietal betonte Hirnatrophie ist ebenfalls typisch für eine Alzheimer-Erkrankung. Frontotemporale degenerative Erkrankungen zeigen auch charakteristische Atrophiemuster mit einer Linkslateralisierung in temporalen und frontalen Regionen bei den sprachbezogenen frontotemporalen Demenzen und einer bilateralen frontalen Atrophie bei der behavioralen Variante. Die Einführung automatisierter Volumenvermessung in die klinische Praxis würde wahrscheinlich die diagnostische Wertigkeit des MRTs weiter verbessern. Die entsprechenden Verfahren sind jedoch weiterhin in der Entwicklung.

Nuklearmedizinische Verfahren

Fluordesoxyglukose-Positronenemissionstomografie (FDG-PET)

Mit der FDG-PET wird die zerebrale Glukoseaufnahme unter Ruhebedingungen dargestellt. Neurodegenerative Erkrankungen zeigen hierbei spezifische Muster. Die Alzheimer-Erkrankung ist durch einen Hypometabolismus im Bereich des Gyrus cinguli posterior, des Praecuneus und der lateralen parietalen Regionen gekennzeichnet. Bei der Lewy-Körperchen-Demenz findet sich ein ähnliches Muster, allerdings unter Einbezug eines Hypometabolismus in den okzipitalen Regionen. Die frontotemporalen Erkrankungen zeigen einen Hypometabolismus in den linken tempoparietalen und frontalen Bereichen bei den sprachbezogenen Varianten sowie bifrontal bei der verhaltensbezogenen Variante. In diagnostisch unklaren Situationen, insbesondere bei der Abgrenzung einer frontotemporalen Erkrankung gegen eine Alzheimer-Demenz, ist die FDG-PET sehr informativ und diesbezüglich häufig einer MRT-Untersuchung überlegen.

Amyloid-PET

Aktuell und in naher Zukunft kommen mehrere fluoridmarkierte Amyloid-PET-Tracer auf den deutschen Markt. Damit ist eine Visualisierung einer Amyloid-Deposition beim Patienten möglich. Die Tracer sind in Studien post mortem validiert worden (Clark et al. 2011). Die Anwendung des Amyloid-PET fokussiert auf die Differenzialdiagnose von Demenzerkrankungen. Konkret kann das Vorliegen einer Alzheimer-Erkrankung mit dem Verfahren ausgeschlossen werden. Ein positiver Amyloid-PET-Scan bei einer Person mit einer Demenz kann andere Demenzursachen allerdings nicht sicher ausschließen.

Die zerebrale Amyloid-Deposition findet bereits lange vor der klinischen Manifestation einer Alzheimer-Erkrankung statt und kann somit in Frühstadien oder auch bei gesunden Personen zur Erkennung von Amyloid eingesetzt werden. Aufgrund der unklaren Prognose einer Amyloid-Deposition und fehlenden präventiv-therapeutischen Optionen wird heute von einer Anwendung des Amyloid-PET bei gesunden Personen oder Personen, die noch nicht das Stadium einer leichten Demenz erreicht haben, abgeraten.

Dopamintransporter-SPECT ([^{123}I]-FP-CIT SPECT, DaTSCAN®)

Mit diesem Verfahren wird die präsynaptische Dopamintransporterdichte gemessen. Es findet sich eine Reduktion des Dopamintransporters bei der Lewy-Körperchen-Erkrankung. Bei einer unklaren klinischen Zuordnung kann mit diesem Verfahren die Verdachtsdiagnose einer Lewy-Körperchen-Demenz unterstützt werden. Eine Reduktion der Dopamintransporterdichte ist ein Kriterium der Diagnose der Lewy-Körperchen Demenz (McKeith et al. 2005).

Liquor

Die Liquoruntersuchung erfüllt im Rahmen der Differenzialdiagnostik von Demenzerkrankungen zwei Funktionen. Sie dient zum Ausschluss entzündlicher ZNS-Erkrankungen und zur Erkennung neurodegenerativer Erkrankungen. Zum **Ausschluss entzündlicher Erkrankungen** erfolgt eine Bestimmung der Liquorbasisparameter (Zellzahl, Glukose, Laktat, Eiweiß, intrathekale Antikörper, Bestimmung des Albuminquotienten). Entzündliche ZNS-Erkrankungen als Ursache einer Demenz sind nach aktuellem Kenntnisstand selten.

Zur Erkennung einer neurodegenerativen Erkrankung werden das Aβ42, das Aβ40, das Tau-Protein und das phosphorylierte Tau-Protein untersucht. **Aβ42** ist bei der Alzheimer-Erkrankung im Liquor typischerweise **erniedrigt.** Unter der Annahme eines nicht veränderten Aβ40 wird vorgeschlagen, auch den Quotienten Aβ42 zu Aβ40 zu bestimmen, der bei einem Wert unter 0,1 auf ein pathologisch erniedrigtes Aβ42 hinweist (Wiltfang et al. 2007). Das **Tau-Protein** und das phosphorylierte Tau-Protein sind bei der Alzheimer-Erkrankung typischerweise **erhöht.** Bezüglich des phosphorylierten Tau-Proteins gibt es verschiedene Essays, die unterschiedliche Phosphorylierungsstellen am Tau-Protein darstellen. Am weitesten verbreitet ist das Phospho-Tau 181.

Bei der Liquorentnahme ist die Verwendung von Polypropylenröhrchen erforderlich, da es sonst zu veränderten Werten insbesondere des Aβ42 kommen kann. Die Liquorparameter sind relativ stabil und können auch bei Raumtemperatur zu Laboren transportiert werden. Entscheidend ist die Verfügbarkeit von laborspezifischen Referenzwerten für die Parameter, da aufgrund verschiedener Bestimmungstechniken ein einheitlicher Standard von Referenzwerten bisher nicht existiert.

Die Neurodegenerationsmarker sind früh im Verlauf der Alzheimer-Erkrankung verändert und dienen somit bereits in der frühen symptomatischen Phase zum Nachweis einer zugrunde liegenden Alzheimer-Erkrankung. Sie eignen sich auch sehr gut zur differenzialdiagnostischen Abklärung von kognitiven Störungen im Rahmen einer Depression, bei der diese Marker normwertig sind.

Die **differenzialdiagnostische Trennschärfe** zwischen verschiedenen Demenzerkrankungen ist für den Einzelfall bisher nicht ausreichend. Es gibt Hinweise darauf, dass Phospho-Tau spezifischer für die Alzheimer-Erkrankung ist als die anderen Neurodegenerationsmarker. In der Entwicklung befindet sich Alpha-Synuklein als ein Marker für Morbus-Parkinson-bezogene Alpha-Synuklein-Aggregate (Hall et al. 2012). Die Durchführung der Lumbalpunktion ist im Regelfall unproblematisch. Die Prävalenz postpunktioneller Syndrome in der Patientengruppe einer Gedächtnisambulanz liegt bei ca. 5–10 % (Popp et al. 2007). Die sehr seltenen möglichen Komplikationen einer Lumbalpunktion entsprechen den Risiken in einem Kollektiv neurologischer Patienten.

Bei den Befunden gibt es gelegentlich unklare Ergebnisse mit nur ein oder zwei veränderten Markern oder nur grenzwertigen Konzentrationsveränderungen der Marker. Ebenso treten diskrepante Fälle zwischen klinischer Präsentation und Liquorprofil auf, sodass die Liquordiagnostik immer im Kontext aller Befunde gesehen werden muss und nicht alleine die Diagnostik leiten sollte.

Genetische Diagnostik

Eine Bestimmung der Risikogenvariante des Apolipoprotein E-Gens für die Alzheimer-Erkrankung (ApoE4) wird im Rahmen der Diagnostik von Demenzerkrankungen nicht durchgeführt. Der Grund ist die mangelnde Sensitivität und Spezifität für die Alzheimer-Erkrankung sowie für andere neurodegenerative Erkrankungen. ApoE4 ist somit ein valider Risikofaktor für das Auftreten einer Alzheimer-Demenz, aber kein diagnostischer Marker.

Bei Verdacht auf familiäre monogenetisch bedingte Demenzerkrankungen, u. a. bei frühem Erkrankungsbeginn oder bei mehreren Erkrankten in der Familienanamnese, ist eine humangenetische Untersuchung nach monokausalen Genmutationen bei der Alzheimer-Erkrankung (PS1, PS2, APP) und bei der frontotemporalen Degeneration (MAPT, GRN, C9ORF72, VCP, CHMP2B, TARDBP, FUS) möglich. Hierzu soll an ein Institut für Humangenetik verwiesen werden.

1.1.4 Leichte kognitive Störung

In den letzten 15 Jahren sind die klinischen Prodromalstadien der Alzheimer-Erkrankung intensiv untersucht worden. Aktuell wird das Syndrom der leichten kognitiven Störung (mild cognitive impairment, MCI) als ein **Risiko- oder Prodromalsyndrom der Alzheimer-Demenz** gewertet.

Nach aktuellen Kriterien muss für die Diagnose eine Beeinträchtigung der Leistung in einzelnen kognitiven Domänen im Vergleich zu einer alters-, geschlechts- und bildungsbezogenen Normstichprobe vorliegen. Umfasst die Beeinträchtigung die episodische Gedächtnisleistung, spricht man von einem amnestic MCI. Sind ausschließlich andere kognitive Domänen betroffen, spricht man von einem non-amnestic MCI (Petersen 2004). Insbesondere das **amnestic MCI** gilt als ein Risikostadium für die Alzheimer-Erkrankung. In aktuellen Forschungskriterien wird die Diagnose eines MCI bei Alzheimer-Erkrankung (MCI due to AD) vorgeschlagen. Diese ist definiert durch das Vorliegen eines MCI sowie durch einen Hinweis auf das Vorliegen der Alzheimer-Erkrankung durch Biomarker (Hippokampusatrophie im MRT, spezifisches Hypometabolismusmuster im FDG-PET, Amyloid-Deposition-Nachweis mittels Amyloid-PET, Tau- bzw. Phospho-Tau-Erhöhung oder Aβ42-Erniedrigung im Liquor). In Abhängigkeit von den Konstellationen der Marker spricht man von leichter kognitiver Störung mit einer niedrigen, mittleren oder hohen Wahrscheinlichkeit des Vorliegens der Alzheimer-Erkrankung (Albert et al. 2011).

Ein alternatives Konzept wurde mit der **prodromalen Alzheimer-Erkrankung** vorgeschlagen. Hierbei wird der Begriff des MCI bewusst vermieden. Eine prodromale Alzheimer-Erkrankung ist definiert durch das Vorliegen einer Gedächtnisstörung, die auf eine hippokampale Läsion hinweist (Gedächtnisbeeinträchtigung, die sich nicht durch den Einsatz von Schlüsselreizen verbessert). Ferner gilt auch für die prodromale Alzheimer-Erkrankung, dass eine erhaltene Kompetenz für Alltagstätigkeiten vorliegen muss. Die prodromale Alzheimer-Erkrankung liegt dann vor, wenn zusätzlich einer der genannten Alzheimer-typischen Biomarker auffällig ist (Dubois et al. 2007, 2010).

Sowohl das Konzept des MCI als auch das Konzept der prodromalen Alzheimer-Erkrankung sind Forschungskonzepte. Es gibt aktuell keine Therapie für Patienten mit diesen Syndromen. Der Übergang von diesen Patienten zur Alzheimer-Demenz ist wahrscheinlich, aber nicht zwingend bei jedem Patienten. Der Zeitraum bis zum Übergang von MCI oder prodromaler Alzheimer-Erkrankung in eine Demenz ist im Individualfall nicht vorhersagbar und kann um Jahre schwanken. Dies ist zu bedenken und mit Patienten zu diskutieren, wenn im Kontext einer leichten kognitiven Störung Biomarkeruntersuchungen bzw. bildgebende Untersuchungen geplant werden, mit dem Ziel, eine ätiologische Zuordnung des MCI bei einem individuellen Patienten zu erreichen. Eine regelhafte Bestimmung von Biomarkern bei Personen mit MCI wird nicht empfohlen. Personen mit MCI sollten intensiv am besten im Abstand von 6 Monaten gesehen werden, um rechtzeitig und frühzeitig den Übergang in eine Demenz zu erkennen und eine Behandlung zu beginnen.

1.2 Therapie demenzieller Syndrome
Lutz Frölich und Lucrezia Hausner

Die Behandlung demenzieller Syndrome, insbesondere der Alzheimer-Krankheit, orientiert sich im Wesentlichen an **drei Zielen:**
- Stabilisierung der Hirnleistungsstörungen
- Besserung der Alltagskompetenz sowie
- Verminderung der Verhaltensauffälligkeiten.

Das therapeutische Gesamtkonzept umfasst immer eine pharmakologische Behandlung und psychosoziale Interventionen für Betroffene und Angehörige im Kontext eines symptom- und schweregradabhängigen Gesamtbehandlungsplans. Aufgrund der variablen Symptom- und Problemkonstellationen ist eine Therapie individualisiert zu gestalten und muss auf die progrediente Natur der Erkrankung abgestimmt sein. Dies schließt immer psychoedukative, psycho- und milieutherapeutische sowie medikamentöse Maßnahmen ein (➤ Abb. 1.1).

Die Modulation von Neurotransmittern, insbesondere des cholinergen und des glutamatergen Systems, steht weiterhin im Mittelpunkt der Behandlung der kognitiven Kernsymptomatik von degenerativen Demenzerkrankungen. Mit Donepezil, Rivastigmin und Galantamin stehen drei **Acetylcholinesterasehemmer (AChE-I)** der 2. Generation sowie Memantin, ein **nichtkompetitiver N-Methyl-D-Aspartat(NMDA)-Antagonist,** zur Verfügung. Die Wirksamkeit ist nach Kriterien der evidenzbasierten Medizin belegt, sie treten insgesamt nur gering mit anderen Medikamenten in Wechselwirkungen. Alle AChE-I sind für die leichte bis mittelschwere Alzheimer-Demenz (AD) zugelassen, Memantin für die moderate bis schwere AD (➤ Tab. 1.4, ➤ Abb. 1.2).

Die anerkannte Wirksamkeit der **AChE-I** bildet die Grundlage aller Leitlinien-Empfehlungen zur medikamentösen Therapie der Alzheimer-Demenz (Überblick: DGN/DGPPN-S3-Leitlinie Demenzen 2009). Auch nach der Metaanalyse und Nutzenbewertung des Instituts für Qualität und Wirtschaftlichkeit im Gesundheitswesen (IQWiG) ist der patientenbezogene Nutzen der AChE-I gegeben (IQWiG 2007). Die Metaanalyse des Cochrane-Instituts bestätigt den positiven Einfluss der AChE-I im Vergleich zu Placebo auf Kognition, Aktivitäten des täglichen Lebens (ADL) sowie psychische und Verhaltenssymptome (Birks 2006). Die DOMINO-Studie (Vergleichsstudie zur Kombinationstherapie AChE-I und Memantin versus Monotherapie versus Placebo bei langfristig vorbehandelten Patienten mit mäßiger bis schwerer Alzheimer-Demenz) bestätigte im MONO-Therapiearm diese Ergebnisse auch für Patienten mit mittelschwerer und schwerer Demenz. Die Wirksamkeit von AChE-I bei Patienten in diesen fortgeschrittenen Erkrankungsstadien schien mit Memantin gleichwertig zu sein (Howard et al. 2012).

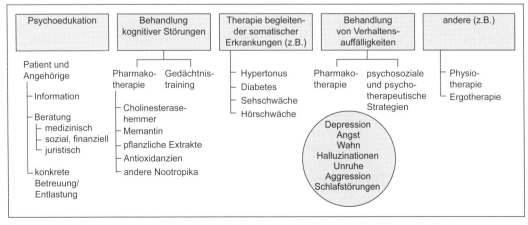

Abb. 1.1 Therapeutische Strategien bei Alzheimer-Krankheit.

1 Diagnostik und Therapie der Demenz (ICD-10 F0)

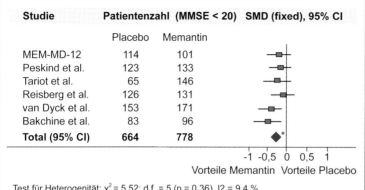

Abb. 1.2 Metaanalyse zur Wirksamkeit von Memantin (mod. nach Winblad et al. 2007).

Tab. 1.4 Therapie mit Cholinesterasehemmern.

Substanz	Dosierung (mg/d)	Verordnungshäufigkeit/Tag	Cholinesterasehemmung	Butyrylcholinesterasehemmung	Bindung am nikotinischen Acetylcholinrezeptor
Donepezil	5–10	1 ×	+		
Galantamin	8–24	2 ×	+		+
Rivastigmin	6–12	2 ×	+	+	
Rivastigmin transdermal	9,5-13,3	1	+	+	
Wirksamkeit	wurde in klinischen Studien und darauf basierenden Metaanalysen belegt zeitlich begrenzte Verzögerung der Symptomprogression				
Nebenwirkungen	ähnlich bei allen Substanzen Übelkeit, Erbrechen, Gewichtsverlust, Diarrhö, Bradykardie				
Alternative Applikationsformen					
Substanz	Applikationsform	Initiale Dosis (mg/Tag)	Durchschnittliche Dosis (mg/Tag)	Verordnungshäufigkeit/Tag	
Donepezil	Schmelztabletten	5	5–10	1 ×	
Galantamin	Kps. retardiert	8	8–24	1 ×	
	orale Lösung	2 × 4	12–24	verteilt auf 2 Einzeldosen	
Rivastigmin	transdermales Pflaster	4,6 mg	9,5 (max. 13,3)	1 ×	
	orale Lösung	2 × 1,5	6–12	verteilt auf 2 Einzeldosen	
Die Aufdosierung erfolgt langsam, ggf. individualisiert nach Verträglichkeit (siehe Fachinformationen)					

Die Daten zu einer geschlechtsspezifischen Therapieantwort sind inkonsistent. Ein **früher Therapiebeginn** mit AChE-I ist sinnvoll und die Wirkung der AChE-I dosisabhängig. In Abhängigkeit von der Verträglichkeit sollte die Aufdosierung bis zur zugelassenen Maximaldosis und unter Umständen individuell entsprechend der Verträglichkeit angepasst werden. Neuere klinische Studien (Doody et al. 2012; Cummings et al. 2012) liefern Hinweise, dass bei guter Verträglichkeit eine Dosissteigerung von Rivastigmin (13,3 mg/24 h als Pflasterapplikation) möglich ist und auch zu besseren Therapieeffekten führt als die Standarddosierung von 9,5 mg/24 h als Pflasterapplikation. Auch Donepezil kann einer klinischen Studie zufolge mit 23 mg/Tag über die in Deutschland derzeit zugelassene Maximaldosis (10 mg/Tag) hinaus bei fortgeschrittener und schwerer AD einen Nutzen bringen. Dies stellt in Deutschland einen Off-Label-Gebrauch dar (Farlow 2010) und wird von einer erhöhten Nebenwirkungsrate begleitet. Die Weiterbehandlung mit AChE-I von vorbehandelten Patienten, die in das schwere Erkrankungsstadium eintreten, oder auch die erstmalige Behandlung von Patienten mit schwerer Demenz kann empfohlen werden, obwohl dies über den primären Zulassungsbereich der Substanzen (leichte bis mäßige Demenz bei Alzheimer Krankheit) hinaus geht. Die Behandlung der schweren AD mit AChE-I ist eine Off-Label-Behandlung und die Schwierigkeit des Off-Label-Gebrauchs ist adäquat zu berücksichtigen. Häufig, jedoch meist vorübergehend, treten v. a. in der Aufdosierungsphase bei allen AChE-Inhibitoren bei ca. 5–15 % der Patienten **gastrointestinale Nebenwirkungen, Schwindel** und **Kopfschmerzen** auf, selten auch Bradykardien, Synkopen und Muskelkrämpfe. Frühere Beobachtungsstudien beschrieben eine rapide Verschlechterung der kognitiven und funktionellen Fähigkeiten nach Absetzen einer bestehenden AChE-I-Behandlung bei Alzheimer-Patienten im schweren Demenzstadium (Rountree et al. 2009; Daiello et al. 2009), was in einer großen aktuelleren kanadischen Beobachtungsstudie nicht sicher bestätigt werden konnte (Pariente et al. 2012).

Rivastigmin steht auch als **Pflasterapplikation**, die klare klinische Wirksamkeit auf Kognition und Alltagskompetenz bei verringerten Nebenwirkungsprofil (gastrointestinale Nebenwirkungen) zeigt, zur Verfügung (Winblad et al. 2007; Cummings et al. 2012, IQWiG 2012). Das verbesserte Verträglichkeitsprofil gegenüber der Kapselform wird auf gleichmäßigere Plasmaspiegel des Wirkstoffs zurückgeführt. Auch die Compliance und Akzeptanz ist besser. Neuerdings besteht auch eine Zulassung für das („Hochdosis") 13,3-mg-Rivastigmin-Pflaster, falls Patienten zuvor mindestens 6 Monate nebenwirkungsfrei mit 9,5 mg Rivastigmin transdermal behandelt wurden und der klinische Gesamteindruck sich verschlechtert hat.

AChE-I sind in der Therapie der **Lewy-Körperchen-Demenz** (DLB) bewährt (McKeith et al. 2000). Für Rivastigmin und Donepezil gibt es belastbare Evidenzen (Rolinski et al. 2012) hinsichtlich der Wirksamkeit bei DLB. Donepezil scheint kognitive Symptome, den klinischen Gesamteindruck, neuropsychiatrische Symptome und die Angehörigenbelastung günstig zu beeinflussen (McKeith et al. 2000; Mori et al. 2012). Generell sollte auf eine Zunahme motorischer Symptome geachtet werden. Daher sollte bei DLB, sofern keine Kontraindikationen vorliegen, immer ein Behandlungsversuch mit AChE-I durchgeführt werden.

Das Risiko, eine Demenz zu entwickeln, ist bei Patienten mit einer **Parkinson-Krankheit** (PDD) im Vergleich zur altersentsprechenden Allgemeinbevölkerung deutlich erhöht. Rivastigmin ist für die Behandlung der Demenz bei Morbus Parkinson aufgrund belegter Wirksamkeit in den Domänen Kognition und Alltagsfertigkeiten zugelassen. Auch neuropsychiatrische Symptome und der Gesamtzustand können günstig beeinflusst werden (Ballard et al. 2011). Obwohl das Rivastigmin-Pflaster hier keine Zulassung besitzt, zeigte eine große Beobachtungsstudie eine bessere Verträglichkeit bei PDD und stabilere Plasmaspiegel als Tabletten (Rolinski et al. 2012, Lefevre et al. 2008). Die Amerikanische Akademie für Neurologie empfiehlt auch die Behandlung mit Donepezil. Es liegen jedoch keine Studien ausreichender Qualität vor, um die Wirksamkeit von Donepezil und auch Galantamin zu beurteilen (Maidment, Boustani 2006). Bei der Therapie mit AChE-I sollte insbesondere auf eine Zunahme der motorischen Symptome geachtet werden. PDD- wie auch LBD-Patienten scheinen geringgradig, aber relevant auch von einer Memantin-Therapie zu profitieren (Aarsland et al. 2009; Emre et al. 2010; Ondo et al. 2011).

Der NMDA-Rezeptor-Antagonist **Memantin** ist ein Glutamatmodulator, der die Nervenzellen vor exzessiven Glutamatkonzentrationen schützen soll, ohne glutamatvermittelte Gedächtnisprozesse zu beeinträchtigen. Memantin ist derzeit die einzige Substanz, die in Europa für die Behandlung einer mäßigen bis schweren Alzheimer-Krankheit zugelassen ist. In Metaanalysen zeigt Memantin einen signifikanten Effekt auf Kognition, Aktivitäten des täglichen Lebens sowie auf Verhaltensstörungen und den Gesamteindruck (McShane et al. 2006; Winblad et al. 2007). Die Wirksamkeit bei leichter Alzheimer-Demenz ist nicht nachgewiesen (Schneider et al. 2011).

Tab. 1.5 Behandlung mit Antidementiva: Therapiekontrolle.

Beurteilungsebenen	Vor Beginn der Therapie	Im Behandlungsverlauf alle 6–12 Monate
Kognitive Funktionen (z. B. MMST)	✓	✓
Alltagskompetenz und klinischer Gesamteindruck (z. B. klinischer Befund)	✓	✓
Verfahren		strukturierte Interviews, psychometrische Testverfahren
Informationsquellen		Patient, Betreuer
MMST		Mini-Mental-Status-Test

Eine **Kombinationsbehandlung von Memantin mit Donepezil** bei mäßiger bis schwerer AD kann erwogen werden. Deren Überlegenheit gegenüber einer Monotherapie konnte jedoch in der DOMINO-Studie nicht bestätigt werden, möglicherweise aufgrund von Schwächen in der Studiendurchführung (Howard et al. 2012). Das IQWiG erkennt für Memantin für eine Therapiedauer von 6 Monaten einen belegten Nutzen auf die Kognition sowie Hinweise auf einen Nutzen für die ADL an (IQWiG 2011).

AChE-I und auch Memantin sind – Metaanalysen zufolge – auch bei **vaskulären Demenzen** wirksam, insbesondere auf exekutive Funktionen bei Patienten mit subkortikaler vaskulärer Demenz. Ihr Nutzen für die Kognition ist in der klinischen Bedeutung jedoch unsicher. Die ungenügende Datenlage lässt einen weitgehenden Einsatz der Substanzen bei vaskulärer Demenz nicht zu. Der Einsatz von AChE-I oder Memantin zur Therapie der vaskulären Demenz ist nur bei genauer Analyse des Einzelfalls gerechtfertigt (Kavirajan und Schneider 2007) und ein Off-Label-Gebrauch.

Die Wirksamkeit einer Antidementiva-Therapie sollte in regelmäßigen Abständen unter Berücksichtigung unterschiedlicher Beurteilungsebenen überprüft werden (Riepe und Ibach 2008). Eine **Beendigung der Therapie** kommt in Betracht, wenn eine kontinuierliche Verschlechterung der Symptomatik im Stadium der schweren Demenz eintritt bzw. bei intolerablen Nebenwirkungen. Grenzwerte von psychometrischen Skalen (z. B. MMST) eignen sich nicht als Absetzkriterium. In Zweifelsfällen ist ein kontrollierter Absetzversuch über mehrere Wochen möglich (➤ Tab. 1.5).

Die medizinische Ergänzungsnahrung Souvenaid (CDP-Cholin, Uridin, Omega-3 FS, B-Vitamine), die den Aufbau von Zellmembranen unterstützt, stellt eine neuere Option zur Unterstützung der medikamentösen Therapie der Alzheimer-Demenz dar. Der praktische Nutzen ist im Vergleich zu oder in Kombination mit Antidementiva noch zu untersuchen. Erste klinische Studien an Patienten mit leichter AD zeigten positive Effekte auf die Gedächtnisleistung, eine Überlegenheit gegenüber Placebo, und Hinweise auf biologische Effekte (EEG peak Frequenz, Gesamtkonnektivität; Scheltens et al. 2012).

Der konsequente Einsatz **nichtmedikamentöser Therapieverfahren** trägt in der Regel zu einer deutlichen Stabilisierung der Symptomatik sowie zur Entlastung der Angehörigen bei (➤ Tab. 1.6).

Tab. 1.6 Nichtmedikamentöse Interventionen bei demenziellen Syndromen.

- **Kognitiv-aktivierende Verfahren:**
  - Gedächtnistraining (bei leichter Demenz)
  - Realitäts-Orientierungs-Training (ROT) (bei moderater bis schwerer Demenz)
- **Psychosoziale Interventionen:**
  - psychoedukative Maßnahmen
  - supportive Psychotherapie
  - Validationstherapie
  - Erinnerungstherapie
  - milieutherapeutische Interventionen
  - Andere
- Musiktherapie
- Ergotherapie
- Tanztherapie
- Sensorische Stimulation
- Basale Stimulation
- Aromatherapie
- **Physiotherapie:**
  - Krankengymnastik
  - Massagen
  - sportliche Aktivitäten

Ziele: Stärkung des Selbstwertgefühls, Symptomminderung/-management, Entlastung der Angehörigen

Eine **kognitive Therapie** (kognitive Stimulation und Training) kann in Einzelfällen Erfolg bringen, v. a. auf nichtkognitive Symptome, wenn sie auf die individuellen Probleme, Ressourcen und Lebensumstände des Patienten Bezug nimmt und zu einem frühen Zeitpunkt der Erkrankung beginnt (Gaitan et al. 2013). Der aktuelle Cochrane-Review konnte jedoch keine Wirksamkeit des kognitiven Trainings für Patienten mit leichter bis moderater AD oder auch vaskulärer Demenz belegen (Bahar-Fuchs et al. 2013) und betonte die generell schlechte Qualität von Studien in diesem Feld. Die derzeit noch gültige S3-Leitlinie Demenzen der DGN/DGPPN bestätigt eine Evidenz für geringe Effekte von kognitiver Stimulation und kognitivem Training bei Patienten mit leichter bis moderater Demenz. Ein zusätzlicher Einsatz dieser Therapieform wird oft von Angehörigen und Patienten gewünscht. Vor einem Einsatz ist das genaue Vorgehen bei kognitiver Stimulation oder kognitivem Training kritisch zu prüfen, und eine generelle Empfehlung kann nicht gegeben werden. Auch ein spezielles, ausgefeiltes neurokognitiv orientiertes Therapie- und Rehabilitationsprogramm (KORDIAL-Studie) zeigte keine überzeugende Wirksamkeit und kann nicht breit bei MCI oder leichter AD angeboten werden (Kurz et al. 2012).

Individuell angepasste **ergotherapeutische Maßnahmen** bei Patienten mit leichter bis mittelschwerer Demenz unter Einbeziehung der Bezugspersonen können zum Erhalt der Alltagsfunktionen beitragen (Voigt-Radloff et al. 2011). Hierzu wird derzeit eine große multizentrische Wirksamkeitsstudie durchgeführt (REDALI-DEM Studie; Voigt-Radloff et al. 2011).

Sowohl rezeptive als auch aktive Musiktherapie hat geringe Effekte auf psychische und Verhaltenssymptome. Der Einsatz beider Verfahren kann angeboten werden. Der Einsatz computergestützter Trainingsprogramme zum kognitiven Training hat sich nicht bewährt.

Die Evidenzlage zu anderen nichtmedikamentösen Verfahren ist meist ungenügend (IQWiG 2009), was aussagekräftige Schlussfolgerungen erschwert. Für das **Angehörigentraining** gibt es deutliche Hinweise auf einen längeren Verbleib von Patienten im häuslichen Umfeld, auch in Langzeitstudien (Mittelman 2006).

1.2.1 Prophylaxe demenzieller Erkrankungen

Hohes Lebensalter sowie genetische Faktoren gelten als klassische Risikofaktoren für die Entwicklung einer Alzheimer-Demenz. Auch **vaskuläre Risikofaktoren** sollen die Entwicklung einer AD fördern. Dazu zählen vor allem eine unbehandelte arterielle Hypertonie im mittleren Lebensalter, Diabetes mellitus, eine Hypercholesterinämie sowie Übergewicht. Die Datenlage hierzu ist sehr überzeugend, sodass ein Punkte-Wert aus dem Vorhandensein verschiedener vaskulärer Risikofaktoren zur Vorhersage des Demenzrisikos im höheren Lebensalter entwickelt wurde (Kivipelto et al. 2006).

Eine Reihe von **lebensstilabhängigen Risikofaktoren** erhöht oder vermindert das Risiko für Demenz oder Alzheimer-Krankheit, sofern sie im mittleren Lebensalter bei geistig gesunden Personen vorliegen (Bildung, geistig fordernde Berufstätigkeit, körperliche Aktivität, Dichte des psychosozialen Netzwerks, Konsum von Antioxidanzien/Vitaminen, Fisch, Alkohol; Qiu et al. 2009). Soziale Vereinsamung scheint zu einem erhöhten Risiko für eine spätere Demenzerkrankung beizutragen. Der positive Langzeiteffekt körperlichen Trainings auf die kognitive Leistungsfähigkeit von Menschen mit subjektiver Gedächtnisstörung ist nachgewiesen. Ob dies aber auch eine Minderung des Demenzrisikos Jahre später bedingt, ist derzeit noch offen (Lautenschlager et al. 2008).

Für Vitamin E ist keine klinische Wirkung auf die Konvertierungsrate einer leichten kognitiven Störung (MCI) in eine Alzheimer-Demenz nachgewiesen (Petersen et al. 2005).

Ob auch Interventionen bezüglich vaskulärer oder lebensstilabhängiger Risikofaktoren zu einer Verzögerung der Demenzmanifestation führen, ist noch nicht bewiesen. Hierzu laufen derzeit eine Reihe von Präventionsstudien (z. B. MAPT in Frankreich oder FINGER in Finnland).

Zusammenfassend liegen weder für eine wirksame Pharmakotherapie noch nichtmedikamentöse Therapie zur Risikoreduktion des Übergangs von MCI in eine Demenz Evidenzen vor (S3-Leitlinie Demenzen 2009).

1.2.2 Andere medikamentöse Therapiestrategien bei der Prophylaxe bzw. Behandlung demenzieller Erkrankungen

In einer einzelnen klinischen Studie (Luchsinger et al. 2007) konnte eine **Folsäure**-Gabe das Risiko, an einer AD zu erkranken, signifikant reduzieren, jedoch sind weitere Interventionsstudien erforderlich.

Die Langzeitverordnung von **nichtsteroidalen Antiphlogistika** (NSAID) kann das Risiko für die Entwicklung einer Alzheimer-Krankheit reduzieren (Überblick: Laske et al. 2005). Eine therapeutische Wirksamkeit von NSAID bei bestehender AD konnte jedoch nicht nachgewiesen werden.

Tierexperimente sowie klinische Fall-Kontroll-Studien deuten auf eine Wirksamkeit von **Statinen** zur Risikominderung der Entwicklung einer AD hin (Menge et al. 2005). Die Bildung von Aβ-Peptiden scheint sich zu reduzieren und u. a. die Thrombozyten-Aggregation gehemmt. Dies wird derzeit in der deutschlandweiten SIMaMCI-Studie überprüft.

Östrogene wirken in vielfältiger Weise auf neuronale Prozesse ein. Die Wirksamkeit der sogenannten **Hormonersatztherapie** mit Östrogenen und Progesteron bei Frauen mit Demenz ist nicht belegt (Hogervorst und Bandelow 2009, 2010). Eine Östrogen-Therapie erhöht sogar das Demenzrisiko (Shumaker et al. 2004). Darüber hinaus ist auch das Risiko für Schlaganfall, Thrombose und Brustkrebs erhöht (AWMF 2009; Farquhar et al. 2009). Zur Minderung des AD-Risikos wird diese Therapie nicht empfohlen.

Da für **Nootropika** (Piracetam, Nicergolin, Hydergin, Phosphatidylcholin [Lecithin], Nimodipin und Selegilin) keine ausreichenden Wirksamkeitsnachweise in der Demenzbehandlung vorliegen, sind sie heute nicht mehr zur Behandlung demenzieller Syndrome empfohlen (➤ Tab. 1.7).

Für **Ginkgo biloba** (EgB761) ist die Ergebnislage zur Wirksamkeit in der Behandlung und zur Prophylaxe der AD nicht überzeugend (Birks et al. 2009). Auch neueste große klinische Studien mit Ginkgo biloba an Personen mit leichten kognitiven Einbußen und subjektiven kognitiven Störungen zeigten keine Wirksamkeit in der Prophylaxe einer Demenzsymptomatik (Vellas et al. 2012; Schneider 2012). Das IQWiG teilt im Wesentlichen diese Einschätzung (IQWiG 2008) und bewertet die Dosierung von 240 mg/d mit einem geringen Nutzen auf ADLs.

Klinischen Daten zur Wirksamkeit von **Antioxidanzien** bei AD sind inkonsistent. Obwohl die Vitamin-E-Gabe über 5 Jahre in einer neuen klinischen Studie die ADL-Funktionen bei Patienten mit leichter bis mittelschwerer AD günstig beeinflusst hat und auch gut verträglich war (Dysken et al. 2014), ist die Therapie mit Vitamin E wegen insgesamt mangelnder Evidenz der Wirksamkeit und auch des wiederholt bestätigten Nebenwirkungsrisikos (erhöhte Sterblichkeit, vermehrte kardiovaskuläre Ereignisse) nicht empfohlen (Boothby et al. 2005; Isaac et al. 2008).

Epidemiologische Studien deuten darauf hin, dass der Verzehr von **Docosahexaensäure** (DHA), der häufigsten langkettigen, mehrfach ungesättigte Fettsäure im Gehirn, mit einer verringerten Inzidenz von Alzheimer-Demenz verknüpft ist. Die Supplementierung mit DHA bei leichter bis mäßiger AD erbrachte jedoch in einer neueren klinischen Studie keine Verlangsamung des kognitiven und funktionalen Abbaus. Die Zunahme der Hirnatrophie wurde ebenfalls nicht beeinflusst (Quinn et al. 2010).

Tab. 1.7 Nootropika und weitere Substanzen

Substanz	Dosierung (mg/d)	Wissenschaftliche Evidenz	Therapieempfehlung
Ginkgo-biloba-Trockenextrakt	120–240	Ib	inkonsistente Datenlage
Nimodipin	60–90	inkonsistente Befunde	eingeschränkt
Dihydroergotoxin*	4–8	*	keine überzeugend belegte Wirksamkeit
Piracetam*	2,4–4,8 g	*	keine überzeugend belegte Wirksamkeit
Acetylsalicylsäure	100–300		hämodynamisch wirksam
Souvenaid	125 ml		Studien stehen aus

* meist ältere Studien (z. T. fehlende aktuelle Diagnosestandards)

1.2.3 Zukünftige Behandlungsstrategien bei Alzheimer-Demenz

Aus den Erkenntnissen der molekularen Neurobiologie ergeben sich neue hoffnungsvolle Therapieansätze. Die therapeutischen Strategien konzentrieren sich dabei in erster Linie auf den Amyloid- und Tau-Protein-Stoffwechsel, aber auch auf Stoffwechselkaskaden, die zur Apoptose oder Neurodegeneration führen. Therapeutische Angriffspunkte sind hier die Hemmung der Amyloidbildung, die Hemmung der Aβ-induzierten Neurotoxizität oder Hemmung der Tau-Proteinablagerung (➤ Tab. 1.8; Foster et al. 2009; Hampel et al. 2010; Rosenmann 2013).

Am Erfolg versprechendsten wird immer noch die aktive Immunisierung gegen Aβ als Antigen oder die Gabe von spezifischen monoklonalen Antikörpern (passive Immunisierung) angesehen. Diese Therapiestrategien haben sich in transgenen Mausmodellen bewährt. Die erste Phase-II-Studie mit Beta-Amyloid $Aβ_{1-42}$ bei Alzheimer-Krankheit musste aufgrund des Auftretens aseptischer Meningoenzephalitiden (6 %) abgebrochen werden. „CAD106", das erste Vakzin der 2. Generation, zeigte in einer aktuellen klinischen Studie ein sehr gutes Verträglichkeitsprofil (u.a. keine Meningoenzephalitiden) bei akzeptabler Immunantwort (Winblad et al. 2012). Daten zur klinischen Wirksamkeit liegen bislang nicht vor.

Seit 2006 wurden mehr als 17 neue aktive und passive Immunisierungsstrategien (z. B. mit ACC-001, CAD-106, Bapineuzumab) getestet und als unbefriedigend eingestuft. Zwei große Phase-III-Multicenter-Studien (IDENTITY und IDENTITY-2) mit dem Gamma-Sekretase-Hemmstoff Semagacestat (LY450139) an 2.000 Probanden mit leichter bis mittelschwerer AD mussten anlässlich einer geplanten Interims-Analyse durch das Safety Monitoring Board aus Sicherheitsgründen vorzeitig beendet werden. Aussagekräftige Ergebnisse der Immuntherapiestudien, der Studien mit γ- oder β-Sekretase-Inhibitoren oder anderen Anti-Amyloid-Ansätzen werden aber erst in 3 bis 5 Jahren vorliegen.

Die ersten Anzeichen einer Abkehr von der monokausalen Vorstellung: „Ein Mechanismus – ein Protein – ein Medikament" sind derzeit zu beobachten. Die Forschung bewegt sich hin zu einem Fokus auf Organellen (z. B. Mitochondrien) und Liganden mit multiplen Wirkmechanismen. Dass eine einzel-

Tab. 1.8 Innovative Behandlungsstrategien der Alzheimer-Krankheit.

Ziele	Wirkungsprofile	Beispiele	Phase
Hemmung der Amyloidbildung	α-Sekretase-Aktivatoren	Bryostatin 1	präklinisch
	β-Sekretase-Hemmer BACE-1- und -2-Hemmung	Calpeptin	präklinisch
	γ-Sekretase-Hemmer	LY 450 139 (Semagacestat)Studie abgebrochen	III
Immunisierung mit Aβ-Peptiden	Aktiv	$Aβ_{1-42}$ (AN-1792)Studie abgebrochen	II
		ACC-001, CAD-106, Affitop	I/IIa
	Passiv	Bapineuzumab i. v.	III (beendet)
		Solanezumab	III (beendet)
		Crenezumab	IIb
		Gantenerumab	IIa
Metall-Chelatoren		Clioquinol	II (abgebrochen)
Pluripotente Effekte auf Amyloid-Metabolismus sowie antioxidative Effekte und Hemmung der Acetylcholinesterase		Huperizin A	III
Hemmung der Tau-Aggregation		Methylenblau	III

ne Substanz als Heilung für die Alzheimer-Krankheit gefunden wird, erscheint zunehmend unwahrscheinlich. Das impliziert, dass die Identifizierung von sinnvollen Netzwerken von Interaktionen das vordringliche therapeutische Ziel wird.

Bexarotene (Targretin) ist eigentlich von der FDA für die Behandlung des kutanen T-Zell-Lymphoms zugelassen. Der vielversprechende Effekt einer Reduktion der Amyloid-Plaques um bis zu 50 % innerhalb von 72 Stunden mit einhergehender Wiederherstellung bereits verloren gegangener kognitiver Fähigkeiten an einem präklinischen Mausmodell scheint eine neue Therapieoption zu sein (Cramer et al. 2012; Corbett et al. 2012).

Auch das Drug-Repositioning, also die Überprüfung bekannter Medikamente hinsichtlich ihrer Wirksamkeit bei neurodegenerativen Demenzen, ist ein wichtiger Ansatzpunkt für mögliche Therapien (Aicardi 2013).

1.2.4 Verhaltensauffälligkeiten bei Demenz

Verhaltensauffälligkeiten bei demenziellen Erkrankungen sind Ausdruck vielfältiger degenerativer Veränderungen in unterschiedlichen Neurotransmittersystemen, insbesondere dem serotoninergen, dem cholinergen, dem dopaminergen und dem noradrenergen System. Sie stellen regelhafte und ernst zu nehmende Begleitsymptome im Verlauf der Demenzerkrankung dar und können Klinikeinweisungen und Pflegeheimverlegungen verursachen.

Der Beratung der pflegenden Angehörigen im Sinne einer umfassenden Aufklärung über das Wesen der Erkrankung, den Krankheitsverlauf und die heute zur Verfügung stehenden therapeutischen Möglichkeiten kommt eine herausragende Bedeutung zu.

Im Zuge dessen ist die **Sturzprävention** besonders wichtig. Als geeignete Maßnahmen kommen u. a. in Betracht: Überprüfung der Sehleistung, Anpassung von Hüftprotektoren, Anpassung der Wohnräume, Überprüfung der verordneten Arzneimittel hinsichtlich ihres Sturzrisikos, Training von Kraft und Mobilität.

Psychotische Phänomene

Gegen Wahnsyndrome und Halluzinationen kommen heute in erster Linie medikamentöse Interventionen mit **atypischen Antipsychotika** infrage. Trotz der häufigen Verordnung von typischen und atypischen Antipsychotika bei Patienten mit Demenzerkrankungen bestehen nur wenige Evidenzen aus kontrollierten Studien. Die überzeugendsten Befunde für die Behandlung von Verhaltensauffälligkeiten bei Demenz liegen für Risperidon vor. Entsprechend einem aktuellen Review der derzeitigen Studiensituation erscheint die Anwendung von Atypika kurzzeitig (max. 12 Wochen) im Hinblick auf diese Zielsymptome nach kritischer Prüfung hilfreich, kann jedoch mit ernsthaften Nebenwirkungen wie z. B. vermehrten Pneumonien bis hin zu einer 1,8-fach (längerfristig auch nach Absetzen) erhöhten Mortalität behaftet sein (Ballard et al. 2011; Trifiro et al 2010). Unter einer Atypika-Behandlung können sich die kognitiven Fähigkeiten der Patienten verschlechtern (Vigen et al. 2011). Haloperidol ist in Studien kontinuierlich mit dem höchsten Mortalitätsrisiko behaftet, während Quetiapin am besten verträglich erscheint (Kales et al. 2012; Huybrechts et al. 2012). **Quetiapin** scheint nach kritischer Prüfung bei kurzzeitiger Anwendung (max. 12 Wochen) im Hinblick auf Agitiertheit und wahnhaften Symptome hilfreich sein. Die Datenlage ist jedoch noch lückenhaft (De Deyn et al. 2012).

Das Risiko für **kardiovaskuläre Ereignisse** bei Patienten mit neurodegenerativen Hirnveränderungen unter Behandlung mit atypischen Antipsychotika ist ein ernstzunehmender Punkt in der klinischen Anwendung. In Metaanalysen wurde ein erhöhtes Risiko für Hirninfarkte unter Behandlung mit Risperidon und Olanzapin bei dementen Patienten gefunden. Allerdings wurden in die zugrunde liegenden Studien Patienten mit demenz unterschiedlicher Genese eingeschlossen, d. h. auch Patienten mit vaskulären Erkrankungen bzw. diesbezüglichen Risikofaktoren. Ein Unterschied zwischen atypischen und typischen Antipsychotika hinsichtlich des Risikos für einen **ischämischen Hirninfarkt** konnte nicht gezeigt werden (Gill et al. 2005). Das Risiko gegenüber nicht antipsychotisch behandelten Patienten ist insgesamt erhöht. Als Ursachen werden u. a. eine durch Antipsychotika ausgelöste orthostatische Hypotension bei vorbestehenden zerebrovaskulären Veränderungen, eine Hyperprolaktinämie sowie ein medikamentös induzierter Serotoninrezeptor-Antagonismus diskutiert. Letztere können bei Demenzpatienten zu einer erhöhten Thrombozyten-Aggregation führen (Gill et al. 2005).

Antipsychotika mit einem geringen Potenzial für EPMS, wie z. B. Melperon oder Pipamperon, sind bei Demenzpatienten mit ausgeprägter psychomotorischer Unruhe bzw. Aggressivität sowie paranoid-halluzinatorischen Syndromen wirksam.

Extrapyramidal-motorische Nebenwirkungen (EPMS) zählen zu den häufigsten unerwünschten Begleiteffekten einer Behandlung besonders mit typischen Antipsychotika, wie z. B. Haloperidol. Neurodegenerative Prozesse im Rahmen demenzieller Erkrankungen im dopaminergen System steigern die Vulnerabilität älterer Patienten für EPMS. Die Behandlung der Lewy-Körperchen-Demenz mit traditionellen Antipsychotika ist obsolet und wird in erster Linie mit Clozapin und Quetiapin durchgeführt.

In ➤ Tabelle 1.9 sind die wichtigsten Antipsychotika aufgelistet, die sich im klinischen Alltag bei der Behandlung psychotischer Syndrome bei Demenz bewährt haben.

Zusammengefasst wird derzeit empfohlen, Patienten mit ausgeprägter psychomotorischer Unruhe/Aggressivität bzw. paranoid-halluzinatorischen Syndromen im Rahmen von Demenzerkrankungen nur dann mit Risperidon oder anderen Atypika zu behandeln, wenn keine zusätzlichen vaskulären Risikofaktoren vorliegen. Quetiapin erscheint derzeit „am sichersten". Haloperidol sollte nicht eingesetzt werden. Ansonsten muss eine besondere Nutzen-Risiko-Abwägung im Einzelfall vorgenommen werden.

Depression

Bis zu 50 % aller Demenzpatienten zeigen depressive Symptome (Enache et al. 2011). Ausgehend vom heute favorisierten Konzept einer multifaktoriellen Syndromgenese muss eine antidepressive Therapie in ein **Gesamtbehandlungskonzept** eingefügt sein, das neben der Gabe von Antidepressiva (➤ Tab. 1.10) psychotherapeutische Verfahren einschließt.

Die Überlegenheit von Sertralin oder Mirtazapin gegenüber Placebo bei depressiven Patienten mit AD konnte in den aktuelleren RCT nicht belegt werden. Jedoch trat erhöhte Rate von **Nebenwirkungen** auf (Rosenberg et al. 2010; Banerjee et al. 2011). Metaanalysen ziehen den Nutzen von Antidepressiva, auch von SSRI, zur Behandlung depressiver AD-Patienten in Zweifel und legen generell nahe, den Nutzen einer medikamentösen antidepressiven Therapie bei AD immer wieder kritisch zu überprüfen (Nelson et al. 2011). Dennoch scheinen sich SSRI insgesamt zumindest auf neuropsychiatrische Begleitsymptome günstig auszuwirken (Bergh et al. 2012).

Eine Antidepressiva-Therapie ist mit relevanten Nebenwirkungen (u. a. Sturzrisiko) behaftet (Coupland et al. 2011; Gribbin et al. 2011; Woolcott et al. 2009). Bei einer SSRI-Behandlung ist besonders auf proarrhythmogene Nebenwirkungen und QTc-Intervall-Verlängerung zu achten (Deshmukh et al. 2012). Deshalb ist die Maximaldosis von Citalopram auf 20 mg und von Escitalopram auf 10 mg bei älteren Patienten beschränkt (FDA 2012).

Es liegen Hinweise vor, dass sich das Apathie-Syndrom unter einer **AChE-I-Therapie** bessern kann. Die Psychostimulans Modafinil konnte sich hier nicht bewähren und sollte nicht angewendet werden (Frakey et al. 2012).

Tab. 1.9 Medikamentöse Behandlung psychotischer Syndrome bei Demenz (Beispiele).

Substanz	Durchschnittlicher Dosierungsbereich (mg/d)	Initiale Dosis (mg)	Nebenwirkungen
Risperidon	0,5–2	0,5	(EPMS), zerebrovaskuläre Ereignisse
Quetiapin	50–200	25	Schwindel, Sedierung
Olanzapin	5–10	2,5	Sedierung, zerebrovaskuläre Ereignisse
Pipamperon	60–120	10	(EPMS)
Melperon	25–200	25	(EPMS)
Haloperidol	0,5–3	0,5	EPMS

Tab. 1.10 Medikamentöse Behandlung depressiver Syndrome bei Demenz (Beispiele).

Substanz	Durchschnittlicher Dosierungsbereich (mg/d)	Initiale Dosis (mg)	Nebenwirkungen
SSRI			
Citalopram	10–20	10	gastrointestinal, Unruhe
Escitalopram	5–10	5	
Sertralin	50–150	25	
RIMA			
Moclobemid	75–450	75	Unruhe, gastrointestinal
SNRI			
Venlafaxin	37,5–150	37,5	Kopfschmerz, gastrointestinal
Duloxetin	30–60	30	
NaSSA			
Mirtazapin	15–30	15	Schwindel, Müdigkeit
NRI			
Reboxetin	2–6	2	Unruhe, Schlafstörungen
Insgesamt unzureichende wissenschaftliche Datenlage			

SSRI: selektive Serotonin-Wiederaufnahmehemmer; RIMA: reversible Monoaminooxidase-A-Hemmer; SNRI: Serotonin- und Noradrenalin-Wiederaufnahmehemmer; NaSSA: noradrenerge und spezifisch serotonerge Antidepressiva; NRI: noradrenerge Wiederaufnahmehemmer

In einer prospektiven klinischen Studie an einer Gruppe von gerontopsychiatrischen Patienten mit und ohne vorbestehender kognitiver Funktionsstörung (MCI oder Demenz) und mit pharmakotherapieresistenter (schizo-)affektiver Störung wurde die kognitive Funktion unter einem ersten **EKT**-(Elektrokrampftherapie-)Zyklus untersucht (Hausner et al. 2010). Bei allen Patienten remittierten die affektiven Symptome vollständig. Nach einer initialen vorübergehenden Verschlechterung der Kognition unter Behandlung, verbesserte sich diese im Vergleich zum Ausgangswert in allen drei Gruppen bereits 6 Wochen nach EKT-Beendigung. EKT scheint auch für depressive Patienten mit AD und MCI gut verträglich zu sein bei hoher Effektivität. Darüber hinaus lieferte diese Studie Hinweise, dass eine antidementive Behandlung der AD-Patienten vor EKT-Nebenwirkungen im Sinne einer kognitiven Verschlechterung schützen kann.

Agitation und aggressives Verhalten

Psychomotorische Unruhe mit einem ausgeprägten Bewegungsdrang hat vielfältige Ursachen, z. B. somatische Erkrankungen oder Schmerzsyndrome, psychosoziale Einflüsse (z. B. Überstimulation, unerwünschte Betreuungsmaßnahmen), Medikamentennebenwirkungen, Schlafstörungen, delirante Syndrome und depressive Zustände. Neurobiologisch werden Defizite in der serotonergen Neurotransmission vermutet.

Therapeutisch stehen gegen Verhaltensstörungen im ersten Schritt nichtmedikamentöse Strategien wie Ausschluss somatischer Ursachen und Schmerz, eine positive Gestaltung des sozialen Milieus, Schulung der Betreuer im Umgang mit derartigen Verhaltensauffälligkeiten sowie therapeutische Interventionen, u.a. mit beruhigender Musik, Bezugspflege, Biografiearbeit. Der konsequente Einsatz dieser Techniken trägt in der Regel zu einer deutlichen Stabilisierung der Symptomatik sowie zur Entlastung der Angehörigen auch bei Patienten mit schwerer Demenz bei (Cohen-Mansfield et al. 2012). Wenn kein akuter Handlungsbedarf wegen Gefährdung vorliegt, sollten medikamentös zuerst **AChE-I** eingesetzt werden, deren Wirksamkeit gegen Verhaltensstörungen belegt ist (Black et al. 2007; Campbell et al. 2009). Hier ist keine Substanz überlegen (IQWiG 2007). Auch Memantin ist wirksam (Wilcock et al. 2008; McShane et al. 2006). **Niedrig potente Antipsychotika** zeigen ebenfalls eine gute Wirkung. Die Gabe von Benzodiazepinen ist aufgrund des Nebenwirkungsprofils (Sedierung, Sturzgefahr und Verminderung der kognitiven Leistungsfähigkeit) nicht empfohlen und nur unter strenger klinischer Überwachung vertretbar.

Möglicherweise sind Antidepressiva (SSRI, Trazodon) eine Behandlungsstrategie gegen Agitierung und auch psychotische Symptome bei Demenz; deren Verträglichkeit und Wirksamkeit müssen jedoch noch in geeigneten Studien belegt werden (Barak et al. 2011).

➤ Tabelle 1.11 fasst die wichtigsten medikamentösen Therapieoptionen zusammen.

Schlafstörungen

Therapeutisch haben hier Schlafhygiene und der Aufbau eines stabilen Tagesrhythmus einen hohen Stellenwert. Benzodiazepine sind nicht empfohlen und auch ω1-Benzodiazepin-Rezeptor-Agonisten sollten nur nach strenger Indikationsstellung angewendet werden. Der Nutzen von Hypnotika bei älteren Menschen ist nicht gut belegt (Schwarz et al.

Tab. 1.11 Medikamentöse Behandlung aggressiven Verhaltens bei Demenz.

Substanz	Durchschnittliche Dosierung (mg/d)	Initiale Dosis (mg)	Nebenwirkungen
Risperidon	0,5–1,5	0,25	(EPMS), zerebrovaskuläre Ereignisse
Quetiapin	25–100	25	Schwindel, Sedierung
Melperon	25–300	25	(EPMS)
Pipamperon	10–80	10	(EPMS)
Chlorprothixen	15–75	15	(EPMS)
Carbamazepin	50–200	20	Schwindel, Sedierung, Sturzgefahr
Valproinsäure	125–600	125	Schwindel, Sedierung, Sturzgefahr
Lorazepam	0,5–2	0,5	Sedierung, Sturzgefahr

(EPMS) EPMS selten (dosisabhängig); bei Lewy-Körperchen-Demenz: Clozapin oder Quetiapin

Tab. 1.12 Behandlung von Schlafstörungen bei Demenz.

Nichtmedikamentös			
Verbesserung des Schlaf-/Wachrhythmus: • Schlafhygiene • Lichttherapie • stabiler Tagesrhythmus mit Phasen körperlicher Aktivierung Physiotherapie: • Krankengymnastik • Massagen • sportliche Aktivitäten, u. a. – soweit möglich – Training von Kraft und Balance			
Medikamentös (Beispiele)			
Substanz	Durchschnittliche Dosierung (mg/d)	Initiale Dosis (mg)	Potenzielle Nebenwirkungen
Zolpidem	5–20	5	Sturzgefahr
Oxazepam	5–15	5	Sturzgefahr
Zopiclon	3,75–7,5	3,75	Sturzgefahr
Risperidon*	0,5–1	0,5	(EMPS) zerebrovaskuläre Ereignisse
Quetiapin	25–75	25	Tagessedierung

* Nur bei strenger Indikationsstellung (zusätzlich aggressives Verhalten, Unruhe)
Acetylcholinesterasehemmer stabilisieren den Schlaf-/Wachrhythmus

2010). Generell sollten Hypnotika nur nach strenger klinischer Prüfung unter ärztlicher Aufsicht, restriktiv und zeitlich befristet (etwa 10 Tage) eingesetzt werden. Für einen längerfristigen Gebrauch sind **atypische Antipsychotika** in äquivalenter Dosierung empfohlen. ➤ Tabelle 1.12 zeigt generelle medikamentöse Interventionen.

1.2.5 Leitlinien

In den vergangenen Jahren wurde weltweit eine Vielzahl von Leitlinien zur evidenzbasierten Diagnostik und Therapie demenzieller Erkrankungen veröffentlicht. Diese Leitlinien weisen zum Teil nationale Besonderheiten auf, zum Teil unterscheiden sie sich erheblich hinsichtlich ihres Aktualisierungsgrades. Im Folgenden werden einige aus der Sicht der Autoren besonders wichtige Links zu Leitlinien aufgelistet:
- Therapieempfehlungen der Demenz der Arzneimittelkommission der Deutschen Ärzteschaft, 3. Auflage, Dezember 2004: www.akdae.de/35/70–Demenz–2004–3Auflage.pdf
- Leitlinien der Deutschen Gesellschaft für Neurologie 2008; www.dgn.org/leitlinien-krankheitsbilder.html
- S3 Leitlinie Demenzen der DGPPN/DGN (2009): www.uni-duesseldorf.de/AWMF/ll/038–013.htm. Diese wird aktuell überarbeitet.
- Waldemar G, Dubois B, Emre M, et al.; EFNS. Recommendations for the diagnosis and management of Alzheimer's disease and other disorders associated with dementia: EFNS guideline. Eur J Neurol 2007; 14(1): e1–26
- Dementia. Supporting people with dementia and their carers in health and social care. National Clinical Practice Guideline Number 42. National Institute for Health and Clinical Excellence 2007; www.nice.org.uk/nicemedia/pdf/CG42 Dementiafinal.pdf

Weitere Informationen im Internet: www.aktivinjedemalter.de.

> **DIE WICHTIGSTEN BEHANDLUNGSGRUNDSÄTZE**
> - Multimodales Gesamtkonzept aus pharmakologischer Behandlung und psychosozialen Interventionen für Betroffene und Angehörige im Kontext einer symptom- und schweregradabhängigen Ausrichtung.
> - AChE-I sind Mittel der ersten Wahl bei AD und bei anderen Demenzformen, z. B. FTD oder vaskulärer Demenz, nur als Off-label-Gebrauch anwendbar. Speziell für Rivastigmin besteht eine Indikation bei DLB und Parkinson Demenz.
> - Memantine ist anwendbar im moderaten und schweren AD-Stadium.
> - Nichtmedikamentöse Therapieverfahren (z. B. Ergotherapie, Alltagstraining, Psychotherapie und Physiotherapie) sind unverzichtbare Behandlungsbausteine, wobei die Wirksamkeitsbelege schwach sind.
> - Antidepressive Behandlung klinisch relevanter depressiver Syndrome soll nach kritischer Prüfung erfolgen.
> - Antipsychotika bei Demenzkranken: strenge individuelle Nutzen-Risiko-Abwägung vor allem unter Berücksichtigung kardiovaskulärer Besonderheiten und des substanzspezifischen Nebenwirkungspotenzials, Präferenz von Atypika, nur Risperidon ist zugelassen gegen Agitation und psychotische Symptome bei Demenz.
> - Möglichst kein Einsatz von Benzodiazepinen und „Z-Substanzen".

KAPITEL 2

Karl F. Mann, Alexander Diehl, Christian A. Müller und Andreas Heinz

Alkoholabhängigkeit (ICD-10 F1)

2.1	Epidemiologie	24
2.1.1	Prävalenz der Alkoholabhängigkeit	24
2.1.2	Folgen der Alkoholabhängigkeit	24
2.2	Diagnostische Kriterien	25
2.3	Neurobiologische Grundlagen	25
2.3.1	Genetische Mechanismen bei der Veranlagung zur Alkoholabhängigkeit	25
2.3.2	Mechanismen der Toleranzentwicklung und der Entzugssymptomatik	26
2.3.3	Die Rolle des Belohnungssystems für die Rückfallgefahr	27
2.4	Das traditionelle suchtmedizinische Versorgungssystem – die Langzeitentwöhnungsbehandlung	28
2.5	Qualifizierte Entzugsbehandlung	29
2.6	Psychotherapeutische Strategien	29
2.7	Früherkennung und Frühintervention	30
2.7.1	Früherkennung	30
2.7.2	Frühintervention	31
2.8	Pharmakologische Behandlung	32
2.8.1	Acamprosat	33
2.8.2	Naltrexon	34

Tab. 2.1 Alkoholabhängigkeit – Übersicht zum Krankheitsbild.

Lebenszeitprävalenz	13–26 %[3]
Punktprävalenz	2,4 %[1]
Geschlechterverhältnis	2,5/1 (m/w)[1]
Erkrankungsalter	Höchster Anteil in der Gruppe der 17- bis 22-Jährigen (30–35 %)[4]
Wichtige Komorbiditäten	Tabakabhängigkeit (70–90 %)[1,2]
Erblicher Faktor	40–60 % (Familien- und Zwillingsstudien)
Leitlinien	AWMF: Leitlinien der DG-Sucht und DGPPN

www.dhs.de (Leitfaden für Kurzintervention); www.bzga.de (Leitfaden für die ärztliche Praxis)
[1] hs, Epidemiologischer Suchtsurvey 2006; [2] Diehl und Scherbaum 2008; [3] Meyer et al. 2000 (TACOS-Studie);
[4] NIA-AA National Epidemiologic Survey on Alcohol and Related Conditions 2003

2.1 Epidemiologie

Die Alkoholabhängigkeit verläuft typischerweise chronisch-rezidivierend und gehört zu den häufigsten sowie zu den kostenintensivsten Erkrankungen der Industrienationen. Alkoholkonsum ist ein integraler Bestandteil unserer Kultur. Die permissive Grundhaltung ist sicherlich nicht zuletzt ein Grund für den relativ hohen Pro-Kopf-Konsum in Deutschland mit 9,5 Litern reinen Alkohols/Jahr. In Ländern mit restriktiverer Alkoholpolitik liegt der Pro-Kopf-Alkoholkonsum deutlich niedriger (z. B. Schweden mit 5,1 Liter). Auch wenn das arithmetische Mittel des Alkoholkonsums wegen der ungleichmäßigen Trinkmengenverteilung (ca. 10 % der Bevölkerung trinken 50 % des Alkohols) und der Unterschiede im Bevölkerungsaufbau nur unpräzise Vergleiche zulässt: mit steigendem Pro-Kopf-Alkoholkonsum steigen auch alkoholassoziierte körperliche Folgeerkrankungen, Alkoholmissbrauch, Alkoholabhängigkeit und die allgemeine Mortalität (Room et al. 2005).

2.1.1 Prävalenz der Alkoholabhängigkeit

Prävalenzraten für die alkoholbezogenen Störungen gibt insbesondere die „Bundesstudie" (Kraus und Bauernfeind 1998) an, welche im Auftrag des Bundesministeriums für Gesundheit auf die Gesamtbevölkerung in Deutschland hochgerechnet werden konnten (Bühringer et al. 2000). Danach gibt es in Deutschland:
- 1,6 Mio. Menschen (2,4 %) mit aktueller Alkoholabhängigkeit
- 3,2 Mio. Menschen (4,9 %) mit remittierter Alkoholabhängigkeit
- 2,7 Mio. Menschen (4 %) mit schädlichem Alkoholgebrauch und
- 3,2 Mio. Menschen (4,9 %) mit riskantem Alkoholkonsum.

Man muss allerdings davon ausgehen, dass es sich bei diesen Prävalenzraten um sehr konservative Schätzungen handelt, die besonders für die Alkoholabhängigen die unterste Grenze der Prävalenzen angeben. Methodisch bedingt sind in der „Bundesstudie" sehr schwer Kranke mit schlechtem sozialem Funktionsniveau unterrepräsentiert (Wienberg 2002), weswegen für Analysen des Versorgungsbedarfs meistens von 2 Mio. Alkoholabhängigen in Deutschland ausgegangen wird. Für mehr als 10 Mio. Menschen in Deutschland wird ein Behandlungs- oder zumindest ein Beratungsbedarf zu alkoholbezogenen Störungen veranschlagt. Der Anteil der tatsächlich einer spezifischen suchtmedizinischen Behandlung zugeführten Alkoholabhängigen liegt bislang unter 10 %. Die überwiegende Mehrheit der Alkoholabhängigen, die sich in Behandlung befinden, findet sich in den Allgemeinkrankenhäusern (30–35 %) und in den Praxen niedergelassener Ärzte (70–80 %), wo sie in der Regel auf die alkoholbedingten Folgeerkrankungen und nicht auf die zugrunde liegende Suchterkrankung hin behandelt werden.

2.1.2 Folgen der Alkoholabhängigkeit

Die Alkoholabhängigkeit geht einher mit gesteigertem medizinischen und sozialen Versorgungsbedarf und führt zu häufigeren Kontakten mit der Justiz. Alkoholkonsum führt zu akuten gesundheitlichen Störungen (Intoxikation, Alkoholentzugssyndrom, Delir, Krampfanfall etc.) und zu chronisch degenerativen Alkoholfolgekrankheiten (äthyltoxische Leberzirrhose, Polyneuropathie, Hirnatrophie etc.).

Die Stadien im Verlauf der Abhängigkeit und die körperlichen Folgen von Alkohol entwickeln sich dabei offensichtlich **geschlechtsspezifisch** unterschiedlich schnell (Teleskop-Effekt). Bildgebende Untersuchungen zu der neurotoxischen Alkoholwirkung sprechen für eine erhöhte Vulnerabilität von Frauen (Hommer et al. 2001; Mann et al. 2005a). Eine Steigerung der Inzidenz verschiedenster Malignome fand sich bei Frauen bereits unter geringen Alkoholmengen (Allen et al. 2009).

Die Betrachtung der medizinischen Folgen wird zunehmend um den Blick auf die öffentliche Gesundheit mit epidemiologischen und ökonomischen Aspekten erweitert. Benutzt man die von der WHO propagierte Zusammenfassung aller Krankheitslast in das Maß der „DALYs" („disability adjusted life years"), welches Mortalität und Morbidität berücksichtigt und die durch Behinderung oder Tod verlorenen Lebensjahre beschreibt, so nehmen für die Industrienationen Tabakkonsum mit 12,2 % und Alkoholkonsum mit 9,2 % die Plätze 1 und 3 der Ursachen für die Krankheitslast ein (WHO 2003). Die aktuellsten Zahlen zu den volkswirtschaftlichen Kosten des Alkoholkonsums stammen von Adams und Effertz (2011). Danach ist von direkten (ca. 10 Mio. Euro) und indirekten (ca. 16,66 Mio. Euro) Kosten in Höhe von 26,7 Mio. Euro basierend auf Erhebungen im Jahr 2007 auszugehen.

2.2 Diagnostische Kriterien

Bei den Suchterkrankungen unterscheidet man „riskanten Konsum", „schädlichen Gebrauch" und „Abhängigkeit".

Der **riskante Konsum** beschreibt einen Konsum, der mit einem deutlich erhöhten Risiko für gesundheitliche Folgeschäden verbunden ist. Bei langfristig konsumierten Alkoholmengen von mehr als 24 g Alkohol/Tag für Männer und von mehr als 12 g Alkohol/Tag für Frauen muss von einem riskanten Konsum ausgegangen werden (Seitz et al. 2006). Zum Vergleich: 1 l Bier = 40 g Alkohol. Die Grenzwerte können allerdings nur als orientierende Richtlinie verstanden werden und stellen im Einzelfall auch bei Unterschreiten keine Garantie vor schädlichen Folgen und der eventuellen Entwicklung einer Abhängigkeit dar.

Beim **schädlichen Alkoholgebrauch** nach ICD-10 (früher „Alkoholmissbrauch", ein Begriff, der inhaltlich nicht mit dem „Alcohol Abuse" des DSM-IV übereinstimmt) ist bereits eine körperliche Störung (z. B. alkoholische Hepatitis) oder psychische Störung (z. B. depressive Episode) eingetreten. Eine akute Intoxikation oder ein Hangover („Kater") beweisen noch nicht den Gesundheitsschaden. Soziale Unerwünschtheit oder bereits eingetretene negative soziale Folgen sind ebenfalls noch kein Beweis für den schädlichen Gebrauch.

Die Diagnose **Abhängigkeit** nach ICD-10 wird gestellt, wenn während des letzten Jahres drei oder mehr der folgenden **Kriterien** gleichzeitig zutreffen:

- Ein starker Wunsch oder eine Art Zwang, die psychotrope Substanz zu konsumieren.
- Verminderte Kontrollfähigkeit bezüglich des Beginns, der Beendigung und der Menge des Konsums.
- Ein körperliches Entzugssyndrom bei Beendigung oder Reduktion des Konsums.
- Nachweis einer Toleranzentwicklung.
- Fortschreitende Vernachlässigung anderer Interessen zugunsten des Substanzkonsums.
- Anhaltender Substanzkonsum trotz Nachweis eindeutiger schädlicher Folgen, die dem Konsumenten offensichtlich bewusst sind.

Bei der Alkoholabhängigkeit zeigen sich häufig eingeengte Verhaltensmuster im Umgang mit Alkohol bei geringer Modulation durch gesellschaftliche Vorgaben und wiederholt erfolglose Versuche, den Konsum zu kontrollieren.

In DSM-5 wurden weitreichende Änderungen vorgenommen. „Dependence" und „Abuse" wurden zusammengeführt zu „Alcohol Use Disorders". Da jedoch die WHO mit der ICD für unsere diagnostischen Einordnungen gültig ist und die 2014 erscheinende ICD-11 höchstwahrscheinlich bei der alten Einteilung in „Abhängigkeit" und „Schädlicher Gebrauch" bleiben wird, sei hier nur auf weiterführende Literatur verwiesen (Rumpf et al. 2011).

2.3 Neurobiologische Grundlagen

2.3.1 Genetische Mechanismen bei der Veranlagung zur Alkoholabhängigkeit

Es ist gut belegt, dass erbliche Einflüsse eine wichtige Rolle bei der Entwicklung einer Alkoholabhängigkeit spielen (Mayfield, Harris und Schuckit 2008). Dabei ist der Einfluss von Umgebungsfaktoren im Vergleich zum Tabakrauchen deutlich geringer (Galea et al. 2004). Umso größer ist folglich die Rolle genetischer Faktoren für die Disposition zu einer Alkoholabhängigkeit. Aus Familien- und Zwillingsstudien ist von einer Erblichkeit der Erkrankung von 40–60 % auszugehen. Dabei scheinen die relevanten

Gene bestimmte Faktoren zu beeinflussen, die ihrerseits das Risiko für die Entwicklung einer Alkoholabhängigkeit erhöhen (Endophänotypen).

So wurden in den letzten Jahren genetische Variationen von Enzymen untersucht, die bei der Verstoffwechselung des Ethanols im Organismus eine Rolle spielen. Es konnte gezeigt werden, dass bestimmte **Varianten der Alkoholdehydrogenase** und des **CYP2E1** zu einem beschleunigten Alkoholabbau und damit ebenfalls zu einer verminderten Empfindlichkeit für die toxischen Effekte führen (Schuckit et al. 2004).

Prospektive Studien konnten zeigen, dass Personen mit einer gering ausgeprägten Reaktion auf eine Ethanolintoxikation eine besondere Gefährdung für einen exzessiven Alkoholkonsum und die Entwicklung einer Alkoholabhängigkeit aufwiesen (Schuckit und Smith 1996). Eine verminderte Alkoholreaktion ist bei Nagetieren eine genetisch kontrollierbare Eigenschaft (McBride und Li 1998). Bei jungen Männern mit einer positiven Familienanamnese bezüglich einer Alkoholabhängigkeit konnte eine verminderte Sensitivität für die unangenehmen Effekte einer akuten Alkoholaufnahme nachgewiesen werden (Newlin und Thomson 1990; Pollock 1992; Schuckit und Smith 1996).

Eine dopaminerg und GABAerg vermittelte neuronale Bahnung trägt maßgeblich zu den verschiedenen Stimulationseffekten geringer Ethanoldosen bei, was eine Fortsetzung des Alkoholkonsums begünstigt (Krystal und Tabakoff 2002). Bei höheren Dosierungen von Ethanol tritt der antagonistische Effekt am NMDA-Glutamat-Rezeptor in den Vordergrund (Schumann et al. 2005), worauf z. B. Bewusstseinstrübungen und die Einbuße kognitiver Fähigkeiten zurückgeführt werden. Genetische Varianten im Bereich des „per"-Gens, welches zirkadiane Rhythmik und die Glutamat-Wiederaufnahme reguliert, war mit exzessivem Alkoholkonsum im Tiermodell und beim Menschen verbunden (Spanagel et al. 2005).

Untersuchungen an Primaten zeigten, dass eine gering ausgeprägte Reaktion auf Alkohol im Zusammenhang mit einer **serotonergen Dysfunktion** steht (Heinz et al. 1998). Ein niedriger Serotoninumsatz korrelierte mit einer verminderten Wirksamkeit GABAerger Inhibition auf den frontalen Glukoseumsatz von Rhesusaffen (Doudet et al. 1995). Daraus kann geschlossen werden, dass eine GABAerge Sedierung durch akute Alkoholaufnahme bei einem verminderten Serotoninumsatz geringer ausgeprägt ist. Untersuchungen bei Menschen und Primaten zeigten, dass der Serotoninumsatz im Liquor cerebrospinalis (CSF) sowohl von genetischen als auch von Umgebungsfaktoren abhängig ist (Clarke et al. 1996; Higley et al. 1991; Oxenstierna et al. 1986). Tiere, die im frühen Kindesalter den Stressfaktor soziale Isolation erlebten, zeigten einen erniedrigten Serotoninumsatz, ein höheres Maß an Aggressivität und eine verminderte Reaktion auf eine akute Alkoholintoxikation (Heinz et al., 2011; Heinz et al. 1998; Higley et al. 1996a; Higley et al. 1996b). Eine hohe Verfügbarkeit von Serotonintransportern im Gebiet des Raphe-Kerns kann auch genetisch bedingt auftreten und ist ein Prädiktor für exzessiven Alkoholkonsum (Hinckers et al. 2006; Schuckit et al. 1999).

2.3.2 Mechanismen der Toleranzentwicklung und der Entzugssymptomatik

Bei chronischer Alkoholeinwirkung werden Regulationsmechanismen zur Sicherung der Homöostase aktiviert, deren Ergebnis zunächst die Entwicklung einer erhöhten Ethanoltoleranz ist. So führt die stimulatorische Wirkung von Alkohol an **GABA$_A$-Rezeptoren** zu einer veränderten Zusammensetzung der Rezeptor-Untereinheiten mit einer verminderten Ansprechbarkeit dieser Rezeptoren (Krystal et al. 2006).

Die inhibitorischen und sedierenden Effekte des Ethanols werden auch über eine **glutamaterge Blockade der N-Methyl-D-Aspartat** (NMDA)-Rezeptorenfunktion vermittelt (Schumann et al. 2005). Außerdem blockiert Alkohol spannungsabhängige Kalziumkanäle vom L-Typ, was seine Verträglichkeit im Vergleich zu reinen NMDA-Antagonisten wie Ketamin erhöhen könnte (Krupitsky et al. 2001). Bei Einnahme von Ketamin beschrieben alkoholabhängige Probanden dosisabhängig einen der sedierenden Wirkung einer Ethanoleinwirkung entsprechenden Effekt (Krystal et al. 1998).

Glutamat ist der wichtigste exzitatorische zentralnervöse Neurotransmitter (Krystal et al. 2003). Chronische NMDA-Rezeptorblockade durch Ethanol führt zu einem gegenregulatorischen Anstieg der NMDA-Rezeptorendichte und -aktivität (Miyakawa et al. 1997). Wird im Rahmen einer Entgiftungsbehandlung ein chronischer Alkoholkonsum unterbrochen, wird die chronische Blockade der vermehrt aktivierten NMDA-Rezeptoren beendet. Gleichzeitig wird die GABAerge Stimulation der vermindert ansprechbaren Rezeptoren aufgehoben. Dies resultiert in einer Dysbalance zwischen inhibitorischer und exzitatorischer Wirkung. Entzugskrampfanfälle können durch die resultierende kortikale Überstimulation verursacht werden, die überhöhte glutamaterge Wirkung kann zu vegetativer Dysfunktion und damit je nach Schwere zum sofortigen Trinkrückfall führen (➤ Abb. 2.1). Eine Entzugssymptomatik kann auch ausgelöst werden, wenn der Patient einem konditionierten Reiz ausgesetzt wird, der vorher mit einem Substanzkonsum verbunden war. Gegenregulatorisch kann eine konditionierte physiologische Reaktion auftreten, die sich als Entzugssymptomatik manifestiert. In einer retrospektiven Untersuchung gab etwa ein Drittel aller Alkoholabhängigen eine ausgeprägte Entzugssymptomatik unmittelbar vor einem Trinkrückfall an (Heinz et al. 2003b). Speziell diese Gruppe der Patienten könnte von einer Modulation des NMDA-Rezeptors durch Acamprosat profitieren (s. u.).

2.3.3 Die Rolle des Belohnungssystems für die Rückfallgefahr

Das durch einen konditionierten Stimulus ausgelöste Suchtverlangen verursacht meist nur wenige physische Entzugssymptome (Niaura et al. 1988). Daher ist anzunehmen, dass die stimmungsverbessernden, als wohltuend erlebten Wirkungen des Alkoholkonsums einen eigenen Regelkreislauf darstellen, durch dessen Unterbrechung sich ein Suchtverlangen entwickeln kann (Koob und Le Moal 1997; Wise 1988). Ein Bestandteil eines solchen Regelkreises könnte das **mesolimbische dopaminerge Belohnungssystem** darstellen (Di Chiara 1995). So führte eine dopamininduzierte Stimulation des N. accumbens zu einer erhöhten Aufmerksamkeit für belohnungsassoziierte Stimuli sowie zur Auslösung von Suchtverlangen (Schultz et al. 1997). Die reizabhängige Freisetzung von Dopamin unterliegt einem Sensibilisierungsprozess, so dass eine wiederholte Konfrontation mit einem drogenassoziierten Reiz zu einer Verstärkung der Verhaltensreaktion führt (Berridge und Robinson 1998).

Diese Untersuchungen sind von Bedeutung für das Modell eines „**Suchtgedächtnisses**" und die Ausrichtung therapeutischer Konzepte. Eine syste-

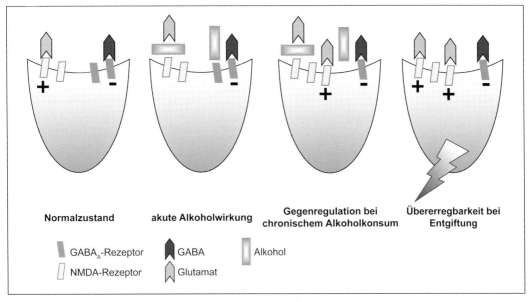

Abb. 2.1 Neuronale Mechanismen von Toleranzentwicklung und Entgiftung.

matische Konfrontation mit suchtassoziierten Reizen und nachfolgender Reaktionsverhinderung könnte konditioniertes Suchtverlangen auslöschen, obwohl diesbezügliche Studien noch keine konkludenten Ergebnisse liefern konnten (O'Brien et al. 1998).

Die **nichtselektive Dopaminrezeptorenblockade mit Neuroleptika** führte eher zu einer erhöhten Rückfallquote bei alkoholabhängigen Patienten (Wiesbeck et al. 2001). Wahrscheinlich ist diese medikamentöse Strategie nicht erfolgreich, weil die Patienten sich neue, alternative Belohnungsstrategien unabhängig vom Alkoholkonsum erschließen müssen und dafür eine intakte Reaktion des dopaminergen Systems auf neue, belohnungsanzeigende Reize notwendig ist. Tatsächlich zeigten alkoholabhängige Patienten umso mehr Alkoholverlangen, je stärker sie im Bereich des Belohnungssystems (ventrales Striatum) auf alkoholassoziierte Bilder reagierten und je schwächer die dortige Aktivierung bei Präsentation konventioneller Verstärker (Geld) war (Wrase et al. 2007). Weitere Studien konnten zeigen, dass starke neuronale Reaktionen auf nicht alkoholassoziierte Reize, wie z. B. positiv konnotiertes Bildmaterial oder emotionale Gesichtsausdrücke, mit einer längeren Abstinenzdauer und einem geringeren Konsum nach einem Rückfall verbunden waren (Heinz et al., 2007; Charlet et al., 2014). Auch die **Blockade des stimulatorischen Ethanoleffekts auf striatale µ-Opiat-Rezeptoren** könnte über eine indirekte Blockade der Dopaminfreisetzung im Striatum (Spanagel et al. 1992) zu einer Verminderung der Rückfallrate bei Alkoholabhängigkeit führen (O'Malley et al. 1996). So werden die angenehm empfundenen Alkoholwirkungen durch den µ-Opiat-Rezeptor-Antagonisten Naltrexon unterdrückt (Volpicelli et al. 1995). Zwar konnte in einigen Studien nicht nachgewiesen werden, dass eine Medikation mit Naltrexon eine Auswirkung auf die Rückfallprävention hat (Gastpar et al. 2002), dies kann jedoch auch damit zusammenhängen, dass nur eine Minderheit alkoholabhängiger Patienten eine Erhöhung zentraler µ-Opiat-Rezeptoren im Bereich des ventralen Striatums zeigt, die zum Alkoholverlangen beiträgt (Heinz et al. 2005).

Die Grundlagenforschung hat wesentlich zum Verständnis der Alkoholwirkung auf der Ebene der Neurotransmitter und Signaltransduktion beigetragen. Untersuchungsergebnisse weisen auch darauf hin, dass die Genexpression einer Steuerung durch biologische und Umweltfaktoren unterliegt (Heinz et al. 2000). Die weitere Erforschung insbesondere der molekularen Mechanismen von Abhängigkeitserkrankungen könnte dazu beitragen, Risikopopulationen zu identifizieren und deren erhöhtes Erkrankungs- und Rückfallrisiko im Rahmen spezifischer Behandlungsstrategien zu vermindern.

2.4 Das traditionelle suchtmedizinische Versorgungssystem – die Langzeitentwöhnungsbehandlung

In Deutschland, wie auch in den meisten anderen Ländern, ist das Versorgungssystem vornehmlich für den schwer alkoholabhängigen Patienten konzipiert. Die traditionelle Trias aus Fachkliniken für die Alkoholentwöhnungsbehandlung, Fachberatungsstellen und Selbsthilfegruppen arbeitet mit psychotherapeutischen, soziotherapeutischen und edukativen Verfahren. Wird diese Versorgung vom Alkoholabhängigen aktiv in Anspruch genommen, werden über eine stationäre Alkoholentwöhnung im Rahmen einer mehrmonatigen Rehabilitationsbehandlung Abstinenzraten bis 70 % nach 1 Jahr (Feuerlein und Küfner 1989) und bis zu 50 % nach 16 Jahren (Mann et al. 2005b) erreicht.

Diese Maßnahmen der tertiären Prävention zur Reduktion der Folgen einer bereits eingetretenen Erkrankung erreichen aber nur einen Bruchteil der tatsächlich Betroffenen und setzen spät ein. Suchterkrankungen sind für extreme Latenzen zwischen Beginn der Erkrankung und Inanspruchnahme fachlicher Hilfe bekannt. In einer Studie aus den USA und Kanada nahmen weniger als 50 % der Betroffenen in den ersten 15 Jahren fachliche Hilfe in Anspruch (Olfson et al. 1998). Eine repräsentative Erhebung in Deutschland zeigte, dass über 70 % der aktuell Alkoholabhängigen in ihrem gesamten Leben noch keinen einzigen Kontakt zu suchtspezifischer Hilfe hatten (Rumpf et al. 2000). Vor diesem Hintergrund wird zunehmend diskutiert, ob nicht auch eine Reduktion des Alkoholkonsums eine sinnvolle Maßnahme für Alkoholabhängige sein könnte. So hat die European Medicines Agency (EMA) 2012 in einer Richtlinie die Reduktion des Alkoholkonsums als ein intermediäres, Schaden minimierendes Ziel anerkannt. Mit diesem Behandlungsziel könnten insbesondere solche Patienten erreicht werden, die eine vollständige Abstinenz als primäres Therapieziel nicht bzw. noch nicht anstreben. Zu daraus unmittelbar folgenden Konsequenzen für die Behandlung siehe unten.

2.5 Qualifizierte Entzugsbehandlung

Die Versorgung von Alkoholkranken kann durch eine therapeutische Nutzung der Phase der körperlichen Entgiftung entscheidend verbessert werden. Anstatt den Entzug im Rahmen einer ausschließlichen körperlichen Entgiftung passiv zu erleiden, kann er aktiv genutzt und gestaltet werden. Unter dem Titel **„Keine Entgiftung ohne psychotherapeutische Begleitung"** wurde die Konzeptualisierung dieser Ideen vorgestellt (Mann und Stetter 1991). Für diese erweiterte Entgiftung als moderne Akuttherapie hat sich der Begriff „Qualifizierte Entzugsbehandlung" durchgesetzt.

Neben einer differenzierten, somatisch gut fundierten Diagnostik sowie Behandlung der Entzugssymptome, der körperlichen Begleiterkrankungen und der Folgeerkrankungen wird über gezielte psychoedukative und psychotherapeutische Ansätze Motivationsarbeit geleistet. Merkmale dieser Maßnahmen sind das Fehlen abwehrender Aufnahmeprozeduren, prüfender Schwellen oder abwertender Konfrontationen. Die körperliche Entzugssituation wird als Chance aufgefasst, hinreichende **Krankheitseinsicht** zu erreichen. Die Krankheitseinsicht wird über verschiedene Motivationsstrategien verstärkt und soll zur Bereitschaft und Fähigkeit des Patienten führen, eine weiterführende Behandlung anzutreten. Die Behandlungsdauer für diesen therapeutischen Prozess ist auf 3 bis 6 Wochen anzusetzen. Innerhalb dieser erweiterten akuten Behandlung kann auch das protrahierte Entzugssyndrom mit seiner erhöhten Rückfall- und Suizidgefährdung besser beherrscht werden.

Der Erfolg der Qualifizierten Entzugsbehandlung zeigte sich nicht nur über die günstige Veränderung des Trinkverhaltens (Stetter und Mann 1997), sondern auch über eine Senkung der Kosten aufgrund signifikant geringerer Inanspruchnahme von Krankenbehandlungen in der Folgezeit (Driessen et al. 1999).

Trotz des o. g. geschlechtsspezifisch unterschiedlichen Verlaufs der Alkoholabhängigkeit zeigt die Qualifizierte Entzugsbehandlung gleichermaßen für Männer und Frauen gute Langzeitergebnisse (Diehl et al. 2007). Eine zusammenfassende Darstellung findet sich in dem Manual „Qualifizierte Entzugsbehandlung von Alkoholabhängigen: Ein Manual zur Pharmako- und Psychotherapie" (Mann et al. 2006).

2.6 Psychotherapeutische Strategien

Die psychotherapeutische Suchtbehandlung erfährt erst in den letzten Jahren eine zunehmende Evidenzbasierung. Nach einer Zusammenfassung von aktuellen Übersichtsarbeiten, die Evidenzen für die Wirksamkeit unter Berücksichtigung der methodischen Qualität beurteilen (Küfner 2003), erreichen Motivationssteigerungsansätze, kognitiv verhaltenstherapeutische Bewältigungsstrategien, soziales Kompetenztraining, Paar- und Familientherapie, Reizexposition und gemeindenahe Verstärkermodelle das Evidenzniveau Ia (Ia = Metaanalyse randomisierter Studien). Eindeutige Unterschiede in der Effektstärke fanden sich allerdings nicht. Passend dazu sind die Ergebnisse der „MATCH"-Studie, der weltweit größten Psychotherapiestudie mit Alkoholabhängigen. Sie vergleicht eine, an das 12-Stufen-Programm der Anonymen Alkoholiker angelehnte, Therapie mit einer kognitiven Verhaltenstherapie und einer Motivationstherapie. Alle drei Ansätze zeigten den gleichen guten Erfolg (Project MATCH Research Group 1997).

Selbstverständlich sollte eine Therapie so weit wie möglich auf die individuelle Situation des jeweiligen Patienten abgestimmt werden. Dennoch gibt es

generelle Merkmale der psychotherapeutischen Suchtbehandlung (Brueck und Mann 2006):
- Der persönliche therapeutische Kontakt sollte noch in der Krisensituation so früh wie möglich hergestellt werden.
- Die psychotherapeutischen Interventionen sollten auf die Abhängigkeitserkrankung fokussieren.
- Überschaubaren, konkreten Zielen ist der Vorzug gegenüber weit entfernten, abstrakten und überhöhten Ansprüchen zu geben.
- Therapeuten leisten aktive Hilfestellung zur Bewältigung der unmittelbar anliegenden, konkreten Probleme. Die „zufriedene Abstinenz" ist zwar das übergeordnete Ziel, gerade aber bei schwer abhängigen Patienten ist dies häufig erst über einen monate- oder sogar jahrelangen Prozess erreichbar, der therapeutisch unterstützt werden muss. Die Förderung der Bereitschaft, weitere Hilfe anzunehmen, ist deswegen zentrales Therapieziel der „Motivationstherapie".
- Generelle Informationen über die Krankheit werden mit der persönlichen Betroffenheit des Patienten verbunden. Konkrete pathologische Befunde – aber auch deren Rückbildung unter Abstinenzbedingungen – werden erörtert.
- Informationen über weitere Behandlungsmöglichkeiten, insbesondere ambulante oder stationäre Entwöhnungsbehandlungen, werden vermittelt und die nächsten Schritte vereinbart, die solche Maßnahmen einleiten.

2.7 Früherkennung und Frühintervention

Das ideale suchtmedizinische Konzept muss mit niedriger Zugangsschwelle viele Betroffene möglichst früh erreichen bzw. aktiv auf sie zugehen, noch bevor diese gesundheitlich und sozial „am Boden angekommen" sind (Mann et al. 1995). Es muss an die Schwere der Suchterkrankung, an das Krankheitsbewusstsein und an die Veränderungsmotivation angepasst sein und wirksam und wirtschaftlich funktionieren.

Über Früherkennung und Frühintervention müssen Gefährdete und Betroffene zahlreicher und früher erreicht werden, um spätere Folgen zu vermeiden und die Dauer der Erkrankung zu verkürzen. Die Maßnahmen der traditionellen suchtmedizinischen Versorgung schwer kranker Alkoholabhängiger sind für das Klientel, welches einer sekundären Prävention bedarf, meistens ungeeignet, da dies Problembewusstsein und Motivation zur Behandlung bereits voraussetzt. Davon abgesehen kann das traditionelle suchtmedizinische Versorgungssystem aufgrund des hohen Aufwands nicht einmal den Versorgungsbedarf der schwer Abhängigen decken.

Die überwiegende Mehrheit der Menschen mit Alkoholproblemen findet sich in den Einrichtungen der medizinischen Primärversorgung (Allgemeinkrankenhäuser und niedergelassene Ärzte). Repräsentative Stichprobenuntersuchungen internistischer und chirurgischer Stationen im Allgemeinkrankenhaus zeigten, dass bei 12,7 % der Patienten eine aktuelle, bei 2,6 % eine remittierte Alkoholabhängigkeit und bei 4,8 % ein schädlicher Alkoholgebrauch zu diagnostizieren ist (Rumpf et al. 1997). Damit sind ein Fünftel der Krankenhausbetten auch „Suchtbetten" und potenzielles Ziel von Frühinterventionen. Der Aufenthalt in Einrichtungen der primärmedizinischen Versorgung bietet sich für die Initiierung einer weiterführenden suchtmedizinischen Diagnostik und Therapie an. Tatsächlich erfolgen aber nur sehr wenige Zuweisungen von primärmedizinischen an suchtmedizinisch spezialisierte Einrichtungen. Betroffene im Vorstadium oder im Frühstadium stellen die größte Teilgruppe aus der Gesamtpopulation der Alkoholkranken, die Versorgung dieser Gruppe ist dagegen qualitativ und quantitativ am schlechtesten, weswegen auch von der „vergessenen Mehrheit" gesprochen wird (Wienberg 2002).

2.7.1 Früherkennung

Strategien zur Früherkennung unterscheiden sich in indirekte und direkte Ansätze.

Indirekte Verfahren sollen das Problem der eventuellen Dissimulation oder Leugnung aufseiten der Patienten umgehen. Neben klinischen Tests und indirekten Fragebogenverfahren werden insbesondere **typische Laborparameter,** wie die Gammaglutamyltransferase (γ-GT), die Transaminasen (ALAT, ASAT), mittleres Zellvolumen (MCV) und das Carbohydrate Deficient Transferrin (CDT) eingesetzt. Das CDT als „Alkoholgedächtnis"-Wert zur Beurteilung des Konsums der vergangenen Wochen besitzt eine relativ hohe diagnostische Spezifität, auch bei gleichzeitig bestehender Lebererkrankung (Hock et al. 2005). Eine besonders hohe Sensitivität zeigt das **Phosphatidylethanol** (PEth), ein Phospholipid, welches nur in Anwesenheit von Alkohol gebildet wird (Aradottier et al. 2009; Hartmann et al. 2007). Aber erst die Zusammenschau der Laborparameter erlaubt differenzierte Rückschlüsse auf Alkoholkonsum und Alkoholabhängigkeit. Ein weiterer potenzieller Prädiktor für unerkannte Alkoholprobleme kann auch die häufig assoziierte **starke Nikotinabhängigkeit** mit besonders hohem Tabakkonsum sein (Diehl et al. 2009).

Einzelne Parameter sind für die Identifikation von riskantem Konsum, schädlichem Gebrauch oder Alkoholabhängigkeit nicht hinreichend aussagekräftig. Indirekte Verfahren umgehen eine eventuelle Abwehr aufseiten der Patienten auch nur scheinbar. Der Behandler muss die Hinweise auf ein Alkoholproblem letztlich doch mit dem Betroffenen besprechen. Die indirekten Verfahren bergen dabei das Risiko, in der Art eines Indizienprozesses den Patienten überführen zu wollen (Diehl und Mann 2005). Trotzdem hat die Erhebung der Laborparameter seine Berechtigung. Zusammen mit typischen klinischen Merkmalen der Folgen des Alkoholkonsums (Vegetativum, Haut etc.) geben sie dem Behandler Anlass zum Einsatz direkter Verfahren und können zur Motivation für eine Verhaltensänderung eingesetzt werden.

Direkte Verfahren fördern Selbstaussagen von Patienten und bieten besseren, sensitiveren diagnostischen Zugang als indirekte Verfahren (Aertgeerts et al. 2001). Dabei liegt es an der passenden Vorgehensweise der mündlichen oder schriftlichen Fragestellung, die Abwehr des Betroffenen möglichst gering zu halten. Ähnlich wie bei der Suizidalität wird es von Patienten häufig sogar als erleichternd beschrieben, wenn dieses unangenehme Thema angesprochen werden kann. Zunächst gilt es, Konfrontationen mit „Beweisen" und Klassifikationen zu vermeiden und die Einschätzung des Trinkverhaltens vom Patienten selbst zu erfragen. Fühlt der Betroffene sich nicht mit einer Schuldzuweisung oder einem für ihn unakzeptablen Label belegt, berichtet er häufig sehr offen und konkret.

Diagnostisch hilfreich und bewährt sind standardisierte direkte Verfahren wie der **A**lcohol-**U**se-**D**isorder-**I**dentification-**T**est **(AUDIT)** (Babor et al. 1992), der **AUDIT-G-M** (Rist et al. 2003) und der Lübecker **A**lkoholabhängigkeits-und-Missbrauchs-**S**creening-**T**est **(LAST).** Da der LAST eine geringere Sensitivität für den riskanten Alkoholkonsum aufweist und der dafür sensitivere AUDIT in der Vollversion für den Einsatz im primärmedizinischen Bereich eventuell etwas zu aufwendig ist, kann der AUDIT-C (Bush et al. 1998) als Kurzversion, die ausschließlich die drei Konsumfragen des AUDIT beinhaltet, für die tägliche Praxis empfohlen werden.

Nach positivem Screening bietet es sich an, auch eine standardisierte Methode zur definitiven Diagnose von schädlichem Gebrauch und Abhängigkeit einzusetzen. Für die tägliche Praxis können die ökonomischen internationalen Diagnose-Checklisten empfohlen werden (Rist et al. 2004).

2.7.2 Frühintervention

Die Intervention im Rahmen primärmedizinischer Versorgung muss mit geringem zeitlichem wie finanziellem Aufwand vom fortgebildeten bzw. zusatzqualifizierten Nichtspezialisten durchgeführt werden können. Die in diesem Zusammenhang fallenden Begriffe „Kurzintervention" und „Frühintervention" werden häufig unscharf voneinander getrennt.

Kurzinterventionen („Brief Interventions") gehen über einen einfachen Ratschlag hinaus und umfassen maximal vier Beratungseinheiten mit einer Gesamtdauer nicht über 60 Minuten. Hauptzielgruppen sind Betroffene mit riskantem Konsum und schädlichem Gebrauch, Betroffene in der frühen Phase der Abhängigkeitsentwicklung und Betroffene mit häufig noch geringer Motivation zu einer Verhaltensänderung. Deswegen wird häufig auch der Begriff Frühintervention benutzt, obwohl die Kurzintervention auch in einem fortgeschrittenen Krankheitsstadium eingesetzt werden kann. Ziele der Kurzintervention variieren von Konsumreduktion bei riskantem Konsum bis zu Überführung in eine Akutbehandlung bei schweren alkoholbezogenen Störungen. Kurzinterventionen zeigen auf Evidenzniveau Ia, dass sich der Alkoholkonsum signifikant reduzieren lässt, wobei Frauen eventuell mehr profitieren als Männer (Poikolainen 1999; Wilk et al. 1997).

Die Kurzintervention hat überwiegend beratenden Charakter und besteht aus folgenden **Elementen:**
1. Vermittlung von Information über die generell möglichen Folgen des Alkoholkonsums.
2. Bestimmung der individuellen – schon eingetretenen oder drohenden – Folgen des Alkoholkonsums. Wichtig ist, dass der Betroffene selbst einen Zusammenhang zwischen seinem Alkoholkonsum und seinen Problemen herstellt. Folgen, welche der Betroffene als akut und irreversibel einschätzt, werden in der Regel auch besonders bedrohlich erlebt.
3. Erarbeitung von Diskrepanzen zwischen den langfristigen Zielen (z. B. Abwehr der drohenden Probleme) und dem derzeitigen Verhalten.
4. Anbindung zur Förderung der Auseinandersetzung mit dem Alkoholproblem und Anbieten von Anlaufstellen suchtspezifischer Hilfe. Die Anbindung ist nicht an eine Entscheidung zur Veränderung des Alkoholkonsums gebunden.

Diese Elemente werden von der **„Motivierenden Gesprächsführung"** („Motivational Interviewing"; Miller und Rollnick 1991) aufgegriffen. Die Motivierende Gesprächsführung ist eine für substanzabhängige Menschen entwickelte standardisierte Intervention, die besonders für nicht oder wenig Motivierte geeignet ist. Eine aktuelle Metaanalyse zu randomisierten Studien über Motivierende Gesprächsführung konnte deren hohe Effektivität erneut bestätigen (Rubak et al. 2005). Wesentliche Merkmale sind eine empathische Grundhaltung mit Verzicht auf Konfrontation, Förderung der Veränderungsbereitschaft, Aufbau von Vertrauen in die Selbstwirksamkeit und die Vereinbarung von gemeinsam festgelegten Behandlungszielen. Die Motivierende Gesprächsführung integriert mehrere komplexe therapeutische Techniken mit offenen, nicht wertenden Fragen, reflektierendem Zuhören, positiver Rückmeldung und regelmäßiger Zusammenfassung, die einer Schulung bedürfen. Für die Kurzintervention im Rahmen der medizinischen Primärversorgung ist deswegen das „Behavior Change Counseling" (BCC; Rollnick et al. 1999), eine weniger aufwendige Abwandlung des Motivational Interviewing, leichter zu implementieren.

Soll die Intervention bei Alkoholabhängigkeit mit einer Pharmakotherapie kombiniert werden, bietet sich das **„Medical Management"** an. Das Medical Management ist eine standardisierte Anleitung zur klinischen Intervention in nichtspezialisierten Behandlungseinrichtungen. Ziel der MM-Intervention ist die Förderung der Medikationscompliance, Informationsvermittlung über Alkoholabhängigkeit und Pharmakotherapie sowie Unterstützung bei der Veränderung der Trinkgewohnheiten.

Gegen alle Zweifel haben sich die Wirksamkeit und das günstige Kosten-Nutzen-Verhältnis von Kurzinterventionen im Rahmen der medizinischen Primärversorgung bestätigt. Eine Metaanalyse zeigt, dass bereits eine hausärztliche Maßnahme wie Information, Aufklärung und Ratschlag von maximal 30-minütiger Dauer bis zu 50 % der Patienten veranlasst, den Alkoholkonsum zu reduzieren (Moyer et al. 2002). Effekte einer Kurzintervention lassen sich bis zu 48 Monate nach Durchführung nachweisen.

Ein Leitfaden für Kurzinterventionen wurde von der Deutschen Hauptstelle für Suchtfragen veröffentlicht (DHS 2001). Speziell für den niedergelassenen Arzt wurde ein Manual mit praxisorientierten Leitlinien für Diagnostik und Beratung von Patienten mit Alkoholproblemen von der Bundeszentrale für gesundheitliche Aufklärung herausgegeben (BzgA 2001).

2.8 Pharmakologische Behandlung

Der Behandlungserfolg ist bei den stationären und bei den strukturierten ambulanten Entwöhnungsbehandlungen wiederholt überprüft und nachgewiesen worden. Letztlich kommt es aber trotz dieser intensiven Interventionen bei ca. 40–60 % der Patienten innerhalb von 1 bis 2 Jahren zu einem Rückfall. Zudem kommt bislang pro Jahr nur ca. 1 % aller Alkoholabhängigen überhaupt zu einer stationären Entwöhnungsbehandlung. Dies verdeutlicht die Bedeutung von zusätzlichen Behandlungsmöglichkeiten in der Postentzugs- und Entwöhnungsphase. Zur rückfallprophylaktischen Pharmakotherapie der Alkoholabhängigkeit können in Kombination mit psychotherapeutischen/psychosozialen Maßnahmen sogenannte **„Anticraving-Substanzen"**, auch im Rahmen der medizinischen Primärversorgung, eingesetzt werden (Diehl und Mann 2007).

Seit mehreren Jahren werden Substanzen eingesetzt, um die Abstinenzfähigkeit und damit die Prognose bei Alkoholabhängigkeit zu verbessern. Sie sollen den Alkoholrückfall verhindern, ohne selbst ein Abhängigkeitspotenzial innezuhaben oder anderweitig psychotrop zu wirken. Das subjektiv erlebte Alkoholverlangen wird dabei nicht zwingend reduziert.

Disulfiram (z. B. Antabus®) hat unter strenger Indikationsstellung, Abwägung der potenziellen Risiken und kontrollierten Rahmenbedingungen einen Platz in der medikamentösen Unterstützung der Abstinenz (Ehrenreich et al. 2002). Leider wurde das Produkt vom Hersteller in Deutschland vom Markt genommen, sodass es nur noch hoch spezialisierten Zentren als Off-label-Verordnung über internationale Apotheken zur Verfügung steht. Das ist umso bedauerlicher als neben der bekannten aversiven Wirkung aktuell auch ein Einfluss auf das Craving diskutiert wird (Suh et al. 2006).

Nalmefen, ein Opiat-Antagonist (an den μ- und δ-Rezeptoren) mit partieller κ-agonistischer Wirkung, wurde in einem aktuellen Phase-3-Programm in drei unabhängigen Studien gegen Placebo getestet. Dabei wurde erstmals die von der European Medicines Agency (EMA, s. o.) als Alternative zur vollständigen Abstinenz erlaubte Reduktion der Trinkmengen geprüft. Bisher liegen hierzu zwei publizierte Originalarbeiten vor, die jeweils eine signifikante Überlegenheit von Nalmefen über Placebo zeigen (Mann et al. 2013; Gual et al. 2013). Die Zulassung der Substanz in Europa erfolgte Anfang 2013. Damit haben wir auch im Bereich der Behandlung von Alkoholabhängigen erstmals die Möglichkeit einer evidenzbasierten Schadensminimierung. Nalmefen (Selincro®) kann bei Bedarf genommen werden, sofern ein Alkoholkonsum an dem betreffenden Tag zu erwarten ist.

Baclofen, ein selektiver GABA-B-Agonist, ist zur Behandlung spastischer Skelettmuskulatur zugelassen. Einzelfallberichte über eine Anwendung zur Rückfallprophylaxe bei Alkoholabhängigkeit haben zu einer Nachfrage nach dem Einsatz von Baclofen bei alkoholabhängigen Patienten geführt. Bislang liegen insgesamt vier randomisierte, placebokontrollierte Studien zum Einsatz von Baclofen als Rückfallprophylaxe vor. Zwei Studien zeigten signifikant höhere Abstinenzraten bei Patienten, die niedrig dosiertes Baclofen (30 mg/Tag) über 4 bzw. 12 Wochen erhielten im Vergleich zu Patienten der Placebo-Gruppe (70 vs. 21,1 % bzw. 71,4 vs. 28,6 %) (Addolorato et al. 2002 und 2007). Eine US-amerikanische Studie konnte hingegen keine Überlegenheit der Substanz gegenüber Placebo zeigen (Garbutt et al. 2010). Vor dem Hintergrund positiver Befunde aus Fallserien sowie einer Sekundäranalyse einer weiteren kontrollierten Studie (Rigal et al. 2012; Addolorato et al. 2011) wird die Wirksamkeit und Verträglichkeit höherer Baclofen-Dosierungen derzeit im Rahmen mehrerer klinischer Studien untersucht.

Aus der Perspektive der evidenzbasierten Medizin kann gegenwärtig jedoch keine Therapieempfehlung gegeben werden. Aufgrund der Zulassung des Medikaments für eine andere Indikation kann ein individueller Heilversuch im sonst therapieresistenten Einzelfall erwogen werden. In jedem Fall sind Epilepsie und andere zerebrale Anfallsleiden sowie eine terminale Niereninsuffizienz Kontraindikationen für die Anwendung von Baclofen.

Im Folgenden werden die sog. „Anticraving-Substanzen" vorgestellt, die im Gegensatz zu Nalmefen für die Erhaltung einer bereits erzielten Abstinenz zugelassen sind. In der Schweiz und Deutschland sind dies Acamprosat (z. B. Campral®), in den meisten anderen EU-Staaten und den USA sowie seit 2010 in Deutschland zusätzlich auch Naltrexon (z. B. Adepend®).

2.8.1 Acamprosat

Acamprosat ist ein Kalzium-Bis-Acetyl-Homotaurinat. Die Effekte auf die NMDA-Rezeptoren scheinen für die rückfallprophylaktische Wirkung von Bedeutung zu sein (Spanagel und Mann 2005). Bei chronischem Alkoholkonsum kommt es im Sinne einer Gegenregulation gegen die akute hemmende Wirkung des Alkohols auf die exzitatorische glutamaterge Neurotransmission zu einer generell erhöhten Aktivität des glutamatergen Systems. Acamprosat bindet an den NMDA-Rezeptor und hemmt so die gesteigerte Exzitabilität. Nach tierexperimenteller Bestätigung wurde der Acamprosat-Effekt bei der Alkoholabhängigkeit auch in zahlreichen kontrollierten klinischen Studien überprüft. Evidenzbasierte Übersichtsarbeiten bestätigen die Wirksamkeit von Acamprosat auf Abstinenzrate und Anzahl trinkfreier Tage und empfehlen deshalb den klinischen Einsatz (Mann et al. 2004; Rösner et al. 2010). In Deutschland erfolgte die Zulassung 1995.

Für die Beurteilung von Acamprosat im Versorgungssystem von Deutschland empfiehlt sich der Blick auf die Daten der Acamprosat-Studie von Sass (Sass et al. 1996). In dieser placebokontrollierten Untersuchung von 272 Patienten mit einer Behandlungsdauer von 48 Wochen nach stationärem Entzug und einem Follow-up über 48 Wochen zeigte sich eine Verdoppelung der Abstinenzrate unter Acamprosat gegenüber Placebo (43 vs. 21 %), die auch in der anschließenden Nachbeobachtungsphase fortbestand (39 vs. 17 %). Darüber hinaus blieben die acamprosatbehandelten Patienten unabhängig vom Verlauf (Rückfall oder Abstinenz) signifikant länger in der Studie. Acamprosat wirkt bei der Alkoholabhängigkeit besonders dann, wenn begleitend psychotherapeutische bzw. psychosoziale Maßnahmen stattfinden, wobei sich bislang keine der verschiedenen Methoden der anderen überlegen zeigen konnte (Ansoms et al. 2000). Acamprosat führt zu keinen relevanten Interaktionen mit anderen Arzneimitteln, zu keiner erhöhten Alkoholtoxizität und besitzt kein Abhängigkeitspotenzial sowie keine anderen psychotropen Wirkungen.

Zu den häufigeren **Nebenwirkungen** zählen:
- Diarrhöen
- andere gastrointestinale Beschwerden
- Kopfschmerzen
- Juckreiz.

Kontraindikationen sind:
- Schwangerschaft oder Stillzeit
- Serum-Kreatinin > 120 µmol/l bei Patienten mit Niereninsuffizienz
- Vorliegen einer schweren Leberinsuffizienz.

Der **Therapiebeginn** sollte nach Entgiftung und Motivation zur Abstinenz erfolgen. Entsprechend des in den ersten Monaten nach Entgiftung sehr hohen Rückfallrisikos empfiehlt sich eine Behandlungsdauer von 12 Monaten. Die Behandlung sollte bei zeitlich begrenzten Rückfällen fortgeführt werden, da diese einen langfristigen Behandlungserfolg noch nicht in Zweifel stellen und aus der Kombination mit Alkohol keine Sicherheitsrisiken resultieren. Psychotherapeutische bzw. psychosoziale Maßnahmen sollten begleitend stattfinden.

Weitere Forschungsanstrengungen sind darauf ausgerichtet, die Subgruppen von Patienten zu identifizieren, für die spezifische, individualisierte medikamentöse Behandlungsansätze besonders geeignet sind. Da Acamprosat und Naltrexon an verschiedenen Neurotransmittern wirken, könnten neurobiologische Eingangsuntersuchungen Hinweise auf spezifische Prädiktoren für das Ansprechen auf diese Medikamente geben.

2.8.2 Naltrexon

Naltrexon ist ein µ-Opiat-Rezeptor-Antagonist, der dem Alkohol-Craving entgegenwirken soll. Man geht davon aus, dass die endorphinvermittelten, subjektiv angenehmen und positiv verstärkenden Effekte von Alkohol gehemmt werden.

Tierexperimentell konnte der alkoholantagonistische Effekt von Naltrexon nachgewiesen werden (Froehlich et al. 1990). Mehrere placebokontrollierte Studien bestätigen diesen Effekt auch beim Menschen (Anton et al. 1999; Volpicelli et al. 1992), wobei sich Naltrexon als Rückfallprophylaxe besonders in Kombination mit begleitenden psychotherapeutischen Maßnahmen wirksam zeigte (O'Malley et al. 1992). Andere große Studien fanden keine Überlegenheit von Naltrexon gegenüber Placebo (Gastpar et al. 2002; Krystal et al. 2001), was bei Gastpar (2002) eventuell auf eine hohe Placebo-Response, bei Krystal (2001) auf ein spezielles Patientenkollektiv mit Komorbiditäten zurückgeführt werden kann. Ein Cochrane-Review kann aber die Reduktion von schweren Rückfällen und Trinkhäufigkeit unter Naltrexon bestätigen, auch wenn die Zeit bis zum ersten Alkoholkonsum nicht immer verlängert war (Rösner et al. 2010). Die Effektstärken von Naltrexon und Acamprosat sind einer aktuellen Metaanalyse zufolge vergleichbar gut, im Kontrast zur relativ geringen Vorordnungshäufigkeit, wahrscheinlich bedingt durch eine Unterschätzung der Erfolgsaussichten (Jonas et al. 2014). Eine Übersicht (➤ Abb. 2.2, ➤ Abb. 2.3) fasst die Datenlage zu den Effekten von Acamprosat und Naltrexon zusammen (Mann und Hermann 2010).

Übelkeit, gastrointestinale Beschwerden und Kopfschmerzen stellen die häufigsten unerwünschten Arzneimittelwirkungen des insgesamt gut verträglichen Naltrexon dar. Eine akute Hepatitis oder schwere Leberfunktionsstörung stellen aber Kontraindikationen dar. Vor Behandlungsbeginn sollte wenigsten einige Tage Alkoholabstinenz bestehen, um das Zusammentreffen von eventuellen gastrointestinalen Nebenwirkungen und einem Entzugssyndrom zu vermeiden.

Die **opiatantagonistische Wirkung** muss bei der Indikationsstellung und im weiteren Behandlungsablauf bedacht werden. Aktueller wie auch kurz zurückliegender Opiatkonsum, eingenommen als Suchtmittel oder zur Schmerzbehandlung, stellt ein Ausschlusskriterium für die Gabe von Naltrexon dar. Eine unter Naltrexon-Behandlung notwendig werdende Opiatanalgesie erfordert besondere Vorsichtsmaßnahmen, insbesondere wenn eine rechtzeitige Pausierung der Medikation nicht möglich sein sollte. Die Naltrexon-Behandlung sollte mehr als 3 Monate fortgeführt und während eines zeitlich begrenzten Rückfalls nicht unterbrochen oder abgebrochen werden. Naltrexon erhöht nicht die Toxizität von Alkohol und besitzt kein Abhängigkeitspotenzial. Die Zulassung zur Unterstützung der Abstinenz besteht in Deutschland seit 2010.

Die **Kombination** der Substanzen Naltrexon und Acamprosat stellt eine weitere potenzielle Möglichkeit zur Verbesserung der bislang unter Monotherapie erzielten Resultate dar. Mit dieser Kombination konnte eine signifikante weitere Steigerung der Abstinenzrate um 10–20 % gegenüber den Einzelsubstanzen nachgewiesen werden (Kiefer et al. 2003). Die große COMBINE-Studie zur psychotherapeutischen und pharmakologischen Rückfallprophylaxe konnte allerdings keinen Vorteil dieser Kombination

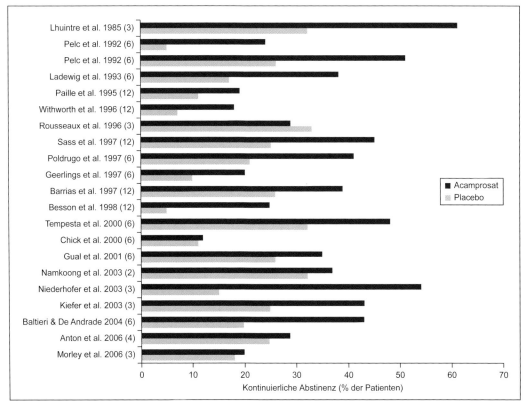

Abb. 2.2 Anteil der kontinuierlichen absoluten Abstinenz bis Studienende unter Acamprosat (in Klammern: Dauer der Therapie in Monaten; nach Mann und Hermann, Eur Arch Psychiatry Clin Neurosci 2010; 260: S116–S120, mit freundlicher Genehmigung von Springer Science + Business Media).

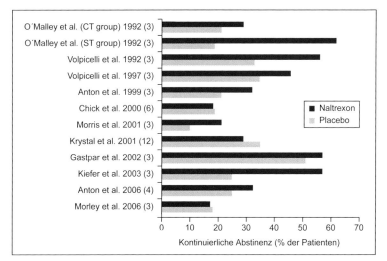

Abb. 2.3 Anteil der kontinuierlichen absoluten Abstinenz bis Studienende unter Naltrexon (in Klammern: Dauer der Therapie in Monaten; nach Mann und Hermann, Eur Arch Psychiatry Clin Neurosci 2010; 260: S116–S120, mit freundlicher Genehmigung von Springer Science + Business Media).

gegenüber den Einzelsubstanzen bestätigen (Anton et al. 2005). Bei Vergleich und Bewertung von Pharmakotherapieeffekten bestätigen aktuelle Publikationen den Einfluss des jeweiligen therapeutischen Settings und zusätzlicher Psychotherapie (Mann et al. 2013, Berner et al. 2014)

DIE WICHTIGSTEN BEHANDLUNGSGRUNDSÄTZE

Pharmakotherapie:
- Zur Rückfallprophylaxe können im Rahmen eines Gesamtbehandlungsplans die Anti-Craving-Substanzen Acamprosat und Naltrexon eingesetzt werden.
- Mit Nalmefen steht eine Substanz zur Trinkmengenreduktion mit der Besonderheit einer bedarfsabhängigen Dosierung für Patienten zur Verfügung, die Abstinenz als primäres Behandlungsziel nicht bzw. noch nicht anstreben.
- Die breite Anwendung von Baclofen über den individuellen Heilversuch hinaus kann aufgrund der aktuellen Studienlage noch nicht empfohlen werden.

Psychotherapie:
- Die Akutbehandlung sollte als Qualifizierte Entzugsbehandlung erfolgen.
- Kurzinterventionen, Motivierende Gesprächsführung sowie Kognitive Verhaltenstherapie stehen als wirksame psychotherapeutische Maßnahmen zur Behandlung der Alkoholabhängigkeit zur Verfügung.

KAPITEL 3

Drogenabhängigkeit (ICD-10 F1)

3.1	**Störungen durch Opiate** Norbert Scherbaum	38
3.1.1	Klinisches Bild und Diagnostik	38
3.1.2	Behandlung	39
3.2	**Störungen durch Kokain** Norbert Scherbaum	41
3.2.1	Klinisches Bild und Diagnostik	41
3.2.2	Behandlung	42
3.3	**Störungen durch Amphetamine und Ecstasy** Euphrosyne Gouzoulis-Mayfrank	43
3.3.1	Klinisches Bild und Diagnostik	43
3.3.2	Behandlung	45
3.4	**Störungen durch Cannabis** Euphrosyne Gouzoulis-Mayfrank	46
3.4.1	Klinisches Bild und Diagnostik	46
3.4.2	Behandlung	46
3.5	**Störungen durch Halluzinogene** Euphrosyne Gouzoulis-Mayfrank	47
3.5.1	Klinisches Bild und Diagnostik	47
3.5.2	Behandlung	49
3.6	**Komorbidität** Euphrosyne Gouzoulis-Mayfrank	49
3.6.1	Klinisches Bild und Diagnostik	49
3.6.2	Behandlung	50

Tab. 3.1 Drogenabhängigkeit – Übersicht zum Krankheitsbild.

	Cannabisabhängigkeit	Opiatabhängigkeit	Kokainabhängigkeit
Lebenszeitprävalenz	25,6 % (Gebrauch)[1] 0,5 % (DSM-IV-Abhängigkeit)[2]	1,9 % (Gebrauch)[1]	3,3 % (Gebrauch)[1]
12-Monats-Prävalenz	4,5 % (Gebrauch)[1]	0,2 % (Gebrauch)[1]	0,8 % (Gebrauch)[1]
Geschlechterverhältnis m:f	2:1[2]	3,5:1 (Erwachsene: Konsumerfahrung mit Heroin)[1]	2:1 (Erwachsene: Konsumerfahrung mit Kokain)[1]
Erkrankungsalter (Median)	Ab dem 11. LJ, bes. häufig bei Jugendlichen und jungen Erwachsenen, am häufigsten zwischen 15. u. 16. LJ[4]	Ab dem 12. LJ, besonders häufig zwischen 15. u. 25. LJ[8]	Ab dem 11. LJ, besonders häufig zwischen 21. u. 25. LJ[9]

Tab. 3.1 Drogenabhängigkeit – Übersicht zum Krankheitsbild. (Forts.)

	Cannabisabhängigkeit	Opiatabhängigkeit	Kokainabhängigkeit
Wichtige Komorbiditäten	Andere Abhängigkeiten, Risiko für affektive Erkrankungen 2,9 OR[5]. 6-fach erhöhtes Erkrankungsrisiko Schizophrenie[11]	Cannabis 47 %, Alkohol 24 %[3]	Cannabis 40 %, Alkohol 37 %[3], bipolare Störungen 20 %, Persönlichkeitsstörungen 47 %[13]
Erbfaktor	58 % (dependence), 76 % (abuse)[6]	40–50 %[7]	71 % (use), 79 % (abuse)[6]
Leitlinien	DGPPN/DG-Sucht: S-II-Leitlinie Cannabis-bezogene Störungen[10]	DGPPN/DG-Sucht: S-II-Leitlinie Akutbehandlung opioidbezogener Störungen	APA: practice guideline for the treatment of patients with substance use disorders[11]
	APA: practice guideline for the treatment of patients with substance use disorders[11]	DGPPN/DG-Sucht: S-II-Leitlinie Postakutbehandlung bei Störungen durch Opioide	NICE: drug misuse: psychosocial interventions[12]
	NICE: drug misuse: psychosocial interventions[12]	NICE: drug misuse: opioid detoxification[12]	DGPPN/DG-Sucht: S-II-Leitlinie Psychische und Verhaltensstörungen durch Kokain, Amphetamine, Ecstasy und Halluzinogene[13]
		APA: practice guideline for the treatment of patients with substance use disorders[11]	
		NICE: drug misuse: psychosocial interventions[12]	

[1] Pabst et al. 2010 sowie 2014; [2] Kraus et al. 2008; [3] Europäische Beobachtungsstelle für Drogen und Drogensucht 2005 sowie Pabst et al. 2012; [4] Kraus et al. 2005; [5] Moore et al. 2007; [6] Kendler et al. 2000; [7] Gelernter und Kranzler 2008; [8] Kreek et al. 2005; [9] O'Brien und Anthony 2005; [10] Bonnet et al. 2006; [11] APA 2006; [12] NICE 7/2007; [13] Thomasius et al. 2004.
AWMF-Leitlinie Akutbehandlung opioidbezogene Störungen. Sucht 2002; 48: 245–264.
AWMF-Leitlinie Postakutbehandlung opioidbezogene Störungen. Sucht 2004; 50 (4): 226–257.

3.1 Störungen durch Opiate
Norbert Scherbaum

3.1.1 Klinisches Bild und Diagnostik

Die Opiatabhängigkeit ist gekennzeichnet durch die **suchtmittelübergreifenden Symptome der Abhängigkeit** wie:
- heftiges Verlangen nach dem Suchtmittel
- Auftreten von Entzugsbeschwerden
- Toleranzentwicklung mit Dosissteigerung und
- Fortsetzung des Konsums trotz negativer sozialer und gesundheitlicher Folgen.

Im Diagnosesystem ICD-10 sind sechs Symptome aufgelistet, von denen mindestens drei über die letzten 12 Monate vorhanden gewesen sein müssen, um die Diagnose einer Opiatabhängigkeit zu stellen (ICD-10 F11.25).

In Deutschland ist Heroin das am häufigsten illegal konsumierte Opiat. Der Applikationsweg in Deutschland ist bei der Mehrheit der Heroinabhängigen **intravenös**. Die Zahl der Heroinabhängigen in Deutschland wird seit Jahren auf etwa 180.000 geschätzt (Übersicht zur Epidemiologie in: Kraus et al. 2005, 2008; Pabst et al. 2010). In Europa wird die Zahl der Heroinabhängigen als konstant bis rückläufig eingeschätzt (EMCDDA, 2014). Opiatabhängige konsumieren in der Regel auch weitere Suchtmittel, insbesondere Alkohol, Benzodiazepine, Cannabis und Kokain. Die Mehrheit der Opiatabhängigen weist komorbide psychische Störungen auf, v. a. affektive Störungen und Persönlichkeitsstörungen. Insbesondere intravenös konsumierende Opiatabhängige leiden zudem an körperlichen Suchtfolgeerkrankungen wie Hepatitis C, HIV-Infektion bzw. AIDS. Aktuellen Zahlen zufolge besteht in den USA ein ausgeprägtes und zunehmendes Problem in Hinblick auf den missbräuchlichen und abhängigen Konsum von Opiatanalgetika (Fischer et al., 2013). Verlässliche Daten aus Deutschland liegen hierzu nicht vor.

3.1.2 Behandlung

Prinzipiell ist in der Behandlung der Opiatabhängigkeit die **abstinenzorientierte Behandlung** (wichtigste Elemente: Entzugsbehandlung und Entwöhnungsbehandlung) von der **Substitutionsbehandlung** (Kontrolle der Abhängigkeit durch Gabe eines μ-Rezeptor-Agonisten) zu unterscheiden. **Eine Differenzialindikation ist nicht aus kontrollierten Untersuchungen ableitbar.** Verlaufsuntersuchungen mit unterschiedlicher Behandlung bei Beginn der Beobachtung belegen keine Überlegenheit einer der beiden Ansätze in Hinblick auf das Erreichen einer langfristigen Abstinenz.

Es ist verbreitete klinische Praxis, jungen Patienten (insbesondere < 18 Jahre), Patienten mit kurzer Dauer der Opiatabhängigkeit (< 2 Jahre) oder Patienten mit geringen sozialen oder gesundheitlichen Suchtfolgeschäden eher zu einer abstinenzorientierten Behandlung zu raten. In der Schwangerschaft wird angesichts der Gefahren des Frühaborts (1. Trimenon) bzw. der frühzeitigen Wehen (3. Trimenon) im Entzug sowie der generellen Gefahren für Mutter und Kind bei einem fortgesetzten Heroinkonsum die Substitutionsbehandlung empfohlen. Entscheidend für die Wahl der Therapie ist oft die Präferenz des Patienten.

Abstinenzorientierte Therapie

Voraussetzung für die rehabilitative Behandlung (Entwöhnung) ist die **vollständige Entgiftung**. Die Opiatabhängigen werden zu Beginn der meist stationär durchgeführten Entzugsbehandlung in der Regel auf ein Opioid wie **Methadon** oder **Buprenorphin** eingestellt, sofern sie nicht ohnehin zuvor in Substitutionsbehandlung waren. Die Opioiddosis wird dann schrittweise reduziert.

Auch können **Medikamente zur symptomorientierten Linderung** von Entzugsbeschwerden eingesetzt werden, z. B. Clonidin (vegetative Überaktivität), sedierende Antidepressiva wie Doxepin oder Trimipramin (Schlafstörungen, innere Unruhe) oder ein nichtsteroidales Antirheumatikum wie Diclofenac (Muskel-, Knochenschmerzen) unter Magenschutz. Die symptomorientierte Medikation erfolgt z. T. in Ergänzung zur Opioidgabe, z. T. als alleinige Medikation. Dass durch die Gabe eines Opioids oder durch die Gabe von Clonidin Entzugsbeschwerden wirksam unterdrückt werden, wurde in kontrollierten Untersuchungen belegt (Evidenzgrad Ia nach dem Scottish Intercollegiate Guidelines Network, s. Reymann et al. 2002). Die Überlegenheit einer bestimmten medikamentösen Strategie ist nicht belegt.

Die skizzierte Behandlung unterdrückt bei der großen Mehrheit der Fälle auch aus Sicht der Betroffenen wirksam Entzugsbeschwerden. Eine Verbesserung der Erfolge der Entzugsbehandlung im Sinne der Abstinenzentwicklung dürfte daher vorrangig aus Strategien zur Erhöhung der Bereitschaft der Abhängigen bestehen, nach dem Entzug eine weitere suchtspezifische Behandlung zur Aufrechterhaltung des drogenfreien Zustands aufzunehmen.

> **! MERKE**
> Opiatgestützt und ergänzt mit symptomorientierter Medikation werden die Symptome des Opiatentzugs effektiv gelindert.

Die Wirksamkeit des phasenweise viel diskutierten sogenannten **Kurzentzugs in Narkose** mit der Gabe hoher Dosen von Opiat-Antagonisten ist umstritten, eine generelle Überlegenheit über das skizzierte Standardprozedere ist nicht belegt (Reymann et al. 2002).

Die **Entwöhnungsbehandlung, d. h. der Aufbau eines suchtmittelfreien Lebensstils,** erfolgt in der Regel stationär, z. T. auch ambulant. Bei der stationären Behandlung in Suchtfachkliniken kommen v. a. psychotherapeutische Verfahren und psychosoziale Therapien, z. B. Arbeits- oder Ergotherapie, zur Anwendung. Für die stationäre Entwöhnungsbehandlung werden Abstinenzraten von 30–40 % in mittelfristig angelegten Verlaufsuntersuchungen (Monate bis 1 Jahr) angegeben (Evidenzgrad III, s. Havemann-Reinecke et al. 2004).

In der **ambulanten** Behandlung wird zur Unterstützung auch der μ-Rezeptor-Antagonist **Naltre-**

xon (Nemexin®) eingesetzt. Durch Rezeptorblockade verhindert Naltrexon die psychotrope Wirkung von Heroin. Voraussetzung für die Einstellung auf Naltrexon ist die durch Drogenscreening im Urin gesicherte vollständige Opiatentgiftung. Dieser Zustand wird in der Regel 7 Tage (z. B. Heroin, Morphin) bis 10 Tage (Methadon) nach der letzten Opiateinnahme erreicht. In einer Metaanalyse erwies sich die Naltrexon-Behandlung in Kombination mit einer Verhaltenstherapie bei hoch abstinenzmotivierten (meist auch sozial integrierten) Patienten in der Abstinenzerhaltung als wirksam (Evidenzgrad Ia, s. Havemann-Reinicke et al. 2004). Bei einer weniger ausgewählten Klientel bricht die Mehrheit der Patienten allerdings im ersten Halbjahr die Behandlung ab. Zur Verminderung des Complianceproblems wurden Depotformen des Naltrexon entwickelt, deren Wirksamkeit allerdings noch nicht hinreichend beurteilt werden kann (Lobmaier et al. 2011).

Substitutionsbehandlung

Die häufigste Therapie Opiatabhängiger in Deutschland ist die Substitutionsbehandlung. Entsprechend den geltenden Vorschriften gehört zur Substitutionsbehandlung neben der Gabe des Substituts obligatorisch die psychosoziale Betreuung. Als Substitute stehen Methadon-Razemat, Levomethadon, Buprenorphin und (mit rechtlichen Einschränkungen) Codein/Dihydrocodein zur Verfügung.

Ziel der Substitutgabe ist die Unterdrückung von Entzugsbeschwerden und Heroinverlangen. Die umfangreichste, auch wissenschaftlich dokumentierte Erfahrung besteht zu dem Substitut **Methadon-Razemat.** Die Dosierung erfolgt individuell. Für Methadon-Razemat wird als durchschnittlich wirksame Dosis 60–120 mg/d angegeben (Havemann-Reinicke et al. 2004; NICE 2007; Lingford-Hughes et al., 2012). Bei einem Teil der Patienten sind auch deutlich geringere Dosen wirksam. Wird trotz ausreichender Dosis keine Reduktion des Heroinkonsums erzielt, ist ein **Methadon-Plasmaspiegel** sinnvoll. Bei genetischen Varianten in der Verstoffwechslung des Methadons (Fast-Metabolizer) wie auch bei gleichzeitiger Behandlung mit Medikamenten, die im Methadon-Stoffwechsel als Enzyminduktoren wirksam sind (z. B. Phenytoin, Rifampicin), erreichen Substitutionspatienten trotz Standarddosis z. T. keine suffizienten Spiegel. In diesem Fall ist die Dosis unter wiederholten Kontrollen von EKG und Plasmaspiegel anzupassen (Eap et al. 2002).

! MERKE
Die Dosierung des Substitutionsmittels erfolgt individuell mit dem Ziel der Unterdrückung von Heroinverlangen und Entzugsbeschwerden.

Ein genereller Vorteil der alternativen Substitute **Levomethadon** und **Buprenorphin** gegenüber Methadon-Razemat besteht nicht. Britischen Therapieempfehlungen (Lingford-Hughes et al. 2012) zufolge ist unter Methadon(-Razemat) die Haltequote höher als unter Buprenorphin. Allerdings sind unter Methadon im Vergleich zu Buprenorphin auch die Mortalität in der Einleitungsphase einer Substitutionsbehandlung sowie das Risiko kardialer Komplikationen erhöht (Risiko-Indikator: verlängerte QTc-Zeit). Als Vorteil des Buprenorphin im klinischen Management gilt die Möglichkeit der „Alternate-Day-Dosis" wegen der langen Wirkungsdauer des Buprenorphin von bis zu 72 Stunden: Hierbei erhalten Patienten mit stabiler Buprenorphintagesdosis (z. B. 8 mg/d) jeden 2. Tag die doppelte Dosis (z. B. 16 mg) unter Aufsicht. Es gibt Hinweise, dass Buprenorphin bei Patienten mit depressiver Symptomatik antidepressiv wirksam ist.

Das Substitutionsmittel wird nach den in Deutschland geltenden Richtlinien im Regelfall unter Aufsicht des behandelnden Arztes bzw. von stellvertretendem medizinischem Personal eingenommen. Bei Verschreibung einer sog. Take-home-Dosis (sog. Mitgabedosis) verfügt der Patient selbst über das Substitut. Hier besteht die Gefahr der missbräuchlichen Anwendung sowie des Verkaufs des Substituts auf dem Schwarzmarkt. Durch Einsatz von Suboxone® wird versucht, diese Gefahren zu reduzieren. Suboxone® besteht aus Buprenorphin und dem Opiat-Antagonisten Naloxon. Bei missbräuchlicher Anwendung (intravenös, nasal) blockiert Naloxon die Wirkung des Buprenorphin, nicht aber bei ordnungsgemäßer sublingualer Einnahme. Aktuelle Entwicklungen betreffen klinische Prüfungen zu oral einzunehmendem Buprenorphin sowie zu Depotformen von Buprenorphin (Ling et al. 2010).

Angesichts der komorbiden psychischen, substanzbezogenen und somatischen Erkrankungen sowie sozialer Begleitprobleme der Abhängigkeit erfolgt die Gabe des Substituts als Teil eines **multidimensionalen Behandlungsplans.** Zum Einsatz kommen z. B. Psychopharmaka, Psychotherapie und sozialpädagogische Unterstützung. Nach Metaanalysen sind psychotherapeutische Interventionen wie kognitive Verhaltenstherapie, Kontingenzmanagement oder Rückfallprophylaxetraining bei drogenabhängigen Patienten wirksam (Dutra et al. 2008). Bei Opiatabhängigen werden diese Interventionen in der Regel mit der Substitutionsbehandlung kombiniert.

> **! MERKE**
> Ergänzende psychotherapeutische Interventionen sind bei Substitutionspatienten meist indiziert und von erwiesener Wirksamkeit.

In einigen Großstädten gibt es trotz des Aufbaus eines differenzierten Suchthilfesystems einschließlich leicht zugänglicher Substitutionsbehandlung nur allenfalls phasenweise behandelte und sozial desintegrierte Opiatabhängige. Für diese Gruppe wurde in den letzten Jahren die ärztliche Heroinverschreibung als weitere Therapieoption diskutiert. Kontrollierte Untersuchungen z. B. in den Niederlanden und in Deutschland belegten die Überlegenheit einer **ärztlichen Heroinverschreibung** (in der Regel in Kombination mit der Gabe von Methadon) über die alleinige Methadon-Substitution insbesondere im Hinblick auf den Verbleib in der Behandlung (Haltequote) sowie auf die Reduktion des Konsums illegaler Drogen (Ferri et al. 2011). Andererseits bestehen auch Hinweise auf erhöhte Raten schwerwiegender Komplikationen, z.B. Atemdepression und epileptische Anfälle, unter ärztlicher Heroinverschreibung im Vergleich zu einer konventionellen Substitutionsbehandlung. Nach entsprechenden Gesetzesänderungen im Jahr 2009 ist die ärztliche Heroinverschreibung als Behandlung in Deutschland zugelassen. Die einschlägigen Regularien stellen allerdings hohe institutionelle Voraussetzungen an die Etablierung der ärztlichen Heroinverschreibung, sodass die Behandlung de facto nur an wenigen Einrichtungen in Deutschland durchgeführt wird.

> **! MERKE**
> - Die Opiatabhängigkeit ist eine chronisch-rezidivierend verlaufende Erkrankung. Eine anhaltende Abstinenz erreicht nur eine Minderheit der Patienten.
> - Die Symptomkontrolle, d. h. insbesondere die Reduktion von Heroinkonsum und -verlangen, wird von der Mehrheit der Patienten in Substitutionsbehandlung erreicht.
> - Eine Differenzialindikation der Substitute ist aus kontrollierten Untersuchungen noch nicht ableitbar.

3.2 Störungen durch Kokain
Norbert Scherbaum

3.2.1 Klinisches Bild und Diagnostik

Die Kokainabhängigkeit wird nach den substanzunspezifischen Kriterien für das Abhängigkeitssyndrom nach ICD-10 diagnostiziert (➤ Kap. 3.1.1). Bei der Kokainabhängigkeit sind hierbei **Symptome der psychischen Abhängigkeit** führend, wie:
- heftiges Verlangen nach Suchtmittelkonsum (Craving),
- Kontrollverlust mit Steigerung der Konsummenge in der Konsumepisode (Binging-Konsum),
- Vernachlässigung von sozialen Rollen und Verpflichtungen sowie
- fortgesetzter Konsum trotz negativer Konsequenzen.

> **! MERKE**
> Die Kokainabhängigkeit wird klinisch durch die psychische Abhängigkeit, insbesondere durch das unabweisbare Verlangen nach Kokain, dominiert.

Die Zahl der Kokainabhängigen in Deutschland ist insbesondere im Vergleich zu den USA niedrig. Die **Lebenszeitprävalenz** des Kokainkonsums beträgt in Deutschland aktuell 3,3 % (Pabst et al. 2010). Allerdings ist in den 1990er-Jahren gegenüber der vorhergehenden Dekade die Lebenszeitprävalenz bei jungen Erwachsenen deutlich gestiegen.

Kokain wird **intravenös, inhalativ** und **nasal** appliziert. In der Regel wird in Deutschland **Kokainhydrochlorid** konsumiert, in einigen Ballungszentren auch das rauchbare „**Crack**". Chronische Kokainkonsumenten sind eine heterogene Gruppe. Zu un-

terscheiden sind polytoxikomane Konsumenten, die neben Kokain in abhängiger Weise mehrere Drogen konsumieren, insbesondere auch Heroin, von den selteneren „Kokainisten", die nahezu ausschließlich Kokain konsumieren. Bei den Konsumenten von sog. Partydrogen (Amphetamine, Ecstasy, LSD) spielt auch der Kokainkonsum eine gewisse Rolle. Symptome der **Kokainintoxikation** sind:
- Euphorie und Antriebssteigerung
- übersteigerte Einschätzung eigener Kompetenzen
- gesteigerte Libido und vermindertes Schlafbedürfnis.

Die psychischen Symptome werden begleitet von den körperlichen Zeichen **sympathischer Hyperaktivität** wie Tachykardie, Blutdrucksteigerung und Dilatation der Pupillen.

Als **psychiatrische Komplikationen** können Halluzinationen und Wahnideen auftreten. Bei starken Kokainkonsumenten können psychotische Zustände auch nach Abklingen der akuten Intoxikation als kokaininduzierte Psychosen über Wochen anhalten. **Neurologische Komplikationen** der Intoxikation sind Koordinationsstörungen, zerebrale Krampfanfälle und zerebrale Ischämie (als Folge der Vasokonstriktion).

Der **Kokainentzug** ist geprägt durch Dysphorie, Müdigkeit, Schlafstörungen (z. T. auch Hypersomnie) und Antriebsmangel. Eine Komplikation des depressiven Syndroms im Entzug ist die **Suizidalität.** Bei dem für den Entzug typischen intensiven Verlangen nach Kokain (Craving) sind die Abhängigen rückfallgefährdet.

3.2.2 Behandlung

Intoxikationspsychose

Bei Erregungszuständen und Intoxikationen mit psychotischen Beschwerden werden von klinischen Experten **Benzodiazepine** empfohlen (Empfehlungsklasse C, nach Thomasius et al. 2004).

Kokainentzug

Bei ausgeprägten Entzugsbeschwerden, insbesondere bei begleitender Suizidalität, oder bei gleichzeitigem Entzug von anderen Substanzen (vor allem Heroin, Alkohol und Benzodiazepine) ist eine qualifizierte **stationäre Entzugsbehandlung** indiziert. Auch jenseits der Intensität der Entzugsbeschwerden benötigt ein Teil der Patienten den Schutzraum der Klinik, um angesichts eines intensiven Kokainverlangens nach Beendigung des Konsums einen drogenfreien Zustand so lange aufrechtzuerhalten, dass eine Motivation und Vermittlung des Patienten in eine Anschlussbehandlung überhaupt möglich ist. Beim depressiven Syndrom im Entzug sind antriebssteigernde trizyklische Antidepressiva wirksam (Evidenzstufe Ia, s. Thomasius et al. 2004). Die Wirksamkeit von Dopaminagonisten im Kokainentzug ist umstritten.

Abstinenzorientierte Behandlung der Kokainabhängigkeit

Medikation

Bislang wurden zahlreiche Medikamente zur Behandlung der Kokainabhängigkeit erprobt, z. B. Antidepressiva (Pani et al. 2011), Dopaminagonisten (Amato et al. 2011), Neuroleptika (Alvarez et al. 2013), Disulfiram, GABAerge Agonisten wie Baclofen und Topiramat, Betablocker und Mood-Stabilizer (Thomasius et al. 2004; Karila et al. 2008). Bei Erfolg versprechenden einzelnen Beobachtungen gibt es bislang keine generell akzeptierte medikamentöse Therapie bei Kokainabhängigkeit. Etwaige komorbide psychiatrische Störungen werden nach den üblichen Regeln medikamentös behandelt.

Psychotherapeutische und soziotherapeutische Behandlungsverfahren

Die abstinenzorientierte Behandlung der Kokainabhängigkeit wird nach analogen Prinzipien wie bei der Opiatabhängigkeit durchgeführt. Die Behandlung kann stationär, teilstationär oder ambulant erfolgen. Ziele der Behandlung sind vor allem der Aufbau eines drogenfreien Lebensstils, die Rückfallprophylaxe und die Behandlung komorbider psychiatrischer Störungen. Aus angloamerikanischen Studien kann gefolgert werden, dass verschiedene psychotherapeutische Ansätze durchaus erfolgreich sind (z. B. Dutra et al.

2008). Entsprechende Untersuchungen aus Deutschland stehen noch aus. Eine Differenzialindikation zwischen verschiedenen Therapieansätzen und verschiedenen Settings ist aktuell nur auf dem Evidenzniveau des klinischen Expertenurteils möglich.

Die Behandlung der Kokainabhängigkeit bei gleichzeitiger Opiatabhängigkeit ist Teil der sog. Beigebrauchsproblematik (Problem der komorbiden substanzbezogenen Störungen) bei Substitutionspatienten (➤ Kap. 3.1.2).

! MERKE
- Bislang gibt es keine etablierte medikamentöse Behandlung der Kokainabhängigkeit.
- In Studien wurde durch psychotherapeutische Verfahren der Kokainkonsum reduziert.

3.3 Störungen durch Amphetamine und Ecstasy
Euphrosyne Gouzoulis-Mayfrank

3.3.1 Klinisches Bild und Diagnostik

Ca. 3,5 % der Erwachsenen und ca. 6 % der jungen Erwachsenen im Alter von 25 bis 40 Jahren berichten über Erfahrungen mit Amphetaminen und Ecstasy. Die 12-Monatsprävalenz liegt bei knapp über 1% (Orth et al. 2012). In der Partyszene ist dieser Anteil erheblich höher. In den letzten 2 bis 3 Jahren wird insbesondere in Ostdeutschland eine starke Zunahme des Methamphetaminkonsums verzeichnet.

Die **Stimulanzien** Amphetamin (Speed) und Methamphetamin (Meth, Crystal Meth) werden **oral** eingenommen, **gsnieft** oder **i. v.** injiziert. Sie wirken im ZNS in erster Linie über indirekte dopaminerge Mechanismen und die Wirkdauer beträgt mehrere Stunden. Das Abhängigkeitspotenzial ist als mindestens mittelstark und insbesondere bei i. v. Konsum als stark anzugeben. I. v. Konsumenten entwickeln bisweilen eine ausgeprägte Toleranz mit extremer Dosissteigerung. Im Entzug treten typischerweise ängstlich-depressive Verstimmungen und Erschöpfung auf, die 1 bis 2 Wochen andauern und als Komplikation **Suizidalität** mit sich bringen können (King und Ellinwood 2004; Thomasius und Gouzoulis-Mayfrank 2006).

Als **Ecstasy** wird die Gruppe der Methylendioxyamphetamine bezeichnet, die stimulierende mit entspannend-angstlösenden und wahrnehmungsverändernd-halluzinogenen Effekten verbindet. Der bekannteste Repräsentant der Ecstasy-Gruppe ist das MDMA (Methylendioxymethamphetamin). Weitere Derivate, wie MDA, MDE und MBDB, haben ähnliche Effekte und werden auch als Ecstasy gehandelt. Ecstasy wird praktisch immer oral in Form von Pillen eingenommen und wirkt in erster Linie über indirekte serotonerge und dopaminerge Mechanismen. Die Wirkdauer beträgt 3 bis 5 Stunden. Das Suchtpotenzial ist in der Regel relativ gering, die meisten Konsumenten zeigen das Muster des „Freizeit"- oder „Wochenend"-Konsums. Dennoch finden sich auch hier in ca. 10–20 % der zumeist jungen Konsumenten Hinweise auf Missbrauch oder gar Abhängigkeit. Nach Abklingen der Akutwirkungen treten häufig Abgeschlagenheit, ängstlich-depressive Verstimmung, Kopfschmerzen, Appetitminderung und Frösteln auf, die über wenige Tage andauern können (Thomasius und Gouzoulis-Mayfrank 2006). Möglicherweise handelt es sich hierbei um ein Entzugssyndrom, allerdings ist es eher wahrscheinlich, dass die Beschwerden mit einer ecstasyinduzierten (vorübergehenden) Serotonin-Depletion im Hirngewebe zusammenhängen, wie sie im Tierexperiment gezeigt werden konnte (Gouzoulis 2011a).

Die möglichen **psychiatrischen Komplikationen** des Amphetamin- und Ecstasy-Konsums sind in ➤ Tabelle 3.2 und ➤ Tabelle 3.3 zusammengefasst. Darüber hinaus sind vielfältige akute und subakute somatische Komplikationen möglich (Thomasius und Gouzoulis-Mayfrank 2006).

Schließlich weiß man aus der tierexperimentellen Forschung, dass beide Substanzgruppen bei wiederholter Verabreichung zu einer toxischen Degeneration der Axone dopaminerger und/oder serotonerger Neurone im Gehirn führen. Neuere Studien zeigen subtile residuale kognitive Einschränkungen und relative Defizite an grauer Substanz bei Amphetamin-Konsumenten, die als mögliche Folge eines neurotoxischen Hirnschadens diskutiert werden (Daumann et al. 2011; Salo et al. 2012; Hart et al. 2012; Dean et al. 2013; Köster et al. 2012). Bei Ecsta-

3 Drogenabhängigkeit (ICD-10 F1)

Tab. 3.2 Amphetamine: psychiatrische Komplikationen.

Komplikation	Code ICD-10	Phänomenologie	Zeitachse
Intoxikationspsychose *Auch bei vereinzeltem Konsum möglich*	F15.03/F15.04 (akute Intoxikation mit Delir/mit Wahrnehmungsstörungen)	Psychotischer Rauschverlauf mit Wahn und Halluzinationen; typisch: „Amphetamin-Paranoia" (Verfolgungswahn)	Symptomentwicklung in unmittelbarem zeitlichen Zusammenhang mit Konsum; Dauer: mehrere Stunden
Induzierte Psychose *Zumeist bei chronischem Konsum*	F15.50/F15.51/F15.52/F15.53/F15.55 (psychotische Störung schizophreniform/wahnhaft/halluzinatorisch/polymorph/manisch)	Amentiell-delirante oder paranoid-halluzinatorische Symptomatik (optische, akustische und Körperhalluzinationen)	Symptomentwicklung in engem zeitlichem Zusammenhang mit Konsum: Beginn unmittelbar nach oder innerhalb von 2 Wochen nach letzter Einnahme; meist Abklingen in Abstinenz nach Tagen bis Wochen (seltener Monate)

Tab. 3.3 Ecstasy: psychiatrische Komplikationen.

Komplikation	Code ICD-10	Phänomenologie	Zeitachse
Atypischer Rauschverlauf mit Unruhe-/Panikzustand *Auch bei vereinzeltem Konsum möglich*	F16.8 (sonstige psychische und Verhaltensstörung)	Agitiertheit, Ängstlichkeit, motorische und innere Unruhe	Symptomentwicklung in unmittelbarem zeitlichem Zusammenhang mit Konsum; Dauer: wenige Stunden (pharmakologische Wirkdauer der Substanz)
Intoxikationspsychose *Auch bei vereinzeltem Konsum möglich*	F16.03/F16.04 (akute Intoxikation mit Delir/mit Wahrnehmungsstörungen)	Psychotischer Rauschverlauf mit Verlust der Ich-Kontrolle, evtl. mit Halluzinationen und Wahn	Symptomentwicklung in unmittelbarem zeitlichem Zusammenhang mit Konsum; Dauer: wenige Stunden (pharmakologische Wirkdauer der Substanz)
Postintoxikationssyndrom *Auch bei vereinzeltem Konsum möglich*	F16.8 (sonstige psychische und Verhaltensstörung) (Einordnung als Entzugssyndrom unsicher)	Angstzustände, Schlafstörungen, Irritabilität, Kopfschmerzen, Frösteln, Depressivität	Symptomentwicklung innerhalb weniger Stunden nach Abklingen der akuten Substanzwirkung; Dauer: 1–7 Tage
Induzierte depressive und Angststörung *Zumeist nach wiederholtem Konsum*	F16.54 (psychotische Störung, vorwiegend depressive Symptome)	Depressive Auslenkung, Antriebsarmut, Angstzustände, Schlafstörung, Irritabilität; **Cave:** Suizidalität	Symptomentwicklung in engem zeitlichem Zusammenhang mit Konsum: Beginn zumeist innerhalb weniger Tagen nach letzter Einnahme; Dauer: Wochen bis Monate, schwer behandelbar
Induzierte Psychose *Zumeist nach wiederholtem Konsum*	F16.50/F16.51/F16.52/F16.53 (psychotische Störung schizophreniform/wahnhaft/halluzinatorisch polymorph)	Oft schizoaffektive Prägung	Symptomentwicklung in engem zeitlichem Zusammenhang mit Konsum: Beginn unmittelbar nach oder innerhalb von 2 Wochen nach letzter Einnahme; meist Abklingen in Abstinenz nach Tagen bis Wochen (fraglich selten auch Monate)

Die Substanzgruppe Ecstasy wird in ICD-10 nicht gesondert aufgeführt. Kodierung als halluzinogeninduzierte Störungen möglich.

sy-Konsumenten sind neurotoxische Schädigungen nach heutigem Wissensstand sogar wahrscheinlich. Aktuelle Studien mit bildgebenden Verfahren zeigen subtile hirnstrukturelle und -funktionelle Veränderungen (de Win et al. 2008; Becker et al. 2013), und eine Fülle von Studien, u. a. auch Längsschnitt- und prospektive Studien zeigen leichte kognitive Einschränkungen, die mit dem Ausmaß des Ecstasy-Konsums korrelieren (Schilt et al. 2007; Gouzoulis-Mayfrank und Daumann 2009; Wagner et al. 2013). Störungen des Alltagsgedächtnisses sind die konsistentesten Forschungsbefunde, die mit der Neurotoxizität von MDMA in Zusammenhang gebracht werden. Die kognitiven Defizite sind meistens relativ subtil, sie können jedoch bei jungen Menschen potenziell mit den Ausbildungs- und Berufszielen interferieren und somit bedeutsam werden. Schließlich ist denkbar, dass diese kognitiven Defizite einen Risikofaktor hinsichtlich späterer altersassoziierter kognitiver Einschränkungen darstellen könnten.

In **toxikologischen Screeningverfahren** im Urin sind Amphetamine und Ecstasy (Methylendioxyamphetamine) über ca. 24 bis 72 Stunden nach dem letzten Konsum nachweisbar. Somit können diese Verfahren zur differenzialdiagnostischen Klärung bei Verdacht auf Intoxikationspsychose oder atypischen Rauschverlauf beitragen.

3.3.2 Behandlung

Die Empfehlungen hinsichtlich der Pharmakotherapie bei Störungen durch Amphetamine und Ecstasy beruhen überwiegend auf Expertenmeinungen, die wiederum auf der klinischen Erfahrung und Extrapolationen aus Studien mit kokainabhängigen Patienten und/oder Halluzinogen-Konsumenten basieren. Entsprechend liegt hier ein schwaches Evidenzniveau vor (Empfehlung der Klasse III nach AP [2006], Thomasius und Gouzoulis-Mayfrank 2006).

Im Amphetaminentzug werden **trizyklische Antidepressiva** empfohlen. Bei psychotischen Rauschverläufen und induzierten psychotischen Störungen können vorübergehend **Benzodiazepine** und Antipsychotika eingesetzt werden. Zur Behandlung der Amphetaminabhängigkeit wurde eine Vielzahl von Substanzen getestet, bislang ohne überzeugenden Effekt (Brensilver et al. 2013). Eine Substitutionstherapie mit D-Amphetamin, Modafinil oder Methylphenidat wurde in mehreren RCTs mit z.T. vorläufig erfolgsversprechenden Ergebnissen versucht, erwies sich aber letztlich als nicht sicher effektiv (Perez-Mana et al. 2013). Lediglich ein neueres RCT und eine weitere retrospektive Studie deuten auf eine mögliche Perspektive mit subkutanen Implantaten von Naltrexon hin (Tiihonen et al. 2012, Kelty et al. 2013).

Bei ecstasybezogenen ängstlich-agitierten und/oder psychotischen Rauschverläufen (Intoxikationspsychosen) und auch bei ausgeprägten Postintoxikationssyndromen können vorübergehend **Benzodiazepine** eingesetzt werden. Typische Neuroleptika sollten möglichst vermieden werden, da sie (wie bei halluzinogeninduzierten psychotischen Rauschverläufen, s. unten) das Zustandsbild verschlechtern können. Antidepressiva, insbesondere SSRI, gelten bei akuter Ecstasy-Intoxikation als kontraindiziert, da sie in dieser Phase unwirksam sind und zum lebensbedrohlichen Serotoninsyndrom beitragen können. Bei protrahierten ecstasyinduzierten Angst- oder depressiven Störungen sind am ehesten Antidepressiva (Serotonin-Wiederaufnahmehemmer) und ggf. vorübergehend zusätzlich sedierende Neuroleptika indiziert. Bei Therapieresistenz kommen zeitlich limitiert auch Benzodiazepine infrage.

Hinsichtlich der Effektivität psychosozialer Interventionen liegt bereits ein gutes Evidenzniveau vor: Bei amphetaminabhängigen Patienten wurden **kognitiv-behaviorale Interventionen** und **Kontingenzmanagement** im Rahmen gut konzipierter Verlaufsstudien (Feeney et al. 2006) und RCT (Baker et al. 2005) mit Erfolg getestet (Lee und Rawson 2008; Vocci und Montoya 2009). Es zeigen sich – ähnlich wie bei der Kokainabhängigkeit – mittelgroße Effektstärken hinsichtlich der Konsummerkmale und z. T. auch hinsichtlich der begleitenden psychischen Symptomatik, sodass hier die Empfehlung nach Klasse I (APA 2006) ausgesprochen werden kann.

> **! MERKE**
> - Bislang gibt es keine etablierte medikamentöse Behandlung der Amphetaminabhängigkeit.
> - Nach Studienlage sind psychotherapeutische Verfahren (kognitiv-behaviorale Therapie, Kontingenzmanagement) wirksam hinsichtlich des Amphetamin-Konsums.

3.4 Störungen durch Cannabis
Euphrosyne Gouzoulis-Mayfrank

> **! MERKE**
> Die meisten Cannabis-Konsumenten sind nicht süchtig, allerdings kommt bei einer Untergruppe von regelmäßigen Konsumenten sowohl eine psychische als auch eine körperliche Abhängigkeit vor.

3.4.1 Klinisches Bild und Diagnostik

Cannabis wird aus Stängeln, Blatt- und Blütenständen der Pflanze *Cannabis sativa* gewonnen und durch Rauchen oder oral (Haschischkuchen) konsumiert. Der Hauptwirkstoff Delta-9-Tetrahydrocannabinol (Δ-9-THC) hat agonistische Wirkungen an körpereigenen Cannabinoid-CB1-Rezeptoren im ZNS. Cannabis wirkt über einige Stunden und in erster Linie entspannend und leicht „bewusstseinserweiternd". Ausgeprägtere Derealisation und halluzinogene Effekte sind jedoch bei höheren Dosen keine Seltenheit.

Der Cannabiskonsum ist in der Allgemeinbevölkerung stark verbreitet: In Deutschland liegt die Lebenszeitprävalenz bei ca. 10 % der Jugendlichen und ca. 25 % der Erwachsenen. Die 12-Monatsprävalenz liegt bei knapp 5% sowohl bei Jugendlichen als auch bei Erwachsenen (Orth et al. 2012). Die Mehrheit der Konsumenten betreibt allerdings einen sporadischen Konsum, dem keine klinische Relevanz zukommt und der nach dem frühen Erwachsenenalter überwiegend eingeschränkt wird.

Dementsprechend war es lange umstritten, ob Cannabis überhaupt „süchtig machen" kann. Inzwischen herrscht Einigkeit darüber, dass eine Untergruppe von Konsumenten ein klinisch relevantes Konsummuster entwickelt. Der Anteil der Konsumenten mit schädlichem Gebrauch oder Abhängigkeit liegt bei etwa 20% (Wittchen et al. 2007, Kraus et al. 2008). So ist auch die Behandlungsnachfrage für die Cannabisabhängigkeit im Verlauf der letzten 10 Jahre deutlich gestiegen (European Monitoring Center for Drugs and Drug Addiction 2010; Pfeiffer-Gerschel et al. 2009). Es können nicht nur die üblichen Kriterien einer psychischen, sondern teilweise sogar die Kriterien einer körperlichen Abhängigkeit erfüllt sein (Bonnet et al. 2006). Die **Entzugssymptomatik** beginnt in diesen Fällen ca. 12 Stunden nach dem letzten Konsum und kann bis zu 3 Wochen andauern. Sie umfasst: Unruhe, dysphorische Verstimmungen, Irritabilität, Suchtverlangen, Schlafstörung, Schwitzen, Appetitminderung und erhöhte Schmerzempfindlichkeit.

Die möglichen psychiatrischen Komplikationen des Cannabiskonsums sind in ➤ Tabelle 3.4 zusammengefasst.

Abstinenz bzw. Therapiecompliance können mithilfe **toxikologischer Screeningverfahren** im Urin (Nachweis von Δ-9-THC und seiner Metaboliten) überprüft werden. Hinsichtlich der Akutdiagnostik bei Verdacht auf Intoxikationspsychose oder induzierte Psychose ist jedoch der toxikologische Nachweis von THC insbesondere bei stärkeren Konsumenten nur bedingt hilfreich, da die Tests in Abhängigkeit vom Ausmaß des Konsums über mehrere Wochen positiv bleiben können (Bonnet et al. 2006).

3.4.2 Behandlung

Die therapeutischen Möglichkeiten bei cannabisbezogenen Störungen sind in ➤ Tabelle 3.5 zusammengefasst. Die aktuellen Empfehlungen zur Pharmakotherapie beruhen auf Expertenmeinungen und/oder qualitativen Reviews. Mehrere kleinere Studien ergaben sowohl für das Entzugssyndrom als auch für die Abhängigkeit eine begrenzte Wirksamkeit und/oder deutliche Nebenwirkungen verschiedener Substanzen (Benyamina et al. 2008; Vandrey und Haney 2009). Zwei neuere RCTs mit Gabapentin und mit N-Acetylcystein waren erfolgversprechend (Mason et al. 2012; Gray et al. 2012). Ein erstes RCT zum Substitutionsansatz mit Dronabinol ergab einen nur marginalen Vorteil im Vergleich zu Placebo (Levin et al. 2011). Insgesamt liegt den Empfehlungen zur Pharmakotherapie ein schwaches Evidenzniveau zugrunde (Evidenz der Klasse III nach APA 2006).

Hinsichtlich psychotherapeutischer Maßnahmen liegen für die Cannabisabhängigkeit kontrollierte Studien und Therapieverlaufsstudien ambulanter psychotherapeutischer Kurzinterventionen mit motivationsfördernden, kognitiv-verhaltenstherapeutischen und familientherapeutischen Elementen vor.

Tab. 3.4 Cannabis: psychiatrische Komplikationen.

Komplikation	Code ICD-10	Phänomenologie	Zeitachse
Intoxikationspsychose *Auch bei vereinzeltem Konsum möglich*	F12.03/F12.04 (akute Intoxikation mit Delir/ mit Wahrnehmungsstörungen)	psychotischer Rauschverlauf mit Verlust der Ich-Kontrolle, evtl. mit Halluzinationen, Wahnbildungen, seltener Verwirrtheit und partielle Amnesie nach Abklingen des Rauschs (relevant: Dosis, Set, Setting)	Symptomentwicklung in unmittelbarem zeitlichem Zusammenhang mit Einnahme; Dauer: Stunden bis 2 Tage
Induzierte Psychose *Zumeist bei chronischem Konsum*	F12.50/F12.51/ F12.52/F12.53 (psychotische Störung schizophreniform/ wahnhaft/halluzinatorisch/polymorph)	oft paranoid-halluzinatorisch, oft deutliche affektive Anteile (schizoaffektive Prägung), individuell hohe Vulnerabilität für Psychosen ursächlich vermutet	Symptomentwicklung in engem zeitlichem Zusammenhang mit Konsum: Beginn unmittelbar nach oder innerhalb von 2 Wochen nach letzter Einnahme; Dauer: Tage bis Wochen, selten bis 6 Monate
Chronische Persönlichkeitsveränderung *Nach länger dauerndem regelmäßigem Konsum*	F12.71 (Persönlichkeits- oder Verhaltensstörung)	„Amotivationales Syndrom": Einengung von Interessen, fehlende Motivation für soziale und leistungsbezogene Aktivitäten, Passivität bis hin zur Lethargie, Affektverflachung, Validität der diagnostischen Entität nicht gesichert: möglicherweise chronischer Intoxikationszustand. Differenzialdiagnostisch zu erwägen: Negativsyndrom einer Schizophrenie, depressive und schwere Persönlichkeitsstörungen mit Suchtkomorbidität	chronisch bei starken Konsumenten, meistens Besserung nach mehrwöchiger Abstinenz
Kognitive Störungen *Meist bei chronischem Konsum und vor allem bei frühem Beginn des Konsums in der Adoleszenz*	F12.74 (sonstige anhaltende kognitive Beeinträchtigung)	Beeinträchtigungen von Konzentration, Merkfähigkeit und Aufmerksamkeit über die akute Intoxikation hinaus, häufig in Verbindung mit amotivationalem Syndrom, möglicherweise Ausdruck eines chronischen Intoxikationszustands; alternativ werden neurotoxische Effekte diskutiert	chronisch bei starken Konsumenten, nach mehrwöchiger Abstinenz (teil)reversibel (Pope et al. 2001, 2003; Meier et al. 2012)

Hier kann bei positiven Ergebnissen bereits von einer Evidenz der Klasse I gesprochen werden (APA 2006; Bonnet et al. 2006; Zundick et al. 2006; Cochrane Review: Denis et al. 2006). Auch im deutschsprachigen Raum waren die Ergebnisse neuerer RCTs positiv (Hoch et al. 2012; Rigter et al. 2013) und es konnte gezeigt werden, dass ein kognitiv-verhaltenstherapeutisches Programm in die ambulante Regelversorgung (Suchtberatungstellen) transferierbar war (Hoch et al. 2011a).

3.5 Störungen durch Halluzinogene
Euphrosyne Gouzoulis-Mayfrank

3.5.1 Klinisches Bild und Diagnostik

Halluzinogene sind eine große und chemisch sowie pharmakologisch uneinheitliche Gruppe natürlicher und synthetischer Stoffe, die oral konsumiert werden. Am stärksten verbreitet sind das **LSD** und die

Tab. 3.5 Therapie von Störungen durch Cannabis.

Störung (ICD-Code)	Pharmakotherapie	Psychotherapie und weitere therapeutische Maßnahmen
Cannabisabhängigkeit (F12.2)	keine spezifische Pharmakotherapie etabliert (Vandrey und Haney 2009)	keine spezifischen stationären Behandlungsprogramme; in internationalen Studien Effektivität ambulanter Kurzinterventionen mit motivationsfördernden, kognitiv-verhaltens- und familientherapeutischen Elementen (APA 2006; Denis et al 2006). In Deutschland Erprobung mehrerer ambulanter und internetbasierter Programme mit motivationsfördernden, verhaltens- und familientherapeutischen Elementen, randomisierte Studien mit manualisierten Programmen mit guten Ergebnissen (Hoch et al. 2011b, 2012; Rigter et al. 2013)
Cannabisentzugssyndrom (F12.3)	bei ausgeprägter Symptomatik: niedrig potente Neuroleptika, Benzodiazepine (BDZ) (**Cave:** Suchtpotenzial bei BDZ!); evtl. Gabapentin	in der Regel ambulant, supportive Maßnahmen; stationäre qualifizierte Entzugsbehandlung nur bei schwerem Entzugssyndrom und psychiatrischer Komorbidität sinnvoll
Intoxikationspsychose (F12.03/F12.04)	evtl. BDZ	beruhigendes Gespräch (talking down), abschirmende Umgebung
Induzierte Psychose (F12.50/F12.51/F12.52/F12.53)	atypische Antipsychotika (allerdings oft unzureichende Wirksamkeit), zeitlich limitiert BDZ	supportive Maßnahmen, Psychoedukation
Amotivationales Syndrom (F12.71)	keine spezifische Pharmakotherapie; je nach Symptomlage aktivierende Antidepressiva oder atypische Antipsychotika	supportive und soziotherapeutische Maßnahmen mit dem Ziel der Reintegration
Kognitive Störungen (F12.74)	keine Maßnahmen außer Abstinenz	bei Abstinenz Besserung abwarten; keine spezifischen Maßnahmen

Tab. 3.6 Halluzinogene: psychiatrische Komplikationen.

Komplikation	Code ICD-10	Phänomenologie	Zeitachse
Intoxikationspsychose *Auch bei vereinzeltem oder gar einmaligem Halluzinogenkonsum möglich*	F16.03/F16.04 (akute Intoxikation mit Delir/mit Wahrnehmungsstörungen)	psychotischer Rauschverlauf mit Halluzinationen und Wahn (entscheidend: Dosis, Set, Setting) Unterform: Horror- oder Bad-Trip	Symptomentwicklung in unmittelbarem zeitlichem Zusammenhang mit Einnahme, Dauer: sehr unterschiedlich (Psilocybinpilze: 3–4 h, LSD bis zu 24 h)
Induzierte Psychose *In der Regel bei chronischem Konsum*	F16.50/F16.51/F16.52/F16.53 (psychotische Störung schizophreniform/wahnhaft/halluzinatorisch/polymorph)	oft paranoid-halluzinatorisch, oft deutliche affektive Anteile (schizoaffektive Prägung), Vulnerabilität ursächlich vermutet	Symptomentwicklung in engem zeitlichem Zusammenhang mit Konsum: Beginn unmittelbar nach oder innerhalb von 2 Wochen nach letzter Einnahme; Dauer: Tage bis wenige Wochen, fraglich selten auch Monate
Flashback = Echopsychose *Häufig, auch bei vereinzeltem Halluzinogenkonsum möglich*	F16.70 (Nachhallzustände)	Phänomene wie im Halluzinogenrausch (komplett oder partiell)	Auftreten nach einem freien Intervall von Wochen bis Monaten nach letztem Konsum ohne erneute Substanzeinnahme; wiederholtes Auftreten über jeweils Sekunden bis Minuten, seltener länger; Dauer: Wochen bis Monate. Bei längerfristigem Konsum selten auch schwere, therapieresistente Form mit chronischer psychosenaher Symptomatik

Tab. 3.7 Therapie von Störungen durch Halluzinogene.

Störung (ICD-Code)	Pharmakotherapie
Intoxikationspsychose (F16.03/F16.04)	• keine Antipsychotika, nicht effektiv, bzw. Verstärkung unangenehmer und angsterregender Erlebnisse durch die Nebenwirkungen • evtl. Benzodiazepine (BZD)
Induzierte Psychose (F16.50/F16.51/F16.52/F16.53)	• Antipsychotika vorsichtig einsetzen, Mitteilungen über Effektivität widersprüchlich, wahrscheinlich durch biologische Inhomogenität bedingt; Antipsychotika oft unwirksam • BZD zeitlich limitiert erwägen • Lithium und Elektrokrampftherapie erwägen (gute Erfolge in der älteren Literatur beschrieben)
Flashback = Echopsychose (F16.70)	• Drogenabstinenz • keine Antipsychotika, Exazerbation der Symptomatik bei typischen *und* atypischen NL wiederholt beschrieben • BZD oft wirksam • einzelne Case Reports über Erfolge mit SSRI (z. B. Sertralin), Clonidin und Opiat-Antagonisten (Naltrexon) – Wirkungsmechanismus unklar

psilocybinhaltigen Pilze, die als Agonisten an Serotonin-5-HT$_2$-Rezeptoren wirken (Gouzoulis-Mayfrank 2011b).

In Deutschland liegt die 12-Monatsprävalenz für LSD und Pilze bei ca. 0,5 % der Jugendlichen und ca. 0,3% der Erwachsenen (Orth et al. 2012). Mehrheitlich handelt es sich hierbei um Probierverhalten oder kontrollierten Konsum, während höherfrequente Konsummuster selten sind. Die Halluzinogene haben **kein physisches Abhängigkeitspotenzial** und das psychische Abhängigkeitspotenzial ist in der Regel ebenfalls gering.

Die möglichen psychiatrischen Komplikationen des Halluzinogenkonsums sind in ➤ Tabelle 3.6 zusammengefasst. In **toxikologischen Screeningverfahren** werden Halluzinogene meistens nicht erfasst. Für LSD besteht jedoch die Möglichkeit eines Screeningverfahrens.

3.5.2 Behandlung

Die therapeutischen Möglichkeiten bei halluzinogeninduzierten Störungen sind in ➤ Tabelle 3.7 zusammengefasst. Die Therapieempfehlungen beruhen auf Expertenmeinungen und qualitativen Reviews (Gouzoulis-Mayfrank 2011b), sodass insgesamt das Evidenzniveau als schwach angesehen werden muss.

3.6 Komorbidität
Euphrosyne Gouzoulis-Mayfrank

3.6.1 Klinisches Bild und Diagnostik

Drogenkonsumenten gebrauchen häufig Substanzen aus verschiedenen Stoffklassen mit z. T. festen Kombinationsmustern, wie z. B. Heroin und Kokain, oder aber mit chaotischen, wahllosen und eher zufalls- bzw. marktabhängigen Kombinationen (Polytoxikomanie).

Häufig sind soziale Randgruppen betroffen; allerdings sind bestimmte Konsummuster mit spezifischen Szenen assoziiert (z. B. Amphetamine, Ecstasy und Halluzinogene mit der Partyszene oder Amphetamine und Kokain im Modebereich). Verbreitet sind Komorbiditäten mit Alkoholerkrankungen und anderen häufigen psychischen Störungen, insbesondere mit Angst- und depressiven Störungen, Persönlichkeitsstörungen, Aufmerksamkeitsdefizitsyndrom (ADS), posttraumatischen Belastungsstörungen (PTSD), Psychosen und bipolaren Störungen (Walter und Gouzoulis-Mayfrank 2013).

Zur Erklärung der hohen Komorbiditätsraten kommen verschiedene Modelle infrage: Begünstigung eines Suchtverhaltens durch die primäre psychische Störung, Induktion der psychischen Störung durch die Substanzwirkungen oder gemeinsame prädisponierende Faktoren für psychische Störungen und Sucht. Diese Modelle sind bei den verschiedenen Komorbiditäten unterschiedlich gut durch die empirische Forschung gestützt. Jedenfalls sind die Wechselwirkungen komplex und keineswegs unidirektional zu verstehen (Walter und Gouzoulis-Mayfrank 2013).

Entscheidend für die Diagnostik und Differenzialdiagnostik komorbider Störungen ist weniger die Phänomenologie, sondern vielmehr die Beachtung der zeitlichen Zusammenhänge zwischen Konsum und Auftreten der psychischen Symptome. So spricht die Persistenz depressiver Symptome auch noch mehrere Wochen nach erfolgter Entgiftungsbehandlung für das Vorliegen einer komorbiden depressiven Störung. Die Diagnose einer drogeninduzierten Psychose (ICD-10: F1x.5) muss zugunsten der Doppeldiagnose schädlicher Drogengebrauch oder -abhängigkeit und Psychose aus dem schizophrenen Formenkreis verworfen werden, wenn eine Psychose zwar in engem zeitlichem Zusammenhang mit dem Konsum von z. B. Cannabis oder Stimulanzien erstmalig auftritt, aber im Verlauf auch nach mehreren Monaten (nach ICD-10: 6 Monate) trotz geeigneter Therapie und gesicherter Abstinenz symptomatisch bleibt oder im weiteren Verlauf bei Abstinenz rezidiviert. Für das Monitoring von Abstinenz und Therapiecompliance sind **toxikologische Screeningverfahren** im Urin sinnvoll und hilfreich.

3.6.2 Behandlung

Bei Patienten mit polyvalenten Konsummustern muss die Therapie sich nach der wichtigsten bzw. führenden Substanz richten. Bei weiteren komorbiden Störungen ist in der Regel eine Therapieform sinnvoll, die die Abhängigkeitserkrankung und die weitere psychische Störung integriert, d. h. in einem Setting bzw. durch einen Therapeuten oder ein therapeutisches Team behandelt. Insbesondere für die schweren psychischen Störungen wie Schizophrenie und bipolare Störung konnte dies in mehreren Studien, u. a. auch mit randomisiert-kontrolliertem Design gezeigt werden.

Die Behandlungsprogramme sollten nach aktueller Studienlage idealerweise langfristig angelegt und schwerpunktmäßig auf dem ambulanten Sektor angesiedelt sein, und sie sollten Pharmakotherapie, Psychotherapie und soziotherapeutische Maßnahmen verbinden. Wichtige psychotherapeutische Elemente sind Psychoedukation, motivierende Gesprächsführung und Verhaltenstherapie (Murthy und Chand 2012; Walter und Gouzoulis-Mayfrank 2013).

Hinsichtlich der **Pharmakotherapie** sollten hier zwei Komorbiditäten besondere Erwähnung finden: Bei komorbider psychotischer Störung sollte möglichst mit **atypischen Antipsychotika** behandelt werden, da klassische Neuroleptika (z. B. Butyrophenone) indirekt über Nebenwirkungen (Anhedonie, Dysphorie) bzw. direkt über ihre pharmakologischen Eigenschaften (stärkere, relativ selektive Blockade der D2-Rezeptoren) das Suchtverhalten ungünstig beeinflussen können (Gouzoulis-Mayfrank 2007; Murthy und Chand 2012; Gouzoulis-Mayfrank 2013). Bei Patienten mit sicher diagnostiziertem adultem ADHS und Substanzmissbrauch sollte die ggf. erforderliche Pharmakotherapie der ADHS in erster Linie mit Atomoxetin oder Antidepressiva erfolgen. Als 2. Wahl kann jedoch bei sorgfältiger Evaluation des individuellen Falls und gutem Monitoring auch **Methylphenidat** in möglichst retardierter Präparation gegeben werden. Trotz des grundsätzlich bestehenden Missbrauchspotenzials konnte bisher durchschnittlich keine Verschärfung der Suchtproblematik unter Stimulanzienbehandlung nachgewiesen werden (Wilens 2008; Stadler et al. 2013).

KAPITEL 4

Michael Soyka und Anil Batra

Benzodiazepinabhängigkeit (ICD-10 F.13.2)

4.1	Epidemiologie	51
4.2	Abhängigkeitsrisiko bei Benzodiazepinen	52
4.3	Neurobiologische Grundlagen der Benzodiazepinabhängigkeit	53
4.4	Klinische Entzugssymptomatik	54
4.4.1	Prophylaxe von Entzugserscheinungen	54
4.4.2	Perzeptionsstörungen	55
4.4.3	Verlauf	55
4.5	Therapie	55
4.5.1	Pharmakologische Strategien	55
4.5.2	Psychotherapeutische Unterstützung	56
4.5.3	Effektivität der psychotherapeutischen Unterstützung	57
4.5.4	Benzodiazepin-„Substitution"	57

4.1 Epidemiologie

Psychopharmaka gehören zu den am häufigsten verordneten Substanzgruppen in Deutschland. Folgt man aktuellen Verschreibungszahlen, so sind Benzodiazepine, die vor allem als Hypnotika und Tranquilizer verordnet werden, in diesem Bereich mit weitem Abstand dominierend, mit allerdings neuerdings deutlich rückläufigen Verschreibungszahlen bei gleichzeitigem Anstieg der Verordnungen von „Z"-drugs (Glaeske 2012).

Von den 2010 verkauften 28 Mio. Packungen Schlaf- und Beruhigungsmitteln (Umsatz: 122 Mio. Euro) entfielen 19,9 Mio. (59 %) aller Packungen auf benzodiazepinhaltige oder benzodiazepinähnliche Wirkstoffe. In der Psychiatrie werden Benzodiazepine als Hypnotika und Anxiolytika (Lüddens und Wiedemann 2008), aber auch zur Behandlung von Entzugssyndromen eingesetzt, außerdem werden

Tab. 4.1 Benzodiazepinabhängigkeit – Übersicht zum Krankheitsbild.

Punktprävalenz (Deutschland)	Medikamentenabhängigkeit: geschätzt 1,1–1,9 Mio. Abhängige Benzodiazepinabhängigkeit: geschätzt 1–1,2 Mio. Abhängige zwischen 18 und 59 Jahren[1]
Geschlechterverhältnis, charakteristisches Erkrankungsalter	Schädlicher Gebrauch: Männer 3,2 %, Frauen 5,5 %, Steigerung der Prävalenz mit zunehmendem Alter, insbes. ab dem 50. Lebensjahr
Wichtige Komorbiditäten	Angsterkrankungen, Schlafstörungen, Depressionen, Schmerzerkrankungen, Persönlichkeitsstörungen, andere Suchterkrankungen
Vorhandene Leitlinien	AWMF-Leitlinie 076–009: Medikamentenabhängigkeit (2006)[2] Leitfaden der Bundesärztekammer (2007)[3] S3-Leitlinie der DGSM 2009[4]

[1] Glaeske 2010; [2] Poser et al. 2006, [3] Bundesärztekammer 2007, [4] Deutsche Gesellschaft für Schlafforschung und Schlafmedizin 2009

sie als Antiepileptika und gelegentlich als Muskelrelaxanzien verwendet.

Aus der Anzahl der Verschreibungen kann selbstverständlich nicht automatisch auf die Anzahl von Abhängigkeitserkrankungen geschlossen werden. Immer wieder ist von Schätzungen zu lesen, dass 1,1 bis 1,2 Mio. Menschen von Benzodiazepinen und Derivaten abhängig sind (Glaeske 2012), ohne dass aus Deutschland oder den Nachbarländern verlässliche epidemiologische Zahlen vorliegen. Im Allgemeinkrankenhaus wurde die Prävalenz für Sedativa-/Hypnotika-Abhängigkeit mit 1,2–1,4 % ermittelt (Fach et al 2007). Die Behandlungsprävalenz von Patienten mit Medikamentenabhängigkeit beträgt nur einen Bruchteil derer von Alkoholabhängigkeit (Soyka et al. 2005), was die geschilderten Zahlenangaben fraglich erscheinen lässt. Gesichert ist, dass der Konsum bei Frauen besonders häufig ist und mit dem Lebensalter ansteigt. Zum Einnahmeverhalten von Benzodiazepinen und anderen Psychopharmaka liegen im Übrigen Erkenntnisse aus der sog. Bundesstudie vor (➤ Tab. 4.2).

Im Wesentlichen beruhen diese Schätzungen auf verfügbaren Verordnungsdaten der gesetzlichen Krankenversicherungen. Verschreibungen, die über 3 bis 4 Monate hinausgehen, prädisponieren für eine Abhängigkeitsentwicklung (Madhusoodanan und Bugunovec 2004). Ein gewisser Trend ist die zunehmende Verordnung von Benzodiazepinen auf Privatrezept. Risikopatienten für eine Abhängigkeitsentwicklung sind solche mit einer psychiatrischen Vorerkrankung, speziell Angsterkrankungen, oder einer primären Sucht wie z. B. Alkohol- oder Drogenabhängigkeit. Auch bei Benzodiazepin-Langzeitmedikationen kommt es nur in einem kleinen Teil der Fälle zu einer Dosissteigerung, in vielen Fällen gibt es, dies ist eine Besonderheit für Benzodiazepine, offensichtlich eine „low dose dependence" (Soumerai 2003).

Ergebnisse des European School Service Project (ESPAD 2007; Hibell et al 2004), eine Befragung an Schülern in 35 europäischen Ländern im Alter von 15 bis 16 Jahren zeigte, dass 8 % irgendwann in ihrem Leben Tranquilizer oder Sedativa vom Typ der Benzodiazepine verordnet worden waren, 4 % der Befragten hatten Tranquilizer oder Sedativa ohne Rezept eingenommen. Am häufigsten war die Einnahme von Tranquilizer und Sedativa ohne Verschreibung in Polen (18 %), Litauen (16 %), Frankreich (15 %) und Italien (10 %), wobei Mädchen häufiger betroffen waren.

4.2 Abhängigkeitsrisiko bei Benzodiazepinen

Das Abhängigkeitsrisiko steigt, wenn höhere Dosen verabreicht oder Benzodiazepine über einen längeren Zeitraum eingenommen werden. Diskutiert wird auch ein etwas höheres Abhängigkeitsrisiko für kurz wirksame Substanzen wie Alprazolam und Lorazepam (Benkert und Hippius 2003), wogegen allerdings neue Befunde sprechen (Denis et al. 2006). Gesichert ist in jedem Fall ein besonders hohes Abhängigkeitsrisiko bei dem stark wirksamen Hypnotikum Flunitrazepam, das eine besonders rasche und intensive Wirkung hat und auch in der Drogenszene lange Zeit sehr häufig missbräuchlich eingenommen wurde.

Flunitrazepam spielte im Übrigen nicht nur in der Drogenszene, sondern auch bei sexuellen Übergriffen eine forensische Rolle, wobei den Opfern Flunitrazepam als sog. „KO-Tropfen" eingeflößt wird („Date rape", International Narcotics Board 2007).

Zur Vorbeugung einer Abhängigkeitsentwicklung wird eine strenge Indikationsstellung empfohlen, die Wahl der niedrigsten notwendigen Dosis und eine Verordnung, wenn möglich, nicht über 4 bis 6 Wochen hinaus. Bei einer Verordnung über 6 Wochen hinaus sollte ein Psychiater hinzugezogen wer-

Tab. 4.2 Multifaktorielle Ursachen von Abhängigkeit: Epidemiologie – Ergebnisse der Bundesstudie 1997; Einnahmeverhalten in den letzten 4 Wochen.

	Frauen (%)	Männer (%)
Analgetika	13,5	8,6
Schlafmittel	3,2	2
Tranquilizer	4,4	2
Anregungsmittel	1	0,8
Abführmittel	3,1	0,9
Appetitzügler	1,2	0,4
Psychoaktive Substanzen insgesamt	19,5	11,5

den, um Therapiealternativen zu erörtern (Benkert und Hippius 2003).

4.3 Neurobiologische Grundlagen der Benzodiazepinabhängigkeit

Benzodiazepine wirken im Gehirn über den inhibitorisch wirkenden Neurotransmitter Gamma-Aminobuttersäure (GABA), die den größten Teil der inhibitorischen Neurotransmission im Gehirn vermittelt (Tan et al. 2010, 2011). $GABA_A$-Rezeptoren gehören zur Subfamilie der ligandengesteuerten Ionenkanäle. Molekularbiologisch wurden am $GABA_A$-Rezeptor mehrere Untereinheiten (Alpha: α_1 bis α_6, Beta: β_1 bis β_3, Gamma: γ_1 bis γ_3) identifiziert. Am $GABA_A$-Rezeptor existieren bestimmte Benzodiazepin-Rezeptoren. Für das Verständnis der Suchtentwicklung bei Benzodiazepinkonsum ist bedeutsam, dass Benzodiazepin-Rezeptoren modulierend auf die Dopamin-Ausschüttung im Nucleus accumbens und im ventralen Tegmentum einwirken, was als gemeinsame Endstrecke der meisten Suchtmittel angesehen wird.

Große Bedeutung für das Verständnis der neuronalen Basis des Abhängigkeitspotenzials von Benzodiazepinen hat eine Studie von Tan et al. (2010), in der gezeigt werden konnte, dass Benzodiazepine die Aktivierung („firing") von dopaminergen Neuronen im ventralen Tegmentum durch eine positive Modulation der $GABA_A$-Rezeptoren in benachbarten Interneuronen herbeiführen. Die α_1-Untereinheit des GABA-A-Rezeptors spielt eine zentrale Rolle für die physiologische Anhängigkeit von Benzodiazepinen (Fischer et al. 2013). Aber auch metabotrope Glutamatrezeptoren könnten von Bedeutung sein (Okamoto et al. 2013).

Fast alle suchterzeugenden Medikamente und Drogen wirken auf zellulärer Ebene durch eine Aktivierung dopaminerger Neurone im limbischen System. Opioide, Cannabinoide und sogenannte Club Drugs bewirken eine Freisetzung inhibitorischer Efferenzen auf dopaminergen Neuronen. Nikotin depolarisiert dagegen dopaminerge Neurone durch Beeinflussung von nikotinergen Acetylcholin-Rezeptoren, während eine dritte Gruppe von Substanzen den Dopamintransporter beeinflusst (dazu gehören Kokain und Amphetamine; Lüscher und Ungless 2006). Die Wirkweise der Benzodiazepine auf die Dopaminkonzentration im ventralen Tegmentum ähnelt also der von Opioiden, Cannabis und anderen Substanzen. Die klinische Hoffnung besteht, dass Benzodiazepin-Derivate entwickelt werden, die über andere als die GABA-α_1-Subeinheit wirken, was interessant ist, da es Hinweise gibt, dass z. B. die Anxiolyse über die α_2-Untereinheit vermittelt wird.

Klinisch kann man u. a. kurz und lang wirksame Benzodiazepine bzw. solche mit und ohne pharmakologisch aktiven Metaboliten unterscheiden. Benzodiazepine haben eine ungewöhnlich hohe therapeutische Breite, tödlich verlaufende Monointoxikationen sind Raritäten. Dennoch können Überdosierungen auftreten.

33 Benzodiazepine wurden 1984 in einem Schedule IV durch die United Nations Convention on Psychotropic Substances einbezogen, Midazolam (1990) und Brotizolam (1995) kamen später hinzu. Flunitrazepam wurde 1995 vom Schedule IV in das Schedule III überführt, da das International Narcotis Control Board (INCB) feststellte, dass es eines der am häufigsten missbrauchten Benzodiazepine ist und außerdem sehr häufig auf dem Schwarzmarkt verkauft bzw. gehandelt wird (> Tab. 4.3).

Generell kann man Rebound-Symptome im Sinne einer GABAergen Gegenregulation bei Absetzen von Benzodiazepinen mit verstärktem Auftreten der üblichen Krankheitssymptomatik (z. B. Angst, Schlafstörungen, Unruhe) von sog. Rückfallsymptomen unterscheiden. Sie sind als wiederauftretende Angstsymptomatik nur sehr schwer von der Grunderkrankung, die zur Einnahme der Benzodiazepine geführt hat, zu unterscheiden. Halten sie längere Zeit an, müssen sie als primäre Krankheitssymptome betrachtet werden. Darüber hinaus gibt es Entzugssymptome im eigentlichen Sinne (siehe unten).

Typische Symptome einer **Benzodiazepin-Überdosierung** sind:
- ausgeprägte Sedation
- Müdigkeit
- motorische Schwächung
- Verlangsamung
- Dysarthrie
- Ataxie
- konsekutiv Sturzneigung etc.

4 Benzodiazepinabhängigkeit (ICD-10 F.13.2)

Tab. 4.3 Liste der international erfassten Benzodiazepine (Quelle: www.emcdda.europa.eu/publications/drug-profiles/benzodiazepine). *In Deutschland nicht erhältliche Präparate sind kursiv gesetzt.*

Name	Wirkdauer	Häufigster Handelsname
Sedativa/Hypnotika		
Brotizolam	Kurz	Lendormin®
Estazolam	*Mittel*	*Pro-Som®*
Flunitrazepam	Kurz/Mittel	Rohypnol®
Flurazepam	Lang	Dalmadorm®
Haloxazolam	*Lang*	*Somelin®*
Loprazolam	*Mittel*	*Dormonoct®*
Lormetazepam	Kurz	Noctamid®
Midazolam	Kurz	Dormicum®
Nimetazepam	*Lang*	*Erinin®*
Nitrazepam	Mittel	Mogadan®
Temazepam	Kurz	Planum®
Triazolam	*Kurz*	*Halcion®*
Anxiolytika		
Alprazolam	Kurz	Tafil®
Bromazepam	Lang	Lexotanil®
Camazepam		*Albego®*
Chlordiazepoxid	Lang	Librium®
Clobazam	Lang	Frisium®
Clonazepam	Mittel	Rivotril®
Clorazepat	*Lang*	*Tranxene®*
Clotiazepam	*Kurz*	*Trecalmo®*
Cloxazolam	*Lang*	*Sepazon®*
Delorazepam	*Lang*	*En®*
Diazepam	Lang	Valium®
Ethyl loflazepat	*Lang*	*Meilax®*
Fludiazepam	*Kurz*	*Erispan®*
Halazepam	*Lang*	*Pacinone®*
Ketazolam	*Lang*	*Anseren®*
Lorazepam	Kurz/Mittel	Tavor®
Medazepam	Lang	Rudotel®
Nordazepam	*Lang*	*Stilny®*
Oxazepam	Kurz	Adumbran®
Oxazolam	*Lang*	*Tranquit®*
Pinazepam	*Lang*	*Domar®*
Prazepam	Lang	Demetrin®
Tetrazepam	Kurz	Musaril®

4.4 Klinische Entzugssymptomatik

Nach vor allem abrupten Absetzen oder starker Reduktion von Benzodiazepinen kann es zu klinisch ausgesprochen vielgestaltigen Absetzsymptomen bzw. Entzugserscheinungen kommen. Diese sind auch abhängig von der psychischen oder neurologischen Grunderkrankung. Bei Schlafstörungen und Angsterkrankungen treten die Symptome der Grunderkrankung im Rahmen einer Gegenregulation oft rasch auf, d. h. die ursprünglichen Symptome wie verstärkte Ängstlichkeit, Panikattacken, motorische Unruhe, diffuse Ängste oder Schlafstörungen liegen wieder vor. Die Symptomatik ist in Abhängigkeit von den bisher eingesetzten Substanzen vor allem von deren Halbwertszeit nach einigen (bis zu 10) Tagen, oft aber auch länger feststellbar. Generell sind Entzugssymptome von sogenannten Rückfallsymptomen zu unterscheiden.

4.4.1 Prophylaxe von Entzugserscheinungen

Wichtig ist in jedem Fall bei längerer Benzodiazepin-Einnahme die stufenweise Reduktion von Benzodiazepinen (Soyka et al. 1988). Ein abruptes Absetzen ist zu vermeiden. In der Regel sollte dies über Wochen erfolgen, manchmal sogar über Monate. Erfahrungsgemäß können die ersten 50 % einer Benzodiazepin-Dosis relativ rasch, die nächsten 25 % eher langsam und die letzten 25 % sehr langsam abgesetzt werden. Die unterschiedliche Halbwertszeit von Benzodiazepinen ist bei diesem Absetzen zu berücksichtigen. Hoch potente, kurz wirksame Benzodiazepine führen beim Absetzen erfahrungsgemäß rascher und stärker zu Entzugserscheinungen, so dass die stufenweise Reduktion hier in jedem Fall einzuhalten ist. Häufig wird ein Umsetzen auf eine Äquivalenzdosis eines lang wirksamen Benzodiazepins durchgeführt; gesicherte empirische Erkenntnisse, dass dieses Vorgehen vorteilhaft ist, existieren allerdings nicht. Zu den typischen Symptomen des Benzodiazepin-Entzugs (Soyka et al. 1988; Lüddens und Wiedemann 1998) gehören sowohl psychopathologische als auch neurologische, somatische und vegetative Symptome.

Zu den häufigsten **psychopathologischen Symptomen** gehören:
- vermehrte Ängstlichkeit
- Schreckhaftigkeit
- Schlafstörungen
- innere Unruhe
- ängstlich-depressive Syndrome
- erhöhte Irritabilität
- psychoseähnliche Zustände, Delirien
- Depersonalisation und Derealisation
- Verwirrtheitszustände.

Vegetative Symptome:
- Zittern
- Schwitzen
- Übelkeit und Erbrechen
- motorische Unruhe
- Dyspnoe
- erhöhte Herzfrequenz
- Blutdrucksteigerung
- Kopfschmerzen
- Muskelverspannungen.

Neurologische und internistische Komplikationen:
- erhöhte Krampfneigung (!)
- Störung der Willkür/Motorik
- kognitive Beeinträchtigungen
- Störung der Merkfähigkeit
- ausgeprägte Wahrnehmungs- und Perzeptionsstörung
- Hyperakusis
- Photophobie
- Hypersomnie
- Dysästhesien
- kinästhetische Störungen
- Muskelzittern und Faszikulationen.

4.4.2 Perzeptionsstörungen

Perzeptionsstörungen sind zwar nicht pathognomonisch, aber sehr typisch für Benzodiazepine. Häufig liegt eine Überempfindlichkeit für Licht oder Geräusche, aber auch Berührungen vor, sehr selten treten dagegen echte Halluzinationen auf.

Delirante und psychoseartige Bilder, bis hin zur völligen Desorientierung, können vorkommen, meist aber nur nach abruptem Absetzen oder starker Reduktion hoher Dosen von Benzodiazepinen.

4.4.3 Verlauf

Benzodiazepinentzüge verlaufen häufig für den Patienten subjektiv sehr beeinträchtigend über viele Wochen. Die Abbruchquoten sind zumindest bei zu abruptem Vorgehen oft hoch.

4.5 Therapie

4.5.1 Pharmakologische Strategien

Die Evidenzbasierung verschiedener pharmakologischer Strategien zum Benzodiazepinentzug ist relativ begrenzt (Parr et al. 2009); es liegen zahlreiche Empfehlungen und Studien (Übersicht in Diaper et al 2013) sowie eine Cochrane-Analyse (Denis et al, 2006) vor. Patienten mit hohen Dosen und starkem Craving haben eine schlechtere Prognose (Vorma et al. 2009; Mol et al. 2007). Eine in 2006 vorgelegte Cochrane-Analyse fand nur acht auswertbare Studien mit 485 Patienten (Denis et al. 2006). Gesichert ist, dass ein **schrittweiser Entzug** von Benzodiazepinen besser als ein abrupter Entzug ist (Soyka et al. 1988). Eine Entzugsdauer von 10 Wochen oder mehr kann notwendig sein, um die Anzahl der Entzugsabbrüche zu vermindern. Entgegen früherer Annahmen zeigte sich in der Cochrane-Analyse nicht, dass kurz wirksame Benzodiazepine schwerere Entzugssyndrome verursachen. Daher war auch die Umstellung von kurz auf lang wirksame Benzodiazepine nicht besser als der Entzug primär von kurz wirksamen Benzodiazepinen. Trotzdem empfehlen Lader et al. (2009) die Substitution von Benzodiazepinen durch **Diazepam** als hilfreich, zumindest unter logistischen Aspekten, da Diazepam auch in Tropfenform gegeben werden kann. Lader et al. (2009), ein in diesem Bereich sehr erfahrener Autor, empfiehlt ebenfalls längere Entzüge, die aber nicht über 6 Monate hinausgehen sollten, da sonst der Entzugsprozess der „morbid focus" des Patienten werden könnte. Setting-Effekte sind im Kontext von Benzodiazepin-Entzügen wenig untersucht worden. Die klinische Erfahrung zeigt aber, dass im stationären Rahmen der Entzug, sofern der Verlauf der Entzugsbehandlung auf 3 bis 4 Wochen angelegt werden kann, zumindest bei langer Abhängigkeit häufig einfacher ist als ambulant.

Erfahrungsgemäß treten im Benzodiazepin-Entzug zahlreiche der o. g. Symptome auf. Die Frage, ob durch andere Psychopharmaka die Benzodiazepin-Entzugssymptomatik vermindert werden kann, wird kontrovers diskutiert und ist weitgehend offen. In vielen Fällen wird man syndromal vorgehen, d. h. bei schweren depressiven Syndromen mit Antidepressiva therapieren, bei Angststörungen evtl. mit neueren Anxiolytika oder ebenfalls Antidepressiva. Bei einer psychiatrischen Komorbidität ist eine begleitende psychiatrische Mitbehandlung unbedingt zu empfehlen. Bereits vor Beginn der Entzugsbehandlung sollte eine optimale Eindosierung auf Anxiolytika, Antidepressiva oder Antipsychotika erfolgen.

Die Wirkung von Betablockern vom Typ des Propranolol im Benzodiazepin-Entzug ist letztlich nicht belegt (Denis et al. 2006). Der Einsatz von trizyklischen Antidepressiva scheint die Intensität von Entzugssymptomen etwas zu vermindern, verbessert aber nicht die Abstinenzrate. Buspiron und Progesteron waren im Benzodiazepin-Entzug unwirksam. Die beste Evidenzbasierung findet sich noch für den Mood-Stabilizer **Carbamazepin,** insbesondere bei Patienten mit Dosen von umgerechnet 20 mg Diazepam oder mehr.

Ein neuerer Ansatz ist der Einsatz von **Pregabalin** in Dosen von 150–600 mg (Oulis und Konstantakopoulos 2012). In einer allerdings unkontrollierten prospektiven Untersuchung über 12 Wochen ergaben sich immerhin erste Hinweise dafür, dass die Substanz den Benzodiazepin-Entzug günstig beeinflussen könnte (Bobes et al. 2012). Allerdings scheint auch Pregabalin ein Suchtpotenzial zu besitzen (Gahr et al 2013). Bei chronischen Schlafstörungen wird als Alternative in aktuellen Therapieleitlinien der Einsatz von Antidepressiva empfohlen, vor allem Trazodon, Doxepin, Mirtazapin und Trimipramin (Übersicht in Nissen et al 2014).

Überraschenderweise wird jüngstens der Einsatz des Benzodiazepin-Antagonisten **Flumazenil** über ca. 1 Woche mit gleichzeitiger Clonazepam Stabilisierung diskutiert (Gerra et al. 2002, Hood et al. 2009, Luigoboni et al. 2011, Quaglio et al. 2012). Auch „low dose"-Flumazenil-Infusionen über mehrere Tage wurden empfohlen (Hood et al. 2012). Das Risiko ist hier neben schweren Entzugspsychosen auch das Auftreten von epileptischen Anfällen, weswegen diese von den Autoren nichtfavorisierte Behandlungsmethode zumindest im stationären Rahmen durchzuführen sein sollte (Lugoboni et al. 2011). Die Bedeutung solcher Fallserien soll man nicht überschätzen und die offenkundigen Risiken im Auge behalten. Analog zu anderen Suchterkrankungen empfehlen manche Autoren bei „high dose"-Abhängigkeit auch zunehmend „Substitutionsbehandlungen" mit GABA-agonistischen Substanzen oder Benzodiazpinen (Liebrenz et al. 2010), z. B. Clonazepam (Maremmani et al. 2013). Überzeugende Studien zu dem Thema gibt es bisher nicht.

4.5.2 Psychotherapeutische Unterstützung

Bei regelmäßigem Benzodiazepin-Konsum hat die psychische Abhängigkeit eine mindestens genauso große Bedeutung wie die körperliche Abhängigkeit, in den Augen einiger Autoren ist sie sogar bedeutsamer als diese (de la Cuevas et al. 2003). Eine psychotherapeutische Unterstützung der Entgiftung und Entwöhnung ist daher unerlässlich.

Drei wichtige Behandlungsabschnitte sind hierbei zu benennen:

1. Die **Psychoedukation** vermittelt Wissen zu Wirkungen und Nebenwirkungen, Indikationen und Kontraindikationen des Einsatzes von Benzodiazepinen sowie verwandter Substanzen und schafft die Voraussetzung für eine kritische Reflexion des Nutzungsverhaltens seitens des Patienten (Lader 2012).
2. **Techniken zur Motivationsförderung** basieren auf dem transtheoretischen Modell (Prochaska und Velicer 1997) und zielen unter Verwendung der „Motivierenden Gesprächsführung" nach Miller und Rollnick (2012) auf a) die Schaffung eines Problembewusstseins im Fall eines bis dahin konsonanten Konsums (Stadium der Absichtslosigkeit), b) die Unterstützung der kognitiven Dissonanz im Sinne einer Entscheidungsbildung für eine Veränderung des Problemverhaltens (Stadium der Absichtsbildung und Vorbereitung), c) eine Unterstützung der ersten Veränderungsschritte (Handlungsstadium) sowie d) die Stabilisierung der Abstinenzmotivation nach erfolgreicher Beendigung des Konsums (Stadium der Aufrechterhaltung). Die erwähnten

Techniken zur Gesprächsführung nach Miller und Rollnick nutzen die „Sokratische Gesprächsführung", die den Klienten durch naives systematisches Nachfragen zur Bilanzierung der Vor- und Nachteile des Konsums und der Abstinenz anleiten und damit zur Beendigung des Medikamentenkonsums motivieren soll.

3. Die **Psychotherapie** im engeren Sinne greift die individuelle Funktionalität des abhängigen Benzodiazepinkonsums auf und bietet jenseits einer notwendigen psychopharmakologischen Behandlung mit Antidepressiva oder Antipsychotika alternative verhaltensbasierte Lösungsstrategien an. Nach Lader (2009) ist eine kognitiv-verhaltenstherapeutische Psychotherapie (KVT) – als Einzelbehandlung oder insbesondere auch als Gruppentherapie – bei Anwendung durch ausgebildete und erfahrene Therapeuten insbesondere zur Rückfallverhinderung wirksam. Neben einer grundsätzlichen Anleitung zum Umgang mit Versuchungssituationen (Ablehnungstraining, Selbstkontrollmethoden) und einer Anleitung zu einem Entspannungstraining (Progressive Muskelrelaxation nach Jacobson oder Autogenes Training) können spezifische Lösungsstrategien bei Angstpatienten die Expositionsbehandlung, die systematische Desensibilisierung, ein soziales Kompetenztraining oder Techniken zur Angstbewältigung sein. Bei Schlafstörungen stehen Maßnahmen zur Förderung der Schlafhygiene im Vordergrund. Bei depressiven Erkrankungen ist insbesondere eine KVT mit dem Ziel einer Aktivitätsförderung sowie Veränderung dysfunktionaler Denkstile oder eine Psychotherapie tiefenpsychologischer Fundierung anzuraten. Auch neuere störungsspezifische Psychotherapiekonzepte wie die Interpersonelle Psychotherapie (IPT, Weissman und Markowitz 1998) oder Cognitive Behavioral Analysis System of Psychotherapy (CBASP, McCullough 2000) gewinnen an Bedeutung.

Während im Rahmen einer stationären Entgiftungsbehandlung vor allem psychoedukative und motivationsfördernde Maßnahmen sinnvoll sind, sollen im Rahmen einer ambulanten Behandlung einer Niedrigdosisabhängigkeit oder einer stationären Entwöhnungsbehandlung psychotherapeutischer Techniken im Einzel- und Gruppensetting sinnvoll eingesetzt werden (Lader et al. 2009). Neu sind Ansätze, die kognitiv-verhaltenstherapeutische Behandlung internetbasiert anzubieten (Parr et al. 2011).

4.5.3 Effektivität der psychotherapeutischen Unterstützung

Die Psychotherapie des medikamentenabhängigen Patienten ist bei Weitem nicht so gut untersucht wie die Wirksamkeit einer medikamentösen Unterstützung. Die wenigen publizierten Studien verwenden überwiegend Strategien zur Motivationsförderung nach dem Vorbild der Technik zur motivierenden Gesprächsführung von Miller und Rollnick (2012), selten auch begleitende kognitiv-verhaltenstherapeutische Techniken. Die Wirksamkeit der unterstützenden motivierenden Gesprächsführung sowie kognitiv-verhaltenstherapeutischer Techniken sind in wenigen Studien sowohl als alleinstehende Maßnahmen als auch in Verbindung mit einem medikamentösen Ausdosierungsschema belegt (Oude Voshaar et al. 2006; Parr et al. 2009). Eine engmaschige Unterstützung erhöhen Compliance und Therapievertrauen des Patienten und beeinflussen hierdurch die Erfolgsquoten positiv (Ten Wolde et al. 2008). Auch in der allgemeinmedizinischen Praxis können bereits minimale Interventionen im Sinne einer einmaligen Intervention oder eines Schreibens zu einer Reduktion des Substanzkonsums führen (Mugunthan et al. 2011), zur Rückfallverhinderung sind kognitiv-verhaltenstherapeutische Maßnahmen wirksamer (Lader et al. 2009). Bei einer psychiatrischen Komorbidität (z. B. Angsterkrankung) dagegen ist der Einsatz der KVT effektiver als ein Ausschleichen ohne psychotherapeutische Begleitbehandlung (Otto et al. 2010).

4.5.4 Benzodiazepin-„Substitution"

Unzweifelhaft sind nicht alle Benzodiazepinentzüge erfolgreich und die Indikation ist im Einzelfall kritisch zu überdenken. Langzeitkatamnesen ergaben z. T. nur Abstinenzraten von 25 % (Vorma et al. 2003). Der häufig für Arzt und Patient frustrane Benzodiazepin-Entzug hat zu kontroversen Diskussionen geführt. So schlug eine Schweizer Arbeitsgruppe (Liebrenz et al. 2010) kürzlich die „Substitution" mit lang wirksamen Benzodiazepinen bei anders nicht zu behandelnden Langzeitkonsumenten vor, ohne allerdings empirische Daten dazu vorzulegen. Unbestritten ist, dass zumindest bei schweren Entzügen nur eine Minderheit der Patienten langfristig eine Abstinenz erreicht (Vorma et al. 2003).

Dennoch gibt es gute Gründe, auch bei einer Benzodiazepin-Langzeiteinnahme auf eine Reduktion oder ein Absetzen zu drängen. Dazu gehören eine Verbesserung der psychomotorischen und kognitiven Leistungsfähigkeit, sowie häufig zu sehende Persönlichkeitsveränderungen.

DIE WICHTIGSTEN BEHANDLUNGSGRUNDSÄTZE

Pharmakotherapie:
- langsames Ausschleichen des Benzodiazepins (besser als abruptes Absetzen)
- ggf. Umstellung auf Diazepam wegen der besseren Steuerbarkeit
- Einsatz von Carbamazepin, evtl. Pregabalin (noch unzureichende Evidenz)

Psychotherapie:
- Psychoedukation im Rahmen der Frühintervention
- motivierende Gesprächsführung (MI)
- kognitive Verhaltenstherapie (KVT)

KAPITEL 5

Anil Batra, Andreas Jähne und Tobias Rüther

Tabakabhängigkeit (ICD-10 F.17.2)

5.1	Epidemiologie	59
5.2	Abhängigkeitsrisiko	60
5.3	Grundlagen der Abhängigkeitsentwicklung	60
5.3.1	Neurobiologische und pharmakologische Grundlagen	60
5.3.2	Psychologische Grundlagen	61
5.4	Klinische Entzugssymptomatik	61
5.5	Diagnostik	61
5.6	Therapie	62
5.6.1	Pharmakologische Strategien	62
5.6.2	Motivationsfördernde und psychotherapeutische Unterstützung	64
5.7	Komorbidität mit anderen psychiatrischen Erkrankungen	66

5.1 Epidemiologie

Epidemiologische Untersuchungen des Statistischen Bundesamtes (Mikrozensus) ermittelten zuletzt (Statistisches Bundesamt 2010) in der Altersgruppe der über 15-Jährigen mit einer Raucherquote von 30,5 % bei den Männern und 21,2 % bei den Frauen im Vergleich zu den Voruntersuchungen relativ stabile Werte. Allein in der Gruppe der 12- bis 17-Jährigen ist seit 2000 ein deutlicher Rückgang von 28 % auf aktuell weniger als 14 % zu verzeichnen.

Die meisten Raucher konsumieren Zigaretten. Zigarren, Pfeife oder der rauchlose Tabakkonsum nehmen einen untergeordneten Stellenwert ein. Die Zahl der jährlich versteuerten Zigaretten sank 2013 mit ca. 80,3 Mrd. Stück gegenüber 2012 um 2,6 % (Statistisches Bundesamt 2014).

Tabakkonsum stellt weltweit die wichtigste vermeidbare gesundheitliche Gefährdung des Men-

Tab. 5.1 Tabakabhängigkeit – Übersicht zum Krankheitsbild.

Punktprävalenz (Deutschland)	Raucher: 25,7 % der Bevölkerung ab dem 15. Lebensjahr[1] Tabakabhängigkeit: ca. 50–60 % der regelmäßigen Raucher, entsprechend etwa 8–10 Mio.
Geschlechterverhältnis, charakteristisches Erkrankungsalter	Männer 30,5 %, Frauen 21,2 % (Statistisches Bundesamt Mikrozensus 2009), Gipfel der Prävalenz zwischen dem 20. und 45. Lebensjahr
Wichtige Komorbiditäten	andere Suchterkrankungen, Depression, Schizophrenie, somatische Folgeerkrankungen: COPD, Karzinome, Gefäßerkrankungen
Vorhandene Leitlinien	Therapieempfehlung der Arzneimittelkommission der deutschen Ärzteschaft[2], S3-Leitlinie zur Tabakentwöhnung bei COPD-Patienten[3]

[1] Lampert 2014; [2] Arzneimittelkommission der Deutschen Ärzteschaft 2010; [3] Andreas et al. 2014

schen dar. Raucher verlieren nicht nur durchschnittlich ca. 10 Jahre ihres Lebens, sondern weisen zudem eine höhere Morbidität für kardiovaskuläre Erkrankungen, Lungenerkrankungen (insbesondere die chronisch obstruktive Lungenerkrankung) und verschiedene Karzinome auf. Jährlich sterben allein in Deutschland ca. 110.000 bis 120.000 Menschen an den Folgen des Tabakkonsums. Der Anteil der tabakrauchattributablen Mortalität beträgt somit ca. 11 %, der kombinierte Tabak- und Alkoholkonsum erklärt weitere ca. 6 % der Gesamtmortalität (Deutsches Krebsforschungszentrum 2009; Mons 2011; Singer et al. 2011).

Auch einige psychische Erkrankungen treten bei Rauchern überzufällig häufig auf. Auf Kausalitäten und Erklärungsmodelle wird an späterer Stelle eingegangen.

5.2 Abhängigkeitsrisiko

Das Abhängigkeitsrisiko von Nikotin ist hoch. Ein erheblicher Anteil der Erstkonsumenten setzt den Tabakkonsum regelmäßig fort. Internationalen und nationalen Schätzungen zufolge sind ca. 50–60 % der regelmäßigen Raucher als abhängig einzustufen (Hoch et al. 2004; Hughes et al. 2006). Der Anteil der abhängigen Raucher steigt mit dem Alter an, in höheren Altersgruppen sind bis zu 75 % der Raucher tabakabhängig. Die Abhängigkeit des Rauchers ist sowohl auf die neurobiologische Wirkung des Nikotins, als auch auf die Verhaltenskomponente des Tabakkonsums zurückzuführen. Neben der körperlichen Abhängigkeit erklären Verhaltensgewohnheiten die funktionelle Bedeutung des Tabakkonsums in der sozialen Interaktion und bei der Überwindung aversiv erlebter Gefühle sowie die kognitive Dissonanz das hohe Abhängigkeitspotenzial und die geringen Erfolgsaussichten des Rauchers bei spontanen Aufhörversuchen.

5.3 Grundlagen der Abhängigkeitsentwicklung

Die Tabakabhängigkeit geht auf die neurobiologische Wirkung des Nikotins (Stimulation des dopaminergen Belohnungssystems, Up-Regulation nikotinerger Acetylcholinrezeptoren) aber auch auf die Verfestigung von Verhaltensgewohnheiten, die funktionale Bedeutung des Rauchens bei der Entspannung, Selbstbelohnung, Konzentrationssteigerung, Überwindung negativer Affekte, sozialen Interaktion etc. zurück.

5.3.1 Neurobiologische und pharmakologische Grundlagen

Nikotin gelangt innerhalb von 10 bis 20 Sekunden nach der Inhalation in das zentrale Nervensystem und bindet hier an die nikotinergen Acetylcholinrezeptoren, mit höchster Affinität an den Alpha-4/Beta-2-Rezeptoren, die auch auf den dopaminergen Neuronen im Bereich des Nucleus accumbens exprimiert sind. Nikotin führt sekundär zu einer vermehrten Freisetzung zahlreicher weiterer Neurotransmitter, darunter Dopamin, Serotonin, Noradrenalin, Beta-Endorphin, und vermittelt hierüber eine Vielzahl positiv wahrgenommener psychotroper Wirkungen, neben der befriedigenden Wirkung auch eine Reduktion des Appetits, eine Verbesserung der Vigilanz sowie antidepressive und anxiolytische Effekte.

Die belohnende Wirkung des Rauchens wird über die Erhöhung der Dopaminfreisetzung im Ncl. accumbens vermittelt. Durch den partiellen Antagonismus von Nikotin am Alpha-4/Beta-2-Acetylcholinrezeptor kommt es zu einer sekundären Vermehrung der Rezeptoren. Diese Up-Regulation wird mit den auftretenden Entzugssymptomen (u. a. Unruhe, Konzentrationsstörungen, Schlafstörungen, Appetitsteigerung) im Fall einer Nikotinabstinenz in Verbindung gebracht (Heinz et al. 2012).

Nikotin wird in der Leber über die Cytochrome P450 2 A6 (CYP2A6) und 2 D6 (CYP 2 D6) abgebaut, die Halbwertszeit liegt bei ca. 30 bis 60 Minuten, sofern eine Nikotingewöhnung bereits eingetreten ist. Bei nikotinnaiven Personen kann die Halbwertszeit bis zu 2 Stunden betragen. Nikotinmetaboliten (Cotinin, Nikotin-N-oxid und Nor-Nikotin) werden über Darm und Niere ausgeschieden. Die letale Nikotindosis für den Nichtraucher beträgt ca. 1 mg/kg Körpergewicht. Bei Überdosierung kommt es zu Kopfschmerzen, Übelkeit, Erbrechen, Schwindelgefühl, psychomotorischer Unruhe, Kreislaufregulationsstörungen und Tachykardie, schließlich zu Ateminsuffizienz, Bradykardie, epileptischen Anfällen und zum Koma.

5.3.2 Psychologische Grundlagen

Aus einem regelmäßigen Tabakkonsum entwickelt sich eine psychische Abhängigkeit, wenn das Rauchen mit einer funktionellen Bedeutung verbunden ist und operant verstärkt wird. Dazu gehören das mit dem Rauchen wahrgenommene Gefühl der Entspannung, der Abbau von Stress, eine subjektiv empfundene Konzentrationssteigerung, aber auch die Reduktion negativer und Intensivierung positiver Emotionen. Verhaltensstereotypien (ritualisiertes Rauchen mit anderen oder in häufig wiederkehrenden Situationen) führen zu klassischen Konditionierungen mit dem Effekt der Ausbildung von diskriminanten Stimuli für ein Craving (Rauchverlangen) bei Wahrnehmung rauchassoziierter Reize (Aschenbecher, Werbemotive, situative Stimuli wie Telefonklingeln, Alkoholkonsum und emotionale Stimuli wie Ärger oder Befriedigung). Die Entstehung einer Raucheridentität und Verbindung des Rauchens mit dem individuellen Alltag stärkt die Motivation zur Fortsetzung des Tabakkonsums und lässt die Tabakabstinenz aversiv erscheinen.

Die aus der gleichzeitigen Wahrnehmung der Gesundheitsgefahren resultierende kognitive Dissonanz bzgl. des Rauchens wird durch eine Fortsetzung des Konsums und Projektion der Verhaltensänderung in die undefinierte Zukunft überwunden.

5.4 Klinische Entzugssymptomatik

Bei Tabakabstinenz treten innerhalb von wenigen Stunden in den meisten Fällen nur leichte vegetative Entzugserscheinungen in Form von Reizbarkeit, Ruhelosigkeit, Konzentrationsschwäche, Angst, Appetitsteigerung, Schlafstörungen und ein zwanghaftes Rauchverlangen („craving") auf. Die Symptomatik ist nicht lebensbedrohlich, wird aber aversiv erlebt und führt häufig zur raschen Beendigung des Abstinenzvorhabens. Die meisten Symptome sistieren innerhalb von 2 bis 6 Wochen. In seltenen Fällen wurden auch schwerere psychische Probleme, meist im Sinne einer depressiven Störung (mit der Gefahr der Suizidalität) beobachtet.

5.5 Diagnostik

Diagnostische **Kriterien** für eine Tabakabhängigkeit nach ICD-10 sind:
- der starke Wunsch oder Zwang, Tabak zu konsumieren
- eine eingeschränkte Kontrolle über Beginn, Beendigung und Menge des Konsums
- Entzugserscheinungen bei Reduktion oder Beendigung des Konsums und ein erneuter Konsum, um die Entzugsymptome zu mildern
- eine Toleranzentwicklung verbunden mit einer Dosissteigerung im Verlauf der Raucherkarriere
- eine Vernachlässigung anderer Aktivitäten und Interessen zugunsten des Konsums
- der anhaltende Konsum trotz des Auftretens tabakassoziierter Folgeschäden.

Neben dieser kategorialen Diagnostik wurden einige **Instrumente** entwickelt, um die Stärke der Abhängigkeit zu ermitteln. Es wird angenommen, dass die Stärke der Abhängigkeit mit der zu erwartenden Entzugssymptomatik korreliert und als Diagnostikum in der Therapieplanungsphase eine individualisierte Behandlung ermöglicht. Das bekannteste und in den Leitlinien empfohlene dimensionale Instrument zur Messung der Stärke der Nikotinabhängigkeit ist der Fagerström-Test for Nicotine Dependence (Heatherton et al. 1991), der in einer validierten deutschen Übersetzung (FTND-G, Schumann et al. 2010) vorliegt. Da dieser Test nicht allein die körperliche Nikotinabhängigkeit erfasst, wurde von Fagerström vorgeschlagen, eine Umbenennung in Fagerström Test for Cigarette dependence, FTCD vorzunehmen (Fagerström 2012). Darüber hinaus wird empfohlen (Batra et al. 2006), Rauchmenge, Rauchbeginn und -dauer, Anzahl und Modus der bisherigen Aufhörversuche zu dokumentieren.

5.6 Therapie

5.6.1 Pharmakologische Strategien

Zur Behandlung der Tabakabhängigkeit ist eine zumindest kurze Beratung oder Anleitung zur Verhaltensmodifikation immer indiziert. Zusätzlich ist die medikamentöse Unterstützung der Tabakentwöhnung in den meisten Fällen eine sinnvolle, leitliniengerechte Ergänzung (Fiore et al. 2008, Arzneimittelkommission der Deutschen Ärzteschaft 2010). Ansatzpunkte sind hier zum einen die Linderung von Entzugserscheinungen, besonders in den ersten Wochen nach Rauchstopp, sowie eine Verminderung der Folgen eines eventuellen „Ausrutschers", also erneutes kurzzeitiges Rauchen ohne echten Rückfall, unter der medikamentösen Therapie. Als Faustregel kann durch eine medikamentöse Unterstützung der Tabakentwöhnung die Aufhörrate (nach 1 Jahr) in etwa verdoppelt werden (22 % im Vergleich zur Placebobehandlung: ca. 10 %). Eine Verbindung medikamentöser und nichtmedikamentöser Behandlungsstrategien zeigt die größten langfristigen Abstinenzquoten (Stead und Lancaster 2012a, b)

In Deutschland sind zur Tabakentwöhnung die Nikotinersatztherapie, das Antidepressivum Bupropion sowie Vareniclin zugelassen (➤ Tab. 5.2).

Tab. 5.2 Zur Tabakentwöhnung zugelassene medikamentöse Unterstützungen (erweitert nach Batra 2011).

- Nikotinpflaster (unterschiedliche Stärken und Pflastersysteme)
- Nikotinkaugummi (2 und 4 mg, verschiedene Geschmacksrichtungen)
- Nikotinlutschtablette (2 mg)
- Nikotin-Mundspray (1 mg/Sprühstoß)
- Nikotin-Inhalator (15 mg)
- Nikotin-Nasalspray (in Deutschland nicht mehr im Handel)
- Bupropion (150 mg, rezeptpflichtig)
- Vareniclin (0,5 und 1,0 mg, rezeptpflichtig)

Nikotinersatztherapie: therapeutisches Nikotin

Nikotinpräparate, sog. therapeutisches Nikotin, stellen eine sehr erprobte und effektive Therapiemöglichkeit dar. Sie sind „OTC" (Over the Counter) rezeptfrei in Apotheken erhältlich. Aktuell sind die Applikationsformen Pflaster, Kaugummi, Lutsch-, oder Sublingualtablette, der Inhalator sowie das in Deutschland zugelassene, aber nicht im Handel vertretene Nasalspray einsetzbar.

Häufig werden Nikotinpräparate von Patienten in Selbstmedikation zu gering dosiert und zu kurz angewendet, sodass der gewünschte Therapieerfolg sich nicht einstellt. Manchmal empfiehlt sich eine Kombination einer kurz wirksamen (z. B. Kaugummi) mit einer lang wirksamen Applikationsform (Pflaster). Die Dosierung sollte dem Zigarettenkonsum vor Rauchstopp angepasst werden.

Therapeutisches Nikotin wird ausschließlich transdermal oder über die Schleimhäute aufgenommen. Auch bei Anwendung des Inhalators wird Nikotin über den Nasen-Rachen-Raum aufgenommen, nicht durch die Inhalation (Bergstrom et al. 1995; Molander et al. 1996). Aus diesem Grund zeigen sämtliche Nikotinpräparate ein langsames Anfluten von Nikotin im Serum im Bereich von 5 bis 20 Minuten und unterscheiden sich somit stark von der Zigarette (nach Inhalation 10 bis 20 Sekunden). Diese von der Zigarette unterschiedliche Pharmakokinetik der therapeutischen Nikotinpräparate verhindert die Nachahmung des besonders raschen psychotropen Effekts des Nikotins im inhalierten Zigarettenrauch und so zeigen sie kaum belohnende Eigenschaften und ein sehr geringes Abhängigkeitspotenzial. Nikotin-Nasalspray zeigt hierbei die höchste Anflutgeschwindigkeit und somit auch das stärkste, aber immer noch geringe Risiko für die Entwicklung einer Abhängigkeit (Hughes 1989).

Die Behandlung mit therapeutischem Nikotin sollte ca. 8 bis 12 Wochen bei schrittweiser Reduktion durchgeführt werden. In der Regel sollte eine **Behandlungsdauer** von 6 Monaten nicht überschritten werden, im Einzelfall können jedoch durchaus auch längere Behandlungszeiten sinnvoll sein.

Nikotinpräparate sind relativ nebenwirkungsarm. Je nach angewandtem Produkt zeigen sich lokale **Nebenwirkungen** wie z. B. Hautreizungen im Bereich der Schleimhäute, Magenschmerzen oder Schluckauf (Mills et al. 2010). Darüber hinaus auftretende Nebenwirkungen des Nikotins sind dem Raucher durch den Zigarettenkonsum gut bekannt.

Bupropion

Das Antidepressivum Bupropion, ein selektiver Wiederaufnahmehemmer von Noradrenalin und Dopamin sowie ein nichtkompetitiver Hemmer des Alpha-3/Beta-2- und Alpha-4/Beta-2-Nikotin-Rezeptors, ist ebenfalls zur Behandlung der Tabakabhängigkeit zugelassen. Die zu erreichenden Abstinenzraten sind ungefähr mit der Nikotinersatztherapie vergleichbar.

Bei Anwendung des Präparats, das nach Gebrauchsinformation im Verlauf einer Woche aufdosiert werden muss, sind häufige **Nebenwirkungen** wie z. B. Schlafstörungen, Zittern, Kopfschmerzen, Konzentrationsstörungen, Mundtrockenheit und gastrointestinale Symptome zu beachten. Mit einer Häufigkeit von 1:1.000 wurden generalisierte Krampfanfälle berichtet.

Die vorgesehene **Anwendungsdauer** beträgt ebenfalls 7 bis 12 Wochen. Der Rauchstopp ist nach Abschluss der Aufdosierungsphase nach am Ende der 1. Woche vorgesehen. Einzelne Berichte von Suiziden und von der Induktion psychotischer Symptome in Post-Marketing-Analysen führten zur Empfehlung der Aufklärung und Überwachung der Patienten hinsichtlich dieser Symptome.

Es besteht eine **Kontraindikation** bei epileptischen Ereignissen in der Vorgeschichte oder anderen Bedingungen für eine Senkung der Krampfschwelle für Schwangere und für Patienten mit bipolaren Erkrankungen. Wechselwirkungen bestehen mit anderen über CYP2D6 metabolisierten Pharmaka, wie einige Antipsychotika und Antidepressiva sowie mehreren Internistika z. B. Theophyllin.

Vareniclin

Vareniclin, ein selektiver partieller Alpha-4/Beta-2-Rezeptor-Agonist, ist eine neuere Substanz, die für die Raucherentwöhnung entwickelt wurde. Durch den partiellen Agonismus soll die Substanz sowohl Entzugserscheinungen verhindern als auch die belohnenden Eigenschaften des Nikotins verringern.

Die **Aufdosierung** erfolgt in drei Schritten innerhalb der 1. Woche, die empfohlene Dosierung beträgt 2 × 1 mg/Tag. Der Rauchstopp wird erst nach der Eindosierungsphase des Medikaments (7 bis 14 Tage) empfohlen, u. a. damit der Raucher das unter der Behandlung mit Vareniclin veränderte subjektive Erleben des Rauchens erfährt: „Rauchen wird langweilig".

In Zulassungsstudien zeigt Vareniclin unter den bislang verfügbaren Substanzen zur Tabakentwöhnung die beste Wirksamkeit. Aufgrund mehrerer Post-Marketing-Berichte von psychiatrischen und kardiovaskulären **Nebenwirkungen** werden aktuell umfangreiche Phase-IV-Studien zur Sicherheit von Vareniclin durchgeführt. Die Inzidenz dieser schwerwiegenden Nebenwirkungen ist jedoch wahrscheinlich gering (Cahill et al. 2013; Singh et al. 2011; Prochaska et al. 2012). Aktuell sollten Patienten unter Behandlung mit Vareniclin jedoch über Symptome einer eventuellen depressiven Verstimmung sowie psychotische Symptome aufgeklärt werden und ggf. in der Behandlungsphase wieder einbestellt und kontaktiert werden. Zudem sollte das kardiovaskuläre Risikoprofil erhoben werden. Bei einem Drittel der mit Vareniclin behandelten Patienten wurde in den Zulassungsstudien als Hauptnebenwirkung Übelkeit beschrieben. Diese ist jedoch deutlich geringer ausgeprägt, wenn die Morgenmedikation zur ersten Mahlzeit gegeben wird. Weitere häufige Nebenwirkungen sind Schwindelgefühle, Müdigkeit und gastrointestinale Symptome.

Kontraindikationen bestehen zurzeit bei Schwangeren, Kindern und Jugendlichen. Neben den Anwendungsbeschränkungen bei eingeschränkter Nierenfunktion zeigt sich wenig Interaktionspotenzial mit anderen Pharmaka. Wechselwirkungen bestehen jedoch mit Cimetidin, Warfarin sowie der Nikotinersatztherapie.

Schwangere Raucherinnen

Bei der medikamentösen Behandlung schwangerer Raucherinnen wird in den aktuellen Leitlinien Zurückhaltung empfohlen. In einigen Fällen kann jedoch unter Nutzen-Risiko-Abwägung neben der Beratung und der Anleitung zur Verhaltensänderung eine Behandlung mit therapeutischem Nikotin durchgeführt werden. Die Nikotinersatztherapie ist immer die bessere Alternative zur Zigarette (Batra 2011).

Wirksamkeit der medikamentösen Unterstützung

Insgesamt wurden alle drei First-Line-Präparate in ihrer Wirksamkeit in mehreren prospektiven Studien und Metaanalysen untersucht. Die Effektivität der Nikotinersatztherapie im Vergleich zur Placebo-Behandlung wird mit OR = 1,84 (95% CI (Credible Interval) = 1,71–1,99) angeben. Bupropion (OR = 1,82; CI = 1,69–2,06) und Vareniclin (OR = 2,88; CI = 2,40–3,47) sind ebenfalls wirksamer als Placebo (Cahill et al. 2013).

Weitere medikamentöse Verfahren

Weitere, aktuell nicht zugelassene, aber wirksame Medikamente zur Tabakentwöhnung sind das trizyklische Antidepressivum Nortriptylin, das Antihypertensivum Clonidin sowie der partielle Nikotinrezeptor-Agonist Cytisin (in Osteuropa ist Cytisin zur Tabakentwöhnung zugelassen). Die Kombination mehrer Medikamente (Nikotinpflaster und -Kaugummi oder Nikotinspray oder Inhaler, Bupropion und Nikotinpflaster) wird in den Leitlinien als wirksam beschrieben und bei starken Rauchern empfohlen, ist allerdings nicht zugelassen.

5.6.2 Motivationsfördernde und psychotherapeutische Unterstützung

Motivationsstrategien zur Beendigung des Tabakkonsums

Jedem Raucher sollte geraten werden, aus eigener Anstrengung einen Aufhörversuch zu unternehmen. Die alleinige Empfehlung des Arztes, den Tabakkonsum zu beenden, ist wirksam und sollte bei jeder passenden Gelegenheit ausgesprochen werden, da durchaus moderate Steigerungen der langfristigen Aufhörquoten resultieren.

Um die Motivation zum Rauchstopp zu erhöhen, bieten sich Techniken der Gesprächsführung nach dem Prinzip der Motivierenden Gesprächsführung von Miller und Rollnick (2012) an – diese schaffen eine Atmosphäre der nichtwertenden Akzeptanz des Patienten.

Es handelt sich hierbei um eine einfach zu erlernende Gesprächsführungstechnik, die durch die Grundsätze der partnerschaftlichen und gleichberechtigten Zusammenarbeit, der Wahrung der Autonomie des Patienten und evokativer Exploration der Motive des Patienten charakterisiert wird. Durch bewusstes Vermeiden von Diskussion und Belehrung wird Widerstand des Patienten gegen die Empfehlungen des Arztes vermieden. Die Wahrnehmung von Diskrepanzen zwischen gegenwärtigem Verhalten und persönlichen Werten und Zielen wird gezielt gefördert, um zu einer Verhaltensänderung zu motivieren.

Ziel ist es, zu erarbeiten, dass die langfristigen Vorteile der Abstinenz die kurzfristigen Probleme des Rauchstopps und die positiven Aspekte des Rauchens (soziale Verstärkung, Geschmack, belohnende Wirkung des Nikotins etc.) bei Weitem aufwiegen. Nachteile des Konsums (die gesundheitliche Situation, das Gefühl der Abhängigkeit, finanzielle Aspekte usw.) werden erwarteten Schwierigkeiten beim Rauchstopp (z. B. Angst zu Scheitern, Angst vor einer Gewichtszunahme, Verlust der funktionalen Bedeutung des Rauchens bei der Überwindung von Gefühlen wie Langeweile, Stress, Ängstlichkeit) gezielt gegenübergestellt, um auch hier durch die Förderungen von Diskrepanzen zwischen gegenwärtigem und zukünftigem Verhalten Hindernisse beim Rauchstopp abzubauen. Durch die gezielte Verstärkung sogenannter selbstmotivierender Äußerungen, in denen der Patient über seine individuellen Gründe und Fähigkeiten zur Verhaltensänderung spricht, wird die Selbstwirksamkeit gefördert und so die Wahrscheinlichkeit der Umsetzung eines Rauchstoppversuchs erhöht.

Die motivierende Gesprächsführung steigert als Kurzintervention die Abstinenz moderat (RR = 1,27; CI = 1,14–1,42; **5–10 %**) (Lai et al. 2010).

Psychotherapeutische Behandlungsoptionen

Die psychotherapeutische Behandlung zielt auf die Überwindung der psychologischen Komponente der

Tabakabhängigkeit. Die empfohlenen Behandlungselemente entstammen der Verhaltenstherapie; psychodynamisch orientierte Therapieangebote haben ähnlich wie hypnotherapeutische Interventionen mangels kontrollierter Studien keine ausreichende Evidenzbasierung erfahren – (Barnes et al. 2010). (Allerdings deutet eine neue und kontrovers diskutierte Metaanalyse – Tahiri et al. 2012 – an nur vier Studien auf die Effektivität dieser Therapie hin [RR = 4,55; CI = 0,98–21,01], sodass bei uneinheitlicher Datenlage noch weitere Untersuchungen zur Wirksamkeit der Hypnotherapie zur Raucherentwöhnung benötigt werden).

Ausgehend von den Grundannahmen, dass die psychische Abhängigkeit aus operanten und klassischen Konditionierungen entsteht und kognitive Prozesse, persönliche Werthaltungen sowie die Funktionalität des Konsums bei der Aufrechterhaltung des Tabakkonsums eine wichtige Rolle spielen, beinhalten die bestehenden Entwöhnungsprogramme neben psychoedukativen Elementen und den oben genannten Techniken zur Motivationsförderung verhaltenstherapeutische Behandlungsbausteine.

Verhaltenstherapeutisch orientierte Behandlungsprogramme, wie z. B. das „Rauchfrei-Programm" oder das Programm „Nichtraucher in 6 Wochen" verfolgen das Ziel, nach der Phase der Abstinenzvorbereitung (Motivationsförderung, Anleitungen zur Verhaltensbeobachtung und zur Identifikation von Risikosituationen) die Phase der Konsumbeendigung (Stimuluskontrolle, Vertragsmanagement, soziale Unterstützung und operante Verstärkungsmöglichkeiten sowie Feedback mittels CO-Messung) zu ermöglichen. Die Phase der Stabilisierung der Rauchfreiheit erfolgt durch den Aufbau von Alternativverhalten und Fertigkeitentraining (Entspannungstechniken, Aufbau von konsuminkompatiblem Freizeitverhalten), die Vermittlung eines allgemeinen gesundheitsförderlichen Verhaltens (Informationen zur körperlichen Aktivierung oder Ernährungsberatung), den Umgang mit Versuchungssituationen und die Vorbereitung einer erfolgreichen Bewältigung von Rückfallsituationen mithilfe von Rollenspielen oder kognitiven Vorbereitungen und Problemlösestrategien im Rahmen der Gruppengespräche.

Metaanalysen zum Effekt der psychotherapeutischen Maßnahmen belegen die Effektivität der individuellen Raucherberatung im Vergleich mit einfachen Beratungen (RR = 1,39; CI = 1,24–1,57; 13,9 vs. 10,8 %) (Lancaster und Stead 2005). Wie in den oben beschriebenen Programmen vorgesehen, ist die Kombination aus Pharmakotherapie und verhaltenstherapeutischen Interventionen eine sehr effektive Therapie, deren Effektivität der Kurzberatung überlegen ist (RR=1,82; CI=1,66–2,00) (Stead und Lancaster 2012b).

Gruppentherapieprogramme und individualisierte Einzelberatungen unterscheiden sich bezüglich ihrer Wirksamkeit nicht (Stead und Lancaster 2005).

Selbsthilfematerialien

Neben vielen kostenpflichtigen Ratgebern aus dem Buchhandel sind über die Bundeszentrale für gesundheitliche Aufklärung (BZgA) und über die Deutsche Krebshilfe (DKH) kostenlose Broschüren als Selbsthilfemanuale beziehbar. Diese Manuale folgen den Prinzipen der oben beschriebenen Gruppentherapien und ermöglichen dem Rauchenden eine detaillierte Anleitung über den gesamten Prozess der Entwöhnung hinweg. Die Effektivität der Programme ist geringer als die der Gruppentherapien und Medikamenten, allerdings ist der Zugang viel niederschwelliger.

Alternative Zugangswege: Telefon und Internet

Internetbasierte Raucherberatungs- und -entwöhnungsprogramme werden von Krankenkassen, Pharmfirmen und der BZgA zur Verfügung gestellt. Internetbasierte Programme sind wirkungsvoller als eine Standardberatung (RR 1,48, CI 1,11–2,78), unklar ist, ob die individualisierte Vorgehensweise einen zusätzlichen Vorteil bringt (Civljak et al. 2013).

Überregional stehen das Rauchertelefon der BZgA und des Deutschen Krebsforschungszentrums zur Verfügung. Die meisten Rauchertelefone rufen nach Anmeldung per Fax den Patienten selbstständig zurück. Diese proaktive Beratung, die sich an den Prinzipien der motivierenden Gesprächsführung und der Verhaltenstherapie orientiert, ist für manchen Patienten wegen leichter Erreichbarkeit und Anonymität eine gute und effektive Alternative (RR 1,37, CI 1,26–1,50) zu gruppentherapeutischen Angeboten (Stead et al. 2013).

5.7 Komorbidität mit anderen psychiatrischen Erkrankungen

Bei Patienten mit psychiatrischen Erkrankungen ist die Prävalenz einer zusätzlichen Tabakabhängigkeit in etwa doppelt so hoch (40–50 %) wie in der Allgemeinbevölkerung. Betrachtet man ausschließlich Patienten in stationär psychiatrischer Behandlung liegt der durchschnittliche Raucheranteil sogar bei bis zu 70 %. Auf dem US-Tabakmarkt machen Personen mit psychiatrischen Erkrankungen bereits 44–46 % des Marktanteils aus, d. h. fast jede zweite Zigarette wird dort von Menschen mit einer psychiatrischen Erkrankung geraucht (Lasser et al. 2000). Besonders hohe Raucherprävalenzen treten bei Suchterkrankungen (ca. 80 %), der Schizophrenie (70–88 %), bei affektiven Störungen (ca. 60 %) sowie Angsterkrankungen (ca. 60 %) auf.

Raucher mit einer zusätzlichen psychiatrischen Erkrankung weisen erheblich **erhöhte somatische Morbiditäts- und Mortalitätsraten** auf. So wird z. B. bei schizophrenen Patienten generell eine 20 % geringere Lebenserwartung beschrieben: Rauchen ist der bedeutendste vermeidbare Risikofaktor dieser hohen Mortalität (Bobes et al. 2010). Bei Suchtpatienten wirken die schädlichen gesundheitlichen Folgen des kombinierten Drogen- und Tabakkonsums synergistisch und werden um ca. 50 % höher geschätzt als die Summe der einzelnen Risiken (Bien et al. 1990). Rauchen – nicht Alkohol – ist die führende Todesursache für Patienten, die eine Alkoholentzugsbehandlung durchgeführt haben und ist für mehr als die Hälfte aller Todesfälle dieser Patientengruppe verantwortlich (Hurt et al. 1996).

Rauchende psychiatrische Patienten zeigen darüber hinaus eine deutlich **schlechtere Prognose** in Bezug auf ihre psychische Störung, bis hin zu einer signifikant erhöhten Lebenszeitprävalenz für Suizidalität (Keizer et al. 2009).

Ein gut belegter komplexer Zusammenhang besteht zwischen **Depression** und Rauchen: In einer Studie der Weltgesundheitsorganisation zeigte sich unter Rauchern eine Lebenszeitprävalenz für eine Major Depression von 23,7 % verglichen mit 6,2 % bei Nie-Rauchern (Wiesbeck et al. 2008).

In der Literatur finden sich vielfältige Erklärungsansätze für den erhöhten Tabakkonsum psychiatrischer Patienten: Durch die biochemischen Mechanismen des Nikotins bzw. anderer im Tabakrauch enthaltener Substanzen stellt das Rauchen für viele psychiatrische Patienten eine Art „Selbstmedikation" dar, mit der erkrankungsbedingte Defizite gemildert werden sollen. Rauchen hat konzentrationsfördernde Effekte und verbessert die Aufmerksamkeit und die Leistung in Kurzzeitgedächtnistests. Es wird oft als spannungslösend und beruhigend empfunden und stellt eine Coping-Strategie für Langeweile und Unruhezustände dar. Tabakrauch besitzt eine antidepressive Wirkung, vor allem durch eine Hemmung der Monoaminoxidase MAO-A und MAO-B, sowie durch direkte, durch Nikotin vermittelte serotonerge und cholinerge Effekte.

Die hohe Raucherprävalenz bei **schizophrenen Erkrankungen** wird v. a. mit einer Verbesserung der Negativsymptomatik (Dalack et al. 1996) sowie durch weitere dopaminerge und glutamaterge Effekte des Nikotins im Sinne einer Selbstmedikation erklärt. Chronische Nikotinzufuhr kann neuroleptikainduzierte extrapyramidal-motorische Störungen verbessern (Goff et al. 1992; McEvoy et al. 1999) sowie das durch diese Medikamente induzierbare Parkinsonoid reduzieren (Decina et al. 1990). So scheint es, dass Patienten, die mit modernen Antipsychotika behandelt werden, eine etwas niedrigere Raucherprävalenz aufweisen (Barnes et al. 2006). Auch gibt es Hinweise darauf, dass durch Nikotin schizophreniebedingte kognitive Defizite verbessert werden können (Depatie et al. 2002; Jacobsen et al. 2004).

Bei Patienten mit einer **Alkohol- oder Opiatabhängigkeit** kann das Belohnungssystem durch den Tabakkonsum synergistisch aktiviert werden. Psychiatrische Patienten werden über die biologischen Wirkungen des Tabakrauchs hinaus durch psychosoziale Umgebungsbedingungen (z. B. Sozialstatus, fehlende Tagesstruktur aber auch durch die Vorbildfunktion anderer Patienten) beeinflusst.

Herausforderungen in der Tabakentwöhnung psychiatrischer Patienten stellen die erkrankungsbedingt reduzierte Adhärenz und eingeschränkte Strategien bei der Bewältigung des Tabakentzugs, z. B. von Versuchungssituationen, Entzugserscheinungen und negativer Affekte dar (Batra 2000).

Die **Abstinenzraten nach Tabakentwöhnung** liegen bei psychiatrischen Patienten deutlich unter denen der Allgemeinbevölkerung, die Motivation zur

Tabakentwöhnung ist bei psychiatrischen Patienten jedoch durchaus mit der Normalbevölkerung vergleichbar (Hall et al. 2009). Auch Suchtpatienten profitieren von einem Rauchstopp ohne langfristige Gefährdung der Abstinenz von ihrem primären Suchtmittel (Prochaska 2010).

Behandlung mit Psychopharmaka und Rauchstopp

Der starke Einfluss des Rauchens auf das mikrosomale Cytochrom-P450-System der Leber (v. a. durch Enzyminduktion der Isoform 1A2 und 2E1) hat Folgen für die Metabolisierung vieler Psychopharmaka: Ein Rauchstopp oder reduziertes Rauchen können den Serumspiegel einiger Psychopharmaka stark erhöhen, sodass stärkere Nebenwirkungen oder toxische Effekte möglich sind. Besonders häufig wurde dies für die Antipsychotika Clozapin und Olanzapin beschrieben: Rauchende Patienten benötigen hier eine ca. 50 bzw. 67 % höhere Tagesdosis als Nichtraucher, um vergleichbare Serumspiegel zu erreichen (Haslemo und Eikeseth et al. 2006). Intoxikationen nach Rauchstopp wurden beschrieben. Drugmonitoring im Sinne einer regelmäßigen Spiegelkontrolle und ggf. Dosisanpassung sind deshalb bei der Tabakentwöhnung psychopharmakologisch behandelter Patienten empfehlenswert (van der Weide und Steijns et al. 2003). ➤ Tabelle 5.3 zeigt wichtige Medikamente in der Psychiatrie, deren Abbau durch Tabakrauch induziert wird.

Therapieempfehlungen

In den aktuellen Leitlinien werden für psychiatrische Patienten letztlich ähnliche Therapieempfehlungen wie für Patienten ohne psychiatrische Komorbidität gegeben. Bei der Entwöhnungstherapie sollte jedoch prinzipiell bedacht werden, dass durch einen Rauchstopp das Risiko einer **Verschlechterung einer aktuellen psychiatrischen Symptomatik** oder eines Auftretens einer erneuten Episode einer bestehenden psychiatrischen Erkrankung besteht (Rüther et al. 2014).

Eine Tabakabhängigkeit sollte bei jedem psychiatrischen Patienten im ambulanten und stationären Bereich mittels geeigneter Diagnoseinstrumente (z. B. FTND) erfasst und dokumentiert werden. Sofern nicht akute Krankheitssymptome (wie Suizidalität, produktiv psychotische Symptomatik, schweres depressives Syndrom) dagegensprechen, sollte jedem psychiatrischen Patienten der Rat zum Rauchstopp gegeben und Hilfen angeboten werden. Dies schließt auch eine medikamentöse Unterstützung durch ein First-Line-Produkt (Nikotin, Vareniclin, Bupropion) ein.

Generell sollte jedoch eine **stabile Phase** der psychiatrischen Erkrankung für die Tabakentwöh-

Tab. 5.3 Wichtige Psychopharmaka, deren Abbau durch Tabakrauch induziert wird (modifiziert nach Desai et al. 2001; Olivier et al. 2007).

Antidepressiva	Antipsychotika	Anxiolytika	Andere
Agomelatin	Aripiprazol	Alprazolam	Carbamazepin
Amitriptylin[v]	Chlorpromazin	Clonazepam	Chlordiazepoxid[v]
Clomipramin	Clozapin	Diazepam	Propranolol
Duloxetin	Fluphenazin	Lorazepam	
Fluvoxamin	Haloperidol	Oxazepam	
Imipramin	Olanzapin	Triazolam	
Mirtazapin[v]	Perazin		
Nortriptylin[v]	Zotepin		
Reboxetin			
Sertralin			
Trazodon			

[v] = variabel

nung gewählt werden. Die therapeutisch-ärztliche Begleitung ist bei diesen Patienten besonders wichtig, um z. B. Veränderungen der Medikamentenspiegel, neu auftretende psychiatrische Symptome oder eine Verschlechterung der Grunderkrankung zu erfassen und zu behandeln. Psychiatrisch tätige Ärzte sind mit den Prinzipien einer Suchtbehandlung vertraut, sodass sie besonders geeignet sind, ihren Patienten für die Tabakabhängigkeit fachliche Hilfe anzubieten.

DIE WICHTIGSTEN BEHANDLUNGSGRUNDSÄTZE

- **Diagnostik:** Die Bestimmung der Tabakabhängigkeit erfolgt über die diagnostischen Kriterien des ICD-10, Kapitel F1x. Die Schwere der Nikotinabhängigkeit lässt sich über den Fagerström-Test für Nikotinabhängigkeit quantifizieren.
- **Pharmakotherapie:** Eine unterstützende medikamentöse Therapie erhöht die Abstinenzwahrscheinlichkeit und kann mit therapeutischen Nikotinpräparaten, Bupropion oder Vareniclin erfolgen.
- **Psychotherapie:** Zu den wirksamen Techniken gehören Kurzinterventionen, die Motivierende Gesprächsführung, verhaltenstherapeutisch basierte Einzel- oder Gruppenprogramme. Telefonberatung und Selbsthilfematerialien sind niederschwellige Alternativen.

KAPITEL 6

Martin Lambert, Evangelos Karamatskos, W. Wolfgang Fleischhacker und Dieter Naber

Pharmakotherapie der Schizophrenie (ICD-10 F2)

6.1	Einleitung	70
6.2	Grundlagen der Pharmakotherapie	70
6.2.1	Basiswissen zum Erkrankungsbild der Schizophrenie	70
6.2.2	Diagnostik und Differenzialdiagnostik	71
6.2.3	Prognosefaktoren	74
6.2.4	Pharmakologie, Vor- und Verlaufsuntersuchungen, Drug-Monitoring	74
6.3	Die Akutbehandlung	76
6.3.1	Basiswissen	76
6.3.2	Auswahl des Antipsychotikums und der Begleitmedikation	78
6.3.3	Dosierung der Antipsychotika	78
6.3.4	Antipsychotischer Behandlungsalgorithmus	80
6.4	Spezifische Akutpharmakotherapie	83
6.4.1	Ersterkrankte Patienten	83
6.4.2	Mehrfacherkrankte Patienten (Rückfall)	83
6.5	Notfallbehandlung	85
6.5.1	Basiswissen	85
6.5.2	Allgemeine und pharmakotherapeutische Behandlung	85
6.6	Langzeitbehandlung	88
6.6.1	Häufigkeit, Risikofaktoren und Konsequenzen psychotischer Rückfälle	88
6.6.2	Wahl und Dosierung von Antipsychotika in der Rückfallprävention	89
6.6.3	Anwendung von Depotantipsychotika	90
6.6.4	Dauer der antipsychotischen Langzeitbehandlung	91
6.7	Arzneimittelverträglichkeit und -sicherheit	94
6.7.1	Einleitung	94
6.7.2	Extrapyramidal-motorische Störungen (EPMS)	96
6.7.3	Tardive Dyskinesien (TD)	96
6.7.4	Malignes neuroleptisches Syndrom (MNS)	98
6.7.5	Sexualstörungen und endokrine Nebenwirkungen	98
6.7.6	Gewichtszunahme und metabolische Nebenwirkungen	99
6.7.7	Kardiovaskuläre Nebenwirkungen	102
6.7.8	Gastrointestinale Nebenwirkungen und Leberfunktionsstörungen	103
6.7.9	Hämatologische Nebenwirkungen	103
6.7.10	Andere Nebenwirkungen	103

6.1 Einleitung

Die Pharmakotherapie schizophrener Erkrankungen wird in folgende Teilbereiche unterteilt:
1. Grundlagen der Pharmakotherapie
2. Pharmakotherapie prodromaler schizophrener Patienten
3. Akutbehandlung erst- und mehrfacherkrankter Patienten
4. Behandlung psychiatrischer Notfälle im Rahmen schizophrener Störungen
5. Rückfallprophylaktische Langzeitbehandlung
6. Behandlung von spezifischen Symptomen/Syndromen
7. Prävention und Behandlung von Nebenwirkungen
8. Therapieresistente Schizophrenie (➤ Kap. 8)

Aufgrund der derzeit noch geringen Studienlage ist die **Pharmakotherapie prodromaler Patienten** nicht Bestandteil dieses Buchkapitels (s. dazu z. B. Fleischhacker und Simma 2012).

Für die biologische **Akutbehandlung erst- und mehrfacherkrankter Patienten,** die **Langzeitbehandlung,** die **Prävention und Behandlung von Nebenwirkungen** sowie die **Behandlung von spezifischen Symptomen/Syndromen** existieren neuere Behandlungsrichtlinien psychiatrischer und pharmakologischer Gesellschaften. Diese fassen Ergebnisse von Metaanalysen, (systematischen) Reviews und (randomisierten) Studien zusammen und bewerten die jeweiligen Interventionsmöglichkeiten hinsichtlich Evidenz und Empfehlungsgrad. Neuere Richtlinien in Bezug auf die Pharmakotherapie sind z. B. enthalten in:

- National Institute for Clinical Excellence: (NICE 2010)
- The Schizophrenia Patient Outcome Research Team (PORT): Updated Treatment Recommendations 2009 (Kreyenbuhl et al. 2010), the 2009 Schizophrenia PORT Psychopharmacological Treatment Recommendations and Summary Statements (Bchanan et al. 2010)
- World Federation of Societies of Biological Psychiatry (WFSBP) Guidelines for Biological Treatment of Schizophrenia, Part 1 & 2 (Hasan et al. 2012, 2013)
- Schizophrenia Consensus Group of British Association for Psychopharmacology. Evidence-based guidelines for the pharmacological treatment of schizophrenia: recommendations from the British Association for Psychopharmacology (Barnes et al. 2011).

Die **Behandlung psychiatrischer Notfälle im Rahmen von schizophrenen Störungen** folgt v. a. spezifischen Reviews und Expertenkonsensus-Richtlinien (z. B. Allen et al. 2005; Nordstrom und Allen 2007) bzw. pharmakologischen Fachgesellschaften (Barnes et al. 2011).

6.2 Grundlagen der Pharmakotherapie

6.2.1 Basiswissen zum Erkrankungsbild der Schizophrenie

Epidemiologie

Die Inzidenz der Schizophrenie liegt bei 15,2 pro 100.000 Personen-Jahre (Varianz 7,7–43,0; Saha et al. 2005). Prävalenzen werden im Median pro 1.000 Personen angegeben und sind wie folgt: 1-Jahres Prävalenz: 3,3, Lebenszeitprävalenz: 4,0, Lebenszeitmorbiditätsrisiko: 7,2. Das bekannte 1 %-("einer von hundert")Dogma entspricht dem „mean" Lebensmorbiditätsrisiko von 11,3 pro 1.000 Personen (McGrath und Susser 2009). Die Geschlechtsverteilung beträgt 1,4:1 Männer-Frauen-Ratio (Saha et al. 2005). Das Hauptmanifestationsalter liegt bei 15–25 Jahren (Amminger et al. 2006).

Entstehung, Risikofaktoren, Erscheinungsbild

Das Entstehungsmodell der Schizophrenie ist in ➤ Abbildung 6.1 dargestellt. Es umfasst drei Phasen bis zur ersten Behandlung (prämorbide, prodromale und die Phase der unbehandelten Psychose). In dem Modell sind die wichtigsten Risikofaktoren für die Entwicklung der Schizophrenie chronologisch dargestellt, die additiv das Risiko erhöhen (Ruhrmann et al. 2010).

Die **prämorbide Phase** ist die Phase vom Beginn der Schwangerschaft bis zur Prodromalphase. In diese Phase fallen (➤ Abb. 6.1):
1. **Prä- und perinatale Risikofaktoren:** z. B. die genetische Disposition (steigend nach Grad der biologischen Verwandtschaft), Schwangerschafts- (z. B. Infektionen, Blutungen) und Geburtskomplikationen (Frühgeburt, erniedrigter APGAR-Wert).
2. **Frühentwicklungsstörungen:** Diese umfassen motorische, kognitive und/oder emotionale Auffälligkeiten im Kleinkind- und Schulalter bzw. in der Adoleszenz (Cannon et al. 2002).
3. **Schizotype Persönlichkeitsentwicklungen:** Diese Entwicklung zeigt sich häufig auch schon in der prämorbiden Phase, u. a. mit wenig sozialen Bezügen und Tendenz zu sozialem Rückzug oder eingeschränktem Affekt.
4. **Cannabiskonsum:** 80 % der später Schizophrenie-Erkrankten beginnen hier mit einem Cannabiskonsum, wobei das Erkrankungsrisiko v. a. bei einem frühem Beginn und einem hohem kumulativen Konsum erhöht ist (Large et al. 2011).
5. **Belastungsfaktoren:** z. B. Tod eines Elternteils, sexueller und/oder physischer Missbrauch, Gewalttätigkeit bzw. Kriminalität in der Familie, Vernachlässigung. Bei 40–60 % aller Kinder und Jugendlichen liegen zumeist kombinierte Belastungsfaktoren vor, die das Risiko psychisch und somatisch zu erkranken erhöhen, v. a. bei frühen, schweren, dauerhaften und/oder mehreren Traumatisierungen (Kessler et al. 2010; McLaughlin et al. 2012).

Zumeist am Übergang von der prämorbiden zur prodromalen Phase entwickeln sich erste psychische nichtpsychotische Erkrankungen, die ebenfalls als Risikofaktor zu werten sind (Kim-Cohen et al. 2003). Diese sind evident in mehr als 90 % der Patienten, wovon 80 % zwischen dem 11. und 18. Lebensjahr erstmals psychisch erkranken (➤ Abb. 6.1).

Die **prodromale Phase** ist die Phase vom Beginn prodromaler Symptome bis zur kontinuierlichen Manifestation positiver Symptome (= Ersterkrankung). Die Prodromalphase wird durch zwei Konzepte definiert (Schultze-Lutter et al. 2012; ➤ Abb. 6.1):
1. Das **„psychoseferne" Prodrom mit Basissymptomen:** Basissymptome sind subklinische Störungen, die von Betroffenen als eigene mentale Fehlfunktionen wahrgenommen werden. Sie beinhalten subjektive Störungen in Antrieb und Stresstoleranz, die sich in Denken, Sprache, Wahrnehmung, Motorik und vegetativen Funktionen manifestieren.
2. Das **„psychosenahe" Prodrom (Ultra-High-Risk [UHR]):** Hierbei handelt es sich um eine Risikokonstellation bestehend aus attenuierten psychotischen Symptomen (APS) und/oder transienten, spontan remittierenden psychotischen Symptomen (BLIPS) in Kombination mit einem oder mehreren Risikofaktoren für eine Schizophrenie (Familienanamnese und/oder schizotype Persönlichkeitsstörung) und einem Absinken des psychosozialen Funktionsniveaus.

Mit dem Beginn kontinuierlicher psychotischer Symptome geht die Prodromalphase in die Phase der Ersterkrankung über. Da viele Patienten zu Beginn nicht behandelt sind, wird hier die sog. Dauer der **unbehandelten Psychose** (engl. „duration of untreated psychosis", DUP; Marshall et al. 2005) unterschieden (➤ Abb. 6.1). Dies hat den Grund, dass eine lange DUP mit biopsychosozialen Konsequenzen verbunden sein kann, die Faktoren einer schlechteren Prognose sind. Hierzu gehören u. a. ein schlechterer Verlauf von Psychopathologie, Funktionsniveau und Lebensqualität (Marshall et al. 2005), vermehrte Rückfälle (Alvarez-Jiménez et al. 2011), vermehrtes suizidales Verhalten (Robinson et al. 2009) oder schlechtere Therapieteilnahme (Alvarez-Jiménez et al. 2009). Eine Reihe von Faktoren begünstigen eine lange DUP, u. a. das Vorhandensein negativer Symptome, fehlende Krankheitseinsicht sowie ein schlechtes prämorbides Funktionsniveau (Compton et al. 2011).

Im Stadium der Ersterkrankung sind Schizophrenien zumeist bereits hochkomplexe psychische Störungen mit einer Vielzahl möglicher psychotischer oder assoziierter Symptome, komorbiden psychischen oder somatischen Erkrankungen, sonstigen Problemen und daraus resultierenden psychosozialen Konsequenzen (Lambert und Naber 2012; ➤ Abb. 6.2).

6.2.2 Diagnostik und Differenzialdiagnostik

Zur Diagnostik und Differenzialdiagnostik und damit zur Diagnosestellung der Schizophrenie nach ICD-10 (➤ Tab. 6.1) gehören:

6 Pharmakotherapie der Schizophrenie (ICD-10 F2)

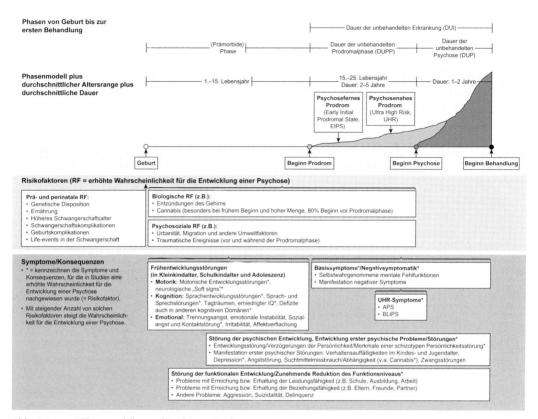

Abb. 6.1 Entwicklungsmodell von schizophrenen Psychosen.

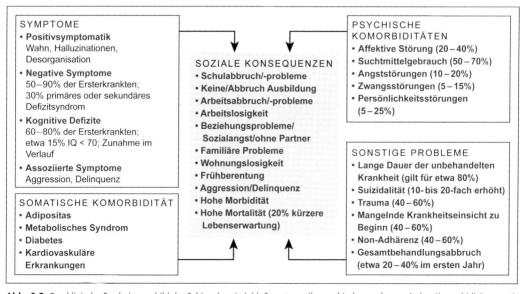

Abb. 6.2 Das klinische Erscheinungsbild der Schizophrenie inkl. Symptomatik, psychischer und somatischer Komorbidität, sonstigen Problemen und den daraus entstehenden psychosozialen Dysfunktionen.

6.2 Grundlagen der Pharmakotherapie

Tab. 6.1 Symptomgruppen und diagnostische Kriterien der Schizophrenie nach ICD-10.

Symptomgruppen 1–8

1. Gedankenlautwerden, Gedankeneingebung oder Gedankenentzug, Gedankenausbreitung
2. Kontroll- und Beeinflussungswahn, das Gefühl des Gemachten, Wahnwahrnehmungen
3. kommentierende oder dialogische Stimmen
4. anhaltender, kulturell unangemessener und völlig unrealistischer Wahn
5. anhaltende Halluzinationen jeder Sinnesmodalität
6. Gedankenabreißen, Zerfahrenheit, Danebenreden
7. katatone Symptome wie Erregung, Stereotypien, wächserne Biegsamkeit, Negativismus, Mutismus, Stupor
8. negative Symptome wie Apathie, Sprachverarmung, verflachte oder inadäquate Affekte

Diagnostische Kriterien 1–4

1. Für die Diagnose Schizophrenie ist mindestens ein eindeutiges Symptom der Gruppen 1–4 erforderlich oder mindestens 2 Symptome der Gruppen 5–8.
2. Die Symptome müssen länger als einen Monat andauern; währen sie nur kürzere Zeit, ist eine akute schizophreniforme psychotische Störung zu diagnostizieren.
3. Schizophrenie soll nicht diagnostiziert werden bei ausgeprägten depressiven oder manischen Symptomen, es sei denn die schizophrene Symptomatik wäre der affektiven vorausgegangen.
4. Gehirnerkrankungen, Intoxikationen, Drogeneinfluss, Entzugssyndrome sind auszuschließen.

---

1. Erhebung des psychopathologischen Befundes inkl. positiver, negativer, kognitiver und katatoner Symptome, formaler Denkstörungen und Ich-Störungen inkl. deren Dauer und
2. Ausschluss von somatischen und psychischen Differenzialdiagnosen.

Differenzialdiagnostisch kommen v. a. a) andere psychotische Störungen (v. a. Schizophrenie-Spektrum, Bipolar-I-Störung oder schwere Depression mit psychotischen Symptomen) oder b) nichtpsychotische Störungen (v. a. Autismus/Asperger oder [schizotype] Persönlichkeitsstörungen) in Betracht. Die Diagnosestellung sollte zumindest zweimal standardisiert erfolgen (z. B. SKID-I-Interview): zu Beginn und nach 12–18 Monaten aufgrund des diagnostischen Shifts (Schimmelmann et al. 2005).

Neben den genannten Untersuchungen sollte eine Reihe weiterer Aspekte erhoben werden (➤ Tab. 6.2).

Tab. 6.2 Relevante Inhalte der psychosozialen Untersuchung und Anamnese (u. a. nach Stahl et al. 2013).

Krankheitsanamnese mit Risikofaktoren

- genetische Disposition
- Geburts- und Schwangerschaftskomplikationen
- Frühentwicklungsstörungen
- schizotype Persönlichkeitsentwicklungen
- frühere psychische Störungen
- Prodromalphase (Entwicklung über psychosefernes und/oder psychosenahes Prodrom)
- Dauer der unbehandelten Psychose (DUP) bzw. Dauer der unbehandelten Erkrankung (DUI)
- prämorbides Funktionsniveau
- Suizidversuche in der Vorgeschichte
- Stressoren für den Übergang in die Psychose

Aktueller psychopathologischer Befund

- Positivsymptomatik
- Negativsymptomatik (primäres Defizitsyndrom, sekundäre Negativsymptomatik)
- Desorganisation

Aktueller psychopathologischer Befund

- manische bzw. depressive Symptome oder andere Symptome (v. a. Angst)
- kognitive Störungen (neuropsychologische Testung)
- Krankheitseinsicht

Aktuelle komorbide psychische und somatische Erkrankungen

- Suchtstörungen, Major Depression, Angststörungen (v. a. soziale Phobie)
- Zwangsstörung, Persönlichkeitsstörungen
- andere komorbide Störungen (v. a. Intelligenzminderung, ADHS, Essstörungen, posttraumatische Belastungsstörung)
- somatische Erkrankungen

Risikountersuchung zu eigen-, fremd- und therapiegefährdendem Verhalten

- Suizidalität (v. a. aktuelle Gedanken und Pläne, frühere Suizidversuche, aktuelle Depression, wahnhaftängstliche Symptome)
- gewalttätiges Verhalten (v. a. früheres gewalttätiges Verhalten, Agitation, Desorganisation, Misstrauen und Wahn, dysphorische und/oder manische Symptome, dissoziale Persönlichkeit)
- Non-Adhärenz-Risiko (v. a. schlechte Therapeuten-Patienten-Beziehung, komorbide Suchtstörung, schlechte Krankheitseinsicht, negative Einstellung gegenüber der Behandlung, schlechte Befindlichkeit unter Medikation, fehlendes psychosoziales Unterstützungssystem; ➤ Kap. 6.2.2)
- Risiko des unerlaubten Entfernens aus dem Krankenhaus (junges Alter, männliches Geschlecht, komorbide Suchtstörung, antisoziale Persönlichkeitsentwicklungen, mangelhafte Krankheitseinsicht)

Tab. 6.2 Relevante Inhalte der psychosozialen Untersuchung und Anamnese (u. a. nach Stahl et al. 2013). (Forts.)

Soziale Anamnese
- Biografie
- Situation in Schule und Beruf
- Wohnsituation
- finanzielle Situation
- familiäre Situation

6.2.3 Prognosefaktoren

Viele Prognosefaktoren sind auch prädiktiv für eine antipsychotische Response, u. a.:
1. die Dauer der unbehandelten Erkrankung und hier v. a. die Dauer der unbehandelten Psychose (s. o.),
2. Therapieadhärenz (aufgrund der Rückfallgefahr) hinsichtlich Gesamtbehandlung (20–40 % in 18 Monaten; Kreyenbuhl et al. 2009) und medikamentöser Therapie (15–20 % sind Medikationsverweigerer [Lambert et al. 2010a], 40 % Non-Adhärenz direkt nach der stationären Behandlung [Tiihonen et al. 2011], 50–60 % innerhalb eines Jahres und 75 % innerhalb von 2 Jahren [Velligan et al. 2009]),
3. Verhinderung von Rückfällen aufgrund negativer Auswirkungen inklusive erniedrigte antipsychotische Response (80–100 % haben innerhalb von 3–5 Jahren mindestens einen psychotischen Rückfall (Robinson et al. 1999; Emsley et al. 2012a, b; ➤ Kap. 6.6.2),
4. integrierte Versorgung mit Bereitstellung einer kombinierten pharmakotherapeutischen und psychosozialen Behandlung (Lambert et al. 2010b; Guo et al. 2010).

6.2.4 Pharmakologie, Vor- und Verlaufsuntersuchungen, Drug-Monitoring

Pharmakologie

Die Wirksamkeit von Antipsychotika auf die Positivsymptomatik beruht v. a. auf deren Fähigkeit, die dopaminerge Aktivität (v. a. Dopamin-D_2-Rezeptoren) im mesolimbischen System zu reduzieren. Manche Antipsychotika erhöhen zudem über eine zusätzliche Blockade von Dopamin-D_1-Rezeptoren und präsynaptischer D_2-Rezeptoren durch eine Feedbackregulation die Dopamin-Konzentration im frontalen dopaminergen System, was ihre Wirksamkeit bei schizophrener Negativsymptomatik erklärt. Zudem weisen manche Antipsychotika eine höhere Bindungsaffinität für den Serotoninrezeptor vom Subtyp 2 (5-HT_2) als für den D_2-Rezeptor auf, was mit der Wirksamkeit auf negative und depressive Symptome korreliert. Die Affinität zu α-Adreno-, Histamin- oder Acetylcholin-Rezeptoren ist wahrscheinlich ausschließlich für unerwünschte Wirkungen verantwortlich.

Kenntnisse pharmakokinetischer Eigenschaften der Antipsychotika sind z. B. in Bezug auf Wirkungseintritt, Einnahmefrequenz, Dosis, Interaktionen, Arzneimittelsicherheit und -verträglichkeit wichtig.

Vor- und Verlaufsuntersuchungen

Vor Beginn und während einer antipsychotischen bzw. medikamentösen Therapie sollten somatische Vor- und Verlaufsuntersuchungen vorgenommen werden (➤ Tab. 6.3). Sie dienen der Beurteilung von Kontraindikationen bzw. zukünftigen Nebenwirkungen der Psychopharmakotherapie.

Therapeutisches Drug-Monitoring (TDM)

Therapeutisches Drug-Monitoring innerhalb der Pharmakotherapie der Schizophrenie ist in ➤ Kapitel 31 dargestellt.

Tab. 6.3 Vor- (Behandlungsbeginn) und Verlaufs-(während Behandlung)Untersuchungen für die Pharmakotherapie schizophrener Patienten (u. a. nach Stahl et al. 2013).

Untersuchungsart	Behandlungsbeginn	Verlaufsuntersuchung
Internistische Untersuchung	x	• bei klinischer Indikation (z. B. Erstbehandlung, Rezidiv bei Mehrfacherkrankung, komorbide somatische Erkrankung) • in den für Gesunde üblichen Abständen
Neurologische Untersuchung	x	• bei klinischer Indikation (z. B. Erstbehandlung, Rezidiv bei Mehrfacherkrankung, komorbide somatische Erkrankung) • in den für Gesunde üblichen Abständen
Vitalzeichen (Blutdruck, Puls, Temperatur)	x	• wöchentlich während der medikamentösen Einstellung • RR und Puls alle 3 Monate mit und alle 6 Monate ohne Hypertonie-Risikofaktoren
Gewicht, Größe, Body-Mass-Index (BMI), Binge-Eating-Verhalten	x	• BMI wöchentlich während der medikamentösen Einstellung • BMI alle 3 Monate mit und alle 6 Monate ohne Adipositas-Risikofaktoren • Beobachtung Binge-Eating-Verhalten besonders in den ersten 3–7 Tagen nach Beginn der antipsychotischen Therapie (Hinweis auf ausgeprägte Gewichtszunahme)
Hämatologie (Blutbild, bei Bedarf Differentialblutbild [Clozapin])	x	• Blutbildkontrolle im Verlauf der medikamentösen Einstellung, dann jährlich oder bei klinischer Indikation • bei Clozapin jeweils Differenzialblutbild vor Beginn der Therapie, wöchentlich in den ersten 18 Wochen, dann monatlich
Blutchemie (Elektrolyte, Enzyme [v. a. Leberwerte], Schilddrüsenhormone [TSH basal immer, gesamt T_3/T_4 und freies T_3/T_4 bei Bedarf])	x	Kontrolle im Verlauf der medikamentösen Einstellung, dann alle 6 Monate oder bei klinischer Indikation
Fettstoffwechsel (nüchtern Triglyzeride, Cholesterin gesamt, HDL- und LDL-Cholesterin)	x	• Kontrolle der Nüchtern-Blutfette im Verlauf der medikamentösen Einstellung • Kontrolle der Nüchtern-Blutfette alle 3 Monate mit und alle 6 Monate ohne weitere Adipositas-Risikofaktoren oder genetische Disposition für eine Fettstoffwechselstörung
Metabolisches Syndrom (erfüllt wenn ≥ 3 Risikofaktoren erfüllt) [1]	x	• Kontrolle im Verlauf der medikamentösen Einstellung • bei Vorliegen einzelner Risikofaktoren[1] und/oder genetischer Disposition Kontrolle alle 6 Monate, sonst alle 12 Monate oder bei klinischer Indikation
Screening für Diabetes[2,3]	x (Nüchtern-Glukose und Hämoglobin A_{1c})	• Kontrolle im Verlauf der medikamentösen Einstellung • Nüchtern-Glukose und Hämoglobin A_{1c} 2–4 Monate nach Therapiebeginn, anschließend jährlich • bei Vorliegen einzelner Risikofaktoren[1] alle 4 Monate
Prolaktin (wenn erhöht dann zusätzlich Testosteron bzw. Östrogen messen)	x	Kontrolle im Verlauf der medikamentösen Einstellung, sonst bei klinischer Indikation
Elektrokardiogramm (EKG)	bei klinischer Indikation	• Kontrolle im Verlauf der medikamentösen Einstellung • bei Risikofaktoren für Herz-Kreislauf-Erkrankungen bzw. bei Medikation bzw. Komedikation mit QTc-Verlängerung alle 3–6 Monate • sonst bei klinischer Indikation
Elektroenzephalogramm (EEG)	bei klinischer Indikation	• Kontrolle im Verlauf der medikamentösen Einstellung • bei Antipsychotika oder Kombinationstherapien mit erhöhter Gefahr für Senkung der Krampfschwelle häufiger (z. B. Clozapin, Zotepin)

Tab. 6.3 Vor- (Behandlungsbeginn) und Verlaufs-(während Behandlung)Untersuchungen für die Pharmakotherapie schizophrener Patienten (u. a. nach Stahl et al. 2013). (Forts.)

Untersuchungsart	Behandlungsbeginn	Verlaufsuntersuchung
Computertomografie (CCT) oder Magnetresonanztomografie (MRT)	bei klinischer Indikation	• bei klinischer Indikation • immer bei prodromalen und ersterkrankten Patienten
Liquor-Diagnostik	x	• bei klinischer Indikation • bei prodromalen und ersterkrankten Patienten
Schwangerschaftstest (SST)	Frauen im gebärfähigen Alter	bei klinischer Indikation
Screening für extrapyramidal-motorische Störungen (EPMS)	x	bei jeder Visite
Screening für tardive Dyskinesien (TD)	x	• Antipsychotika der 1. Generation alle 3–6 Monate (Risikopatienten alle 3 Monate) • Antipsychotika der 2. Generation alle 6–12 Monate (Risikopatienten alle 6 Monate)
Ophthalmologische Untersuchung	bei klinischer Indikation	bei klinischer Indikation

[1] **Metabolisches Syndrom:** 1. Abdominelle Fettleibigkeit mit vergrößertem Hüftumfang: Männer > 102 cm, Frauen > 88 cm; 2. Triglyzeride ≥ 150/dl; 3. HDL-Cholesterin erniedrigt: Männer < 40/dl, Frauen < 50/dl; 4. Blutdruck ≥ 130/85 mmHg; 5. Nüchtern-Glukose ≥ 110/dl.
[2] **Pathologische Werte:** Nüchtern-Glukose ≥ 126/dl; Plasma-Glukose ≥ 200/dl; HbA_{1c} > 6,1 %; Nüchtern-Glukose 100–126/dl = Prädiabetes
[3] **Risikofaktoren für Diabetes:** Übergewicht (BMI ≥ 27 kg/m^2), Diabetes bei erstgradigen Verwandten, Hypertonie (≥140/90 mmHg oder antihypertensive Therapie), Hyperlipidämie (HDL ≤ 35/0,9 und/oder TG ≥ 250/2,8/dl bzw. mM), manifestes metabolisches Syndrom, Frauen mit Gestationsdiabetes oder makrosomem Kind in der Anamnese, makrovaskuläre Erkrankungen, Albuminurie.

6.3 Die Akutbehandlung

Folgendes Basiswissen ist für eine hochqualitative Akutpharmakotherapie wichtig:

6.3.1 Basiswissen

1. Plazebokontrollierte Akutphasestudien haben eine Überlegenheit der Antipsychotika gegenüber Plazebo gezeigt (Metaanalyse von 38 RCTs mit Antipsychotika der 2. Generation versus Placebo; Leucht et al. 2009a).
2. Antipsychotika der 1. und 2. Generation sind beide effektiv in der Behandlung schizophrener Symptome (Evidenzkategorie A, Empfehlungsgrad 1; Hasan et al. 2012).
3. Der Vergleich der Antipsychotikagruppen der 1. und 2. Generation zeigt bezüglich Akuteffektivität wenig Unterschiede (Evidenzkategorie A, Empfehlungsgrad 1; Hasan et al. 2012). Dies gilt für Ersterkrankte (Crossley et al. 2010) wie auch Mehrfacherkrankte (Leucht et al. 2009b).
4. Im Vergleich zwischen **einzelnen Antipsychotika** existieren für Ersterkrankte keine Metaanalysen, derzeit am besten untersucht sind Olanzapin, Quetiapin und Risperidon bzw. Haloperidol (Hasan et al. 2012). Bei mehrfacherkrankten Patienten zeigt eine Metaanalyse von Leucht et al. (2009c) eine Überlegenheit von Amisulprid, Clozapin, Olanzapin und Risperidon innerhalb

der Antipsychotika der 2. Generation auf positive Symptome (➤ Tab. 6.6; Evidenzkategorie B/C3, Empfehlungsgrad 3/4; Hasan et al. 2012).
5. Für den **differenzierten Einsatz** von Antipsychotika während der Akutphase werden auch andere Syndrome/Symptome bzw. Aspekte einer langfristig erfolgreichen Pharmakotherapie berücksichtigt.
   – Hinsichtlich negativer Symptome zeigen beide Antipsychotikagruppen der 1. und 2. Generation eine Effektivität (Darbà et al. 2011). In einer Metaanalyse am effektivsten waren Olanzapin, Risperidon und Ziprasidon (Darbà et al. 2011) bzw. Amisulprid, Clozapin, Olanzapin und Risperidon innerhalb der Antipsychotika der 2. Generation bei Mehrfacherkrankten (Leucht et al. 2009c; Evidenzkategorie B/C3, Empfehlungsgrad 3/4; Hasan et al. 2012).
   – In Bezug auf **kognitive und depressive Syndrome/Symptome** zeigen Metaanalysen eine Überlegenheit von Antipsychotika der 2. Generation bei Ersterkrankten (Zhang et al. 2013).
   – Unterschiede zwischen den Antipsychotika der 1. und 2. Generation finden sich möglicherweise auch im Bereich der **subjektiven Befindlichkeit** (Lambert et al. 2011), wahrscheinlich erklärt durch eine bessere Wirksamkeit auf Depression und Ängstlichkeit (Kjelby et al. 2011).
   – Niedrige **Abbruchraten** bei Gabe von Antipsychotika der 2. Generation bei Ersterkrankten sind in Metaanalysen gezeigt worden (Crossley et al. 2010).
6. **Depotantipsychotika** werden in der Akutpharmakotherapie als kurz wirksame Präparate zur Behandlung von Notfällen oder als lang wirksame Depots zur Rezidivprophylaxe verordnet. Letzteres wird wissenschaftlich unterstützt durch die hohe Rate von medikamentöser Non-Adhärenz (Tiihonen et al. 2011) und durch niedrigere Rückfall-, Therapieabbruch- und Rehospitalisierungs-Raten bei Depot- im Vergleich zu oralen Antipsychotika (Leucht et al. 2011; Tiihonen et al. 2011). Ob dies für Depotantipsychotika beider Genrationen gilt, ist Gegenstand wissenschaftlicher Untersuchungen: Tiihonen et al. (2011) zeigten dies für Antipsychotika der 1. und 2. Generation, während Kishimoto et al. (2013b) dies nur für Antipsychotika der 2. Generation nachweisen konnten.
7. Lange Zeit wurde von einem verzögerten antipsychotischen **Wirkungseintritt** ausgegangen; entsprechend wurde ein Behandlungsversuch mit einem Antipsychotikum erst nach 6 bis 8 Wochen als erfolglos gewertet. Agid et al. (2003) konnten diese Annahme in einer Metaanalyse von 42 Akutstudien dergestalt widerlegen, dass die größten Verbesserungen innerhalb der ersten 1 bis 2 Wochen auftreten, nach Kapur et al. (2005) sogar innerhalb der ersten 24 Stunden. Innerhalb dieser ersten 2 Wochen trennen sich Responder von partiellen bzw. Non-Respondern (Agid et al. 2003; Derks et al. 2010). Bei schwer erkrankten bzw. therapieresistenten Patienten kann die Response von 2 auf 4 Wochen verlängert sein (Lambert et al. 2009; Suzuki et al. 2011). Non-Responder haben auch eine höhere Therapieabbruchwahrscheinlichkeit (Liu-Seifert et al. 2005). Diese Response kann nicht nur mittels psychopathologischer Veränderungen, sondern auch anhand früher Befindlichkeitsänderungen untersucht werden (Lambert et al. 2007).
8. Bei **unzureichender Effektivät** sollten zunächst andere Ursachen ausgeschlossen werden: a) falsche Diagnosestellung (v. a. Schizoaffektive Störung bzw. Bipolar-I-Störung), b) partielle oder komplette Non-Adhärenz, c) keine ausreichende Dosis (Plasmalevel) bzw. keine ausreichende Dauer, d) schneller Metabolismus („rapid metabolization"), e) Medikamenteninteraktion, f) Vorliegen von Nebenwirkungen, die die Response „maskieren" (z. B. EPMS, Akathisie) und g) Vorliegen von Risikofaktor-Kombination für Therapieresistenz.
9. Bei unzureichender Effektivität der antipsychotischen Therapie stehen laut Metaanalysen folgende Optionen zur Auswahl (➤ Kap. 8):
   – **Add-on-Therapie mit anderen Psychopharmaka:** a) Benzodiazepine zeigen keine Effektivität auf die schizophrene Psychopathologie, führen aber zu einem niedrigeren Gebrauch von Anticholinergika und mehr Somnolenz bzw. Sedation (Volz et al. 2007); b) Valproat zeigt keine Effektivität auf die schizophrene Psychopathologie, führt aber zu mehr Somnolenz bzw. Sedation (Schwarz et al. 2008); c) Lithium zeigt keine Effektivität auf die schizophrene Psychopathologie, führt aber zu einer höheren Abbruchrate

(Leucht et al. 2007); d) Lamotrigen zeigt eine (geringe) Effektivität auf die schizophrene positive und negative Symptome, hat aber insgesamt keinen robusten Effektivitätsnachweis (Premkumar und Pick 2006).
- **Add-on-Augmentation mit Antipsychotika (Kombinationstherapie):** Bei den meisten Studien handelt es sich um Clozapin und ein anderes Antipsychotikum. Im Vergleich zur Monotherapie zeigt die Kombinationstherapie ein niedrigeres Risiko für Ineffektivität (RR 0,76, p = .002) und Therapieabbruch (RR 0,65, p < .001; Correll et al. 2009).
10. Für **therapieresistente Patienten** ist Clozapin Mittel der Wahl (Essali et al. 2009; ➤ Kap. 8). Clozapin ist gegenüber Antipsychotika der 1. (Essali et al. 2009) und 2. Generation überlegen (Lewis et al. 2006), auch wenn neueste Cochrane-Analysen zumindest im Vergleich zu Antipsychotika der 2. Generation nur geringe Vorteile zeigen (Asenjo Lobos et al. 2011). Bei der Verordnung sollten realistische Wirkungsprognosen (40–70 % respondieren nur partiell; Remington et al. 2006), Nebenwirkungen (z. B. Gewichtszunahme, Agranulozytose), andere Wirkungsaspekte (z. B. antisuizidale Wirkung; Meltzer et al. 2003) und verschiedene Augmentationsstrategien (Taylor et al. 2012) beachtet werden.
11. Wichtig für die Akuttherapie ist auch, dass eine antipsychotische Behandlung alleine vs. eine integrierte Behandlung eine niedrigere Effektivität zeigt (Lambert et al. 2010b; Guo et al. 2010).

6.3.2 Auswahl des Antipsychotikums und der Begleitmedikation

Die Richtlinien für die Auswahl der antipsychotischen Medikation und der Begleitmedikation sind wie folgt (für Zulassungen und erhältliche Formulationen der Antipsychotika ➤ Tab. 6.4):
1. Allgemeine Auswahlkriterien der Antipsychotika:
   - Zulassungsstatus und erhältliche Darreichungsformen
   - Schwere der psychotischen Symptomatik bzw. Vorliegen eines psychiatrischen Notfalls (➤ Kap. 6.5)
   - frühere Therapieresponse des Patienten
   - Präferenz des Patienten nach Shared-Decision-Making-Aufklärung
   - unerwünschte Arzneimittelwirkungen (kurz- und langfristig) und entsprechende Sicherheitsaspekte inklusive frühere Nebenwirkungen
   - bei geplanter Einstellung auf ein Depotantipsychotikum, Anwendung der **oralen Muttersubstanz zum frühestmöglichen Zeitpunkt,** v. a. um die wirksame Dosis festzustellen, auf die der Patient nachfolgend äquivalent umgestellt werden soll.
2. Spezifische Auswahlkriterien der Antipsychotika für Ersterkrankte (➤ Kap. 6.4.1)
3. Spezifische Auswahlkriterien der Antipsychotika für Mehrfacherkrankte (➤ Kap. 6.4.2)
4. Auswahlkriterien der Begleitmedikation:
   - **Benzodiazepine werden bei psychischen Begleitsymptomen** wie Agitation (v. a. Diazepam), Angst (v. a. Lorazepam) oder Schlafstörungen (z. B. Oxazepam, Zolpidem oder Zopiclon) additiv zur kurzfristigen Behandlung eingesetzt. Bei Antipsychotika mit sedativem Effekt sollte versucht werden, diese Begleitsymptome primär mittels Dosisverteilung (z. B. zur Nacht für Patienten mit Schlafstörungen) zu behandeln. Im Falle einer längerfristigen Benzodiazepingabe sollte beachtet werden, dass diese Substanzen ein Abhängigkeitsrisiko in sich bergen.
   - **Anticholinergika** werden nicht prophylaktisch eingesetzt; EPMS sollten, wenn vorhanden, früh und konsequent behandelt werden.

6.3.3 Dosierung der Antipsychotika

Dosierungen der Antipsychotika richten sich nach den Fachinformationen. Die Studien, aus denen diese Daten stammen, sind aber zumeist limitiert (z. B. Patienten-Selektionsbias) bzw. machen keine Angaben zu Äquivalenzdosen. Entsprechend wurde von Gardner et al. (2010) eine internationale Konsensus-Studie zu antipsychotischen Dosierungen in der klinischen Praxis durchgeführt (➤ Tab. 6.5; Dosierungen von kurz wirksamen Depotantipsychotika werden in ➤ Kap. 6.5, von lang wirksamen in ➤ Kap. 6.6 dargestellt):

Tab. 6.4 Zulassungen und Formulationen verschiedener Antipsychotika der 2. Generation und ausgewählte der 1. Generation (adaptiert von Lambert und Naber 2013).

Antipsychotika	Zugelassen für[1]	Tabletten/Kapseln/Dragée (in mg-Dosierungen)	Schmelztablette (Wafer) (in mg Dosierungen)	Liquid/Tropfen (verfügbar)	Kurz wirksames Depot (in mg-Dosierungen)	Lang wirksames Depot (in mg-Dosierungen)
Antipsychotika der 2. Generation						
Amisulprid	S	50, 200, 400	–	–	–	–
Aripiprazol	S, ABE, MTBD	5, 10, 15, 20, 30	10, 15, 20, 30	ja	5, 25, 9, 75	300, 400
Asenapin	ABE	–	5, 10	–	–	–
Clozapin	S	25, 50, 100, 200	–	–	–	–
Lurasidon	S (in approval procedure)	20, 40, 80	–	–	–	–
Loxapin	S, ABE	–	–	–	–	–
Olanzapin	S, ABE, ABD, MTBD	5, 7, 5, 10, 15, 20	5, 10, 15, 20	–	10, 20	150, 210, 300, 405
Paliperidon	S	3, 6, 9 (extended release)	–	–	–	25, 50, 75, 100, 150
Quetiapin IR	S, ABE, ABD	25, 50, 100, 200, 300, 400	–	–	–	–
Quetapin XR	S, ABE, ABD	50, 200, 300, 400	–	–	–	–
Risperidon	S, ABE	0, 5, 1, 2, 4	0, 5, 1, 2, 3, 4	ja	–	25, 37, 5, 50
Sertindol	S	4, 12, 16, 20	–	–	–	–
Ziprasidon	S, ABE	20, 40, 60, 80	–	ja	20, 40	–
Zotepin	S	25, 50, 100	–	–	–	–
Ausgewählte Antipsychotika der 1. Generation						
Benperidol	S	2, 4, 10	–	ja	2	–
Chlorpromazin	S, ABE	25, 50, 100	–	ja	–	25, 50
Flupenthixol	S	0, 5, 5	–	ja	–	10 (2 %), 20 (2 %), 100 (10 %)
Fluphenazin	S	1, 3, 4, 5, 6	–	ja	5	12, 5, 25, 50, 100, 250
Haloperidol	S, ABE	1, 2, 5, 10, 20	–	ja	5	50, 100
Perphenazin	S	2, 4, 9, 16	–	ja	Ja	100
Zuclopenthixol	S	2, 10, 25	–	ja	50, 100	200

[1] **S**chizophrenie = S, **A**kute **B**ipolare Manisch/Gemischte **E**pisode = ABE, **A**kute **B**ipolare **D**epression = ABD, **M**aintenance **T**reatment of **B**ipolar I **D**isorder = MTBD

1. Antipsychotika sollten in der Regel in **niedriger Dosierung begonnen** (Startdosis ➤ Tab. 6.5) und unter Berücksichtigung der Verträglichkeit so schnell wie möglich bis zum Zieldosisbereich gesteigert werden (➤ Tab. 6.5). Dosierungen unterhalb des Zieldosisbereichs sind in Dosisfindungsstudien nicht effektiver Plazebo; entsprechend wirken sie weder akut noch rezidivprophylaktisch.
2. Bei unzureichender Response und wenn nicht durch Unverträglichkeit limitiert, sollte die Dosierung dann auf die zugelassene Maximaldosis gesteigert werden.
3. Derzeit existiert keine Evidenz, dass eine Dosis über der zugelassenen Maximaldosis zu einer besseren Response oder anderen Effektivitätsvorteilen führt (Royal College of Psychiatrists 2006).

4. **„Hochdosierungen"** – v. a. mit Antipsychotika der 1. Generation – als Startdosis oder in der Frühphase der Therapie („rapid neuroleptization") sollten **nicht** angewendet werden. Falls sie doch angewendet werden, sollten entsprechende Gründe im Sinne des „off-label-use" dokumentiert werden.
5. Der optimale Dosisbereich für die meisten Antipsychotika liegt entsprechend unter der zugelassenen Maximaldosis (Gardner et al. 2010; ➤ Tab. 6.8).

6.3.4 Antipsychotischer Behandlungsalgorithmus

Pharmakotherapeutische Algorithmen sind hilfreich, um die Reihenfolge der Interventionsschritte systematisch durchzuführen; die Einhaltung solcher Behandlungsalgorithmen mit einer „rechtzeitigen" Verordnung von Clozapin führt zu einem besseren Behandlungserfolg (Agid et al. 2011; Attard und Taylor 2012). In ➤ Abbildung 6.3 ein Behandlungsalgorithmus zur Akutpharmakotherapie der Schizophrenie dargestellt.

1. Die antipsychotische Behandlung beginnt mit einem **ersten monotherapeutischen Behandlungsversuch mit einem Antipsychotikum nach differenzierter Indikation** (➤ Kap. 6.4.2). In Bezug auf die Dosis sollte der Patient innerhalb der ersten Woche in den unteren Zieldosisbereich (➤ Tab. 6.5) gebracht werden. Anschließend kann die Dosis innerhalb des Zieldosisbereichs des entsprechenden Antipsychotikums gesteigert werden, was als erster Schritt bei fehlender oder inkompletter Response auch gemacht werden sollte. Eine Augmentation mit einem anderen Antipsychotikum bringt keinen Vorteil gegenüber der monotherapeutischen Dosissteigerung. Bevor ein Wechsel erwogen wird, sollte die Dosis des 1. Antipsychotikums so weit gesteigert werden, dass der Behandlungsversuch als abgeschlossen gilt. Respondiert der Patient innerhalb von 2 bis 4 Wochen auch nach Dosissteigerung nicht, sollte eine Umstellung erfolgen. In Bezug auf die **Umstellung** stehen drei verschiedene Verfahren zur Verfügung (Buckley und Corell 2008):
   - **Abrupt discontinuation** (= Absetzen des vorherigen Antipsychotikums und sofortiger Beginn des neuen Antipsychotikums in therapeutischer Dosis oder schneller Aufdosierung). Nachteile sind eine mögliche Exazerbation der Symptome und eine höhere Rate von Absetzsymptomen.
   - **Cross-tapering** (= langsame Dosisreduktion der vorherigen und gleichzeitiges Aufdosieren der neuen Medikation). Dies ist die Methode der Wahl für eine Umstellung von stabilen ambulanten Patienten bei Auftreten von Nebenwirkungen. Die Crossover-Phase kann 1 bis 4 Wochen betragen.
   - **Delayed withdrawal** (= Aufdosierung der neuen Medikation bis zur therapeutischen Dosis und dann langsame Reduzierung und Absetzen der Vormedikation). Dies ist die sicherste Umstellungsmethode.
2. Prinzipiell sollte überlappend umgestellt werden, außer bei schweren Nebenwirkungen oder wenn das Ausgangs-Antipsychotikum nur über sehr kurze Zeit verabreicht wurde. Wenn nicht erforderlich, sollte die Veränderung anderer Medikationen während der Wechselphase vermieden werden, damit klar ist, ob die Veränderung des Antipsychotikums effektiv war.
3. Es gibt keine klaren Angaben dazu, welches Antipsychotikum eingesetzt werden sollte, wenn ein Antipsychotikum nicht zu einer ausreichenden Verbesserung der Symptomatik führte. Die meisten Richtlinien empfehlen einen **zweiten Monotherapieversuch** mit einem Antipsychotikum der 2. Generation. Einige Experten empfehlen zusätzlich einen Wechsel von einem primären D_2-Blocker (z. B. Risperidon, Amisulprid) zu Antipsychotika mit einer Multirezeptorbesetzung (z. B. Quetiapin und Olanzapin) oder umgekehrt (Lambert und Naber 2012). Auch der zweite monotherapeutische Behandlungsversuch sollte nach den gleichen Vorgehensweisen durchgeführt werden (➤ Abb. 6.3). Kommt es unter zwei aufeinanderfolgenden monotherapeutischen Behandlungsversuchen mit jeweils adäquater Dosierung, ausreichender Dauer und gesicherter Adhärenz zu keiner oder nur zu einer inkompletten Response/Remission, sollte Clozapin als Mittel der Wahl bei möglicher Therapieresistenz in Betracht gezogen werden (➤ Kap. 8). Da es auch unter

Clozapin bei 40–70 % der Patienten nicht zur vollständigen Remission kommt (Remington et al. 2006), werden häufig **„Clozapin-plus"-Kombinationstherapien** angewendet. Hierzu verweisen wir auf das entsprechende Kapitel im Buch (➤ Kap. 8).

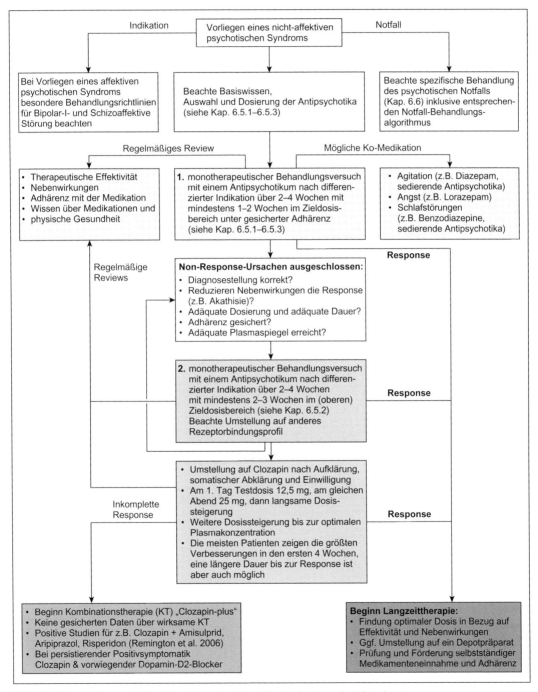

Abb. 6.3 Pharmakotherapeutischer Behandlungsalgorithmus für die Akutphase der Schizophrenie.

Tab. 6.5 Empfohlene Dosierungen und Äquivalenzdosen ausgewählter Antipsychotika der 1. und 2. Generation in der Akuttherapie (nach Gardner et al. 2010: International Consensus Study).

Antipsychotikum	Äquivalenzdosis (Median zu 20 mg Olanzapin)	DI[1]	Vorgeschlagene Dosierungen (in mg pro Tag im Median)		
			Startdosis	Zieldosis	Maximaldosis
Antipsychotika der 2. Generation					
Amisulprid	700	(1)–2	100	400–800	1.000
Aripiprazol	30	1	(5) 10	5–30	30
Asenapin[5]	10	2	10–20	10–20	20
Clozapin	400	2–(4)	(12,5) 25	200–500	800
Olanzapin[4]	**20 (Referenz)**	1	5	10–20	30
Paliperidon	9	1	3	6–9	12[2]
Quetiapin IR/XR[3]	750	IR:2, XR:1	100	400–800	1.000[2]
Risperidon	6	1–2	2	4–6	8,5
Sertindol	20	1	4	12–20	22
Ziprasidon	160	2	40	120–160	200[2]
Zotepin	300	2–(4)	50	100–300	400
Antipsychotika der 1. Generation					
Benperidol	5	1–2	0,5	1–3	3,5
Chlorpromazin	600	2	100	300–600	800
Flupenthixol	10	1	3	5–12	18
Fluphenazin	12	2–3	3	5–15	20
Haloperidol	10	(1)–2	3	5–10	20
Levopromazin	400	1	50	150–400	500
Perphenazin	30	1–3	8	12–24	42
Pimozid	8	1–2	2	4–6	10
Sulpirid	800	1–2	100	300–600	1.000
Zuclopenthixol	50	1–3	20	20–60	80

[1] DI (Dosierungsintervall): empfohlene Verteilung der genannten Gesamtdosis über den Tag – ein Zeitpunkt = 1, zwei Zeitpunkte = 2 usw., Höchstdosierungen sollten ggf. auf mehrere Zeitpunkte verteilt werden.
[2] Empfehlungen überschreiten die maximale zugelassene Dosis nach Angaben der Fachinformationen („off-label use").
[3] Quetiapin IR = Immediate Release, Quetiapin XR = Extended Release.
[4] Äquivalenzdosen werden im Median im Verhältnis zu Olanzapin (20/Tag) angegeben.
[5] Angaben nach Fachinformation.

6.4 Spezifische Akutpharmakotherapie

6.4.1 Ersterkrankte Patienten

Basiswissen

1. In Bezug auf die symptomatische Response und Remission respondieren ersterkrankte Patienten besser als Mehrfacherkrankte (Lambert et al. 2010c).
2. Ersterkrankte respondieren im Vergleich zu Mehrfacherkrankten auf niedrigere antipsychotische Dosierungen (z. B. Crespo-Facorro et al. 2006).
3. Ersterkrankte zeigen eine im Vergleich zu Mehrfacherkrankten höhere Empfindlichkeit für unerwünschte Arzneimittelwirkungen, insbesondere für extrapyramidal-motorische Störungen (EPMS) oder andere Dopamin-D_2-assoziierte Nebenwirkungen (Lambert und Naber 2012).
4. Derzeit ist unklar, ob Antipsychotika der 2. Generation denen der 1. Generation (auch in Niedrigdosierung) in Bezug auf Akutresponse und Remissionsraten bei ersterkrankten Schizophrenen überlegen sind. Während die EUFEST-Studie (Boter et al. 2009) höhere Responseraten für Amisulprid, Olanzapin und Ziprasidon und höhere Remissionsraten für Amisulprid, Olanzapin, Quetiapin und Ziprasidon im Vergleich zu niedrig dosiertem Haloperidol zeigte, konnten andere Studien (z. B. Sikich et al. 2008) oder Metaanalysen (Crossley et al. 2010) diese Überlegenheit nicht oder nur tendenziell nachweisen.
5. Unklar ist auch, ob bei Ersterkrankten differenzielle Effektivitätsunterschiede zwischen verschiedenen Antipsychotika der 2. Generation bestehen. Die o. g. Ergebnisse der EUFEST-Studie weisen darauf hin (Kahn et al. 2008), andere nicht (Gafoor et al. 2010).
6. Eine neuere Metaanalyse von Zhang et al. (2013) konnte aber eine Überlegenheit der 2. Generations-Antipsychotika in Bezug auf negative und kognitive Symptome sowie depressive Symptome nachweisen.
7. In der Metaanalyse von Crossley et al. (2010) zeigten sich niedrigere Abbruchraten unter Antipsychotika der 2. Generation im Vergleich zur 1. Generation (p = .022).
8. Antipsychotika der 2. Generation sind im Vergleich zu Antipsychotika der 1. Generation mit einer hochsignifikant niedrigeren EPMS-Rate (p < .0001) sowie höheren Raten und Ausmaß von Gewichtszunahme (p = .0004; 2.1 kg) assoziiert (Crossley et al. 2010). Allerdings zeigte sich auch, dass diese Nebenwirkungsunterschiede zwischen einzelnen Antipsychotika unabhängig von ihrer Klassifizierung, aber abhängig von ihrer Dosierung bestanden (Crossley et al. 2010).

Behandlungsrichtlinien

1. Antipsychotika der 1. und 2. Generation sind beide effektiv in der Behandlung ersterkrankter schizophrener Patienten (Evidenzkategorie A, Empfehlungsgrad 1; Hasan et al. 2012).
2. Patienten mit einer schizophrenen Ersterkrankung sollten mit niedrigen antipsychotischen Dosierungen behandelt werden (Evidenzkategorie A, Empfehlungsgrad 1; Hasan et al. 2012).
3. Der „first-line use" von Antipsychotika der 2. Generation wird aufgrund der niedrigeren Rate von EPMS mit limitierter Evidenz empfohlen (Evidenzkategorie C3, Empfehlungsgrad 4; Hasan et al. 2012). Bei dieser Evidenzbeurteilung wurden allerdings nicht die Metaanalysen von Crossley et al. (2010) und Zhang et al. (2013) berücksichtigt. Die niedrige Abbruchrate unter Antipsychotika der 2. Generation wurde von der WFSBP mit Evidenzkategorie B/C3, Empfehlungsgrad 3/4 eingestuft (Hasan et al. 2012).
4. Von der WFSBP wurden Olanzapin, Risperidon und Quetiapin als die am besten untersuchten Antipsychotika eingestuft. Clozapin wurde nicht als „first-line" Antipsychotikum empfohlen, aber ebenfalls für ersterkrankte Patienten als effektiv eingestuft (➤ Tab. 6.6).

6.4.2 Mehrfacherkrankte Patienten (Rückfall)

Basiswissen

1. Bei der Behandlung des psychotischen Rückfalls stellen sich im Vergleich zur Ersterkrankten-

Tab. 6.6 Evidenzbasierte Empfehlungen zur Auswahl von Antipsychotika bei erst- und mehrfacherkrankten schizophrenen Patienten in der Akutbehandlung (nach Hasan et al. 2012).

Ersterkrankte Patienten			Mehrfacherkrankte Patienten		
Antipsychotikum	Evidenzkategorie	Empfehlungsgrad	Antipsychotikum	Evidenzkategorie	Empfehlungsgrad
Olanzapin	A	1	Amisulprid	A	1
Quetiapin	A	1	Aripiprazol	A	1
Risperidon	A	1	Olanzapin	A	1
Clozapin	A	2	Quetiapin	A	1
Haloperidol	A	2	Risperidon	A	1
Amisulprid	B	2	Ziprasidon	A	1
Aripiprazol	B	2	Asenapin	A	1/2
Ziprasidon	B	2	Clozapin	A	1/2
Asenapin	F	-	Iloperidon	A	1/2
Iloperidon	F	2	Paliperidon	A	1/2
Paliperidon	F	2	Sertindol	A	1/2
Lurasidon	F	2	Haloperidol	A	2
Sertindol	F	2	Lurasidon	B	2
Zotepin	F	2	Zotepin	B	2

handlung gehäuft folgende Probleme: a) zunehmende Verschlechterung aller drei Symptomdomänen der Schizophrenie (positiv, negativ, kognitiv), b) zunehmende Therapierefrakterität in diesen Domänen mit der Gefahr weiterer Rückfälle, c) Notwendigkeit höherer antipsychotischer Dosierungen mit der Gefahr häufiger Nebenwirkungen, d) höhere Wahrscheinlichkeit weiteren non-adhärenten Verhaltens (der Rückfall ist zumeist durch partielle oder komplette Non-Adhärenz ausgelöst).

2. Aufgrund des häufigen Einschlusses von Mehrfacherkrankten in Zulassungsstudien und des zulassungsrelevanten Nachweises der rückfallprophylaktischen Wirkung der Antipsychotika existieren zur Rückfallbehandlung von mehrfacherkrankten Patienten deutlich mehr spezifische Studien zu deutlich mehr Antipsychotika im Vergleich zu Ersterkrankten (➤ Tab. 6.6). Dementsprechend existieren auch zahlreiche Metaanalysen, v. a. zu differenzierten Wirksamkeit von Antipsychotika der 1. und 2. Generation bzw. innerhalb der 2. Generation (Leucht et al. 2009b, c) oder zu Einzelantipsychotika.

Behandlungsrichtlinien

1. Antipsychotika der 1. und 2. Generation sind beide effektiv in der Behandlung des Rückfalls von mehrfacherkrankten Patienten (Evidenzkategorie A, Empfehlungsgrad 1; Hasan et al. 2012).
2. Die Wahl des Antipsychotikums sollte bei Mehrfacherkrankten immer auf der Basis von individueller Vorerfahrung in Bezug auf Wirksamkeit und Verträglichkeit erfolgen.
3. Alle Nebenwirkungen sollten bei der Behandlung beachtet werden, v. a. EPMS und Spätdyskinesien, metabolische und kardiovaskuläre Nebenwirkungen.
4. Hinsichtlich Behandlungsabbruch und Rückfallverhinderung existiert eine limitierte Evidenz zur Überlegenheit von Antipsychotika der 2. Generation (Evidenzkategorie B/C3, Empfehlungsgrad 3/4; Hasan et al. 2012).
5. Einige Antipsychotika der 2. Generation haben möglicherweise eine höhere Effektivität in Bezug auf positive und negative Symptome im Vergleich zu Antipsychotika der 1. Generation und anderen Antipsychotika der 2. Generation (Amisulprid, Clozapin, Olanzapin, Risperidon; Evidenzkategorie B/C3, Empfehlungsgrad 3/4; Hasan et al. 2012).

6. Das erhöhte Risiko von EPMS bei der Behandlung mit Antipsychotika der 1. Generation unterstützt möglicherweise den „first-line use" von Antipsychotika der 2. Generation (Evidenzkategorie C3, Empfehlungsgrad 4; Hasan et al. 2012).
7. Die Dosis sollte bei beiden Antipsychotika der 1. und 2. Generation so schnell wie möglich und so langsam wie notwendig zum Zieldosisbereich auftitriert werden. Die minimal effektive Dosis sollte angestrebt werden (Evidenzkategorie C, Empfehlungsgrad 4; Hasan et al. 2012).
8. Vor Wechsel des Antipsychotikums sollte ein mindestens 2-wöchiger, aber nicht länger als 8-wöchiger Behandlungsversuch im optimalen Dosisbereich durchgeführt worden sein (Evidenzkategorie C, Empfehlungsgrad 4; Hasan et al. 2012).

Tab. 6.7 Ursachen und Prädiktoren von Agitation/Aggression/gewalttätigem Verhalten bei schizophrenen Patienten (nach Bo et al. 2011; Volavka und Citrome 2011).

- männliches Geschlecht
- fehlende Behandlung durch medikamentöse Non-Adhärenz, Behandlungsabbruch
- ausgeprägte Positivsymptomatik, speziell ausgeprägter Wahn (Verfolgungswahn) und akustische (befehlsgebende) Halluzinationen
- komorbide Persönlichkeitstraits, -störung (v. a. antisozialer oder emotional-instabiler Typ bzw. Traits, Psychopathie)
- neuropsychologische Defizite, formale Denkstörungen, Minderbegabung
- Drogenmissbrauch oder -abhängigkeit, Drogen- und/oder Alkoholintoxikation
- Aufnahme gegen Willen
- früheres gewalttätiges Verhalten
- Sprachschwierigkeiten
- Schwerhörigkeit

6.5 Notfallbehandlung

6.5.1 Basiswissen

Notfälle werden zumeist unter dem Begriff „Agitation" (Erregungszustände) zusammengefasst, wobei es sich um einen Status „desorganisierter und zielloser psychomotorischer Aktivität mit explosivem(r) und/oder unberechenbarem(r) Ärger/Wut, einschüchterndem Verhalten, vermehrter Reaktivität gegenüber inneren und äußeren Stimuli, Irritabilität, unkooperativem und forderndem Verhalten bzw. Widerstand gegen die Behandlung und/oder reduziertem Schlaf" (Lindenmayer 2000; Allen et al. 2005) handelt.

Differenzierte Verhaltensstörungen im Rahmen von Agitation sind:
- physische oder verbale Aggressivität (z. B. aggressives Verhalten gegenüber Objekten, verbale Aggressivität oder Aggression gegenüber Personen) und
- nichtaggressives agitiertes Verhalten (z. B. desorganisierte und ziellose psychomotorische Unruhe, Irritabilität).

Gewalttätiges Verhalten kommt bei 34,5 % aller ersterkrankten Schizophreniepatienten vor (Large und Nielssen 2011). Nach Allen et al. (2005) werden ungefähr 5–20 % aller schizophrenen Patienten mindestens einmal als Notfall gegen ihren Willen medikamentös behandelt und 8–10 % müssen mindestens einmal fixiert werden.

In Bezug auf Ursachen/Risikofaktoren von Agitation/Aggression/gewalttätigem Verhalten werden biologische und psychosoziale Ursachen unterschieden (Bo et al. 2011; Volavka und Citrome 2011; ➤ Tab. 6.7).

6.5.2 Allgemeine und pharmakotherapeutische Behandlung

Neben der pharmakotherapeutischen Behandlung (z. B. Hankin et al. 2011) sollten einige allgemeine **Behandlungsgrundsätze** beachtet werden:
- Agitation und nachfolgende Zwangsmaßnahmen gehen fließend ineinander über; dementsprechend besteht fast immer die Möglichkeit, diese negative Verkettung vor der „Intervention gegen Willen" zu unterbrechen. Folgerichtig haben Zwangsmaßnahmen oft eine sehr lange Anlaufzeit, bevor sie angewendet werden.
- Agitation ist zumeist multifaktoriell bedingt, d. h. der psychosoziale Behandlungskontext spielt genauso eine Rolle wie individuelle Risikofaktoren; folgerichtig tragen institutionelle Faktoren genauso zu Zwangsmaßnahmen bei wie Patienten- und/oder Krankheitsfaktoren.

Tab. 6.8 Zugelassene kurz wirksame IM-Antipsychotika und Benzodiazepine zur Behandlung des psychiatrischen Notfalls im Rahmen einer Schizophrenie (nach Gardner et al. 2010: International Consensus Study).

Antipsychotikum	Äquivalenzdosis (zu 5 mg Haloperidol)	Vorgeschlagene Dosierungen (in mg)			Vor- und Nachteile
		Startdosis	Zieldosis	Maximaldosis	
Aripiprazol	6,5	5,25–9,75	9,75–29,25	29,25[c]	• Maximal 3 Injektionen in 24/h
Haloperidol	5	5–10 ältere Patienten: 0,5–1,5	5–10	60	• HWZ: 12–36 h • EPMS-Risiko • Senkung der Krampfschwelle
Olanzapin[a]	10	2,5–5 mg	10–15	20	• HWZ: 34–38 h • breite Indikation • kaum EPMS-Risiko • **Cave:** keine gleichzeitige Gabe von Benzodiazepinen
Ziprasidon[b]	20	10	20–40	40	• HWZ: 2,2–3,4 h • kaum EPMS-Risiko • **Cave:** QTc-Prolongation
Zuclopenthixolazetat	50	50–100	50–150	150 alle 2–3 Tage	• HWZ: 36 h • EPMS-Risiko • Kontraindikation bei Alkohol- und/oder Drogenintoxikation • starke Sedation • **Cave:** gleichzeitige Gabe von Benzodiazepinen, v. a. langwirksam • **Cave:** verzögerter Wirkungseintritt
Benzodiazepine					
Lorazepam	–	0,5–1	2–4	7,5	• HWZ: 10–20 h • relativ kurze HWZ • wirkt antiepileptisch und im Alkoholentzug • kein antipsychotischer Effekt • Atemdepression
Sonstige					
Loxapin	–	9,1	–	2 × 9,1	• HWZ: 6–8 h • Schnelle Wirkung: T_{max}: 1–2 min • Cave: nicht für Pat. mit akuten respiratorischen Symptomen oder aktiven Atemwegserkrankungen (z. B. Asthma, COPD) • 1 h Beobachtungszeit (auf Anzeichen von Bronchospasmus) nach jeder Dosis • Nur für Krankenhausumfeld

[a] Nicht zusammen mit Benzodiazepinen anwenden.
[b] Kein Einsatz bei verlängertem korrigierten QT-Intervall.
[c] orale und parenterale Dosis kombiniert.

- „Absonderung" bzw. „Isolierung" (engl.: seclusion), „Fixierung" (engl.: physical restraint) und medikamentöse Zwangsbehandlung (engl.: chemical restraint) sind nur unter folgenden Richtlinien anzuwenden:
  - wenn es die einzige Methode ist, um Schaden für die Pateinten oder andere vorzubeugen
  - wenn sie einem regelhaften Verfahren folgen
  - wenn sie nur so kurz wie möglich angewendet werden
  - wenn sie in der Krankengeschichte dokumentiert werden und
  - wenn sie unter ständiger Beobachtung von qualifizierten Mitarbeitern stattfinden.

6.5 Notfallbehandlung

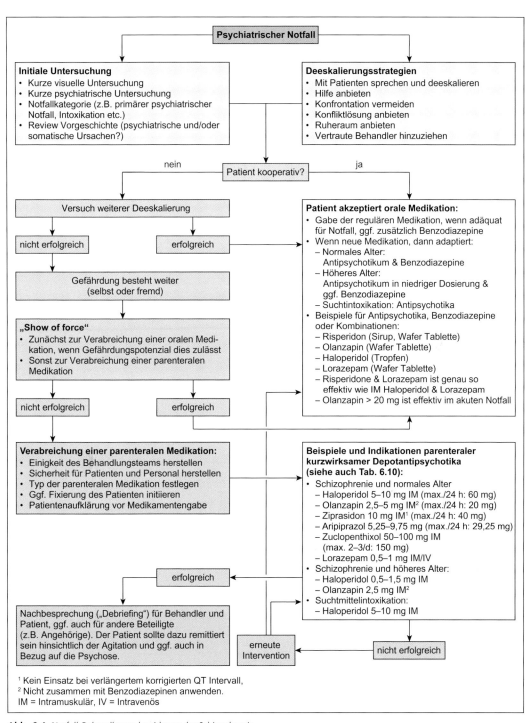

Abb. 6.4 Notfall-Behandlungsalgorithmus der Schizophrenie.

- **Zwangsmaßnahmen** sind für Patienten traumatisierend, körperlich gefährlich, gehen mit einem erhöhten Sterberate einher und führen nachfolgend nicht selten zu einem kompletten Gesamtbehandlungsabbruch (Allen et al. 2005). Dementsprechend stellen Zwangsmaßnahmen das letzte Mittel der Behandlung dar und sollten nur im Rahmen intensiver Zuwendung und Begleitung („intensive care") erfolgen.

In ➤ Abbildung 6.4 sind die genauen Abläufe der Notfallbehandlung in einem Behandlungsalgorithmus zusammengefasst.

6.6 Langzeitbehandlung

Für eine erfolgreiche Langzeitbehandlung schizophrener Patienten sollten Kliniker mit verschiedenen Aspekten vertraut sein:
1. Häufigkeit, Risikofaktoren und Konsequenzen psychotischer Rückfälle
2. Wahl und Dosierung der Antipsychotika in der Rückfallprävention
3. Anwendung von Depotantipsychotika
4. Dauer der antipsychotischen Langzeitbehandlung.

6.6.1 Häufigkeit, Risikofaktoren und Konsequenzen psychotischer Rückfälle

Ein wesentliches Ziel der antipsychotischen Langzeitbehandlung ist die Verhinderung von Rückfällen. Obwohl Rückfallstudien uneinheitliche Rückfalldefinitionen verwendeten (Gleeson et al. 2011), werden Rückfälle zumeist anhand einer bestimmten Verschlechterung der Psychopathologie („Relapse") und/oder einer erneuten Hospitalisierung („Rehospitalization") untersucht. Klar ist, dass Rückfälle häufig sind und negative Konsequenzen für die Erkrankungsprognose haben (Barnes et al. 2011).

In einer Metaanalyse aller placebokontrollierten Rückfallstudien (Leucht et al. 2012a, b; 65 Studien mit 6.493 Patienten) zeigte sich eine 1-Jahres-Rückfallrate unter Placebo von 64 % und eine Re-Hospitalisierungsrate von 26 %. Damit waren Antipsychotika mit 27 % Rückfällen (RR 0,40, NNTB 3) und 10 % Re-Hospitalisierungen (RR 0,38, NNTB 5) einer Placebo-Behandlung signifikant überlegen. Diese Überlegenheit wurde bereits in der Ära der Antipsychotika der 1. Generation dokumentiert (Davis 1985; Davis et al. 1993). Davis (1985) kalkulierte, dass das 10-prozentige Rückfallrisiko pro Monat unbehandelter Patienten durch eine antipsychotische Rezidivprophylaxe um das 2,5- bis 10-Fache reduziert werden kann. In einem 5-Jahres-Follow-up-Zeitraum haben 82 % ersterkrankter Patienten mindestens einen Rückfall, 78 % dieser 82 % einen zweiten und 86 % der 78 % einen dritten Rückfall (Robinson et al. 1999). In einer 3-jährigen Follow-up-Studie bei ersterkrankten Patienten mit guter Response hatten nach Absetzen der Antipsychotika 97 % der Patienten innerhalb von 3 Jahren einen Rückfall (Emsley et al. 2012a, b).

Der beste **Prädiktor** für einen Rückfall ist partielle oder komplette **antipsychotische Non-Adhärenz** mit einem schon nach 14 Tagen 4-fach erhöhten und insgesamt 3,5- bis 10-fach erhöhten Rückfallrisiko (Robinson et al. 1999; Masand et al. 2009). Auch Jahre nach erfolgreicher Rückfallprophylaxe ist das Rückfallrisiko nach Absetzen des Antipsychotikums hoch: etwa 75–95 % aller Patienten, die 6 Monate bis 5 Jahre Antipsychotika genommen haben, bekommen nach Absetzen einen Rückfall, auch wenn sie davor ein guten Verlauf hatten (Wunderink et al. 2007). Das Rückfallrisiko ist scheinbar höher, wenn das Antipsychotikum abrupt abgesetzt wird (Viguera et al. 1997). Allerdings gibt es auch Patienten, bei denen das Absetzen ohne Rückfall bleibt, zumindest innerhalb des untersuchten Zeitraums (Viguera et al. 1997).

Jeder psychotische Rückfall kann vielfältige **Konsequenzen** haben. Dazu gehören u. a.:
1. fehlende Remission mit dauerhafter Symptomatik (1 von 6 bei jedem Rückfall [Wiersma et al. 1998] oder nahezu 15 % [Emsley et al. 2012b])
2. zunehmende Dauer bis zur Remission (Leucht und Heres 2006)
3. gehäufte Hospitalisierungen (Leucht und Heres 2006)
4. Notwendigkeit höherer Medikamentendosen mit der Gefahr von gehäuften Nebenwirkungen (speziell dosisassoziierten Nebenwirkungen) und erneuter Non-Adhärenz
5. höhere Frequenz weiterer Rückfälle (Robinson et al. 1999)

6. gehäufte Suizidversuche (Tiihonen et al. 2006)
7. persistierender Suchtmittelkonsum (Ascher-Svanum et al. 2006)
8. ein schlechteres Funktionsniveau (Ascher-Svanum et al. 2006)
9. Belastung für Angehörige, Partner, Freunde etc. und
10. höhere direkte und indirekte Kosten.

6.6.2 Wahl und Dosierung von Antipsychotika in der Rückfallprävention

1. Die kontinuierliche Rezidivprophylaxe mit Antipsychotika der 1. *und* 2. Generation ist in Bezug auf Rückfallprävention Placebo überlegen (Leucht 2012 a, b).
2. In Bezug auf die Häufigkeit von Rückfällen profitieren Ersterkrankte (RR 0,39) genauso wie Mehrfacherkrankte (RR 0,47) von einer antipsychotischen Rückfallprophylaxe (Leucht 2012 a, b).
3. Die **kontinuierliche Rezidivprophylaxe** ist der intermittierenden (= Absetzen des Antipsychotikums nach Remission und Wiederbeginn bei Frühwarnzeichen) in Bezug auf das Rückfallrisiko überlegen (Takeuchoi et al. 2012). Dies gilt auch für ersterkrankte Patienten, die zuvor gut respondiert hatten (Emsley et al. 2012 a, b). Gründe für das erhöhte Rückfallrisiko sind u. a.:
   – Schwierigkeit der Patienten, Frühwarnzeichen zu bemerken und dann adäquat zu handeln
   – Schwierigkeit, Rückfälle überhaupt mittels Frühwarnzeichen zu prädizieren und
   – das abrupte und schnell sich verschlechternde Auftreten von Rückfällen. Für alle Patienten, bei denen noch psychotische Symptome bestehen, kommt die intermittierende Rezidivprophylaxe ohnehin nicht infrage.
4. **Orale Antipsychotika der 2. Generation** (15 %) sind v. a. Haloperidol in normaler oder hoher Dosierung (23 %) in Bezug auf das Rückfallrisiko überlegen (Metaanalyse von Leucht et al. 2003). In Bezug auf den Gesamtvergleich zwischen Antipsychotika der 2. vs. der 1. Generation ist dies auch das Ergebnis einer neuen Metaanalyse von Kishimoto et al. (2013a) zu 23 Rückfallstudien (N = 4.504, Dauer: 62 Wochen), in der Antipsychotika der 2. Generation denen der 1. in Bezug auf Rückfallhäufigkeit (29 vs. 37,5 %, RR = 0,80, NNT 17) überlegen waren.
5. In der Metaanalyse von Leucht et al. (2012a, b) waren **Depotantipsychotika** (RR 0,31) oralen Antipsychotika (RR 0,46) in Bezug auf die Rückfallhäufigkeit signifikant überlegen; besonders Haloperidol-Depot (RR 0,14) und Fluphenazin-Depot (RR 0,23). Eine Überlegenheit von Depotantipsychotika zeigte auch die Metaanalyse von Leucht et al. (2011), in der das relative und absolute Rückfallrisiko im Vergleich zu oralen Antipsychotika durch Depotantipsychotika um 30 % respektive 10 % reduziert wurde. Gleichfalls eine Überlegenheit von Depot-Antipsychotika zeigten auch die Studien von Tiihonen et al. (2006, 2011). In der 2011 publizierten Studie war jedes einzelne der beobachteten Depots (Haloperidol, Fluphenazin, Zuclopenthixol und Risperidon Microspheres) der entsprechenden oralen Darreichungsform in Bezug auf die Risiken für Rückfälle und Rehospitalisierungen überlegen. Das Gleiche galt für den direkten Vergleich zwischen allen vier Depots gemeinsam vs. alle vier oralen Antipsychotika zusammen. Dagegen zeigte die Studie von Haddad et al. (2009) keinen Unterschied zwischen oralen Antipsychotika und Depotantipsychotika der 1. Generation in Bezug auf Rückfallhäufigkeit oder Tolerabilität, jedoch ein signifikant besseres Funktionsniveau unter Depot-Antipsychotika der 2. Generation. Grimaldi-Bensouda et al. (2012) konnten in der sog. CGS-Studie (Cohort for the General Study of Schizophrenia) eine niedrigere Rehospitalisierungsrate unter Risperidon Microspheres im Vergleich zu oralen antipsychotischen Therapieotionen (0,66 [0,46–0,96]) und zu anderen Depotantipsychotika (0,53 [0,32–0,88]) zeigen.
6. Ob eine **Standarddosis** (im Zieldosisbereich, ▶ Tab. 6.8, ▶ Tab. 6.10) in Bezug auf die Rückfallhäufigkeit einer Niedrigdosierung (unter Zieldosisbereich) überlegen ist, kann derzeit wegen unzureichender Studienlage nicht eindeutig beantwortet werden; jedoch verursacht die Standarddosierung vergleichsweise nicht mehr Nebenwirkungen (Uchida et al. 2011). Frühere Metaanalysen haben eine Unterlegenheit zwischen Standard-(äquivalent zu 200–500 mg Chlorpromazin) und Niedrigdosis (äquivalent zu 50–100 mg Chlorpromazin) gefunden. Eine sehr niedrige

Dosis ist in allen Effektivitätsparametern (z. B. Rückfall oder Re-Hospitalisierung) einer Standarddosierung unterlegen (Uchida et al. 2011).
7. Die **optimale Langzeitdosierung für Antipsychotika der 1. Generation** liegt zwischen 300 und 600 mg Chlorpromazin-Äquivalente (Buchanan et al. 2010). Für Antipsychotika der 2. Generation (außer Clozapin) sollte die Dosis, durch die die positiven Symptome in der Akutphase effektiv behandelt wurden, ohne Dosisreduktion über zumindest 1 Jahr oder länger weitergeführt werden (Wang et al. 2010).
8. **Polypharmazie,** d. h. die gleichzeitige Behandlung mit zwei oder mehr Antipsychotika oder die Kombination aus Antipsychotika und anderen Psychopharmaka, ist gängige klinische Praxis. Nahezu 50 % der Patienten erhalten eine antipsychotische Kombinationstherapie, unabhängig davon, ob zunächst ein orales (Barnes und Paton 2011) oder injizierbares (Aggarwal et al. 2012) Antipsychotikum verschrieben wurde. Ob dieses Vorgehen eine größere Effektivität hat, ist derzeit in Diskussion (Fleischhacker und Uchida 2012). Deutlich ist, dass viele Patienten mit Polypharmazie erfolgreich auf eine Monotherapie umgestellt werden können, dabei aber ein gewisser Anteil der Patienten eine Verschlechterung der Symptome zeigt (Essock et al. 2011). Wichtig ist auch, dass durch die Polypharmazie mit zwei Antipsychotika die Mortalität nicht ansteigt, dass Antipsychotika plus Antidepressiva bei gleicher Mortalität das Todesrisiko durch Suizid senken und dass durch eine Komedikation mit Benzodiazepin die Mortalität ansteigt (Tiihonen et al. 2012; ➤ Kap. 6.3.1).

6.6.3 Anwendung von Depotantipsychotika

Depotantipsychotika sind länger wirksame, injizierbare Präparate, die per definitionem eine Woche oder länger wirken und intramuskulär gluteal oder delto-

Tab. 6.9 Vor- und Nachteile von Depot- gegenüber oralen Antipsychotika und Depotantipsychotika der 2. Generation gegenüber der 1. Generation.

Vorteile	Nachteile
Depot- gegenüber oralen Antipsychotika	

• Kontrolle der Einnahme möglich:
  – Transparenz von Non-Adhärenz
• weniger häufige Einnahme:
  – „Nicht dran denken müssen" mit möglicherweise mehr Abstand zur Erkrankung
  – „Nicht dran denken können" bei kognitiven Störungen
• bessere Bioverfügbarkeit als oral:
  – Kein „First-Pass-Effekt", daher niedrigere Dosierungen erforderlich
• konstantere Plasmaspiegel, dadurch:
  – weniger Nebenwirkungen
  – keine Wechselwirkungen mit Kaffee, Tee, Antazida (Komplexbildung, geringere gastrointestinale Motilität)
• reduziertes Risiko einer zufälligen oder suizidalen Überdosierung
• häufigere Kontakte: psycho- und soziotherapeutische Ansätze stützen sich auf zuverlässige Grundmedikation
	• Angst vor Stigmatisierung und Injektionsschmerzen
	• reduzierte Autonomie aus Sicht der Patienten
	• schlechtere Steuerbarkeit
	• geringe Auswahl an Substanzen
	• durch konstante Plasmaspiegel bzw. anhaltende biologische Aktivität nach Absetzen schlechtere Reaktionsmöglichkeiten bei Verträglichkeits- bzw. Sicherheitsproblemen: problematisch bei zu hoch gewählten Depot-Dosierungen, bei Unterdosierung ist aber eine rasche Dosisanpassung oder passagere Kombination mit oraler Medikation möglich
	• Nebenwirkungen: vor allem bei Depotantipsychotika der 1. Generation bestehen ärztliche Bedenken hinsichtlich Risiken für tardive Dyskinesie
	• gelegentlich auftretende Schmerzen und Hautreaktionen an der Einstichstelle

Depotantipsychotika der 2. Generation gegenüber denen der 1. Generation	
• kein Early-peak-Phänomen mit schneller Anflutung der Wirksubstanz und damit reduziertes Auftreten dosisabhängiger Nebenwirkungen, v. a. EPMS • reduzierte Akkumulation der Wirksubstanz im Körper und damit kürzere Washout-Phase • geringere Rate von EPMS, Akathisie und geringeres Risiko für tardive Dyskinesien	• Medikamenteninteraktionen von Risperdal Consta mit verschiedenen Antidepressiva (z. B. Paroxetin oder Fluoxetin) • antipsychotische Wirklatenz von etwa 3 Wochen bei Risperidon Microspheres • Postinjektionssyndrom unter Olanzapin-Depot mit den dementsprechenden Sicherheitsrichtlinien

idal injiziert werden. Wie in ➤ Kapitel 6.7.3 dargestellt, zeigen einige Studien eine Überlegenheit von Depotantipsychotika im Vergleich zu oralen Darreichungsformen in Bezug auf die Rückfallhäufigkeit und Effektivität. Allerdings sind viele Kliniker zurückhaltend bei der Aufklärung über und Verschreibung von Depotantipsychotika. Zur adäquaten Aufklärung von Patienten ist es für den Kliniker dementsprechend notwendig, die Vor- und Nachteile von Depot- gegenüber oralen Antipsychotika und Depotantipsychotika der 2. Generation gegenüber der 1. zu kennen. Diese sind in ➤ Tabelle 6.9 zusammengefasst.

Wird eine Depottherapie angestrebt, sollte bereits im Rahmen der Akuttherapie ein orales Präparat gewählt werden, das als Depot zur Verfügung steht (➤ Tab. 6.10). Die Depotbehandlung mit Antipsychotika der 1. Generation wird in der Regel mit einer im Vergleich zur oralen Dosis um 50 % niedrigeren Initialdosis eingeleitet. Mithilfe des Dosierungsmultiplikationsfaktors lässt sich die Dosierung des Depotantipsychotikums im Verhältnis zur oralen Form ermitteln (➤ Tab. 6.10). Die verschiedenen Depotantipsychotika unterscheiden sich hinsichtlich der Dosierungsintervalle und der Zeit bis zum Erreichen der maximalen Plasmakonzentration.

Für **Olanzapin Depot** wird die Häufigkeit eines sogenannten Postinjektionssyndroms, vermutlich durch unabsichtliche intravaskuläre Applikation, mit 0,07 % bezogen auf die Anzahl der Injektionen angegeben. Das Auftreten steht in Zusammenhang mit übermäßig hohen Olanzapin-Plasmaspiegeln, sodass das klinische Bild den Symptomen einer Überdosierung mit oralem Olanzapin entspricht. Die meisten Patienten entwickelten folgende **Symptome:**
- Sedierung (reichend von einem leichten Schweregrad bis zum Koma) *und/oder*
- Delirium (einschließlich Verwirrtheit, Desorientierung, Agitation, Angst und anderen kognitiven Beeinträchtigungen).

Das Postinjektionssyndrom tritt typischerweise mit zunächst leichten Symptomen auf, die im Verlauf an Zahl und Schwere zunehmen. Insgesamt erinnert das klinische Bild an eine Alkoholintoxikation. 80 % der Postinjektionssyndrome traten innerhalb der ersten Stunde auf, 20 % innerhalb der ersten 1 bis 3 Stunden, > 3 Stunden nach Injektion wurde lediglich ein Fall berichtet.

In Bezug auf den klinischen Verlauf des Postinjektionssyndroms haben sich alle Patienten vollständig erholt, die Zeit bis zur Rekonvaleszenz betrug 1,5–72 Stunden, ca. 70 % der Patienten wurden mit Olanzapin-Depot weiterbehandelt.

Aufgrund des Postinjektionssyndroms müssen folgende Sicherheitsvorkehrungen bzw. Überwachungsmaßnahmen durchgeführt werden:
- **Vor der Injektion:** Das medizinische Fachpersonal muss feststellen, dass der Patient sich später nicht alleine an seinen Zielort begibt.
- **Nach der Injektion:** Patienten müssen in einer medizinischen Einrichtung durch angemessen geschultes Personal für mindestens 3 Stunden beobachtet werden. Empfohlen wird eine mindestens stündliche Prüfung eines beginnenden Postinjektionssyndroms.
- **Vor Verlassen der Einrichtung:** Es muss sichergestellt werden, dass der Patient wach und orientiert ist und keine Symptome eines Postinjektionssyndroms zeigt. Darüber hinaus müssen die Patienten darauf hingewiesen werden, dass sie den Rest des Tages auf mögliche Anzeichen eines Postinjektionssyndroms achten sollen und kein Fahrzeug führen bzw. Maschinen bedienen dürfen.

6.6.4 Dauer der antipsychotischen Langzeitbehandlung

Die meisten aktuellen Therapierichtlinien empfehlen 1–2 Jahre bei Erst- und 5 Jahre bei Mehrfacherkrankten (NICE 2010; PORT 2009; WFSBP 2012). Dabei handelt es sich um die Dauer *nach* Remission der psychotischen Symptome! Die Evidenz dafür ist aber aus folgenden Gründen unklar:
1. Das Rückfallrisko ist hoch unabhängig von der Dauer der antipsychotischen Prophylaxe (Leucht et al. 2012a, b), dem Erfolg (Remission vs. Nicht-Remission; Leucht et al. 2012a, b) und der Dauer des Erfolgs (Dauer der Remission; Chen et al. 2010; Emsley et al. 2012a).
2. Bei einer nicht geringen Anzahl von Patienten bestehen kontinuierliche positive, negative oder kognitive Symptome unterschiedlicher Schweregrade (Lambert und Naber 2012) und damit eine erhöhte Gefahr für psychotische Rückfälle.

6 Pharmakotherapie der Schizophrenie (ICD-10 F2)

Tab. 6.10 Daten lang wirksamer Depotantipsychotika der 1. und 2. Generation (nach Fachinformationen und Gardner et al. 2010: International Consensus Study).

Antipsychotikum	Äquivalenzdosis zu Olanzapin (20 mg oral)	Verfügbare Dosierungen (in mg)	Dosierungsintervall (DI, in Tagen)	Dosierungsmultiplikationsfaktor[1]	Startdosis (in mg)	DI[2], T_{max}[3] und andere Behandlungshinweise	Zieldosis (in mg/pro DI)	Maximaldosis (in mg/pro DI)
Aripiprazol	–	300, 400	28	n. a. initiale Dosis: 400 mg, falls Nebenwirkungen auftreten Reduktion auf 300 mg	400	• Monatlich • Initiale Dosis: 400 mg, falls Nebenwirkungen auftreten Reduktion auf 300 mg • Dosisanpassungen bei gleichzeitiger Gabe von CYP2D6 und CYP3A4 Inhibitoren; Anwendung vermeiden mit gleichzeitiger Gabe von CYP3A4 Induktoren • T_{max}: Tag 5–7 • gluteale Applikation	• 300, 400	400
Paliperidonpalmitat	?	• 25 • 50 • 75 • 100 • 150	28	• 150 mg monatlich = 12 mg/Tag (Paliperidon oral) • 75 mg monatlich = 6 mg/Tag (Paliperidon oral)	150	• Monatlich; bei Umstellung vor oraler Vorbehandlung mit Risperidon oder Paliperidon ausschleichen/orale Supplementierung/Überlappung nicht erforderlich. • 150 an Tag 1 und 100 an Tag 8 deltoidal • empfohlene monatliche Erhaltungsdosis 75 deltoidal oder glutal • T_{max}: Tag 13 • gluteale oder deltoidale Applikationen	• 25–150 • empfohlene Dosierung 75 monatlich	150
Risperidon Microspheres	50	• 25 • 37,5 • 50	14	• 25 mg alle 2 Wochen = 2/Tag Risperidon oral • 37,5 mg alle 2 Wochen = 3–4/Tag Risperidon oral • 50 mg alle 2 Wochen = 5–6/Tag Risperidon oral	Nach Dosis oral	• alle 2 Wochen • Wirkungseintritt nach 3 Wochen • T_{max}: 4–6 Wochen • gluteale oder deltoidale Applikationen	25–50	50

6.6 Langzeitbehandlung

Tab. 6.10 Daten lang wirksamer Depotantipsychotika der 1. und 2. Generation (nach Fachinformationen und Gardner et al. 2010: International Consensus Study). (Forts.)

Antipsychotikum	Äquivalenzdosis zu Olanzapin (20 mg oral)	Verfügbare Dosierungen (in mg)	Dosierungsintervall (DI, in Tagen)	Dosierungsmultiplikationsfaktor[1]	Startdosis (in mg)	DI[2], T_{max}[3] und andere Behandlungshinweise	Zieldosis (in mg/pro DI)	Maximaldosis (in mg/pro DI)
Olanzapinpamoat	300 (alle 2 Wochen)	• 210 • 300 • 405	• 14 • 28	• 150 mg = 10 oral • 210 mg/2 Wochen = 15 mg oral • 405 mg/4 Wochen = 15 mg oral • 300 mg = 20 mg oral	Nach Dosis oral	• alle 2–4 Wochen • therapeutische Plasmaspiegel mit der ersten Injektion (= kein verzögerter Wirkungseintritt) • gluteale Applikationen	210–300	405
Flupenthixol Decanoat	40	• (2 %)–10 (0,5 ml) • (2 %)–20 (1 ml) • (10 %)–100 (1 ml)	14	3–5	20	• alle 2–3 Wochen • initiale Dosierung: 20 • T_{max}: 4–7 Tage • gluteale Applikationen	20–60	80
Fluphenazin Decanoat	25	• 12,5 (0,5 ml) • 25 (1 ml) • 50 (0,5 ml) • 100 (1 ml)	14	2,5–6	12	• alle 2–4 Wochen • initiale Dosierung: 2,5–12,5 • erster T_{max}: 8–12 h • zweiter T_{max}: 8–12 Tage • gluteale Applikationen	25–50	60
Haloperidol Decanoat	150	• 50 (1 ml) • 150 (3 ml)	28	10–15	50	• alle 4 Wochen • T_{max}: 3–9 Tage • gluteale Applikationen	50–150	200
Zuclopenthixol Decanoat	200	200 (1 ml)	14	5–10	100	• alle 2–4 Wochen • T_{max}: 4–7 Tage • gluteale Applikationen	100–300	400

[1] Dosierung des Depotpsychotikums im Verhältnis zur oralen Form = vorhergehende orale Dosierung × Multiplikationsfaktor.
[2] DI = Dosierungsintervall.
[3] T_{max} = Zeit bis zum Erreichen der maximalen Plasmakonzentration.

3. Bei einer nicht geringen Anzahl von Patienten bestehen zumeist mehrfache Rückfall-Risikofaktoren, die die Gefahr eines psychotischen Rückfalls erhöhen. Hierzu gehören z. B. eine lange Dauer der unbehandelten Psychose (➤ Kap. 6.2.1; Marshall et al. 2005), eine persistierende Suchtstörung (➤ Kap. 6.2.1) oder partielle oder komplette medikamentöse Non-Adhärenz (➤ Kap. 6.2.1; Velligan et al. 2009; Masand et al. 2009).
4. Psychotische Rückfälle können sich auf die Gesamtprognose der Erkrankung multidimensional negativ auswirken (➤ Kap. 6.7.2; Leucht et al. 2012a, b).
5. Die Nichtdurchführung oder Beendigung der antipsychotischen Behandlung erhöht die Rückfallgefahr (Leucht et al. 2012a, b; Wunderink et al. 2007).
6. Darüber hinaus erfolgen die Rückfälle kurz nach Beendigung der Medikation: 16 Tage danach beginnen erste Symptome, nach 15 Wochen (im Median) ist der Rückfall voll ausgeprägt.
7. Zudem belegen die MESIFOS-Studie (Wunderink et al. 2007) sowie die Studie von Emsley et al. (2012 a, b), wie schwierig bis unmöglich ein Absetzen der Antipsychotika auch nach längerer adhärenter antipsychotischer Behandlungszeit und guter Response ist bzw. vorherzusagen, welcher Patient einen Rückfall bekommt.

Dementsprechend sind die in den Therapierichtlinien vorgegebenen Zeiträume nur eine Empfehlung! Die Dauer der antipsychotischen Rezidivprophylaxe richtet sich nach dem allgemein hohen Rückfallrisiko, dem klinischen (Risiko-)Status und Verlauf des individuellen Patienten.

6.7 Arzneimittelverträglichkeit und -sicherheit

6.7.1 Einleitung

Im Vergleich zur Allgemeinbevölkerung haben Patienten mit Schizophrenie eine 2,6-fach erhöhte Mortalität (McGrath und Susser 2009). Dies hat neben dem erhöhten Suizidrisiko zwei wesentliche Ursachen:

1. höhere Prävalenz lebensverkürzender Erkrankungen im Vergleich zur Allgemeinbevölkerung, z. B. kardiovaskuläre Erkrankung, Adipositas, Diabetes, Nikotinabhängigkeit, HIV-Erkrankung, Hepatitis (Lahti et al. 2012) und
2. insuffiziente Organisation des Gesundheitssystems hinsichtlich Prävention, Früherkennung (Screening und Monitoring) und (Früh-)Behandlung somatischer Erkrankungen bei schizophrenen Patienten (Mitchell et al. 2012).

Die **erhöhte Prävalenz somatischer Erkrankungen** hat u. a. erkrankungsbedingte Ursachen wie z. B. die häufige komorbide Nikotinabhängigkeit, die reduzierte physische Aktivität, den gleichzeitigen Drogen- und/oder Alkoholkonsum und eine schlechte Ernährung sowie Erkrankungszeichen der Schizophrenie, die den Zugang zu adäquater Gesundheitsversorgung reduzieren, wie z. B. Symptome, reduziertes Funktionsniveau und Stigma. Andere Ursachen können direkt mit der medikamentösen Behandlung zusammenhängen, z. B. eine Gewichtszunahme unter der antipsychotischen Therapie mit den Folgen Adipositas, metabolisches Syndrom oder die Entwicklung eines Typ-2-Diabetes.

In Bezug auf Screening und Monitoring somatischer Begleiterkrankungen werden bestehende Richtlinien immer noch nicht in die Praxis umgesetzt. So konnten Mitchell et al. (2012) in einer Metaanalyse von 39 Studien zeigen, dass unter 50 % der Patienten überhaupt regelmäßig diesbezüglich untersucht werden und die Einführung von Richtlinien diese Rate lediglich von 48 auf 53 % steigern konnte.

Klinisch sollten Verträglichkeits- und Sicherheitsprobleme unterschieden werden. **Verträglichkeitsprobleme** sind nicht letale, zeitlich limitierte und behandelbare Nebenwirkungen wie Parkinsonismus, Schwindel oder Sedierung. **Sicherheitsprobleme** sind dagegen entweder akute lebensbedrohliche Nebenwirkungen wie z. B. malignes neuroleptisches Syndrom oder chronische Nebenwirkungen wie z. B. das metabolische Syndrom. Einige Nebenwirkungen beginnen als Verträglichkeitsproblem und werden erst im Laufe der Zeit zu einem Sicherheitsproblem. Ein kontinuierliches Monitoring, die Früherkennung und eine frühzeitige Therapieadaptation sind deshalb wesentliche Elemente des Nebenwirkungsmanagements (➤ Kap. 6.2.2).

Tab. 6.11 Ausgewählte antipsychotische Nebenwirkungsprofile von Antipsychotika der 1. und 2. Generation[1, 2] (adaptiert nach WFSBP Guidelines, Hasan et al. 2012).

Neben-wirkung	Halo-peri-dol	Ami-sul-prid	Aripi-prazol	Asen-apin	Clozapin	Lura-sidon	Olanza-pin	Queti-apin IR/XR	Pali-peri-don	Rispe-ridon	Ser-tin-dol	Zipra-sidon
EPMS	+++	0–+	+	0–+	0	0–++	0–+	0–+	0–++	0–++	0–++	0–+
Tardive Dyskinesie	+++	(+)	?	?	0	(+)	(+)	?	(+)	(+)	(+)	?
Senkung der Krampf-schwelle	+	0	(+)	0	++	0	0	0	0	0	0	0
Gewichts-zunahme[3]	+	+	+	++	+++	+	+++	++	++	++	+	0–+
Dyslipid-ämie	(+)	(+)	0	++	+++	(+)	+++	++	++	++	+	0
Glukose-Abnormali-täten	(+)	(+)	0	++	+++	(+)	+++	++	++	++	+	0
QTc-Ver-längerung	(+)	(+)	0 (?)	(+)	(+)	(+)	(+)	(+)	(+)	(+)	++	+
Orthostati-sche Hypo-tonie	+	0	+	++	+++	+	(+)	++	(+)	(+)	0	+
Verstop-fung	+	++	0	+	+++	0	++	+	++	++	0	0
Prolaktin-erhöhung	+++	+++	0	(+)	0	(+)	(+)	(+)	++	++	(+)	(+)
Galaktor-rhö	++	++	0	0	0	0	0	0	++	++	0	0
Dys-/Amenorrhö	++	++	0	(+)	0	0	0	(+)	++	++	0	0
Sedierung	+++	0–+	0	++	+++	+++	+–++	++	+	+	0–(+)	0–(+)
Malignes neurolep-tisches Syndrom (MNS)	(+)	?	(+)	(+)	(+)	(+)	(+)	(+)	(+)	(+)	?	?
Agranulo-zytose	0	0	0	0	+	0	0	0	0	0	0	0

Erklärungen:

[1] Häufigkeit und Schwere der Nebenwirkungen stammen von Informationen der pharmazeutischen Industrie, der FDA, entsprechender Literatur und verschiedenen Behandlungsrichtlinien (z. B. APA, CPA etc.).

[2] 0 = Kein Risiko, (+) gelegentlich, vielleicht keine Differenz zu Placebo, + = mild (weniger als 1 %), ++ = manchmal (weniger als 10 %), +++ = häufig (> 10 %), ? = keine Beurteilung möglich wegen fehlender Daten.

[3] Gewichtszunahme während der ersten 6–10 Wochen: + = niedrig (0–1,5 kg), ++ = mittel (1,5–3 kg), +++ = hoch (> 3 kg).

Antipsychotika unterscheiden sich z. T. erheblich in ihrem Nebenwirkungsprofil, d. h. in Art, Häufigkeit und Schwere von Nebenwirkungen (➤ Tab. 6.11). Hierbei handelt es sich nicht um einen Klasseneffekt (z. B. hochpotent vs. niederpotent, Antipsychotika der 1. vs. 2. Generation), sondern meist um Unterschiede zwischen einzelnen Substanzen, die sich in Bezug auf ihre Rezeptorprofile unterscheiden. Zudem existieren auch interindividuelle Unterschiede bezüglich Arzneimittelsicherheit und -verträglichkeit, was eine fundierte Vorhersage von Nebenwirkungen erschwert.

Hinzu kommt, dass sich unerwünschte Wirkungen während des Therapieverlaufs verändern können, und zwar sowohl im Sinne einer **Toleranz** (häufig bei sedierenden Effekten) als auch als Ausdruck zunehmenden Schweregrads (etwa bei Gewichtszunahme). Auch mit einem Neuauftreten von Nebenwirkungen im späteren Behandlungsverlauf muss gerechnet werden, wie z. B. bei Spätdyskinesien. Zu beachten ist zudem, dass Nebenwirkungen als Folge pharmakokinetischer und pharmakodynamischer Interaktionen mit einer Komedikation (z. B. Antidepressiva, Antihypertensiva, Antiarrhytmika etc.) auftreten können (Barnes et al. 2011).

6.7.2 Extrapyramidal-motorische Störungen (EPMS)

Zu den akuten extrapyramidal-motorischen Störungen (EPMS) zählen akute Dyskinesien und Dystonien, das antipsychotikainduzierte Parkinsonsyndrom (= Parkinsonoid) und Akathisie. **Akute Dystonien** sind Muskelfehlhaltungen, die früh beginnen und für die Patienten sehr belastend sein können; Gleiches gilt für die sog. (Früh-)Dyskinesien. Das **Parkinsonoid** beinhaltet die klassische Trias Tremor, Rigor und Bradykinese/Akinese und tritt meist etwas später, u. U. erst nach Wochen im Behandlungsverlauf auf. Die **akute Akathisie,** gekennzeichnet durch subjektive innere Unruhe und objektive Charakteristika wie Trippeln, und die Unfähigkeit, ruhig zu sitzen, wird von Patienten als höchst unangenehm erlebt und wurde als erste Nebenwirkung direkt mit Adhärenz-Problemen in Zusammenhang gebracht (Gao et al. 2008).

Alle Antipsychotika können prinzipiell EPMS induzieren, allerdings ist die Wahrscheinlichkeit dafür bei der Behandlung mit Antipsychotika der 2. Generation deutlich geringer, insbesondere bei Clozapin und Quetiapin (Caroff 2012). Dies gilt auch für die Behandlung von ersterkrankten Patienten (Crossley et al. 2010; Haddad et al. 2012). Motorische Nebenwirkungen sind üblicherweise **dosisabhängig,** was sowohl für die älteren als auch die neueren Substanzen nachweisbar ist. Während die Gesamtwahrscheinlichkeit, unter einer Behandlung mit Antipsychotika der 1. Generation EPMS zu entwickeln, je nach Erkrankungsphase mit etwa 60–75 % beziffert wird, liegt das Risiko bei den neueren Medikamenten um die 20 % (Gao et al. 2008). Dies entspricht in den allermeisten kontrollierten Studien der Häufigkeit von EPMS in der Placebogruppe.

Mit Ausnahme der Akathisie, sprechen all diese Nebenwirkungen gut auf die Gabe von **Anticholinergika** an, die auch intravenös verabreicht werden können, wie dies z. B. bei der akuten Dystonie durchaus indiziert ist. Bei der Akathisie gelten nach wie vor **Betablocker** als Therapie erster Wahl (Buckley und Correll 2008).

6.7.3 Tardive Dyskinesien (TD)

Alle oben genannten motorischen Störungen können chronifizieren, diese werden dann unter dem Begriff tardive Dyskinesien (TD) oder Spätdyskinesien zusammengefasst (Correll et al. 2004).

Symptome der TD beginnen häufig in der orofazialen Muskulatur und äußern sich als unwillkürliche Bewegungen von Zunge, Lippen und Kiefer. Auch Arm-, Bein- und Rumpfbewegungen können vorkommen. Unwillentliche Fingerbewegungen können so aussehen, als spiele der Patient auf einem Klavier. In Extremfällen können sie zu schweren körperlichen Behinderungen führen, wenn große Muskelgruppen davon betroffen sind.

Die **Prävalenz** von TD steigt mit dem Alter. Das TD-Risiko bei der Behandlung mit Antipsychotika der 2. Generation ist geringer (2–3 % errechnet auf 1 Jahr) als bei Antipsychotika der 1. Generation (4–8 % errechnet auf 1 Jahr; Correll et al. 2004). Das geschätzte jährliche TD-Risiko hängt mit dem Alter zusammen. Es beträgt:

Tab. 6.12 Präventions- und Behandlungsrichtlinien bei tardiver Dyskinesie (TD).

Prävention

- Anwendung von Antipsychotika der 2. Generation, da TD v. a. durch hochpotente Antipsychotika der 1. Generation ausgelöst werden (v. a. bei Antipsychotika vom Butyrophenon- oder Phenothiazin-Typ).
- Anwendung der niedrigsten effektiven Dosis, da hohe Dosen das Risiko für TD erhöhen. Dies gilt besonders für ältere Patienten, die generell ein erhöhtes TD-Risiko haben.
- Vermeidung von akuten EPMS, da sie im Langzeitverlauf das Risiko für TD und für ein frühes Auftreten erhöhen.
- Der Risikofaktor einen langen Medikamentierung lässt sich bei vielen Patienten nicht vermeiden.

Behandlung

- Die einzige kausale Therapie besteht im rechtzeitigen Absetzen des auslösenden Medikaments. Dies ist aber aus zwei Gründen klinisch häufig nicht praktikabel:
  a. TD werden häufig nicht rechtzeitig erkannt und
  b. ist das Rückfall-Risiko gerade bei Patienten mit TD häufig hoch, sodass eine Behandlung ohne Antipsychotika schwierig ist.
- Manifeste TD sind häufig schwierig zu behandeln und neigen zur Chronizität (entweder direkt nach Manifestation oder durch Rückfälle unter Therapie).
- Folgende **Therapieoptionen** stehen zur Verfügung:
  – Prüfung, ob eine weitere antipsychotische Behandlung notwendig ist. Auch wenn dies aufgrund des Rückfallrisikos häufig nicht möglich ist, sollte die Möglichkeit, v. a. bei älteren Patienten, in Betracht gezogen werden.
  – Prüfung, ob Dosisreduktion möglich ist. Eine Verbesserung der TD durch Dosisreduktion wurde bislang nur für Antipsychotika der 1. Generation gezeigt.
  – Umstellung auf ein Antipsychotikum der 2. Generation (v. a. Clozapin und Quetiapin). Optimale antipsychotische Dosiseinstellung, Beobachtung.
  – Absetzen des Anticholinergikums, da diese manifeste tardive orobuccolinguale Dyskinesien verschlimmern können.
  – Sofort oder bei persistierender TD nach Umstellung auf ein Antipsychotikum der 2. Generation zusätzlicher Behandlungsversuch mit folgenden Substanzen:
    i. **Tiaprid:** Antihyperkinetikum, zählt zu den Antipsychotika der 1. Generation, hat keine oder nur sehr geringe antipsychotische Wirkung, wird allein oder additiv zu Antipsychotika bei TD eingesetzt; die genaue Dosierung ist individuell unterschiedlich, empfohlen werden 300–1.000 mg/Tag.

Tab. 6.12 Präventions- und Behandlungsrichtlinien bei tardiver Dyskinesie (TD). (Forts.)

Behandlung

  ii. **Tetrabenazin:** Antihyperkinetikum, zählt zu den Antipsychotika der 1. Generation, hat keine oder nur sehr geringe antipsychotische Wirkung, wird allein oder additiv zu Antipsychotika bei TD eingesetzt; Dosierung: Beginn mit 12,5 mg/Tag, Dosiserhöhung um je 12,5 mg alle 3–5 Tage, in der Regel reichen 75 mg/Tag aus (Leung und Breden 2011).
  iii. **Andere medikamentöse Optionen:**
  iv. **Kalziumkanalblocker:** Effektivität unbekannt aufgrund von fehlenden Studien (Essali et al. 2011)
  v. **Vitamin E:** Protektive Wirkung gegen Verschlechterung der TD, keine Symptomverbesserung (Soares-Weiser et al. 2011)
  vi. **Benzodiazepine:** Aufgrund der unzureichenden Datenlage Effektivität unklar (Bhoopathi und Soares-Weiser 2006)
  vii. **Parasympathomimetika:** Aufgrund der unzureichenden Datenlage Effektivität unklar (Tammenmaa et al. 2004)
- Physiotherapie spielt eine wichtige Rolle bei der Linderung subjektiv belastender Beschwerden. Allerdings sind viele Stereotypien automatisch und unbewusst.

- bei Jugendlichen: 0,35 % bei Antipsychotika der 2. Generation
- bei Erwachsenen: 2,98 % bei Antipsychotika der 2. Generation vs. 7,7 % bei Antipsychotika der 1. Generation
- bei älteren Patienten: 5,2 % bei Antipsychotika der 2. Generation und 3- bis 5-fach höher bei Antipsychotika der 1. Generation.

In einer Population mit Schizophrenie-Patienten mittleren Alters (40–45 Jahre) liegt die TD-Prävalenz unter Antipsychotika der 2. Generation bei 13,1 %, bei 15,6 % bei Patienten ohne Antipsychotika und bei 32,4 % bei Patienten unter Antipsychotika der 1. Generation. Unter Clozapin wurde bisher noch nie ein eindeutiger Fall von TD beschrieben.

Die **Diagnose** wird anhand der Kriterien von Schooler und Kane (1992) gesichert:
- mindestens 3 Monate kumulative antipsychotische Behandlung,
- zumindest mäßige abnorme unwillentliche Bewegungen in einem oder mehreren Körperbereichen

oder milde Bewegungen in zwei oder mehr Körperbereichen und
- die Abwesenheit anderer Bedingungen, die zu unwillentlichen hyperkinetischen Dyskinesien führen.

Für eine TD gibt es keine Standardbehandlung (van Harten und Tenback 2011). Die Behandlung ist schwierig, langwierig und richtet sich im Allgemeinen nach dem Schweregrad der TD. In vielen Fällen wird die Medikation angepasst, so dass eine möglichst niedrige Dosis eingenommen wird, oder – wenn irgend möglich – wird die Medikation ganz abgesetzt. Dies ist jedoch bei vielen Patienten nicht möglich. Präventions- und Behandlungsrichtlinien sind in ➤ Tab. 6.12 dargestellt. TD-Symptome können **persistieren,** auch wenn das Medikament abgesetzt ist. Daten zum Langzeitverlauf von TD deuten an, dass bei etwa 40 % der Patienten im Verlauf eine Symptomverschlechterung eintritt. Die übrigen 50–60 % zeigen weniger schwerwiegende Symptome ohne Progression oder mit Remission. Bei sorgfältiger Behandlung können sich jedoch einige Symptome im Laufe der Zeit verbessern oder verschwinden. Zur Prävention von TD gehören das frühzeitige Erkennen und die Verschreibung von Antipsychotika der 2. Generation.

6.7.4 Malignes neuroleptisches Syndrom (MNS)

Das MNS, charakterisiert durch Rigidität, Hyperthermie und autonome Instabilität im Rahmen einer Antipsychotikamedikation, ist häufig auch mit einer Erhöhung der Kreatinkinase und einer Leukozytose vergesellschaftet. Zudem fällt bei vielen Patienten eine fluktuierende Bewusstseinslage auf. Für unbehandelte Fälle wurde ein Mortalitätsrisiko von 5–20 % berichtet (Fleischhacker et al. 1990). Die Inzidenz liegt bei etwa 1 % (Gillman 2010).

Die **Diagnose** wird anhand folgender Kriterien gesichert:
- antipsychotische Behandlung in den letzten 4 Wochen
- Hyperthermie (über 38 °C)
- Muskelrigidität
- mindestens 5 der folgenden Symptome erfüllt:
  - Änderung des mentalen Status (psychische Symptome s. o.)
  - Tachykardie
  - Hypotonie oder Hypertonie
  - Inkontinenz
  - Diaphoresis oder Sialorrhö
  - CK-Erhöhung oder Myoglobinurie
  - metabolische Azidose
  - Leukozytose
- Ausschluss anderer Ursachen.

Im Fall des Verdachts auf ein MNS muss das Antipsychotikum sofort abgesetzt werden, zudem sind intensivmedizinische Maßnahmen häufig angezeigt. **Dantrolen** und **Dopamin-Agonisten** werden in der Akutbehandlung empfohlen. Dazu kommt supportive intensivmedizinische Betreuung (Gillman 2010).

6.7.5 Sexualstörungen und endokrine Nebenwirkungen

Prolaktin (PRL) ist ein Hormon, das v. a. für das Wachstum der Brustdrüse im Verlauf der Schwangerschaft und für die Milchsekretion (Laktation) während der Stillzeit verantwortlich ist. Für die Regulation sind zwei hypothalamische dopaminerge Systeme verantwortlich: das tuberoinfundibuläre und das tuberohypophyseale System. Es besteht eine hohe basale sekretorische Aktivität für die Ausschüttung von PRL, wobei Dopamin eine tonische Suppression dieser Ausschüttung verursacht. Eine antipsychotikainduzierte Dopamin-D_2-Rezeptorblockade führt zur Aufhebung der Suppression und damit zu einem Anstieg des Prolaktinspiegels (= **Hyperprolaktinämie**).

Die Normwerte sind wie folgt: Normalwert: 2–25 ng/ml, Graubereich: 25–200 ng/ml, eindeutig pathologisch: > 200 ng/ml. Sie sind geschlechtsabhängig. Bei einem Wert > 200 ng/ml muss das Vorliegen eines Tumors der Hypophyse (Prolaktinom) ausgeschlossen werden. Andere Ursachen einer Hyperprolaktinämie sind Schwangerschaft und Stillzeit, Hypothyreose, physische und psychische Stresssituationen oder Medikamente bedingt (v. a. Antidepressiva). Sind diese Ursachen ausgeschlossen, kann eine antipsychotikainduzierte Hyperprolaktinämie angenommen werden.

Verschiedene Antipsychotika können eine Hyperprolaktinämie verursachen. Dass manche Antipsychotika einen stärkeren Prolaktinanstieg bewirken als andere ist nicht ausreichend erforscht, erklärt sich aber z. T. über die Stärke des Dopamin-D_2-Rezeptorblockade, über die Fähigkeit, die Blut-Hirn-Schranke (z. B. Amisulprid) zu passieren sowie die relative Rezeptorbindung (= Zeit bis zur Dissoziation vom Rezeptor).

Bei der Verordnung von Antipsychotika sollten die z. T. erheblichen Unterschiede zwischen den Präparaten hinsichtlich des Hyperprolaktinämie-Risikos bedacht werden:
- Antipsychotika mit **minimalem Hyperprolaktinämie-Risiko** sind Aripiprazol, Clozapin, Olanzapin, Quetiapin und Ziprasidon.
- Antipsychotika mit **erhöhtem, zumeist dosisabhängigen Risiko** sind Amisulprid, hoch- und mittelpotente konventionelle Antipsychotika, Risperidon, Paliperidon und Zotepin sowie vor allem die Kombination von Antipsychotika (sehr hohes Risiko mit hohen Prolaktinspiegeln unter zwei Antipsychotika mit hohem Hyperprolaktinämie-Risiko). Innerhalb dieser Gruppe ist das Risiko unter Risperidon und Amisulprid am größten.

Eine Hyperprolaktinämie kann verschiedene kurz- und langfristige **Konsequenzen** haben:
- sekundärer Hypogonadismus (bei Frauen u. a. mit Dys- oder Amenorrhö, Libidostörungen; bei Männern mit Libidostörungen, erektile oder ejakulatorische Dysfunktion)
- Störungen der Brustfunktionen (bei Frauen u. a. Mastopathie, Mastodynie und Galaktorrhö; bei Männern u. a. Gynäkomastie und Galaktorrhö)
- Abnahme der Knochendichte (Bone Mineral Density, BMD) als Folge des Östrogen- bzw. Testosteronmangels mit Gefahr der Osteoporose
- höheres Infarkt- und Atheroskleroserisiko als Folge des Östrogen- bzw. Testosteronmangels
- erhöhtes Brustkrebsrisiko.

Zur guten klinischen Praxis gehören:
- Aufklärung der Patienten vor Beginn der Therapie
- Ansprechen von möglichen sexuellen Dysfunktionen
- regelmäßige Kontrollen des Prolaktinspiegels vor Beginn der Behandlung, im Steady State und regelmäßig bei Medikamenten mit einem erhöhten Hyperprolaktinämie-Risiko und
- bei persistierender Hyperprolaktinämie sollte auf ein prolaktinsparendes Antipsychotikum umgestellt werden.

6.7.6 Gewichtszunahme und metabolische Nebenwirkungen

Patienten mit Schizophrenie haben ein erhöhtes Risiko für kardiometabolische Komplikationen, z. B. Adipositas, Dyslipidämie, Typ-2-Diabetes, Bluthochdruck oder Herz-Kreislauf-Erkrankungen (Foley und Morley 2011; DeHert et al. 2011). Die Ursachen sind vielfältig, meist multimodal und beinhalten allgemeine sowie spezielle Risikofaktoren bezogen auf die antipsychotische Therapie (➤ Tab. 6.13).

Eine Reihe von Psychopharmaka verursachen Gewichtszunahme (➤ Tab. 6.14) und damit ein erhöhtes Risiko für die Entwicklung von kardiometabolischen Komplikationen (deHert et al. 2011). Aus

Tab. 6.13 Ursachen für Gewichtszunahme allgemein und speziell bei Patienten mit Schizophrenie.

Allgemeine Ursachen
• familiäre Disposition, genetische Ursachen
• Lebensstil (Bewegungsmangel, Fehlernährung z. B. häufiges Snacking, hoher Konsum energiedichter Lebensmittel, Fast Food, zuckerhaltige Softdrinks, alkoholische Getränke)
• chronischer Stress
• Essstörungen (z. B. Binge-Eating-Disorder, Bulimie, Night-Eating-Disorder)
• endokrine Erkrankungen (z. B. Hypothyreose, Cushing-Syndrom)
• Medikamente (z. B. manche Antidepressiva, Antipsychotika, Antidiabetika, Glukokortikoide, Betablocker)
• andere Ursachen (z. B. Immobilisierung, Schwangerschaft, Operationen in der Hypothalamusregion, Nikotinverzicht)
Spezielle Ursachen bei Patienten mit Schizophrenie
• antipsychotische Behandlung mit Medikamenten, die eine Gewichtszunahme induzieren (➤ Tab. 6.14)
• Polypharmazie mit mehreren Medikamenten, die eine Gewichtszunahme induzieren und deren Effekte sich addieren
• Symptome der Schizophrenie, die eine Inaktivität bedingen, z. B. Negativsymptomatik, Depression, die eine gesundheitsfördernde Lebensweise reduzieren, z. B. schlechtes Funktionsniveau, finanzielle Gründe

Tab. 6.14 Wahrscheinlichkeit und Ausmaß von Gewichtszunahme unter verschiedenen Psychopharmaka.

	Hoch	Mäßig	Gering
Antidepressiva	Amitriptylin, Doxepin, Maprotilin, Mirtazapin, Trimipramin	Clomipramin, Imipramin, Nortriptylin	Citalopram, Fluoxetin, Fluvoxamin, Moclobemid, Sertralin
Antipsychotika	Clozapin, Olanzapin	Chlorpromazin, Paliperidon, Quetiapin IR und XR, Risperidon, Zotepin, Zuclopenthixol	Amisulprid, Aripiprazol, Asenapin, Fluanxol, Fluphenazin, Haloperidol, Ziprasidon
Phasenprophylaktika	Lithium, Valproat	Carbamazepin	Gabapentin, Lamotrigin, Topiramat

der Gruppe der Antipsychotika sind dies v. a. Clozapin und Olanzapin bzw. Kombinationen von gewichtsinduzierenden Medikamenten (deHert et al. 2011).

Die Behandlungsmöglichkeiten von Adipositas sind in ➤ Tabelle 6.15 dargestellt. Bei Schizophreniepatienten gestalten sie sich häufig schwierig, da sie zumeist einer längerfristigen antipsychotischen Therapie bedürfen und Maßnahmen zur Gewichtsreduktion aufgrund der Grunderkrankung schlecht durchhalten. Dementsprechend liegt der Schwerpunkt auf der Prävention, auf Umstellung auf ein nicht gewichtinduzierendes Antipsychotikum (Mukandan et al. 2010) oder auf der Gabe von Komedikationen (Fiedorowicz et al. 2012).

Das **metabolische Syndrom** (MS) beschreibt eine Gruppierung von drei oder mehr kardiometabolischen Risikofaktoren, die mit Insulinresistenz verbunden sind (diagnostische Kriterien ➤ Tab. 6.16). Die **Insulinresistenz** ist als Vorläufer von Diabetes Typ 2 zu werten. Typ-2-Diabetes tritt nach längerer Phase des Metabolischen Syndroms auf, wenn das Pankreas nicht mehr in der Lage ist, die verminderte Insulinwirkung durch Mehrausschüttung von Insulin zu kompensieren. Die frühzeitige Diagnose einer gestörten Glukoseverarbeitung durch den Körper lässt sich nur mittels einer oralen Glukosebelastung (oraler Glukose-Toleranztest = OGTT) nachweisen. Eine Messung des „Nüchtern-Zuckers" ist als Frühindikator ungeeignet, da er nur bei einem bestehenden Diabetes auffällig ist. Auch der Summationswert des HbA_{1c} ist nur geeignet, um eine schon bekannte Zuckerkrankheit zu überwachen.

DeHert et al. (2011) bewerteten die **Prävalenz** des metabolischen Syndroms:
- ersterkrankte Patienten (Krankheitsdauer < 1,5 Jahre): 17 %
- kurzzeitig erkrankte Patienten (Krankheitsdauer 1,5–10 Jahre): 28,5 %
- subchronische Patienten (Krankheitsdauer 10–20 Jahre): 42,4 %
- chronisch kranke Patienten (Krankheitsdauer > 20 Jahre): 49,4 %.

Ein MS ist verbunden mit einem erhöhten Risiko einer kardiovaskulären Erkrankung (CVD); dazu gehören Herzinfarkt (CHD), zerebrovaskuläre Erkrankung oder Schlaganfall (Sacchetti 2010) sowie Diabetes mellitus Typ 2 (Meyer and Stahl 2009). Darüber hinaus gibt es weitere CVD-Risikofaktoren, die häufig bei Personen mit Schizophrenie auftreten, z. B. Rauchen, Bluthochdruck oder ein niedriges HDL-Cholesterin.

Es gibt einige wichtige **klinische Empfehlungen,** um mit diesen Problemen umzugehen (Fleischhacker et al. 2008):
- regelmäßige Dyslipidämie-Untersuchungen sind indiziert bei Patienten mit bestimmten Risikofaktoren: (1) Fettleibigkeit (BMI ≥ 27), regelmäßiges Ungleichgewicht zwischen Energiezufuhr (Nahrung) und Energieabgabe (besonders Metabolismus im Ruhezustand und bei physischer Aktivität), (3) Diabetes mellitus, (4) Niereninsuffizienz, (5) Schilddrüsenunterfunktion oder (6) Behandlung mit bestimmten Medikamenten (z. B. harntreibende Medikamente, Betablocker etc.).
- Bei bereits bestehenden CVD-Risikofaktoren, sollte das Risiko-Nutzen-Verhältnis des Antipsychotikums abgewogen werden; evtl. ist ein Wechsel des Antipsychotikums indiziert, z. B. auf Aripiprazol oder Ziprasidon oder auf ein Antipsychotikum, mit dem der Patient erfolgreich behandelt wurde ohne Gewichtszunahme.

Tab. 6.15 Adipositas bei schizophrenen Patienten: pharmakologische und andere Maßnahmen.

Pharmakologische Maßnahmen

- Umstellung des Antipsychotikums auf ein nicht gewichtinduzierendes Medikament (Mukandan et al. 2010)
- adjuvante Therapiemöglichkeiten (siehe Fiedorowicz et al. 2012):
  - **Topiramat:** Topiramat blockiert die Glutamat-Bindungsstelle am erregenden, glutamatergen AMPA-Rezeptor und verstärkt durch Bindung an GABA-Rezeptoren deren hemmenden Effekt. Es wird zur Behandlung von Epilepsie, Migräne und Cluster-Kopfschmerz eingesetzt. In zwei randomisiert-kontrollierten Studien führte es bei antipsychotikainduzierter Gewichtszunahme zur Gewichtsreduktion. Nebenwirkungen sind Parästhesien, Ataxie, gestörte Konzentration und Merkfähigkeit etc. *Dosierung:* 25–200 mg täglich.
  - **Metformin:** Metformin gehört zur Gruppe der Biguanide, die bei nicht insulinabhängiger Zuckerkrankheit (Diabetes mellitus Typ 2) und insbesondere bei Übergewicht und Adipositas eingesetzt werden. Metformin hemmt u. a. die Glukose-Neubildung in der Leber. Metformin darf u. a. nicht bei Diabetes Typ 1, Niereninsuffizienz, Leberversagen, Alkoholismus, Herzinsuffizienz angewendet werden. Nebenwirkungen betreffen vorwiegend den Magen-Darm-Trakt mit Durchfall und Erbrechen. *Dosierung:* 3 × 500 mg täglich.

Nichtpharmakologische Maßnahmen

- Grundlage jedes Gewichtsmanagements sollte ein **Basisprogramm** sein, das die Komponenten Ernährungs-, Bewegungs- und Verhaltenstherapie umfasst. Ein Programm zum Gewichtsmanagement sollte zwei Phasen beinhalten. In der 1. Phase steht die Gewichtsreduktion im Vordergrund. Die 2. Phase dient der Gewichtserhaltung und langfristigen Ernährungsumstellung mit einer ausgewogenen Mischkost.
- Die **Ernährungstherapie** umfasst verschiedene Stufen. Der Einstieg in die Ernährungstherapie ist auf jeder Stufe möglich. Das gesamte Umfeld sollte in die Ernährungsumstellung einbezogen werden, um die Compliance zu verbessern. Der Patient muss über die Prinzipien der Ernährungsumstellung informiert werden. Das erwünschte Energiedefizit kann über folgende Stufen erreicht werden (Daten aus Allgemeinbevölkerungsstudien, deshalb ist die Übertragbarkeit auf schizophrene Patienten unter antipsychotischer Therapie eingeschränkt):

Tab. 6.15 Adipositas bei schizophrenen Patienten: pharmakologische und andere Maßnahmen. (Forts.)

Nichtpharmakologische Maßnahmen

  - Stufe 1: alleinige Reduktion des Fettverzehrs (Gewichtssenkung von 3,2–4,3 kg in 6 Monaten möglich).
  - Stufe 2: mäßig energiereduzierte Mischkost (Gewichtssenkung von 5,1 kg in 12 Monaten möglich).
  - Stufe 3: Mahlzeitenersatz mit Formulaprodukten (Gewichtssenkung von 6,5 kg in 3 Monaten möglich).
  - Stufe 4: Formuladiät (Gewichtssenkung von 0,5–2 kg in 12 Wochen möglich).
- **Bewegungstherapie** kann durch vermehrte körperliche Aktivität zu einem erhöhten Energieverbrauch beitragen. Um messbar das Gewicht zu reduzieren, ist ein zusätzlicher Energieverbrauch von 2.500 kcal/Woche erforderlich. Dies entspricht einem Umfang von mindestens 5 Stunden zusätzlicher körperlicher Bewegung pro Woche. Um das Gewicht zu stabilisieren, sind 3–5 Stunden vermehrte Bewegung pro Woche mit einem Energieverbrauch von mindestens 1.500 kcal erforderlich.
- **Verhaltenstherapeutische Ansätze** können die Patientenmotivation bei der Einhaltung der Ernährungs- und Bewegungsempfehlungen unterstützen. Die wichtigsten Elemente sind:
  - Selbstbeobachtung des Ess-, Trink- und Bewegungsverhaltens, z. B. mithilfe eines Ernährungstagebuchs, Bewegungsprotokolls
  - Einübung eines flexibel kontrollierten Essverhaltens (im Gegensatz zur rigiden Verhaltenskontrolle)
  - Erlernen von Stimuluskontrolltechniken, um Essreize zu reduzieren
  - Einsatz von Verstärkungsmechanismen (z. B. Loben), um das neue Essverhalten zu stabilisieren und Rückfälle zu vermeiden
  - soziale Unterstützung
  - Rückfallprophylaxe/-management
- **Chirurgische Therapie:** Indikation für eine chirurgische Intervention kann nach Scheitern einer konservativen Therapie
  - bei Patienten mit Adipositas Grad III (BMI ≥ 40) oder
  - Adipositas Grad II (BMI ≥ 35) mit erheblichen Komorbiditäten (z. B. Diabetes mellitus Typ 2) gestellt werden.
- Die Patientenauswahl muss allgemein und bei schizophrenen Patienten nach strengen Kriterien erfolgen, die Nutzen-Risiko-Abwägung eindeutig positiv sein. Die Patienten müssen ausreichend motiviert und vollständig über die chirurgischen Verfahren, ihre Risiken und langfristigen Konsequenzen des Eingriffs aufgeklärt sein. Vor Indikationsstellung sollte wenigstens eine 6- bis 12-monatige konservative Behandlung stattfinden.

Tab. 6.16 Diagnosekriterien des metabolischen Syndroms.

Definition: 3 oder mehr Risikofaktoren für die Definition erforderlich	
Faktoren	Definitionslevel
Abdominelle Fettleibigkeit • Männer • Frauen	Taillenumfang > 102 cm (> 40 in) > 88 cm (> 35 in)
Nüchtern-Triglyzeride	≥ 150/dl
Nüchtern-Lipoproteine hoher Dichte (HDL) Cholesterin • Männer • Frauen	< 40/dl< 50/dl
Blutdruck	≥ 130/85 mmHg
Nüchtern-Glukose	> 110/dl

6.7.7 Kardiovaskuläre Nebenwirkungen

Unter der Behandlung mit Antipsychotika kann es zu kardiologischen Nebenwirkungen und Herz-Kreislauf-Komplikationen kommen. Hierzu gehören:
- EKG-Veränderungen:
  - Verlängerung der QT-Zeit (Verlängerung der Repolarisation)
  - Sinustachykardie (Sinusrhythmus mit Herzfrequenz > 100/min)
  - Verbreiterung des QRS-Komplexes (Störung der Erregungsausbreitung in den Herzkammern)
  - AV-Blockierungen (Verzögerung der Erregungsüberleitung vom Vorhof zur Kammer)
  - T-Wellenveränderungen, Auftreten von U-Wellen (Veränderung des Ablaufs der Repolarisation)
- orthostatische Hypotonie
- Tachykardie
- Myokarditis/Kardiomyopathie
- plötzlicher Herztod.

Die **Verlängerung des QT-Intervalls** ist die weitaus häufigste EKG-Veränderung. Die QT-Zeit verkürzt sich mit steigender Herzfrequenz, die QTc-Zeit entspricht dem um die Herzfrequenz korrigierten QT-Intervall und liegt in Abhängigkeit von Alter, Geschlecht und Tageszeit normalerweise unter 450 ms bei Männern und 470 ms bei Frauen. Als klinisch bedeutsam wird eine QTc-Zeit-Verlängerung auf mehr als 500 ms angesehen. Mit zunehmender Verlängerung der QTc-Zeit steigt das Risiko polymorph-polytoper ventrikulärer Arrhythmien mit Torsades de pointes (Kammertachykardie). Die meisten Episoden der Torsades-de-pointes-Tachykardie sind selbstlimitierend, können jedoch auch persistieren und sich klinisch in Schwindel, Palpitationen und Synkopen, aber auch Kammerflimmern mit nachfolgendem plötzlichen Herztod äußern. Die Risiken nehmen zu mit abnehmender Herzfrequenz, Komorbidität (z. B. Elektrolytstörungen, v. a. Hypokaliämie) und mit der Einnahme von Medikamenten, die entweder gleichfalls zu einer Verlängerung der QTc-Zeit führen oder den Abbau von QTc-Zeit-verlängernden Medikamenten hemmen.

Verlängerungen der QT-Zeit werden v. a. unter Antipsychotika aus der Gruppe der **Phenothiazine** beobachtet, v. a. unter Chlorpromazin und Promethazin. Eine erhöhte Prävalenz wird auch für Butyrophenone beschrieben, besonders für Haloperidol und Pimozid. In der Gruppe der Antipsychotika der 2. Generation kann es unter Sertindol und Ziprasidon zu einer QT-Verlängerung kommen.

Um das Ausgangs-QT-Intervall festzustellen, sollte vor Beginn der Behandlung mit Antipsychotika ein EKG abgeleitet werden. Dies gilt vor allem für ältere Patienten und für Patienten mit bestehenden Risikofaktoren. Hierzu zählen insbesondere Komedikationen, die
- den Metabolismus des Antipsychotikums hemmen oder
- selbst eine Verlängerung der QT-Zeit auslösen (z. B. Astimazol, Antiarrhythmika, einige Antidepressiva oder Thioridazin).

Darüber hinaus empfiehlt es sich, regelmäßige EKG-Kontrollen durchzuführen und zwar v. a. bei Dosiserhöhungen und nach Erreichen der Steady-State-Plasmakonzentration. Bei einer QT-Zeit-Verlängerung > 500 ms sollte das Antipsychotikum gewechselt werden.

6.7.8 Gastrointestinale Nebenwirkungen und Leberfunktionsstörungen

Zu den häufigsten gastrointestinalen Beschwerden zählen **Mundtrockenheit** und **Verstopfung;** beide werden mit supportiven Maßnahmen wie z. B. Ernährungsveränderungen behandelt. **Erhöhungen der Leberenzyme** können unter allen Antipsychotika auftreten. Zumeist sind diese Transaminasenerhöhungen transient und reversibel. Hier sind regelmäßige Laborkontrollen zum Ausschluss einer progredienten Hepatotoxizität durchzuführen.

6.7.9 Hämatologische Nebenwirkungen

Die Behandlung mit Antipsychotika kann zu Blutbildveränderungen, wie z. B. Neutropenie, Leukopenie, Leukozytose, Thrombopenie und Eosinophilie führen (Miyamoto et al. 2003). Klinisch bedeutsam ist die **Agranulozytose,** also eine starke Verminderung der Granulozyten, (Untergruppe der weißen Blutkörperchen, Leukozyten), auf unter 500 Zellen/µl Blut. Entsprechend müssen wöchentliche Leukozytenkontrollen während der ersten 18 Behandlungswochen und danach monatlich durchgeführt werden. Beim Auftreten einer Granulozytopenie (Granulozytenzahl < 1500/mm^3) muss Clozapin sofort abgesetzt werden; bei Leukozytenzahl < 3.500/mm^3 bzw. Granulozytenzahl unter 2.000/mm^3 muss das Differenzialblutbild zweimal wöchentlich kontrolliert werden; bei einer Leukozytenzahl unter 3.000 Leukozyten/mm^3 muss Clozapin abgesetzt werden. Nach Unterbrechung einer Clozapintherapie sind erneut wöchentliche Blutbildkontrollen notwendig. Wenn unter Clozapin eine Agranulozytose aufgetreten ist, muss von einem erneuten Therapieversuch nach Normalisierung des Blutbildes dringend abgeraten werden.

6.7.10 Andere Nebenwirkungen

Zu den anderen Nebenwirkungen gehören v. a. die Senkung der Krampfschwelle mit der Gefahr von antipsychotika-induzierten Krampfanfällen (v. a. unter Clozapin und Zotepin) und die Sedierung. Bei **Senkung der Krampfschwelle** sind Kontrollen, Umstellung der Medikation bzw. additive Therapie mit Antikonvulsiva zu erwägen. Die **Sedierung** kann zu Beginn erwünscht sein, ist aber ein Problem in der Langzeittherapie. Hier sind Dosisanpassungen, Veränderung des Einnahmezeitpunktes oder Umstellung mögliche Interventionen.

KAPITEL 7

Schizophrenie – psychosoziale Therapie (ICD-10 F2)

7.1	Psychotherapeutische Interventionen bei schizophrenen Erkrankungen Stefan Klingberg und Andreas Bechdolf	105
7.1.1	Einleitung	105
7.1.2	Phasenspezifische Behandlungsziele	105
7.1.3	Wirksamkeitsforschung	107
7.1.4	Publizierte Behandlungsleitlinien	109
7.1.5	Leitfragen für die evidenzbasierte Behandlung	110
7.2	Psychosoziale Therapien in der Schizophreniebehandlung Markus Kösters und Thomas Becker	114
7.2.1	Definition, Stellenwert und Ziele psychosozialer Therapien	114
7.2.2	Psychosoziale Systeminterventionen	117
7.2.3	Psychosoziale Einzelinterventionen	121
7.2.4	Integrierte Versorgung bei der Schizophrenie	122
7.2.5	Fazit	123

7.1 Psychotherapeutische Interventionen bei schizophrenen Erkrankungen

Stefan Klingberg und Andreas Bechdolf

7.1.1 Einleitung

Die psychopharmakologische Behandlung der schizophrenen Erkrankungen ist notwendig, aber nicht ausreichend. Psychotherapeutische Interventionen bauen auf der Wirkung der pharmakologischen Behandlung auf und sind geeignet, über die Medikamentenwirkung hinaus zu einer Verbesserung der Situation des Patienten beizutragen. Dies soll im vorliegenden Beitrag herausgearbeitet werden.

7.1.2 Phasenspezifische Behandlungsziele

Die Behandlungsziele für psychotherapeutische Interventionen können nach Behandlungsphasen systematisiert werden.

In der Phase erhöhten Psychoserisikos (**Prodromalphase**) liegen abgeschwächte Positiv-Symptome und/oder subjektiv wahrgenommene kognitive Denk- und Wahrnehmungsstörungen (Basissymptome) vor, die mit einem Risiko von 20–30 % einhergehen, innerhalb der folgenden 12 Monate an einer Psychose zu erkranken. Bei einer Vielzahl der Patienten liegen zusätzlich noch unspezifische Symptome vor (z. B. depressive Symptome, Angst, sozialer Rückzug). Ziele psychotherapeutischer Interventionen bei Personen mit erhöhtem Psychoserisiko sind die Besserung der aktuellen Beschwerden und Symptome, die Vermeidung/Reduktion sozialer Behinderung und die Verhinderung oder Verzögerung der ersten psychotischen Episode.

Die **Akutphase** ist vom Vollbild der psychotischen Symptomatik gekennzeichnet. Das zentrale Behandlungsziel der Akutphase ist die Reduktion der Positiv-Symptomatik, die bei ca. 80 % der Patienten mithilfe der antipsychotischen Medikation erreicht werden kann. Nicht selten jedoch setzt Behandlung erst auf Drängen des sozialen Umfelds der Patienten oder gar aufgrund richterlicher Unterbringung ein. Krankheitsbedingte Faktoren wie die sogenannte fehlende Krankheitseinsicht sowie ungünstige Rahmenbedingungen erschweren somit die therapeutische Beziehungsaufnahme. In der Akutphase sind die Angehörigen in hohem Maße belastet und können oft die Situation des Patienten aufgrund mangelnder Information nicht einschätzen. Daher ist die Förderung der Kooperation in der Behandlung sowie die Einbeziehung der Angehörigen bereits in der Akutphase eine wichtige Aufgabe.

Mit einsetzender Stabilisierung treten insbesondere die Negativ-Symptome der Schizophrenie in den Vordergrund, die häufig längere Zeit bestehen bleiben. Die kognitiven Defizite, die bei einer großen Zahl von Patienten beobachtbar sind, stellen limitierende Faktoren für alle Rehabilitationsmaßnahmen dar. Als **Stabilisierungsphase** wird diese Zeit bezeichnet, da hier unter Belastung die Gefahr eines schnellen Rückfalls im Bereich der Positiv-Symptomatik sehr hoch ist. Die Dauer dieser Stabilisierungsphase wird in etwa mit 6 Monaten angegeben, ist im Einzelfall jedoch deutlich länger.

Als **stabile Phase** wird der Zeitraum bezeichnet, innerhalb dessen eine rasche Änderung der Symptomatik nicht mehr zu erwarten ist. Dies ist nicht gleichbedeutend mit Symptomfreiheit. Im Gegenteil leiden ca. 20 % der Patienten innerhalb des ersten Jahres nach Entlassung unter persistierender psychotischer Symptomatik und ca. 50 % unter negativen Symptomen. Darüber hinaus sind ggf. bestehende Defizite im Bereich der sozialen Kompetenz und der kognitiven Leistungsfähigkeit nun in Bezug auf die anstehenden Belastungen klar sichtbar.

➤ Tabelle 7.1 fasst die Schwerpunkte der Symptomatik in den genannten Phasen zusammen und nennt die wesentlichen Therapieziele, die im nächsten Abschnitt vorgestellt werden.

Abschließend kann festgehalten werden, dass nach dem aktuellen Stand der Wirksamkeitsforschung, der sich in evidenzbasierten Therapieempfehlungen widerspiegelt, für relevante Zielbereiche wirksame Therapiestrategien zur Verfügung stehen. Diese entstammen überwiegend dem Spektrum der kognitiven Verhaltenstherapie. Trotz der erreichten Erfolge ist eine intensive Forschung notwendig, die zunehmend von Bemühungen um die überfällige Implementierung in der Praxis begleitet werden sollte.

Tab. 7.1 Schwerpunkte der Symptomatik bzw. Problematik der Patienten und zugehörige psychotherapeutische Behandlungsaufgaben in den verschiedenen Phasen schizophrener Erkrankungen.

	Erhöhtes Psychorisiko (Prodromalphase)	Akutphase	Stabilisierungsphase	Stabile Phase
Schwerpunkt der Symptomatik/ Problematik	Abgeschwächte Positiv-Symptome, kognitive Denk- und Wahrnehmungsstörungen	Positiv-Symptomatik	Rückfallgefährdung Negativ-Symptomatik kognitive und soziale Beeinträchtigung, Rückfallgefährdung	Persistierende Symptome, kognitive und soziale Beeinträchtigung
Behandlungsaufgabe	Reduktion der Symptome, Verbesserung des Funktionsniveaus, Prävention eines Übergangs in die Psychose	Etablierung der Behandlungskooperation, Information und Entlastung der Angehörigen, Symptombewältigung	Förderung der langfristigen Behandlungskooperation, Förderung der Frühsymptomerkennung und Krisenbewältigung (auch bei Angehörigen), Förderung eines angemessenen Umgangs mit Belastung	Bewältigung persistierender Symptome und Beeinträchtigungen, Verbesserung sozialer Kompetenzen, langfristige Unterstützung durch die Familie fördern

7.1.3 Wirksamkeitsforschung

Seit den 1980er-Jahren ist die Psychotherapie-Wirksamkeitsforschung zu psychotischen Störungen wieder sehr aktiv, nachdem zuvor Psychotherapie auf diesem Gebiet für ungeeignet gehalten wurde. Als Folge ist das Feld inzwischen nur noch mit Aufwand zu überblicken. Daher gewinnen systematische Reviews an Bedeutung, die die Interventionen kategorisieren, die Literatur systematisch berücksichtigen und die Evidenz metaanalytisch auswerten. Anhand dieser wachsenden Zahl an Reviews soll die Wirksamkeitsforschung in diesem Abschnitt zusammengefasst werden. Es ist in diesem Rahmen nicht möglich, die Vor- und Nachteile jeder einzelnen Metaanalyse zu referieren. Insgesamt ist jedoch festzuhalten, dass die empirische Psychotherapie-Wirksamkeitsforschung zur Schizophrenie deutliche Hinweise dafür erarbeitet hat, dass psychotherapeutische Interventionen, vor allem aus dem Spektrum der kognitiven Verhaltenstherapie, zu relevanten Zielbereichen über die Pharmakotherapie hinaus wirksam sind.

Psychoedukation

Im Cochrane-Review von Xia et al. (2011) kommen die Autoren zu folgender Schlussfolgerung: *„Psychoeducation does seem to reduce relapse, readmission and encourage medication compliance, as well as reduce the length of hospital stay in these hospital-based studies"*, also: „Psychoedukation scheint die Rückfallrate und die Wiederaufnahmerate zu reduzieren, zur Medikamentencompliance zu ermutigen sowie die Verweildauer im Krankenhaus zu verkürzen." Trotz einiger methodologischer Defizite der Evaluation werden diese Interventionen als nützlicher Bestandteil von Behandlungsprogrammen beschrieben. Dabei ist zu berücksichtigen, dass dieses Ergebnis schwerpunktmäßig auf den länger dauernden Interventionen mit Einbeziehung der Angehörigen beruht. Kurze Interventionen mit Schwerpunkt auf Information und Einbeziehung ausschließlich der Patienten tragen nicht signifikant zur Senkung der Rückfallrate bei (Lincoln et al. 2007).

Kognitive Verhaltenstherapie

Für das Therapieziel der Symptomreduktion berichtet die aktuelle Metaanalyse von Wykes et al. (2008) auf der Basis von 33 randomisierten klinischen Studien mit 1.964 Patienten eine Effektstärke von d = 0,400 (CI: 0,252–0,548) in Bezug auf die jeweils primär untersuchte Symptomatik. Die Effektstärken für die einzelnen Symptombereiche lagen in vergleichbaren Größenordnungen (Positiv-Symptomatik: d = 0,372, CI: 0,228–0,516; Negativ-Symptomatik: d = 0,437, CI: 0,171–0,704; soziales Funktionsniveau: d = 0,378, CI: 0,154–0,602; Stimmung: d = 0,363, CI: 0,079–0,647). Methodisch bessere Studien finden dabei kleinere Effektstärken. Lynch et al. (2010) weisen darauf hin, dass eine Überlegenheit von KVT gegenüber aktiven Kontrollbedingungen wie supportiver Therapie in methodisch anspruchsvollen Studien noch nicht gezeigt wurde.

Weniger klar ist der Stand für den Zielbereich der Rückfallverhütung. Hier liegen Einzelstudien vor (Buchkremer et al. 1997; Gumley et al. 2003; Herz et al. 2000; Hogarty et al. 1997), die jedoch noch nicht metaanalytisch aggregiert wurden. Diese Studien sprechen deutlich für die Wirksamkeit kognitiv-verhaltenstherapeutischer Interventionen bei der Rückfallverhütung.

Training sozialer Kompetenz

Die aktuelle Metaanalyse von Kurtz und Mueser (2008) berichtet Effektstärken des Trainings sozialer Kompetenzen bei schizophrenen Störungen in Bezug auf verschiedene Zielkriterien. Dabei sind die Effektstärken umso höher, je näher die Zielkriterien an den Therapieinhalten orientiert sind. Trainierte Kompetenzen verbessern sich mit d = 1,2, Alltagskompetenzen mit d = 0,52, das Funktionsniveau mit d = 0,52, die Negativ-Symptomatik mit d = 0,40, andere Symptombereiche mit d = 0,15, die Rückfallrate mit d = 0,23. Die generelle Wirksamkeit kann damit als belegt gelten, wobei der Trainingskontext eine große Rolle spielt. Trainingsinhalte sollten demnach sehr konkret auf den individuellen Bedarf ausgerichtet sein. Bereits 2001 betonten Bustillo et al.: *„Patients with schizophrenia can clearly improve their social competence with social skills training, which* *may translate into a more adaptive functioning in the community"*, d. h., Patienten mit Schizophrenie können eindeutig ihre soziale Kompetenz mit dem Training sozialer Fertigkeiten verbessern, was zu einer besseren Funktionsfähigkeit in der Gemeinde führen mag. Zu bedenken ist insgesamt, dass diese Intervention bei eher chronischen Patienten eingesetzt wurde.

Fizdon und Reddy (2012) fokussieren Studien, die die sozial-kognitiven Aspekte der sozialen Interaktion zu verbessern suchen und fassen Studien zusammen, die Therapieeffekte auf das soziale Funktionsniveau untersuchen. Hier zeigen sich vielversprechende Ergebnisse, die die Weiterentwicklung von Interventionen in diesem Bereich vorantreiben.

Familienintervention

Im Cochrane-Review von Pharoah et al. (2006) heißt es: *„Family intervention may decrease the frequency of relapse (n = 721, 14 RCTs, RR 0,72, CI 0,6 to 0,9, NNT 7, CI 5 to 16)"*, also: Familienintervention kann die Rückfallfrequenz verringern. Gleichzeitig wird darauf verwiesen, dass trotz der Vielzahl an Studien eine letzte Sicherheit für die Wirksamkeit noch nicht angenommen werden kann. Demgegenüber ergab die Metaanalyse von Pitschel-Walz et al. (2001): *„Relapse rate can be reduced by 20 percent if relatives are included in the treatment"*, die Rückfallrate kann also um 20 % gesenkt werden, wenn die Angehörigen in die Behandlung mit einbezogen werden. Familieninterventionen sind im Gebiet psychotherapeutischer Interventionen bei schizophrenen Störungen insgesamt am besten untersucht und zeigen die klarsten Hinweise auf Wirksamkeit.

Kognitive Rehabilitation/Remediation

Störungen der kognitiven Leistungsfähigkeit werden zunehmend als zentrale Beeinträchtigung von Patienten mit schizophrenen Störungen gesehen. Die MATRICS-Initiative verfolgt das Ziel, Therapieoptionen für diese Defizite zu entwickeln (Green et al. 2004). In der Metaanalyse von McGurk et al. (2007) wird eine signifikante Effektstärke von 0,41 für die kognitive Leistung berichtet, die einen moderaten Therapieeffekt repräsentiert. Gleichwohl ist die Studienlage umstritten. McGrath und Hayes (2000) schlussfolgerten, dass die Daten keine Empfehlung erlauben. Da nur wenige neue Studien hinzugekommen sind, ist hier vor allem die Unterschiedlichkeit der Beurteilungskriterien entscheidend.

War das Training in ein Rehabilitationsprogramm integriert, führte es auch zu einer Verbesserung der sozialen Reintegration. Von besonderer Bedeutung sind daher Ansätze, die kognitive Funktionen nicht abstrakt, sondern gezielt für die sozialen und beruflichen Herausforderungen des Patienten trainieren (Hogarty et al. 2004).

Psychodynamische Psychotherapie und Psychoanalyse

Zu dieser Therapieform sind Wirksamkeitsstudien, die den Cochrane-Kriterien entsprechen, selten. Malmberg et al. (2010) fassen wie folgt zusammen: *„We did not identify any trials of a psychoanalytic approach. (…) There is no evidence of any positive effect of psychodynamic therapy and the possibility of adverse effects seems never to have been considered"*, also: Wir fanden keine Studien zum psychoanalytischen Ansatz. (…) Es gibt keinen Hinweis auf einen positiven Effekt der psychodynamischen Therapie, und die Möglichkeit ungünstiger Effekte der Behandlung scheint nie in Betracht gezogen worden zu sein. Demnach kann entsprechend den Kriterien der evidenzbasierten Medizin keine positive Empfehlung begründet werden.

Frühintervention

Bei der Frühintervention unterscheidet man zwischen Strategien, deren Ziel es ist, die klinische Symptomatik, die funktionellen Einschränkungen und die Übergangsraten in die Psychose bei Personen mit erhöhtem Psychoserisiko zu reduzieren, und solchen, die anstreben, den Krankheitsverlauf von Patienten im frühen Verlauf nach der psychotischen Ersterkrankung zu verbessern.

Im Jahre 2013 wurden drei Metaanalysen zu Interventionen bei Personen mit erhöhtem Psychoserisiko publiziert, in die die Ergebnisse von bis zu elf

RCTs mit bis zu 1246 Teilnehmern eingingen (Fusar-Poli et al., 2013; van der Gaag et al., 2013, Strattford et al., 2013). Es wurden KVT, KVT kombiniert mit niedrig dosiertem Risperidon, Einzel-, Gruppentherapie, kognitives Training und Familienintervention integrierende Interventionen, Olanzapin und Omega-3-Fettsäuren (Fischöl) als spezifische Interventionen evaluiert. Alle Autoren berichteten eine signifikante Überlegenheit der spezifischen Behandlungsbedingungen über die Kontrollbedingungen bezogen auf die Übergangsraten in die Psychose. Nach 12 Monaten betrug die relative Riskoreduktion nach Van der Gaag und Kollegen 54% (RR = 0.463; 95% CI = 0.33–0.64) mit einer Number Needed to Treat (NNT) von 9 (95% CI = 6–15). Darüber hinaus schlussfolgerten die Autoren, dass eine spezifische überlegene Wirksamkeit für eine der evaluierten Strategien (z. B. Antipsychotika oder psychosoziale Interventionen oder deren Kombination) aus dem derzeitigen Studienstand nicht abgeleitet werden könne und weiterer Forschungsbedarf bestehe. Die Autoren empfahlen, dass bei gleicher Effektivität der evaluierten Strategien beim derzeitigen Kenntnisstand den Betroffenen zunächst psychosoziale Interventionen und Omega-3-Fettsäuren angeboten werden sollten, bevor antipschotische Medikation empfohlen werde (Fusar-Poli et al. 2013). Obwohl mittlerweile diese metaanalytischen Ergebnisse vorliegen, wurde in dem länger zurückliegenden Cochrane-Review zu Frühinterventionen bei psychotischen Störungen keine Metaanalyse der bekannten Studien bei Personen mit erhöhtem Psychoserisiko vorgenommen mit der Begründung die Studien seien methodisch zu heterogen (Marshall und Rathbone 2011). Entsprechend zurückhaltend fiel die aktuelle Schlussfolgerung aus: *„There is emerging, but as yet inconclusive evidence, to suggest that people in the prodrome of psychosis can be helped by some interventions"* (die Evidenz für Interventionen bei Personen mit erhöhtem Psychoserisiko nimmt zu, ist aber noch unvollständig).

In der aktuellen Metaanalyse zur Frühintervention bei Patienten im frühen Verlauf nach der psychotischen Ersterkrankung von Bird und Kollegen (2010) wurden RCTs einbezogen, die spezifische Interventionen für Psychoseerkrankte innerhalb der ersten 5 Jahre nach Erstdiagnose bzw. -kontakt anboten (4 RCTs, n = 800). Die Frühintervention bestand neben der Pharmakotherapie aus einer Kombination von kognitiver Verhaltenstherapie, Training sozialer Kompetenz, Familieninterventionen und Supported Employment mit zum Teil aufsuchender Behandlung in der Gemeinde (Case Management oder Assertive Community Treatment). Frühinterventionen führten im Vergleich zu den Kontrollinterventionen zu signifikant niedrigeren Rezidivraten (35,2 vs. 51,9 %, NNT = 6), signifikant weniger Krankenhausaufenthalten (28,1 vs. 42,1 %, NNT 7), reduzierten schizophrene Positiv- (SMD – 0,21, 95 % CI –0,42 bis –0,01) und Negativ-Symptomatik (SMD – 0,39, 95 % CI -0,57 bis -0,20) besser und hielten die Erkrankten häufiger im Kontakt mit den Behandlungsangebot (91,4 vs. 84,2 %, NNT = 13). Kognitive Verhaltenstherapie (n = 620) kann bei Patienten im frühen Verlauf nach der psychotischen Ersterkrankung auch für sich genommen Positiv- (SMD – 0,60, 95 % CI -0,79 bis -0,41) und Negativ-Symptomatik (SMD – 0,45, 95 % CI -0,80 bis -0,09) gegenüber den Kontrollinterventionen signifikant verbessern, nicht jedoch die Rückfall- und Rehospitalisierungsrate. Familieninterventionen alleine bei Patienten in frühen Erkrankungsstadien angeboten (n = 288) können die Rezidiv- und Rehospitalisierungsrate signifikant reduzieren (14,5 vs. 28,9 %, NNT = 7). Die Schlussfolgerungen von Bird und Kollegen (2010) werden auch durch den aktuellen Cochrane-Review gestützt, der darüber hinaus noch weitere Studien zur Absicherung der Ergebnisse fordert (Marshall und Rathbone 2011).

7.1.4 Publizierte Behandlungsleitlinien

Die referierten Reviews sind die wesentliche Grundlage für die vorliegenden evidenzbasierten Behandlungsleitlinien. Nur als Auswahl sollen hier Empfehlungen der amerikanischen und englischen Leitlinien genannt werden.

Die Behandlungsleitlinie der **amerikanischen psychiatrischen Fachgesellschaft** gibt folgende **Empfehlungen** (American Psychiatric Association 2004):

- *„For most persons with schizophrenia in the stable phase, psychosocial interventions are recommended as a useful adjunctive treatment to pharmaco-*

logical treatment and may improve outcomes [I]." (Für die meisten Personen mit Schizophrenie in der stabilen Phase werden psychosoziale Interventionen als ein nützlicher, zusätzlich zur medikamentösen Behandlung eingesetzter Therapiebaustein empfohlen und können die Behandlungsergebnisse verbessern [I].)

- *„A number of psychosocial treatments have demonstrated effectiveness during the stable phase. They include family intervention [I], supported employment [I], assertive community treatment [I], skills training [II], and cognitive behaviorally oriented psychotherapy [II]."* (Verschiedene psychosoziale Behandlungsansätze haben sich während der stabilen Phase als effektiv erwiesen. Sie beinhalten Familienintervention [I], unterstützte Beschäftigung [I], aufsuchende Behandlung in der Gemeinde [I], Fertigkeitstraining [II] und kognitiv-behavioral orientierte Psychotherapie [II].)

Hier wird die stabile Phase als geeigneter Zeitpunkt der Intervention betont, und es werden weitere sozialpsychiatrische Interventionen einbezogen.

Das **britische „National Institute of Clinical Excellence"** empfiehlt (National Institute for Clinical Excellence 2009):

- *„Offer cognitive behavioural therapy (CBT) to all people with schizophrenia. This can be started either during the acute phase or later, including in inpatient settings."* (Biete kognitive Verhaltenstherapie [KVT] allen Personen mit Schizophrenie an. Diese kann während der Akutphase oder später begonnen werden, auch im stationären Behandlungsrahmen.)
- *„Offer family intervention to all families of people with schizophrenia who live with or are in close contact with the service user. This can be started either during the acute phase or later, including in inpatient settings."* (Biete Familienintervention allen Familien von Personen mit Schizophrenie an, die mit den Patienten zusammenleben oder in engem Kontakt stehen. Dies kann während der Akutphase oder später begonnen werden, auch im stationären Behandlungsrahmen.)
- *„Offer early intervention services to all people with a first episode or first presentation of psychosis, irrespective of the person's age or the duration of untreated psychosis. Referrals to early intervention services might be from primary or secondary care.*

Early intervention services should aim to provide a full range of relevant pharmacological, psychological, social, occupational and educational interventions for people with psychosis." (Biete Frühintervention für alle Betroffenen mit einer Ersterkrankung einer Psychose oder einem Erstkontakt nach psychotischer Erkrankung an, unabhängig vom Alter der Betroffenen und der Dauer der unbehandelten Psychose. Es sollten Patienten aus der primären und sekundären Versorgung in die Frühintervention aufgenommen werden. Die Frühintervention sollte das gesamte Angebot spezifischer pharmakologischer, psychologischer, sozialer, beruflicher und schulischer Interventionen für Betroffene mit Psychosen umfassen.)

Kognitive Remediation wird wie in der vorangegangenen Empfehlung von 2003 kritisch beurteilt. Jedoch wird die Verbesserung des Kenntnisstandes in diesem Bereich erwartet.

Die **S3-Behandlungsleitlinie „Schizophrenie" der DGPPN** (Deutsche Gesellschaft für Psychiatrie, Psychotherapie und Nervenheilkunde 2006) beinhaltet u. a. die folgenden **Empfehlungen** mit dem Empfehlungsgrad **A:**

- KVT in der präpsychotischen Prodromalphase bei Personen mit hohem Übergangsrisiko in eine Schizophrenie
- KVT bei medikamentös behandlungsresistenter Schizophrenie, insbesondere bei persistierenden psychotischen Symptomen
- KVT zur weiteren Reduktion des Rückfallrisikos zusätzlich zu einer adäquaten medikamentösen Therapie
- Familienbetreuung zur Senkung des Rückfallrisikos.
- Diese Leitlinie befindet sich im Überarbeitungsprozess und ist aktuell nicht mehr gültig.

Es gibt eine Reihe weiterer Leitlinien, so z. B. von der kanadischen, schottischen, australisch/neuseeländischen Fachgesellschaft. Trotz Unterschieden im Detail sind die Empfehlungen ähnlich.

7.1.5 Leitfragen für die evidenzbasierte Behandlung

Es erscheint angesichts der großen Vielgestaltigkeit der Symptomatik und des Verlaufs schizophrener

Erkrankungen wenig informativ, die Evidenz für einzelne Verfahren zum Ausgangspunkt der Behandlungsplanung zu machen. Stattdessen sollte sich die Behandlung im Einzelfall an Leitfragen orientieren, die Weichenstellungen für die Behandlung deutlich machen. Ausgehend von solchen Leitfragen sind dann Behandlungsstrategien zu wählen, die auf der Basis gesicherter Evidenz begründet und mit Aussicht auf Erfolg eingesetzt werden.

Liegt ein erhöhtes Psychoserisiko vor?

Abgeschwächte Positiv-Symptome und subjektive und/oder subjektiv wahrgenommene kognitive Denk- und Wahrnehmungsstörungen (Basissymptome) können auf ein erhöhtes Psychoserisiko hindeuten. Zur Identifizierung von Personen mit erhöhtem Psychoserisiko ist es sinnvoll Awareness-Programme und Früherkennungsnetzwerke zu etablieren.

Derzeit sind speziell entwickelte, kognitiv-verhaltenstherapeutische Einzeltherapie und die Kombination von Einzel- mit sozialem Kompetenztraining und Familieninterventionen im Rahmen der psychotherapeutischen Behandlung für die Behandlung des Psychoserisikosyndroms am besten evaluiert. Für Personen mit erhöhtem Psychoserisiko, die abgeschwächte Positiv-Symptome bieten, sind neben den genannten psychotherapeutischen Interventionen auch Antipsychotika der 2. Generation und Omega-3-Fettsäuren evaluiert. Aufgrund des günstigeren Nutzen/Risiko-Profils sollten bei dieser Personengruppe zunächst psychotherapeutische Strategien zum Einsatz kommen und erst in zweiter Linie Antipsychotika. In jedem Fall ist eine Antipsychotika-Behandlung bei Personen mit erhöhtem Psychoserisiko derzeit als „off-label-use" zu qualifizieren.

Liegt eine psychotische Ersterkrankung vor?

Psychotische Ersterkrankungen sollten möglichst frühzeitig erkannt werden und es sollte angestrebt werden, die Dauer der unbehandelten Psychose möglichst kurz zu gestalten. Es sollte eine spezialisierte, multidisziplinäre Intensivbehandlung für Ersterkrankte für die ersten 3 bis 5 Jahre nach der Ersterkrankung vorgehalten werden, um den Krankheitsverlauf und die sozialen Folgen möglichst günstig zu beeinflussen. Diese Behandlung sollte neben der Pharmakotherapie aus einer intensiven psychosozialen Behandlung bestehen. Hier sind kognitive Verhaltenstherapie, Training sozialer Kompetenz, Familieninterventionen und Supported Employment kombiniert mit zum Teil aufsuchender Behandlung in der Gemeinde (Casemanagement oder Assertive Community Treatment) am besten evaluiert.

Diese Form der Behandlung ist in Deutschland nur in ersten Ansätzen in die Versorgung umgesetzt, gehört aber in anderen europäischen Ländern wie z. B. Großbritannien, Irland, Teilen der Niederlande und darüber hinaus in großen Teilen Australiens zur Regelversorgung.

Hat der Patient ein angemessenes Verständnis seiner Erkrankung aufgebaut?

Diese Frage ist bereits während der **Akutphase** zu stellen. Sofern Patienten bei der Bewertung ihrer Situation nicht zu der Einschätzung kommen, dass bei ihnen Krankheitszeichen vorliegen, ist subjektiv keine Behandlung plausibel. In diesem Fall ist das Krankheitskonzept das wichtigste Thema der Behandlung und sollte im Rahmen **psychoedukativer Interventionen** aufgegriffen werden.

Der Begriff Psychoedukation wird vielfach fälschlich als Ausdruck für reine Informationsvermittlung verwendet. Information ist zwar der Ausgangspunkt dieser Intervention, aber nicht das eigentliche Ziel. Das Recht der Patienten auf Information und Mitwirkung bei therapeutischen Entscheidungen wird hier aktiv aufgegriffen, um die Zusammenarbeit zu verbessern und den Patienten zu helfen, die Erkrankung zu akzeptieren und alle verfügbaren Unterstützungsangebote in Anspruch zu nehmen. Beschränkt man sich auf die Informationsphase, ist nicht mit rückfallverhütenden Wirkungen zu rechnen.

Psychoedukation kann sinnvoll als Gruppenintervention angeboten werden. Hier haben insbesondere die stationären Einrichtungen die Aufgabe und Verantwortung, solche Angebote vorzuhalten und für jeden Patienten zugänglich zu machen. Psychoedukation kann jedoch auch im Einzelsetting angezeigt sein. Hier bietet sich die Möglichkeit, ausgehend von einer individuellen Problemanalyse, gezielt auf Probleme der (Selbst-)Stigmatisierung, Krankheitseinsicht und Behandlungskooperation einzugehen. Negative Aspekte der Gruppensituation, z. B. negative Reaktionen von ersterkrankten Patienten in Bezug auf chronisch kranke Patienten mit schweren Beeinträchtigungen, können hier vermieden werden.

Haben die Angehörigen ein angemessenes Krankheitsverständnis?

Angehörige sind langfristig die wichtigste Quelle sozialer Unterstützung für die Betroffenen. Wie bei den Patienten ist auch bei den Angehörigen zu fragen, ob sie das Krankheitsgeschehen als solches einschätzen können. Eine adäquate Unterstützung der erkrankten Familienmitglieder kann nur erwartet werden, wenn Angehörige ausreichend über die Erkrankung und die Behandlung informiert sind. Dies hilft den Angehörigen zudem, die eigene Rolle zutreffend einzuschätzen und die oft anzutreffenden Schuldgefühle abzubauen. Die Einbeziehung der Angehörigen sollte in jeder Phase der Behandlung selbstverständlich sein, weil sie hilft, die Rückfallwahrscheinlichkeit zu senken. Falls die Patienten dies ablehnen, ist ein wichtiges Therapieziel, eine Verbesserung der Beziehung zu den Angehörigen zu erreichen.

Für alle Angehörigen sollte daher eine Angehörigengruppe zugänglich sein (ggf. unabhängig vom Behandlungsteam des Patienten), die zur emotionalen Entlastung beitragen kann und den Informationsstand der Angehörigen verbessert.

Besteht ein klares Handlungskonzept für Krisensituationen?

Die Fähigkeit von Patienten, Verschlechterungen ihres Zustands im Sinne von erhöhter Rückfallgefährdung oder einer sich konkret anbahnenden Symptomexazerbation zu erkennen und mit angemessenen Strategien darauf zu reagieren, ist für die Verhütung von Rückfällen zentral. Dazu ist es erforderlich, Frühwarnzeichen aus früheren Krankheitsepisoden zu identifizieren. Ein Handlungskonzept für Krisensituationen setzt an diesem Frühsymptommuster an und stellt eine Planung für den Fall des Wiederauftretens dar. Diese Planung sollte sehr konkret und verhaltensnah ausfallen und subjektive Hindernisse antizipieren. Viele Patienten berichten, dass sie einen Rückfall als subjektive Katastrophe erleben und ihn nicht wahrhaben wollen. Als Konsequenz unternehmen sie keine Schritte zur Krisenbewältigung und bewirken so ein weiteres Ansteigen des Rückfallrisikos. Vom Gesundheitssystem ist in Bezug auf Krisen zu erwarten, dass ein rasches Eingreifen in Krisen gewährleistet werden kann und nicht erst Wochen verstreichen, bis hier Behandlungsmaßnahmen realisiert werden.

Bestehen persistierende Symptome?

Wenn psychotische Symptome unter der Behandlung mit Neuroleptika, die in ausreichender Dauer und Dosierung gegeben und eingenommen worden sind, weiterhin bestehen, sind symptombezogene kognitiv-verhaltenstherapeutische Interventionen indiziert. Auf der Basis einer besonderen Beziehungsgestaltung soll hier behutsam aber systematisch die Realitätsprüfung der Patienten gefördert werden. Dies geschieht vor dem Hintergrund der Annahme, dass psychotisches Erleben sich nur quantitativ, nicht qualitativ von einem psychisch unbeeinträchtigten Zustand unterscheidet. Dies ist im sogenannten kognitiven Modell psychotischer Symptome herausgearbeitet worden, das auf Fehler der Informationsverarbeitung abhebt.

Für den Bereich der Negativ-Symptomatik ist die Evidenz noch weniger klar. Es scheint zwar auch hier Aussicht auf Besserung der Symptome durch den Einsatz kognitiv-verhaltenstherapeutischer Verfahren zu geben. Dies ist jedoch noch intensiv zu beforschen.

Bewältigt der Patient die zentralen Anforderungen seines Alltags?

Die Belastungsbewältigung im Alltag ist eine wesentliche Voraussetzung zur Vermeidung von Rückfällen. Studien, die die Senkung der Rückfallrate nachweisen konnten, haben hier angesetzt. Patienten sollen lernen, sich angemessen zu fordern, aber sowohl Überforderungen als auch Unterforderungen zu vermeiden. Diese Strategie ist theoretisch fundiert im Vulnerabilitäts-Stress-Modell und setzt am „Aspekt Stress" an.

Vor diesem Hintergrund stehen hier Interventionen aus dem Spektrum der **Stressbewältigung** an erster Stelle. Es geht zunächst um die Identifikation von Stressfaktoren. Diese ist störungsspezifisch erschwert. Die Verbesserung der allgemeinen Problemlösekompetenz der Patienten, z. B. durch ein strukturiertes Herangehen an Probleme mithilfe des Problemlösevorgehens, ist ein zentraler Therapieinhalt. Studien, die Interventionen aus diesem Spektrum einsetzten, konnten Erfolge bei der Reduktion der Rückfallrate zeigen.

Ebenfalls ist dies der Kontext für das **Training sozialer Fertigkeiten** sowie der **kognitiven Rehabilitation**. Es ist sehr plausibel, anzunehmen, dass solche sozialen und kognitiven Defizite in spezifischen Kontexten zu einer Erhöhung der Belastung führen. Entsprechend sind diese beiden Bereiche in Rehabilitationsprogramme zu integrieren. Für die Verbesserung der Alltagssituation kommt es dabei vor allem auf die Generalisierung der Trainingserfolge an, die bislang noch nicht so gut belegt ist und auf die deshalb in besonderer Weise zu achten ist.

Verhindern familiäre Konflikte die Unterstützung des Patienten durch seine Angehörigen?

Zur Förderung einer langfristig günstigen Familienatmosphäre ist es eine Behandlungsaufgabe, die Familie bei der Bewältigung von Konflikten zu unterstützen. Es gibt sehr unterschiedliche Konzeptionen von Familienintervention. Die am häufigsten untersuchte Variante ist die Konzeption von Falloon et al. (1984), die eine einzelne Familie (d. h. den Patienten und seine Angehörigen, insoweit sie bereit sind, teilzunehmen) einbezieht und eine Kombination von Psychoedukation, individueller Problemanalyse, Kommunikationstraining und sozialem Problemlösetraining darstellt. Diese Interventionsstrategie wurde vor dem Hintergrund des Vulnerabilitäts-Stress-Modells konzipiert und strebte an, kritisches und überengagiertes Verhalten der Angehörigen zu reduzieren, das für Rückfälle mitverantwortlich gemacht wird. Hier ist jedoch zu bedenken, dass die kausale Hypothese (Verhalten der Angehörigen verursache Rückfälle) keineswegs belegt ist und nur eine denkbare Interpretation der korrelativen Zusammenhänge darstellt. Die Verbesserung der Kommunikation konnte als Wirkfaktor bislang noch nicht bestätigt werden. Möglicherweise ist der wichtigere Wirkfaktor, dass Angehörige hier Informationen bekommen und Unterstützung erfahren. Dies könnte eine Erklärung dafür sein, dass jede Art der längerfristigen Einbeziehung von Angehörigen hilfreich ist.

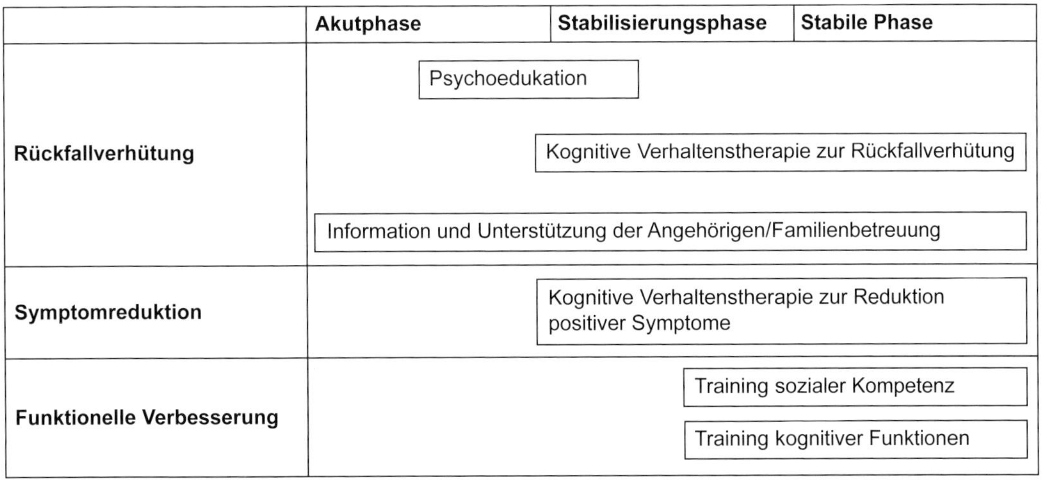

	Akutphase	Stabilisierungsphase	Stabile Phase
Rückfallverhütung	Psychoedukation		
		Kognitive Verhaltenstherapie zur Rückfallverhütung	
	Information und Unterstützung der Angehörigen/Familienbetreuung		
Symptomreduktion		Kognitive Verhaltenstherapie zur Reduktion positiver Symptome	
Funktionelle Verbesserung			Training sozialer Kompetenz
			Training kognitiver Funktionen

Abb. 7.1 Behandlungsphasen, Behandlungsziele und evidenzbasierte Interventionen.

Mittelfristige Behandlungsplanung zu unterschiedlichen Zielbereichen

Aufgrund des in der Regel langjährigen Krankheitsverlaufs schizophrener Erkrankungen ist eine zeitliche Staffelung von Interventionen sinnvoll, die sich an der Behandlungsphase, aber auch an den verschiedenen Zielbereichen sowie am erreichten Behandlungserfolg orientieren kann, wie es in ➤ Abbildung 7.1 zum Ausdruck kommt.

Abschließend kann festgehalten werden, dass nach dem aktuellen Stand der Wirksamkeitsforschung, der sich in evidenzbasierten Therapieempfehlungen widerspiegelt, für relevante Zielbereiche wirksame Therapiestrategien zur Verfügung stehen. Diese entstammen überwiegend dem Spektrum der kognitiven Verhaltenstherapie. Trotz der erreichten Erfolge ist eine intensive Forschung notwendig, die zunehmend von Bemühungen um die überfällige Implementierung in der Praxis begleitet werden sollte.

DIE WICHTIGSTEN BEHANDLUNGSGRUNDSÄTZE
1. Psychotherapie ist ein integraler Bestandteil einer zeitgemäßen und leitliniengerechten Behandlung schizophrener Störungen.
2. Psychotherapie sollte abhängig von der Behandlungsphase individuell geplant werden.
3. Kognitive Verhaltenstherapie wird zur Symptombehandlung und Rückfallverhütung empfohlen.
4. Die Einbeziehung der Familie, die von der Erkrankung mitbetroffen ist, ist erforderlich.

chischer Erkrankungen (mit einer Betonung von Integration und Teilhabe) führten in den letzten Jahren zu einer Verbesserung der Behandlungsmöglichkeiten der Schizophrenie. Es ist unbestritten, dass den weitreichenden psychologischen, interpersonellen und sozialen Schwierigkeiten der Betroffenen, nur ein biopsychosozialer und multidimensionaler therapeutischer Ansatz gerecht wird. Ein solcher Ansatz integriert **somatische Therapieverfahren,** die auf eine direkte Beeinflussung pathophysiologischer Vorgänge zielen, **psychotherapeutische Verfahren** mit dem Ziel der Beeinflussung dysfunktionaler emotionaler, kognitiver und Verhaltensmuster und **soziotherapeutische Interventionen.** Im angloamerikanischen Sprachgebrauch werden die psychotherapeutischen und soziotherapeutischen Verfahren zu den psychosozialen Therapien zusammengefasst. Bei den psychosozialen Therapien handelt es sich somit um eine heterogene Gruppe von Interventionen. Dazu werden sowohl komplexe Systeminterventionen, die die Versorgungsstruktur betreffen (z. B. teambasierte Gemeindepsychiatrie), aber auch einzelne Interventionen (z. B. Ergotherapie) gezählt. Gemeinsam ist diesen Interventionen, dass Sie vor allem auf eine bessere gesellschaftliche Integration von Menschen mit psychischen Erkrankungen abzielen. Die Bedeutung der psychosozialen Therapien in der Therapie schwerer psychischer Erkrankungen wird durch die kürzlich erschienene S3-Leitlinie Psychosoziale Therapien bei schweren psychischen Erkrankungen der DGPPN (DGPPN 2013) unterstrichen.

7.2 Psychosoziale Therapien in der Schizophreniebehandlung
Markus Kösters und Thomas Becker

7.2.1 Definition, Stellenwert und Ziele psychosozialer Therapien

Definition und Stellenwert

Die Fortschritte in der biologischen Psychiatrie, aber auch ein Paradigmenwandel in der Betrachtung psy-

Ziele

Zunehmend wird deutlich, dass eine Kombination psychosozialer und medikamentöser Interventionen bei der Behandlung schizophrener Störungen der einzelnen Intervention überlegen ist (Mojtabai et al. 1998). Psychosoziale Therapien fokussieren weniger auf die Symptomebene (Rössler und Haker 2003), sondern stellen die Verbesserung der individuellen Möglichkeiten in der sozialen Umgebung zu leben und am gesellschaftlichen Leben teilzuhaben in den Vordergrund. Das Ziel einer Gesundung **(Recovery)** und Rehabilitation soll damit im Auge behalten werden (Anthony et al. 2002). In Abgrenzung zu psychotherapeutischen und medikamentösen Strategien, bei denen der psychisch Erkrankte als Individuum im Zentrum der Therapie steht, beziehen die soziotherapeutischen Ansätze notwendigerweise das soziale Umfeld in die Intervention ein. Im Folgenden werden **psychosoziale Interventionen mit soziotherapeutischem Schwerpunkt** beschrieben.

Seit der Verkleinerung psychiatrischer Kliniken und ihrer veränderten Bedeutung als einem von vielen Bausteinen gemeindepsychiatrischer Versorgung (Thornicroft und Tansella 2003) gewann die Erforschung psychosozialer Therapien an Bedeutung. Dazu trugen auch die vorliegenden Erkenntnisse über kulturelle und sozioökonomische Einflussfaktoren auf das Auftreten und den Verlauf der Schizophrenie bei. Psychosoziale Therapien sind ein wichtiger Bestandteil des Versorgungssystems für Menschen mit psychischen Erkrankungen, sodass eine klare Trennung von soziotherapeutischen Interventionen und der Gestaltung des **psychiatrischen Versorgungssystems** nicht immer möglich ist.

Verbesserung sozialer Funktionen

Psychosoziale Therapien spielen insbesondere bei der **Rehabilitation** eine große Rolle, sollten jedoch in jedem Stadium der Erkrankung zum Einsatz kommen.

> **! MERKE**
> Rehabilitation bei psychischen Erkrankungen ist ein auf das Ziel der sozialen und beruflichen Wiedereingliederung gerichteter Prozess, der es dem Individuum ermöglichen soll, möglichst unabhängig und eigenverantwortlich einen Arbeitsplatz auszufüllen, den häuslichen und familiären Verpflichtungen nachzukommen und die Freizeit nach eigenen Bedürfnissen und Wünschen zu gestalten.

Medizinische, berufliche und soziale Rehabilitation sind eng verknüpft. Es erscheint offensichtlich, dass eine enge Verzahnung beider Sichtweisen notwendig ist, um beste Behandlungsergebnisse zu erreichen. Gleichzeitig wird durch neurokognitive und neurobiologische Forschungsergebnisse deutlich, dass sowohl den psychosozialen Therapien als auch den rehabilitativen Ansätzen bei der Schizophrenie **das Prinzip der langfristigen Kompensation von Beeinträchtigungen im Bereich der Fertigkeiten und sozialen Kompetenzen zugrunde liegen muss und nicht allein das Prinzip der Wiederherstellung.** Es ist unwahrscheinlich, dass kurze unspezifische Herangehensweisen eine spürbare Besserung im Funktionsniveau herbeiführen oder bleibende Modifikationen der Vulnerabilität bieten können (Bellack 2001).

Prinzipien soziotherapeutischer Therapien

Psychosoziale Therapien bei der Schizophrenie sind **handlungsorientiert.** Der Patient nimmt eine aktive Rolle ein. Im Zentrum steht die Änderung sozialer Interaktionen nicht nur aufseiten des Patienten, sondern durch **ausdrücklichen Einbezug der Umgebung** (Becker et al. 2005). Daher sind unterschiedlicher Disziplinen an der Planung und Durchführung beteiligt. Psychosoziale Therapien sind ein integraler Bestandteil einer umfassenden psychiatrischen Behandlung von Menschen mit schizophrenen Störungen. Für diese Indikation liegt bisher auch die meiste empirische Evidenz vor (Penn und Mueser 1996; Bustillo et al. 2001).

Psychosoziale Therapien werden oft mit dem Begriff des **Empowerment** verbunden (Calsyn et al. 2000; Fisher 1994). Damit drückt sich das Ziel aus, die Betroffenen darin zu unterstützen, ihre Fähigkeiten zu entwickeln und zu entfalten und dadurch das größtmögliche Maß an Autonomie und Selbstständigkeit zu erreichen. Im Unterschied zu somatischen und individualpsychologischen Therapien steht also der Zuwachs an Handlungskompetenz und nicht die Einschränkungen, Symptome und Defizite des Patienten im Mittelpunkt.

Ein weiteres wichtiges Prinzip psychosozialer Therapien ist die aktive Einbeziehung der Patienten in den Therapieprozess, nicht nur im Sinne der gemeinsamen Entscheidungsfindung **(shared decision making),** sondern auch im Sinne einer aktiven Mitarbeit der Patienten, der Informiertheit über Ziel und Zweck verfügbarer Angebote, der Möglichkeit der Mitgestaltung und kontinuierlichen Rückmeldung über den Verlauf der Therapie (Fisher 1994).

Settings soziotherapeutischer Therapien

Die Etablierung von spezifischen Behandlungen für Menschen mit einer Schizophrenie und anderen schweren psychischen Erkrankungen in der unmittelbaren Umgebung der Betroffenen (d. h. ohne längere Hospitalisierungen) war der wesentliche Trend bei der Umgestaltung von Hilfesystemen in den letzten 50 Jahren. Die vorliegende Evidenz spricht dafür, dass im Rahmen einer teambasierten, gemeindepsychiatrischen Behandlung ein kontinuierlicherer Kontakt zu Betroffenen aufrechterhalten, den vielfältigen Patientenbedürfnissen stärker entsprochen und bezüglich einer Reihe von Ergebnisparametern ein besseres Behandlungsergebnis erreicht werden kann. Es besteht Konsens dahingehend, dass die psychiatrische Versorgung von psychisch schwer erkrankten Menschen gemeindenah gestaltet werden sollte (Gaebel et al. 2006).

Psychosoziale Interventionen werden durchgehend eingesetzt (➤ Tab. 7.2). Die Vielfalt der Interventionen ist mit dem deutschen Begriff der Soziotherapie nur unzulänglich beschrieben (Frieboes 2003).

Evaluation psychosozialer Therapien

Die wissenschaftliche Erforschung einzelner psychosozialer Interventionen mit methodisch anspruchsvollen Studien erfolgte erst in jüngerer Zeit. Aufgrund der Komplexität dieser Interventionen und ihrer regelhaften Kombination mit anderen Therapien ist die Evaluation spezifischer Auswirkungen der einzelnen Verfahren und die Herausarbeitung wirksamer Kernbestandteile schwierig. Die Verminderung der Psychopathologie ist nur eines von vielen Kriterien der Bewertung (Sartorius und Janca 1996). Vielmehr muss die Wirkung im Hinblick auf

Tab. 7.2 Bereiche psychiatrischer Versorgung, in denen psychosoziale Therapien zur Anwendung kommen.

Bereich	Modul	Inhalt
Niedergelassene Allgemeinärzte	Zugang zu spezialisierten Diensten	Koordination der Inanspruchnahme
Niedergelassene Fachärzte für Psychiatrie und Psychotherapie	Case Management, Verordnung von ambulanter Soziotherapie und ambulanter psychiatrischer Pflege, Ergotherapie in Spezialpraxen, kognitives Training	Koordination der Inanspruchnahme, Zusammenarbeit mit anderen Diensten, Psychoedukation
Niedergelassene Soziotherapeuten und ambulante Pflegedienste, psychologische und ärztliche Psychotherapeuten	Soziotherapie, ambulante Pflege und aufsuchende Betreuung im Wohnumfeld, spezifische Psychotherapie	Soziotherapeutische und pflegerische Betreuung, Koordination der Inanspruchnahme, problemorientierte Psychotherapie und Psychoedukation
Institutsambulanzen	Case Management, Home Treatment und andere aufsuchende Behandlung, sozialarbeiterische Betreuung, Psychoedukation, kognitive Verfahren, Soziotherapie, Ergotherapie	Koordination, multidisziplinäre Behandlung, aufsuchende Behandlung, Psychoedukation
Sozialpsychiatrischer Dienst	Aufsuchende Behandlung, Soziotherapie	Beratung, Sozialberatung, Inanspruchnahmekoordination, Hausbesuche, ggf. Familienbetreuung und -interventionen
Stationäre und teilstationäre Behandlung	Ergotherapie, spezifische psychiatrische Pflege, Arbeitstherapie, Training sozialer Fertigkeiten, kognitive Verfahren, Sozialberatung, Sporttherapie, Psychoedukation, milieutherapeutische Verfahren	Multidisziplinäre Behandlung, spezielle Angebote
Komplementäre Dienste	Gemeindepsychiatrischer Verbund, Rehabilitationseinrichtungen, Wohneinrichtungen, Tagesstätten, Beratungsstellen	Gemeindepsychiatrische Versorgung, Arbeitsrehabilitation, unterstützte Beschäftigung, Unterstützung im Wohnbereich, Tagesstrukturierung, soziale Unterstützung

verschiedene Ergebnisperspektiven beurteilt werden.

Psychosoziale Interventionen können auf der Ebene des Patienten, derjenigen des sozialen Umfelds, auf regionaler und nationaler Ebene evaluiert werden. Die Wirksamkeitsbeurteilung kann mit der Messung des sozialen Funktionsniveaus (z. B. durch die **Global Assessment of Functioning**[GAF]-Skala), der Beurteilung von Aspekten der Lebensqualität und der Deckung des individuellen Hilfebedarfs erfolgen (Hansson 2001). Für die Erfassung des individuellen Hilfebedarfs stehen validierte Skalen zur Verfügung, (z. B. die **Camberwell Assessment of Need Scale** [CAN]; Phelan et al. 1995).

Die Evaluation psychosozialer Therapien erfolgte überwiegend im angloamerikanischen Raum. Die Übertragbarkeit der Ergebnisse in das deutsche Gesundheitssystem muss aufgrund der unterschiedlichen therapeutischen, rechtlichen und gesellschaftlichen Rahmenbedingungen in verschiedenen Ländern stets hinterfragt werden (Weinmann 2007). Es liegt jedoch eine große Zahl methodisch hochwertiger randomisierter Studien vor, sodass für einzelne Interventionen von einer guten Evidenz ausgegangen werden kann.

7.2.2 Psychosoziale Systeminterventionen

Case Management und aufsuchende gemeindepsychiatrische Behandlung

Es gibt eine Reihe von gemeindenahen Versorgungsansätzen (Mueser et al. 1998). Die Forschungsliteratur fokussiert vor allem auf die Ansätze Case Management und Assertive Community Treatment (ACT).

Case Management dient dem Ziel der Steuerung der Inanspruchnahme des Versorgungssystems, der Aufrechterhaltung des Kontakts zu den Betroffenen und der Koordination der einzelnen Komponenten der Behandlung. Die wichtigsten Formen des Case Managements (➤ Tab. 7.2) wurden als Antwort auf die Fragmentierung der psychiatrischen Versorgung im Anschluss an die Enthospitalisierungsbewegungen in der zweiten Hälfte des 20. Jahrhunderts und den Aufbau gemeindepsychiatrischer Strukturen entwickelt (Rössler et al. 1995).

Kernkomponenten des Case Managements sind:
- die Bedarfserhebung
- die Planung einer umfassenden Versorgung für einzelne Patienten
- die Zusammenstellung der Einzelinterventionen
- die Kontrolle der einzelnen Dienste und der Inanspruchnahme
- die Beurteilung der Wirksamkeit beim einzelnen Patienten und
- die Nachsorge und Aufrechterhaltung des Kontakts.

Von den verschiedenen Modellen des Case Managements sind das **Intensive Case Management** (ICM), charakterisiert durch eine hohe Betreuungsintensität (Fallzahl in der Regel < 20), und der **Care Programme Approach** (CPA), der insbesondere auf die bedarfsorientierte Koordination und Zuweisung spezialisierter psychiatrischer Versorgung sowie regelmäßige Feedback-Mechanismen zielt, am bekanntesten (Holloway 1991).

Das sogenannte **Assertive Community Treatment** (ACT), die aufsuchende gemeindepsychiatrische Behandlung, basiert in Abgrenzung zum Case Management auf einem multidisziplinären Team mit hoher Betreuungsintensität und hat weit über die Koordination hinausgehende Bestandteile. Die Zielpopulation sind insbesondere chronisch Erkrankte mit schwieriger Behandlungscompliance, die ein erhöhtes Risiko häufiger krisenhafter Inanspruchnahme stationärer Dienste oder Notfallambulanzen haben. ACT basiert auf folgenden **Prinzipien:**
- ein Psychiater, der regelmäßige Sitzungen mit spezifischen Interventionen durchführt, ist wichtiges Team-Mitglied
- die Behandlung wird auf spezifische Zielgruppen (insbesondere Schizophrenie) zugeschnitten
- die Mitglieder des Teams haben eine geteilte Verantwortung für die Klienten, sodass mehrere Team-Mitglieder mit einem Klienten arbeiten; es gibt keine Case-Loads
- das Team versucht, die gesamte psychiatrische und psychosoziale Behandlung für jeden Klienten selbst durchzuführen; Überweisungen an andere Behandler treten selten auf
- die Behandlung wird so weit wie möglich zu Hause oder am Arbeitsplatz durchgeführt
- Behandlung und Versorgung erfolgen aufsuchend bei unkooperativen Klienten und solchen, die die Behandlung abgebrochen haben

- 24-Stunden-Erreichbarkeit
- ein besonderer Schwerpunkt liegt auf der medikamentösen Compliance.

Zumindest theoretisch lassen sich so CM- und ACT-Modelle unterscheiden. In der Praxis und der klinischen Forschung gibt es jedoch große Variation innerhalb der Modelle. Konsequenterweise sind daher neuere Übersichtsarbeiten dazu übergegangen, sich von der Modellbezeichnung zu lösen und ACT- und CM-Ansätze unter dem Begriff des **Intensive Case Management** (ICM) zusammenzufassen, sofern die Anzahl der zu betreuenden Patienten unter 20 lag (Dieterich et al. 2010).

Dieterich und Kollegen (2010) sowie andere systematische Übersichtsarbeiten randomisierter Studien (Ziguras und Stuart 2000; Mueser et al. 1998) zeigen, dass die im Rahmen eines ICM betreuten Patienten **weniger und kürzere Krankenhausaufenthalte** haben, eher **im Kontakt mit dem psychiatrischen Hilfesystem bleiben** sowie ein **generell höheres soziales Funktionsniveau** (im Sinne einer besseren Wohnsituation und eines besseren Beschäftigungsstatus) aufweisen. Es gibt zudem Hinweise, dass ICM die **Compliance der Patienten erhöht** und möglicherweise auch das **Mortalitäts- und Suizidrisiko senkt**. Die Effekte auf die generelle psychische Gesundheit und die Lebensqualität sind dagegen unklar.

Unklar ist zudem, ob eine Intensivierung im Sinne eines ICM-Modells Vorteile gegenüber einem weniger formalen CM-Ansatz bringt (Dieterich et al. 2010). Eine Studie fand bezüglich klinischer, sozialer und kriminologischer Outcomes und der Lebensqualität keine Vorteile einer Intensivierung des Case-Managements (Burns et al. 1999; mit Ausnahme von Patientensubgruppen). Neuere Metaanalysen (Burns et al. 2007b; Dieterich et al. 2010) weisen darauf hin, dass der Effekt von ICM wesentlich von der Nutzung stationärer Einrichtungen zu Beginn der Intervention abhängt. Bei hoher Nutzung stationärer Einrichtungen sind die Effekte von ICM ausgeprägter. Einen geringeren Einfluss hatte eine höhere Manualtreue bei organisatorischen Aspekten des ACT-Ansatzes (z. B. Multidisziplinarität, reguläre Teamsitzungen), während die Umsetzung der Personalparameter (z. B. Fallzahl, Teamgröße) keinen Einfluss auf die Effektivität von ACT hatte.

> **! MERKE**
> Ein Case-Management-Ansatz, der darauf zielt, lediglich durch Koordination der Inanspruchnahme medizinischer, psychiatrischer und sozialer Dienste durch eine Bezugsperson Krankenhausaufnahmen zu vermeiden, wird der Komplexität der Erkrankung und den Bedürfnissen der Betroffenen nicht gerecht.

Die Bewertung und Übertragbarkeit der Evidenz wird dadurch erschwert, dass die Interventionen in den meisten Studien mit einer „Standardbehandlung" verglichen werden. Diese variiert aber stark, vor allem im Vergleich verschiedener Länder (Burns 2008). So konnten die hohen Effektstärken aus frühen US-amerikanischen Studien nach Übertragung des Modells in den europäischen Raum nicht repliziert werden (Marshall 2008). Niederländische Autoren fanden z. B. keine Effekte auf die stationären Wiederaufnahmeraten, das Funktionsniveau, die Lebensqualität und die Bedarfsdeckung (Sytema et al. 2007).

> **! MERKE**
> Aufsuchende gemeindepsychiatrische Teams sind arbeits- und kostenintensiv und im Hinblick auf die Kosteneffektivität vor allem bei Menschen mit häufigen stationären Aufnahmen in der Größenordnung von 40 bis 50 Tagen pro Jahr sinnvoll (Latimer 1999).

Trotz der genannten methodischen Probleme geben die Leitlinien differenzierte Empfehlungen:
- Die britische Schizophrenie-Leitlinie (NICE 2009) gibt auf der Basis des Befunds einer deutlich geringeren stationären Wiederaufnahmerate, einer größeren Zufriedenheit der Klienten, einer verbesserten Lebensqualität und einer besseren Integration ins Arbeitsleben eine starke Empfehlung zugunsten von ACT (NICE 2009), während für ICM aufgrund mangelnder empirischer Daten keinerlei Empfehlung ausgesprochen wird.
- In der Schizophrenie-Leitlinie der American Psychiatric Association (APA, Lehman et al. 2004) wird bei häufigen stationären Wiederaufnahmen und bei Patienten, die durch andere gemeindepsychiatrische Behandlungsformen nicht erreicht werden, ebenfalls ACT empfohlen.
- Die Schizophrenie-Leitlinie der DGPPN (Gaebel et al. 2006) empfiehlt die Etablierung teambasierter und gemeindenaher Versorgungsstrukturen,

ohne auf die genannten Modelle Bezug zu nehmen. Sie spricht zudem aber die Empfehlung aus, keine Strukturen zu etablieren, die auf einzelne Personen als Case Manager ausgerichtet sind.
- Die S3 Leitlinie „Psychoziale Therapien bei schweren psychischen Erkrankungen" der DGPPN (2013) empfiehlt die wohnortnahe und aufsuchende Behandlung durch multiprofessionelle gemeindenahe Teams mit dem Empfehlungsgrad A.

Die Leitlinien wurden bisher nur unzureichend umgesetzt. Es gibt jedoch eine intensive Diskussion darüber, wie in Deutschland die Anwendung von Case Management in der psychiatrischen Versorgung verbessert werden könnte, insbesondere im Rahmen von Projekten zur integrierten Versorgung von Menschen mit schizophrenen Störungen.

Derzeit werden in Deutschland Formen aufsuchender teambasierter Behandlung von psychiatrischen Institutsambulanzen geleistet. Die ambulante Soziotherapie, die vom niedergelassenen Psychiater verordnet wird, und das Modell eines ambulanten Bezugstherapeuten in einigen Modellprojekten integrierter Versorgung bei der Schizophrenie können dem Case Management zugeordnet werden.

Kriseninterventionsdienste und Home Treatment

Als **Kriseninterventionsdienst** wird jede Art von krisenorientierter ambulanter Behandlung einer akuten psychiatrischen Episode durch ein spezialisiertes Team bezeichnet. Das Team hat dabei auch die Vermeidung einer Krankenhausbehandlung zum Ziel. Im Gegensatz zum sozialpsychiatrischen Dienst in Deutschland arbeiten viele Kriseninterventionsteams im englischen und US-amerikanischen Gesundheitssystem, rund um die Uhr (Fenton et al. 1979).

Bestandteile der Arbeit von Kriseninterventionsteams sind Hausbesuche (**HomeTreatment**), die ärztlich-psychiatrische Behandlung und die permanente Verfügbarkeit. Effektive Kriseninterventionsdienste müssen die Fähigkeit besitzen, flexibel mit dem Patienten und seinem sozialen Netzwerk zu kommunizieren und auf deren Bedürfnisse einzugehen. Ebenfalls sollte die Möglichkeit der Gabe von Medikamenten und die Supervision der Medikamenteneinnahme bestehen (Berhe et al. 2005). Als wichtig wird auch eine unterstützende therapeutische Haltung, die kontinuierliche Betreuung bis zum Ende der Krise sowie die Gewährleistung kontinuierlicher Nachbetreuung mit Kompetenz zur Steuerung stationärer Aufnahmen (gatekeeping) erachtet (Smyth und Hoult 2000). In einigen Ländern ist Home Treatment schon viele Jahre implementiert und wird auch ergänzend zu den zuvor vorgestellten CM- und ACT-Modellen eingesetzt (Gühne et al. 2011).

Es gibt eine starke Evidenz, dass Patienten, die durch Kriseninterventionsteams begleitet werden, in der Akutphase eine **geringere Wahrscheinlichkeit einer stationären Aufnahme** haben, eine **verkürzte Aufenthaltsdauer** aufweisen, seltener den Kontakt zum Versorgungssystem verlieren und **zufriedener** mit der Behandlung sind (Gühne et al. 2011). Zudem sind auch die Angehörigen dieser Patienten zufriedener und erleben weniger Belastung. Gleichzeitig zeigt sich eine starke **Evidenz für eine Kosteneffektivität,** während die Mortalität sich nicht verändert.

Widersprüchlich sind dagegen die Evidenz hinsichtlich des Allgemeinzustands, der Symptomschwere sowie die Nachhaltigkeit der Effekte in Bezug auf die Wiederaufnahmeraten.

In der britischen Schizophrenie-Leitlinie wird empfohlen, Kriseninterventions- und Home-Treatment-Teams während einer akuten psychotischen Episode zu nutzen, wenn die Betroffenen zu Hause behandelt werden, insbesondere nach einer raschen Entlassung aus der stationären Behandlung (NICE 2009). Auch die Schizophrenie-Leitlinie (Gaebel et al. 2006) und die Leitlinie Psychosoziale Therapien der DGPPN (2013) empfehlen die Einrichtung mobiler Kriseninterventionsteams, dennoch sind Kriseninterventionsdienste nur an wenigen Orten in Deutschland verfügbar (Gühne et al. 2011). In einigen Regionen übernimmt der **sozialpsychiatrische Dienst** Aufgaben eines Kriseninterventionsdienstes.

Komplementärer Wohnbereich und soziale Unterstützung

Das allgemeine Ziel von Hilfen im Wohnbereich und anderen Lebensfeldern bei Menschen mit Schizophrenie ist die Schaffung eines sicheren und ausreichend Unterstützung bietenden Lebensorts, um so krankheitsbedingte Defizite auszugleichen, Alltagsfertigkeiten wiederzugewinnen, Autonomie zu fördern und bei Bedarf Pflege und Fürsorge zu ermöglichen.

Unterschiedliche Abstufungen beschützter Wohnformen sind in vielen Regionen verfügbar. Eine beschützende Wohnumgebung kommt auch jenen zugute, die für die Zeit ihrer Rekonvaleszenz einen Schon- und Rückzugsraum benötigen, denen das Wohnen mit einer Gruppe von ähnlich Betroffenen ein soziales Lern- und Übungsfeld eröffnet oder die im Rahmen eines Wiedereingliederungsprozesses einen stützenden und tragenden Hintergrund benötigen.

Zu den Effekten betreuter Wohnangebote liegen systematische Überblicksarbeiten vor (Kyle und Dunn 2008; Bittner et al. 2009). Kyle und Dunn (2008) legen nahe, dass betreute Wohneinrichtungen für Patienten mit schweren psychischen Erkrankungen die durchschnittliche jährliche stationäre Verweildauer verringern, die Negativ-Symptomatik und die Kontakte zu den sozialen Netzen verbessern. Bittner und Kollegen (2009) kommen dagegen in ihrer Übersichtsarbeit zur Deinstitutionalisierung zu dem Schluss, dass die Studienergebnisse in Bezug auf die Symptomatik uneinheitlich sind und daher nicht von einem signifikanten positiven Effekt ausgegangen werden kann. Eine weitere systematische Review (Taylor et al. 2009), kommt zu dem Ergebnis, dass vor allem Patienten mit Schizophrenie eine gemeindenahe Wohneinrichtung bevorzugen. Die Anzahl an Patienten innerhalb der Wohneinrichtung sollte den Autoren zufolge möglichst klein sein. Trotz der inkonsistenten Evidenz empfiehlt die S3-Leitlinie „Psychosoziale Therapien", dauerhafte Institutionalisierungen zu vermeiden und betreute Wohnformen möglichst gemeindenah auszurichten.

Arbeitsrehabilitation

Zu den Faktoren, die zur sozialen Ausgrenzung bei Menschen mit chronischer Schizophrenie beitragen, gehören der im Verlauf der Erkrankung häufige Verlust des Arbeitsplatzes und die Schwierigkeiten, nach Krankheitsepisoden einen neuen Arbeitsplatz zu finden. Das Ziel einer längerfristigen Arbeit auf dem ersten Arbeitsmarkt kann von vielen Menschen mit Schizophrenie nicht erreicht werden, sodass eine Reihe von **beschützten Arbeitsmöglichkeiten,** Werkstätten für Behinderte (WfB), Selbsthilfefirmen, Zuverdienstprojekte und andere Angebote aus dem komplementären Arbeitsbereich existieren. Diese ermöglichen den Erkrankten eine langjährige Teilnahme an der Arbeitswelt, von der sie ansonsten ausgeschlossen wären. Traditionell werden berufliche Rehabilitationsprogramme jedoch oft als Orte langfristiger beschützter Beschäftigung (anstatt als Schritt zur Reintegration in den Arbeitsmarkt) in Anspruch genommen, sodass die konkrete Ausgestaltung arbeitsrehabilitativer Angebote kontrovers diskutiert wird.

In der internationalen Literatur werden Strategien beruflicher Rehabilitation in das sogenannte **Prevocational Training,** (mit längerer Berufsvorbereitung und übergangsweiser Beschäftigung vor der Rückkehr in den ersten Arbeitsmarkt), und in Angebote unterstützter Beschäftigung, das **Supported Employment,** unterteilt (Lehman et al. 2002). Diese berufsbegleitende Rehabilitation findet an Arbeitsplätzen auf dem ersten Arbeitsmarkt als bezahlte, jedoch von spezialisierten Diensten unterstützte Arbeit statt.

> **! MERKE**
> Eine Reihe von Studien (z. B. Crowther et al. 2001; Bond et al. 2008; Campbell et al. 2011; NICE 2009; Hoffman et al. 2012) zu den Effekten des Supported Employments erbrachten das robuste Ergebnis, dass Supported Employment für arbeitswillige Menschen mit schweren psychischen Erkrankungen, wirksamer als Prevocational Training ist.

Teilnehmer an Supported-Employment-Programmen, arbeiteten nach einem Jahr häufiger auf dem ersten Arbeitsmarkt und verdienten mehr (Crowther et al. 2001). Bei den berufsvorbereitenden Arbeitsrehabilitationsmaßnahmen verbesserte eine Bezahlung die Ergebnisse. Fast alle relevanten Studien wurden in den USA durchgeführt. Mittlerweile wurde eine große multizentrische Studie unter Beteiligung eines deutschen Zentrums publiziert, die im Wesentlichen die US-amerikanischen Daten für Europa bestätigte (Burns et al. 2007a), nicht jedoch für Deutschland. Insgesamt zeigte diese Studie, dass eine vorherige berufliche Tätigkeit und ein besserer

Kontakt zum Supported-Employment-Betreuer mit einer höheren Wahrscheinlichkeit verbunden waren, überhaupt Arbeit zu finden und den Arbeitsplatz längere Zeit auszufüllen. Je stärker die berufsbegleitende Unterstützung das ursprüngliche Supported-Employment-Modell umsetzte, desto besser waren die Ergebnisse (Catty et al. 2008). Arbeitende Betroffene hatten ein besseres soziales Funktionsniveau, weniger Symptome und weniger soziale Beeinträchtigungen. Somit gibt es eine starke Evidenz für eine günstige Wirkung bezahlter Arbeit auf verschiedene Outcomevariablen (Burns et al. 2009).

Als gesichert kann gelten, dass monetäre und nichtmonetäre Anreiz- sowie Motivationsmechanismen die Arbeitsergebnisse bei Menschen mit Schizophrenie verbessern. Traditionelle Formen längerer Arbeitsrehabilitation ohne Bezug zum realen Arbeitsalltag sind bei arbeitswilligen schizophren Erkrankten oft nicht kosteneffizient.

Aufgrund der starken internationalen Evidenz empfehlen sowohl die britischen Leitlinien als auch die Schizophrenie-Leitlinie der DGGPN die Implementation von Supported Employment zur beruflichen Wiedereingliederung schizophren erkrankter Menschen. Auch die S3-Leitlinie „Psychosoziale Therapien" bei schweren psychischen Erkrankungen empfiehlt die Implementierung des Supported Employments, jedoch nur mit dem Empfehlungsgrad B, da die Europäische Studie keinen Wirkvorteil des Supported Employments für Deutschland zeigte. Eine kürzlich veröffentlichte Studie bestätigte jedoch erneut die Überlegenheit des Supported Employments in der Schweiz (Hoffmann et al. 2012).

7.2.3 Psychosoziale Einzelinterventionen

Ergotherapie

Ergotherapie als spezifische Aktivität mit dem Ziel der Beeinflussung von Symptomen und Beeinträchtigungen spielt in der Schizophreniebehandlung traditionell eine große Rolle, insbesondere während der stationären Behandlung. Im Mittelpunkt steht die Förderung der Handlungskompetenzen und Handlungsfähigkeiten. Die Indikation zur Ergotherapie wird für viele Menschen mit psychischer Erkrankung gestellt. Es liegen störungsspezifische Ansätze im Hinblick auf die Auswahl der Methoden, die konkrete Zielsetzung und die Setting-Bedingungen vor (Scheiber 1995).

Ergotherapie als psychiatrische Intervention ist in Deutschland im stationären Sektor flächendeckend vorhanden. Eine Beurteilung der Effekte von Ergotherapie auf Grundlage der vorliegenden kontrollierten Studien ist dennoch nicht möglich, da die Studien keine konsistenten Effekte zeigen (z. B. Cook et al. 2009; Reuster 2006; Buchhain et al. 2003). Die Interpretation dieser Ergebnisse wird durch größtenteils kleine Stichproben sowie große Variation der ergotherapeutischen Interventionen und verwendeten Outcome-Parameter zusätzlich erschwert. Auch die Evaluation spezifischer Wirkfaktoren in der psychiatrischen Ergotherapie ist wenig fortgeschritten. Methodische Probleme der ursächlichen Zuweisung von Einzelwirkungen im Rahmen des zumeist multimodalen Gesamtbehandlungsplans stellen eine Herausforderung dar (Reuster und Bach 2002). Die S3-Leitlinie „Psychosoziale Therapien" der DGPPN (2013) empfiehlt die Anwendung von Ergotherapie aufgrund der uneinheitlichen Evidenz mit dem Empfehlungsgrad B.

Das **Training sozialer Kompetenz, Psychoedukation** und Formen **kognitiver Rehabilitation** werden in ➤ Kapitel 7.1 beschrieben.

Künstlerische Therapien

Künstlerische Therapien sind in der psychiatrischen Versorgung weit und in kaum überschaubarer Vielfalt von Ansätzen verbreitet. Gemeinsam ist den künstlerischen Therapien das Ziel, die Selbstwahrnehmung und die Kommunikationsmöglichkeiten psychisch Erkrankter durch künstlerisches Gestalten zu erweitern. Evidenz aus RCTs zur Wirksamkeit künstlerischer Therapien liegt vor allem für die Musik-, Kunst- und Dramatherapie vor. Für die Musiktherapie konnten in einer Übersichtsarbeit von acht Studien positive Effekte auf die Schizophreniesymptomatik gezeigt werden (Mössler et al. 2011). Die Effekte bezogen sich im Wesentlichen auf die Negativsymptomatik, sie waren nicht über alle Studien konsistent und von der Qualität und Anzahl der Therapiesitzungen abhängig. Für die Drama- und die Kunsttherapie wurde die Evidenz für eine abschließende Beurteilung der Wirksamkeit in Cochrane-Übersichtsarbeiten als unzureichend eingestuft. Aufgrund der uneinheitlichen Evidenz empfiehlt die S3-Leitlinie Psychosoziale Therapien den Einsatz künstlerischer Therapien mit dem Empfehlungsgrad B.

Bewegungstherapie

Bewegungstherapien kommen seit ca. 50 Jahren bei der Behandlung psychischer Erkrankungen regelhaft zur Anwendung. Die Ausgestaltung der Therapien ist sehr heterogen und lässt sich mit einem breiten Spektrum von eher physiotherapeutischen (z. B. Sporttherapie) bis zu psychotherapeutisch orientierten Verfahren (z. B. konzentrative Bewegungstherapie) beschreiben (Hölter 1993). Evidenz zur Wirksamkeit von Bewegungstherapie bei Schizophrenie liegt aus einer Metaanalyse (Gorcynski und Faulkner 2010) und wenigen RCTs vor. In der Zusammenfassung der Evidenz schlussfolgert die DGPPN-S3-Leitlinie „Psychosoziale Therapien" (DGPPN 2013), dass regelmäßige Bewegung positive Auswirkungen auf die Schizophreniesymptomatik und körperliche Parameter hat, empfiehlt die Anwendung der Bewegungstherapie als Teil eines Gesamtbehandlungskonzeptes aufgrund der unzureichenden Evidenz jedoch lediglich mit Empfehlungsgrad B.

7.2.4 Integrierte Versorgung bei der Schizophrenie

Die sogenannte integrierte Versorgung ist gegenwärtig ein Schwerpunkt der Umgestaltung des Versorgungssystems für Menschen mit einer Schizophrenie in Deutschland. In fast allen Modellen integrierter Versorgung ist eine verstärkte Einbindung psychosozialer Interventionen für die Regelbehandlung vorgesehen. Zu den zusammenarbeitenden Versorgungssystem zählen: niedergelassene Fachärzte, Kliniken mit regionalem Versorgungsauftrag und Kliniken der Maximalversorgung (Universitätskliniken), Tageskliniken, betreute Wohnformen privater und gemeinnütziger Träger, andere Dienste komplementär-psychiatrischer Versorgung wie sozialpsychiatrischer Dienst, ambulante und stationäre Rehabilitationseinrichtungen, Soziotherapie und ambulante psychiatrische Pflege sowie psychologische und ärztliche Psychotherapeuten. So sollen Strukturen entstehen, die den ambulanten multiprofessionellen gemeindepsychiatrischen Teams (Community Mental Health Teams, CMHT) ähnlich sind und auch psychosoziale Therapien integrieren (Becker 2010; Kunze und Priebe 2006).

Ein für die integrierte Versorgung relevantes Modell ist in ➢ Abbildung 7.2 dargestellt (Becker et al. 2008). Die beschriebenen **gemeindepsychiatrischen Versorgungsmodelle** sind hinsichtlich der Akuität sowie der Teambasiertheit klassifiziert. Zusätzlich wurde nach aufsuchenden und nicht aufsuchenden Angeboten unterschieden. Als weitere Dimension kann die Krankheitsschwere gelten. ACT ist grundsätzlich auf die Behandlung sehr schwer beeinträchtigter Patienten ausgerichtet, während CMHT im Sinne ambulanter Teams unter der Leitung eines niedergelassenen Psychiaters oder einer Institutsambulanz auch Menschen mit leichteren Symptomen aufnehmen könnten. Das Home Treatment ist als Alternative zur Krankenhausbehandlung zu sehen, während ACT und Case Management auf die längerfristige Behandlung angelegte gemeindepsychiatrische Dienste sind. Sozialpsychiatrische

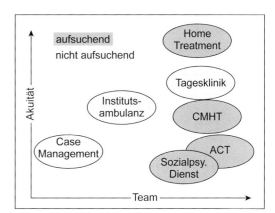

Abb. 7.2 Klassifizierung von Komponenten eines Versorgungssystems bei der Schizophrenie (aus Becker, Hoffmann, Puschner, Weinmann: Versorgungsmodelle in Psychiatrie und Psychotherapie. Stuttgart: Kohlhammer, 2008. Nachdruck mit freundlicher Genehmigung).

Abkürzungen: CMHT: Community Mental Health Teams; ACT: Assertive Community Treatment

Dienste sind aufgrund ihrer Heterogenität in Deutschland schwer einzuordnen, weisen jedoch oft Gemeinsamkeiten mit gemeindepsychiatrischen Behandlungsteams auf. Tagesklinische Behandlung ist teambasiert und wird seit einigen Jahren als echte Alternative zur vollstationären Behandlung genutzt.

Es existieren einige Modellprojekte zur Umsetzung der integrierten Versorgung in Deutschland. Lambert und Kollegen (2010a) zählten im April 2009 83 Modelle, von denen 33 komplexe Modelle waren, die eine Zusammenarbeit von psychiatrischer Klinik und ambulanten Anbietern vorsehen.

Im **„Hamburger Modell"** wird eine enge Verzahnung von stationären Einrichtungen und ambulanten Diensten (einschließlich Fachärzten) durch ein Assertive-Community-Treatment-Team der Institutsambulanz sichergestellt. Die medizinische und finanzielle Verantwortung für die Behandlung übernimmt das Universitätskrankenhaus Hamburg-Eppendorf. Erste Evaluationsergebnisse zeigen eine elffache Intensität der Behandlung sowie einen deutlichen Anstieg im Anteil der Patienten, die eine Psychotherapie in Anspruch nahmen (Lambert et al. 2010a). Zudem zeigen sich eine deutlich geringere Therapieabbruchrate und eine signifikante Verbesserung der Symptomatik der Patienten in der ACT-Gruppe (Lambert et al. 2010b).

Es werden zunehmend auch Verträge integrierter Versorgung geschlossen, bei denen die Verantwortung für die Behandlung und Kosten beim ambulant-gemeindepsychiatrischen und stationären System integriert werden. In Itzehoe wurde ein Psychiatrie-Budget-Projekt implementiert, welches den Gesamtkomplex stationärer, teilstationärer und institutsambulanter Behandlungen im Rahmen eines Globalbudgets umfasst. Damit kann im Rahmen eines kompletten Versorgungsauftrags eine **kontinuierliche Behandlungskette** angeboten werden, in der psychosoziale Therapien bedürfnisangepasst zur Anwendung kommen. Das Modellprojekt war die erste pauschalisierte Vergütung in der Psychiatrie über ein Globalbudget (Capitation-Payment-System), bei dem allerdings die ambulante fachärztliche Versorgung durch Vertragsärzte und die komplementär-psychiatrische Versorgung noch nicht eingebunden waren (Roick et al. 2005).

Ein Ziel des Projekts war es, Anreize für das psychiatrische Versorgungssystem zu schaffen, mit möglichst geringem Ressourceneinsatz eine langfristige Beschwerdefreiheit zu erreichen. Die erste Nachuntersuchung nach 1,5 Jahren zeigte, dass die Kosten stationär-psychiatrischer Versorgung insbesondere für die Schizophrenie im Vergleich zu einer Kontrollregion mit Routineversorgung deutlich reduziert werden konnten, ohne dass es zu einer Einschränkung der Versorgungsqualität kam (Roick et al. 2008). Das soziale Funktionsniveau in der Gruppe der Patienten mit Schizophrenie verbesserte sich signifikant. Die kürzlich vorgelegten Ergebnisse der Kosten und Effekte nach 3,5 Jahren zeigen, dass sich auch langfristig das Funktionsniveau der Patienten in der Modellregion stärker verbesserte. Gleichzeitig stiegen jedoch die Versorgungskosten im Vergleich zur Kontrollregion stärker an, sodass nach 3,5 Jahren keine Kostenvorteile nachweisbar (König et al. 2010) waren.

Große mediale Aufmerksamkeit hat ein Modellprojekt zur integrierten Versorgung in Niedersachsen erfahren (Rieser 2011), in welchem eine Krankenkasse den Auftrag für den Aufbau einer integrierten Versorgung an eine Tochtergesellschaft einer Pharmafirma abgegeben hat. Das angestrebte Modell sieht eine gemeindenahe, patientenzentrierte und leitliniengerechte Versorgung vor. Eine unabhängige und kritische Evaluation der Umsetzung und Auswirkung des Modells sowie einer eventuellen Einflussnahme seitens der pharmazeutischen Industrie ist aber zwingend erforderlich.

7.2.5 Fazit

In diesem Beitrag wurden psychosoziale Interventionen mit soziotherapeutischem Schwerpunkt beschrieben. Sie sind in hohem Maße von Fragen der Organisation des Versorgungssystems und der Art und Weise der Implementierung abhängig. Die Versorgung von Menschen mit oftmals chronisch verlaufenden psychischen Erkrankungen wie der Schizophrenie hängt von ökonomischen, politischen und sozialen Faktoren ab. Ländervergleiche haben gezeigt, dass vergleichbare Behandlungsziele in ganz verschiedenen Gesundheitssystemen erreicht werden können – vorausgesetzt, dass einige Kernprinzipien beachtet werden (Becker und Kilian 2006). Zu diesen Kernprinzipien gehört auch, dass die Gesundheitsversorgung dieser Patienten spezifische psychosoziale Interventionen enthält und nicht getrennt werden sollte von sozialer Unterstützung und professioneller Sozialarbeit.

Das wesentliche Ziel psychosozialer Therapien ist es, die betroffenen Personen zu unterstützen, ihre Fähigkeiten und Möglichkeiten mit einem größtmöglichen Maß an Selbstständigkeit und Unabhängigkeit von professioneller Hilfe zu nutzen. **Es existieren eine Reihe von gut untersuchten und evidenzbasierten psychosozialen Interventionen wie die aufsuchende gemeindepsychiatrische Behandlung, Home Treatment, Kriseninterventionsteams, soziale Trainingsprogramme, kognitive Rehabilitations- und moderne Arbeitsintegrationsprogramme, die allerdings an wenigen Orten konsequent implementiert sind.** Die positiven Studienergebnisse hinsichtlich einer Überlegenheit der teambasierten gemeindepsychiatrischen Behandlung im Bereich Lebensqualität, soziales Funktionsniveau, Wiederaufnahmeraten und kontinuierliche Kontakt mit psychiatrischen Diensten können allerdings nicht ohne Weiteres in den deutschen Versorgungskontext übertragen werden, bieten aber eine Grundlage für die Gestaltung integrierter Versorgung bei der Schizophrenie.

In der DGPPN-Leitlinie Schizophrenie" sowie der DGPPN Leitlinie „Psychosoziale Therapien bei schweren psychischen Erkrankungen" werden mit dem höchsten **Empfehlungsgrad A** die Etablierung bzw. Ausgestaltung **teambasierter, multidisziplinärer und gemeindenaher Versorgungsstrukturen** empfohlen, die therapeutische Kontinuität gewährleisten und lange Klinikaufenthalte vermeiden sollen (Gaebel et al. 2006, DGPPN 2013). Die S3-Leitlinie „Schizophrenie" empfiehlt eine **tagesklinische Behandlung** als Alternative zur stationären Behandlung, wenn es sowohl der besonderen diagnostischen und therapeutischen Mittel des Krankenhauses bedarf, der Patient aber auch selbstständig oder mit Unterstützung Dritter eine tagesklinische Einrichtung regelmäßig aufsuchen kann (Empfehlungsgrad A). Auf eine Mindestzahl an psychiatrischen Betten kann nicht verzichtet werden, es sollten jedoch, wenn möglich, kurze, geplante Aufenthalte angestrebt werden (Gaebel et al. 2006). Auf der Basis der Studienevidenz zu Kriseninterventionsteams und Home Treatment wird in den oben genannten Leitlinien empfohlen, gut erreichbare und möglichst **mobile Kriseninterventionsteams in definierten Versorgungsregionen** zu bilden, um den Bedürfnissen von Menschen mit schizophrener Psychose an ihrem Wohnort zu entsprechen und stationäre Aufnahmen wenn möglich zu vermeiden (Empfehlungsgrad A). Ebenfalls mit höchstem Evidenzniveau wird das **Supported Employment** mit rascher Beschäftigungsförderung am Arbeitsplatz empfohlen, jedoch schränkte die S3-Leitlinie „Psychosoziale Therapien" die Empfehlung aufgrund der unzureichend belegten Übertragbarkeit der Studienergebnisse auf Deutschland ein (Empfehlungsgrad B).

Die Wirksamkeit psychosozialer Interventionen bei der Schizophrenie hängt entscheidend von der Gestaltung einer positiven therapeutischen Allianz mit den Betroffenen ab (Roth und Fonagy 1996). Obgleich die spezifischen psychosozialen Interventionen und die individuellen Behandlungsziele variieren, konnten gemeinsame **Grundelemente wirksamer Interventionen** herausgearbeitet werden (Fenton und Schooler 2000). Diese

- betonen die Aufklärung der Betroffenen über den biologischen Anteil der Erkrankung
- beruhen auf Vertrauen, Empathie und der Qualität der therapeutischen Beziehung zum Betroffenen
- arbeiten auf der Basis des Vulnerabilitäts-Stress-Coping-Modells und des Modells der Gesundung („recovery")
- zielen auf die Stärkung natürlicher Krankheitsbewältigungsmechanismen
- mobilisieren alle verfügbaren Unterstützungssysteme
- betrachten die Familien als Verbündete und Partner im Behandlungsprozess
- haben nicht den Anspruch, für alle Patienten sinnvoll und wirksam zu sein
- können entsprechend der individuellen Unterschiede der Patienten modifiziert werden und
- nutzen die Kraft des Empowerments, indem sie die Präferenzen des Betroffenen und der Familie und selbst definierte Behandlungsziele ins Zentrum rücken.

Die Gestaltung einer integrierten Versorgung der Schizophrenie erfordert den Einsatz wirksamer psychosozialer Behandlungsverfahren im Rahmen eines gemeindenahen Versorgungssystems, das dem Prinzip des Lebensweltbezugs verpflichtet ist. Die Herausforderung der Zukunft besteht darin, Wirkfaktoren noch genauer zu isolieren, die evidenzbasierten Interventionen einer Evaluation im Versorgungsalltag zu unterziehen und den Stellenwert einzelner spezifischer psychosozialer Interventionen im Rahmen des Gesamtbehandlungsplans für Menschen mit Schizophrenie noch präziser herauszuarbeiten.

DIE WICHTIGSTEN BEHANDLUNGSGRUNDSÄTZE

- Psychosoziale Therapien sind zentraler Bestandteil multimodaler Konzepte in der Schizophreniebehandlung.
- Das zentrale Ziel psychosozialer Therapien ist die Förderung bzw. Aktivierung von Fähigkeiten für eine selbständige und selbstbestimme Lebensführung (Empowerment).
- Psychosoziale Therapien umfassen ein breites Spektrum an System- und Einzelinterventionen, die zum Teil gut evaluiert sind.

KAPITEL 8

Joachim Klosterkötter, Stefan Leucht, Christian Schmidt-Kraepelin und Wolfgang Gaebel

Therapieresistente Schizophrenie (ICD-10 F2)

8.1 Einleitung 127

8.2 Definition und (Differenzial-)Diagnostik 127

8.3 Ursachen 129

8.4 Phasenspezifische Behandlungsplanung 129
8.4.1 Maßnahmen bei unzureichendem Ansprechen auf die Akutbehandlung 131
8.4.2 Maßnahmen bei unzureichendem Ansprechen im Langzeitverlauf 134

8.5 Fazit 137

8.1 Einleitung

Für die Behandlung der Schizophrenie ist in den letzten Jahren eine Reihe effektiver Verfahren entwickelt worden, die von Fachgesellschaften und Expertenrunden systematisiert und, entsprechend ihrer empirischen Evidenz, in Behandlungsempfehlungen (z. B. S3-Leitlinien DGPPN 2005) zusammengefasst wurden (➤ Kap. 6, Kap. 7). Dennoch sind bei 10–40 % der Patienten unzureichende Symptomremissionen oder Krankheitsrückfälle im Krankheitsverlauf zu beobachten, die mit z. T. lang andauernden Krankenhausaufenthalten einhergehen. **„Non-Response"**, **„Therapieresistenz"**, **„Ultraresistenz"** und **„(definitives) Therapieversagen"** sind Begriffe, die diese Problematik charakterisieren.

8.2 Definition und (Differenzial-)Diagnostik

Für die Verwendung der diagnostischen Kriterien schizophrener Störungen kann nach der Etablierung der gültigen Klassifikationssysteme (ICD-10 bzw. DSM-5) eine ausreichende Übereinstimmung angenommen werden. Dahingegen ist die Auffassung, wann von einem mangelnden oder unzureichenden Behandlungserfolg auszugehen ist, eher uneinheitlich. Um den Einfluss der Therapie auf den Krankheitsverlauf interpretieren zu können, sind zunächst folgende **Voraussetzungen** zu klären:

a) Validität der Diagnose:
Die Diagnose einer Schizophrenie ist die Grundlage der Indikation für eine antipsychotische Therapie mit dem Ziel einer optimalen Symptomkontrolle und Rückfallprophylaxe. Dabei ist die diagnostische Sicherheit eine Voraussetzung für die Wahl einer adäquaten Therapie. Psychische oder somatische Komorbidität erfordert ggf. andere oder zusätzliche therapeutische Maßnahmen und schränkt u. U. den Behandlungserfolg ein.

b) Wirksamkeit der Therapie:
Sowohl in der Symptomreduktion als auch in der Rückfallprophylaxe der Schizophrenie ist für die bereits seit Mitte der 1950er-Jahre entwickelten antipsychotisch wirksamen Pharmaka (Neuroleptika, Antipsychotika) der Wirksamkeitsnachweis erbracht. Neben den „typischen" Neuroleptika der „ersten" Generation sind eine Reihe neuer Antipsy-

chotika (sog. „Atypika") entwickelt worden, die sich durch ein günstigeres Wirkungs-/Nebenwirkungsprofil auszeichnen. Der Erfolg einer Behandlung wird von der **Wahl der Substanz,** ihrer **Dosierung,** der **Anwendungsdauer** und dem Einsatz von **nichtmedikamentösen Therapiemaßnahmen** mitbestimmt. Der Begriff der Therapieresistenz setzt demnach einen Konsens darüber, was eine adäquate Therapie ist, voraus (Brenner et al. 1990). Evidenzbasierte Leitlinien bilden einen solchen Konsens ab.

c) Therapieumsetzung:
Einen weiteren Einflussparameter stellt die am Standard gemessene Qualität der Umsetzung einer Therapie dar. **Non-Compliance** seitens des Patienten und/oder ärztlich **unsachgerechte Anwendung einer Therapie** können den Verlauf einer Erkrankung erheblich beeinträchtigen. Um eine höchstmögliche Effektivität einer Therapie erzielen zu können, sind eine optimale Compliance und Therapieanwendung, insbesondere unter Berücksichtigung der pharmakodynamischen und pharmakokinetischen Besonderheiten der jeweiligen Substanz, zwingend erforderlich.

d) Symptomprofil:
Die intra- und interindividuell im Krankheitsbild und Verlauf variierende Symptomatik der Schizophrenie erfordert eine **mehrdimensionale Diagnostik und Therapieperspektive.** Persistierende Positiv- und Negativ-Symptomatik, krankheitsbedingte Verhaltensstörungen, kognitive Beeinträchtigung, affektive Störungen, Suizidalität, soziale Funktionalität und Lebensqualität sind Parameter, die in die Medikationsstellung und Erfolgsbewertung einer Therapie mit einfließen.

„Non-Response", „Therapieresistenz", „Ultraresistenz" und „(definitives) Therapieversagen" werden in der Literatur uneinheitlich definiert. Im englischen Sprachgebrauch wird der Begriff der Therapieresistenz („treatment-resistance") zunehmend durch **„incomplete recovery"** (unvollständige Genesung/Besserung) ersetzt, wodurch das fehlende Ansprechen der Erkrankung selbst und nicht die des Patienten in einer Behandlung hervorgehoben werden soll. Die Literatur zur therapieresistenten Schizophrenie bezieht sich bisher ganz überwiegend auf das unbefriedigende oder gar ganz ausbleibende Ansprechen der **Positiv-Symptomatik** auf antipsychotisch wirksame Medikamente der älteren und neueren Generation. Da Positiv-Symptomatik vor allem in erstmaligen oder wiederkehrenden akuten psychotischen Exazerbationen zu erwarten ist, bedeutet dies zugleich, dass **Therapieresistenz** vorrangig als eine **Problematik der Akutbehandlung** mit typischen oder atypischen Antipsychotika betrachtet wird.

Dementsprechend verlangt die derzeit von den aktuellen Praxisleitlinien national und international im Wesentlichen übereinstimmend vorgeschlagene Definition den Einsatz von **mindestens zwei dieser Substanzen,** darunter **mindestens ein Atypikum,** in der jeweils **empfohlenen Dosierung** (➤ Tab. 6.8) über einen ausreichenden Zeitraum zwischen **6 und 8 Wochen,** bevor man auf Therapieresistenz schließen kann (Chakos et al. 2001; ➤ Kap. 6). Ein Ansprechen der Therapie ist nach neueren Untersuchungen auch nach ca. 2 bis 4 Wochen absehbar (early response) (Ascher-Svanum et al. 2007; Chang et al. 2006; Correll et al., 2003; Jager et al. 2009; Kinon et al. 2008; Leucht et al. 2007; Leucht et al. 2008; Lin et al. 2007). Jedoch sollte insbesondere vor dem Einsatz mit Clozapin ein ausreichender Beurteilungszeitraum von mindestens 4 Wochen erfolgt sein.

Resistent gegenüber der Akuttherapie im Sinne dieser Definition bleiben nach heutigem Kenntnisstand bis zu 30 % der Patienten. Das heißt jedoch nicht, dass die danach immerhin anzunehmende befriedigende Besserung der Positiv-Symptomatik in bis zu 70 % der Fälle auch genauso günstige Wirkungen auf negative, affektive oder kognitive Symptome oder gar soziale Funktionalität und Lebensqualität mit einschließen müsste. Die vor wenigen Jahren von einem internationalen Konsortium (Andreasen et al. 2005) vorgenommene Standardisierung der **Remissionskriterien** anhand von PANSS-Score-Verminderungen, die z. T. auch diese anderen Symptomgruppen mit einschließen, und das damit verstärkt ins Blickfeld rückende längerfristige Ziel der „Recovery" werden wahrscheinlich in Zukunft zu einer breiteren und kritischeren Resistenzdefinition führen. Selbst erstmals und bislang nur einmalig psychotisch Erkrankte erreichen nach jüngeren diesbezüglichen Studien eine solche Remission nur in knapp 50 % und volle Erfüllung aller altersadäquaten Rollenerwartungen, selbstständige tägliche Lebensbewältigung sowie ihr früheres Engagement in sozialen Interaktionen im Sinne der **„Recovery"-Kriterien** nur in knapp 15 % der Fälle über die nächsten 2 bis 5 Jahre (Van Os et al. 2006). Dabei kann es wohl inzwischen als gesicherte Erkenntnis gelten, dass sich beides, sowohl Remission als auch „Recovery", umso eher erwarten lässt, je früher die antipsychotische Behandlung beginnt (Marshall et al. 2005).

Umfasst die medikamentöse Behandlung zusätzlich den Therapieversuch mit Clozapin, wird im Fall einer ausbleibenden Besserung des Krankheitsbildes von einer **„Ultraresistenz"** ausgegangen, die bei ca. 40–70 % der Patienten mit Therapieresistenz im Langzeitverlauf einer Schizophrenie angenommen wird (Mouaffak et al. 2006; Benkert und Hippius 2005).

Ein **„definitives Therapieversagen"** (3–5 %) liegt schließlich vor, wenn Therapieversuche mit mindestens zwei Antipsychotika, darunter mindestens einem Atypikum, in der jeweils empfohlenen Dosierung (➤ Tab. 6.8) und über einen ausreichenden Zeitraum (6–8 Wochen), einschließlich der Therapie mit Clozapin sowie psychotherapeutischen Maßnahmen, eine unzureichende Wirkung erzielten (Benkert und Hippius 2005).

Der Begriff der **„Non-Response"** wird bei fehlender oder unzureichender Besserung der (positiven) Zielsymptomatik infolge der Behandlung mit einem Antipsychotikum in empfohlener Dosierung und Dauer gebraucht (Benkert und Hippius 2005).

Differenzialdiagnostische Überlegungen beinhalten hauptsächlich die Möglichkeit einer Non-Compliance sowie einer unsachgerechten Anwendung der Therapie.

Für schizophrene Patienten konnte eine Non-Compliance-Rate zwischen 40 und 55 % mit einem 3,7-fach erhöhten Rückfallrisiko im Langzeitverlauf gezeigt werden (Lacro et al. 2002; Fenton et al. 1997). Fernerhin kann die fehlerhafte Interpretation von Symptomen zur fälschlichen Annahme eines mangelnden Ansprechens auf die Therapie führen (Beispiel: Medikamentös bedingte Akathisie wird als psychotische Unruhe verkannt).

8.3 Ursachen

Der pathophysiologische Prozess und die klinischen Faktoren, die ein unzureichendes Ansprechen auf eine antipsychotische Therapie bewirken, sind nicht ausreichend bekannt. In Anbetracht der Komplexität des Phänomens sind vielfältige ursächliche Faktoren (soziale, psychologische und biologische Faktoren) im Sinne des Vulnerabilitäts-Stress-Bewältigungs-Modells in Betracht zu ziehen (APA 2004; Gaebel 2002). Es gibt keine hinlänglich verlässlichen Prädiktoren zur Identifikation der Patienten (ca. 20 %), die auch ohne antipsychotische Behandlung keine Remanifestation der schizophrenen Erkrankung erleiden (APA 2004; DGPPN 2005). In ➤ Tabelle 8.1 sind auslösende und aufrechterhaltende Faktoren für eine Therapieresistenz zusammengestellt.

8.4 Phasenspezifische Behandlungsplanung

In der therapeutischen Schizophrenieliteratur, insbesondere in Leitlinienempfehlungen, hat es sich heute eingebürgert, eine Akutphase von einer postakuten Stabilisierungsphase sowie einer subakuten Remissionsphase zu unterscheiden. Wenn psychische Störungen episodisch, also phasenhaft oder schubförmig verlaufen, macht es wie bei ähnlich verlaufenden somatischen Erkrankungen Sinn, grob zwischen Akut- und Langzeitbehandlung zu unterscheiden. Allerdings fällt es nicht immer leicht, sich auf verbindliche Kriterien für diese Differenzierung zu einigen. So wird der Begriff der **Akutbehandlung** in der einschlägigen Literatur zu schizophrenen Störungen uneinheitlich, meist durch eines der vier folgenden Merkmale definiert (Geddes et al. 2000):
- Therapiedauer (beispielsweise ein Zeitraum von 6 Monaten ab Beginn der antipsychotischen Pharmakotherapie)
- Schweregrad der Symptomatik (z. B. ein mittlerer BPRS-Gesamtscore von über 33)
- Verschlechterung der Symptomatik (z. B. um 20 % des PANSS-Gesamtscores) oder
- stationäre Behandlungsbedürftigkeit (jedenfalls in Versorgungssystemen, die nicht über spezielle Strukturen zur ambulanten Bewältigung psychotischer Krisen durch aufsuchende Hilfen verfügen).

Bei dieser breiten Definition in den bis heute publizierten klinischen Studien, Reviews oder Metaanalysen empfiehlt es sich, von Akutbehandlung immer dann zu sprechen, wenn es darum geht, psychotische Exazerbationen mit ihrer vielgestaltigen Dynamik bis hin zu Eigen- oder Fremdgefährdung zu beherrschen. Diese meist durch hochgradige Angst, emotionalen Stress und schweren Leidensdruck gekennzeichneten Situationen verlangen als „Good Clinical Practice" ein besonders umsichtiges Vorgehen, das auch mit dem oft erst verzögerten vollen Wirkungseintritt der antipsychotischen Pharmakotherapie (bis zu 4 Wochen) rechnen muss (Gaebel et al. 2005).

Im **postakuten Langzeitverlauf** einer Schizophrenie ist dann von einer Therapieresistenz auszugehen, wenn ein oder mehrere produktiv-psychotische und/oder negative Symptome über die akute Phase hinaus persistieren oder eine zuvor remittierte Symptomatik unter einer adäquaten Therapie in der Remissionsphase erneut auftritt (Rückfall). Es lassen sich somit **drei Gruppen** von Patienten differenzieren:

- Die erste Gruppe wird von den Patienten repräsentiert, deren produktive Symptomatik sich zwar unter einer antipsychotischen Behandlung bessert, bei denen jedoch unterschiedliche Faktoren (➤ Tab. 8.1) trotz Fortführung der Therapie zu (häufigen) **Exazerbationen** führen (sog. „Drehtürpatienten").
- Die Patienten der 2. Gruppe (5–15 % der Patienten) weisen trotz adäquater Therapie das Fortbestehen oder eine nur partielle Remission von **inhaltlichen Denkstörungen, Wahn und Halluzinationen** auf (Carpenter et al. 1994).
- Die 3. Gruppe wird gekennzeichnet von Patienten mit einer persistierenden **Negativsymptomatik.**

Durch diese Darstellung wird die Schwierigkeit einer sinnvollen Abgrenzung der Begriffe „chronisch" und „therapieresistent" deutlich, wobei die Adäquatheit einer erfolgten Therapie hierbei ein wichtiges Unterscheidungsmerkmal darstellt.

Eine weitere Unterscheidung, die sich bei episodisch verlaufenden Erkrankungen aufdrängt und dementsprechend auch für die schizophrenen Störungen eingebürgert hat, ist die zwischen Erst- und Wiedererkrankung. Da sowohl Erstmanifestationen als auch Rezidive typischerweise in Form von akuten psychotischen Episoden auftreten, wird heute folgerichtig auch innerhalb der Akuttherapie noch einmal zwischen Verfahrensweisen unterschieden, die sich mehr auf Erst- oder mehr auf Wiedererkrankungen beziehen.

Bei **ersterkrankten Patienten** müssen beispielsweise noch mehr die Probleme der **diagnostischen Klärung,** der **Komorbidität,** der **Verunsicherung der Betroffenen** und ihres ganzen Bezugsfeldes durch eine neuartige, noch völlig unbekannte psychische Störung und die besondere **Empfindlichkeit für unerwünschte Arzneimittelwirkungen** im Akutbehandlungsplan Beachtung finden. Der Einbezug dieser Gesichtspunkte läuft zwar nicht auf eine grundsätzliche Änderung der allgemeinen Behandlungsprinzipien, wohl aber auf Modifikationen bei deren Umsetzung hinaus, die auch in den entsprechenden Empfehlungen zur Feststellung und zur Überwindung von Therapieresistenz zum Ausdruck kommen.

Tab. 8.1 Auslösende und aufrechterhaltende Faktoren für Therapieresistenz (verändert nach Pantelis und Lambert 2003).

a) Individuelle Faktoren
• Substanzkonsum
• Psychosozialer Stress
• Somatische und psychische Komorbidität (z. B. Absorptionsstörung, depressive Störung)
• Stoffwechselstörungen (sog. „Poor"- bzw. „Ultra-Extensive"-Metabolizer)

b) Krankheitsfaktoren
• Schwere der Erkrankung/Symptomatik
• Häufige Rezidive
• Schwere kognitive Beeinträchtigung
• Intelligenzminderung
• Früher und/oder schleichender Krankheitsbeginn
• Lang andauerndes Prodrom
• Ausgeprägte Negativ-Symptomatik
• Negativ-Symptomatik bei Erstmanifestation
• Später Behandlungsbeginn
• Akute extrapyramidale Nebenwirkungen in der akuten Krankheitsphase
• Hirnorganische Störungen (z. B. Schädel-Hirn-Trauma)

c) Behandlungsfaktoren
• Nebenwirkungen (z. B. EPS, Gewichtszunahme, Diabetes mellitus)
• Über-/Unterdosierung
• Verspäteter Behandlungsbeginn
• Unzureichende Behandlungsdauer
• Wirkungsabschwächende Interaktionen (z. B. hoher Kaffeekonsum, Carbamazepin)
• Inadäquates Rehabilitationsprogramm

Auf der anderen Seite wäre bei Patienten, die zum **zweiten** oder bereits zum **wiederholten Male** erkranken, stärker beispielsweise auf die **Tragfähigkeit therapeutischer Kontakte**, die **Einsicht in Behandlungsbedürftigkeit** oder die individuellen Vorerfahrungen mit den **Wirkungen und Nebenwirkungen der jeweiligen Therapie** zu achten. Auch diese Gesichtspunkte laufen dann ihrerseits wieder auf nicht grundsätzlich, aber doch im Detail etwas andere Empfehlungen zum Vorgehen bei Therapieresistenz hinaus (Lieberman et al. 2003).

8.4.1 Maßnahmen bei unzureichendem Ansprechen auf die Akutbehandlung

Die in der relevanten Literatur vorgeschlagenen und in den aktuellen Praxisleitlinien auch schon in einfach handhabbare Algorithmen umgesetzten Maßnahmen laufen alle mehr oder weniger auf dasselbe **dreistufige Vorgehen** hinaus:

Stufe I

Zunächst gilt es auf einer ersten Handlungsstufe erst einmal das **Vorliegen einer Therapieresistenz** überhaupt definitionsgemäß sicherzustellen. Bei Ersterkrankten sind dazu vor allem dann, wenn ihre bisherige Behandlung nicht kontinuierlich im stationären Rahmen erfolgt ist, auch Fragen noch einmal aufzuwerfen und zu beantworten, die die Treffsicherheit der Diagnostik, mögliche somatische und psychische Komorbidität, begleitenden Substanzmissbrauch und andere Therapie erschwerende Faktoren im Sinne des Vulnerabilitäts-Stress-Bewältigungs-Modells betreffen.

Demgegenüber geht es bei wiederholt Erkrankten zumal dann, wenn vorher eine Rezidivprophylaxe angestrebt wurde, mehr um eine genauere Rekonstruktion der Behandlungsvorgeschichte mit all den psychosozialen und medikationsbedingten Faktoren, die sich auf die Compliance auswirken können. Im Ergebnis sollten die jeweiligen Störfaktoren unter Kontrolle gebracht und die Behandlungsmaßnahmen zu einem adäquaten Regime mit möglichst weitgehender Vermeidung auch von Nebenwirkungen optimiert werden.

Alle heute verfügbaren Antipsychotika, die konventionellen wie die Atypika, sind mit Empfehlungen versehen, die sich auf Start-, Ziel- sowie Höchstdosis beziehen und auch noch einmal zwischen niedrigeren Zieldosen für Erst- und höheren für Mehrfacherkrankte unterscheiden (➤ Tab. 6.8). Im Vergleich der Studien zur Akuttherapie hat sich herausgestellt, dass unterhalb von 250 bis 300 Chlorpromazin-Äquivalenten (CPZ) täglich noch kein befriedigendes Ansprechen und oberhalb von 800 bis maximal 1.000 CPZ-Einheiten pro Tag keine weitere Verbesserung eines unbefriedigenden Ansprechens mehr zu erwarten ist (Baldessarini et al. 1988). Dabei verlangt die Überprüfung der Resistenzkriterien ein sorgfältiges klinisches Monitoring über die vollen 6 bis 8 Wochen unter Einschluss auch von Plasmaspiegelbestimmungen, die nicht nur ausreichende Compliance, sondern auch normale Metabolisationen sicherstellen müssen (➤ Abb. 8.1).

Stufe II

Wenn bei nach wie vor unzureichendem Ansprechen nach **Behandlungsoptimierung** noch kein Atypikum zum Einsatz gelangt ist, wie es die Resistenzkriterien eigentlich schon verlangt hätten, sollte nunmehr das zuletzt verabreichte Typikum in einem behutsamen schrittweisen gleichzeitigen Absetz- und Aufdosierungsvorgang durch ein Atypikum ersetzt werden (Wobrock et al. 2004).

Auch nach bereits adäquat erfolgter Verabreichung eines Atypikums kann bei unzureichend bleibendem Ansprechen und damit definitionsgemäß schon gegebener Therapieresistenz vor der Umstellung auf Clozapin, der Substanz mit den besten Wirksamkeitsbelegen für diese Behandlungssituation, erst noch ein weiteres anderes Atypikum zum Einsatz kommen. Als Rationale für einen solchen Zwischenschritt wären im Einzelfall jeweils die feineren Unterschiede zwischen den Wirkungs- und Nebenwirkungsspektren sowie den Rezeptorprofilen der Atypika zu nutzen.

Bliebe allerdings die Resistenz bestehen, sollte man spätestens zu diesem Zeitpunkt mit der **Clozapin-Medikation** beginnen. Von der Startdosis von 25 mg wäre hierbei in langsamer Dosistitration über jeweils ausreichend lange Zeiträume von min-

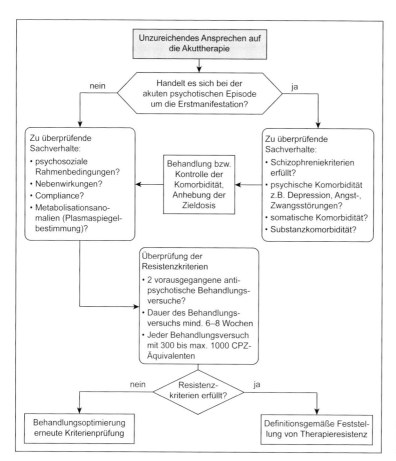

Abb. 8.1 Maßnahmen bei unzureichendem Ansprechen auf die Akutbehandlung.

destens 6 Wochen zur Zieldosis von etwa 200–400 mg und nötigenfalls unter Plasmaspiegelkontrolle auch noch zur Höchstdosis von bis zu 900 mg überzugehen gemäß einer praxisgeleiteten Empfehlung, die jedoch für Generalisierungen zu wenig evidenzbasiert ist (➤ Abb. 8.2).

Stufe III

Bleibt die Resistenz auch nach dem zweiten Schritt in diesem sequenziellen Stufenplan bestehen, sind **additive** oder **alternative Therapiemaßnahmen** in Betracht zu ziehen. Die hierfür derzeit gegebenen Empfehlungsstärken stehen jedoch sehr deutlich hinter denen für die Maßnahmen der Stufen I und II zurück, weil die wenigen randomisierten, doppelblind kontrollierten Studien zur Kombinationsbehandlung widersprüchliche Ergebnisse erbracht haben und alle sonst diesbezüglich mitgeteilten Beobachtungen nur aus offenen Untersuchungen, Fallserien oder Einzelfallberichten stammen.

Die Heterogenität der Studienergebnisse wurde kürzlich durch eine systematische Übersichtsarbeit bestätigt, bei der sich zwar insgesamt eine Überlegenheit der Kombination zweier Antipsychotika im Vergleich zur Monotherapie ergab, aber unklar blieb, welche der vielen untersuchten Kombinationen sinnvoll sind (Correll et al. 2008). Ein systematisches Review schloss nur Kombinationen aus Clozapin und anderen Antipsychotika ein und fand nur bei offenen aber nicht bei doppelblinden RCTs signifikante Effekte (Barbui et al. 2008). Obgleich derartige antipsychotische Kombinationsbehandlungen wegen erhöhter unerwünschter Wirkungen nicht durchgängig empfohlen werden können, können ggf. einzelne spezifische Kombinationen unerwünschte Wirkungen auch reduzieren. So konnten Gallego et al. (2012) in open-label und randomisiert-kontrollierten Studien eine Reduktion von Hyper-

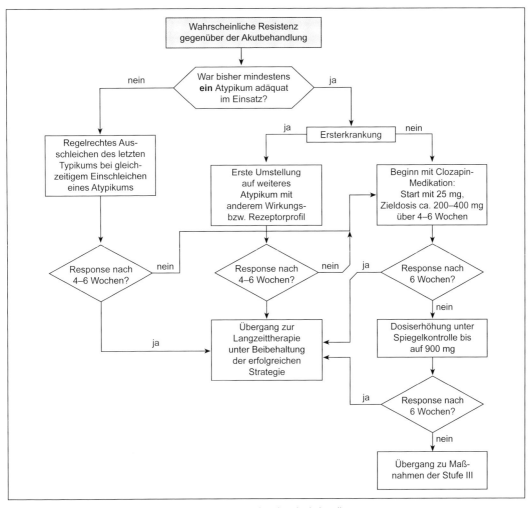

Abb. 8.2 Maßnahmen bei wahrscheinlicher Resistenz gegenüber der Akutbehandlung.

prolaktinämie und Ammenorrhö bei der Augmentation von Haloperidol und Risperidon mit Aripiprazol und eine Reduktion von Körpergewicht, Lipid- und Glukoselevel bei der Augmentation von Clozapin oder Olanzapin mit Aripiprazol feststellen.

Sommer et al. (2011) untersuchten alle Kombinationen einzelner Antipsychotika mit Clozapin und fanden hierbei nur für Sulpirid, basierend auf nur einer Studie, signifikante Effekte. Insgesamt sind aufgrund des breiten Rezeptorprofils von Clozapin eher Substanzen zu bevorzugen, die wie Amisulprid, Sulpirid, Aripiprazol, Risperidon oder Haloperidol, über eine **dopaminspezifische Wirksamkeit** verfügen. Darüber hinaus sollte die Vermeidung additiver unerwünschter Wirkungen wie Gewichtszunahme, orthostatische Dysregulation und anticholinerger Effekte im Vordergrund stehen.

Auch ein adjuvanter Einsatz von Stimmungsstabilisatoren kann offenbar nach Ausschöpfung aller anderen Behandlungsmöglichkeiten noch zur Überwindung der Therapieresistenz beitragen. In einer systematischen Übersichtsarbeit zeigten Lamotrigin und Topiramat eine höhere Wirksamkeit im Vergleich zur Kombination von Clozapin mit Placebo, wobei die Ergebnisse im Wesentlichen durch den Effekt von einzelnen Studien getragen wurden (Sommer et al. 2011).

Eine vergleichsweise starke Empfehlung lässt sich demgegenüber für die Ergänzung der Medikation durch **kognitive Verhaltenstherapie** aussprechen,

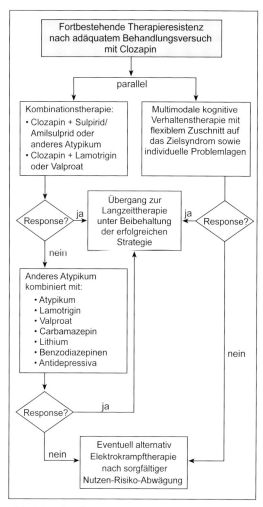

Abb. 8.3 Behandlungsoptimierung.

weil nach mehreren Studien der geschickten Nutzung individuell zugeschnittener Strategien tatsächlich auch eine günstige Wirkung auf persistierende psychotische Symptome zuzuschreiben ist (Pilling et al. 2002; Klingberg et al. 2005; Kap. 7).

Wenn trotz adäquater Anwendung auch alle adjuvanten möglichen Maßnahmen ohne Erfolg bleiben, sollte am Ende im Zuge einer sehr sorgfältigen Nutzen-Risiko-Kalkulation auch ein alternativer Einsatz der **Elektrokrampftherapie** noch erwogen werden.

Anders als bei besser vertretbaren Indikationen, wie etwa der lebensbedrohlichen Katatonie, käme der Nutzung des Verfahrens zur Überwindung von Therapieresistenz allerdings in Anbetracht nur weniger methodisch schwacher Wirksamkeitsbelege nur der Stellenwert einer Ultima Ratio zu (Tharyan und Adams 2005; ➤ Abb. 8.3).

8.4.2 Maßnahmen bei unzureichendem Ansprechen im Langzeitverlauf

Das Vorgehen bei vermindertem oder gänzlich fehlendem Ansprechen auf eine Therapie im Langzeitverlauf einer Schizophrenie erfordert häufig die Integration mehrerer Behandlungsmodalitäten sowie die abgestimmte Zusammenarbeit verschiedener Institutionen und Berufsgruppen. Hierbei werden häufig, neben der **Symptomkontrolle** (von z. B. Positiv- und Negativ-Symptomatik), die Verbesserung der **kognitiven Funktionen,** die **Verhinderung eines Rückfalls** und die **Verbesserung der sozialen Integration** für eine **Optimierung der Lebensqualität** angestrebt.

Bei der Fülle von Zielparametern sollte zwischen „proximalen" und „distalen", d. h. im Gefolge einer erfolgreichen (Pharmako-)Therapie sekundär beeinflussbarer Merkmale (➤ Abb. 8.4), unterschieden werden (Lehman et al. 1996). In Anlehnung an die möglichen ursächlichen Faktoren einer therapierefraktären Schizophrenie wird der therapeutischen Allianz im Langzeitverlauf der Erkrankung ein hoher Stellenwert zugesprochen, im Rahmen derer es u. a. gilt, insbesondere die Compliance des Patienten und seine Motivation (u. U. durch spezielle verhaltenstherapeutische Maßnahmen) zu verbessern. Bezüglich der konkreten Behandlungsmaßnahmen im Langzeitverlauf sei hier angemerkt, dass – u. a. aufgrund der schwierigen Unterscheidung von der chronischen Schizophrenie und der uneinheitlichen phasenspezifischen Abgrenzung – im überwiegenden Teil der Literatur die genannten Behandlungsprinzipien der Akutphase im Wesentlichen auch für den Langzeitverlauf gelten.

Ausgehend von dem Konzept des Vulnerabilitäts-Stress-Bewältigung-Modells kommt der antipsychotischen Behandlung des Weiteren eine protektive Funktion im Langzeitverlauf der Schizophrenie zu. Doppelblinde, placebokontrollierte und randomisierte Untersuchungen ergaben Rückfallraten von 19 % unter Antipsychotika vs. 55 % unter Placebo nach einer 6-monatigen Behandlung (Davis et al. 1980), von

8.4 Phasenspezifische Behandlungsplanung

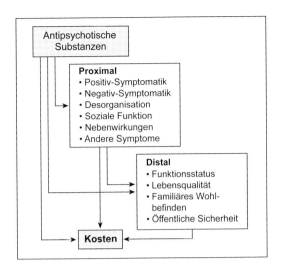

Abb. 8.4 Hypothetische Effekte antipsychotischer Substanzen (modifiziert nach Lehmann 1996).

31 vs. 68 % nach 1 Jahr (Hogarty et al. 1973) und von 48 vs. 80 % nach 2 Behandlungsjahren (Hogarty et al. 1974). In Bezug auf den Einsatz von Antipsychotika der 2. Generation, konnte im Rahmen einer Metaanalyse bei einer Studiendauer zwischen 6 und 12 Monaten eine Rückfallrate von insgesamt 18 % unter Atypika und entsprechend 38 % unter Placebo nachgewiesen werden (Leucht et al. 2009).

Gängige Behandlungsleitlinien empfehlen im Langzeitverlauf generell die Fortführung der Medikation, unter der eine Symptomremission eingetreten ist (DGPPN 2006; APA 2004; NICE 2002). Bleibt eine Besserung der psychotischen Symptomatik im Verlauf der Langzeitbehandlung aus oder verschlechtert sich diese erneut nach einer vorangegangenen Symptombesserung oder Remission, empfiehlt sich zunächst die Überlegung, eine mögliche **Behandlungsoptimierung** in Betracht zu ziehen (➤ Tab. 8.2).

Bei unzureichendem Erfolg durch die Behandlungsoptimierung ist für das weitere Vorgehen die Erhebung einer **Behandlungsanamnese** ausschlaggebend, um Aufschluss über individuelle erfolgreiche medikamentöse Behandlungen in der Vergangenheit zu erhalten und um ggf. die erneute Einstellung auf das Antipsychotikum vorzunehmen, unter dem eine Besserung des Krankheitsbildes im bisherigen Krankheitsverlauf eingetreten ist. Aufgrund der unterschiedlichen Nebenwirkungsprofile und der interindividuellen Unterschiede, die die Wirksamkeit und Verträglichkeit der Substanzen betreffen, ist generell eine **individuelle Indikationsstellung** bei der **Substanzwahl** zu beachten.

Bei bestehender medikamentöser Therapie mit einem konventionellen Antipsychotikum wird im Fall einer mangelnden Response zunehmend die Umstellung auf ein **Atypikum** unter Berücksichtigung des Wirkungs-/Nebenwirkungsprofils favorisiert (DGPPN 2005; APA 2004; NICE 2002), obgleich Ergebnisse von Metaanalysen diesbezüglich eher zurückhaltend ausfallen (Leucht et al. 1999; Geddes et al. 2000). Bei weiterhin unzureichendem Ansprechen orientiert sich die Substanzwahl im Langzeitverlauf an der Vorgehensweise bei Therapieresistenz in der Akutphase (➤ Abb. 8.5). Hierbei ist jedoch zu beachten, dass ein Umsetzen unter einer schon

Tab. 8.2 Behandlungsoptimierung.
- Überprüfung der Diagnose (Komorbidität?)
- Optimierung der Medikation gemäß Leitlinienempfehlung (Dosis? Dauer?)
- Evaluierung der Symptomatik (z. B. Akathisie anstatt psychotische Unruhe?)
- Prüfung der Compliance (Medikamentenplasmaspiegel?)

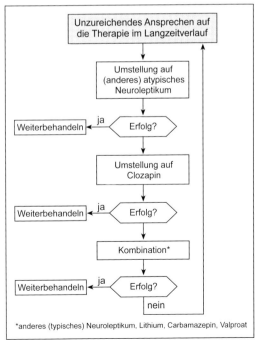

*anderes (typisches) Neuroleptikum, Lithium, Carbamazepin, Valproat

Abb. 8.5 Maßnahmen bei unzureichendem Ansprechen auf die Therapie im Langzeitverlauf.

bestehenden partiell wirksamen antipsychotischen Therapie immer mit dem Risiko einer Exazerbation verbunden ist.

Clozapin ist das erste Antipsychotikum, für das eine Effektivität in der Behandlung therapieresistenter Schizophrenien beschrieben wurde (Kane et al. 1988) und ist nach wie vor das Mittel der ersten Wahl auch bei Therapieresistenz im Langzeitverlauf (DGPPN 2006; APA 2004; NICE 2002). Bei einer Effektivität in einem Drittel der Fälle, in denen die Behandlung mit typischen Antipsychotika keine oder eine nur unzureichende Befundbesserung erbrachten (Conley et al. 1999), hat sich Clozapin in mehreren Studien konventionellen Antipsychotika deutlich überlegen gezeigt (Chakos et al. 2001; Wahlbeck et al. 2002). Bei unzureichendem Ansprechen auf die Therapie mit Antipsychotika der 2. Generation konnte für eine anschließende Behandlung mit Clozapin eine bessere Wirksamkeit nachgewiesen werden als für die Umstellung auf ein anderes atypisches Antipsychotikum. Hierbei konnte jedoch unter der Therapie mit Olanzapin eine höhere Haltequote gezeigt werden (McEvoy et al. 2006). Studien mit mehrfacherkrankten schizophrenen Patienten lassen erkennen, dass eine frühe effektive Behandlung mit Clozapin das Risiko einer Therapieresistenz im weiteren Krankheitsverlauf vermindern kann (Lieberman et al. 1998).

Es sollte beachtet werden, dass die Therapie mit Clozapin aufgrund einer möglichen zeitlichen Verzögerung der Response über 3 bis 6 Monate mit einer Dosis bis zu 900 mg/d und einer Plasmakonzentration von 350–600 ng/ml (nur Clozapin, ohne Metaboliten) angewandt werden sollte (Meltzer et al. 1989).

Andererseits zeigen einzelne Studien eine Überlegenheit der atypischen Antipsychotika **Olanzapin** (Breier et al. 1999) und **Risperidon** (Wirshing et al. 1999; Zhang et al. 2001) nach unzureichendem Ansprechen auf konventionelle Antipsychotika. Beide Substanzen zeigten auch eine höhere Haltequote bei Patienten, die eine vorhergehende Behandlung mit atypischen Antipsychotika (Quetiapin, Ziprasidon) abgebrochen haben (Stroup et al. [CATIE II], 2006).

Patienten mit ungenügender Response auf Antipsychotika werden häufig mit ständig steigenden **Medikamentendosen** behandelt, obwohl Übersichtsarbeiten (Davis et al. 1990; Gerlach et al. 1994; Kane et al. 1993; Möller et al. 1996) darin übereinstimmen, dass Dosierungen von mehr als 10–15 mg/d Haloperidol (oder der äquivalenten Dosis anderer Antipsychotika) auch im Langzeitverlauf keine bessere oder schnellere Wirkung erzielen. Dahingegen gilt die niedrig dosierte Erhaltungsmedikation hinsichtlich ihrer rückfallprophylaktischen Wirksamkeit (und gleichzeitig geringen Nebenwirkungsinzidenz) heute als weitgehend anerkannte Alternative zur Standarddosierung, sofern sie nicht eine bestimmte Minimaldosis unterschreitet (➤ Tab. 6.8).

Bei **begleitender depressiver Symptomatik** ist eine antipsychotische Monotherapie meist ausreichend, zumal eine zusätzliche Behandlung mit **Antidepressiva** die Rückbildung der produktiv-psychotischen Symptomatik u. U. verzögern kann (Davis et al. 1990; Kane et al. 1993) und somit eher kontraindiziert ist. Persistiert eine depressive Symptomatik nach Abklingen der floriden Symptomatik, wird eine medikamentöse antidepressive Behandlung empfohlen (Hogarty et al. 1995; Siris et al. 1990; Rummel et al. 2005).

Im Gegensatz zur Elektrokrampf-Monotherapie konnte für die Kombination der **Elektrokrampftherapie** (EKT) mit einer medikamentösen antipsychotischen Langzeitbehandlung eine erhöhte Wirksamkeit bei Therapieresistenz, mit der Verbesserung „proximaler" Symptome über einen längeren Zeitraum nachgewiesen werden (APA 2004; Chanpattana et al. 2006).

Zur Wirksamkeit der **transkraniellen Magnetstimulation** (rTMS) bei pharmakotherapeutisch refraktären schizophrenen Psychosen liegen bisher nur wenige kontrollierte Studien vor. Es deuten sich am ehesten positive Effekte auf die Negativ-Symptomatik bei hochfrequenter 10-Hz-Stimulation am linken dorsolateralen Kortex an (Hajak et al. 2004).

Bei der Langzeitbehandlung nicht- oder nur schwach respondierender schizophrener Erkrankungen hat sich die Anwendung der **kognitiv-behavioralen Therapie,** insbesondere in Kombination mit einer medikamentösen „Standard"-Behandlung, als wirkungsvoll erwiesen (Klingberg et al. 2005; Pilling et al. 2002) (Kap. 7). In einer Vergleichsstudie war die kognitiv-behaviorale Therapie einer supportiven Psychotherapie auch in der Behandlung schwer kranker, bislang (ultra-)therapieresistenter (d. h. einschließlich der Therapie mit Clozapin) schizophrener Patienten überlegen (Valmaggia et al. 2005). Insbesondere in der längerfristigen Anwendung (über 3 Monate oder mehr als 10 Sitzungen über 6 Monate) konnte eine Verminderung der psychotischen Symptomatik und der Rückfallrate gezeigt werden (NICE 2002; WFSBP 2005).

8.5 Fazit

Die Behandlung der Schizophrenie erweist sich unter Berücksichtigung einer oftmals unzureichenden Symptomlinderung oder häufiger Reexazerbation weiterhin als schwierig. Hierbei erscheint die Unterscheidung der spezifischen Krankheitsphasen und Verlaufsformen erforderlich, wodurch die Notwendigkeit einer Anpassung therapeutischer Vorgehensweisen verdeutlicht wird. Diagnostische Überlegungen bedürfen der Klärung unterschiedlicher Voraussetzungen, die in der Literatur oft uneinheitlich gefordert werden. Im Sinne einer **evidenzbasierten Medizin** hat diese Entwicklung zu einer Etablierung von Therapieleitlinien geführt, die die Umsetzung des wissenschaftlichen Kenntnisstandes in der Praxis fördern sollen (Gaebel et al. 1999; Mellman et al. 2001).

Im Fall einer mangelnden Response stellen Antipsychotika nach wie vor die Grundlage einer integrierten Therapie, sowohl in der Akutphase als auch im Langzeitverlauf der Schizophrenie, dar. Für die akute Phase hat sich das in der relevanten Literatur und den gängigen Praxisleitlinien vorgeschlagene **dreistufige Vorgehen** etabliert, das nach einer definitionsgemäßen, diagnostischen Sicherstellung zunächst eine Behandlungsoptimierung und anschließend eine algorithmisierte medikamentöse und nichtmedikamentöse Vorgehensweise vorsieht.

Die speziellen Literaturangaben über Vorgehensweisen bei mangelnder Therapieresponse im postakuten Langzeitverlauf der Erkrankung sind, am ehesten aufgrund der uneinheitlichen zeitlichen Abgrenzung von der akuten Phase und der unklaren Differenzierung von der chronischen Schizophrenie, eher gering. Leitlinien verdeutlichen die Notwendigkeit eines mehrdimensionalen, diagnostischen und therapeutischen Handelns, das häufig die abgestimmte Arbeit verschiedener Institutionen und Berufsgruppen erfordert. Die konkreten medikamentös-therapeutischen Maßnahmen orientieren sich hierbei überwiegend an den Vorgaben der Leitlinienempfehlungen aus der Akutphase.

Der Forschung der nächsten Jahre obliegt es vordringlich, spezifische medikamentöse und nichtmedikamentöse (z. B. Psychotherapie) Behandlungsmethoden für die einzelnen Krankheitsphasen und Verlaufsformen (weiter) zu entwickeln, die sich gezielt und wirksamer an dem intra- und interindividuell variierenden Krankheitsbild des Patienten orientieren und so den Einfluss einer Therapie auf die Erkrankung verbessern.

DIE WICHTIGSTEN BEHANDLUNGSGRUNDSÄTZE

Dreistufiges Vorgehen bei unzureichendem Ansprechen auf die Akutbehandlung:
- Stufe I:
  - **Überprüfung** des Vorliegens einer Therapieresistenz (Compliance, Plasmaspiegel, Dosierung)
- Stufe II:
  - **Atypikum** (falls noch nicht eingesetzt)
  - **Clozapin** bei fehlender Response auf anderes Atypikum
- Stufe III:
  - **Kombination** verschiedener Antipsychotika
  - Adjuvanter Einsatz von **Stimmungsstabilisierern**
  - Kognitive Verhaltenstherapie
  - Elektrokrampftherapie

KAPITEL 9

Ulrich Voderholzer

Wahnhafte und schizoaffektive Störungen (ICD-10 F22 bzw. F25)

9.1	Wahnhafte Störungen (ICD-10 F22)	139
9.1.1	Beschreibung des Krankheitsbildes	139
9.1.2	Diagnostik und Klassifikation	140
9.1.3	Epidemiologie und Verlauf	141
9.1.4	Ätiologie	142
9.1.5	Therapie	142
9.2	Schizoaffektive Störungen (ICD-10 F25)	143
9.2.1	Beschreibung des Krankheitsbildes	143
9.2.2	Diagnostik und Klassifikation	144
9.2.3	Epidemiologie und Verlauf	145
9.2.4	Therapie	145

9.1 Wahnhafte Störungen (ICD-10 F22)

Tab. 9.1 Wahnhafte Störungen – Übersicht zum Krankheitsbild.

Punktprävalenz (Deutschland) Lebenszeitprävalenz	ca. 0,02–0,03 %[1] ca. 0,05–0,1 %[1]
Geschlechterverhältnis, charakteristisches Erkrankungsalter	Frauen häufiger betroffen als Männer Beginn meist im mittleren bis späten Erwachsenenalter (35.–45. Lebensjahr)[2]
Ursachen	Keine empirisch gesicherten Aussagen Vermutung einer multifaktoriellen Genese
Vorhandene Leitlinien	Systematische Studien fehlen, Kenntnisse wirksamer Therapiemethoden stützen sich überwiegend auf klinische Berichte

[1] Manschreck und Khan 2006; [2] Iglewicz et al. 2011

9.1.1 Beschreibung des Krankheitsbildes

Wahnhafte Störungen bilden eine Gruppe von Krankheitsbildern, bei denen laut ICD-10 ein lang andauernder Wahn das einzige oder das charakteristischste Kriterium darstellt. Zudem dürfen die Störungsbilder nicht als organisch, schizophren oder affektiv zu klassifizieren sein. Zwar können je nach Wahn ängstliche, depressive oder euphorische Stimmungslagen sowie gelegentliche Halluzinationen auftreten, diese sind jedoch eher flüchtig als dauerhaft. Ältere, von Emil Kraepelin geprägte Begriffe für diese Störungsgruppe sind die sogenannten Paranoiden Störungen bzw. die Paranoia. In der DSM-5-Klassifikation wird das Vorhandensein eines oder mehrerer Wahnsymptome verlangt, bei gleichzeitigem Fehlen anderer Symptome einer Schizophrenie wie Halluzinationen, zerfahrene Sprache, katatone Symptome oder Negativ-Symptomatik.

Der einzelne Wahn (Wahnthemen ➤ Tab. 9.2) oder mehrere aufeinander bezogene Wahninhalte dauern in der Regel lang bis lebenslang an.

Merkmale des Wahns: Ein Wahn ist
- eine ganz persönliche, gültige, starre Überzeugung von der eigenen Lebenswirklichkeit mit den Kriterien:
  - subjektive Gewissheit und Evidenz
  - nicht beeinflussbar und korrigierbar durch Erfahrung
  - objektiv falsche Überzeugung, die ohne entsprechende Anregung von außen entsteht (Unmöglichkeit des Inhalts)
- ein komplettes, umfassendes Schema, das für den Betroffenen in sich logisch, also systematisiert, ist
- eine lebensbestimmende Wirklichkeit (die Wahnwirklichkeit ist nicht die Realität)
- eine isolierende Störung des Urteilens, d. h. der Inhalt wird nicht von der soziokulturellen Gemeinschaft geteilt.

Eine **Abgrenzung zu überwertigen Ideen** ist oft schwer. Überwertige Ideen sind wahnähnliche Überzeugungen, die nicht allen Wahnkriterien (z. B. völlige Unkorrigierbarkeit) entsprechen. Im Gegensatz zum Wahn existiert hier meist ein wahrer Kern, allerdings bestimmen die Überzeugungen das Leben und Handeln der Betroffenen übermäßig, ihnen wird eine nicht nachvollziehbare Bedeutung beigemessen. Oft beginnt ein Wahn mit überwertigen Ideen.

9.1.2 Diagnostik und Klassifikation

Das **ICD-10** unterscheidet innerhalb der Gruppe der anhaltenden wahnhaften Störungen die „wahnhafte Störung" (F22.0), die „sonstige anhaltende wahnhafte Störung" (F22.8) und die „nicht näher bezeichnete anhaltende wahnhafte Störung" (F22.9), wobei die erste Gruppe am häufigsten zu finden ist.

Diagnostische Kriterien der wahnhaften Störung sind nach ICD-10:
1. Ein Wahn oder Wahnsystem mit anderen als den typischen unter F20 G1.1. b oder d aufgezählten schizophrenen Inhalten (d. h. keine völlig unmöglichen oder kulturell inakzeptablen Vorstellungen). Am häufigsten sind Verfolgungs-, Größen-, Eifersuchts-, Liebes- oder hypochondrischer Wahn.
2. Die Wahngedanken (a) müssen mindestens 3 Monate bestehen.

Tab. 9.2 Inhalte des Wahns – Übersicht über die häufigsten Wahnthemen.*

Wahnthema	Unkorrigierbare, der Realität nicht entsprechende Überzeugung von
Schuldwahn	unverzeihlich Schuld auf sich geladen zu haben *(häufig als psychotisches Symptom bei affektiven Störungen)*
Hypochondrischer Wahn	schwer krank zu sein, trotz verschiedenster, ergebnisloser ärztlicher Untersuchungen *(häufig als psychotisches Symptom bei affektiven Störungen)*
Verarmungswahn	verarmt zu sein, Rechnungen nicht bezahlen zu können, obwohl genug Geld vorhanden ist *(häufig als psychotisches Symptom bei affektiven Störungen)*
Dysmorphophober Wahn und Eigengeruchswahn	Entstellung des eigenen Körpers in irgendeiner Form; Gestank des eigenen Körpers
Eifersuchtswahn (Othello-Syndrom)	Untreue des Partners
Liebeswahn (Erotomanie)	von einer – oft unbekannten oder öffentlichen – Person geliebt zu werden
Verfolgungswahn	von der Umwelt bedroht zu werden; dass nach Gesundheit und Leben getrachtet wird
Beziehungswahn	alles in seiner Umgebung hat mit Betroffenen zu tun, hat ihm etwas zu bedeuten
Querulatorischer Wahn	schlechte oder juristisch falsche Behandlung des Patienten
Größenwahn	Besitz bestimmter, besonderer Eigenschaften, Fähigkeiten oder Kenntnisse
Doppelgängersyndrom (Capgras-Syndrom)	Nahestehende Personen sind durch identisch aussehende Personen ersetzt worden oder es gibt einen Doppelgänger der eigenen Person, der die Stelle des Betroffenen einnehmen will
Ungezieferwahn (Dermatozoenwahn)	auf der Haut sind Tierchen, Würmer oder anderes Ungeziefer
Nihilistischer Wahn (Cotard-Syndrom)	extreme Unwichtigkeit, Minderwertigkeit bis hin zur Nicht-Existenz der eigenen Person
Symbiontischer Wahn (Folie à deux)	Sonderform: nahe stehende Personen partizipieren, teilen das Wahnerleben des Patienten

* Die genannten Wahnthemen können bei verschiedenen ICD-Diagnosen auftreten, Präferenzen sind in Klammern angegeben; eine wahnhafte Störung kann nur klassifiziert werden, wenn der Wahn das einzige oder charakteristischste Symptom ist.

3. Die allgemeinen Kriterien für eine Schizophrenie (F20.0–F20.3 G1.) werden nicht erfüllt.
4. Anhaltende Halluzinationen jeglicher Sinnesmodalität dürfen nicht vorkommen (vorübergehende oder gelegentliche akustische Halluzinationen, die nicht in der dritten Person sprechen oder laufend kommentieren, können vorkommen).
5. Depressive Symptome (oder sogar eine depressive Episode, F32) können im Verlauf vorkommen, vorausgesetzt, die Wahngedanken bestehen auch nach Rückbildung etwaiger affektiver Symptome unverändert weiter.
6. Ausschlussvorbehalt: Kein Nachweis einer primären oder sekundären Gehirnerkrankung wie unter F0 angegeben oder einer durch psychotrope Substanzen bedingten psychotischen Störung (F1x.5).

Sind nicht alle Kriterien einer wahnhaften Störung erfüllt, ist die Diagnose „sonstige anhaltende wahnhafte Störung" zu vergeben. Es handelt sich hier also um eine Restkategorie, in die Störungen einzugruppieren sind, bei denen Wahn oder Wahnsysteme von anhaltenden Halluzinationen oder von anderen schizophrenieartigen Beschwerden begleitet werden, die aber nicht für die Diagnose einer Schizophrenie ausreichen (Marneros 2011; Prüter und Hoff 2011). Wahnhafte Störungen, die kürzer als 3 Monate dauern, sollten laut ICD-10 jedoch zumindest vorübergehend mit F23, „akute vorübergehende psychotische Störungen", kodiert werden.

Das **DSM-5** fasst diese Krankheitsbilder unter dem Oberbegriff „wahnhafte Störung" („delusional disorder") zusammen, worunter alle psychopathologischen Zustandsbilder fallen, die von einer oder mehreren Wahnideen beherrscht werden und bei denen Halluzinationen nicht vorhanden sind oder im Vordergrund stehen. Es werden folgende Untertypen unterschieden: erotomanischer, grandioser, eifersüchtiger, Verfolgungs- und somatischer oder gemischter Wahntypus.

Differenzialdiagnostisch sind wahnhafte Störungen von schizophrenen, affektiven und schizoaffektiven Störungen abzugrenzen. Im Vergleich zu Schizophrenien fehlen bei der wahnhaften Störung – neben dem Wahn – andere psychotische Symptome wie z. B. Halluzinationen, Negativsymptomatik oder formale Denkstörungen.

Zur Unterscheidung von affektiven Störungen kann die Zeitdimension als Kriterium herangezogen werden. Tritt der Wahn ausschließlich während einer affektiven Episode auf, wird in der Regel eine „affektive Störung mit psychotischen Symptomen" diagnostiziert, tritt der Wahn hingegen auch unabhängig von affektiven Symptomen auf, wird eine „wahnhafte Störung" diagnostiziert. Im Vergleich zu einer paranoiden Persönlichkeitsstörung finden sich bei der wahnhaften Störung eine eindeutig abgrenzbare sowie anhaltende wahnhafte Überzeugung. Die Übergänge zu hypochondrischen oder körperdysmorphophoben Störungen können fließend sein, die Unterscheidung schwierig. Patienten mit wahnhaften Störungen halten allerdings in der Regel mit einer viel stärkeren, dauerhafteren und gleichförmigeren Intensität an ihrer Überzeugung fest als Patienten mit Hypochondrie oder Körperdysmorphophobie.

Differenzialdiagnostisch abzugrenzen sind ferner organisch induzierte wahnhafte Störungen wie z. B. im Rahmen eines Delirs oder einer Demenz sowie wahnhafte Störungen, die durch psychotrope Substanzen wie Alkohol- oder Drogenmissbrauch entstehen.

9.1.3 Epidemiologie und Verlauf

Im klinischen Alltag finden sich selten Personen mit wahnhaften Störungen, was in erster Linie an der fehlenden Krankheitseinsicht der Betroffenen liegt. Aus diesem Grund fehlen auch zuverlässige epidemiologische Studien. Schätzungen zufolge sind Frauen häufiger betroffen als Männer, die Punktprävalenz liegt etwa bei 0,02–0,03 %, die Lebenszeitprävalenz etwa bei 0,05–0,1 % (Manschreck und Khan 2006).

Reine wahnhafte Störungen beginnen meist im **mittleren bis späten Erwachsenenalter** (35–45 Jahre; Iglewicz et al. 2011), jedoch ist auch jeder andere Zeitpunkt denkbar. Häufig treten sie nach Schlüsselereignissen auf, haben ein monate- bis jahrelanges Vorstadium mit einzelnen Wahnideen, später entwickelt sich ein chronischer Verlauf mit systematisiertem Wahn. Spontanremissionen sind selten ebenso wie ein „quasi-episodischer" Verlauf mit Besserung und Exazerbationen.

Die berufliche und private Leistungsfähigkeit bleibt je nach Ausprägungsgrad und Form des Wahns oft relativ gut erhalten. Alleinstehende ziehen sich jedoch häufig immer mehr von anderen zurück, bis hin zur völligen sozialen Isolation. Dies hat zur Folge, dass niemand von ihrem Wahn erfährt. Auch bei Patienten mit Partnern muss ein Wahn oft erst extreme Formen und Verhaltensweisen hervorbringen, bevor er als solcher erkannt wird. Wahnerkrankungen stellen oft schwere Belastungen für Angehörige dar. Sie sind befremdlich, unheimlich, bewirken Angst und Ablehnung. Daher sollte auch Angehörigen therapeutische Hilfe angeboten werden.

9.1.4 Ätiologie

Über Ursachen der wahnhaften Störung gibt es kaum empirische Befunde. Die wahrscheinlichste Ursache eines Wahns liegt in einer **multifaktoriellen** Genese, bei der psychologische, neurobiologische und soziale Faktoren eine Rolle spielen (Übersicht bei Prüter und Hoff 2011).

Kognitionspsychologisch werden Faktoren wie dysfunktionale kognitive Schemata, Fehler im schlussfolgernden Denken, Wahrnehmungsfehler, kognitive Defizite sowie emotionale Prozesse für die Entstehung eines Wahns verantwortlich gemacht (Prüter und Hoff 2011; Ibanez-Casas und Cervilla 2012).

Neurobiologische Theorien wurden wenig untersucht, eine umfassende Theorie liegt derzeit nicht vor. Untersuchungen aus dem Bereich schizophrener Psychosen, bei denen der Wahn oft, jedoch nicht immer auftritt, gehen von einer dopaminergen Überfunktion aus. Die (begrenzte) Wirksamkeit von Antipsychotika in der Therapie des Wahns unterstützt diese Hypothese. Eine genetische Prädisposition konnte nicht gesichert werden.

9.1.5 Therapie

Fast nie kommen Patienten nur wegen ihres Wahns in Behandlung, sondern – wenn überhaupt – wegen begleitender psychosozialer Probleme oder depressiver Verstimmung. Oft werden Patienten auch gegen ihren Willen zur Behandlung gebracht oder kommen nur aufgrund externen Drucks. Die Therapie des Wahns zählt zu einer der schwierigsten im Bereich psychischer Erkrankungen. Sehr häufig ist Wahn auch langfristig therapieresistent, Betroffene weisen oft eine misstrauische Grundhaltung auf, ein Zweifel an den Wahnvorstellungen führt häufig zum Abbruch der Behandlung. Die Bearbeitung einzelner Konsequenzen der wahnhaften Überzeugungen oder das Aufzeigen möglicher Alternativen, die zu einem besseren subjektiven Befinden des Patienten führen, werden häufig akzeptiert. Medikamentöse Behandlungen sind meist wirkungslos. Nur selten wird eine vollständige Symptomreduktion gelingen, weshalb es bei der Therapie vor allem um Symptomlinderung und Reintegration der Betroffenen geht.

Aufgrund der beschriebenen Schwierigkeiten wird generell eine **ambulante** einer stationären Behandlung vorgezogen, sofern keine Selbst- oder Fremdgefährdung vorliegt und es gelingt, eine relativ stabile therapeutische Beziehung herzustellen. Die Erhebung fremdanamnestischer Daten vor Beginn der Therapie ist empfehlenswert.

In Bezug auf den **Therapieerfolg** bei Wahnsyndromen liegen nur wenige Daten vor. Für verschiedene Therapiemethoden existieren keine systematischen Studien, vielmehr stützen sich Empfehlungen auf klinische Berichte.

In der **Akuttherapie** der wahnhaften Störung wird vor allem pharmakotherapeutisch gearbeitet, um einer Ausbreitung und Vertiefung des Wahns vorzubeugen sowie die soziale Integration zu gewährleisten.

Die Therapie chronischen Wahns bedient sich hingegen vielmehr psycho- und sozialtherapeutischer Methoden alleine oder in Kombination mit Pharmakotherapie.

Bei der **Psychotherapie** des Wahns geht es sowohl um Ermutigung und Stärkung als auch um den Schutz des Patienten (Manschreck und Khan 2006). Das oberste Ziel des Therapeuten muss sein, eine vertrauensvolle Beziehung zum Patienten herzustellen. Verständnis, Wärme und Empathie zählen hier zu den wichtigsten Aspekten. Am Anfang der Therapie sollten die Wahninhalte weder bestätigt noch infrage gestellt werden. Sinnvoll ist es, sich auf Beschwerden des Patienten wie Schlafprobleme oder Ängstlichkeit zu konzentrieren, um eine Beziehung aufzubauen. Mit wachsendem Vertrauen können langsam Wahninhalte bzw. deren Realitätsgehalt thematisiert werden. Ebenso wichtig ist jedoch auch bei Bedarf die soziale (Wieder-)Eingliederung der Betroffenen.

Generell wird empfohlen, **Angehörige** mit in die Behandlung zu integrieren, da Wahnerkrankungen – aufgrund ihres befremdlichen und unheimlichen Charakters für Außenstehende – meist auch eine enorme Belastung für die Familie darstellen. Wichtig hierbei ist in erster Linie bei den Familienmitgliedern Verständnis für oft aggressives oder störrisches Verhalten der Betroffenen zu schaffen, und zu vermitteln, dass solches Verhalten aus Angst, Misstrauen und Unsicherheit der Patienten entsteht.

Verhaltenstherapeutische Ansätze gehen vor allem von kognitionspsychologischen Entstehungsbedingungen des Wahns aus, weshalb es in der Therapie in erster Linie um die Modifikation der kognitiven Verarbeitung sozialer Situationen geht (Ibenez-Casas und Cervilla 2012). Den Patienten dazu ermutigen, eigene Annahmen und Erfahrungen einer Realitätsprüfung zu unterziehen und dadurch den Zweifel zu fördern ist dabei das zentrale Ziel. Bestandteile der kognitiven Verhaltenstherapie sind dabei kognitive Differenzierung, Behandlung begleitender Symptomatik, soziale Wahrnehmung, verbale Kommunikation, soziale Fertigkeiten sowie interpersonales Problemlösen.

Systematische Wirksamkeitsbelege liegen auch bei der kognitiven Verhaltenstherapie nicht vor, allerdings geben klinische Berichte Hinweise auf Wirksamkeit hinsichtlich Symptomreduktion und Verbesserung der Therapiecompliance (Kuipers et al. 1997). Ebenso können die Erfahrungen mit KVT bei schizophrenen Psychosen, die auch eine Therapie des Wahns beinhalten, Hinweise auf die Wirksamkeit geben (Jones et al. 2004).

Pharmakotherapeutisch kann primär eine neuroleptische Therapie versucht werden. Die antipsychotische Behandlung wird vor allem bei der Akuttherapie zur Linderung der Intensität und Dynamik des wahnhaften Erlebens sowie der Angst und/oder der Aggressivität eingesetzt. In der Literatur wird dabei oft auf das Antipsychotikum Pimozid verwiesen. Allerdings liegen so gut wie keine wissenschaftlichen Belege für eine effektive Wirksamkeit vor, die meisten vorliegenden Publikationen sind zudem Kasuistiken. Ein kürzlich veröffentlichtes Cochrane-Review kam zu dem Schluss, dass keine Hinweise für eine besondere Wirksamkeit von Pimozid bei wahnhaften Störungen vorliegen (Mothi et al. 2013). Da die neueren atypischen Neuroleptika ein günstigeres Nebenwirkungsprofil aufweisen, sollte eine Behandlung bevorzugt damit erfolgen. Zusätzlich haben Antipsychotika der neuen Generation positive Effekte auf eine depressive Begleitsymptomatik. Symptomatisch kann bei deprimiertem oder ängstlichem Affekt, insbesondere bei hypochondrischem und Eigengeruchswahn eine antidepressive Therapie z. B. mit einem SSRI erfolgen.

9.2 Schizoaffektive Störungen (ICD-10 F25)

9.2.1 Beschreibung des Krankheitsbildes

Unter schizoaffektiven Störungen wird ein Krankheitsbild verstanden, bei dem sowohl die Kriterien einer affektiven Episode als auch diejenigen einer schizophreniformen Episode erfüllt sind. Wichtig dabei zu beachten ist, dass bei schizophrenen Störungen in etwa 40 % der Fälle affektive Begleiterscheinungen wie z. B. Niedergeschlagenheit oder Antriebslosigkeit auftreten, oft vor allem in der Prodromalphase der Schizophrenie. Diese rechtfertigen jedoch nicht die Diagnose einer schizoaffektiven Störung. Vielmehr müssen **zusätzlich zum Vollbild** einer schizophreniformen Episode die vollständigen **Kriterien einer depressiven, manischen oder gemischten affektiven Episode** erfüllt werden.

Diese Einschränkungen sind zentral, um der Tendenz vorzubeugen, die Diagnose im Gegensatz zu früher großzügig zu vergeben, was zu falschen Schlussfolgerungen bezüglich einer wirksamen Behandlung führen kann. Grund für die eher zu häufige Vergabe dieser Diagnose scheint vor allem die bessere Prognose – und die damit verbundene Hoffnung sowohl der Patienten als auch der Behandler – einer schizoaffektiven Störung im Gegensatz zu einer Schizophrenie zu sein.

Tab. 9.3 Schizoaffektive Störungen – Übersicht zum Krankheitsbild.

Diagnose	• Es müssen sowohl die Kriterien einer affektiven Episode als auch diejenigen einer schizophreniformen Episode erfüllt sein. • „Problemdiagnose"
Lebenszeitprävalenz	• ca. 0,3 % • 0–30 % aller endogenen Psychosen sind als schizoaffektiv zu bezeichnen • Frauen > Männer
Verlauf und Prognose	• mittleres Alter bei Beginn 23,3 Jahre[1] • meist lebenslang, polyphasischer Verlauf, hohes Suizidrisiko • Therapieprognose besser als bei Schizophrenien, allerdings schlechter als bei affektiven Erkrankungen
Vorhandene Leitlinien	• keine; Therapieempfehlungen basieren vorwiegend auf Expertenmeinungen, Therapiestudien fehlen • Kombinationstherapie von Neuroleptika und Stimmungsstabilisierern

[1] Pagel et al. 2013

Schizoaffektive Störungen (> Tab. 9.3) stellen also eine schwierig zu vergebende Diagnose dar. Aufgrund dieser Diagnoseschwierigkeiten sind im Bereich der schizoaffektiven Störungen auch nur sehr wenige Studien zu finden.

9.2.2 Diagnostik und Klassifikation

Innerhalb der Gruppe der schizoaffektiven Störungen unterscheidet das ICD-10 die „schizoaffektive Störung, gegenwärtig manisch" (F25.0), die „schizoaffektive Störung, gegenwärtig depressiv" (F25.1) sowie die „gemischte schizoaffektive Störung" (F25.2). Nach ICD-10 müssen folgende **Kriterien** für die Diagnosevergabe einer schizoaffektiven Störung (F25) erfüllt sein:

G1. Die Störung erfüllt die Kriterien für eine affektive Störung (F30, F31, F32) vom Schweregrad mittelgradig oder schwer, wie für jede Subgruppe beschrieben.

G2. Aus mindestens einer der unten aufgeführten Symptome müssen Symptome während des größten Teils einer Zeitspanne von mindestens 2 Wochen vorhanden sein (die Symptomgruppen entsprechen sehr weitgehend denen der Schizophrenie [F20.0–F20.3]):

1. Gedankenlautwerden, Gedankeneingebung, Gedankenentzug, Gedankenausbreitung
2. Kontrollwahn, Beeinflussungswahn, Gefühl des Gemachten, deutlich bezogen auf Körper- oder Gliederbewegungen oder bestimmte Gedanken, Tätigkeiten oder Empfindungen
3. kommentierende oder dialogische Stimmen, die über die Patienten sprechen, oder andere Stimmen, die aus bestimmten Körperteilen kommen
4. anhaltender, kulturell unangemessener, bizarrer und völlig unrealistischer Wahn
5. Vorbeireden oder deutlich zerfahrene Sprache, oder häufiger Gebrauch von Neologismen
6. intermittierendes, aber häufiges Auftreten einiger katatoner Symptome, wie Haltungsstereotypien, wächserne Biegsamkeit und Negativismus

G3. Die Kriterien G1. und G2. müssen während derselben Störungsepisode und wenigstens für einige Zeit gleichzeitig erfüllt sein. Das klinische Bild muss durch Symptome beider Kriterien, G1. und G2., geprägt sein.

G4. Ausschlussvorbehalt: Die Störung ist nicht bedingt durch eine organische Krankheit des Gehirns im Sinne von F0 oder durch psychotrope Substanzen (F1) (bei Intoxikationen, Abhängigkeit oder Entzug).

Wie im ICD-10 so hat auch das im Mai 2013 erschienene DSM-5 die schizoaffektive Störung der Gruppe der „Schizophrenie Spektrum Erkrankungen und anderen psychotischen Störungen" zugeordnet. Im Gegensatz zum ICD-10 verlangt das DSM-5 jedoch die Abwesenheit von affektiven Symptomen für einen bestimmten Zeitraum (mindestens 2 Wochen), was die Diagnose des ICD-10 klinik- und realitätsnäher macht.

Wie bereits erwähnt ist die eindeutige Diagnose einer schizoaffektiven Störung schwierig. **Differenzialdiagnostisch** sind schizoaffektive Störungen von folgenden anderen Störungen abzugrenzen:
- Depressionen mit psychotischen Symptomen
- Manien mit psychotischen Symptomen
- bipolare Erkrankungen mit psychotischen Symptomen
- depressive Symptome im Rahmen von Schizophrenien
- postschizophrene Depression

- maniforme Zustände bei Schizophrenien
- wahnhafte Störungen
- organische affektive oder schizophrene Störungen

9.2.3 Epidemiologie und Verlauf

Im Bereich der schizoaffektiven Störungen existieren bislang wenig systematische Studien. Studien zur Häufigkeit konzentrieren sich bislang vor allem auf klinische Populationen. In einer groß angelegten Studie von Perälä et al. (2007) konnte eine Lebenszeitprävalenz von 3,06 % für alle psychotischen Störungen, darunter 0,32 % für schizoaffektive Störungen, nachgewiesen werden. Einen Überblick bietet ➤ Tabelle 9.4.

Insgesamt kommen schizoaffektive Störungen also unter den endogenen Psychosen mit einer Häufigkeit von 20 % bis 30 % nicht selten vor.

In einem Review von 50 Studien wurden die klinischen Charakteristika von Patienten mit schizoaffektiven Störungen, Schizophrenie und bipolaren Störungen verglichen (Pagel et al. 2013). Patienten mit schizoaffektiven Störungen hatten das jüngste mittlere Erkrankungsalter und waren insgesamt bezüglich demografischer und klinischer Charakteristika den Patienten mit Schizophrenie ähnlicher als den Patienten mit bipolaren Störungen.

In etwa 60 % der Fälle finden sich im Langzeitverlauf schizoaffektiver Störungen mehr als drei Episoden, der Verlauf ist also in der Regel **polyphasisch.** Weniger als drei Episoden treten in 20 % der Fälle (sog. **oligophasischer** Verlauf), eine Episode in nur 10 % der Fälle (sog. **monophasischer** Verlauf) auf. Am häufigsten sind schizodepressive Episoden.

Der Verlauf der einzelnen Phasen wiederum hängt sowohl von der Therapie als auch von der Form der schizoaffektiven Episode ab. So haben bipolare Formen in der Regel deutlich mehr Episoden in Zyklus und Frequenz und rezidivieren häufiger als unipolare. Bei der Länge der Episoden gibt es Hinweise darauf, dass gemischte Episoden, schizodominante Formen und das Vorhandensein von persistierenden Alterationen (Residualzustände) Prädiktoren einer längeren Episode darstellen.

Ein großes Problem bei schizoaffektiven Störungen stellt die **Suizidalität** dar. Bei langjährigen Verläufen zeigen mehr als zwei Drittel aller Betroffenen mindestens einmal im Verlauf ein suizidales Syndrom. Die Suizidrate liegt damit etwa genauso hoch wie bei reinen affektiven Erkrankungen.

Langfristig remittieren allerdings 50 % aller Betroffenen in gutem Ausmaß. 20 % der Betroffenen leiden unter mittelschweren bis schweren subjektiven Beeinträchtigungen oder Symptomen, 25 % unter leichten bis mäßigen Beschwerden. Residualzustände beginnen früher als bei affektiven Erkrankungen, aber später als bei Schizophrenien. Bei über 50 % der Patienten ist laut WHO auch nach längerem Verlauf von einer guten sozialen Anpassung auszugehen.

Insgesamt ist die Prognose bei schizoaffektiven Störungen also besser als bei schizophrenen Psychosen, jedoch schlechter als bei affektiven Störungen.

9.2.4 Therapie

Wissenschaftliche Studien zu rein schizoaffektiven Erkrankungen finden sich kaum, sodass die Therapieempfehlungen vorwiegend auf Expertenmeinungen basieren.

Im Allgemeinen sollte sich die Behandlung an folgenden **Gesichtspunkten** orientieren:
- Art der Episode
- Art des Verlaufs: unipolar – bipolar
- Art der Symptomdominanz: schizodominant – affektdominant

Therapieempfehlungen in Abhängigkeit von der Episode sind ➤ Tabelle 9.5 zu entnehmen.

Tab. 9.4 Lebenszeitprävalenz psychotischer Störungen (nach Perälä et al. 2007).

Psychotische Störung	Lebenszeitprävalenz
Gesamtheit der psychotischen Störungen	3,06 %
Schizophrenie	0,87 %
Depressive Störungen mit psychotischen Symptomen	0,35 %
Schizoaffektive Störungen	0,32 %
Bipolar-I-Störungen	0,24 %
Anhaltende wahnhafte Störungen	0,18 %

Tab. 9.5 Therapieempfehlungen nach Art der Episode.

Art der Episode	Therapieempfehlung
Schizomanische Episode	Kombination von Neuroleptika und Stimmungsstabilisierern • Bei Erregungszuständen: sedierendes Neuroleptikum (z. B. Haloperidol) • Nach Abklingen der Agitiertheit: atyp. Neuroleptikum • Stimmungsstabilisierer: Valproat, Lithium oder Carbamazepin (Vorteil von Valproat: raschere Wirkung)
Schizodepressive Episode	Kombination von Neuroleptika und Antidepressiva (ausreichend wissenschaftliche Belege fehlen bislang jedoch)
Schizoaffektiv gemischte Episode	• Einsatz atypischer Neuroleptika in Kombination mit Valproat, Carbamazepin oder Lamotrigin • Gabe von Antidepressiva nicht empfehlenswert (Gefahr der Akzeleration der manischen Symptome)

Bei **polyphasischen Verläufen** mit mehr als drei Episoden wird eine **Phasenprophylaxe** notwendig. Hier empfiehlt sich die Kombination von Atypika mit einem Stimmungsstabilisierer. Orientierung bieten hier die Richtlinien zur Langzeitprophylaxe von affektiven Erkrankungen, jedoch wird aufgrund der Beimischung schizophrener Symptome oft der Einsatz von Neuroleptika erforderlich.

Hinweise gibt es außerdem darauf, dass Elektrokrampftherapie unter bestimmten Umständen (z. B. Therapieresistenz, starke Erregungszustände, hohe Suizidalität, katatoner Stupor) positiven Einfluss auf die Symptomatik nehmen kann, insbesondere, je ausgeprägter der affektive Erkrankungspol ist.

KAPITEL 10
Unipolare Depression – Pharmakotherapie und Psychotherapie (ICD-10 F3)

10.1	**Pharmakotherapie** Max Schmauß	147
10.1.1	Einleitung	147
10.1.2	Akuttherapie depressiver Episoden	149
10.1.3	Arzneimittelsicherheit und -verträglichkeit	163
10.1.4	Antidepressiva und internistische bzw. neurologische Erkrankungen	167
10.1.5	Antidepressiva in Schwangerschaft und Stillzeit	170
10.1.6	Antidepressiva und Fahrtauglichkeit	171
10.1.7	Zusammenfassung	172
10.2	**Psychotherapie** Elisabeth Schramm und Mathias Berger	172
10.2.1	Diagnosen affektiver Störungen	172
10.2.2	Psychotherapeutische Behandlung	173

10.1 Pharmakotherapie
Max Schmauß

10.1.1 Einleitung

Die Kenntnis der Behandlungsmöglichkeiten depressiver Erkrankungen ist für jeden Arzt wegen der Häufigkeit in allen Bereichen des Gesundheitssystems von außerordentlicher Bedeutung. Es wird unterschiedlich diskutiert, ob Antidepressiva eher krankheits- oder eher syndrombezogen verordnet werden sollen (Möller und Grunze 2000). Die Antwort hängt meist von schulbezogenen Ausgangspositionen sowie von der Frage, ob man psychiatrische Erkrankungen als nosologische Entitäten auffasst oder sie eher als Syndrome höherer Ordnung interpretiert, ab. Wegen der Schwierigkeit der differenzialdiagnostischen Abgrenzung und empirischen Validierung von endogenen und neurotischen Depressionen im Querschnitt und wegen grundsätzlicher konzeptioneller Überlegungen spricht die ICD-10 bei allen deutlich ausgeprägten depressiven Zuständen nichtorganischer Genese von depressiven Episoden, ohne zwischen endogener und neurotischer

Tab. 10.1 Unipolare Depression – Übersicht zum Krankheitsbild.

Lebenszeitprävalenz	16–26 %[1, 2]
Punktprävalenz	5,6 %[2]
Geschlechterverhältnis	w > m, ca. 2:1[2, 3, 4, 12]
Erkrankungsalter	in jedem Lebensalter, 50 % vor 30. Lebensjahr, nach 60. LJ Ersterkrankung selten
Wichtige Komorbiditäten	Angst- und Panikstörung 30–50 %[4, 5], Suchterkrankungen 30–60 %[5, 6] gehäuft: Essstörungen, somatoforme Störungen, Persönlichkeitsstörungen, Zwangserkrankungen[7, 8]
Erblicher Faktor	Verwandte von Patienten: Risiko 5-fach ↑[6]
Leitlinien	APA 2010[9], NICE 2004[10], S3-Leitlinie der DGPPN 2009[11]

[1] APA 2007; [2] Jacobi et al. 2004; [3] Kessler 2003; [4] Kaufmann und Charney 2000; [5] Hasin et al. 2005; [6] Kessler et al. 1994; [7] Skodol et al. 1999; [8] Hirschfeld 1999b; [9] APA 2010; [10] NICE 2004; [11] DGPPN 2009; [12] Wittchen et al. 2010

Depression zu differenzieren. Diese können isoliert oder in Kombination mit anderen Achse-I-Störungen, Persönlichkeitsstörungen oder organischen Erkrankungen auftreten.

Depressive Episoden werden nach drei Schweregraden differenziert (leichte, mittelgradige und schwere depressive Episode). Zur weiteren Typisierung wird bei der **leichten und mittelgradigen depressiven Episode** hinsichtlich des Vorliegens bzw. Nichtvorliegens somatischer Symptome unterschieden und bei der **schweren depressiven Episode** hinsichtlich des Vorliegens bzw. Nichtvorliegens psychotischer Symptome (Stupor, Wahn, Halluzinationen) differenziert. Depressive Episoden können auch im Rahmen rezidivierender depressiver Störungen und bipolarer affektiver Störungen auftreten.

Der in den folgenden Ausführungen dargestellte hohe Stellenwert der Antidepressiva in der Therapie depressiver Erkrankungen sollte nicht darüber hinwegtäuschen, dass Antidepressiva nur einen Therapiepfeiler in der Behandlung depressiver Störungen darstellen. Zwei weitere gehören dazu: psychotherapeutische und sozialpsychiatrische Verfahren unterschiedlichen Differenzierungs- und Intensitätsgrades, je nach den speziellen Gegebenheiten der depressiven Störung (DGPPN 2009).

Hierunter sind auf jeden Fall die Erstellung eines Behandlungsplans, Aufbau und Aufrechterhaltung einer therapeutischen Beziehung und die Überprüfung der Diagnose, des psychischen Befundes – einschließlich des Suizidrisikos – sowie des Behandlungserfolgs zu subsumieren. Auch das Monitoring des Allgemeinzustands einschließlich möglicher internistischer Probleme, der unerwünschten Arzneimittelwirkungen der antidepressiven Therapie sowie die Verbesserung der Behandlungscompliance durch Aufklärung des Patienten und seiner Angehörigen ist erforderlich (Bauer et al. 2002). Behandlungsziel jeder akuten depressiven Episode ist die vollständige Remission der Symptomatik, da dies die Chance einer dauerhaften Heilung deutlich erhöht. Eine erfolgreiche Behandlung mit Antidepressiva setzt die Information des Patienten und seiner Angehörigen über die zur Verfügung stehenden Behandlungsoptionen und -alternativen, die Wirklatenz der Antidepressiva, die unerwünschten Arzneimittelwirkungen und deren Behandlungsmöglichkeiten sowie den zu erwartenden Behandlungsverlauf voraus.

Für die **Akutbehandlung** depressiver Störungen wurde in den vergangenen 50 Jahren eine Vielzahl vergleichbar wirksamer Antidepressiva entwickelt. Sie stellen neben der Elektrokonvulsionstherapie das bisher wirksamste und am besten belegte Therapieverfahren bei schweren Depressionen dar. So lässt sich auch in Metaanalysen die depressive Symptomatik durch eine antidepressive Behandlung innerhalb von 4 bis 8 Wochen wirksamer reduzieren als durch Gabe von Placebo (Level A) (Joffe et al. 1996; Khan et al. 2000; Storosum et al. 2001; Aroll et al. 2005, 2009). Auch bei älteren Patienten sind Antidepressiva in der Therapie depressiver Störungen wirksamer als Placebo (Mittman et al. 1997; Gershon et al. 1999; Wilson et al. 2002; Taylor und Doraiswamy 2004; Roose und Schatzberg 2005; Nelson et al. 2008), möglicherweise aber weniger wirksam als bei jüngeren depressiven Patienten (Tedeschini et al 2011).

Neben den klassischen trizyklischen Antidepressiva stehen heute Antidepressiva der 2. (Mianserin, Maprotilin, Trazodon) und der 3. Generation wie die selektiven Serotonin-Wiederaufnahmehemmer (SSRI; Citalopram, Escitalopram, Fluoxetin, Fluvoxamin, Paroxetin, Sertralin) und andere neue Substanzen mit unterschiedlichem Wirkprinzip (Mirtazapin [NaSSA], Duloxetin und Venlafaxin [SSNRI], Reboxetin [SNRI], Moclobemid RIMA], Bupropion [SNDRI]), Agomelatin als Melatoninrezeptoragonist (MASSA) und Tianeptin (SRE) zur Verfügung.

Die Wirksamkeit insbesondere der **Antidepressiva der 3. Generation** (SSRI, SSNRI, RIMA, NaSSA, MASSA, SNDRI) im Vergleich zu Placebo und den Trizyklika ist gut untersucht und größtenteils mit ausreichend hoher statistischer Aussagekraft belegt. Erst in letzter Zeit wurde jedoch deutlich, dass eine Reihe negativer Studien nicht publiziert wurde und somit ein „publication bias" besteht (Turner et al. 2008; Moncrieff und Kirsch 2005). Für Reboxetin hat eine Neubewertung unter Berücksichtigung aller durchgeführten Studien eine im Vergleich zu Placebo nicht ausreichend belegte Wirksamkeit ergeben. Antidepressiva der 2. und 3. Generation werden häufig wegen ihrer meist besseren Verträglichkeit in der ambulanten, zunehmend aber auch als Mittel der ersten Wahl in der stationären Therapie depressiver Syndrome eingesetzt. Bei einigen Substanzen der 2. Generation scheint eine ausreichende antidepressive Wirksamkeit bei schweren Depressionen, wie sie zum Teil bei stationär behandelten Patienten vorliegen, noch nicht völlig geklärt (Möller et al. 1994; Bauer et al. 2004). Diese Einschränkungen scheinen allerdings nicht für die Antidepressiva der 3. Generation, also die selektiven Serotonin-Wiederaufnahmehemmer (SSRI) (Anderson und Tomenson 1994; Anderson 2000, 2001; Hirschfeld und Vornik 2004), die selektiven und reversiblen MAO-Hemmer (Volz et al. 1996), Mirtazapin (Benjamin und Doraiswamy 2011), Venlafaxin (Wellington und Perry 2001), Duloxetin (Müller et al. 2008; Hirschfeld und Vornik 2004), Bupropion (Fava et al. 2005; Thase et al. 2005), Tianeptin (Kasper und McEwen 2008; Volz 2012) und Agomelatin (Kennedy und Emsley 2006; Olie und Kasper 2007; Fornaro et al. 2010) zu gelten. Ihre Wirksamkeit ist empirisch sehr gut belegt (Level A = Mulrow et al. 2000; Bech et al. 2000; Kent 2000; Khan et al. 2000; Mace und Taylor 2000) und wird auch durch eine Cochrane-Metaanalyse unterstrichen (Geddes et al. 2000); dabei scheinen sie klassischen TCA nicht unterlegen (Level A) (AHCPR 1999; Hirschfeld 1999; Joyce et al. 2002; Mottram et al. 2006). Wirkvorteile von SSRI im Vergleich zu Imipramin als klassischem Trizyklikum wurden für weibliche Patienten beschrieben (Kornstein et al. 2000).

10.1.2 Akuttherapie depressiver Episoden

Auswahl des Antidepressivums

Behandlungsvorgeschichte

Trotz intensiver Forschung lässt sich bisher nicht zuverlässig vorhersagen, welches Antidepressivum im Einzelfall die besten Erfolgsaussichten bietet. Deshalb muss die Auswahl des ersten Antidepressivums häufig der individuellen Erfahrung des behandelnden Arztes überlassen bleiben. Um die Auswahl dennoch nicht zufällig treffen zu müssen, sollen einige Auswahlkriterien eine Orientierungshilfe bieten.

So hat ein Antidepressivum, mit dem der Patient in früheren depressiven Phasen erfolgreich behandelt wurde, auch bei einer erneuten Phase in der gleichen Dosierung sowie Applikationsart eine erhöhte Erfolgswahrscheinlichkeit und sollte deshalb zunächst als Medikament der ersten Wahl eingesetzt werden (Bauer et al. 2008).

Auch die persönlichen Präferenzen eines Patienten sowie die damit verbundene Compliance bezüglich einzelner Antidepressiva sind von erheblicher Bedeutung.

Ausprägung der Symptome

Neben der Behandlungsvorgeschichte ist der psychische Querschnittsbefund der aktuellen Phase ausschlaggebend für die Wahl eines Antidepressivums, da Antidepressiva – bei weitgehend identischer antidepressiver Wirksamkeit – gewisse Unterschiede hinsichtlich ihrer sedierenden Eigenschaften aufweisen.

In der Praxis orientiert sich die Auswahl des zu verordnenden Antidepressivums häufig nach der Ausprägung von Schlafstörungen, psychomotorischer Erregung, Angst und vor allem nach dem **Grad der Suizidalität.** Sind diese Symptome ausgeprägt, sollten primär initial stärker sedierend wirkende Antidepressiva bevorzugt werden. Sind die beschriebenen Symptome leichter oder nicht vorhanden, können auch weniger sedierende Antidepressiva eingesetzt werden. Einige Antidepressiva wie Clomipramin, Imipramin oder Maprotilin nehmen hierbei eine Mittelstellung ein.

Nebenwirkungsprofil, Toxizität

Prien (1988) weist darauf hin, dass ausschlaggebend für die Wahl eines Antidepressivums die Medikamentenanamnese des Patienten, das Nebenwirkungsprofil, die Substanz und die Vertrautheit des Arztes mit einzelnen Antidepressiva sei. Ein wichtiges Kriterium für die Auswahl eines Antidepressivums stellt sein **Nebenwirkungsprofil** dar. So sind anticholinerg wirkende Antidepressiva bei Patienten mit bestehenden Überleitungsstörungen im EKG, Glaukom, Prostatahypertrophie, Harnverhalt und Obstipation zu vermeiden. Gleiches gilt für Patienten, die anamnestisch Hinweise auf eine starke Empfindlichkeit gegenüber anticholinergen Wirkkomponenten bieten. Bei diesen Fällen sind auf jeden Fall die besser verträglichen Antidepressiva der dritten Generation (wie SSRI, Reboxetin, Mirtazapin, Venlafaxin, Duloxetin, Moclobemid und Agomelatin) zu bevorzugen, insbesondere unter dem Aspekt der Compliance und Adhärenz (Sheehan et al. 2008, Papakostas 2008).

Dabei sollte aber nicht übersehen werden, dass die Antidepressiva der neueren Generation zwar keine anticholinergen, zum Teil aber andere unangenehme Nebenwirkungen – z. B. Übelkeit, Unruhe und sexuelle Dysfunktionen bei SSRI – und sogar schwere andere Nebenwirkungen wie z. B. ein serotonerges Syndrom oder Hyponatriämien haben können.

Vor allem bei suizidgefährdeten Patienten im ambulanten Bereich sollte auch der Aspekt der **Toxizität** der Antidepressiva im Fall eines Suizidversuchs unter allen Umständen berücksichtigt werden. SSRI und die anderen Antidepressiva der 3. Generation sind deutlich sicherer und haben eine geringere Toxizität als tri- und tetrazyklische Antidepressiva (Canadian Psychiatric Association 2001). Aus den pharmakoepidemiologischen Untersuchungen der Arbeitsgruppe um Henry (1989) ist bekannt, dass die trizyklischen Antidepressiva ein weit höheres Letalitätsrisiko bei Einnahme in suizidaler Absicht haben als einige neuere Antidepressiva. Diesbezüglich sind insbesondere Mirtazapin und die SSRI den Trizyklika deutlich überlegen (Frey et al. 2000; Lader 1996).

Sonstige Prädiktoren

Die Besserung innerhalb der ersten 7–14 Tage ist prädiktiv für das (spätere) Ansprechen auf die Medikation (Response). Abgesehen von der Behandlungsvorgeschichte und dem syndromatologischen Querschnittsbefund ließen sich bisher keine weiteren Prädiktoren feststellen, die bei der spezifischen Auswahl eines Antidepressivums hilfreich sind. Die bisher durchgeführten Prädiktoruntersuchungen (Bielski und Friedel 1976; Schmauß und Erfurth 1993; Sharan und Saxena 1998; Klein et al. 1999) ergaben lediglich, dass vor allem die Diagnose einer schweren depressiven Episode einen Prädiktor für das Ansprechen auf trizyklische Antidepressiva darstellt und dass die Erfolgswahrscheinlichkeit eines Antidepressivums abnimmt mit

- der Zahl bereits durchgemachter depressiver Episoden,
- der Chronizität des depressiven Syndroms,
- dem Ausmaß neurotischer Persönlichkeitszüge,
- dem Ausmaß von chronischen Störungen der sozialen Adaptation sowie
- dem Vorliegen wahnhafter Symptome.

Die Möglichkeit einer besseren Prädiktion im Einzelfall wäre insbesondere deshalb wichtig, weil man bei der speziellen Zielgruppe der Poor-Responder von vornherein, und nicht erst nach Kenntnis des Behandlungsverlaufs, andere Behandlungsstrategien, z. B. höhere Dosierung (Adli et al. 2005), Kombinations- bzw. Augmentationstherapie u. a., einsetzen könnte (Möller 2004; Dodd et al. 2005; Schmauß und Messer 2007, 2009; Trivedi et al. 2006, Papakostas 2010).

Akuttherapie

Die miteinander in Verbindung stehenden Konzepte der Akut- und Erhaltungstherapie mit Antidepressiva gehen auf die frühen 1960er-Jahre zurück. Durch das hohe Rückfallrisiko depressiver Erkrankungen nach plötzlichem Absetzen der Antidepressiva alarmiert, betonten verschiedene Kliniker die Wichtigkeit einer Erhaltungstherapie mit Antidepressiva über mehrere Monate nach völligem Abklingen eines depressiven Syndroms (Bauer et al. 2002; APA 2010).

Der Begriff „Akuttherapie" wurde für die initiale Beeinflussung depressiver Symptome verwandt, mit „Erhaltungstherapie" wurde das Fortsetzen der antidepressiven Behandlung nach völligem Abklingen der depressiven Symptome beschrieben.

Die Darstellung der Akuttherapie mit Antidepressiva orientiert sich im Wesentlichen an den in der ICD-10 aufgeführten **Depressionsformen:**
- schwere depressive Episode ohne psychotische Symptome (Major Depression, endogene Depression, Melancholie; F 32.2)
- mittelgradige depressive Episode (mit und ohne somatische Symptome; F 32.11)
- leichte depressive Episode (mit und ohne somatische Symptome; F 32.00)
- schwere depressive Episode mit psychotischen Symptomen (psychotische Depression, wahnhafte Depression; F 32.3)

- depressive Episode im Rahmen bipolarer affektiver Störung (F 31.3, F 31.4, F 31.5)
- Sonderform: Depressive Episode bei Rapid Cycling im Rahmen bipolarer affektiver Störungen (RCBD)
- andere depressive Episode (atypische Depression; F 32.8).

Schwere depressive Episode ohne psychotische Symptome

Trizyklische Antidepressiva

Trizyklische Antidepressiva sind bei schweren depressiven Episoden ohne psychotische Symptome (endogene Depression) ohne Zweifel effektiv. In zahlreichen placebokontrollierten Doppelblindstudien ist die Wirksamkeit trizyklischer Antidepressiva für diese depressiven Episoden bewiesen. Trizyklische Antidepressiva sind Placebo überlegen, zwischen den einzelnen trizyklischen Antidepressiva lässt sich jedoch keine Differenz in der globalen antidepressiven Wirksamkeit feststellen (Morris und Beck 1974). Bielski und Friedel (1976), Sharan und Saxena (1998), Klein et al. (1999) und Barbui et al. (2004) identifizieren vor allem die Diagnose einer schweren depressiven Episode als Prädiktor für ein günstiges Ansprechen auf Trizyklika. Diese Autoren betonen ebenfalls, dass Symptome wie Anhedonie, Appetit- und Gewichtsverlust, psychomotorische Gehemmtheit sowie frühmorgendliches Erwachen positive Prädiktoren für ein günstiges Ansprechen auf trizyklische Antidepressiva sind.

MAO-Hemmer

In adäquater Dosierung besitzen MAO-Hemmer bei der Behandlung schwerer depressiver Episoden eine den trizyklischen Antidepressiva vergleichbare Wirkung (McGrath et al. 1986). Reversible und selektive Inhibitoren der Monoaminoxidase-A (RIMA) mit einer weitaus besseren Verträglichkeit als die klassischen MAO-Hemmer sind entgegen traditioneller Annahmen in klinischen Studien auch bei schweren depressiven Episoden wirksam (Möller 1994). Im Vergleich zu klassischen MAO-Hemmern scheint Moclobemid etwas weniger wirksam (Level B), jedoch besser verträglich (Lotufo-Neto et al. 1999). Im Vergleich zu trizyklischen Antidepressiva stellte sich Moclobemid als ähnlich wirksam, aber besser verträglich heraus (Lotufo-Neto et al. 1999; Mulrow et al. 1999). Dieses Ergebnis ist erstaunlich, da sich im klinischen Alltag Moclobemid häufig als weniger wirksam als trizyklische Antidepressiva erweist.

Neuere Antidepressiva

Gelegentlich wird die Position vertreten, dass die neueren Antidepressiva bei stationär behandelten Patienten mit schweren Depressionen nicht ausreichend wirksam seien. Dieses Argument lässt sich nicht einfach zurückweisen, da neuere Antidepressiva in der Tat meist seltener als Trizyklika bei stationären Patienten geprüft wurden. Dies ist darauf zurückzuführen, dass im stationären Bereich zunehmend therapieresistente Patienten behandelt werden und dadurch ein Stichprobenbias mit einer Tendenz zu ungünstigeren Therapieeffekten entsteht. Einige Studien über neuere Antidepressiva, vor allem SSRI, zeigen eine schlechtere Wirksamkeit bei stationär behandelten Patienten. Zu zitieren sind insbesondere Publikationen der DUAG-Gruppe (Danish University Antidepressant Group), die beispielsweise in Vergleichsstudien von Paroxetin bzw. Citalopram vs. Clomipramin jeweils eine Überlegenheit für Clomipramin feststellten (DUAG 1986, 1990). Diesen Studien stehen aber andere Studien an stationären Patienten mit positiveren Ergebnissen gegenüber, z. B. eine Vergleichsstudie von Paroxetin vs. Amitriptylin (Möller et al. 1993).

Einsicht in die Problematik des Wirksamkeitsnachweises neuerer Antidepressiva lässt sich auch mithilfe der statistischen Metaanalyse gewinnen. Hierbei werden alle zu einer Substanz publizierten Daten nach bestimmten Methoden numerisch zusammengefasst und die globale Wirksamkeit bewertet (Möller et al. 1994; Maier et al. 2005). Die Ergebnisse derartiger statistischer Metaanalysen sollten jedoch nicht überbewertet werden, da jeweils verschiedene Studien einbezogen sowie unterschiedliche Methoden zugrunde gelegt werden und deshalb unterschiedliche Aussagen durchaus möglich sind (Lieberman et al. 2005; Maier et al. 2005; Turner et al 2009). Für die SSRI ergaben sich in einer Metaanalyse keine nennenswerten Wirkunterschiede zu Imipramin (Möller et al. 1994). Andere Metaanalysen, in deren Rahmen auch zwischen leichteren und schwereren Depressionen unterschieden worden war, erbrachten gewisse Hinweise für eine bessere Wirksamkeit der Trizyklika (Amitriptylin und Clomipramin in einer Dosierung von mehr als 100 mg/Tag) bei schweren Depressionen (Level A = größte Evidenz, ➤ Kap. 12) (Anderson und Tomenson 1994; Anderson 2000, 2001; APA 2000; Barbui et al. 2004). Jedoch ergab eine andere Metaanalyse mit einer geringeren Anzahl randomisierter kontrollierter Studien und einer anderen Methodik, dass die stärkere Wirksamkeit der Trizyklika im Vergleich zu SSRI keine statistische Signifikanz erreicht (Geddes et al. 2002).

Im Vergleich zu klassischen MAO-Hemmern scheint Moclobemid etwas weniger wirksam, jedoch besser verträglich (Level B; Lotufo-Neto et al. 1999). Die Wirksamkeit von Moclobemid scheint jedoch mit der von trizyklischen Antidepressiva (Lotufo-Neto et al. 1999) wie auch mit der von SSRIs (Papakostas u. Fava 2006) vergleichbar. Moclobemid wird besser toleriert als trizyklische Antidepressiva.

Insgesamt lässt sich aus den vorliegenden Analysen nicht schließen, dass Antidepressiva der 3. Generation weniger wirksam sind als die klassischen Trizyklika (Anderson 2000; Barbui 2002; Geddes et al. 2002). Eine Metaanalyse von 20 Vergleichsstudien der derzeit zur Verfügung stehenden SSRI zeigte keinerlei signifikante Unterschiede bezüglich der Wirksamkeit der einzelnen Substanzen (Level A; Edwards und Anderson 1999). Im Vergleich der Antidepressiva der dritten Generation untereinander scheinen sich hingegen, was die Wirkstärke und das Erreichen der Vollremission angeht, Vorteile für Venlafaxin und teilweise Duloxetin (Einarson et al. 1999; Anderson 2001; Thase et al. 2001, 2003, 2004; Smith et al. 2002; Volz 2006; Machado et al. 2006; Nemeroff et al. 2008) bzw. Escitalopram (Kennedy et al. 2006; Montgomery et al. 2007; Cipriani et al. 2009) im Vergleich zu SSRI abzuzeichnen. SSRI sind im Allgemeinen sicherer und besser verträglich als Trizyklika, da sie weniger anticholinerge und kardiovaskuläre Nebenwirkungen besitzen (Level A; Mace und Taylor 2000; Peretti et al. 2000) und sie zeigen in randomisierten Studien eine etwas geringere Abbrecherrate (Level A; Simon et al. 1996; AHCPR 1999; Anderson 2000; Bech et al. 2000; Peretti et al. 2000).

Mittelgradige depressive Episode

Auch bei mittelgradigen depressiven Episoden mit und ohne somatische Symptome ist die Gabe eines Antidepressivums eine wirksame Therapieform. Für Trizyklika, MAO-Hemmer und neuere Antidepressiva gelten die gleichen Gesichtspunkte, die bei der Therapie der schweren Episode dargestellt wurden.

Leichte depressive Episode

Bei leichten Depressionen ist ein Unterschied zwischen Antidepressiva und Placebo statistisch nicht nachweisbar, sodass nur sehr wenige Patienten von einer Behandlung mit Antidepressiva profitieren dürften („leicht" ist hierbei meist definiert als Ausgangswert von ≤ 15 auf der HAM-D-17-Skala) (Paykel et al. 1988; Khan et al. 2002; Kirsch et al. 2008; DGPPN 2009; Fournier et al. 2010).

Depressive Episoden mit psychotischen Symptomen

Die ätiologische Zuordnung schwerer depressiver Episoden mit psychotischen Symptomen wird seit langem kontrovers diskutiert. So sehen einige Autoren (Guze et al. 1975; Quitkin et al. 1978) diese Depressionsform als besonders schwere Form der endogenen Depression an, während Glassman und Roose (1981) sie als eigenständige klinische Entität betrachten. Spiker et al. (1985) haben 16 veröffentlichte Studien zur Wirksamkeit trizyklischer Antidepressiva bei der Behandlung psychotischer Depressionen zusammengefasst und festgestellt, dass lediglich 32 % der Patienten auf eine Behandlung mit trizyklischen Antidepressiva ansprachen. Es gibt mehrere offene sowie eine kontrollierte Studie, die darauf hinweisen, dass die Kombination eines trizyklischen Antidepressivums mit einem Neuroleptikum bei der Behandlung psychotischer Depressionen wirksamer ist als die Monotherapie mit einem trizyklischen Antidepressivum (Spiker et al. 1985).

Metaanalysen der vorliegenden Studien konnten diese Effekte statistisch jedoch nicht absichern (Parker et al. 1992; Wijkstra et al. 2005, 2006). Eine klinische Wirksamkeit scheint auch bei einer Kombinationsbehandlung von SSRI mit klassischen Neuroleptika gegeben (Rothschild et al. 1993). Gute Erfolge einer Kombination eines atypischen Neuroleptikums mit Trizyklika bzw. SSRI wurden ebenfalls berichtet (Rothschild et al. 2004; Adson et al. 2004).

Depressive Episode im Rahmen einer bipolaren affektiven Störung

Grundbaustein der Behandlung bipolarer Patienten stellt die langfristige, möglichst ununterbrochene Einnahme eines Stimmungsstabilisierers („Mood Stabilizer") dar, sowohl während akuter Episoden als auch während symptomfreier Intervalle (Bauer et al. 2002). Die Frage, ob bei der akuten bipolaren Depression zusätzlich Antidepressiva verabreicht werden sollen, wird in der Literatur ausgesprochen kontrovers diskutiert (Thase 2006; Sachs et al. 2007; Goodwin et al. 2008; Vieta 2008; Ghaemi et al. 2008a, b; Nivoli et al. 2011; Sidor und Macqueen 2011). Sachs (2000), Comptom und Nemeroff (2000), Grunze et al. (2002), Goodwin (2003) und Möller et al. (2006) befürworten die zusätzliche Gabe eines Antidepressivums, die APA (2002) und Calabrese et al. (2004) empfehlen primär eine Therapie ausschließlich mit Mood Stabilizern bzw. Quetiapin (d. h. keine Antidepressiva). Die derzeit aktuellen Leitlinien zur medikamentösen Behandlung bipolarer Depressionen, werden ausführlich in dem Beitrag „Medikamentöse Therapien bei bipolaren Störungen" (➤ Kap. 12) dargestellt.

Wenngleich Antidepressiva einen Umschlag der Stimmung in die Manie („switch") hervorrufen können (Stoll et al. 1994; Grunze 2008), unterscheidet sich die Behandlung bipolar depressiver Patienten in der klinischen Praxis nicht grundsätzlich von der unipolar Depressiver. Antidepressiva scheinen in der Behandlung beider Depressionsformen vergleichbar wirksam (Möller et al. 2001; Vieta et al. 2002; Post et al. 2003; Leverich et al. 2006).

Dies betrifft auch die Dauer einer zusätzlichen Antidepressiva-Therapie, sofern der Patient anamnestisch nicht ein hohes „Switch-Risiko" (Umschlagen der Stimmung in die Manie unter Antidepressiva-Therapie) aufweist (Altshuler et al. 2003; Grunze 2008). Zwei Metaanalysen der bisher vorliegenden Untersuchungen (Peet 1994; Gijsman et al. 2004) weisen darauf hin, dass selektive Serotonin-Wiederaufnahmehemmer nur bei 3,7 bzw. 3,2 %, hingegen trizyklische Antidepressiva bei 11,2 bzw. 10,0 % der bipolar depressiven Patienten einen Umschwung in die Manie hervorrufen. Daraus wäre zu schließen, dass alle Antidepressiva bei bipolar depressiv Erkrankten ein geringes Risiko für einen Umschlag in die Manie beinhalten, SSRI gegenüber den klassischen trizyklischen Antidepressiva jedoch bevorzugt werden sollten (Compton und Nemeroff 2000; Gijsman et al. 2004). Nach neuesten Untersuchungen scheint möglicherweise auch Venlafaxin ein höheres „Switch-Risiko" zu besitzen als SSRI bzw. Bupropion (Vieta et al. 2002; Leverich et al. 2006).

Depressive Episode im Rahmen eines Rapid Cycling bei bipolar affektiver Störung (RCBD)

Rapid Cycling bedeutet vier oder mehr affektive Episoden pro Jahr (Kramlinger und Post 1996; Kupka et al. 2003; Grunze 2008): Es erscheint mit gleicher Häufigkeit bei den bipolaren Störungen Typ I und Typ II, 80–95 % der Patienten sind Frauen (Tondo et al. 1998). Rapid Cycling stellt in der Regel eine – oft zeitlich begrenzte – Phasenzunahme innerhalb des Erkrankungsverlaufs dar (Post et al. 2000).

Es gibt seit langem gut begründete Hinweise dafür, dass trizyklische Antidepressiva ein Rapid Cycling auslösen können (Reginaldi et al. 1982). Dabei wurde oft spekuliert, dass evtl. der Typus eines Antidepressivums für die Induktion eines Rapid Cycling ausschlaggebend sein kann. Nach Untersuchungen, die einen Zusammenhang zwischen antidepressiver Therapie mit Rapid Cycling postulieren, sind – mit Ausnahme von Trazodon und Bupropion – alle gängigen Antidepressiva (Trizyklika, MAO-Hemmer, neuere Antidepressiva) mit einer Induktion bzw. Verschlechterung eines Rapid Cycling assoziiert (Haykal und Akiskal 1990; Post et al. 2000; Calabrese et al. 2001; APA 2002). Bei Patienten mit Rapid Cycling sollte auch nach den CANMAT-Leitlinien eine Behandlung mit Antidepressiva vermieden werden (Yatham et al. 2009).

Es gibt aber auch viele Argumente gegen ein durch Antidepressiva induziertes Rapid Cycling, z. B. wurde Rapid Cycling bereits in der Zeit vor den Psychopharmaka beobachtet. Darüber hinaus berichten einige Autoren über die Erstmanifestation eines Rapid Cycling eher nach Absetzen als nach dem Ansetzen einer antidepressiven Therapie (Dilsaver und Greden 1984). Zusammenfassend ist noch kein abschließendes Urteil über ein durch Antidepressivabehandlung induziertes Rapid Cycling bei bipolaren Erkrankungen möglich.

Ein Absetzen der Antidepressiva wird vorgeschlagen, wenn eine Verkürzung der Episoden oder ein Umschlag in die Manie kurz nach Beginn einer antidepressiven Therapie auftritt. Darüber hinaus wird eine **Kombinationstherapie** der Antidepressiva mit Valproat oder Lamotrigin dringend empfohlen (Grunze et al. 2002), wenn eine antidepressive Therapie für notwendig erachtet wird. Aufgrund der Cytochrom-induzierenden Eigenschaften scheint Carbamazepin für eine solche Kombinationstherapie oft ungeeignet (Spina et al. 1996); Lithium erscheint bei Rapid-Cycling-Verläufen weniger wirksam als Phasenprophylaxe (Dunner und Fieve 1974), sollte jedoch erwogen werden, wenn vor allem Manien im Vordergrund des Langzeitverlaufs stehen (Baldessarini et al. 2000).

Andere depressive Episode (atypische Depression)

Während der vergangenen Jahrzehnte wurde der Begriff „atypische Depression" verwandt, um verschiedene, von den „typischen" endogenen Depressionen abweichende depressive Zustandsbilder zu beschreiben. Während in der ICD-10 die atypische Depression unter der Rubrik F 32.8 (andere depressive Episode) lediglich als Ausschlussdiagnose für Personen mit depressiven Syndromen aufgeführt wird, die nicht als eine typische oder eine andere spezifische affektive Störung oder als Anpassungsstörung diagnostiziert werden können, wurden die Begriffe der atypischen Depression und der hysteroiden Dysphorie von Klein (1964) und West und Dally (1959) geprägt. **Charakteristika** dieser nahezu bedeutungsgleichen Depressionsformen sind (Schmauß und Erfurth 1989; Angst et al. 2006):
- histrionisch-verführerische Verhaltensweisen
- ausgeprägte interpersonale Kränkbarkeit („reaction sensitivity")
- Auslenkbarkeit der Stimmung während der depressiven Episode
- dramatische Stimmungseinbrüche mit bleierner Müdigkeit
- Rückzugstendenzen ins Bett, Hyperphagie und Hypersomnie.

Bei der Behandlung von Patienten mit atypischen Depressionen sollte die Anamneseerhebung hinsichtlich vorausgegangener hypomaner Phasen äußerst sorgfältig erfolgen, da eine deutliche Überschneidung mit Patienten mit bipolaren Störungen Typ II (rezidivierende Depressionen mit Hypomanien) besteht (Angst et al. 2006).

MAO-Hemmer

West und Dally (1959) berichteten erstmals, dass MAO-Hemmer bei der Behandlung „nichtendogener" oder „atypischer" Depressionen einen deutlicheren therapeutischen Erfolg zeigen als bei endogenen Depressionen. In den folgenden Jahren wurde die Wirksamkeit der MAO-Hemmer in der Therapie atypischer Depressionen u. a. von Ravaris et al. (1976), Quitkin et al. (1988, 1990), Liebowitz et al. (1988) und Jarrett et al. (1999) bestätigt.

Mit zunehmender diagnostischer Präzisierung der Zielgruppe (Quitkin et al. 1984a) wurde eine Überlegenheit von Phenelzin gegenüber Amitriptylin bzw. Imipramin zunehmend wahrscheinlicher (Liebowitz et al. 1984). Nach einer Metaanalyse von Henkel et al. (2006) scheinen MAO-Hemmer in der Behandlung atypischer Depressionen wirksamer zu sein als trizyklische Antidepressiva. In den Leitlinien der APA (2000) und der Canadian Psychiatric Association (2001) werden MAO-Hemmer weiterhin als Mittel der ersten bzw. zweiten Wahl in der Behandlung atypischer Depressionen aufgeführt, auch Kennedy et al. (1997) und Zubieta (1999) weisen auf die Bedeutung der MAO-Hemmer bei der Behandlung atypischer Depressionen hin.

In einer Metaanalyse zeigten sich bei der ambulanten Behandlung von Patienten mit atypischer Depression sowohl Phenelzin als auch Tranylcypromin wirksamer als Imipramin (Level B; Quitkin et al. 1988, 1990, 1991, 1993; Thase 1995). Phenelzin scheint vor allem auch in der Rückfallprophylaxe atypischer Depressionen dem Imipramin überlegen (Stewart et al. 1997).

In einer Doppelblindstudie zeigte sich Moclobemid in der Behandlung atypischer Depressionen dem Fluoxetin überlegen (Lonnqvist et al. 1994).

Probleme der Behandlung mit irreversiblen MAO-Hemmern liegen vor allem in der Notwendigkeit einer tyraminarmen Diät und im Interaktionspotenzial mit anderen Pharmaka (z. B. Serotonin-Syndrom) (Riederer et al. 2004; Youdim und Weinstock 2004, Köhler et al 2014). Irreversible MAO-Hemmer haben aus diesen Gründen den höchsten Toxizitäts- und Letalitätsindex aller Antidepressiva (Henry 1989).

Erhaltungstherapie bei depressiven Episoden und Rezidivprophylaxe

Kupfer veranschaulichte 1991 die drei Behandlungsphasen einer Depression (Akuttherapie, Erhaltungstherapie, Rezidivprophylaxe; ➤ Abb. 10.1).

Eine antidepressive Therapie ist zunächst auf jeden Fall bis zum völligen Abklingen einer depressiven Symptomatik durchzuführen. Nach erfolgreicher Therapie sollte das Antidepressivum im Rahmen einer Erhaltungstherapie über 6 Monate beibehalten werden (Bauer et al. 2002; Keller 1999). Einige Autoren empfehlen jedoch eine Erhaltungstherapie von bis zu 9 Monaten (Hirschfeld 2001; Reimherr et al. 1998; Rush und Kupfer 2001).

Bei Patienten mit einer Anamnese lang anhaltender depressiver Episoden sollte die Erhaltungstherapie länger als 6 bis 9 Monate andauern. Da residuale Symptome (partielle Remission) starke Prädiktoren für einen nachfolgenden frühen Rückfall sind, wird allgemein empfohlen, die Behandlung bis zum völligen Abklingen dieser Symptome durchzuführen. Die Erhaltungstherapie einer psychotischen Depression sollte ebenfalls länger andauern als die einer nicht psychotischen Depression. Die Wahrscheinlichkeit eines Rückfalls hängt im Wesentlichen mit der Anzahl der vorausgegangenen depressiven Phasen sowie der Schwere der gegenwärtigen depressiven Phase zusammen (APA 2000; 2010; Solomon et al. 2000).

Eine Erhaltungstherapie mit einem Antidepressivum ist auch dann indiziert, wenn gleichzeitig eine Lithiumprophylaxe eingeleitet werden soll, weil der vollständige prophylaktische Effekt des Lithiums frühestens nach 6 Monaten eintritt. Eine Erhaltungstherapie sollte mit der Dosis des Antidepressivums durchgeführt werden, mit der ein Abklingen des depressiven Syndroms erreicht wurde. Eine Dosisreduktion im Rahmen einer Erhaltungstherapie birgt häufig die Gefahr eines Rückfalls in sich (Papakostas et al. 2007). Bei Patienten mit fehlender Restitutio ad integrum, bei denen also Restsymptome zurückbleiben, ist eine Fortführung der antidepressiven Therapie in adäquater Dosis zur Symptomsuppression auf jeden Fall indiziert.

Über den Effekt einer Erhaltungstherapie mit **trizyklischen Antidepressiva** gibt es einige Studien, die über durchweg positive Resultate berichten (Zusammenfassungen: Prien und Kupfer 1986; Hirschfeld 2001; Geddes et al. 2003). In all diesen Studien war die Rückfallrate für Patienten unter Placebo signifikant höher als für Patienten, die mit trizyklischen Antidepressiva, MAO-Hemmern oder Lithium behandelt worden waren. Zusammengefasst erlitten in der Placebogruppe etwa 50 % und in der aktiven Behandlungsgruppe nur 20 % der Pa-

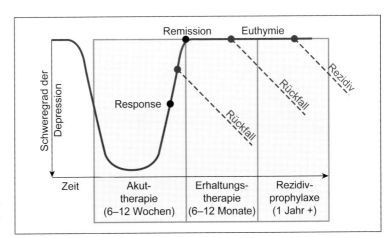

Abb. 10.1 Drei Phasen der antidepressiven Behandlung (modifiziert nach Kupfer 1991).

tienten einen Rückfall. In der Placebogruppe traten die meisten depressiven Syndrome relativ rasch nach Absetzen der Antidepressiva wieder auf, meist zwischen 1 und 12 Wochen nach Absetzen dieser Substanzen.

In einer Reihe von placebokontrollierten Doppelblindstudien konnte auch die Wirksamkeit des MAO-Hemmers **Phenelzin** (Robinson et al. 1991) und der neueren Antidepressiva (Hansen et al. 2008, Borges et al. 2014) in der Erhaltungstherapie gezeigt werden.

Es ist zu empfehlen, im Rahmen einer Erhaltungstherapie das in der Akuttherapie erfolgreiche Antidepressivum weiter zu verordnen. Dabei ist unter allen Umständen zu beachten, dass die Dosis dieses Antidepressivums nicht reduziert werden sollte (Level A; Rush und Kupfer 2001; Thase 1999). Tritt während der Erhaltungstherapie kein Rückfall auf, sollte anschließend die antidepressive Medikation schrittweise reduziert werden, wobei ein sorgfältiges Monitoring der Patienten während und sofort nach dem Absetzen empfohlen wird, um die Stabilität der Remission zu verifizieren (APA 2000, 2010). Sollte die schrittweise Reduktion zu einem Wiederauftreten von depressiven Symptomen führen, müssen die Antidepressiva in ihrer ursprünglichen Dosis für mindestens weitere 6 Monate verordnet werden, bevor ein schrittweises Absetzen erneut in Erwägung gezogen wird.

Pharmakotherapie der Rezidivprophylaxe

Die Pharmakotherapie ist die am besten untersuchte Behandlungsform bei der langfristigen Behandlung von rezidivierenden unipolaren Depressionen (Bauer et al. 2002). Die Datenlage ist am besten für Antidepressiva und Lithium, die sich in der Mehrzahl der kontrollierten Studien zur Rezidivprophylaxe als wirksam erwiesen haben (AHCPR 1999; Davis et al. 1999; Cipriani et al. 2006).

Erste Wahl bei der Rezidivprophylaxe der Major Depression ist in der Regel das Antidepressivum, mit dem während der Akut- und Erhaltungstherapie eine Remission erzielt wurde. Die Mehrzahl der depressiven Patienten erhält während der Akut- und Erhaltungstherapie Antidepressiva. Die beste Behandlungsempfehlung, um ein Wiederauftreten depressiver Symptome zu verhindern, ist, die antidepressive Therapie in der Phasenprophylaxe in derselben Dosierung fortzusetzen wie in den vorangegangenen Behandlungsphasen. In einer Analyse von fünf randomisierten doppelblinden Studien zeigten die Patienten, die nur die Hälfte der Dosis der Akutbehandlung mit Imipramin, Maprotilin, Aminepetin, Paroxetin und Phenelzin erhalten hatten, signifikant höhere Rezidivraten (Papakostas et al. 2007).

Randomisierte placebokontrollierte Studien (meist über 1 bis 2 Jahre) zeigen, dass u. a. TZA, irreversible MAOI und neuere Antidepressiva wie SSRI, SSNRI und andere wirksam sind und Rezidive verhindern können. Eine Untersuchung von Lepine und Mitarbeitern (2004) bei Patienten, die bereits mindestens drei depressive Episoden erlitten hatten, wurde die Wirksamkeit einer Rezidivprophylaxe mit einem SSRI (Sertralin) im Vergleich mit Placebo über einen Zeitraum von 18 Monaten untersucht, wobei nur Patienten eingeschlossen wurden, die zuvor remittiert und auch über 2 Monate ohne Gabe eines Antidepressivums, d. h. unter Placebobehandlung keinen raschen Rückfall nach Absetzen der vorherigen antidepressiven Behandlung erlitten hatten (➤ Abb. 10.2). Das Risiko des Wiederauftretens einer depressiven Episode konnte durch Gabe von Sertralin etwa halbiert werden (17 % unter Sertralin vs. 33 % unter Placebo). Eine Metaanalyse aller bis zum Jahr 2003 veröffentlichten Studien zur Rezidivprophylaxe im Anschluss an eine Erhaltungsthera-

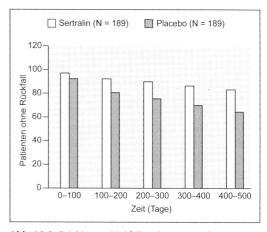

Abb. 10.2 Zeit bis zum Rückfall nach Remission bei Patienten mit rezidivierender Major Depression (nach Daten von Lepine et al. 2004).

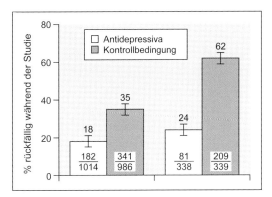

Abb. 10.3 Rückfallraten (%) nach 1 bzw. 2 Jahren unter Antidepressiva vs. Placebo bei Patienten, die zuvor eine 4- bis 6-monatige Erhaltungstherapie hatten (aus verschiedenen Studien; nach Daten aus Geddes et al. 2003).

pie fand ein Risiko von Wiedererkrankungen von knapp 25 % unter Antidepressiva im Vergleich zu 62 %(!) unter Placebo innerhalb eines Zeitraums von 2 Jahren (Geddes et al. 2003; ➤ Abb. 10.3), eine weitere Metaanalyse aller bis zum Jahr 2006 veröffentlichten Studien zur Rezidivprophylaxe (1 Jahr oder mehr) im Anschluss an eine Erhaltungstherapie bestätigt ebenfalls nachdrücklich die Wirksamkeit neuer Antidepressiva (Hansen et al. 2008).

Wirkeintritt

Die antidepressive Wirkung tritt gelegentlich bereits nach 1 Woche, meist aber erst nach 3 bis 4 Wochen ein, so dass ein Umsetzen der antidepressiven Medikation wegen Wirkungslosigkeit frühestens in der 4. Behandlungswoche erfolgen sollte. Über den üblicherweise verzögerten antidepressiven Wirkungseintritt müssen die Patienten vor Behandlungsbeginn ausführlich aufgeklärt werden, damit sie nicht vorzeitig wegen auftretender Nebenwirkungen und ausbleibender Wirkung eine Antidepressivabehandlung abbrechen.

Einige Autoren (Fawcett und Barkin 1997) erwarten den antidepressiven Wirkungseintritt unter ausreichend hoher Behandlung mit Trizyklika innerhalb der ersten 2 bis 3 Behandlungswochen, andere Autoren sehen Besserungen in diesem Behandlungsraum eher als Resultat unspezifischer Placebo- sowie Milieueffekte und erwarten den Eintritt der spezifischen antidepressiven Wirkungen der Trizyklika erst nach 4 bis 6 Behandlungswochen (Quitkin et al. 1984b). Stassen et al. (1996), Nierenberg et al. (2000), Pasternak und Zimmerman (2005) und Papakostas et al. (2006) erwarten eine adäquate antidepressive Wirkung in aller Regel in den ersten beiden Behandlungswochen und ordnen wiederum spätere Besserungen eher der Spontanremission zu. In einer von Taylor et al. (2006) veröffentlichten Metaanalyse placebokontrollierter Doppelblindstudien mit SSRI in der Behandlung depressiver Störungen ließ sich feststellen, dass der antidepressive Effekt in der ersten Behandlungswoche am größten ist und mit jeder weiteren Woche abnimmt. Ein Drittel des gesamten therapeutischen Effekts nach 6 Wochen war somit bereits in der ersten Woche erkennbar. Beobachtet man in den ersten 3 Wochen der Behandlung keinerlei Zeichen einer Besserung, so sinkt die Wahrscheinlichkeit eines therapeutischen Ansprechens unter 10 %; spätestens zu diesem Zeitpunkt sollte eine Modifikation durch Dosiserhöhung, Kombination oder Augmentation oder Wechsel des Antidepressivums erfolgen, um eine unnötig lange und letztlich nicht zielführende Behandlung zu vermeiden.

Es gibt einige Hinweise, dass sich bestimmte Antidepressiva hinsichtlich ihres Wirkungseintritts unterscheiden könnten, aber die meisten dieser Befunde sind nicht konsistent mit den Ergebnissen anderer Studien (Blier 2003; Montgomery et al. 2002; Papakostas et al. 2006).

Evaluation der Wirksamkeit

Um die klinische Wirksamkeit einer antidepressiven Behandlung zu evaluieren, muss ein Antidepressivum über einen klar definierten Zeitraum verabreicht und anschließend das Ansprechen des Patienten auf die Behandlung (Response) entsprechend erfasst werden. Hierzu erscheinen die gängigen Fremdbeurteilungsskalen wie **CGI** (klinischer Gesamteindruck), **HAMD** (Hamilton-Depressionsskala) und **MADRS** (Montgomery-Asberg-Depressionsskala) am besten geeignet. Als Non-Response wird üblicherweise eine 25-prozentige Besserung oder weniger, als partielle Response eine zwischen 26 und 49 % liegende Besserung und als Response eine mindestens 50-prozentige Besserung oder mehr definiert (Hirschfeld et al. 2002). Eine Remission wird üblicherweise auf der MADRS mit einem Gesamtscore von ≤ 10 und auf der HAMD-Skala mit einem Gesamtscore von ≤ 7 definiert.

In den letzten Jahren wird zunehmend kontrovers diskutiert, ob die Definition einer Response als 50-prozentige Besserung oder mehr im Vergleich mit dem Ausgangswert einer gängigen Depressionsskala als Kriterium für den Therapieerfolg ausreichend ist, insbesondere bei Patienten mit schweren Depressionen. So bleibt bei diesen Patienten z. B. bei einer 50-prozentigen Besserung auf der HAMD-Skala ein beträchtliches Ausmaß an depressiver Symptomatik weiter bestehen. Diese noch bestehende Symptomatik steht in einem deutlichen Zusammenhang mit einer schlechten Langzeitprognose (Judd et al. 2000; Paykel 1995). Deshalb wird in den letzten Jahren in der psychopharmakologischen Therapieforschung depressiver Störungen zunehmend die Remission als Zielkriterium bevorzugt. Selbst Patienten, auf welche die Kriterien für eine vollständige Remission im Sinne eines definierten Cut-Off-Scores einer Depressionsskala zutreffen, können immer noch Symptome zeigen. Diese bestehen neben depressiver Restsymptomatik häufig aus Angst und Reizbarkeit mit persistierender sozialer Dysfunktion (Nierenberg et al. 1999). In Studien, die als Remissionskriterium einen Wert ≤ 7 auf der HAMD-Skala definierten, blieb bei einem Drittel der Patienten ein gewisses Ausmaß der Symptomatik noch bestehen (Prien und Levine 1984).

Diese Ergebnisse deuten darauf hin, dass eine Remission, wie oben definiert, nicht als Synonym für einen vollständig symptomfreien Zustand angesehen werden kann. Bei der Auswahl einer antidepressiven Substanz und der Festlegung der Ergebnisse einer Behandlung erscheint es daher wichtig, andere Aspekte, wie Lebensqualität und psychosoziale Adaptation, mit zu berücksichtigen.

Therapieform und Dosierung

Therapieform

In der Regel sollte eine Antidepressiva-Therapie als **Monotherapie** durchgeführt werden. Eine Kombinationsbehandlung mit Neuroleptika oder Tranquilizern sollte nur bei spezieller Indikation in Betracht gezogen werden. Dazu sind wahnhaft-depressive Syndrome, depressiv-suizidale Syndrome, schwer agitiert depressive bzw. depressiv-ängstliche Syndrome sowie therapieresistente Depressionen zu zählen. Die Vorteile einer Kombinationsbehandlung zweier Antidepressiva, z. B. Maprotilin und Clomipramin, einem SSRI mit Reboxetin, einem SSRI mit Mirtazapin sind bisher noch nicht ausreichend empirisch gesichert worden, bei therapieresistenten Depressionen werden sie jedoch von vielen Autoren empfohlen (Möller 2004; Dodd et al. 2005; Schmauß und Messer 2009).

Dosierung

Initialdosis, Standardtagesdosis: Antidepressiva werden im Allgemeinen einschleichend dosiert. Vor allem bei ambulanten Patienten sollte eine Therapie in den ersten 3 Tagen mit einer niedrigen Dosis beginnen. Die mittlere Tagesdosierung sollte dann zwischen dem 4. und 6. Behandlungstag erreicht werden. Falls eine Sedierung erwünscht ist, können entsprechend wirksame Antidepressiva auch schneller höher dosiert werden.

Trizyklische Antidepressiva werden in Deutschland üblicherweise bei körperlich gesunden Patienten in einer Dosis von 75–150 mg verordnet, bei ungenügender Therapie-Response sollte 150 mg und mehr einer Substanz eingesetzt werden (Quitkin 1985).

Bollini et al. (1999) führen als Ergebnisse eines systematischen Reviews an, dass sich die Symptomatik bei etwa 50 % der depressiven Patienten bei einer Dosis von 100–200 mg Imipramin deutlich besserte. Durch eine höhere Dosierung ließ sich zwar die Wirksamkeit steigern, es traten dann jedoch gehäuft unerwünschte Arzneimittelwirkungen auf.

Einen Überblick über Initialdosis, Standardtagesdosis sowie Maximaldosis der zurzeit in Deutschland befindlichen Antidepressiva gibt ➤ Tabelle 10.2. Bei Alterspatienten oder Vorliegen somatischer Erkrankungen liegen die Initial- und Standardtagesdosis bei 30–50 % der üblichen Dosis (Bauer et al. 2002; Schmauß 2003). Die Standardtagesdosis sollte wenigstens 3 Wochen beibehalten werden, falls nicht Nebenwirkungen dagegen sprechen und ein sichtbarer Therapieerfolg ausbleibt. Therapieresistenz ist häufig auf eine Unterdosierung, seltener auf eine Überdosierung zurückzuführen.

Bei **neueren** Antidepressiva gestaltet sich die Dosierung einfacher als bei den klassischen Antide-

Tab. 10.2 Initial-, Standardtages- sowie Maximaldosis der zurzeit in Deutschland im Handel befindlichen Antidepressiva.

Wirkstoff	Initialdosis (mg/Tag)	Standardtagesdosis (mg/Tag)	Maximaldosis (mg/Tag)
Trizyklische Antidepressiva			
Amitriptylin	50	150	300
Amitriptylinoxid	60	180	300
Clomipramin	25	150	300
Doxepin	50	150	300
Imipramin	50	150	300
Nortriptylin	50	150	300
Trimipramin	50	150	300
Tetrazyklische Antidepressiva			
Maprotilin	50	150	225
Mianserin	30	60	120
Chemisch andersartige Antidepressiva			
Trazodon	75	300	600
Selektive Serotonin-Wiederaufnahmehemmer (SSRI)			
Citalopram	20	20	40
Escitalopram	10	10	20
Fluoxetin	20	20	80
Fluvoxamin	100	200	300
Paroxetin	20	20	40
Sertralin	50	100	200
Serotonin-Reuptake-Enhancer			
Tianeptin	37,5	37,5	37,5
Selektive Serotonin-Noradrenalin-Wiederaufnahmehemmer (SSNRI)			
Venlafaxin	75	150	375
Duloxetin	60	60	120
Noradrenerg spezifisch serotonerge Antidepressiva (NaSSA)			
Mirtazapin	15	30	75
Selektive Noradrenalin-Wiederaufnahmehemmer (SNRI)			
Reboxetin	4	6	12
Selektive Noradrenalin-Dopamin-Wiederaufnahmehemmer (SNDRI)			
Bupropion	150	300	300
Monoaminoxidasehemmer (MAO-Hemmer)			
Moclobemid	150	300	600
Tranylcypromin	10	20	40
Melatoninagonisten (MASSA)			
Agomelatin	25	25	50
Atypische Antidepressiva			
Sulpirid	100	250	400

pressiva, da nicht mehr zwangsläufig aufdosiert werden muss, sondern eine adäquate Dosis bereits ab dem ersten Tag bzw. innerhalb weniger Tage verabreicht werden kann.

Dosisverteilung

Meist werden Antidepressiva dreimal über den Tag verteilt gegeben. Aufgrund der langen Halbwertszeit der Antidepressiva oder/und ihrer Metaboliten ist aber eine Dosisverteilung auf zweimal oder nur einmal täglich gerechtfertigt. Die Einnahme etwa 1 Stunde vor dem Schlafengehen ist zu bevorzugen, wenn es sich um ein sedierendes bzw. nicht aktivierendes Antidepressivum handelt. Dadurch werden Schlafstörungen günstig beeinflusst und Nebenwirkungen von Patienten in geringerem Ausmaß wahrgenommen. Untersuchungen zur Compliance zeigen, dass die Einnahmezuverlässigkeit deutlich zunimmt, wenn die Gesamttagesdosis auf zwei oder sogar nur auf eine Einzeldosis verteilt wird.

Unterschiede zwischen den einzelnen Substanzklassen

Umfassende Übersichten zu Wirkunterschieden zwischen den einzelnen Substanzklassen geben Schmauß und Messer (2005) und Baghai et al. (2011).

SSRI vs. Trizyklika

Die Ergebnisse einer Reihe von Studien deuten darauf hin, dass SSRI im Allgemeinen sicherer und besser verträglich sind als Trizyklika, da sie weniger anticholinerge und kardiovaskuläre Nebenwirkungen besitzen (Mace und Taylor 2000; Peretti et al. 2000). SSRI zeigen in randomisierten Studien eine etwas geringere Abbrechrate als Trizyklika (AHCPR 1999; Anderson 2000; Bech et al. 2000; Peretti et al. 2000). Einige metaanalytische Untersuchungen, die sich direkt mit dem Vergleich der klinischen Wirksamkeit von SSRI und Trizyklika beschäftigen, liegen vor. AHCPR (1999), Hirschfeld (1999a), Anderson (2000) Freemantle et al. (2000) und Geddes et al. (2002) untersuchten randomisierte kontrollierte Studien, in denen SSRI mit anderen Antidepressiva (vor allem Trizyklika) in der Behandlung depressiver Patienten verglichen wurden und fanden keinen Hinweis auf statistisch oder klinisch signifikante Unterschiede zwischen diesen Antidepressivagruppen.

Die Ergebnisse dieser Metaanalysen zur Wirksamkeit von Trizyklika und SSRI stehen im Gegensatz zu den Ergebnissen der „Danish University Antidepressant Group" (DUAG 1986, 1990), die häufig als Evidenz für die Überlegenheit von Clomipramin gegenüber den SSRI aufgeführt werden.

SSRI vs. Venlafaxin

In einer Metaanalyse aller Studien, in denen SSRI mit Venlafaxin verglichen wurden, kamen Thase et al. (2001) zu dem Ergebnis, dass mit Venlafaxin höhere Remissionsraten erreicht werden als mit SSRI oder Placebo. Diese postulierte überlegene Wirksamkeit wurde dem „dualen Wirkungsmechanismus" von Venlafaxin attribuiert. Weil diese Metaanalyse häufig als Argument für die Evidenz der Überlegenheit dualer Antidepressiva herangezogen wird, wurde von Schmauß und Messer (2005) eine genauere Analyse der Daten durchgeführt. In der Zusammenschau der einzelnen in die von Thase et al. (2001) in die Metaanalyse integrierten Studien lässt sich festhalten, dass bei keiner dieser Studien das primäre Untersuchungsziel der Vergleich von Venlafaxin mit SSRI in den Remissionsraten als primärem Ergebnisparameter definiert war. Darüber hinaus sind die Studien äußerst inhomogen bezüglich Design, Behandlungsdauer, jeweiliger Patientenpopulation sowie Dosierungen der verwendeten Antidepressiva. Harvey et al. (2000) weisen darauf hin, dass die in den Studien verwendeten Dosen von Venlafaxin nicht hoch genug waren, um überhaupt einen Einfluss auf die noradrenerge Neurotransmission zu erzielen. In dieser Hinsicht erscheint Venlafaxin somit auch nicht als die „ideale" Substanz, um die Hypothese der besseren Wirksamkeit bei dualem Wirkmechanismus im Vergleich mit nur einem Wirkmechanismus (SSRI) zu prüfen (Debonnel et al. 2006), Duloxetin wäre hier zu präferieren (Detke et al 2002; Hirschfeld und Vornik 2004). Entsprechende Metaanalysen liegen jedoch nicht vor.

Smith et al. (2002) stellten in einer umfassenden und sorgfältigen Metaanalyse, eine statistisch signifikante Überlegenheit für Venlafaxin mit einer Effektstärke von −0,14 fest. Hansen et al. (2005) kamen in ihrer systematischen Übersicht zu dem Ergebnis, dass nur drei von 24 Head-to-head-Vergleichsstudien eine signifikante Überlegenheit von Venlafaxin über einen SSRI (in allen drei Studien Fluoxetin) zeigten und grenzen die in einigen Metaanalysen gezeigte Überlegenheit von Venlafaxin über SSRI auf eine Überlegenheit über Fluoxetin ein. Zu einem ähnlichen Ergebnis kommen Nemeroff et al. (2008), während Weinmann et al. (2008) in einer Metaanalyse über 17 Studien keine statistisch signifikante Überlegenheit von Venlafaxin über SSRI feststellten.

Nach bisher vorliegenden kontrollierten Doppelblindstudien ist Escitalopram, der bisher selektivste SSRI, vergleichbar wirksam wie Venlafaxin in Dosierungen bis zu 225 mg/Tag, zeigt jedoch etwas weniger unerwünschte Arzneimittelwirkungen (Bielski et al. 2003; Montgomery et al. 2004; Kennedy et al. 2006). Bei der Behandlung schwerer Depressionen scheint Escitalopram nach bisher vorliegenden Untersuchungen Vorteile gegenüber anderen Antidepressiva zu besitzen (Boulenger et al. 2006; Lam und Andersen 2006; Montgomery et al. 2007).

SSRI vs. SSRI

Es existieren nur wenige Studien, in denen die Wirksamkeit verschiedener SSRI placebokontrolliert und randomisiert miteinander verglichen wurde.

SSRI hemmen zwar alle die Serotonin-Wiederaufnahme, unterscheiden sich aber strukturell, pharmakologisch und auch pharmakokinetisch recht deutlich. Jeder der verfügbaren SSRI hat ein unterschiedliches Rezeptoraktivitätsprofil und kann klinisch möglicherweise unterschiedlich eingesetzt werden.

In einer der vier bisher veröffentlichten placebokontrollierten SSRI-vs.-SSRI-Studien konnte sowohl für Fluoxetin als auch für Paroxetin ein im Vergleich zu Placebo signifikanter Unterschied in der Wirksamkeit, jedoch kein signifikanter Unterschied zwischen den beiden aktiven Substanzen gezeigt werden. Dieses Ergebnis wurde von Hansen et al. (2005) in einem systematischen Review bestätigt. In zwei placebokontrollierten Studien – Escitalopram vs. Citalopram – wurde gezeigt, dass Escitalopram zum einen klinische Vorteile gegenüber Citalopram besitzen kann, zum anderen früher als Citalopram der Gabe von Placebo signifikant überlegen ist (Burke et al. 2002; Lepola et al. 2003).

Cipriani et al (2009) verglichen in einer Metaanalyse 117 randomisierte kontrollierte Studien mit 2.528 Patienten die Wirksamkeit und Verträglichkeit von zwölf neuen Antidepressiva und kamen zu dem Ergebnis, dass Mirtazapin, Escitalopram, Venlafaxin und Sertralin signifikant wirksamer als die anderen neueren Antidepressiva (Bupropion, Citalopram, Duloxetin, Fluoxetin, Fluvoxamin, Milnacipram, Paroxetin und Reboxetin) sind und Escitalopram und Sertralin das beste Verträglichkeitsprofil aller untersuchten Substanzen besitzen.

Wirksamkeit von Johanniskraut

Es gibt Hinweise aus einer großen Anzahl kontrollierter Studien, dass Johanniskraut (Hypericum perforatum) in der Behandlung leichter bis moderater depressiver Störungen Placebo signifikant überlegen ist (Kim et al. 1999; Williams et al. 2000; Lecrubier et al. 2002). Während sich in einer placebokontrollierten Multicenterstudie keine Vorteile von Johanniskraut im Vergleich zu Placebobehandlung bei Patienten mit mittelschwerer bis schwerer Depression fanden (Shelton et al. 2001), konnten Szegedi et al. (2005) – in einer nicht placebokontrollierten Studie – auch bei der Behandlung mittelschwerer bis schwerer Depressionen eine vergleichbare Wirksamkeit und eine bessere Verträglichkeit vs. Paroxetin zeigen.

Linde et al. (2005) weisen in ihrer Metaanalyse auf eine inkonsistente und verwirrende Datenlage bzw. Evidenz bezüglich der antidepressiven Wirksamkeit von Johanniskraut hin. So zeigen größere placebokontrollierte Studien bei Patienten mit einer Major Depression nur minimale Effekte im Vergleich zu Placebo, während kleinere und – meist ältere – Studien, die sich diagnostisch nicht auf eine Major Depression beschränkten, weitaus deutlichere Effekte zeigen. Hauptproblem ist, dass für diese pflanzlichen Zubereitungen erhebliche Standardisierungsprobleme mit stark schwankenden Dosen der möglicherweise bioaktiven Substanzen (z. B. Hypericin und Hyperforin) bestehen (Butterweck 2003).

Leitlinien und Therapiealgorithmen

Als ein Mittel zur Optimierung der Behandlung depressiver Erkrankungen gelten Leitlinien und Therapielalgorithmen. Bei Letzteren handelt es sich um explizite und systematisierte Behandlungsprotokolle, die standardisierte Handlungsanweisungen für therapeutische Entscheidungen, die Diagnosestellung, die Definition des Behandlungsziels sowie die Definition der Kontrollinstrumente und die Kontrolle des Therapieerfolgs in einem zeitlich festgelegten Rahmen enthalten. In den vergangenen Jahren haben die verschiedensten Verbände und Gesellschaften auf nationaler wie auf internationaler Ebene große Anstrengungen unternommen, Leitlinien zur Diagnostik und Therapie depressiver Störungen zu entwickeln. Derzeit steht eine ganze Reihe deutsch- (DGPPN 2009) und englischsprachiger Leitlinien (NICE 2004; APA 2010; CANMAT 2009) zur Verfügung. Nationale und internationale Studien liefern jedoch den Befund einer vielfach noch unzureichenden Leitlinienkonformität und von Varianzen in der Qualität (Menke und Gaebel 2005).

Nichtmedikamentöse somatische Therapieverfahren

Elektrokrampftherapie

Die Elektrokrampftherapie ist eine äußerst wirksame antidepressive Therapie, die in randomisierten, kontrollierten Studien einer Therapie mit trizyklischen Antidepressiva sogar überlegen war (Abrams 2002). Auch eine Metaanalyse von Pagnin et al. (2004) zeigt eine signifikante Überlegenheit der Elektrokrampftherapie über eine simulierte EKT, Placebo, Antidepressiva im Allgemeinen aber auch Trizyklika und MAO-Hemmer. Aufgrund der möglichen Risiken der Anästhesie und dem Auftreten postiktaler Verwirrtheitszustände wird die Elektrokrampftherapie dennoch nicht als Therapie der ersten Wahl eingesetzt. In Deutschland ist der primäre Indikationsbereich der Elektrokrampftherapie bei der Behandlung der Depression weitestgehend die **Therapieresistenz** auf antidepressive Behandlung.

EKT kann jedoch auch als Behandlungsverfahren bei schwer depressiven Episoden mit psychotischen Symptomen, schwer depressiven Episoden mit psychomotorischer Verlangsamung oder bei ausgeprägt suizidalen Patienten in Betracht gezogen werden (APA 2000, 2010; Fink 2001; Nice 2004; UK ECT Review Group 2003). Unter EKT werden in bis zu 80 % der Fälle Remissionen erzielt mit einer maximalen Response nach 2 bis 4 Wochen. Bei Patienten mit psychotischen Symptomen liegt die Remissionsrate unter EKT sogar bei ca. 90 % mit einer zu erwartenden deutlichen Entlastung des Patienten nach etwa 2 Wochen (Petrides et al. 2001). Zudem gibt es Hinweise, dass das Suizidrisiko durch EKT relativ rasch reduziert wird (Kellner et al. 2006).

Schlafentzugstherapie (Wachtherapie)

Die Schlafentzugstherapie (vollständiger Schlafentzug oder partieller Schlafentzug in der zweiten Nachthälfte) kann im Laufe einer Behandlung mit Antidepressiva als Add-On-Therapie durchgeführt werden, um eine schnellere und durchgreifende Besserung zu erzielen. Das Risiko des in der Regel nach der nächsten geschlafenen Nacht auftretenden Rückfalls lässt sich durch eine Vorverlagerung der Schlafphasen reduzieren (Voderholzer et al. 2003). Ob sich Response- und Remissionsraten nach 4 Wochen durch eine zusätzliche Schlafentzugsbehandlung verbessern lassen, ist bisher kaum in randomisierten, kontrollierten Studien geprüft worden.

Lichttherapie

Die Wirksamkeit von Lichttherapie bei saisonal abhängigen Stimmungsstörungen ist durch eine Metaanalyse aus 23 randomisiert kontrollierten Studien (Golden et al. 2005) gut belegt. Die Responserate auf Lichttherapie liegt bei saisonal abhängigen Stimmungsstörungen bei 60–90 %, wobei die Response innerhalb von 2 bis 3 Wochen auftritt (Kennedy et al. 2001). Die Wirksamkeit von Lichttherapie für nicht-saisonal abhängige depressive Störungen wird jedoch sehr kontrovers diskutiert. Kontrollierte Studien zu dieser Fragestellung weisen häufig kleine Stichproben, relativ kurze Behandlungszeiten und widersprüchliche Ergebnisse auf. Entsprechend gibt es gegenwärtig keine ausreichenden Belege, um Lichttherapie für nicht saisonal abhängige Depressionen zu empfehlen. Dennoch kann ein Nutzen einer Add-On-Lichttherapie zur medikamentösen Therapie bei manchen depressiven Patienten angenommen werden.

10.1.3 Arzneimittelsicherheit und -verträglichkeit

Wie bereits dargestellt, sind die neueren Antidepressiva wie SSRI den Trizyklika bezüglich Verträglichkeit, Nebenwirkungen und Sicherheit bei Überdosierungen überlegen (AHCPR 1999). Die neueren Substanzen weisen weniger anticholinerge Nebenwirkungen und eine geringere kardiovaskuläre Toxizität als die Trizyklika auf, sind deshalb insbesondere bei ambulanten Patienten sowie bei Patienten mit somatischer Komorbidität Mittel der ersten Wahl.

Neben Miktions- und Akkommodationsstörungen zählen Subileus sowie pharmakogene Delirien zu den gravierenden Nebenwirkungen der **Trizyklika**. Die bei Patienten mit kardialen Erkrankungen und älteren Patienten wichtigsten kardiovaskulären Nebenwirkungen sind orthostatische Hypotonie, Herzfrequenzanstieg und Erregungsleitungsstörungen (elektrokardiografische Verlängerung der PQ-, QRS- und QT-Intervalle).

Bei den **SSRI** stehen gastrointestinale Nebenwirkungen wie Appetitlosigkeit, Übelkeit, gelegentlich Erbrechen und Diarrhö im Vordergrund (Papakostas 2010). Vor allem bei höheren Dosierungen und Therapiebeginn sind gelegentlich innere Unruhe und Agitiertheit, Schlafstörungen, Kopfschmerzen und ein Zwangsgähnen zu beobachten. Selten können SSRI durch Hemmung der Serotonin-Wiederaufnahme in die Thrombozyten das Auftreten von Blutungen begünstigen, besondere Vorsicht sollte bei älteren Patienten, einer Anamnese gastrointestinaler Blutungen oder bei gleichzeitiger Gabe von nichtsteroidalen Antirheumatika walten. Die SSRI Fluoxetin und Paroxetin sind Inhibitoren des Cytochrom-P_{450}-Isoenzyms CYP 2D6, Fluvoxamin ist Inhibitor von CYP 1A2 und CYP 2C19. Daher ist bei Kombination dieser Antidepressiva mit Pharmaka, die Substrate dieser CYPs sind, mit pharmakokinetischen Wechselwirkungen zu rechnen. Vor allem bei älteren Patienten sind Hyponatriämien zu beachten, deren Auftreten durch entsprechende Komedikation, z. B. Diuretika, verstärkt werden kann.

Unerwünschte Arzneimittelwirkungen treten typischerweise überwiegend in den ersten Behandlungstagen auf und klingen im Laufe der Therapie ab. Zur Sicherung der Compliance sollten die Patienten über Art und Verlauf der Nebenwirkungen detailliert informiert werden. Unter trizyklischen Antidepressiva mit ausgeprägter anticholinerger Wirkkomponente können u. a. eine erektile Dysfunktion, unter SSRI vor allem eine verzögerte Ejakulation als sexuelle Nebenwirkungen beobachtet werden. Die Raten für sexuelle Nebenwirkungen (Libidominderung, erektile Dysfunktion, verzögerte Ejakulation) unter allen SSRI liegen in den meisten Studien bei mindestens 30–40 % (Rosen et al. 1999; Ekselius und von Knorring 2001; Clayton und Montejo 2006; Walther und Mahlberg 2006, Kennedy et al. 2009, Reichenpfader et al 2013, Clayton et al. 2014).

Anwendungsbeschränkungen und Kontraindikationen leiten sich vom Nebenwirkungsprofil, insbesondere von den anticholinergen Wirkeigenschaften, den Kombinations- und Wechselwirkungen der Antidepressiva, der Vorbehandlung sowie von der Komorbidität mit Einschränkungen von Alter, Geschlecht und Ernährungszustand der Patienten ab (DGPPN 2003).

Anwendungsbeschränkungen für alle Antidepressiva

Anwendungsbeschränkungen für alle Antidepressiva sind die Folgenden (DGPPN 2003):
- Schilddrüsen- und Stoffwechselstörungen
- hirnorganische Schädigung
- Störung der Harnentleerung
- Blutbildstörungen
- Schwangerschaft (1. Trimenon) und Stillzeit.

Eine Übersicht der Nebenwirkungsprofile, spezieller unerwünschter Arzneimittelwirkungen und des Letalitätsrisikos bei Überdosierungen ist in ➤ Tabelle 10.3 dargestellt.

Entzugssymptome nach Absetzen

Garner et al. (1993) haben in einer vorzüglichen Übersichtsarbeit bereits darauf hingewiesen, dass das Absetzen von trizyklischen Antidepressiva zu Entzugssymptomen führen kann. Im besonderen Maße wurden Entzugssymptome auch nach Absetzen von **SSRI** (Therrien und Markowitz 1997) und

Tab. 10.3 Nebenwirkungsprofile der in Deutschland verfügbaren Antidepressiva (modifiziert nach Bauer et al. 2002a)[a].

Generischer Name (in alphabetischer Reihenfolge)	Anticholinerg[b]	Übelkeit/gastrointestinal	Sedation	Schlaflosigkeit/Erregung	Sexuelle Dysfunktion	Orthostatische Hypotension	Gewichtszunahme	Spezifische unerwünschte Nebenwirkungen	Letalität bei Überdosierung
Agomelatin	–	+	+	+	–	–	–	CYP1A2-Substrat	gering
Amitriptylin	+++	–	+++	–	+	+++	+++	EKG-Veränderungen[c]; kann die Krampfschwelle herabsetzen	hoch
Bupropion	+	+	–	+	–	–	–	kann die Krampfschwelle herabsetzen	gering
Citalopram	–	++	–	++	++	–	–	QTC-Verlängerung > 40 mg/d	gering
Clomipramin	+++	+	+	+	+++	++	++	EKG-Veränderungen[c]; kann die Krampfschwelle herabsetzen	mittel
Doxepin	+++	–	+++	–	+	+++	+++		hoch
Duloxetin	–	++	–	++	+	–	–		gering
Escitalopram	–	++	–	++	++	–	–	QTC-Verlängerung > 20 mg/d	gering
Fluoxetin	–	++	–	++	++	–	–	inhibitorische Wirkungen auf CYP2D6[d]	gering
Fluvoxamin	–	++	+	++	++	–	–	inhibitorische Wirkungen auf CYP1A2, CYP2C19[d]	gering
Imipramin	++	–	+	++	+	++	++	EKG-Veränderungen[c]; kann die Krampfschwelle herabsetzen	hoch
Maprotilin	++	–	++	–	+	++	++	erhöhtes Anfallsrisiko/Krampfrisiko	hoch
Mianserin	+	–	++	–	–	+	+	Blutdyskrasie (selten)	gering
Mirtazapin	–	–	++	–	–	–	+++	Restless Legs	gering
Moclobemid	+	+	–	+	+	–	–		gering
Nortriptylin	+	–	+	++	+	+	+	EKG-Veränderungen[c]; kann die Krampfschwelle herabsetzen	hoch
Paroxetin	+	++	–	++	++	–	+	inhibitorische Wirkungen auf CYP2D6[d]	gering
Reboxetin	–	+	–	++	+	++	–		gering

Tab. 10.3 Nebenwirkungsprofile der in Deutschland verfügbaren Antidepressiva (modifiziert nach Bauer et al. 2002a)[a]. (Forts.)

Generischer Name (in alphabetischer Reihenfolge)	Anticholinerg[b]	Übelkeit/gastrointestinal	Sedation	Schlaflosigkeit/Erregung	Sexuelle Dysfunktion	Orthostatische Hypotension	Gewichtszunahme	Spezifische unerwünschte Nebenwirkungen	Letalität bei Überdosierung
Sertralin	–	++	–	++	++	–	–		gering
Tianeptin	+	+	–	++	–	–	–	frgl. Missbrauch und Abhängigkeit	gering
Tranylcypromin	+	+	+	++	+	++	+	Hypertensive Krise[e], Gefahr eines Serotonin-Syndroms[f]	hoch
Trazodon	–	+	++	–	++	+	+	Priapismus (selten)	gering
Trimipramin	++	–	+++	–	+	++	++	EKG-Veränderungen[c]; kann die Krampfschwelle herabsetzen	hoch
Venlafaxin	–	++	–	++	++	–	–	Hypertension	gering

Kategorien der Stärke der Nebenwirkungen: +++ (hoch/stark), ++ (moderat), + (gering/schwach), – (sehr gering/keine)

[a] die Nebenwirkungsprofile der Antidepressiva sind nicht vollständig und nur für einen groben Vergleich geeignet. Details zu den verwendeten Medikamenten, wichtige Warnhinweise und Wechselwirkungen sollten in einem Lehrbuch oder in Reviews (z. B. Kent 2000; Benkert und Hippius 2011), in der Originalliteratur, im Beipackzettel oder in der Roten Liste nachgelesen werden
[b] diese beziehen sich auf Symptome, die gewöhnlich durch muskarinerge Rezeptorblockade ausgelöst werden, einschließlich Mundtrockenheit, Schwitzen, verschwommenes Sehen, Konstipation und Urinretention
[c] Reizleitungsverzögerungen
[d] Es werden nur die inhibitorischen Wirkungen auf hepatische CYP-450-Enzyme gezeigt, die klinisch relevant sind; für Details s. Brosen (1998) und Kent (2000)
[e] Erhöhtes Risiko mit Nahrungsmitteln, die einen erhöhten Tyramingehalt haben, und mit Sympathikomimetika
[f] in Kombination mit serotonergen Medikamenten

Venlafaxin (Fava et al. 1997) beschrieben. Diese Absetzphänomene sind durch Schwindel, Kopfschmerzen, Abgeschlagenheit, ein grippeähnliches Gefühl, Müdigkeit, Schlafstörungen und dysphorische Stimmung gekennzeichnet. Aufgrund seiner sehr langen Halbwertszeit sollen nach Absetzen von Fluoxetin weniger Absetzsymptome auftreten als z. B. unter Paroxetin. Auch Escitalopram führte in einer Studie zu einer geringeren Anzahl an Absetzsymptomen als Paroxetin und Venlafaxin (Baldwin et al. 2005), was darauf hindeutet, dass sich nicht nur Antidepressiva im Allgemeinen, sondern auch die SSRI hinsichtlich des Profils ihrer Absetzsymptomatik deutlich unterscheiden. Ob ein Zusammenhang zwischen dem Auftreten der Absetzsymptome und einem erhöhten Wiedererkrankungsrisiko besteht, ist zum gegenwärtigen Zeitpunkt unklar. Es ist jedoch zu empfehlen, Antidepressiva, insbesondere SSRI und Venlafaxin sowie Duloxetin langsam über Wochen auszuschleichen.

Induktion eines Restless-Legs-Syndroms

Klinische Beobachtungen sprechen dafür, dass insbesondere Mirtazapin, aber auch SSRI, Venlafaxin und Duloxetin ein Restless-Legs-Syndrom induzieren bzw. ein bereits bestehendes verstärken können (Agargun et al. 2002; Rottach et al. 2008). Unklar bleibt in vielen Fällen, ob es sich um das Vollbild des RLS oder nur um ein PMLS (periodische Beinbewegungen im Schlaf) handelt. Bisher liegt jedoch keine systematische Erfassung dieser unerwünschten Arzneimittelwirkung in kontrollierten Studien vor.

Antidepressiva und Gewichtsveränderungen

Drieling et al. (2007) stellten basierend auf einer medlinegestützten Literaturrecherche bis 4/2005 Studienergebnisse hinsichtlich Gewichtsveränderungen durch Antidepressiva übersichtlich zusammen. Unter den Tri- und Tetrazyklika sind Amitriptylin und Nortriptylin die Antidepressiva mit der höchsten Wahrscheinlichkeit für Gewichtszunahmen. Auch unter Doxepin, Imipramin und Maprotilin kam es zu mäßigen bis starken Gewichtszunahmen. SSRI erwiesen sich mit Ausnahme von Paroxetin weitgehend als gewichtsneutrale Substanzen. Mirtazapin ist mit mäßiger bis starker Gewichtszunahme assoziiert. MAO-Hemmer lassen – mit Ausnahme von Phenelzin – kaum Gewichtszunahmen erwarten. Unter Bupropion ist eine leichte Gewichtsabnahme wahrscheinlich. Eine Übersicht über Gewichtsveränderungen unter antidepressiver Langzeittherapie findet sich in ➤ Abbildung 10.4. Andersohn et al. (2009) kommen zu dem Ergebnis, dass eine Langzeitbehandlung (> 24 Monate) mit Antidepressiva in mäßigen bis hohen Dosen auch mit einem erhöhten Risiko für Diabetes mellitus assoziiert ist. Dies trifft sowohl für Trizyklika (insbesondere Amitriptylin) wie auch SSRI (insbesondere Fluvoxamin) und auch Venlafaxin zu.

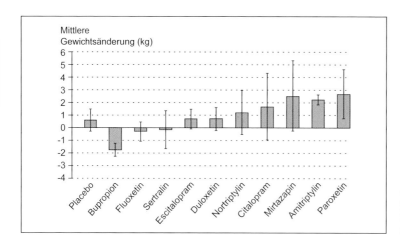

Abb. 10.4 Gewichtsveränderungen unter antidepressiver Langzeittherapie (nach 4–8 Monaten; nach Serretti und Mandelli 2010).

Antidepressiva und Suizidalität

In den letzten Jahren wurde intensiv diskutiert, ob eine Behandlung mit Antidepressiva und speziell mit SSRI das Auftreten suizidaler Ideen oder von Suizidversuchen erhöhen kann. Eine systematische Übersicht über randomisierte, kontrollierte Studien von Fergusson et al. (2005) fand bei insgesamt mehr als 80.000 Patienten ein erhöhtes Risiko von Suizidversuchen bei mit SSRI im Vergleich zu placebobehandelten Patienten, jedoch keine Unterschiede zwischen SSRI und Trizyklika.

Bezüglich der Häufung von Suizdversuchen mit tödlichem Ausgang ließen sich keine Unterschiede zwischen Antidepressiva und Placebo feststellen. Daten der FDA (Healy und Whitaker 2003) stellten eine erhöhte Rate suizidaler Handlungen unter SSRI im Vergleich zu Placebo fest. Die Autoren führen an, dass die als Nebenwirkung auftretende innere Unruhe und Getriebenheit insbesondere in den ersten Behandlungswochen zu diesem Risiko beitragen kann. Gunnell et al. (2005) und Simon et al (2006) konnten in ihren Metaanalysen kein erhöhtes Risiko für Suizide oder Suizidversuche unter SSRI feststellen. Tiihonen et al. (2006) untersuchten 15.390 Patienten ohne Psychose, die in den Jahren 1997 bis 2003 wegen eines Suizidversuchs hospitalisiert wurden. In den folgenden 3,4 Jahren begingen 602 dieser Personen Suizid, 7.136 verübten einen Suizidversuch und 1.583 starben aus anderen Gründen. Die Autoren setzten diese Suizidversuche und Todesfälle mit der Medikation der Patienten in Verbindung. Das Risiko eines vollendeten Suizids war bei mit Antidepressiva behandelten Patienten zwar um 9 % niedriger als bei den Patienten ohne Antidepressiva, zwischen den einzelnen Antidepressiva gab es jedoch große Unterschiede. So war z. B. die Behandlung mit dem SSRI Fluoxetin mit einem deutlich geringeren Risiko suizidalen Verhaltens assoziiert als die mit dem SSNRI Venlafaxin.

Friedman und Leon (2007) haben die wichtigsten Ergebnisse eines 140-seitigen FDA-Memorandums über 273 Studien mit fast 100.000 Teilnehmern zusammengefasst. Sie zeigen, dass das Risiko suizidalen Verhaltens oder der Suizidalität nach Einnahme von Antidepressiva primär vom Alter der Patienten abhängt. Bei Kindern und jungen Teenagern ist das Risiko zwei- bis dreifach erhöht. Es nimmt jedoch mit zunehmendem Alter der Patienten ab. Auf der Basis dieser Daten verfügte die FDA am 2. Mai 2007 eine erweiterte „black box warning", dass alle Antidepressiva die Information eines erhöhten Risikos suizidalen Verhaltens bei jugendlichen Erwachsenen von 18 bis 24 Jahren beinhalten müssen.

Bauer et al. (2006) kamen im Rahmen einer Kohortenstudie bei „Hochrisikopatienten" mit bipolaren Störungen zu dem Ergebnis, dass weder der Beginn einer antidepressiven Behandlung noch die Erhöhung der antidepressiven Medikation mit dem erstmaligen Auftreten eines suizidalen Verhaltens assoziiert sind.

Zusammengefasst ist bei inhomogener Datenlage besonders bei Patienten mit Suizidalität in der Vorgeschichte bzw. Suizidalität bei Behandlungsbeginn sowie jungen Erwachsenen im Alter von 18 bis 24 Jahren auf eine zeitweilige Verstärkung bzw. auf ein evtl. erhöhtes Risiko suizidaler Handlungen zu achten. Bei der Bewertung der inhomogenen Ergebnisse ist zudem darauf hinzuweisen, dass es sich bei der überwiegenden Mehrzahl der Studien um Kurzzeitstudien handelt und sich deshalb keine Aussage ableiten lässt, ob auch bei länger andauernder Therapie, d. h. Erhaltungstherapie oder Rezidivprophylaxe ein erhöhtes Suizidrisiko besteht (Bauer und Möller 2006).

Eine ausgezeichnete Übersicht zur Frage, ob SSRI bzw. Antidepressiva im Allgemeinen mit erhöhter Suizidalität assoziiert sind, findet sich in einem 2008 veröffentlichten Consensus Statement der WPA Section on Pharmacopsychiatry (Möller et al. 2008).

10.1.4 Antidepressiva und internistische bzw. neurologische Erkrankungen

Häufig müssen ältere Patienten mit körperlichen Erkrankungen mit Antidepressiva behandelt werden, sei es, um organisch bedingte Depressionen oder unabhängig von der körperlichen Erkrankung auftretende depressive Störungen zu therapieren (Taylor et al. 2011). Bei Patienten mit körperlichen Erkrankungen wird die Behandlung mit Antidepressiva vor allem durch die Wechselwirkungen mit anderen zur Behandlung notwendigen Arzneimitteln kompliziert. Weiterhin müssen Besonderheiten der jeweiligen körperlichen Erkrankungen im Hinblick auf die Wirksamkeit und Verträglichkeit der Antidepressiva beachtet werden.

Bei den zur Verfügung stehenden tri- und tetrazyklischen Antidepressiva sind **pharmakodynamische Interaktionen** ein bedeutsames Problem, da durch sie nicht nur Rezeptorsysteme im zentralen, sondern auch im peripheren Nervensystem beeinflusst werden können. Die neueren Antidepressiva zeigen vielmehr Unterschiede in ihren pharmakokinetischen Eigenschaften, aus denen sich die unterschiedlichen Interaktionspotenziale dieser Antidepressiva ableiten. Einzelne neuere Antidepressiva können mit allen wichtigen Internistika wie Antikoagulanzien, Analgetika, Antibiotika, Antimykotika, Antidiabetika, Antiallergika, Antiasthmatika, nichtsteroidalen Antirheumatika, Chemotherapeutika, Hormonen, Immunsuppressiva, Lipidsenkern und kardiologischen Medikamenten interagieren. Von besonders großer Bedeutung erscheint die adäquate Behandlung depressiver Störungen beim Schlaganfall, bei kardiovaskulären Erkrankungen und beim Parkinson-Syndrom, da sie den Therapieverlauf aller aufgeführten Krankheiten negativ beeinflussen (Rayner et al. 2010).

Post-Stroke-Depression

Der Schlaganfall ist eine der häufigsten Todesursachen in der westlichen Welt. Eine Vielzahl epidemiologischer Studien zeigt, dass die Post-Stroke-Depression als Komplikation des Schlaganfalls in nahezu 50 % der Fälle zu beobachten ist (Niedermeier und Heuser 2002), 25–35 % aller Patienten erkranken dabei im ersten Jahr nach einem Schlaganfall an einer Major Depression (Robertson und Katona 1997).

Die Hypothesen zur Bedeutung der Lokalisation eines Schlaganfalls für die Entstehung einer Post-Stroke-Depression sind ausgesprochen widersprüchlich. Einflussfaktoren auf die Entwicklung der Post-Stroke-Depression sind vielfältig, wobei neben Lokalisation und Größe der zerebralen Schädigung sowie dem Ausmaß der körperlichen Behinderung auch das Lebensalter (jüngere Patienten entwickeln häufig eine Post-Stroke-Depression) von Bedeutung zu sein scheint. Unabhängig von diesen Faktoren zeigt die Post-Stroke-Depression eine deutliche Assoziation mit einer schlechteren Erholung der kognitiven und motorischen Leistungen der betroffenen Patienten (Herrmann et al. 1998). Die Post-Stroke-Depression hat damit erhebliche **sozialmedizinische Relevanz,** da sie die Rehabilitation der betroffenen Patienten nachhaltig beeinträchtigt, die Reintegration in den Arbeitsprozess verzögert und zu erhöhten Versorgungskosten beiträgt.

Die Wirksamkeit von Antidepressiva bei der Behandlung der Post-Stroke-Depression ist in einer Metaanalyse von Chen et al. (2006) auf der Basis von 16 RCTs bei 1.320 Patienten vs. Placebo nachgewiesen. Chen et al. (2007) führten auch eine Metaanalyse zur Wirksamkeit von Antidepressiva in der Prophylaxe einer Depression bei nicht depressiven Schlaganfallpatienten durch (10 RCTs, 703 Patienten) und kamen zum Ergebnis, dass Antidepressiva das Risiko für das erstmalige Auftreten einer Post-Stroke-Depression deutlich reduzieren können. Aufgrund ihrer anticholinergen Wirkkomponente und der Gefahr kardialer Nebenwirkungen sind Trizyklika bei Post-Stroke-Depression mit Vorsicht einzusetzen. Insgesamt spricht das günstigere Nebenwirkungsprofil bei gesicherter Wirksamkeit für den Einsatz von **SSRI** zur Behandlung der Post-Stroke-Depression, falls keine speziellen Kontraindikationen vorliegen (Wiart et al. 2000; Price et al. 2011).

Depression bei koronarer Herzerkrankung

Frazure-Smith et al. zeigten bereits 1995, dass schwere Depressionen als unabhängiger **Risikofaktor für kardiale Mortalität** nach einem Myokardinfarkt anzusehen sind. Patienten mit Depressionen haben ein um das Vierfache erhöhtes Sterberisiko. Inzwischen wurde mehrfach bestätigt, dass das Vorliegen sowohl leichter als auch schwerer depressiver Störungen als bedeutsames Risiko sowohl für die Entstehung einer koronaren Herzerkrankung als auch für ihren weiteren Verlauf zu werten ist (Celano et al. 2011; Summers et al. 2010).

Die in klinischen und epidemiologischen Studien nachgewiesene Relation von koronarer Herzerkrankung und Depression wirft eine Reihe von Fragen nach den zugrunde liegenden psychobiologischen Wirkmechanismen auf (Honig und Maes 2000). Als **pathogenetische Mechanismen** werden u. a. eine

Dysregulation des HPA-Systems, eine Dysregulation der sympathikoadrenalen Achse, eine Verringerung der Herzratenvariabilität, eine myokardiale Ischämie und ventrikuläre Instabilität als Reaktion auf Stressoren, Veränderungen der Thrombozytenrezeptoren und/oder -funktionen und eine Aktivierung des Immunsystems diskutiert.

Selbst wenn es nicht immer gelingen sollte, durch eine adäquate antidepressive Therapie die kardiale Prognose eines Patienten zu verbessern, so wird es doch mit hoher Wahrscheinlichkeit möglich sein, einen für den Patienten schwerwiegenden Leidenszustand erheblich zu verbessern.

Bei Patienten mit kardialen Erregungsleitungsstörungen und Arrhythmien ist extreme **Vorsicht** beim Einsatz von **Trizyklika** angezeigt. Die Wirkung dieser Antidepressiva entspricht nämlich die der Antiarrhythmika vom Typ 1a, da sie über einen chinidinartigen Effekt die Erregungsleitung verlangsamen und zu einer Verlängerung der PQ-, QRS- und QTC-Zeit führen (Haferkamp et al. 2002). Eine groß angelegte Studie scheint ein Exzessrisiko von Myokardinfarkten unter Langzeitmedikation mit Trizyklika, nicht aber mit SSRI zu belegen (Barefoot und Williams 2000).

Die Einführung neuer Antidepressiva hat zu erheblich verbesserten Therapiemöglichkeiten gerade von Patienten mit schweren Herzerkrankungen geführt. Die hohe Selektivität dieser Substanzen verhindert, dass diese Präparate – im Gegensatz zu den herkömmlichen Trizyklika – Rezeptoren beeinflussen, deren Funktionen sich ungünstig auf die kardiale Leistungsfähigkeit und Reizleitung auswirken können. **Antidepressiva der 3. Generation** wie SSRI, Mirtazapin und Venlafaxin dürften als Antidepressiva der **ersten Wahl** bei depressiven Patienten nach Myokardinfarkt oder mit koronarer Herzkrankung gelten (Vieweg et al. 2006). Im Vergleich mit Trizyklika zeigen diese Substanzen zwar keine Vorteile bei der antidepressiven Wirksamkeit, aber sie beweisen ein deutlich sichereres kardiales Verträglichkeitsprofil (Roose et al. 1998a, b).

Von Bedeutung erscheinen außerdem Befunde, die antiinflammatorische Eigenschaften sowohl der Trizyklika als auch der SSRI belegen (Honig und Maes 2000), für eine Normalisierung der Herzratenvariabilität unter antidepressiver Medikation, vor allem unter SSRI, sprechen sowie eine günstige Modifikation der depressionsassoziierten Thrombozytenaktivierung unter SSRI belegen (Markowitz et al. 2000).

Depression bei Parkinson-Syndrom

Das gemeinsame Auftreten von Depressionen und einem Parkinson-Syndrom ist ausgesprochen häufig. Bei Verwendung moderner Klassifikationssysteme gibt die Mehrzahl der Autoren Prävalenzraten von 30–50 % an (Lemke et al. 2004). Diese Komorbidität wird jedoch zu selten diagnostiziert und viel zu selten behandelt (Lemke 2008). Depressionen sind hierbei nicht lediglich als Reaktion auf das Parkinson-Syndrom zu interpretieren, da die Depressionen nicht selten bereits in der präsymptomatischen Phase des Parkinson-Syndroms zu beobachten sind (Amann et al. 1999) und auch bei deutlicher Besserung des Parkinson-Syndroms unter entsprechender Medikation häufig sistieren.

Man kann deshalb davon ausgehen, dass sowohl der Depression als auch dem Parkinson-Syndrom gemeinsame neurochemische Dysfunktionen zugrunde liegen. Hier ist neben der Funktionsstörung des dopaminergen Systems auch an eine gleichzeitig vorhandene serotonerge Dysfunktion zu denken.

Es liegen insgesamt mehrere doppelblinde placebokontrollierte Studien vor, welche die Wirksamkeit der **Trizyklika** belegen (Klaassen et al. 1995; Price et al. 2011). Nachteilige Effekte auf die Motorik wurden nicht beobachtet, was wegen der anticholinergen Wirkung der Trizyklika nicht zu erwarten ist. Nicht ohne Bedeutung kann eine Orthostase sein, da sich die alphaadrenerge Blockade der Trizyklika und die L-Dopa-Wirkung potenzieren können.

Es liegen einige Berichte über die antidepressive Wirksamkeit von **SSRI** bei Patienten mit Parkinson-Syndrom vor (Tom und Cummings 1998; Price et al. 2011). Sie können jedoch auch zumindest bei einigen Patienten die Parkinson-Symptomatik deutlich verschlechtern.

In den letzten Jahren sind **Dopamin-Agonisten** und ihre potenziellen antidepressiven Eigenschaften bei Morbus Parkinson in das Zentrum des wissenschaftlichen Interesses gerückt (Lemke 2007). Substanzen wie Ropinirol, Pramipexol und Pergolid zeigen bei depressiven Patienten mit Morbus Parkinson neben der Wirkung auf motorische Defizite antidepressive und antianhedone Effekte, so dass Lemke (2008) in einem Behandlungsalgorithmus zunächst Dopaminagonisten als ersten Schritt, bei Non-Response dann SSRI, SNRI oder Moclobemid als zweiten Schritt und schließlich TZA als dritten Behandlungsschritt vorschlägt.

10.1.5 Antidepressiva in Schwangerschaft und Stillzeit

Bei der Beschreibung von einzelnen Antidepressiva und ihrer Anwendung in der Schwangerschaft und Stillzeit sind tierexperimentelle Ergebnisse nicht immer zu berücksichtigen, da diese, zumal bei Vorliegen von Daten beim Menschen, eine untergeordnete Bedeutung haben. Sie sind nicht ohne Weiteres und nicht immer auf den Menschen übertragbar. Dies liegt sowohl an den verwendeten Dosen als auch an anderen Stoffwechselschritten, unterschiedlichen Rezeptoren und anderen Eigenarten der pränatalen Entwicklung.

Für die Antidepressiva-Therapie in Schwangerschaft und Stillzeit gelten nach Rohde und Schaefer (2010) folgende **Regeln:**

- Von Ausnahmen abgesehen, möglichst kein Absetzen oder Medikationswechsel bei einer gut eingestellten Patientin! Dies gilt besonders für schwer einstellbare Patientinnen mit ausgeprägter Symptomatik.
- Frühgeburtlichkeit und intrauterine Wachstumsverzögerung wurden in Zusammenhang mit Antidepressiva-Behandlung beobachtet. Da diese Effekte aber unspezifisch bei verschiedenen Mitteln und zum Teil auch bei anderen Psychopharmaka beobachtet wurden, ist unklar, ob dies auch Folge der mütterlichen Erkrankung ist.
- Alle Antidepressiva können zu zentralnervösen, gastrointestinalen und respiratorischen Anpassungsstörungen beim Neugeborenen führen, die im Allgemeinen selbstlimitierend und ohne Folgen für die weitere Kindheitsentwicklung sind.

Trizyklika

In den 1970er- und 1980er-Jahren wurden den TCA auch beim Menschen Fehlbildungen attribuiert, darunter Herzfehler, Polydaktylie, Hypospadie und Extremitätenanomalien. Jedoch konnte bei keinem der seit längerem gebräuchlichen Präparate der Verdacht auf teratogene Effekte bestätigt werden (Ericson 1999). Auch neuere Studien mit insgesamt mehreren Hundert Trizyklika exponierten Schwangeren fanden keine Belege für Teratogenität (Davis et al. 2007; Pearson 2007). Bei einer Nachuntersuchung an 80 Kindern, die pränatal Trizyklika exponiert waren, zeigte sich im Vorschulalter gegenüber einer Kontrollgruppe keine Abweichung hinsichtlich Verhalten, Sprachentwicklung und Intelligenzentwicklung (Nulman 1997).

Bei **Neueinstellung in der Schwangerschaft** sind gut erprobte Präparate wie Amitriptylin, Imipramin oder Nortriptylin zu bevorzugen. Bei Neueinstellung bzw. Umstellung in der Schwangerschaft ist zu berücksichtigen, ob eine Patientin ggf. stillen kann, damit nach der Geburt nicht noch einmal eine Umstellung erfolgen oder das Antidepressivum abgesetzt werden muss.

SSRI und SSNRI

Weit über 10.000 in verschiedenen Studien ausgewertete Schwangerschaftsverläufe zu SSRI (Fluoxetin, Paroxetin, Citalopram und Sertralin) haben überwiegend keine eindeutigen Hinweise auf eine Fehlbildungsrate erbracht (Alwan 2007; Einarson 2008; Wichman et al. 2009). Andererseits kann ein Zusammenhang spezieller Fehlbildungen mit einer SSRI-Einnahme im 1. Trimenon nicht vollständig ausgeschlossen werden (Alwan 2007). Insbesondere wurde in einigen Arbeiten ein gering erhöhtes Risiko für Septumdefekte des Herzens bei Paroxetin (Källén 2007) und Fluoxetin (Diav-Citrin 2008) diskutiert. Zudem ist bei etwa jedem dritten Neugeborenen, dessen Mutter bis zur Geburt mit SSRI behandelt wurde, mit zentralnervösen, gastrointestinalen und respiratorischen Anpassungsstörungen zu rechnen, die auch als serotonerge Überstimulation interpretiert werden können (Moses-Kolko 2005). Ob der persistierende pulmonale Hochdruck beim Neugeborenen eine sehr seltene SSRI-Folge sein kann, wird kontrovers diskutiert (Andrade 2009; Källén 2008; Wichman et al. 2009). Eine erhöhte Blutungsbereitschaft beim Neugeborenen nach Behandlung der Mutter mit SSRI wurde diskutiert (Mhanna et al. 1997), eine andere Untersuchung fand bei SSRI jedoch keine höhere neonatale Blutungshäufigkeit im Vergleich zu anderen Antidepressiva (Salkeld 2008).

SSRI und SSNRI können zur Behandlung depressiver Störungen in der Schwangerschaft und Stillzeit bei Beachtung der o. g. kontroversen Diskussion geringer teratogener Effekte und möglicher Anpassungsstörungen nach der Geburt eingesetzt werden (Rohde und Schaefer 2010). Aufgrund des Erfahrungsumfangs sind Sertralin und Citalopram unter den SSRI Mittel der ersten Wahl, Fluoxetin sollte aufgrund seiner langen Halbwertszeit und der damit einhergehenden schlechten Steuerbarkeit vermieden werden (Rohde und Schaefer 2010).

Monoaminoxidasehemmer sind unzureichend untersucht. Auch Bupropion ist in seiner Wirkung bezüglich Schwangerschaft und Stillzeit weniger gut untersucht.

10.1.6 Antidepressiva und Fahrtauglichkeit

Für die Alltagstauglichkeit sind evtl. auftretende Beeinträchtigungen kognitiver und psychomotorischer Funktionen außerordentlich bedeutsam. Entsprechende Untersuchungen zeigen, dass unbehandelte, schwer depressive Patienten die schlechtesten Testergebnisse aufweisen und es nach ca. 2-wöchiger Behandlung mit Antidepressiva zu einer signifikanten Besserung der psychomotorischen Leistungsparameter kommt (Brunnauer und Laux 2010).

Kognitive und psychomotorische Defizite bessern sich im Rahmen einer Response bzw. Remission unter Antidepressivatherapie. Akuteffekte von (insbesondere sedierenden) Antidepressiva können das Unfallrisiko erhöhen, dieses verschwindet aber im Allgemeinen relativ rasch unter remissionsstabilisierender Medikation (Brunnauer und Laux 2010).

Brunnauer und Laux (2010) kamen anhand eigener Untersuchungen bei kurz vor der Entlassung aus der stationären Behandlung stehenden teilremittierten Patienten zu dem Ergebnis, dass nur bei ca. 60 % von einer bedingten Fahreignung auszugehen ist. Dabei schnitten Patienten unter neueren selektiven Antidepressiva signifikant günstiger als unter Trizyklika ab (> Abb. 10.5).

Nach Brunnauer und Laux (2010) dürfte die Einnahme von Antidepressiva in folgenden Situationen mit Fahruntauglichkeit einhergehen:
1. Zu Beginn einer Behandlung (insbesondere bei relativ hoher Initialdosis, bei Infusionstherapie sowie bei stark sedierenden Antidepressiva), d. h. etwa in der ersten Behandlungswoche
2. bei Medikamentenumstellungen

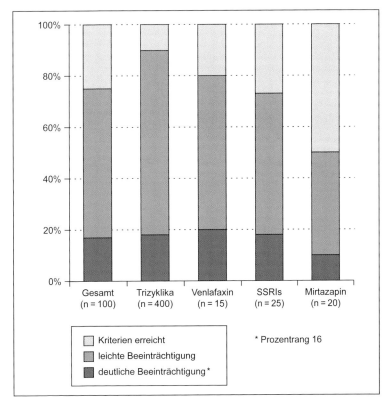

Abb. 10.5 Fahrtauglichkeit unter Antidepressiva bei Klinikentlassung (Brunnauer und Laux 2010)

3. bei Patienten mit schweren Depressionen z. B. mit wahnhaft depressiven Symptomen oder akuter Suizidalität.

10.1.7 Zusammenfassung

- Antidepressiva sind in der Akuttherapie mittelschwerer und schwerer depressiver Episoden, in der Erhaltungstherapie und in der Rezidivprophylaxe rezidivierender depressiver Störungen wirksam. Diese Wirksamkeit ist empirisch sehr gut belegt.
- Wirkunterschiede zwischen einzelnen Substanzklassen sind in einer Reihe von Metaanalysen herausgearbeitet, die Ergebnisse sind jedoch nicht konsistent.
- Die neueren Antidepressiva sind den Trizyklika bezüglich Verträglichkeit, Nebenwirkungen und Sicherheit bei Überdosierungen überlegen.
- Anwendungsbeschränkungen und Kontraindikationen leiten sich vom Nebenwirkungsprofil, den Kombinations- und Wechselwirkungen der Antidepressiva sowie von der Komorbidität mit Einschränkungen von Alter, Geschlecht und Ernährungszustand der Patienten ab.
- Antidepressiva sind in der Therapie depressiver Störungen bei einer Reihe von komorbiden internistischen (z. B. koronare Herzerkrankung; Diabetes mellitus) und neurologischen (z. B. Schlaganfall, Parkinson-Syndrom) Erkrankungen sehr wirksam.
- Bei der Verordnung von Antidepressiva ist besonders bei Patienten mit Suizidalität in der Vorgeschichte bzw. Suizidalität bei Behandlungsbeginn sowie jungen Erwachsenen im Alter von 18 bis 24 Jahren auf eine zeitweilige Verstärkung bzw. auf ein evtl. erhöhtes Risiko suizidaler Handlungen zu achten.
- Für die Antidepressiva-Therapie in Schwangerschaft und Stillzeit gelten Regeln, die in diesem Kapitel detailliert dargestellt sind.
- Elektrokrampftherapie ist eine sehr wirksame antidepressive Therapie, die Schlafentzugstherapie ist als Add-On-Therapie zu Antidepressiva geeignet, um eine schnellere und durchgreifende Besserung zu erzielen.

> **DIE WICHTIGSTEN BEHANDLUNGSGRUNDSÄTZE**
> - In der Regel sollte eine Antidepressivatherapie als Monotherapie durchgeführt werden.
> - Antidepressiva sollten in einer adäquaten Dosierung (➤ Tab. 10.2) und über eine adäqaute Dauer (4–8 Wochen) verordnet werden.
> - Ziel einer antidepressiven Therapie ist die Remission.
> - Eine Erhaltungstherapie sollte mindestens 6 Monate andauern und mit der Dosis des Antidepressivums durchgeführt werden, mit der die Remission erreicht wurde.
> - Erste Wahl bei der Rezidivprophylaxe rezidivierender depressiver Störungen ist das Antidepressivum, mit dem während der Akut- und Erhaltungstherapie eine Remission erzielt wurde.

10.2 Psychotherapie
Elisabeth Schramm und Mathias Berger

10.2.1 Diagnosen affektiver Störungen

Depressive Erkrankungen nehmen nach Hochrechnungen der Weltgesundheitsorganisation (Murray und Lopez 1996) weltweit zu. Bis zum Jahr 2020 werden sich Depressionen zu der Krankheitsgruppe entwickeln, die neben den Herz-Kreislauf-Krankheiten das meiste Leiden und die höchsten Kosten verursacht.

Depressive Episoden sind gekennzeichnet durch spezifische Symptome, die über einen Zeitraum von mindestens 2 Wochen anhalten. Zu den typischen **Symptomen** gehören Niedergeschlagenheit oder ein Gefühl der Gefühllosigkeit, Interessenverlust oder Verlust der Freude, Antriebslosigkeit, Verlangsamung oder Agitiertheit, Gedanken an den Tod und zahlreiche körperliche Beschwerden wie beispielsweise Schlafstörungen. Bei gleichzeitigem Vorliegen von vier bis fünf Symptomen gilt eine depressive Episode nach ICD-10 als „leicht", bei sechs bis sieben als „mittelschwer" und bei acht und mehr Symptomen als „schwer".

Für eine weitere Untergliederung der Gesamtgruppe affektiver Störungen werden der Verlauf (uni- bzw. bipolar, einmalig bzw. rezidivierend oder chronisch), die Schwere (leicht, mittelgradig, schwer) und die besondere Ausprägung der Symptomatik (z. B. somatisch, psychotisch) herangezogen.

Von einer **rezidivierenden** depressiven Störung spricht man, wenn neben der Indexepisode in der Anamnese mindestens eine weitere depressive Episode vorliegt. Zwischen der früheren und der aktuellen Episode müssen allerdings mindestens 2 Monate weitgehender Symptomfreiheit bestanden haben. Einige depressive Symptome, wie beispielsweise fehlende emotionale Reagibilität, Früherwachen oder Morgentief, haben eine spezielle klinische Bedeutung und werden im ICD-10 „somatisch" (früher „endogen") genannt.

Psychotische Depressionen werden diagnostiziert, wenn stimmungskongruente wahnhafte Symptome wie z. B. Verarmungsideen oder Schuldwahn vorliegen.

Zu den **chronischen** (länger als 2 Jahre) depressiven Störungen gehören neben der chronischen depressiven Episode und den rezidivierenden depressiven Episoden ohne volle Remission zwischen den Phasen auch eine leichtere Form von anhaltender depressiver Symptomatik, die sogenannte **Dysthymie.** Wenn zu einer dysthymen Grundstörung eine ausgeprägte depressive Episode hinzukommt, spricht man von einer „double depression".

Weitere Spezifizierungen depressiver Störungen ergeben sich durch das jahreszeitlich gebundene Auftreten affektiver Störungen („saisonal abhängige Depression") und durch das Auftreten einer Depression in zeitlichem Zusammenhang mit der Geburt eines Kindes („Post-partum-Depression"). Nähere Ausführungen dazu finden sich bei Berger (2014).

Affektive Störungen sind mit einer Punktprävalenz von etwa 5 bis 6 Millionen in Deutschland als häufige psychische Störungen zu bezeichnen. Außerdem nehmen sie in den letzten Jahrzehnten offensichtlich zu und betreffen immer jüngere Altersgruppen (u. a. Soeder 2002). Es liegen eine ganze Reihe repräsentativer epidemiologischer Studien vor, wonach zu einem gegebenen Zeitpunkt etwa 15 bis 17 Millionen Europäer an Depressionen leiden.

10.2.2 Psychotherapeutische Behandlung

Bei den depressiven Erkrankungen ergibt sich bei Berücksichtigung der empirischen Datenlage ein komplexes differenzialtherapeutisches Spektrum. Dabei stellen sich für die Praxis folgende Fragen:

1. Wann bzw. bei wem ist eine alleinige Psychotherapie indiziert?
2. Wann bzw. bei wem ist eine Kombinationsbehandlung aus Psycho- und Pharmakotherapie indiziert?
3. Wie lange halten die Therapieeffekte nach der Akutbehandlung an und wer benötigt Erhaltungstherapie?
4. Welche Verfahren sind bei chronischen Depressionen indiziert?

Auf die vierte Frage wird in ➤ Kapitel 11 näher eingegangen.

Die Beschreibung der Datenlage in den folgenden Abschnitten bezieht sich weitgehend auf Metaanalysen, um einen Überblick zu liefern. Es sei jedoch kritisch angemerkt, dass die Qualität der Metaanalysen maßgeblich von der Qualität und Aussagekraft der jeweils eingeschlossenen Studien abhängt. In manchen Fällen ist es deswegen angebracht, sich eher an methodisch überzeugenden und gut durchgeführten Einzelstudien zu orientieren.

Wann bzw. bei wem ist eine alleinige Psychotherapie indiziert?

Die Nationalen Versorgungsleitlinien (S3, 2009) für die ambulante Praxis besagen, dass bei leichten und mittelschweren Depressionen eine vergleichbare Wirksamkeit von Psychotherapie und Antidepressiva vorliegt. Diese Aussage erscheint jedoch bei näherer Betrachtung noch zu undifferenziert. Man sollte nämlich dabei die unter a) bis d) aufgeführten Punkte berücksichtigen.

a) Welches psychotherapeutische Verfahren?

Folgende Ansätze sind entweder spezifisch für die akute oder phasenprophylaktische Therapie der Depression entwickelt worden oder sie finden häufige Anwendung:
1. Kognitive Verhaltenstherapie (KVT) nach Beck und Lewinsohn
2. Interpersonelle Psychotherapie (IPT) nach Klerman und Weissman
3. Cognitive Behavioral Analysis System of Psychotherapy (CBASP) nach McCullough

4. Achtsamkeitsbasierte Kognitive Therapie (MBCT) nach Segal
5. Psychodynamische Kurz- und Langzeitansätze (PDT)
6. Gesprächspsychotherapie (GT).

Während die ersten vier Verfahren speziell auf die Eigenheiten depressiver Erkrankungen zugeschnitten sind, sind psychodynamische und gesprächstherapeutische Ansätze eher allgemeiner Natur.

Die **kognitive Verhaltenstherapie** (KVT; Beck et al. 1979; Hautzinger 2003) und die **interpersonelle Psychotherapie** (IPT; Klerman et al. 1984; Schramm 2010) sind als störungsspezifische Verfahren von besonderer Bedeutung, da ihre Wirksamkeit als Monotherapien oder in Kombination mit Psychopharmaka bei Depressionen am besten belegt ist. Einzelne Wirksamkeitsnachweise liegen ebenfalls für bestimmte Varianten strukturierter, psychodynamischer Kurzzeittherapien und der Gesprächspsychotherapie vor. Psychoanalysen bzw. langfristige, hochfrequente tiefenpsychologische Psychotherapien sind bisher nur unzureichend evaluiert.

Barth et al. (2013) verglichen in einer Netzwerk-Metaanalyse sieben psychotherapeutische Interventionen aus 198 kontrollierten randomisierten Studien. Dabei zeigen alle sieben psychotherapeutischen Interventionen vergleichbare Effekte auf depressive Symptome und haben moderate bis starke Effekte gegenüber einer Warteliste und kleine bis moderate Effekte im Vergleich zur Regelversorgung. Der einzige signifikante Unterschied zeigt sich in der Überlegenheit von IPT im Vergleich zu supportiver Beratungstherapie.

Zwei aktuelle, allerdings umstrittene (Schramm und Berger 2012) Metaanalysen von Leichsenring und Rabung (2011) sowie von Driessen und Kollegen (2010) kommen zu dem Schluss, dass die **psychodynamische Kurzzeittherapie** bei depressiven Erwachsenen insgesamt wirksam ist, wenn man sie mit aktiven Vergleichsgruppen in Relation setzt. Eine Publikation (Smit et al. 2012) bewertet jedoch die Evidenz für psychoanalytische Langzeittherapie als „begrenzt und im günstigsten Fall widersprüchlich". Es werden weitere qualitativ hochwertige randomisiert-kontrollierte Studien (RCT) benötigt, um die akute und insbesondere längerfristige Effektivität einzelner Formen psychodynamischer Therapien zu beurteilen (s. auch Gerber et al. 2011). **Verhaltenstherapie** (inkl. Social-Skills-Training und Entspannungsübungen) erwies sich wirksamer als psychodynamische Therapien (Evidenzstufe 1a: Shinohara et al. 2013; Cochrane-Review), wobei diese Befunde jedoch auf methodisch anfechtbaren Studien beruhen. Aufgrund methodischer Mängel in Verbindung mit geringen Fallzahlen der zugrunde liegenden Primärstudien besteht daher weiterhin Forschungsbedarf.

Die **Gesprächspsychotherapien** (GT) wurden vorwiegend als Kontrollbedingung in einzelnen kontrollierten KVT-Studien eingesetzt und erwiesen sich hier den spezifischen Therapien (KVT, VT und Pharmakotherapien) als unterlegen. In einer kontrollierten randomisierten Studie von Watson et al. (2003) schnitt eine besondere Variante der GT vergleichbar gut ab wie die KVT. Weitere Studien sind erforderlich, um valide Aussagen zur Wirksamkeit dieser Variante der Gesprächspsychotherapie zu machen.

Zur **kognitiven Verhaltenstherapie** (KVT) liegen zahlreiche kontrollierte Therapievergleichsstudien an depressiven Patienten vor (Segal et al. 2002). Dabei erreicht die Methode nicht nur bessere Ergebnisse in der Akutbehandlung im Vergleich zu Warte-, Placebo- oder unterstützenden bzw. Clinical-Management-Bedingungen, sondern sie führt auch zu vergleichbaren Effekten wie eine psychopharmakologische Behandlung oder andere spezifische Psychotherapien. Die Ergebnisse mehrerer Metaanalysen zur Wirksamkeit der KVT (z. B. Gloaguen et al. 1998; Jorgensen et al. 1998) erfüllten die nach verschiedenen Kriterienkatalogen höchstmögliche Evidenzstufe mit Effektstärken zwischen 1,5 und 2,3. In der Cochrane-überprüften Metaanalyse von Gloaguen et al. (1998) wurde gezeigt, dass die depressive Symptomatik bei leichten bis mittelschweren Depressionen durch kognitive Therapie wirksamer reduziert wird als durch eine antidepressive Medikation oder nichtverhaltenstherapeutische Psychotherapien. Kognitive Therapie und reine Verhaltenstherapie zeigten sich in ihrer Wirksamkeit als vergleichbar (s. auch Metaanalyse Ekers et al. 2007). Den Ergebnissen von Metaanalysen zufolge sind KVT und eine antidepressive medikamentöse Behandlung bei ambulanten psychiatrischen Patienten vergleichbar wirksam (Hecht und van Calker 2008). Für schwere Depressionen mit einem melancholischen Symptommuster wird die Kombination von KVT mit einer Pharmakotherapie vorgezogen (DeRubeis et al. 2005). In einer neueren metaanalytischen Übersichtsarbeit (Tolin

2010) erwies sich die KVT bei depressiven Patienten psychodynamischer Therapie als überlegen.

In der aktuellsten Metaanalyse zur **interpersonellen Psychotherapie** (IPT) von Cuijpers und Kollegen (2011) erbrachte der Ansatz im Vergleich zu den Kontrollbedingungen eine differenzielle Gesamteffektstärke von $d = 0{,}63$ (95 % CI 0,36~0,90), im Vergleich zu anderen Psychotherapien von $d = 0{,}04$ (95 % CI –0,14~0,21) zugunsten der IPT. Pharmakotherapie schien wirksamer als IPT, während die Kombination beider Verfahren als Akutbehandlung alleiniger IPT nicht überlegen war. Als Erhaltungstherapie zeigte sich die Kombination jedoch gegenüber alleiniger Medikation von signifikantem Vorteil. Die Autoren schlussfolgern, dass die IPT mit und ohne medikamentöse Begleittherapie ihren Platz in den internationalen Behandlungsleitlinien als eine der am besten empirisch validierten antidepressiven Behandlungen verdient.

Auf der Ebene von Einzelstudien schnitten die IPT und die KVT bei 177 ambulanten, leicht bis mittelschwer depressiven Patienten gleich gut ab, bei schwerer Depressiven war die KVT die effektivere Methode (Luty et al. 2007). Dieser Befund steht im Gegensatz zu den Ergebnissen der Multicenterstudie von Elkin und Kollegen (1989), wo die IPT bei den Patienten mit schwerer Depression mehr Vorteile aufwies. Darüber hinaus ergab sich, dass bei der IPT im Vergleich zu medikamentösen oder anderen Verfahren (KVT, Clinical Management) eine niedrigere Rate von Therapieabbrüchen zu verzeichnen war (z. B. Elkin et al. 1989).

Das **Cognitive Behavioral Analysis System of Psychotherapy** (CBASP) wurde von McCullough (2000; Schramm et al. 2006) speziell zur Behandlung chronischer Depressionen entwickelt und erwies sich in einer umfassenden Studie (Keller et al. 2000) als wirksam. Eine Metaanalyse (Cuijpers et al. 2010) kommt zu dem Schluss, dass die gängigen Psychotherapieverfahren in der Behandlung von chronischen schweren Depressionen und Dysthymie zwar wirksam sind, aber möglicherweise nicht so effektiv wie Antidepressiva. Allerdings ist dies auch auf eine häufig zu kurze Dauer der Psychotherapiebehandlung zurückzuführen; die Autoren folgern daraus, dass insgesamt mindestens 18 Sitzungen notwendig sind, um chronische Depressionen angemessen zu behandeln. Das Verfahren und die Ergebnisse der Studie werden unter ➤ Kapitel 11 näher beschrieben.

Die **Achtsamkeitsbasierte Kognitive Therapie** (MBCT; Segal et al. 2002) wurde als 8-wöchige Gruppentherapie zur Rückfallprävention depressiver Störungen konzipiert. Vor allem bei Patienten mit mehr als zwei depressiven Episoden konnte die MBCT das Rückfallrisiko im Vergleich zu üblicher Behandlung signifikant reduzieren (Teasdale et al. 2000, Ma und Teasdale 2004). Andere Autoren zeigen jedoch, dass Patienten auch bereits nach ein bis zwei depressiven Episoden hinsichtlich der Residualsymptomatik von MBCT profitieren können (Geschwind et al. 2012). Ein metaanalytisches Review (Piet und Hougaard 2011) kommt zum Fazit, dass es sich bei der MBCT um einen vielversprechenden Ansatz handelt.

Zur **Differenzialindikation** zwischen den wirksamen Psychotherapien überprüfte eine Metaanalyse (Cuijpers et al. 2008) unter Einschluss von 53 Studien den lange Zeit aufrechterhaltenen Glauben, dass alle Psychotherapien gleichermaßen wirksam sind. Verglichen wurden bei leicht bis mittelschwer Depressiven die KVT, supportive Therapie, behaviorale Aktivierungstherapie, psychodynamische Therapie, die IPT, Problemlösetherapie und soziales Kompetenztraining. Es gab keine Hinweise, dass eine bestimmte Therapie den anderen deutlich überlegen war, mit Ausnahme der IPT, die insgesamt etwas besser abschnitt, und der supportiven Therapie, die etwas weniger wirksam war. Die Drop-Out-Rate war bei der KVT am höchsten. Teilweise wird sogar eine geringe, aber robuste Überlegenheit der Psychotherapien gegenüber Pharmakotherapie berichtet (Cuijpers et al. 2011). Zu vergleichbaren Ergebnissen kamen Khan et al. (2012), nämlich dass weniger die Art der Behandlung von Bedeutung ist, sondern vielmehr die Tatsache, dass die Patienten überhaupt an einem aktiven Behandlungsprogramm teilnehmen. Dabei schien ein modulares Vorgehen (Weisz et al. 2012) zu besseren Behandlungserfolgen zu führen als Standardtherapien.

Neueste Entwicklungen verweisen schließlich auf die zunehmende Bedeutsamkeit **internetgestützter Therapien,** die im Depressionsbereich von angeleiteten Selbsthilfeprogrammen bis zu videogestützten Therapiesitzungen reichen. Bei depressiven Störungen gibt es bereits Belege für eine gute Wirksamkeit und Kosteneffizienz (Johansson und Andersson 2012; Richards und Richardson 2012). In einer neueren Studie zur Rückfallprophylaxe (Holländare et al. 2013; 2-Jahres-Outcome) erlebten signifikant weniger teilremittierte Teilnehmer unter iCBT im Zeitraum von 2 Jahren einen Rückfall (13,7%) als Teilnehmer der Kontrollgruppe (60,9%).

Laut einer Zusammenfassung mehrerer Metaanalysen (Cuijpers 2011) bestehen keine Hinweise, dass Psychotherapie bei schweren Depressionen weniger wirksam ist als Pharmakotherapie, nur bei chronischen Verlaufsformen sind die Effekte kleiner. Außerdem ist in der Psychotherapieforschung wie in der Psychopharmakologie stets ein Publikationsbias zu berücksichtigen (Cuijpers et al. 2009a).

b) Placeboproblem

Vor allem bei leichteren Depressionen gilt es, das sog. Placeboproblem zu berücksichtigen. Dies lässt sich besonders gut an der bereits erwähnten NIMH-Studie von Elkin et al. (1989) demonstrieren (➤ Abb. 10.6).

In ➤ Abbildung 10.6 zeigt sich nach 16-wöchiger Behandlung ein sehr hoher Placeboeffekt von über 30 %, sodass sich die verglichenen Vorgehensweisen bei leichteren Depressionen (Hamilton-Wert < 20) nicht signifikant voneinander unterscheiden. Dieses Phänomen verschwindet, wenn man sich die Ergebnisse zu den schwereren Depressionen (Hamilton-Wert > 20) ansieht. Hier sind die Imipramin- und die IPT-Behandlung am wirksamsten und nahezu ebenbürtig. Um bei depressiven Störungen mit leichterer Ausprägung signifikante Unterschiede zwischen der aktiven Therapie und einer Placebobehandlung nachweisen zu können, werden sehr hohe Fallzahlen benötigt. Außerdem handelt es sich bei der sogenannten Placebobehandlung in der Regel um eine Kombination aus einem Medikamentenplacebo und unterstützenden psychiatrischen Kurzgesprächen, die einer unspezifischen Psychotherapie nahekommen und durchaus nicht unwirksam sind. Den Ergebnissen einer (allerdings auf nur 3 Studien basierenden) Metaanalyse (Evidenzstufe 1a: De Mello et al. 2005; qualitätsüberprüfter Review) zufolge ließ sich im Placebovergleich der positive Effekt einer niedrigdosierten IPT-Rezidivprophylaxe an remittierten Patienten nachweisen. Wampold und Kollegen (2011) weisen in einer Metaanalyse darauf hin, dass in vielen Studien die Placebo- und Treatment-As-Usual-Bedingungen heterogen und oftmals unzureichend beschrieben sind.

c) Wirklatenz

Weiterhin muss die relativ lange Wirklatenz der Psychotherapie im Vergleich zur medikamentösen Behandlung von leichten bis mittelschweren Depressionen erwähnt werden. In einer Analyse von Thase et al. (1997) wird aufgezeigt, dass die Wirklatenz bei einer Therapiefrequenz von ca. einmal wöchentlichen Sitzungen bei ungefähr 12 Wochen liegt (im Vergleich zu ca. 2 bis 4 Wochen bei pharmakologischen Ansätzen). Dies ist auch bei einer randomisierten kontrollierten Untersuchung von Schulberg et al. (1996) an 276 depressiven Patienten aus der Allgemeinarztpraxis nachzuvollziehen (➤ Abb. 10.7).

Cuijpers et al. (2013) untersuchten 70 Studien hinsichtlich eines potenziellen Zusammenhangs zwischen Behandlungseffekt und Anzahl, Häufigkeit

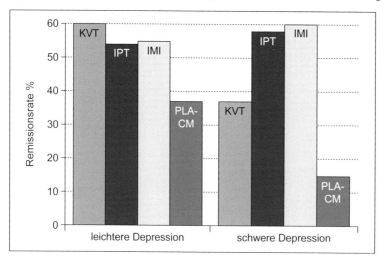

Abb. 10.6 Placeboproblem (modifiziert nach Elkin et al. 1989; Remissionsrate nach 16-wöchiger Behandlung).

KVT = Kognitive Verhaltenstherapie; IPT = Interpersonelle Psychotherapie; IMI = Imipramin; PLA = Placebo; CM = Clinical Management.

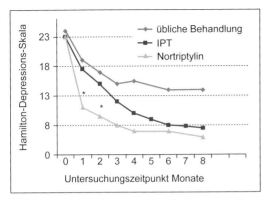

Abb. 10.7 Längere Wirklatenz von Psychotherapie (nach Schulberg et al. 1996); * IPT vs. Nortriptylin: p < 0,01; IPT = Interpersonelle Psychotherapie.

und Intensität der Therapie und stellten dabei fest, dass lediglich die Anzahl der therapeutischen Sitzungen pro Woche mit einem besseren Behandlungsergebnis einherzugehen schien. So könnten die Behandlungseffekte möglicherweise durch eine Konzentration der Sitzungen innerhalb eines relativ kurzen Zeitfensters gesteigert werden.

d) Längerfristige Effekte

Im Vergleich zu rein medikamentösen Interventionen geht man bei psychotherapeutischen Ansätzen davon aus, dass die Therapieeffekte längerfristig anhalten. So zeigte sich in einer Metaanalyse von Gloaguen et al. (1998), dass die Rückfallrate nach Beendigung der Akuttherapie bei kognitiver Therapie bei ca. 30 % und bei medikamentöser Behandlung bei ca. 60 % liegt. Eine weitere Metaanalyse (Vittengl et al. 2007) bestätigt, dass die Rückfallraten nach abgesetzter KT von 29 % innerhalb eines Jahres bzw. 54 % innerhalb von 2 Jahren vergleichbar mit denen anderer störungsspezifischer Psychotherapien sind, jedoch niedrigere Raten als mit Pharmakotherapie erzielten. Auch der Effekt durch Erhaltungstherapie mit KT liegt sowohl direkt danach als auch beim Follow-up höher als bei anderen aktiven Therapien. In einer Studie von Hollon et al. (2005) war das Absetzen der KT mit signifikant weniger Rückfällen verbunden im Vergleich zu abgesetzter Medikation, und führte beachtlicherweise nicht zu mehr Rückfällen als eine *weitergeführte* Medikation. Darüber hinaus gab es Hinweise, dass KT nach dem Absetzen Wiedererkrankungen auch langfristig effektiver verhinderte als Medikation. Bei Watzke (2012)

erzielte die KVT im langfristigen Vergleich zu Psychodynamischer Therapie (PDT) eine signifikant höhere Effektivität, gemessen an Symptomschwere, Lebensqualität und interpersonellen Problemen.

In einer frühen IPT-Akutstudie (Weissman et al. 1979) zeigten sich zwar auf der Symptomebene keine differenziellen Langzeiteffekte der initialen Behandlungsbedingungen (IPT, antidepressive Medikation oder deren Kombination). Jedoch wiesen die IPT-Patienten bezüglich sozialer Leistungsfähigkeit signifikant bessere Werte auf (Weissman et al. 1981). Eine aktuelle Metaanalyse (Oestergaard und Møldrup 2011) erbrachte, dass Pharmakotherapie ergänzt um Psychotherapie – eingesetzt sowohl in der akuten als auch der Erhaltungsphase – im Vergleich zu alleiniger Pharmakotherapie die wirksamste Option für eine höhere Wahrscheinlichkeit von Remission und reduziertem Rückfallrisiko darstellt.

Wenn man die Punkte a) bis d) berücksichtigt, lässt sich eine evidenzbasierte Differenzialindikation für die ambulante Therapie leichter bis mittelschwerer Depressionen folgendermaßen ableiten:

Wirksamkeit von Psychotherapie:
1. vergleichbare Wirksamkeit von KVT, IPT, evtl. psychodynamische Kurzzeittherapie und Antidepressiva, jedoch längere Wirklatenz bei Psychotherapie (PT)
2. Hinweise auf geringere Rückfallrate und bessere soziale Anpassung bei PT
3. Hinweise auf höhere Responder- und Remissionsraten bei KVT und IPT
4. höhere Compliance bei KVT und IPT.

Wann bzw. bei wem ist eine Kombinationsbehandlung aus Psycho- und Pharmakotherapie indiziert?

In einer aktuellen Metaanalyse anhand 18 zugrunde liegender Depressionsstudien wird die Überlegenheit von kombiniert psycho- und pharmakotherapeutischer Behandlung gegenüber alleiniger Psychotherapie zwar bestätigt, die klinische Relevanz dieses Vorteils allerdings infrage gestellt (Cuijpers et al. 2009b). Nationalen und internationalen Leitlinien ist zu entnehmen, dass insbesondere bei schweren und chronischen Depressionen eine Kombination aus Psycho- und Pharmakotherapie wirksamer ist als al-

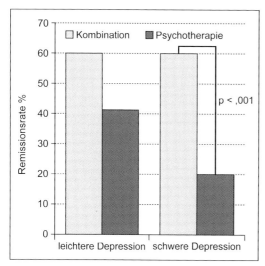

Abb. 10.8 Remissionsrate von Patienten mit leichterer und schwerer Major Depression (modifiziert nach Thase et al. 1997).

leinige Psychotherapie und z. T. als alleinige Medikation. Diese Aussage lässt sich anhand weiterer Metaanalysen (Thase et al. 1997 (➤ Abb. 10.8), de Maat et al. 2008) bestätigen.

Im Gegensatz dazu weist eine neue Studie von Hollon et al. (2014) darauf hin, dass durch eine zusätzlich zur Medikation eingesetzte KVT die Remissionsrate nur bei Patienten mit schwerer, nichtchronischer Depression erhöht werden konnte. Möglicherweise hätte ein spezifisches Verfahren wie das CBASP in Kombination mit Pharmakotherapie bei der Patientengruppe der chronisch Depressiven besser abgeschnitten. Jedoch waren die Dropout-Rate sowie Nebenwirkungen bei der Kombinationsbehandlung niedriger im Vergleich zu alleiniger Medikation.

In einer eigenen randomisierten, kontrollierten Studie bei 124 schwer depressiven, hospitalisierten Patienten zeigt sich die Kombinationsbehandlung aus IPT und Medikation einer Standardbehandlung (Medikation + Clinical Management) signifikant überlegen. Dies trifft sowohl auf die Hamilton-Werte als auch auf die Responder- sowie Remissionsraten nach 5 Wochen, bei Entlassung und bei den Katamnesen 3 und 12 Monate nach Entlassung zu. Darüber hinaus kam es unter der Kombinationstherapie kurz- und längerfristig zu einer besseren sozialen Leistungsfähigkeit (Schramm et al. 2007). Auch van Hees und Kollegen (2013) verweisen in ihrem aktuellen Review auf die besonders gute Wirksamkeit von IPT in Kombination mit Pharmakotherapie im Vergleich zu den jeweiligen Monotherapien.

Gleichermaßen konnte bei chronisch Depressiven nachgewiesen werden, dass eine Kombinationstherapie aus Nefazodon und CBASP den Einzelbedingungen signifikant überlegen ist und dies schon nach 12-wöchiger Akutbehandlung (➤ Abb. 11.2; Keller et al. 2000).

Bei der Behandlung leichter chronisch-depressiver Störungen (Dysthymien) im Rahmen einer Effectiveness-Studie zeigte sich eine Kombination aus Sertralin und IPT einer alleinigen IPT-Behandlung überlegen, allerdings nicht einer alleinigen Medikation. Zusammenfassend stellen die Autoren trotzdem fest, dass die Kombinationsbehandlung zu empfehlen ist, weil sie die kostengünstigere Alternative darstellt (Browne et al. 2002). In einer kürzlich publizierten umfassenden Studie (Wiles et al. 2013) fand man, dass bei depressiven Patienten, die auf eine medikamentöse Behandlung nicht ansprachen, die Durchführung einer zusätzlichen KVT die Ansprechrate nach 6 Monaten deutlich auf 46 % erhöhte (Kontrollgruppe 22 %).

Auch in einer Studie von Dekker et al. (2013) ergab sich ein Vorteil einer entsprechend durchgeführten Kombinationsbehandlung aus PDT und Medikation. Bei Behandlungsende erreichten alle Patienten, die mit PDT begonnen hatten, ein signifikant besseres Behandlungsergebnis als Patienten, die mit Pharmakotherapie begonnen hatten, und zwar unabhängig davon, ob sie später die zusätzliche Medikation akzeptierten oder nicht. Hieraus schlussfolgerten die Autoren, dass nicht nur die Kombinationstherapie an sich, sondern insbesondere auch der Beginn mit Psychotherapie zu bevorzugen ist.

Aktuell wird schließlich die mögliche Effektivität einer Kombinationstherapie von MBCT und Medikation untersucht, insbesondere hinsichtlich der Frage, ob beide Behandlungsformen allein oder in Kombination Rückfälle verhindern können (Huijbers et al. 2012).

Ebenfalls erwies sich die Kombination von IPT als Erhaltungstherapie mit einem Antidepressivum bei älteren Patienten mit rezidivierender Depression den Einzelbedingungen überlegen (Reynolds et al. 1999). Zwischen der Medikation und der IPT bestanden keine signifikanten Unterschiede, jedoch unterschieden sich beide deutlich von der Placebobehandlung. Nach einem einjährigen Follow-up ließ sich außerdem eine bessere soziale Anpassung der kombiniert behandelten Patienten feststellen, während die Patienten, die mit den Monotherapien behandelt wurden, sich in ihrer sozialen Anpassung verschlechterten (Lenze et al. 2002). Bei depressiven Patienten ab 70 Jahren, die allerdings unter höheren kognitiven Einschränkungen sowie ausgeprägteren körperlichen Begleiterkrankungen litten als die zuvor untersuchte Stichprobe, schien die IPT weder mit noch ohne Medikation erfolgreich zu sein (Reynolds et al. 2006). Auch neuere Übersichtsarbeiten zu dieser Patientengruppe erbringen uneinheitliche Ergebnisse: Während Wilkinson und Izmeth (2012) weder für Pharmako- noch für Psychotherapie klare positive Effekte beobachteten, fanden andere Autoren (Gould et al. 2012) eine höhere Wirksamkeit von KVT und anderen aktiven Behandlungsprogrammen im Gegensatz zu passiven Kontrollgruppen. Die umfangreichste Metaanalyse (Cuipers et al. 2012) weist schließlich auf gute Ergebnisse für den Einsatz von Kombinationstherapien bei älteren Patienten hin.

Aus diesen Befunden lässt sich eine evidenzbasierte Differenzialindikation folgendermaßen ableiten:

Kombinationsbehandlung mit Psycho- und Pharmakotherapie:

1. Bei **schweren, chronischen und Altersdepressionen** ist eine Kombination aus Psycho- und Pharmakotherapie wirksamer als eine Monotherapie mit PT bzw. Medikation.
2. Bei **leichten bis mittelschweren** Depressionen wird weiterhin hinterfragt, ob akut ein klinisch signifikanter Vorteil einer Kombinationsbehandlung gegenüber alleiniger Pharmako- oder Psychotherapie besteht. Die Kombinationstherapie ist jedoch **längerfristig** der Monotherapie mit Antidepressiva vorzuziehen.
3. Unter Psychotherapie in Kombination mit Antidepressiva brechen weniger Patienten eine Therapie ab, zeigen eine höhere Medikamentencompliance sowie die deutlichsten Responderraten.

Wie lange halten die Therapieeffekte nach der Akutbehandlung an und wer benötigt Erhaltungstherapie?

Nach den Katamneseergebnissen einer Reihe von umfassenden, kontrollierten Studien (u. a. Stravynski und Greenberg 1992; Hollon et al. 2005; Evans et al. 1992; Paykel et al. 1999) und der Metaanalyse von Gloaguen et al. (1998) liegt ein wesentlicher Vorteil der KVT in ihrer längerfristigen Effektivität. Mittlerweile hat sich durch zahlreiche positive Studien die Evidenz erhöht, dass sowohl eine über die initiale Remission hinausgehende Akut-KVT als auch eine Erhaltungs-KVT (E-KVT) zur langfristigen und nachhaltigen Senkung des Rückfallrisikos und zur Verringerung der Residualsymptomatik ausgesprochen wirksam sind (Review: Paykel 2007). Fava et al. (2007) konnten nachweisen, dass das Rückfallrisiko bei nichtmedizierten Patienten mit E-KVT im Vergleich zu nichtmedizierten Patienten mit klinischem Management noch nach 6 Jahren signifikant reduziert war (40 % vs. 90 %).

Auch bei der bereits erwähnten eigenen Studie (Schramm et al. 2007) konnten wir im naturalistischen Follow-up nach 3 sowie nach 12 Monaten bei der IPT-Bedingung eine weitere Abnahme der Hamilton-Werte sowie weiterhin eine signifikante Überlegenheit der mit IPT plus Pharmakotherapie behandelten Patienten im Vergleich zur Standardtherapie feststellen (➤ Abb. 10.9). Dass alleinige Psychotherapie in der Erhaltungstherapie bei rezidivierenden depressiven Patienten mit mindestens drei depressiven Episoden im mittleren Bereich wirksam ist, weist die umfassende Studie von Frank et al. (1990) nach (➤ Abb. 10.10). Obwohl die IPT-M hier nur mit ei-

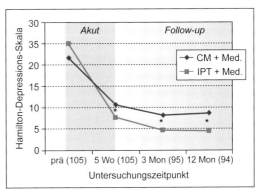

Abb. 10.9 IPT plus Pharmakotherapie bei stationären depressiven Patienten – Carry-Over-Effekte (modifiziert nach Schramm et al. 2007; N = 105).
* IPT = Interpersonelle Psychotherapie; CM = Clinical Management; Med. = Medikation; Mon = Monate; Wo = Wochen.
IPT = Interpersonelle Psychotherapie; IMI = Imipramin; PLA = Placebo; CM = Clinical Management.

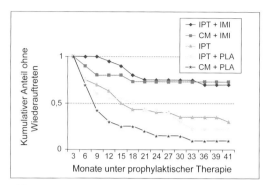

Abb. 10.10 Erhaltungstherapie mit IPT-M und/oder Imipramin bei rezidivierenden depressiven Störungen – 3 Jahre (modifiziert nach Frank et al. 1990).

ner monatlichen Frequenz durchgeführt wurde, war sie im Vergleich zu der Placebo-plus-Clinical-Management-Behandlung eindeutig überlegen. Sie reichte jedoch nicht an die medikamentöse bzw. auch kombinierte Behandlung heran, was die Autoren auf einen Deckeneffekt zurückführen, zumal die Medikation in einer sehr hohen Dosis über 3 Jahre lang verabreicht wurde. Eine anschließende Auswertung der Prozessforschungsergebnisse zeigte, dass bei einer hohen Qualität der IPT die IPT-Effekte denen der Medikationseffekte gleichkamen (Frank et al. 1991). Eine Folgeuntersuchung (Frank et al. 2007) erbrachte, dass monatliche IPT-Erhaltungssitzungen über einen 2-jährigen Zeitraum als Phasenprophylaxe durchaus genügen. Dies galt allerdings nur für die Gruppe von Patientinnen, die in der Akutphase mit alleiniger IPT zur Remission gelangten, nicht für diejenigen, die dazu zusätzliche Medikation benötigten. Die Verdichtung auf wöchentliche oder 14-tägige Erhaltungssitzungen konnte die phasenprophylaktische Wirkung überraschenderweise nicht steigern.

In einer Studie von Reynolds et al. (1999) an 107 älteren Patienten mit rezidivierender Depression, die das gleiche Design wie Frank (1990) verwendete, erwies sich die IPT alleine ebenfalls im mittleren Bereich wirksam. Hier war sie allerdings der medikamentösen Behandlung gleichwertig und die Kombinationsbedingung zeigte sich als die wirksamste.

Die Untersuchungen zur Rückfallprophylaxe remittierter rezidivierend-depressiver Patienten mittels MBCT (Teasdale et al. 2000; Ma und Teasdale 2004; Geschwind et al. 2012) weisen auf eine Überlegenheit dieser Behandlungsform im Unterschied zu üblicher Behandlung hin.

Bei der 12-monatigen Erhaltungstherapie chronischer Depressionen fand man bei den Patienten, die weiterhin mit monatlichen CBASP-Sitzungen behandelt wurden, eine niedrigere Rückfallrate im Vergleich zu denen, die nur noch Untersuchungstermine hatten (Klein et al. 2004).

Die Ergebnisse einer aktuellen Metaanalyse (Guidi et al. 2011) sprechen für eine sequenzielle Integration von Psycho- und Phramakotherapie zur Verhinderung von Rückfällen und neuen Episoden. Das Absetzen antidepressiver Medikation war gut durchführbar, wenn sequenziell Psychotherapie durchgeführt wurde.

Für die **Nachhaltigkeit der Therapieeffekte** lassen sich folgende Aussagen treffen:
- Carry-Over-Effekte sind bei KVT und bei zusätzlicher IPT höher als bei medikamentöser Behandlung.
- Erhaltungstherapie bei rezidivierenden und chronischen Depressionen:
  - IPT und KVT als Erhaltungstherapie im Anschluss an eine medikamentöse, psychotherapeutische oder kombinierte Akutbehandlung reduzieren langfristig das Rückfallrisiko und senken die Rückfallrate.
  - Erhaltungs-IPT ist im mittleren Bereich wirksam, aber die Kombination aus IPT-M und antidepressiver Medikation zeigt bessere Effekte als IPT alleine.
  - Kombination aus PT und Medikation als Erhaltungstherapie beugt Rückfällen wirksamer vor als Medikation alleine bzw. Standardbehandlung.
  - CBASP-Erhaltungstherapie ist längerfristig wirksam bei chronisch Depressiven, die auf diese Therapie zuvor angesprochen haben.

Eine psychotherapeutische Erhaltungstherapie sollte insbesondere bei sog. Hochrisikopatienten, die durch frühen Erkrankungsbeginn, chronischen oder rezidivierenden Verlauf sowie durch persistierende Residualsymptome charakterisiert sind, in Erwägung gezogen werden. Dabei kann generell empfohlen werden, das Verfahren anzuwenden, auf das die Patienten auch in der Akutbehandlung angesprochen haben (z. B. KVT, IPT oder CBASP), oder die MBCT durchzuführen.

KAPITEL 11
Chronische und therapieresistente Depressionen (ICD-10 F3)

11.1 **Diagnostik** Elisabeth Schramm 182

11.2 **Psychotherapie chronischer Depressionen** Elisabeth Schramm 183
11.2.1 Die Datenlage 183
11.2.2 Cognitive Behavioral Analysis System of Psychotherapy (CBASP) 186

11.3 **Pharmakotherapie von chronischen und therapieresistenten depressiven Störungen** Michael Bauer und Mazda Adli 191
11.3.1 Pharmakotherapie chronischer (dysthymer) Störungen 191
11.3.2 „Doppeldepression" und weitere chronische Depressionen 192
11.3.3 Strategien bei Nichtansprechen der Initialtherapie und therapieresistenter depressiver Episoden 193

Tab. 11.1 Chronische Depressionen – Übersicht zum Krankheitsbild.

Lebenszeitprävalenz	13–26 %[3] für Depressionen insgesamt ca. 30 % aller Depressionen verlaufen chronisch (> 2 Jahre)[1]
Punktprävalenz	Ca. 30 % aller Depressionen verlaufen chronisch[1]
Geschlechterverhältnis	2:1 Frauen:Männer[1]
Erkrankungsalter	Erstmanifestation meist vor dem 21. LJ, erste Symptome oft schon in der Kindheit
Wichtige Komorbiditäten	Angst- und Panikerkrankungen: 46 %Substanzmissbrauch und -abhängigkeit: ca. 30 %Persönlichkeitsstörung: mehr als 50 %[1]
Erblicher Faktor	Für **dysthyme Störungen** konnte gezeigt werden, dass diese Erkrankungen häufiger bei Angehörigen 1. Grades von Major-Depression-Erkrankten auftreten als in der allgemeinen Bevölkerung[1]
Leitlinien	APA 2007[3] NICE 2005[4] S-III Leitlinie der DGPPN 2009, evidenzbasierte Leitlinie im Auftrag der Fachgruppe Klinische Psychologie[5]

[1] Berger et al. 2009; [2] S-III-Leitlinie; [3] APA 2007; [4] NICE 2005; [5] De Jong-Meyer et al. 2007

Tab. 11.2 Therapieresistente Depressionen – Übersicht zum Krankheitsbild.

Lebenszeitprävalenz	Keine verlässlichen epidemiologischen Zahlen[1]
Punktprävalenz	Ca. 20 % aller Depressionen sprechen auf mindestens zwei Behandlungsversuche mit Antidepressiva nicht an (klinisch gängige Definition von Therapieresistenz); weitere 30 % dieser therapieresistenten Patienten sprechen auf einen dritten Behandlungsversuch an[1]
Geschlechterverhältnis	2,5–3:1 Frauen:Männer[1]
Erkrankungsalter	Am häufigsten bei depressiven Patienten im mittleren Lebensalter[1]
Wichtige Komorbiditäten	Angsterkrankungen, Substanzmissbrauch und -abhängigkeit, Persönlichkeitsstörungen[1]
Erblicher Faktor	Keine verlässlichen epidemiologischen Zahlen[1]
Leitlinien	APA 2007[2]; evidenzbasierte Leitlinie der World Federation of Societies of Biological Psychiatry (WFSBP)[3]

[1] Bauer et al. 2005; [2] APA 2007; [3] Bauer et al. 2007

11.1 Diagnostik
Elisabeth Schramm

Etwa bis zu **ein Drittel** aller Depressionen sind als chronisch einzustufen (Murphy und Byrne 2012; Agosti 2014), wobei die Definition einer chronischen Depression in der Literatur hinsichtlich der Dauer (mind. 1–3 Jahre), des Verlaufstyps seit dem ersten Auftreten und der Schwere (Dysthymie, chronische Major Depression) variiert (s. Angst et al. 2009). Bisher unterteilten moderne Klassifikationssysteme chronische Depressionen in folgende Formen (➤ Abb. 11.1):
- chronische major depressive Episoden (MDE mit einer Dauer von mehr als 2 Jahren)
- dysthyme Störung (leichter ausgeprägte Symptomatik für länger als 2 Jahre)
- Double Depression (MDE auf eine dysthyme Störung aufgesetzt) und
- MDE mit unvollständiger Remission.

Die Validität dieser Unterteilung wurde jedoch kontrovers diskutiert (z. B. Rhebergen et al. 2009), weswegen sie im DSM-5 (APA 2013) nicht mehr übernommen, sondern stattdessen in einer Kategorie der „anhaltenden depressiven Störung" zusammengeführt wurde. Die neue Klassifizierung wird als gerechtfertigt angesehen, insbesondere, in Bezug auf die Abgrenzung zu nicht chronischen Depressionsformen (Murphy und Byrne 2012). Chronische Depressionen sind nicht nur häufige und besonders einschränkende Erkrankungen (Satyanarayana et al. 2009), sondern gelten aufgrund ihrer Hartnäckigkeit, ausgeprägter Komorbidität mit anderen psychischen und physischen Störungen, dem meist frühen Beginn sowie der hohen Rate an Frühtraumatisierungen als schwierig zu behandeln bzw. therapieresistent.

Umfassende Untersuchungen (Kocsis et al. 2008, Klein et al. 2008) bestätigen allerdings auch, dass chronische Formen der Major Depression nach wie vor unzureichend diagnostiziert sowie – insbesondere hinsichtlich psychotherapeutischer Behandlungsstrategien (McMahon et al. 2012) – unzureichend oder inadäquat (Torpey et al. 2008; Spijker 2013) behandelt werden. Mit weniger als 10 % zeigen sie außerdem eine nur geringe Spontanremission und auch das Ansprechen auf Placebo beträgt lediglich 12–15 % (McCullough 2003). Als Risikofaktoren für einen chronischen Verlauf gelten: jüngeres Alter bei Beginn, längere Episodendauer und affektive Störungen in der Familienanamnese (Hölzel et al. 2011).

Eine **erhöhte Komorbidität** mit anderen psychischen Erkrankungen, insbesondere mit Angststörungen, Alkoholismus und Persönlichkeitsstörungen sowie mangelnde soziale Integration (Hölzel et al. 2011) verkomplizieren häufig zusätzlich die Behandlung. Klinisch ist in diesem Zusammenhang die Abgrenzung von therapieresistenten, inadäquat vorbehandelten und bisher unbehandelten chronisch-depressiven Störungsbildern relevant. Über die Definition einer **behandlungsresistenten Depression** besteht allerdings bisher nur wenig Konsens (➤ Kap. 11.3.3). Als minimale Voraussetzung gilt ein vierwöchiger, ausreichend hoch dosierter Behandlungsversuch mit einem Antidepressivum. Für die Behandlung therapieresistenter Depressionen wird gefordert, ähnlich wie bei chronischen Depressionen über die Symptomreduzierung hinaus am Umgang mit der Störung, der Funktionsfähigkeit sowie der Lebensqualität des Betroffenen anzusetzen (z. B. Keitner und Mansfield 2012). Wie neuere Studien zeigen, tritt die chronische Depression nicht nur häufig auf, sondern ist im Vergleich zu akut-episodischen Depressionen weitaus **beeinträchtigender** und mit einem deutlich höheren Ausmaß an Komorbidität verbunden (Angst et al. 2009; Murphy und Byrne 2012). Chronisch-depressive Störungen haben in der Regel auch einen **früheren Beginn** und führen zu einer stärkeren Inanspruchnahme des Gesundheitssystems, darunter auch stationärer Behandlungen (zusammengefasst in Arnow und Constantino 2003; Murphy und Byrne 2012). Darüber hinaus unternehmen chronisch-depressive Patienten häufiger Suizidversuche als Patienten mit einer akuten Major Depression (Klein et al. 1999). In mehr als 70 % der Fälle beginnt die chronische Depression vor dem 21. Lebensjahr („früher Beginn") und weist dann eine noch ausgeprägtere Beeinträchtigung und Komorbidität mit Achse-I- und -II-Störungen auf sowie einen ungünstigeren Verlauf als chronische Depressionen mit spätem Beginn. Mindestens 60 % aller chronisch Depressiven erlitten ein **frühes interpersonelles Trauma** bzw. ausgeprägte Belastungen in der Kindheit. Es gilt als nachgewiesen, dass Missbrauch in der Kindheit und Jugend mit frühem Beginn und chronischem Verlauf von Depressionen einhergeht (Heim und Nemeroff 2001; Teicher et al. 2013).

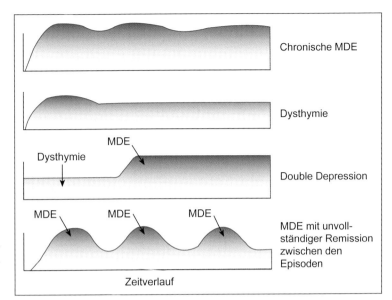

Abb. 11.1 Formen chronischer Depression (modifiziert nach Dunner 2001).
MDE = major depressive Episode.

> **! MERKE**
> Chronische Depressionen sind häufig mit höherer Komorbidität und stärkerer Beeinträchtigung verbunden als akut episodische Depressionen.

11.2 Psychotherapie chronischer Depressionen
Elisabeth Schramm

11.2.1 Die Datenlage

Auch bei der Behandlung sogenannter therapieresistenter Depressionen gilt die Nützlichkeit von Psychotherapie als bestätigt (Trivedi et al. 2011), wobei einschränkend darauf hingewiesen wird, dass nur **wenige kontrollierte Untersuchungen** dazu vorliegen.

In einer hochqualitativen Studie (Thase et al. 2007) fand man, dass bei depressiven Patienten, die auf eine medikamentöse Behandlung mit Citalopram nicht ansprachen, eine Augmentation mit oder Umstellung auf Psychotherapie (kognitive Therapie) gleich gute Effekte erbrachte wie ein weiteres Medikament. Für eine psychotherapeutische Behandlungsmöglichkeit als zweiten Therapieschritt entschieden sich allerdings nur erstaunlich wenige Patienten (29 %), was jedoch möglicherweise auf konzeptionelle Details der Studie zurückzuführen ist (Wisniewski et al. 2007).

Psychotherapiestudien liegen hauptsächlich zu chronischen Depressionsformen vor, die im Folgenden getrennt für dysthyme Störungen und chronische Major Depression beschrieben werden. In einer Metaanalyse (Cuijpers et al. 2010) von 16 Studien zu chronischer Major Depression sowie zu Dysthymie konnte ein signifikanter Effekt ($d = 0{,}23$) im Vergleich zu den Kontrollgruppen nachgewiesen werden. Die Kombination aus Medikation und Psychotherapie erwies sich, verglichen mit beiden Monotherapien, in dieser Arbeit als überlegen, wobei insbesondere Patienten mit mittlerer Symptomschwere von einer Kombinationstherapie profitieren (Stulz et al. 2010). Eine neuere Metaanalyse (Wolff et al. 2012) fand keine klare Evidenz für den Vorteil kombinierter Pharmako- und Psychotherapie, weist jedoch auch auf die geringe Studienzahl hin. Insgesamt ist die Wirksamkeit psychotherapeutischer Interventionen bei chronischen Verlaufsformen jedoch schwächer und das Ansprechen auf die Therapie langsamer als bei akut episodischen Depressionen (Cuijpers et al. 2011). Von Bedeutung ist in diesem Zusammenhang auch, dass bislang kaum Untersuchungen zu Langzeittherapien bei chronischen Depressionen existieren (Beutel et al. 2012). Der immer noch unbefriedigenden Datenlage tragen zahlreiche, noch in Durchführung befindliche Studien zur Wirksamkeit verschiedener Psychotherapieformen (z. B. psychoanalytische, kognitive, achtsamkeitsbasierte Therapie, Schematherapie und CBASP) Rechnung.

Dysthymie

Während zur Wirksamkeit einer **pharmakologischen Behandlung** von Dysthymien mehrere Studien vorliegen (➤ Kap. 11.3.1), gibt es nur wenige Untersuchungen zur **Psychotherapie** (Imel et al. 2008, Kriston et al. 2014). Aufgrund methodischer Schwächen (z. B. kleine Stichproben) sind die Ergebnisse dieser Untersuchungen nur eingeschränkt interpretierbar. Mit dieser Einschränkung ergab sich über alle Studien vor 1998 eine Responserate von lediglich 30–40 %.

Zusammenfassend lässt sich sagen, dass überraschenderweise bis auf zwei Untersuchungen von Dunner et al. (1996) und von Barrett et al. (2001) die Pharmakotherapie einer alleinigen Psychotherapie in der Akutphase leicht **überlegen** war, was möglicherweise mit der **unverhältnismäßig kurzen Dauer** der untersuchten psychotherapeutischen Interventionen (6–16 Sitzungen) zu begründen ist. Dies bestätigt sich auch in **aktuellen Metaanalysen** (Imel et al. 2008; Cuijpers et al. 2009; Kriston et al. 2014), wobei darauf hingewiesen wird, dass mindestens 18 Therapiesitzungen benötigt werden, um optimale Effekte einer Psychotherapie zu erzielen (Cuijpers et al., 2009). In einer groß angelegten Wirksamkeitsstudie an 707 dysthymen Patienten von Browne et al. (2002), in der Sertralin, Interpersonelle Psychotherapie (IPT; 10 Sitzungen) und eine Kombination aus beiden Ansätzen verglichen wurden, wurde außerdem die psychotherapeutische Behandlung (IPT) nicht in der für dysthyme Störungen modifizierten Form, sondern in der auf major depressive Episoden zugeschnittenen Originalversion eingesetzt. Darüber hinaus nahmen im naturalistischen Nachuntersuchungszeitraum wesentlich mehr Patienten in der Kombinations- bzw. Sertralinbedingung (63 bzw. 66 %) als in der IPT-Gruppe (12 %) weiterhin Sertralin ein. Aus diesen Gründen ist eine Interpretation der Resultate problematisch.

Allerdings gelangte man in einer Studie von Markowitz et al. (2005) zu ähnlichen Erkenntnissen. In dieser Untersuchung wurden 94 dysthyme Patienten mit frühem Beginn entweder mit Sertralin oder mit IPT (dieses Mal in der für dysthyme Patienten modifizierten Form) oder der Kombination beider Ansätze oder einer Kontrollbedingung (supportive Psychotherapie) behandelt. Auch hier war die Kombinationsbedingung der alleinigen Medikation nicht überlegen (Responserate 57 vs. 58 %), jedoch alleiniger Psychotherapie (Responserate 35 %). Unerwarteterweise zeigte die IPT gegenüber der supportiven Psychotherapie keine signifikanten Vorteile (Responserate 31 %). Markowitz et al. (2005) führen die Ergebnisse auf die unzureichende Stichprobengröße sowie auf eine „zu aktive" Kontrollbedingung zurück.

> **! MERKE**
> Die bisherigen Befunde belegen bei der Dysthymiebehandlung keinen klaren Vorteil einer **Kombinationsbehandlung** gegenüber alleiniger Medikation, wenn man nur die Reduktion der depressiven Symptomatik betrachtet.

Berücksichtigt man jedoch die Unterschiede bei der Inanspruchnahme des Gesundheitssystems (Browne et al. 2002), die Response-Raten oder die Verbesserung der Funktionsfähigkeit (z. B. Ravindran et al. 1999), sprechen die Ergebnisse für eine Überlegenheit der Kombinationsbehandlung gegenüber alleiniger Medikation. Auch bei Patienten, die nur partiell auf Medikation ansprechen, scheint eine weitere kombinierte Behandlung Vorteile zu erbringen (Hellerstein et al. 1993).

Studien zur chronischen Major Depression

Die derzeitige Datenlage zur chronischen Major Depression ist hinsichtlich der relativen Wirksamkeit von Psychotherapie, Pharmakotherapie und der Kombination beider Ansätze uneinheitlich. In den gängigen Leilinien wird eine kombinierte Behandlung aus Psychotherapie und Medikation empfohlen. In einer groß angelegten Psychotherapiestudie zu chronischer Major Depression (12 Therapiezentren; N = 681) von Keller et al. (2000) erwies sich die Kombinationstherapie alleiniger Psycho-, aber auch alleiniger Pharmakotherapie gegenüber als überlegen, während beide Monotherapien ebenbürtig waren. Hierbei kam das **Cognitive Behavioral Analysis System of Psychotherapy** (CBASP; McCullough 2000; Schramm et al. 2006; Belz et al. 2013) zum Einsatz. Dabei handelt es sich um das einzige spezifisch für chronische Depression entwickelte Verfahren. Bei diesem Ansatz werden behaviorale, kognitive und interpersonelle Strategien integriert. Auch eine aktuelle Meta-Analyse (Kriston et al. 2014) legt eine vergleichbare Wirksamkeit dieses Verfahrens mit antidepressiver Medikation nahe und empfiehlt das CBASP vor der IPT und der KVT.

> **! MERKE**
> Das CBASP erwies sich in einer umfassenden Studie als gleich wirksam wie die Pharmakotherapie mit Nefazodon. Die Kombination beider Verfahren war weitaus wirksamer als die beiden Monotherapien.

Die Responserate in der Keller-Studie (2000) betrug 48 % in der Nefazodon- ebenso wie in der CBASP-Gruppe, im Vergleich zu 72 % in der Kombinationsgruppe (➤ Abb. 11.2). Die Remissionsraten – und diese werden aufgrund ihres prognostischen Werts bezüglich des Langzeitverlaufs als das wichtigste Behandlungsergebnis angesehen – lagen bei 33 % für CBASP, bei 29 % für SSRI und bei 48 % für die Kombinationstherapie.

Trotz einiger Schwächen der Studie und immer noch unbefriedigenden Remissionsraten, zeigen die Ergebnisse im Vergleich zu früheren Resultaten eine **eindrucksvolle Steigerung der Wirksamkeit** der einzelnen Therapien, insbesondere aber der Kombinationstherapie (➤ Abb. 11.2). In der Kombination waren auch Angstsymptomatik (Ninan et al. 2002), sexuelle Dysfunktionen (Zajecka et al. 2002) und soziale Funktionsfähigkeit (Hirschfeld et al. 2002) deutlicher gebessert als in den jeweiligen Monotherapien. In einer neueren Arbeit im Rahmen der von Keller und Mitarbeitern durchgeführten Studie (Schatzberg et al. 2005) erwies sich CBASP als wirksam bei Patienten, die nicht auf Nefazodon ansprachen. Umgekehrt zeigte sich Nefazodon bei Non-Respondern auf CBASP als effektive Behandlung.

Patienten mit einem **Kindheitstraumata** (körperlicher oder sexueller Missbrauch, früher Elternverlust, familiäre und soziale Vernachlässigung) **profitierten besonders von CBASP.** In dieser Gruppe war die medikamentöse Bedingung deutlich weniger wirksam, während die Kombinationstherapie kaum besser als reine CBASP abschnitt (Nemeroff et al. 2003).

Bei der **12-monatigen Erhaltungstherapie** fand man bei den Patienten, die weiterhin mit monatlichen CBASP-Sitzungen behandelt wurden, eine niedrigere Rückfallrate im Vergleich zu denen, die nur noch Untersuchungstermine (sog. Assessments) hatten (Klein et al. 2004). Außerdem gab es in der Erhaltungsphase eine niedrigere Rückfallrate bei der Nefazodon- im Vergleich zu der Placebobedingung. Die Ergebnisse bestätigen, dass sich der Behandlungserfolg über die akute Phase der Behandlung hinaus weiter verbessern lässt, was die Bedeutung längerer Therapiezeiten bei chronischer Depression unterstreicht.

Mit dieser Studie ist erstmals für die Psychotherapiebedingung durchgehend ein **additiver Effekt** zu einer rein medikamentösen Behandlung nachgewiesen worden. Die überwiegende Mehrheit der Patienten dieser Untersuchung gab an, eine Kombinationsbehandlung zu bevorzugen (Kocsis et al. 2009). Die **Therapiepräferenz** des Patienten erwies sich dabei als starker Moderator für das Ansprechen auf die Behandlung.

Eine weitere umfassende Studie (REVAMP-Studie) wurde unter Leitung von Kocsis und Kollegen (2009) ebenfalls multizentrisch durchgeführt. Dabei wurden bei chronisch-depressiven Pharmakotherapie-Non-Respondern drei Bedingungen miteinander verglichen, und zwar 12 Wochen Pharmakotherapie

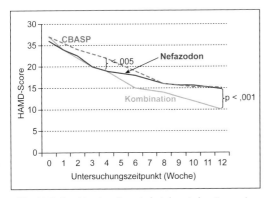

Abb. 11.2 Kombinationstherapie bei chronischer Depression. CBASP = Cognitive Behavioral Analysis System of Psychotherapy (Daten aus Keller et al. 2000; N = 681).

nach einem Algorithmus entweder augmentiert mit CBASP, unspezifischer supportiver Psychotherapie oder mit fortgesetzter optimierter Pharmakotherapie. Von den 808 anfänglich eingeschlossenen Patienten waren 491 partielle oder komplette Medikations-Non-Responder. Obwohl 37,5 % dieser Patienten in der Augmentierungsphase schließlich ganz oder teilweise auf die Behandlung ansprachen, konnte keine der beiden Psychotherapieformen im Vergleich zu einem alleinigen flexiblen pharmakotherapeutischen Prozedere den Behandlungserfolg steigern. Allerdings ist auch hier wieder auf die extrem geringe Psychotherapiedosis (durchschnittliche Sitzungszahl von 12,5 beim CBASP) hinzuweisen. Unter diesen Bedingungen war das CBASP bei Non-Respondern, die eine Pharmakotherapie bevorzugten, nicht optimal erfolgreich. Dennoch schien gerade in der CBASP-Gruppe eine gute therapeutische Beziehung zu Beginn der Therapie mit einer ausgeprägteren Symptomreduktion einherzugehen (Arnow et al. 2013). Außerdem stellte sich heraus, dass die Therapiepräferenz der Patienten zu Beginn der Studie den Behandlungserfolg signifikant mitbestimmte (Kocsis et al. 2009). Erhielten die Patienten die jeweils von ihnen gewünschte Therapieform, erzielten sie deutlich höhere Remissionsraten (Medikation: 45,5 %, Psychotherapie: 50,0 %) als wenn sie der nicht von ihnen bevorzugten Therapieform zugeordnet wurden (Psychotherapie: 22,2 %, Medikation: 7,7 %). Keine Präferenz zu haben, war insgesamt mit einer höheren Symptomreduktion verbunden (Steidtmann et al. 2012).

Die Bedeutung längerer Behandlungszeiten bei dieser Patientengruppe wird auch von einer aktuellen Studie (Wiersma et al. 2014) unterstrichen, bei der CBASP erst nach 1 Jahr einen additiven Effekt zu care as usual (CAU) aufwies. Derzeit befindet sich eine weitere umfangreiche Studien zum CBASP in der Auswertung (Schramm et al. 2011a).

Die Reanalyse einer deutschsprachigen Psychotherapiestudie im stationären Setting (Schramm et al. 2007) erbrachte, dass die Subgruppe der chronisch-depressiven Patienten (Double-Depression oder chronische Major Depression) auch von einem intensiven Therapieprogramm mit IPT plus Medikation deutlich mehr profitierten als von einer psychiatrischen Standardbehandlung, wobei sich die Response-Raten nicht von denen der Gesamtstichprobe unterschieden (Schramm et al. 2007). Bei chronisch-depressiven ambulanten Patienten mit frühem Beginn schnitt die IPT allerdings im Vergleich zum CBASP bei chronisch-depressiven Patienten mit frühem Beginn signifikant schlechter ab (Schramm et al. 2011b). Ebenfalls ermutigende Ergebnisse ergab die Überprüfung eines integrativen Therapieprogramms, das die IPT beinhaltete (Murray et al. 2009).

11.2.2 Cognitive Behavioral Analysis System of Psychotherapy (CBASP)

Annahmen zur Ätiologie

McCullough sieht chronische Depressionen als Resultat anhaltender **Hilflosigkeit** in Verbindung mit einem distanzierten und ineffektiven interpersonellen Stil, der durch mangelndes soziales Problemlösen verstärkt wird.

Als ätiologische Basis für chronische Depressionen werden größtenteils in der Kindheit zum Stillstand gekommene Reifungsprozesse angenommen. Diese manifestieren sich in einem **präoperatorischen** Denkstil gemäß Piaget (1981). Chronisch-depressive Patienten sind deswegen logischen Diskussionen, Argumentationen oder anderen kritisch-analytischen, kognitiven Techniken kaum zugänglich. Die Patienten monologisieren häufig in den Therapiestunden und ihre Denkprozesse sind im Wesentlichen prälogisch. Zu empathischen Beziehungen sind sie wenig fähig und ihr Verhalten wird nicht durch die Rückmeldung anderer Personen beeinflusst. Der chronisch Depressive weist ein interpersonell unzugängliches kognitiv-emotionales System auf.

Wie ist es dazu gekommen? Bei den meisten Patienten mit einem **frühen Beginn** ihrer Depression (d. h. vor dem 21. Lebensjahr) ist der Stillstand der kognitiv-emotionalen Reifung auf dem präoperatorischen Niveau die Folge von frühem Missbrauch bzw. Misshandlungen (emotionale oder verbale Gewalt, sexueller Missbrauch, körperliche Misshandlung). Die Ätiologie der **spät einsetzenden** chronischen Depressionen hat andere Ursachen, führt jedoch letztendlich zu den gleichen präoperatorischen Denkschemata wie bei den früh einsetzenden Depressionen. Bei beiden – den früh und spät einsetzenden Depressionen – sind es strukturelle kognitiv-emotionale Probleme und nicht funktionale, wie etwa negative Attributionen oder Überzeugungen, die die Pathologie des chronisch erkrankten Patienten aufrechterhalten.

Das CBASP beruht auf einem **biopsychosozialen Modell.** Als theoretische Basis für die Interventionen dienen neben Piagets kognitiv-emotionaler Entwicklungstheorie in erster Linie lerntheoretische Modelle wie beispielsweise die Synthese aus Pavlow- und Skinner-Lernen. Aber auch verschiedene andere bedeutsame psychologische Ansätze, wie Seligmans Konzept der erlernten Hilflosigkeit, Banduras soziale Lerntheorie, und Kieslers interpersonelles Modell spielen für die Ätiologie sowie das therapeutische Vorgehen eine wichtige Rolle.

Neuere Daten (Constantino et al. 2012) bestätigen, dass eine Veränderung interpersoneller Verhaltensstile bei chronisch depressiven Patienten mit einer Reduzierung der depressiven Symptomatik verbunden ist.

Konzept und Behandlungsziele

Die spezifischen Charakteristika des CBASP lassen sich nicht unabhängig von der idiosynkratischen Pathologie des chronisch-depressiven Patienten begreifen. Da verhärtete und therapieresistente Verhaltensmuster modifiziert werden müssen, setzt sich der Therapeut nicht nur mit den derzeitigen Lebensproblemen des Patienten auseinander, sondern auch mit **lang anhaltenden negativen interpersonellen Mustern,** die auf die von Missbrauch geprägte Lebensgeschichte des Patienten zurückgehen. Nicht selten haben diese interpersonellen Verhaltensweisen einen negativen Einfluss auf die **dyadische Beziehung zwischen Therapeut und Patient,** die deswegen beim CBASP auch einen besonderen Stellenwert hat.

Basierend auf diesen Annahmen entwickelte McCullough innovative Modifikationen der traditionellen kognitiven Therapie in Kombination mit spezifischen interpersonellen und behavioralen Techniken, die verhindern sollen, dass der Therapeut zu schnell zu viel vom Patienten verlangt. Gleichzeitig soll er den Patienten aber doch systematisch mit Nachteilen des eigenen Verhaltens konfrontieren und zu Veränderungen anleiten. Entsprechend McCulloughs Beobachtung, dass chronisch-depressive Patienten für das Feedback ihrer Umgebung nicht erreichbar sind, weil ihre Wahrnehmung von der Umwelt abgespalten ist, zielen die eingesetzten Techniken in erster Linie auf sozial-interpersonelles Lernen ab. Denn das CBASP konzeptualisiert die Depression in Form einer „**Person × Umwelt**"-Perspektive und leitet den Patienten deswegen gezielt dazu an, zu berücksichtigen, was er bei anderen auslöst.

Zu den Behandlungszielen gehört die Förderung der Fähigkeit, formale Operationen im Sinne Piagets zur Lösung sozialer Probleme einzusetzen und sich in sozialen Beziehungen empathisch aufgeschlossen zu verhalten.

Eine der Haupttechniken des CBASP ist die sogenannte **Situationsanalyse,** mithilfe derer der Patient eine kausale Beziehung zwischen seinen Verhaltens- und Denkmustern und den jeweiligen Konsequenzen herstellen soll (➤ Abb. 11.3). Außerdem soll er mithilfe der **interpersonellen Techniken** zwischen altvertrauten, dysfunktionalen Beziehungsmustern und dem Verhalten des Therapeuten oder anderer Personen unterscheiden, und negative Interaktionsmuster dadurch verändern. Der Therapeut ist angehalten, sich kontrolliert-persönlich auf den Patienten einzulassen („disciplined personal involvement"), damit der Patient seine eigene destruktive Entwicklungsgeschichte erkennen und revidieren kann. Der **Aufbau von Verhaltensfertigkeiten** stellt einen weiteren wichtigen Teil der Therapie dar.

Strategien und Techniken

Die CBASP-Strategien setzen an der oftmals feindseligen **therapeutischen Beziehungsgestaltung,** der **geringen Änderungsmotivation,** dem meist überschätzten Funktionsniveau des Patienten sowie der oft **vermiedenen aktiven Teilnahme** des Patienten an der therapeutischen Arbeit an, um nur einige Punkte zu nennen.

Beispielsweise wird der Therapeut im Behandlungsmanual gezielt instruiert, sich der vom Patienten ausgehenden Provokation von Dominanz (ausgelöst durch hilfloses Verhalten des Patienten) und Feindseligkeit (ausgelöst durch distanziert-feindselige Verhaltensweisen des Patienten) zu entziehen.

Der Therapeut soll sich weder dazu verleiten lassen, die therapeutische Arbeit für den Patienten zu übernehmen, noch sollte er dem automatischen Impuls nachgeben, auf entgegengebrachte Feindseligkeit mit Feindseligkeit zu reagieren.

Interpersonelle Strategien

Das refraktäre bzw. hartnäckige Beziehungsverhalten chronisch-depressiver Patienten verlangt vom CBASP-Therapeuten, dass er den Fokus darauf legt, wie der Patient mit zwischenmenschlichen Beziehungen umgeht. Bei chronisch-depressiven Patienten gibt es zahlreiche interpersonelle „Minenfelder", die unter anderem einen vernichtenden Effekt auf das therapeutische Bündnis haben. Deshalb sind die proaktive Einschätzung und der Umgang mit Übertragungsproblemen ein zentrales Thema. Zu diesem Zweck werden zu Beginn der Therapie anhand der **„Liste prägender Bezugspersonen"** die persönlichen Erfahrungen des Patienten mit wichtigen Bezugspersonen exploriert und dementsprechende **Übertragungshypothesen** abgeleitet. Dabei werden folgende Fragen gestellt (hier am Beispiel der Mutter):

- „Welche Auswirkung hatte das Verhalten Ihrer Mutter auf Ihr Leben und Ihre Lebensweise?"
- „In welcher Weise hat die Beziehung zu Ihrer Mutter Sie geprägt?"
- „Zu was für einem Menschen hat der Einfluss Ihrer Mutter Sie heute gemacht?"

Die therapeutischen Übertragungshypothesen werden gemeinsam mit dem Patienten herausgearbeitet. Das CBASP setzt sich mit wahrscheinlichen Übertragungsproblemen in den vier interpersonellen Bereichen Nähe, emotionales Bedürfnis, Fehler/Versagen und negativer Affekt auseinander.

Situationsanalyse
Bogen zum Bewältigungsverhalten

1. Beschreiben Sie, was passiert ist:
   _____

2. Beschreiben Sie Ihre Interpretationen von dem, was geschehen ist:
   a. _____
   b. _____
   c. _____

4. Beschreiben Sie, was Sie während der Situation getan haben:
   _____

3. Beschreiben Sie, wie das Ereignis für Sie ausgegangen ist **(tatsächliches Ergebnis):**
   _____

5. Beschreiben Sie, wie Sie sich den Ausgang des Ereignisses gewünscht hätten **(erwünschtes Ergebnis):**
   _____

6. Haben Sie das erwünschte Ergebnis erreicht?
   Ja _____ Nein _____

Abb. 11.3 Situationsanalyse: Bogen zum Bewältigungsverhalten (modifiziert nach McCullough 2000).

> **Übertragungshypothesen**
>
> 1. **Nähe/Intimität:** „Wenn ich meinem Therapeuten näher komme, dann …"
> 2. **Fehler/Versagen:** „Wenn ich einen Fehler mache bei meinem Therapeuten, dann …"
> 3. **Emotionale Bedürftigkeit:** „Wenn ich etwas von meinem Therapeuten brauche, dann …"
> 4. **Negativer Affekt:** „Wenn ich auf meinen Therapeuten ärgerlich bin oder negative Gefühle ihm gegenüber habe, dann …"

Diese Übertragungshypothesen werden bei sogenannten emotionalen Brennpunkten (Hot Spots) genutzt, die ansonsten in der Interaktion zwischen Therapeut und Patient problematisch werden könnten. Anstatt jedoch wie in psychoanalytischen Verfahren Deutungen einzusetzen, wird der Patient aufgefordert, zwischen den negativen Reaktionen früherer Bezugspersonen und dem jetzigen positiven Verhalten des Therapeuten zu unterscheiden (**„Interpersonelle Diskriminationsübung"**; IDÜ). Bei der IDÜ handelt es sich also um eine systematische Gegenüberstellung, wobei der Therapeut Fragen stellt wie z. B.:

- „Wie würden Ihre Mutter, Vater, Geschwister etc. reagieren, wenn Sie über diese Dinge sprechen oder sich in einer bestimmten Weise verhalten würden?"
- „Wie habe ich darauf reagiert?"
- „Wie unterscheiden sich die Reaktionen Ihrer Bezugspersonen von der Art, wie ich reagiert habe?" (Diskriminationstraining)
- „Was bedeutet es für Sie, wenn ich anders reagiere als Ihre Bezugsperson?"

Die IDÜ soll dazu dienen, die Erfahrungen des Patienten hinsichtlich Zurückweisung, Verlassenwerden und Missbrauch zu revidieren, die so lange unbewusst sein können, bis sie explizit gemacht werden.

Außerdem wird im Rahmen einer weiteren interpersonellen Technik, nämlich die des **kontrolliert-persönlichen Einlassens** des CBASP-Therapeuten auf den Patienten, mit negativer und positiver Übertragung in besonderer Weise umgegangen. Laut McCullough wird in keinem anderen Therapieverfahren den Therapeuten empfohlen, sich in gleichgestellter Weise persönlich auf ihre Patienten einzulassen. Ein kontrolliert-persönliches Einlassen, zu dem die Bereitschaft des Therapeuten gehört, offen mit persönlichen Gefühlen, Haltungen und Reaktionen auf den Patienten einzugehen, fördert jedoch die Vermittlung empathischen Verhaltens. Es ist außerdem Voraussetzung, um auf die Vorgeschichte von Missbrauch oder Misshandlungen modifizierend einzuwirken, die die meisten Patienten mit in die Therapie bringen. Indem der Therapeut für den Patienten zu einer „wichtigen Bezugsperson" wird, hat er die einzigartige Möglichkeit, ihm eine neue interpersonelle Realität zu vermitteln, nämlich in Form einer empathischen Beziehung zu einem freundlichen und fürsorglichen Menschen.

Zwei Beispiele für kontrolliert-persönliches Einlassen des Therapeuten:

Beispiel 1:
Eine Patientin kommt in die 10. Sitzung und berichtet über eine heftige Auseinandersetzung mit ihrer Tochter. Der Zustand der Patientin hatte sich bis dahin zunehmend verbessert. In dieser Sitzung jedoch war ihr allgemeines Erscheinungsbild desolat: sie hatte sich im Gegensatz zu sonst nicht zurechtgemacht, ihre Haare waren ungekämmt – ein krasser Kontrast zu ihrer normalerweise gepflegten Aufmachung.

Therapeut: „Sally, warum haben Sie sich nicht die Zeit genommen, sich zurechtzumachen, bevor Sie zur Sitzung kamen?"

Patientin: „Jetzt ist sowieso alles egal. Es ist egal, wie ich aussehe. Alles, was ich bei meiner Tochter probiere, geht schief. Wir werden niemals gut miteinander auskommen."

Therapeut: „Mir ist es aber nicht egal, wie Sie aussehen."

Patientin: „Was?"

Therapeut: „Ich habe gesagt, dass es mir nicht egal ist, wie Sie aussehen. Ich mache Ihnen einen Vorschlag. Warum gehen Sie nicht zur Toilette und nehmen sich einen Moment Zeit, um sich herzurichten? Wenn Sie zurückkommen, fangen wir noch mal an."

Als die Patientin zurückkam, war ihr erster Kommentar: „Oh Gott, ich habe ja wirklich schrecklich ausgesehen."

Therapeut: „Ich bin sicher, meine Bemerkung darüber, wie Sie aussehen, hat Sie überrascht."

Patientin: „Ja, das stimmt. Ich hätte nicht gedacht, dass das eine Rolle spielt."

Therapeut: „Mir ist wichtig, wie Sie aussehen und wie es in Ihrem Leben aussieht. Sind Sie jetzt bereit,

das Problem mit Ihrer Tochter anzugehen? Mir ist wichtig, wie Sie mit dieser Krise umgehen."
Beispiel 2:
Patient: „Ich glaube, dass diese Sitzungen mit Ihnen Zeitverschwendung sind."
Therapeut: „Sie wissen anscheinend, wie man jemanden verletzt!"
Patient: „Was meinen Sie damit?"
Therapeut: „Was glauben Sie, was ich damit meine?"
Patient: „Ich nehme an, dass ich Sie mit meiner Bemerkung verletzt habe."
Therapeut: „Sie haben Recht. Jetzt frage ich Sie etwas anderes. Warum kommen Sie zu den Sitzungen und verletzen mich? Ich muss das wissen, bevor wir weitermachen."
Patient: „Keine Ahnung, aber Sie müssen ziemlich dünnhäutig sein, wenn Sie das so verletzt."
Therapeut: „Warum sagen Sie das? Haben Sie nicht das Gefühl, dass Sie mich verletzen können, wenn Sie so etwas sagen?"
Patient: „Doch."
Therapeut: „Also, wenn Sie das wissen – dann frage ich noch mal – warum wollten Sie mich verletzen?"

Situationsanalyse

Lediglich über Veränderungen zu sprechen führt nur selten zu wirklichen Verhaltensänderungen. Aus diesem Grund wird beim CBASP das pathologische Verhalten des Patienten während der Therapiestunde direkt erlebbar gemacht und zwar mithilfe der **Situationsanalyse.** Die einzelnen Schritte des Explorationsteils der Situationsanalyse sind in ➤ Abbildung 11.3 aufgeführt.

Das Vorgehen hilft, eine konkrete problematische zwischenmenschliche Situation ins Auge zu fassen und löst die dabei aufgetretenen Gedanken und Emotionen aus. Als Nächstes soll der Patient beschreiben, welche Interpretationen er in dieser Situation vornahm: *„Erzählen Sie mir, was das für Sie bedeutet hat"*. In einem weiteren Schritt werden das Endergebnis der Situation bzw. das Verhalten des Patienten und die damit verbundenen Konsequenzen identifiziert. Das tatsächlich erreichte Ergebnis wird dem erwünschten Ergebnis gegenübergestellt: *„Haben Sie das bekommen, was Sie wollten?" „Warum nicht?"*. In der Lösungsphase werden alternative Denk- und Verhaltensweisen entwickelt, die zu dem erwünschten Ergebnis geführt hätten. So wird beispielsweise besprochen, inwieweit die jeweilige Interpretation tatsächlich zum erwünschten Ausgang der Situation beigetragen hat. Die Situationsanalyse zielt also darauf ab, dass der Patient die präoperatorische Funktionsweise überwindet und erkennt, dass sein Verhalten Konsequenzen hat. Denn chronisch-depressive Patienten sind sich meist nicht bewusst, dass sie sich in ihrer Wahrnehmung von der Umwelt losgelöst haben, sondern sind in ihrem geschlossenen depressiven System für Konsequenzen und Rückmeldung ihrer Umgebung kaum erreichbar.

Beim CBASP wird die **negative Verstärkung** als wesentliche Motivierungsstrategie eingesetzt, um den Patienten zu Verhaltensänderungen zu bewegen. Denn wenn Patienten lernen, sich adäquater zu verhalten, ist dies normalerweise mit einer emotionalen Entlastung verbunden.

Training von Verhaltensfertigkeiten

Durch die Situationsanalyse werden in der Regel auch **Verhaltensdefizite** des Patienten erkennbar, die nach der Beendigung des Verfahrens angegangen werden. Die meisten chronisch-depressiven Patienten profitieren von jeglicher Art eines Selbstsicherheitstrainings mithilfe von Shaping-Strategien (Verhaltensaufbau), die allerdings spezifisch auf die Bedürfnisse des jeweiligen Patienten zugeschnitten sein sollten. Manche Patienten müssen lernen, reflexartige feindselige Reaktionen zu unterdrücken und zunächst abzuwarten, wie sich die Situation entwickelt, um dann mit weniger Affekt reagieren zu können.

Indikationen und Kontraindikationen

Das CBASP ist speziell auf die Bedürfnisse und Erfordernisse **ambulanter chronisch-depressiver Patienten** zugeschnitten und bisher mit oder ohne zusätzliche Pharmakotherapie lediglich an dieser Patientengruppe überprüft worden. In der oben erwähnten CBASP-Studie (Keller et al. 2000) waren auch komorbide Persönlichkeitsstörungen (außer Borderline-, antisoziale und schizotypische Persönlichkeitsstörungen) und andere komorbide Achse-I-Störungen (außer Substanzabhängigkeit) zugelassen. Bei chronisch Depressiven mit einer Vorgeschichte von **frühkindlicher Belastung** scheint das CBASP (mit oder ohne Medikation) im Vergleich zu einer rein medikamentösen Behandlung indiziert. Vorsicht geboten ist dahingegen bei Patienten mit zusätzlicher akuter posttraumatischer Belastungsstörung, die zunächst eher mit einem speziell darauf zugeschnittenen Ansatz behandelt werden sollten. Ebenfalls ungeeignet ist der Ansatz bei Depressionen mit psychotischen Symptomen in der Vorgeschichte sowie bei bipolaren Störungsbildern.

Inwieweit das CBASP nach entsprechenden Modifikationen auch für andere chronische Krankheitsbilder wie beispielsweise soziale Angststörungen, Somatisierungsstörungen oder chronische PTSD wirksam ist, ist noch unklar.

> **! MERKE**
> Das CBASP ist die einzige Psychotherapieform, die speziell für die Behandlung chronischer Depressionen entwickelt wurde. Der Ansatz integriert behaviorale, kognitive, psychodynamische sowie interpersonelle Strategien. Die Therapie setzt direkt an der spezifischen Psychopathologie chronisch Depressiver an, worunter McCullough eine präoperatorische Denkweise und eine Wahrnehmungsentkoppelung von der Umwelt als Resultat frühkindlicher Traumatisierungen versteht. Als Ziele werden definiert:
> 1. das Erkennen der Konsequenzen des eigenen Verhaltens
> 2. der Erwerb von authentischer Empathie
> 3. das Erlernen sozialer Problemlösefertigkeiten und Bewältigungsstrategien und
> 4. ein interpersoneller Heilungsprozess bezüglich früherer Traumata.

11.3 Pharmakotherapie von chronischen und therapieresistenten depressiven Störungen
Michael Bauer und Mazda Adli

In diesem Abschnitt über die Pharmakotherapie chronischer und therapieresistenter depressiver Störungen wird die Datenlage nach Evidenzstufen (Level A–D, A = höchste Evidenzstufe; für Details s. Bauer et al. 2013) beurteilt.

11.3.1 Pharmakotherapie chronischer (dysthymer) Störungen

Im DSM-5 werden Patienten mit dysthymer Störung (definitionsgemäß mit milder Symptomausprägung) sowie Patienten mit einer chronischen majoren Depression zur diagnostischen Kategorie „persistierende depressive Störung" zusammengefasst, da diagnostische und therapeutische Unterschiede nicht in hinreichender Form zu treffen sind. Im Folgenden werden daher Studien aus beiden Unterkategorien zusammengefasst.

Patienten mit chronischer Depression werden nicht oder nur inadäquat medikamentös behandelt (Keller et al. 2000). Geschätzt wird, dass die Responseraten bei chronisch-depressiven Patienten gleich oder nur geringfügig niedriger (ca. 40–55 %) sind im Vergleich zu den nicht chronischen Verläufen der Erkrankung. Es werden außerdem relativ niedrige Responseraten aus den Placebogruppen klinischer Studien berichtet. Eine symptomatische Besserung einer chronischen Depression unter einer Pharmakotherapie wird mit einer funktionellen Genesung in Verbindung gebracht (Miller et al. 1998). Dies zeigt, dass Patienten mit chronischer Depression von einer medikamentösen Behandlung profitieren können. Hierfür sprechen auch neuere Daten, die zeigen, dass Antidepressiva-Gabe bei dysthymen Patienten zu einer Normalisierung der im fMRT gemessenen Aktivität im „Default Mode Network" (Netzwerk kortikaler Regionen, die im Ruhezustand koaktiviert sind) führt (Posner et al. 2013). Eine aktuelle Metaanalyse zeigt die Überlegenheit von Pharmakotherapie gegenüber Psychotherapie bei Dysthymie, obgleich Psychotherapie zumindest gegenüber einer Trizyklikabehandlung überlegen war (Cuijpers et al. 2013). Es gibt auch Hinweise aus einer kontrollierten Studie, dass Patienten mit einer Major Depression, die Residualsymptome nach erfolgter Pharmakotherapie aufweisen, durch kognitive Verhaltenstherapie eine deutliche Besserung erzielen können (Fava et al. 1994). Die bereits erwähnte Studie von Keller et al. (2000) zeigte, dass eine Kombination von CBASP und Nefadozon wirksamer war, als jede Behandlungsform für sich allein (Keller et al. 2000).

Traditionell standen dysthyme Störungen aufgrund der Chronifizierung und der als nicht biologisch determinierten Persönlichkeitsvariablen, die damit assoziiert sind, nicht im Mittelpunkt pharmakotherapeutischer Interventionen. Psychotherapie allgemein und insbesondere die Psychoanalyse wurden früher allgemein als die beste Behandlungsmöglichkeit angesehen, obwohl diese Behandlungsformen unter kontrollierten Bedingungen noch nicht eingehend untersucht wurden. Aufgrund einer Reihe von placebokontrollierten Studien zur medikamentösen Therapie ändert sich gegenwärtig diese Sichtweise (Shergill und Katona 2000).

Unter den Antidepressiva, die in Studien Placebo überlegen waren, befinden sich Desipramin, Fluoxetin, Moclobemid, Imipramin und Sertralin. In einer doppelblinden Studie mit Phenelzin vs. Imipramin zeigte der MAO-Hemmer Phenelzin eine bessere Wirksamkeit. Obwohl die Datenmenge aus kontrollierten Studien noch begrenzt ist, bestätigte eine umfassende Übersicht die Wirksamkeit von verschiedenen Antidepressiva bei dysthymen Störungen (Level A) (World Psychiatric Association Dysthymia Working Group 1995). Eine Metaanalyse von 15 randomisiert-kontrollierten Studien, die verschiedene Medikamente (meist Antidepressiva, TZA, SSRI und MAO-Hemmer) mit Placebo verglich, zeigte, dass die medikamentöse Therapie wirksamer als Placebo ist. Unterschiede zwischen und innerhalb der Antidepressivaklassen zeigten sich dabei nicht (Lima und Moncrieff 2001).

Eine neue Metaanalyse zur Wirksamkeit und Verträglichkeit verschiedener Strategien bei chronischer Depression zeigt einen ausreichenden Wirksamkeitsnachweis für Fluoxetin, Paroxetin, Sertralin, Moclobemid, Amisulprid, Imipramin, Ritanserin und Acetyl-L-Carnitin. Sertralin und Amisulprid stachen bezüglich ihrer Verträglichkeit heraus (Kriston et al. 2014).

Obwohl die optimale Dauer der Pharmakotherapie bei Dysthymie nicht unter kontrollierten Bedingungen untersucht wurde, wird eine Behandlung mit Antidepressiva für mindestens 2–3 Jahre empfohlen. In placebokontrollierten Studien zeigten Patienten, die mit TZA behandelt wurden, erwartungsgemäß mehr unerwünschte Wirkungen im Vergleich zu Placebo (Lima und Moncrieff 2001). Die Ergebnisse einer randomisiert-doppelblinden Studie mit Sertralin und Imipramin zeigten, dass Patienten, die unter chronischer Depression (über mindestens 2 Jahre persistierende Major Depression oder Dysthymie mit einer komorbiden Major Depression) leiden, durch eine akute Pharmakotherapie eine gute Response erreichen können (Keller et al. 1998). In dieser Studie waren beide Antidepressiva in ihrer Wirksamkeit gleichwertig, Sertralin jedoch zeigte eine bessere Verträglichkeit. Durch ihre bessere Verträglichkeit und günstigere Nebenwirkungsprofile sind SSRI und andere „neuere" Antidepressiva verglichen mit „älteren" Antidepressiva (z. B. TZA) Medikamente erster Wahl in der Langzeitbehandlung der Dysthymie (Level A).

Die **Dosisempfehlungen** bei Dysthymie gleichen denen, die bei der Akutbehandlung einer depressiven Episode angewandt werden. Es wurden bisher keine systematischen Studien durchgeführt, um Behandlungsmöglichkeiten für Patienten mit einer Dysthymie zu untersuchen, die auf einen adäquaten ersten Behandlungsversuch nicht ansprechen. Unter diesen Umständen scheint der Wechsel zu einem Antidepressivum aus einer anderen Klasse adäquat.

Die Dysthymie bei älteren Patienten ist bisher noch nicht detailliert untersucht worden (Kocsis 1998). In einer placebokontrollierten Studie zeigte Paroxetin eine eher geringe Wirksamkeit in der Verbesserung depressiver Symptome bei dieser Patientengruppe (Williams et al. 2000).

11.3.2 „Doppeldepression" und weitere chronische Depressionen

Circa 25 % der Patienten mit einer Major Depression haben eine gleichzeitig bestehende Dysthymie und über 50 % der Patienten mit dysthymen Störungen entwickeln im Verlauf ihrer Dysthymie eine Major Depression („Doppeldepression") (Keller und Shapiro 1982; Keller et al. 1995). Patienten mit einer „Doppeldepression" haben einen besonders schweren Krankheitsverlauf. In einer Studie, die ambulante Patienten mit der Diagnose „Doppeldepression" und rezidivierender depressiver Störung miteinander verglich, zeigte sich, dass die Patienten mit „Doppeldepression" signifikant größere Beeinträchtigungen, eine schwerere Symptomausprägung, eine höhere Komorbiditätslast, häufiger Persönlichkeitsstörungen, ein geringeres Niveau an sozialer Unterstützung, stärker ausgeprägte chronische Merkmale, eine höhere Inzidenz von Bipolar-II-Störungen und nicht-bipolar affektiven Störungen bei Verwandten ersten Grades sowie eine schlechtere Chance einer vollständigen Genesung haben (Klein et al. 1988).

Einige randomisiert-kontrollierte Studien zeigten, dass Antidepressiva bei der Behandlung von chronischen Depressionen, einschließlich der „Doppeldepression", wirksam sind (Level A). Die Grundprinzipien der Behandlung einer chronischen Depression beinhalten als wichtigsten Punkt eine adäquate Dosierung über einen entsprechend langen Zeitraum in der Akutphase.

Nach einer vollständigen Remission wird durch eine Erhaltungstherapie bzw. Rezidivprophylaxe das Rückfallrisiko bei diesen Patienten entsprechend gesenkt (Kocsis et al. 1996; Nierenberg 2001; Trivedi und Kleiber 2001). Wie bereits erwähnt, gibt es Hinweise, dass Patienten mit einer chronischen Depression aus einer Kombination von Pharmakotherapie und Psychotherapie einen besonderen Nutzen ziehen. Dies wurde bei der Kombination von Nefadozon mit dem CBASP gezeigt (Keller et al. 2000).

11.3.3 Strategien bei Nichtansprechen der Initialtherapie und therapieresistenter depressiver Episoden

Die Zahl der Medikamente und Verfahren, die bei der Behandlung depressiver Erkrankungen eingesetzt werden, hat in den vergangenen Jahren deutlich zugenommen. Dennoch ist die Zahl der Patienten, die auf den ersten Therapieversuch mit einem Antidepressivum nicht ausreichend ansprechen und auch nach einem zweiten Versuch noch nicht remittiert sind, beträchtlich; sie wird auf etwa 30 % geschätzt (Rush 2005). Eine Restgruppe von etwa 10–20 % der behandelten Patienten bleibt depressiv und erreicht selbst nach mehreren Behandlungsversuchen keine angemessene Verbesserung und kein entsprechendes psychosoziales Funktionsniveau.

Ein Grund für diese Stagnation liegt darin, dass sich die grundlegenden Prinzipien der Pharmakotherapie mit Antidepressiva seit Einführung dieser Arzneimittelgruppe nicht weiterentwickelt haben. Leider sind wir von der Einführung völlig neuer medikamentöser Therapieansätze im klinischen Alltag noch weit entfernt. Vielleicht werden durch die Neu- und Weiterentwicklung von Hirnstimulationsverfahren und die Einführung pharmakogenetischer Methoden zur präziseren Therapieempfehlung („bedside genotyping") raschere Erfolge erzielt, die dem einzelnen Patienten zugute kommen können.

Aus kontrollierten Studien ist bekannt, dass etwa 60 % aller depressiven Patienten während der Akuttherapie mit einem ersten Antidepressivum über 8 Wochen keine vollständige Remission erreichen, ohne dass vorab Hinweise auf Therapieresistenz in der Anamnese erkennbar sind. Nichtansprechen und Therapieresistenz in der Therapie depressiver Erkrankungen stellen somit ein erhebliches klinisches Problem dar und sind häufige Gründe für eine stationär-psychiatrische Behandlung. Gerade diese Patientengruppe zeichnet sich durch eine erheblich eingeschränkte Lebensqualität, deutliche soziale und berufliche Funktionseinschränkung und exzessive Behandlungskosten aus. Es wird davon ausgegangen, dass 80% der direkten Behandlungskosten für Depression von 10% der Patienten – in der Regel mit therapieresistenten Verläufen – verursacht werden (Friemel et al. 2005). ➤ Tabelle 11.3 zeigt einen Überblick über die häufigsten vermeidbaren Gründe für ein Nichtansprechen, die im Folgenden ausführlicher beschrieben werden.

Definition

Die therapieresistente Depression wird nach wie vor nicht einheitlich definiert. Das Problem inhomogener Patientenstichproben erschwert damit die Durchführung, aber auch die Generalisierbarkeit vieler Studien. Forschungsschwerpunkte auf dem Gebiet der Therapieresistenz befassen sich mit Fragen der Kodierung und Stadieneinteilung, der Weiterentwicklung von geeigneten Skalen zur Dokumentation von Therapieresistenz und der Definition von geeigneten Outcome-Kriterien. Es werden weiterhin bessere Definitionen benötigt, welche Behandlungsversuche hinsichtlich Dauer und Dosis als adäquat zu werten sind und welche Bedeutung die retrospektive bzw. die prospektive Erhebung von Kriterien der Therapieresistenz beim Patienten haben.

Obwohl es weder im ICD-10 noch im DSM-5 eine allgemeingültige Definition für den Begriff der „the-

Tab. 11.3 Ursachen für Pseudotherapieresistenz und Non-Response auf Antidepressiva.

	Mögliche Ursache und Interventionsmöglichkeit
Zu kurze Behandlung	4–6 Wochen konsequente Therapie mit adäquater Dosis
Zu niedrige Dosierung	Erhöhung der Dosierung
Zu niedrige Plasmaspiegel	Compliance überprüfen; Test des genetischen Polymorphismus (Genotypisierung der Cytochrom-P_{450}-Isoenzyme)
Mangelnde Compliance	Psychoedukation verstärken (u. a. Erörterung möglicher Ursachen, Krankheitskonzepte und eventueller Folgen); Nebenwirkungen als Compliancehürde beachten und ggf. Gegenmaßnahmen treffen; Verabreichung der Medikamente in Flüssigkeitsform oder parenterale Gabe (unter stationären Bedingungen)
Falsche oder unzureichend differenzierte psychiatrische Diagnose	erneute Exploration; besondere Berücksichtigung von Abhängigkeitserkrankungen (vor allem Alkohol und Benzodiazepine), Würdigung von Angst- und Zwangssymptomen; konsekutive Umstellung bzw. Ergänzung entsprechender Behandlungen
Übersehene somatische Diagnose	Überprüfung der Schilddrüsenfunktion, Routinelabor, zerebrale Bildgebung, Ausschluss einer internistischen – auch infektiologischen (z. B. HIV) – oder neurologischen Genese der Depression
Zugrunde liegende psychosoziale Stressoren	Ergreifen entsprechender Maßnahmen (Psychotherapie, Sozialarbeit)

rapieresistenten Depression" gibt, findet sich in der Literatur am häufigsten folgende, für den klinischen Alltag praktikable Definition (Thase und Rush 1995): Eine therapieresistente Depression liegt bei Nichtansprechen auf zwei Behandlungsversuche mit Antidepressiva verschiedener Wirkklassen in jeweils adäquater Dosis und Dauer vor.

Die Therapieresistenz wird nach dieser Definition also nach dem Erfolg der Antidepressiva-Monotherapie definiert.

Die Bezeichnung „adäquat" lässt hierbei Definitionsspielraum offen. Bei weitgehend identischer Wirklatenz aller Antidepressiva wird als adäquate Dauer in der Regel ein Zeitraum von ca. 4 bis 6 Wochen angesehen. Als adäquate Tagesdosis gilt für die trizyklischen Antidepressiva (TZA) 150 mg, Venlafaxin 225 mg, Duloxetin 60 mg und für die selektiven Serotonin-Wiederaufnahmehemmer (SSRI) 20 mg (für Citalopram, Fluoxetin und Paroxetin) bzw. 100 mg (für Fluvoxamin und Sertralin) und Mirtazapin 30 mg (Bauer et al. 2002, 2007).

Wirksamkeit der Erstbehandlung

Um die Wirksamkeit der Erstbehandlung beurteilen zu können, ist es notwendig, ein Antidepressivum über einen definierten Mindestzeitraum hinweg zu verabreichen und eine angemessene Beurteilung des Ansprechens des Patienten anzuschließen. Hierfür kommen Selbstbeurteilungsskalen für Patienten und/oder Fremdbeurteilungsskalen wie z. B. die Clinical Global Impressions Scale (CGI), die Hamilton Rating Scale for Depression (HAMD), die Montgomery-Åsberg Depression Rating Scale (MADRS) oder die Bech-Rafaelsen Melancholia Scale (BRMS) zum Einsatz. Um den Begriff **Response** (Ansprechen auf die Behandlung) klar zu definieren, werden folgende **Kriterien** empfohlen (Bauer et al. 2002):

- keine Response: $\leq 25\%$ Abnahme in der Schwere der Grundsymptomatik
- Teil-(Partial-)Response: 26–49 % Abnahme in der Schwere der Grundsymptomatik
- Response: $\geq 50\%$ Abnahme in der Schwere der Grundsymptomatik
- Response mit Restsymptomen: Ansprechen mit teilweiser Remission
- Remission: Fehlen von Symptomen, definiert durch einen absoluten Skalenwert (abhängig von der jeweiligen Skala; auch als vollständige Response oder völlige Remission bezeichnet).

Übereinstimmung besteht darin, dass die Akutphase mindestens 6 Wochen dauern sollte, und 8 bis 10 Wochen, um das volle Ausmaß der Symptomverbesserung zu erfassen (Rush und Kupfer 2001). Nicht alle Patienten, die auf die Behandlung ansprechen, erreichen immer eine Remission (in 8-Wochen-Studien erfüllen nur ca. zwei Drittel der nichtresistenten Patienten die Kriterien für eine Remission). Studien belegen, dass bis zu 40 % der Patienten mit einer Response auch während der weiterführenden Behandlung die Kriterien für eine Remission nicht erreichen. Nichtsdestotrotz lässt sich durch genaue skalenbasierte Messung der Veränderung des psychopathologischen Befundes bereits nach 2 Wochen eine klinisch brauchbare Vorhersage über die zu erwartende Besserung nach 6 Wochen machen, wie Untersuchungen zur Frühresponse nahelegen (z. B. Stamm et al. 2014; Gorwood et al. 2013). Bei schätzungsweise 70 % aller gebesserten Patienten setzt diese Wirkung innerhalb der ersten 2 Behandlungswochen ein. In der Regel ist damit ein mindestens 20-prozentiger Symptomrückgang in den ersten 14 Tagen gemeint. Gute Hinweise gibt es hierfür sowohl für Antidepressiva-Therapie als auch für Psychotherapie (z. B. Nierenberg et al. 1995; Tadic et al. 2010).

Kriterien für ein Scheitern der Erstbehandlung

Der behandelnde Arzt muss entscheiden, wann er die gegenwärtig verabreichte Medikation absetzt. Ändert man die Behandlungsstrategie zu früh, könnte man daraus falsche Schlüsse ziehen, z. B. dass die Medikation unwirksam ist und damit den Patienten entmutigen. Im Gegensatz dazu kann ein Festhalten an einer bestimmten Medikation über einen zu langen Zeitraum ohne eine Response zu unnötiger Verlängerung des Leidens des Patienten und der Dauer der Episode führen. Folglich ist es wichtig, den richtigen Zeitpunkt zu wählen, um eine Änderung im Behandlungsplan zu erwägen.

Wenn der Patient nach 4 Wochen Behandlung mit einem Antidepressivum in angemessener Dosierung keine Besserung zeigt, sinkt die Wahrscheinlichkeit eines späteren Ansprechens auf dieses bestimmte Medikament auf unter 10 %. Zeigt der Patient nach 4 bis 6 Wochen eine partielle Response, steigt die Wahrscheinlichkeit für ein Ansprechen nach 8 bis 12 Wochen Behandlung.

Es gibt einige Hinweise darauf, dass gerade bei älteren Patienten allerdings die Ansprechzeit bei bis zu 12 Wochen liegen kann. In Fällen mit partieller Response, bei der Symptome einer Persönlichkeitsstörung und psychosoziale Stressoren im Vordergrund stehen, wird eine Verlängerung des Behandlungsversuchs um 2 bis 4 Wochen empfohlen (Frank und Kupfer 1990).

Diagnostische Beurteilung und Optimierung der antidepressiven Therapie

Bevor man eine Änderung der Behandlungsstrategie in Erwägung zieht, sollte als erster Schritt die Diagnose überprüft und zunächst die momentane Therapie beibehalten werden (> Tab. 11.3). Die regelmäßige Medikamenteneinnahme des Patienten sollte genau überprüft, und im Fall von Unregelmäßigkeiten, deren Ursachen in den Mittelpunkt der therapeutischen Intervention gerückt werden.

Pharmakokinetische Faktoren, die den Plasmaspiegel der Antidepressiva beeinflussen können, sollten ebenfalls in Erwägung gezogen werden. Falls verfügbar, können Plasmaspiegel von TZA bei der Beurteilung des Erfolgs eines Behandlungsversuchs hilfreich sein. Obwohl nicht für alle Substanzen der Zusammenhang zwischen Plasmaspiegel und Wirksamkeit geklärt ist, sollten bei Therapieresistenz zumindest bei den TZA Mindestserumspiegel angestrebt werden. Diese liegen für Amitriptylin, Doxepin und Maprotilin (jeweils mit den entsprechenden Metaboliten) bei ca. 100 ng/ml, bei Imipramin (+ Desimipramin) bei ca. 150 ng/ml und bei Clomipramin (+ Desmethylclomipramin) bei ca. 250 ng/ml (Bauer et al. 2002).

Ein Überprüfen der Befunde der körperlichen Untersuchung und der Laborergebnisse ist ratsam, um ein Übersehen von gleichzeitig bestehenden Allgemeinerkrankungen, Einnahme von anderen Medikamenten oder verborgenem Substanzmissbrauch, die der depressiven Episode zugrunde liegen oder mit ihr in Verbindung gebracht werden können, zu vermeiden. Anhaltende psychosoziale Stressoren sollten ebenfalls als möglicher Grund für eine Non-Response in Betracht gezogen werden. Auch sollte die verordnete Medikamentendosis erneut überprüft werden. Je nach Antidepressiva-Klasse kann eine Optimierung der Behandlung durch eine Dosiserhöhung bei Patienten, die bisher nur eine mittlere Dosis erhalten haben, erreicht werden.

Behandlungsstrategien bei Antidepressiva-Non-Respondern

Es stehen verschiedene Behandlungsstrategien bei Teil- oder Non-Response auf einen adäquat durchgeführten

ersten Versuch mit einem Antidepressivum zur Verfügung. Die gebräuchlichsten Möglichkeiten sind:
1. Dosiserhöhung
2. Wechsel zu einem neuen Antidepressivum aus einer anderen pharmakologischen Klasse
3. Wechsel zu einem anderen Antidepressivum aus derselben Klasse
4. Kombination zweier Antidepressiva aus unterschiedlichen Klassen
5. Augmentation des Antidepressivums mit anderen Wirkstoffen (z. B. Lithium, Schilddrüsenhormon, Pindolol, Östrogen, Buspiron) um die antidepressive Wirkung zu verstärken und
6. Kombination des Antidepressivums mit einer psychotherapeutischen Intervention.

Diese sechs Strategien wurden in der Vergangenheit mit verschiedenen Wirkstoffen und Kombinationen angewandt, aber die meisten wurden nicht streng wissenschaftlich untersucht oder umfassten nur kleine Studiengruppen. Des Weiteren wurden die am häufigsten angewandten Kombinationen aus theoretischen Aspekten hergeleitet und nicht durch Ergebnisse aus doppelblind-kontrollierten Studien gestützt. Folglich sind die empirischen Daten hinsichtlich der Auswahl der passenden Strategie begrenzt. Das trifft vor allem zu beim Wechsel zu einem Antidepressivum mit einem anderen pharmakologischen Wirkmechanismus und bei der Kombination von unterschiedlichen Antidepressiva. Letztere sind zwei Strategien, die in der Klinik oft als zweite Wahl in der Behandlung angewandt werden (➤ Abb. 11.4).

Gegenwärtig gibt es keine einheitliche Meinung, welche Strategie bei Non-Respondern bevorzugt werden sollte, da bis jetzt noch keine doppelblinde randomisierte Studie durchgeführt wurde, die diese Fragestellung beantworten könnte. Einige Autoren argumentieren zugunsten der Augmentationsstrategien. Im Gegensatz zu anderen Verfahren liegt für einige der Augmentationsstrategien, z. B. mit Lithium oder atypische Antipsychotika heute eine Reihe placebokontrollierter Studien vor. Für die Evidenzlevel (A–D, A = höchste Evidenzstufe; für Details s. Bauer et al. 2002, 2007) sowie Vor- und Nachteile der verschiedenen Behandlungsstrategien bei partiellen Respondern und Non-Respondern wird im Folgenden ein Überblick gegeben.

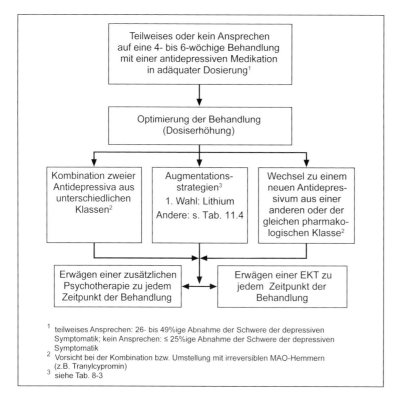

Abb. 11.4 Therapeutische Möglichkeiten bei teilweisem oder Nichtansprechen[1] auf die anfängliche Behandlung mit einem Antidepressivum bei Major Depression (nach Bauer et al. 2002, 2007).

[1] teilweises Ansprechen: 26- bis 49%ige Abnahme der Schwere der depressiven Symptomatik; kein Ansprechen: ≤ 25%ige Abnahme der Schwere der depressiven Symptomatik
[2] Vorsicht bei der Kombination bzw. Umstellung mit irreversiblen MAO-Hemmern (z.B. Tranylcypromin)
[3] siehe Tab. 8-3

Strategie 1: Dosiserhöhung

Aus Dosisfindungsstudien sowie Studien zum therapeutischen Drug-Monitoring kann eine Dosis-Wirkungs-Korrelation abgeleitet werden, die jedoch je nach Substanz unterschiedlich sein kann (linear, sigmoidal, u-förmig). Gleiches gilt für Venlafaxin, das im Dosisbereich von 300–375 mg/Tag vermutlich stärker wirksam ist als im unteren Dosisspektrum (Thase et al. 2006). Für SSRI gibt es keinerlei Evidenz für eine Dosis-Wirkungs-Beziehung. Hier kann vielmehr davon ausgegangen werden, dass bereits bei der minimal effektiven Dosis eines SSRI eine über 80-prozentige Serotonintransporterblockade vorliegt und diese Rate auch bei weiterer Aufdosierung nicht steigerbar ist. Für den irreversiblen MAO-Hemmer Tranylcypromin wurde in kleineren, offenen Studien ein Vorteil für höhere Dosierungen gefunden. Eine eigene Studie ergab Hinweise, dass eine Dosis von über 50 mg mit größerer Remissionswahrscheinlichkeit einhergeht (Adli et al. 2008). Dabei kommt in hohen Dosierungen vermutlich ein zusätzlicher amphetaminerger Effekt zum Tragen der in der strukturchemischen Verwandtschaft von Tranylcypromin mit dem Amphetaminmolekül begründet ist.

Strategie 2: Wechsel zu einem neuen Antidepressivum aus einer anderen Klasse

Mit der Einführung einer wachsenden Anzahl unterschiedlicher Antidepressivaklassen wurde das Wechseln zu einem anderen antidepressiven Wirkstoff eine weitverbreitete Strategie beim Versagen der Behandlung mit dem initialen Antidepressivum. Bei Depressionen, die nicht auf die Behandlung ansprechen, kann der Wechsel zu einem Antidepressivum einer anderen Klasse mit einem anderen Wirkmechanismus von Nutzen sein. Bei SSRI und TZA werden ca. 50 % der Patienten, die nicht auf die eine Klasse ansprechen, jedoch auf die andere Klasse respondieren (Level B) (Thase und Rush 1995). Die Datenlage zu dieser Strategie ist jedoch insgesamt spärlich. Es gibt Hinweise, dass depressive Patienten, die nicht auf TZA ansprechen, von einem irreversiblen MAO-Hemmer profitieren können (Level B) (AHCPR 1993; Adli et al. 2008). Ernüchternde Ergebnisse in Bezug auf die Wirksamkeit der Strategie des Wechsels zu einem Antidepressivum einer anderen Klasse zeigte eine Metaanalyse (Bschor und Baethge 2010) sowie die große US-amerikanische STAR*D-Studie, die unter naturalistischen Bedingungen bei ungenügender Response den Wechsel von einem SSRI-Antidepressivum (Citalopram) zu Bupropion, einem anderen SSRI (Sertralin) oder Venlafaxin verglich. Lediglich einer von vier Patienten zeigte nach dem Switch eine Remission der Depression (Rush et al. 2006).

Der Vorteil dieser Strategie liegt darin, dass eine Polypharmazie ggf. verhindert wird. Dies hilft, toxische Wirkungen zu verhindern, unerwünschten Wechselwirkungen zwischen Medikamenten vorzubeugen und kann die regelmäßige Medikamenteneinnahme des Patienten vereinfachen. Ein Medikamentenwechsel kann ebenso zu weniger oder zu besser tolerierbaren Nebenwirkungen führen. Einer der möglichen Nachteile ist ein partieller Wirksamkeitsverlust beim Medikamentenwechsel sowie die relativ lange Zeitspanne bis zum Eintritt der antidepressiven Wirksamkeit der neuen Substanz (späterer Wirkungseintritt im Vergleich zu Dosiserhöhung oder Kombination). Es wird empfohlen, das erste Antidepressivum langsam auszuschleichen, da dies sonst Absetzbeschwerden verursachen kann, besonders wenn die Medikation über einen längeren Zeitraum verabreicht wurde. Beim Wechsel von oder zu einem irreversiblen MAO-Hemmer sollte man Vorsicht walten lassen und eine 2-wöchige Auswaschperiode zwischen den zwei Medikamenten einlegen.

Strategie 3: Wechsel zu einem neuen Antidepressivum aus der gleichen Klasse

Antidepressiva aus der gleichen Klasse weisen nicht notwendigerweise das gleiche pharmakologische Profil oder die gleiche chemische Konfiguration auf. Folglich können Antidepressiva aus der gleichen Klasse tatsächlich unterschiedliche Wirkungen und Nebenwirkungen hervorrufen. Dies wurde bei einer Reihe von offenen Studien gefunden, die zeigen, dass Patienten, die nicht auf einen SSRI ansprechen, eine ca. 40- bis 70-prozentige Chance haben, auf einen anderen SSRI anzusprechen (Level C) (Thase und Rush 1995). Der Wechsel innerhalb der Klasse der TZA ist schlecht untersucht und die Ergebnisse waren nicht sehr ermutigend (Ansprechraten zwischen 9 und 27 %).

Strategie 4: Kombination zweier Antidepressiva unterschiedlicher Klassen

Rationale Antidepressiva-Kombinationen nutzen den Vorteil komplementärer Wirkmechanismen, um synergistische Effekte zu erzielen. Gründe, die für eine Kombinationsbehandlung sprechen, sind das Aufrechterhalten einer partiellen Response auf die initiale Monotherapie und das Vermeiden der Gefahr der Verschlechterung depressiver Symptome durch Absetzen einer teilweise wirksamen Medikation. Nachteile dieser Strategie sind das erhöhte Risiko von Wechselwirkungen zwischen Medikamenten, eine mögliche Potenzierung von Nebenwirkungen und höhere Medikamentenkosten.

Obwohl diese Strategie in der klinischen Praxis oft angewandt wird, gibt es nur wenig kontrollierte Daten, um ihren Nutzen und die Wirksamkeit zu belegen (Level C, trifft auf alle Kombinationen zu). Die Zugabe eines TZA zu einem SSRI oder umgekehrt und auch viele andere Antidepressiva-Kombinationen wurden mit unterschiedlichem Erfolg getestet (Übersicht: Schmauß und Messer 2009). Die Kombination selektiver und nicht-selektiver Wiederaufnahmehemmer mit Mirtazapin, Trazodon oder Mianserin zeigte im Rahmen kontrollierter Studien vielversprechende Ergebnisse (Bschor und Hartung 2008). Pharmakotheoretisch lässt sich dies auf eine Wirkverstärkung des primären Antidepressivum durch die präsynaptische Autorezeptorblockade von Mirtazapin und Mianserin zurückführen. Die Zugabe eines SSRI zu einem TZA kann einen erhöhten Blutspiegel und eine verzögerte Metabolisierung des trizyklischen Antidepressivums verursachen, was zu einem erhöhten Toxizitätsrisiko der trizyklischen Medikation führen kann.

Die Kombination eines irreversiblen MAO-Hemmers mit SSRI und anderen Antidepressiva, die ebenfalls auf das serotonerge System wirken (z. B. Clomipramin, Venlafaxin), ist aufgrund potenziell tödlicher Wechselwirkungen (Serotonin-Syndrom) streng kontraindiziert. Aus dem gleichen Grund darf ein SSRI nicht mit L-Tryptophan kombiniert werden.

Im oben beschriebenen STAR*D-Projekt zeigte die Kombination aus Citalopram und Bupropion im Vergleich mit der aus Citalopram und Buspiron keine Wirksamkeitsunterschiede bei depressiven Patienten, die nicht ausreichend auf eine Citalopram-Monotherapie ansprachen (Trivedi et al. 2006). In einer späteren Behandlungsstufe der STAR*D-Studie zeigten sich numerische, aber keine statistisch signifikanten Unterschiede in den Remissionsraten bei der Behandlung einer Kombination aus Venlafaxin und Mirtazapin (13,7 %) im Vergleich zu einer Monotherapie mit Tranylcypromin (6,9 %) (McGrath et al. 2006).

Strategie 5: Augmentation eines Antidepressivums

Die Augmentationstherapie beinhaltet die Zugabe eines zweiten Medikaments, das nicht zur Gruppe der Antidepressiva zählt, mit dem Ziel, bei partieller Response oder Non Response die Behandlung zu optimieren. Augmentationsstrategien bieten einige Vorteile. Einer davon ist ein Entfallen der Übergangszeit des Wirkeintritts zwischen dem einen und dem anderen Antidepressivum und damit die Möglichkeit, auf der partiellen Response aufzubauen. Folglich können Augmentationsstrategien eine schnelle Wirkung zeigen. Zweitens können Patienten, die partielle Responder sind und ihre teilweise Verbesserung der Symptome nicht aufs Spiel setzen wollen, in dieser Situation von einer Augmentation profitieren. Es wurden zahlreiche Augmentationsstrategien für die Anwendung bei behandlungsresistenten Depressionen beschrieben (➤ Tab. 11.4, mit empirischer Evidenz).

Augmentation mit Lithium

Unter den Strategien, die in ➤ Tabelle 11.4 aufgelistet sind, gehört die Lithium-Augmentation zu den am besten dokumentierten Strategien mit über 30 offenen und zehn placebokontrollierten Studien während der akuten Behandlungsphase einer Major Depression (Level A; Bauer et al. 2010). Folglich wird die Zugabe von Lithium zur laufenden Antidepressivabehandlung als erste Wahl einer Augmentationsstrategie empfohlen. Eine Metaanalyse, die zehn placebokontrollierte Studien einschloss, kam zu dem Ergebnis, dass die Augmentation mit Lithium der Augmentation mit Placebo bei unipolaren Depressionen überlegen ist (Odds Ratio 3,11; $p < ,0001$), wobei Ansprechraten von ca. 40–50 % in den einzelnen Studien erreicht wurden (Crossley und Bauer 2007). Bei ca. 20 % der Patienten wurde über ein Ansprechen bereits in der ersten Woche berichtet. Die Lithium-Augmentation sollte 2 bis

4 Wochen verabreicht werden, um ein Ansprechen des Patienten beurteilen zu können. Bei den empfohlenen Lithiumdosierungen (600–1.200 mg/Tag Lithiumcarbonat) erreichen die Patienten einen Serum-Lithium-Spiegel von 0,6–0,8 mmol/L. Hinsichtlich der Prädiktion des Behandlungserfolgs, zeigten neuere pharmakogenetische Befunde, dass Träger einer Genvariante des GSK3-Gens ein signifikant besseres Ansprechen auf die Lithiumaugmentation zeigen (Adli et al. 2007). Auch der Serotonintransporterpolymorphismus 5HTTLPR scheint mit dem Ansprechen auf Lithiumaugmentation assoziiert zu sein (Stamm et al. 2008; Adli et al. unpublizierte Daten).

Augmentation mit Schilddrüsenhormonen
Studien, die die Wirkungen von Schilddrüsenhormonen bei behandlungsresistenten Depressionen untersuchten, wurden überwiegend mit Triiodthyronin (T_3) durchgeführt. Zahlreiche Fallberichte und mindestens 13 prospektive Studien (9 offene und 4 kontrollierte doppelblinde Studien) beurteilen die Wirksamkeit der T_3-Augmentation, wobei in den meisten Studien 25–37,5 μg T_3/Tag verwendet wurden, um die Responseraten auf trizyklische Antidepressiva zu erhöhen (Level B; Joffe et al. 1993). Die offenen Studien zeigten durchgängig, dass ca. 50 % der nicht auf TZA ansprechenden Patienten innerhalb von 2 bis 3 Wochen nach der Zugabe von T_3 respondierten. Jedoch zeigten nicht alle kontrollierten doppelblinden Studien signifikante Ergebnisse zugunsten von T_3. Eine später veröffentlichte Metaanalyse fand keine einheitlichen Ergebnisse hinsichtlich einer T_3-Augmentation (Aronson et al. 1996). Weiterhin wurde die Wirksamkeit einer T_3-Augmentation bei den heute häufig verwendeten nicht-trizyklischen Antidepressiva, z. B. SSRI, nur in einer Fallserie untersucht. In einer neueren achtwöchigen placebokontrollierten Studie bei 124 depressiven Patienten zeigte die Kombination aus dem SSRI Sertralin und Triiodthyronin einen Vorteil für die T_3, wobei der Effekt eher als Responseakzeleration interpretiert wurde (Cooper-Kazaz et al. 2007).

Eine kleine Anzahl offener Studien berichtet Ansprechraten von ca. 50 % bei behandlungsresistenten depressiven Patienten, bei denen höhere, supraphysiologische Dosen von L-Thyroxin (L-T_4) angewandt wurden (Level D; Bauer et al. 1998, 2005).

Augmentation mit atypischen Antipsychotika
Neben ihrer Anwendung bei der Behandlung wahnhafter Depressionen (s. unten) werden Antipsychotika auch zur Augmentation von Antidepressiva bei nicht psychotischen Patienten eingesetzt. In den vergangenen Jahren wurden einige atypische Antipsychotika in dieser Indikation in placebokontrollierten Studien mit Erfolg untersucht. Positive Studien gibt es für Aripiprazol (Berman et al. 2007; Marcus et al. 2008; Trivedi et al. 2008), Olanzapin (Shelton et al. 2001), Quetiapin (Bauer et al. 2009, El-Khalili et al. 2010) und Risperidon (Mahmoud et al. 2007).

Für diese vier Atypika zeigte eine Metaanalyse kontrollierter Studien signifikant bessere Ergebnisse als Placebo (Nelson und Papakostas 2010). Eine achtwöchige doppelblinde kontrollierte Studie zeigte signifikant bessere Ergebnisse für eine Kombination aus Antidepressivum (Fluoxetin) und Antipsychotikum (Olanzapin) als die jeweilige Substanz alleine (Thase et al. 2007).

Andere medikamentöse Augmentationsstrategien
Die Behandlung von Patienten mit einer Major Depression, bei der ein SSRI und Pindolol (ein 5-HT$_{1A}$/Beta-Adrenozeptor-Antagonist) kombiniert wurde, erhöhte die Geschwindigkeit des Ansprechens auf das Antidepressivum. In einem geringeren Umfang wurde diese Möglichkeit auch als eine Augmentationsstrategie bei Patienten mit behandlungsresistenter Depression untersucht, wobei die Ergebnisse jedoch widersprüchlich waren (Level C; Artigas et al. 2005).

Zahlreiche andere Augmentationsstrategien mit unterschiedlichen pharmakologischen Profilen und Zielsetzungen wurden jedoch nur in geringem Umfang untersucht, u. a. Metyrapon (hemmt in der Nebennierenrinde die Synthese von Kortikosteroiden; Jahn et al. 2004) und Modafinil (aus der Gruppe der Psychostimulanzien; Fava et al. 2007). Für die meisten dieser Strategien fehlen placebokontrollierte Studien bei behandlungsresistenten depressiven Patienten (Coryell 2000) (für Evidenzlevel und weiterführende Literatur ➤ Tab. 11.4). Auch pflanzliche und andere natürlich vorkommende, frei käufliche, sog. Nahrungsergänzungsstoffe (u. a. Johanniskraut, Omega-3-Fettsäuren, S-Adenosyl-L-Methionin) wurden in dieser Indikation bei depressiven Patienten untersucht (Papakostas et al. 2010; Freeman et al. 2010). Es sei be-

Tab. 11.4 Biologische Behandlungsstrategien bei Patienten mit behandlungsrefraktärer depressiver Störung, die auf Antidepressiva nur teilweise oder nicht ansprechen (adaptiert nach Bauer et al. 2002, 2007).

Strategie	Mechanismus/Klassifizierung	Evidenzlevel
Pharmakologische Augmentation		
Lithium	Stimmungsstabilisierer	A
Quetiapin	Atypisches Antipsychotikum	A
Aripiprazol	Atypisches Antipsychotikum	A
Olanzapin	Atypisches Antipsychotikum	B
Risperidon	Atypisches Antipsychotikum	B
Carbamazepin	Antikonvulsivum/Stimmungsstabilisierer	C
Valproat	Antikonvulsivum/Stimmungsstabilisierer	C
Lamotrigin	Antikonvulsivum/Stimmungsstabilisierer	D
Pindolol	5-HT_{1A}-Autorezeptor-Antagonist, Beta-Rezeptor-Blocker	C
Buspiron	5-HT_{1A}- und D_2-Rezeptor-Agonist	C
Stimulanzien	Dopamin- und Noradrenalin-Ausschüttungs- und Wiederaufnahmehemmung	C
Bromocriptin	Dopamin (D_2)-Agonist	C
Pergolid	Dopamin (D_1/D_2)-Agonist	C
Reserpin	Wiederaufnahmehemmung der biogenen Amine	C
Hormonelle Augmentation		
Triiodthyronin (T_3)	Schilddrüsenhormon	B
L-Thyroxin (L-T_4)	Schilddrüsenhormon	C
Östrogen (nur Frauen)	Ovariales Steroidhormon	C
Dehydroepiandrosteron (DHEA)	Adrenales androgenes Hormon	C
Sonstige		
Ketoconazol, Metyrapon	Periphere Cortisolsuppression	C
L-Tryptophan	Essenzielle Aminosäure, 5-HT-Vorläufer	C
Nichtpharmakologisch		
Elektrokrampftherapie (EKT)	Elektrische Stimulation um einen generalisierten Krampfanfall auszulösen	A
Repetitive transkranielle Magnetstimulation (rTMS)	Nicht-invasive Stimulation des zerebralen Kortex	B
Vagusnervstimulation (VNS)	Autonome Signale zu limbischen und kortikalen Arealen	C

Tabelle beinhaltet keine Kombinationen von Antidepressiva

tont, dass trotz relativ geringer Wirksamkeitsevidenz im Einzelfall die Anwendung einer dieser Strategien erfolgreich sein kann.

Strategie 6: Kombination von Antidepressiva und Psychotherapie
Pharmakotherapie kann mit Psychotherapie zu verschiedenen Zeitpunkten der Behandlung kombiniert werden:

- Bei Nicht- oder Partialansprechen auf die Behandlung mit einem Antidepressivum oder
- bei Nichtansprechen auf eine anfängliche Psychotherapie (Frank et al. 2000; Scott et al. 2000).

Der potenzielle Nutzen aus der Kombination von Pharmakotherapie und Psychotherapie schließt ein verbessertes Ansprechen auf die Behandlung, geringere Rückfallraten, eine höhere Lebensqualität und eine bessere Compliance des Patienten ein. Obwohl sie weit verbreitet in der klinischen Praxis angewandt wird, gibt es relativ wenige Hinweise aus randomisiert-kontrollierten Studien, um die Vorteile der kombinierten Behandlung zu belegen (Level B; Rush und Kupfer 2001; Sutej et al. 2006). Die bereits erwähnte Studie von Keller et al. (2000) zeigt, dass eine Kombinationsbehandlung bei ambulanten Patienten mit einer chronisch-depressiven Störung signifikant wirksamer ist, als die Anwendung jeder einzelnen Behandlungsform für sich allein. Eine Metaanalyse von 595 Patienten aus sechs randomisierten Studien, bei denen eine Major Depression diagnostiziert wurde und die entweder kognitive Verhaltenstherapie, Interpersonelle Psychotherapie (IPT) oder IPT plus antidepressive Pharmakotherapie (kombinierte Therapie) erhielten, lieferte Beweise für den weitverbreiteten klinischen Eindruck, dass kombinierte Therapie der Anwendung von Psychotherapie allein überlegen ist in der Behandlung schwerer, rezidivierender Depressionen (Thase et al. 1997). Es gibt auch Hinweise, dass Patienten die kombinierte Behandlung besser akzeptieren und dass sie eine kombinierte Therapie im Vergleich zu einer Behandlung mit einem Antidepressivum allein seltener abbrechen.

Behandlungsresistente Depressionen

Von den Patienten, die auf einen ersten Therapieversuch mit Antidepressiva nicht ansprechen, respondieren wiederum etwa 50 % auch auf einen zweiten Versuch nicht, d. h. es verbleiben immerhin 25 % der initialen Patientengruppe als „therapieresistent". Eine Restgruppe von etwa 10 % bleibt depressiv und erreicht selbst nach mehreren adäquaten Behandlungsversuchen keine angemessene Verbesserung und kein entsprechendes Funktionsniveau. Während vielen von ihnen durch Strategien, die hier oder an anderer Stelle beschrieben werden, geholfen werden kann (Nierenberg und Amsterdam 1990; Bauer et al. 2005), entwickeln einige dieser Patienten einen chronischen Krankheitsverlauf (Thase und Rush 1995).

Algorithmusgestützte Behandlung

Auch eine inadäquat durchgeführte Pharmakotherapie und unsystematische Behandlungspläne können das Behandlungsergebnis negativ beeinflussen. In der Klinik ist Behandlungsresistenz oft das Ergebnis einer inadäquaten Dosierung, einer unangemessenen Behandlungsdauer mit Antidepressiva oder von ungenügendem Gebrauch des vorhandenen therapeutischen Repertoires im Fall einer partiellen Response (Nierenberg und Amsterdam 1990; Adli et al. 2006). Einige Studien weisen darauf hin, dass nur eine kleine Zahl nicht-respondierender Patienten „absolut" resistent ist und einer Vielzahl der „relativ" resistenten Patienten durch andere Behandlungsmethoden geholfen werden kann, einschließlich der Elektrokrampftherapie (EKT) (Adli et al. 2002). Patienten mit positiver Response auf EKT in der Anamnese können für eine sofortige EKT in Frage kommen, sobald eine erneute Episode eine derartige Behandlung erfordert.

Wiederholte inadäquate Behandlungsversuche mit Medikamenten können dem Patienten schaden und zu einem negativen Behandlungsergebnis beitragen. Es gibt viele Hinweise, dass wiederholte Behandlungsversuche per se zu behandlungsresistenten Depressionen führen können. Die Daten legen nahe, dass die Wahrscheinlichkeit, auf ein Antidepressivum zu respondieren, um ca. 15–20 % mit jedem erfolglosen Behandlungsversuch abnimmt. Daher sollen systematische Behandlungsprotokolle (Algorithmen) zu einer standardisierten und adäquaten Anwendung der verschiedenen pharmakologischen Strategien, zur Qualitätsoptimierung im Verordnungsverhalten und zu besseren Behandlungsergebnissen führen. Therapieresistente Verläufe sollen somit vermieden oder minimiert werden. (Adli et al. 2006). Therapiealgorithmen helfen somit, durch eine optimale Strukturierung die Wirkung der verfügbaren Strategien optimal zu nutzen. Sie sind damit auch ein wirksamer Weg zur Optimierung der Kosten-Effizienz der Behandlung (Ricken et al. 2011). Behandlungsalgorithmen sollen die Schlüsselinstrumente bei der Verbesserung der Compliance sowie bei der Optimierung der Behandlungsdurchführung in Bezug auf Effektivität und Kosteneffizienz sein. Solche Algorithmen sind in den vergangenen Jahren in kontrollierten Studien überprüft worden – die Ergebnisse waren überwiegend positiv (Level D; Adli et al. 2002; Trivedi et al. 2004, 2006; Bauer et al. 2009; Ricken et al. 2011; Adli et al. submitted).

Weitere medikamentöse Behandlungsmöglichkeiten

Additive Gabe von Antipsychotika bei psychotischer Depression

Patienten mit psychotischen Symptomen (wahnhafte Depression) im Rahmen einer depressiven Störung zeigen größere Ansprechraten auf die Kombination eines Antidepressivums mit einem Antipsychotikum als auf eine Behandlung mit den einzelnen Substanzen alleine (Level A; Spiker et al. 1985). Bei dieser Patientengruppe wird empfohlen, zu Beginn der Behandlung ein Antidepressivum und ein Antipsychotikum zu kombinieren. Die neueren „atypischen" Antipsychotika (z. B. Aripiprazol, Olanzapin, Quetiapin, Risperidon, Ziprasidon) sollten aufgrund ihres günstigeren Nebenwirkungsprofils und der besseren Verträglichkeit den klassischen Antipsychotika (z. B. Fluphenazin, Haloperidol, Perazin) oder Clozapin zunächst vorgezogen werden. Jedoch gibt es keine kontrollierten Studien, die die „neueren" mit den „älteren" Antipsychotika bei psychotischer Depression vergleichen.

Gewöhnlich sind die Dosierungen der Antipsychotika bei wahnhaft depressiven Patienten niedriger als bei schizophrenen Patienten. Eine neuere Cochrane-Metaanalyse ergab allerdings, dass bislang keine definitive Evidenz besteht, dass eine Kombinationstherapie mit einem Antidepressivum und einem Antipsychotikum bei psychotischer Depression wirksamer ist als ein Antidepressivum alleine (Wijkstra et al. 2005), obgleich eine Monotherapie mit einem Neuroleptikum der Kombination mit einem Antidepressivum eindeutig unterlegen war.

Additive Gabe von Tranquilizern/Anxiolytika

Die meisten randomisiert-kontrollierten Studien zeigen, dass Benzodiazepine, mit Ausnahme einiger Triazolo-Benzodiazepine, z. B. Alprazolam, bei leichter bis mittelschwerer Depression schlechter wirksam sind als Standardantidepressiva zur Behandlung der Major Depression (Level A; AHCPR 1993). Obwohl Tranquilizer (besonders Benzodiazepine) in der klinischen Praxis weltweit oft als Zusatzmedikation eingesetzt werden, glauben viele Experten, dass Benzodiazepine die depressive Stimmung per se nicht positiv beeinflussen. Untersuchungen belegen, dass zwischen 30 und 60 % der depressiven Patienten einen Tranquilizer als Komedikation erhalten (Furukawa et al. 2001). Das Rational dafür ist der rasche Wirkungseintritt der Benzodiazepine, der Angst, Erregtheit und Schlaflosigkeit bei vielen depressiven Patienten vermindert. Eine Metaanalyse von neun randomisierten placebokontrollierten Studien zeigt, dass bei kombinierter Antidepressiva-Benzodiazepin-Behandlung höhere Responseraten gefunden werden im Vergleich zur Monotherapie mit Antidepressiva (63 vs. 38 %). Die Abbruchraten bei der Kombinationsbehandlung sind mit ca. 37 % niedriger (Level A; Furukawa et al. 2001).

Bei jedem einzelnen Patienten muss der potenzielle Nutzen der Kombinationstherapie mit Benzodiazepinen sorgfältig gegen mögliche Risiken wie Sedierung, psychomotorische und kognitive Einschränkungen, Gedächtnisbeeinträchigung, Wirkungsverstärkung anderer zentral hemmender Medikamente, mögliche depressiogene Wirkung der Benzodiazepine, Abhängigkeitssymptomatik sowie Absetzphänomene abgewogen werden. Bestimmte Patienten haben ein größeres Abhängigkeitsrisiko. Deshalb sollten Benzodiazepine an Patienten mit bestehendem Alkohol- oder Drogenmissbrauch oder an Patienten mit Abhängigkeitshinweisen in der Anamnese nur unter sorgfältiger Nutzen-Risiko-Abwägung und strenger ärztlicher Kontrolle verabreicht werden. Die Dauer der Benzodiazepingabe bei depressiven Patienten sollte eine Zeitdauer von 4 Wochen nicht überschreiten. Benzodiazepine mit kurzer bzw. mittlerer Halbwertszeit haben ein größeres Risiko für Rebound- und Absetzphänomene im Vergleich zu denen mit langer Halbwertszeit. Zur Behandlung der Angst bei depressiven Patienten kann auch eine Kombinationsbehandlung mit dem anxiolytischen Wirkstoff Buspiron, einem partiellen $5-HT_{1A}$-Agonisten mit geringem Suchtpotenzial, durchgeführt werden (Level C; Davidson 2001).

Hirnstimulationsverfahren

Elektrokonvulsionstherapie

Wenn die medikamentösen Strategien ausgereizt sind oder aus anderen Gründen eine pharmakologische Eskalation (Verträglichkeit, Schwangerschaft, Wunsch des Patienten, etc.) nicht in Frage kommt, stehen die nichtpharmakologischen somatischen Strategien zur Verfügung, die in ➤ Tabelle 11.5 genannt sind. Aus der Gruppe dieser Verfahren ist die Evidenz für die Hirnstimulationsverfahren insgesamt am solidesten.

Die Elektrokonvulsionstherapie (auch Elektrokrampftherapie, im Folgenden kurz „EKT" genannt) hat in den letzten Jahren international sowie auch national wieder an klinischer Bedeutung gewonnen. Die hohe Wirksamkeit der EKT bei der Behandlung der Major Depression ist gut belegt (Nobler und Sackeim 2000; UK ECT Review Group 2003). Eine Reihe randomisierter kontrollierter Studien zeigte, dass EKT gegenüber Placebo, simulierter EKT und einer Antidepressivatherapie mit trizyklischen Antidepressiva Überlegenheit aufweist (Level A; American Psychiatric Association Task Force on Electroconvulsive Therapy 1990; American Psychiatric Association 2000).

EKT zeigt eine Remissionsrate von ca. 60–80 %, und ein maximaler Erfolg wird nach etwa 2 bis 4 Wochen erreicht. Jedoch gibt es wenig vergleichende Daten mit SSRI und anderen neuen Antidepressiva. EKT wird als Behandlung erster Wahl bei schwerer Major Depression mit psychotischen Symptomen, schwerer Major Depression mit psychomotorischer Verlangsamung, „absolut" behandlungsresistenter Major Depression, Verweigerung der Nahrungsein-

Tab. 11.5 Nicht-medikamentöse somatische Therapieverfahren bei Depression (immer als add-on zu Pharmakotherapie und Psychotherapie)

Therapieart	Anwendung bei	Intensität, Dauer, Dosis	Begrenzungen	Spezifische Evidenz bei TRD
Sport, Ausdauertraining (Stathopoulou et al. 2006; Knubben et al. 2007)	Depression, Angststörungen	z. B. 3 × 30 min oder 6 × 15 min/Woche	Compliance! individuelle Anpassung Trainingsprogramm	1 offene Studie, n = 33 (Mota-Pereira et al. 2011)
Lichttherapie (Tuunainen et al. 2004)	Saisonale Depression	z. B. täglich morgens 10.000 Lux-Lampe 40 min über 14 Tage	Compliance; Wirksamkeit bei nichtsaisonaler Depression weniger gut belegt	nein
Wachtherapie	Bei schwerer Depression, bes. bei Tagesschwankungen u. Hyperarousal	Seriell 2–3-mal die Woche; partiell ab 1:30	Nur im stat. Rahmen; Rückfälle nach Erholungsschlaf	1 offene Studie, n = 13 (Wachtherapie, gefolgt von Schlafphasenvorverlagerung und Lichttherapie) (Echizenya et al. 2013)
EKT (UK ECT Review Group 2003)	Therapieresistenz	6–12-mal in Abständen von 2–3 Tagen, Beginn mit rechts unilateraler Stimulation, bei Nicht-Ansprechen bilaterale Stimulation	Kurznarkose	Spezifische Evidenz und Leitlinienempfehlung (S3-Leitlinie Depression; APA Task Force on ECT 2001)
r-TMS (Lee et al. 2012)	Therapieresistenz	Linksseitige hochfrequente Stimulation bei 120 % der motorischen Schwelle, täglich über 2 Wochen	Wirksamkeit bei hochgradiger Resistenz fraglich	1 Metaanalyse (Lam et al. 2008)
Tiefe Hirnstimulation	Therapieresistenz	stereotaktische Implantation von Elektroden in subkortikale Areale	Nur im Rahmen von Studien	Mehrere RCTs in verschiedenen Stimulationsarealen (s. oben)
Vagusstimulation	Therapieresistenz	Schrittmacherimplantation und Verbindung mit linkem N. vagus	Nur im Rahmen von Studien	Spezifische Evidenz durch RCT (George et al. 2000; Rush et al. 2000; Rush et al. 2005b)

nahme oder in anderen besonderen Situationen, wenn eine sehr schnelle Besserung der Depression unabdingbar ist (z. B. bei schwerer Suizidalität oder bei Schwangerschaft), eingesetzt. Bei Patienten, die eine positive Response auf eine vorhergehende EKT gezeigt haben und die EKT aus einem besonderen Grund bevorzugen, kann EKT ebenfalls als Behandlung erster Wahl in Betracht kommen.

EKT wird immer häufiger mit Antidepressiva kombiniert, um ein Ansprechen in der akuten Phase zu verbessern, obwohl bisher nur wenig Daten existieren, die diese Praktik unterstützen (Level D; American Psychiatric Association 2000). Ein Nachteil der EKT ist die oft nur wenige Monate anhaltende Wirkung dieser Behandlungsmethode. Die Rückfallrate ohne weiterführende Behandlung wird auf ca. 50–95 % geschätzt, wobei die Mehrheit der Rückfälle in den ersten 6 Monaten auftritt. In einer kontrollierten Studie zur Post-EKT-Phase wurde gezeigt, dass Paroxetin hinsichtlich der Rückfallprophylaxe Imipramin und Placebo überlegen ist (Level C; Lauritzen et al. 1996). Wirksamkeitsevidenz besteht auch für die Kombination von Nortriptylin oder Venlafaxin mit Lithium in der Post-EKT-Prophylaxe (Sackeim et al. 2001; Prudic et al. 2013) Patienten mit Medikamentenresistenz und einem höheren Schweregrad der Depression vor der EKT haben häufiger einen Rückfall. Daher sollte die Medikation, die ohne Erfolg vor der EKT verwandt wurde, nicht als Post-EKT-Prophylaxe eingesetzt werden (Bourgon und Kellner 2000; Nobler und Sackheim 2000). Die Anwendung von „ultrakurzen" (0,3 ms) Pulsen führt sowohl bei der uni- als auch der bilateralen EKT-Applikation zu geringen kognitiven Nebenwirkungen (Sienart et al. 2009) und wird heute als Methode der Wahl empfohlen.

Obwohl EKT eine sehr wirksame Behandlungsmethode ist, wird sie nicht als Therapie erster Wahl bei einfachen, nicht psychotischen Depressionen empfohlen, da potenzielle Anästhesierisiken bestehen. Weitere Nachteile einer EKT sind der vorübergehende postiktale Verwirrtheitszustand und eine Periode von antero- und retrograder Gedächtnisbeeinträchtigung, die in den meisten Fällen nach kurzer Zeit verschwindet. Im Allgemeinen ist die EKT eine sichere Vorgehensweise und außer erhöhtem intrakraniellem Druck gibt es keine absoluten Kontraindikationen für EKT.

Neuere Stimulationsverfahren

Während der letzten Jahre hat die Erforschung neuer Hirnstimulationsmethoden als potenzielle Behandlung therapieresistenter depressiver Erkrankungen deutlich zugenommen (Miller 2009; Schlaepfer et al. 2010). Hierzu gehört neben der repetitiven transkraniellen Magnetstimulation (rTMS) die Vagusnervstimulation (VNS) sowie die in den letzten Jahren intensiv beforschte Tiefenhirnstimulation (Deep Brain Stimulation; Mayberg et al. 2005; Schläpfer et al. 2008; Bewernick et al. 2010; Schläpfer und Kayser 2010) und die „magnetic seizure therapy" (Hoy und Fitzgerald 2010).

Die **rTMS** ist eine Technologie um nichtinvasiv kortikale Neurone durch magnetische Induktion zu stimulieren. Dabei wird ein kurzes, hoch intensives magnetisches Feld verwendet (George et al. 1999). Ergebnisse aus kontrollierten Studien (Dauer 2–6 Wochen) zeigen, dass repetitive TMS täglich angewandt zur Stimulation des linken präfrontalen Kortex zu einer Stimmungsverbesserung bei Patienten mit Major Depression führt (Berman et al. 2000; O'Reardon et al. 2007; George et al. 2010). Eine kontrollierte Studie bei Patienten mit rezidivierender Depression liefert auch Hinweise auf die kurzfristige Wirksamkeit der rechtsseitigen präfrontalen rTMS (Klein et al. 1999). Eine Metaanalyse belegt die Wirksamkeit der rTMS bei der therapieresistenten Depression, obgleich die Wirksamkeitsdaten nicht mit denen der EKT vergleichbar sind (Lam et al. 2008; Lee et al. 2012). Es gibt Hinweise auf eine bessere Wirksamkeit bei jüngeren Patienten (Pallanti et al. 2012). Seit 2008 ist die rTMS durch die US-amerikanische FDA auch für antidepressiva-resistente Depressionen zugelassen. Die Datenlage zur vergleichenden Wirksamkeit sowie zur Applikationsmodalitäten in diesem Indikationsfeld ist jedoch noch unzureichend.

Die **Vagusnervstimulation** steht in der Epilepsiebehandlung für therapieresistente Patienten bereits seit den 1990er-Jahren zur Verfügung (George et al. 2000; Nemeroff et al. 2006). Dabei wird ein Schrittmacher in einer Pektoralistasche implantiert und über eine Sonde mit dem linken N. vagus verbunden. Über vagale Afferenzen gelangen Signale über das Mittelhirn zum limbischen System und zu kortikalen Gebieten. Bisherige Daten zur VNS, die zum

Teil über einen 2-jährigen Behandlungszeitraum erfasst wurden (Bajbouj et al. 2010), zeigen eine Wirksamkeit bei mäßig refraktären Depressionen nach mehreren Monaten (Level C) (Rush et al. 2000; Rush et al. 2005 a, b; Schläpfer et al. 2008). Dennoch hat sich das Verfahren im klinischen Alltag bisher nicht durchgesetzt.

Die **tiefe Hirnstimulation** (Deep Brain Stimulation, DBS) ist aus der Behandlung des refraktären Morbus Parkinson bekannt. Dabei werden Elektroden, die mit einem Impulsgeber verbunden sind, stereotaktisch in subkortikale Strukturen implantiert. Die bisher verfügbaren Studien mit kleinen Patientenzahlen liefern vielversprechende Ergebnisse im Einsatz bei therapieresistenter Depression. Verschiedene Forschergruppen untersuchen bislang noch unterschiedliche Stimulationsorte: cinguläre Areale (Kennedy et al. 2011; Holtzheimer et al. 2012), ventrales Striatum (Malone et al. 2009), Nucleus accumbens (Bewernick et al. 2011). Hinweise auf relevante kognitive Nebenwirkungen gibt es nicht (Kennedy et al. 2011). Für die klinische Routine steht das Verfahren noch nicht zur Verfügung.

Neue Wege und Wirkmechanismen in der Depressionstherapie

Die **Modulation von Peptidrezeptoren im Zentralnervensystem** durch Rezeptor-Antagonisten ist ein vielversprechender neuer pharmakologischer Ansatz zur Depressionsbehandlung. Am weitesten fortgeschritten ist die Entwicklung von Substanzen mit antagonistischer Wirkung an den Rezeptoren von Corticotropin-Releasing-Hormon (CRH), Substanz P (Neurokinin) und Vasopressin (Übersicht: Tracik et al. 2005). Eine neuere 6-wöchige, placebokontrollierte Studie mit einem selektiven CRH$_1$-Rezeptor-Antagonisten zeigte jedoch im Vergleich zu Sertralin keine signifikanten Unterschiede zur Placebobehandlung (Binneman et al. 2008).

Das **glutamaterge System** als Zielort neuer antidepressiver Strategien findet zunehmend das Forschungsinteresse. Eine gesteigerte glutamaterge Neurotransmission wird dabei als ein pathophysiologischer Fakor bei affektiven Störungen postuliert (Sanacora et al. 2008). Ketamin, eine intravenös verabreichte Substanz, die das glutamaterge System als Antagonist am N-Methyl-D-Aspartat-(NMDA-)Rezeptor moduliert, zeigte rasche (Stunden bis Tage anhaltende) antidepressive Effekte in einer placebokontrollierten (Zarate et al. 2006) sowie einer offenen Studie (aan het Rot et al. 2010). Riluzole, eine von der FDA zur Behandlung der amyotrophen Lateralsklerose (ALS) zugelassene Substanz mit inhibitorischer Wirkung auf die glutamaterge Neurotransmission, wurde in einer Pilotstudie bei zehn Patienten mit therapierefraktärer Depression mit Erfolg getestet (Sanacora et al. 2008).

Weitere neue Strategien zur Pharmakotherapie der Depression wurden erarbeitet, sind jedoch noch nicht an Patienten untersucht oder publiziert worden. Einige davon folgen eher den traditionellen pathophysiologischen Depressionsmodellen und beinhalten die Entwicklung neuer serotonerger oder noradrenerger und/oder dopaminerger Rezeptor-Agonisten/Antagonisten (z. B. selektive 5-HT$_{1A}$-Rezeptor-Antagonisten, kombinierte selektive Serotonin-Rezeptor-Agonisten, -Antagonisten und Serotonin-Wiederaufnahmehemmer – z.B Vortioxetin-, „Triple"-Reuptake-Inhibitoren). Andere neue Strategien zielen auf die Entwicklung antidepressiver Medikamente, die „jenseits" der Rezeptorebene wirken. Dies beinhaltet die Modulation der „Second-Messenger"-Kaskaden, z. B. der intrazellulären Pfade des Botenstoffs zyklisches Adenosinmonophosphat (cAMP), sowie der neurotrophen Faktoren (z. B. brain-derived-neurotrophic factor, BDNF) (Duman 1998; Altar 1999). Vielversprechende Hinweise liefern v. a. Studienergebnisse zu antiinflammatorischen Substanzen (Papakostas et al. 2012). Auch zum Einsatz von Botulinumtoxin liegen erste positive klinische Studien vor (Magid et al. 2014). Inwiefern diese neuen und alten Wirkmechanismen bei chronisch verlaufenden oder therapieresistenten Depressionen einen besonderen Stellenwert einnehmen können, werden erste Erfahrungen im klinischen Einsatz zeigen.

DIE WICHTIGSTEN BEHANDLUNGSGRUNDSÄTZE
- Für die Behandlung der therapieresistenten Depression stehen nach Ausschluss einer Pseudoresistenz unterschiedliche Strategien zur Verfügung.
- Die Lithiumaugmentation sowie die Augmentation mit atypischen Antipsychotika verfügen heute über die beste Evidenzlage.

- Die Kombination von Antidepressiva erscheint sinnvoll in Kombination mit Blockern von präsynaptischen Autorezeptoren (z. B. Mirtazapin).
- Die Datenlage für einen Wechsel von einem Antidepressivum auf ein nächstes ist unzureichend, obgleich der Antidepressivawechsel häufig praktiziert wird und aus pharmaktheoretischen Erwägungen auch sinnvoll erscheint.
- Der irreversible MAO-Hemmer Tranylcypromin ist eine sinnvolle Option bei Therapieresistenz und sollte vor einer Indikationsstellung zur EKT möglichst zum Einsatz kommen („TCP vor EKT!").
- Eine Dosis-Wirkungs-Beziehung und somit Evidenz für eine Dosiserhöhung bei Non-Response auf mittlere Dosisbereiche besteht für die Gruppe der TZA und Venlafaxin sowie mit Einschränkung auch für Tranylcypromin, nicht jedoch für SSRI.
- Nichtpharmakologische Strategien beinhalten die Psychotherapie und die EKT, die beide ihre Wirksamkeit bei der therapieresistenten Depression nachgewiesen haben.
- Der Stellenwert weiterer Neurostimulationsverfahren wie rTMS und VNS im Spektrum der Strategien bei therapieresistenter Depression ist bei der gegenwärtigen Datenlage noch offen.
- Eine Kombination von Pharmakotherapie und Psychotherapie kann insbesondere bei schweren depressiven Episoden zu einem besseren Gesamtbehandlungsergebnis führen.
- Für neuere Stimulationsverfahren wie rTMS, VNS oder Tiefenhirnstimulation wird die weitere Erfahrung den Stellenwert für bestimmte Patientengruppen zeigen.
- Eine algorithmusgestützte Pharmakotherapie kann dazu beitragen, die zur Verfügung stehenden Strategien bestmöglich zu nutzen.

KAPITEL 12
Bipolare Störungen (ICD-10 F3)

12.1 Diagnostik und Epidemiologie Thomas Schläpfer 208

12.2 Neurobiologie bipolarer Störungen Thomas Schläpfer 209
12.2.1 Genetik 209
12.2.2 Biologische Veränderungen 211

12.3 Therapieeffekte Thomas Schläpfer 214

12.4 Therapie bipolarer Störungen Michael Bauer 214
12.4.1 Indikationsstellung und Behandlungsziele 214
12.4.2 Allgemeine Behandlungsprinzipien und Therapieabläufe .. 215
12.4.3 Spektrum der therapeutischen Möglichkeiten 216
12.4.4 Medikamentöse Therapie: Rezidivprophylaxe 217
12.4.5 Behandlung manischer Episoden 219
12.4.6 Behandlung depressiver Episoden („bipolare Depression") . 220
12.4.7 Therapie des Rapid Cycling 224
12.4.8 Psychotherapie und Psychoedukation 224
12.4.9 Leitlinien 228

Tab. 12.1 Bipolare Störungen – Übersicht zum Krankheitsbild.

Lebenszeitprävalenz	Bipolar I: 1 %[1] Bipolar II: 1,1 %[1] Bipolare Störungen gesamt: 3,9–4,4 %[2]
Punktprävalenz	2,8 %[2]
Geschlechterverhältnis	Bipolar I: m = w[7] Bipolar II: w > m[8]
Erkrankungsalter	Bipolar I: im Durchschnitt 18,2 Jahre bei Ausbruch der ersten (hypo)manen/depressiven Episode[1] Bipolar II: im Durchschnitt 23,3 Jahre bei Ausbruch der ersten (hypo)manen/depressiven Episode[1]
Wichtige Komorbiditäten	Angststörungen: 30 % (Punktprävalenz); 42–56 % (Lebenszeitprävalenz[4, 5]); Substanzmissbrauch: 4–13 % (Punktprävalenz) und 15–72 % (Lebenszeitprävalenz) bei Patienten mit bipolaren Störungen[4, 5]; in Europa ist die Rate niedriger als in den USA[5]; Persönlichkeitsstörungen (Achse II): 30–50 %[4], ADHS (Lebenszeitprävalenz bei Erwachsenen): 9,5 %[6]
Erblicher Faktor	Erstgradig Verwandte von Patienten: Risiko 10-fach ↑[3]
Leitlinien	CANMAT/ISBD-Leitlinien 2009[9], APA-Leitlinien 2005[10], (in Vorbereitung: APA-Leitlinien), WFSBP-Leitlinien 2009, 2010[11], NICE-Guidelines 2006[12], DGBS, DGPPN-Guidelines 2012[13]

[1] Merikangas et al. 2007; [2] Kessler et al. 2007; [3] Smoller und Finn 2003; [4] Mantere et al. 2006; [5] Bauer et al. 2005; [6] Nierenberg et al. 2005; [7] Goodwin und Jamison 2008; [8] Leibenluft 1999; [9] Yatham et al. 2009; [10] Hirschfeld 2005; [11] Grunze et al. 2009; Grunze et al. 2010; [12] O'Dowd 2006; [13] DGBS, DGPPN 2012

12.1 Diagnostik und Epidemiologie
Thomas Schläpfer

Während die Lebenszeitprävalenz für die unipolare Depression 10 % für Männer und 20 % für Frauen beträgt (Kessler et al. 1994), ist die Prävalenz für bipolare Erkrankungen bei beiden Geschlechtern deutlich niedriger. Allerdings treten bei ca. 20 % der Patienten, die an einer rezidivierenden depressiven Störung leiden, im Verlauf zusätzlich hypomane, manische oder gemischte Episoden auf, d. h., es entwickelt sich eine bipolare affektive Erkrankung.

Die den internationalen Klassifikationssystemen (DSM-IV und ICD-10) entsprechenden Diagnosekategorien affektiver Störungen können in einem System mit den Dimensionen Manie und Depression eingeordnet werden (➤ Abb. 12.1).

Im DSM-5, welches im Mai 2013 erschienen ist (APA 2013) sind die bipolaren Störungen von den depressiven Störungen getrennt aufgeführt und wurden zwischen den Kapiteln Schizophrenie und Depression platziert um damit zum Ausdruck zu bringen, dass diese Erkrankungen bezüglich Symptomatik, Familienanamnese und Genetik zwischen diesen beiden Erkrankungsgruppen stehen.

Das Spektrum bipolarer Erkrankungen umfasst gemäß DSM-5 die Bipolar-I-Störung und die Bipolar-II-Störung; darüber hinaus kommen Mischformen bipolarer Erkrankungen vor, die als subsyndromale Varianten der voll ausgeprägten Erkrankung verstanden werden können. Neben der **zyklothymen** Störung ist hier insbesondere das sogenannte **hyperthyme Temperament** zu nennen (Walden und Grunze 2003).

- Das Hauptmerkmal der **Bipolar-I-Störung** ist das Auftreten einer oder mehrerer manischer oder gemischter Episoden; häufig finden sich auch eine oder mehrere Episoden einer majoren Depression in der Anamnese (die unipolare Manie wird ebenfalls unter dieser Kategorie eingeordnet).
- Die **Bipolar-II-Störung** ist charakterisiert durch das Auftreten einer oder mehrerer Episoden einer majoren Depression zusammen mit mindestens einer hypomanen Episode.
- Die **zyklothyme Störung** ist eine chronische, fluktuierende affektive Störung, die mit zahlreichen Perioden von hypomanen und depressiven Symptomen einhergeht. Die hypomanen Symptome erfüllen hinsichtlich Anzahl, Schweregrad, Intensität und Dauer nicht die vollen Kriterien einer manischen Episode. Ebenso wenig erfüllen die depressiven Symptome nach Anzahl, Schweregrad, Intensität oder Dauer die vollen Kriterien für eine Episode einer Major Depression. Innerhalb des geforderten 2-Jahres-Zeitraums (1 Jahr für Kinder und Heranwachsende) gibt es kein symptomfreies Intervall von mehr als 2-monatiger Dauer.
- **Hyperthyme Menschen** fallen durch große Selbstsicherheit auf und sind im Umgang extrovertiert und redselig. Erleiden sie nun eine Depression, so wird dies nach einer neueren, noch nicht breit akzeptierten und klinisch-therapeutisch wohl wenig signifikanten Klassifikation als pseudounipolare Störung oder auch **Bipolar-IV-Störung** eingestuft (Akiskal et al. 2003).

In den gängigen Klassifikationssystemen DSM-5 und ICD-10 werden also klar voneinander abgrenzbare Störungskategorien definiert. Diese Klassifikation basiert auf psychischen Symptomen, Veränderungen von Emotion, Kognition und Verhalten, wobei Kriterien der Beeinträchtigung und der Dauer sowie Schwellenwerte berücksichtigt werden (Belmaker 2004).

Diese theoretisch klare Abgrenzung einzelner Störungskategorien korreliert in keiner Art und Weise mit neurobiologischen Befunden. Die Auswahl der Diagnosekriterien ist nicht ohne Beliebigkeit, und die Grenzen zwischen den Störungen sind unscharf. Dies führt dazu, dass sich die einzelne Störungen de-

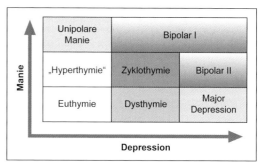

Abb. 12.1 Diagnosekategorien affektiver Störungen in einem System mit den Dimensionen Manie und Depression.

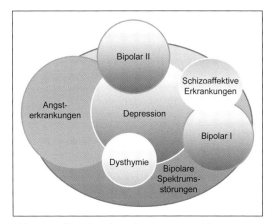

Abb. 12.2 Überschneidung der Symptome affektiver Störungen: Komorbidität.

finierenden Symptome teilweise überschneiden und häufig **Komorbiditäten** beobachtet werden (➤ Abb. 12.2).

Ein weiterer Nachteil einer kategorialen Klassifikation ist der Verlust spezifischer, individueller Information. Eine dimensionale Beschreibung der mit der Störung einhergehenden Dysregulationen des Verhaltens, der Kognition und der Emotionen oder aber eine Beschreibung der Beeinträchtigungen auf **biologischer** Ebene kann zusätzlich wichtige Informationen liefern.

Aus biologischer Sicht sind psychische Störungen charakterisiert durch Beeinträchtigungen auf der Ebene der Neurotransmission, der Konnektivität oder der Proteinsynthese. Im Unterschied zu somatischen Erkrankungen ist aber die Kenntnis der Pathophysiologie sehr begrenzt, und es stehen bisher keine biologischen Marker, die diagnostisch verwertbar sind, zur Verfügung.

12.2 Neurobiologie bipolarer Störungen
Thomas Schläpfer

Heute wird klar eine **multifaktorielle Ätiopathogenese** affektiver Erkrankungen angenommen, bei der sowohl **genetische** als auch **biologische** und **psychosoziale** Faktoren interagieren und je nach individueller Disposition zur Ausprägung von Krankheitssymptomen führen (➤ Abb. 12.3). Die relativ uniforme Prävalenzrate in unterschiedlichen Kulturkreisen, das familiär gehäufte Auftreten und das relativ niedrige Erstmanifestationsalter Bipolarer Störungen im Vergleich zur unipolaren Depression weisen auf eine starke genetische Disposition und relativ geringere Modulierbarkeit durch äußere Stressoren hin. Deshalb stellt der molekulargenetische Ansatz die derzeit erfolgversprechendste Strategie zur Erforschung der Ursachen bipolar affektiver Störungen dar (Walden und Grunze 2003).

12.2.1 Genetik

Für bipolar affektive Störungen muss von einem genetisch komplexen Erbgang (**multifaktorielle Vererbung**) ausgegangen werden (Übersicht bei Crad-

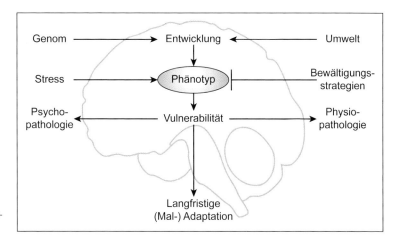

Abb. 12.3 Neurobiologie bipolarer Störungen.

dock und Sklar 2013). Man nimmt an, dass bei einer Person mehrere Genveränderungen bzw. Genvarianten gleichzeitig der Erkrankung zugrunde liegen, wobei das Gewicht der einzelnen Genvarianten unterschiedlich sein dürfte. In verschiedener und individueller Kombination sowie in Wechselwirkung tragen diese zur Krankheitsprädisposition bei. Das klinische Erscheinungsbild kann hierbei als Endzustand aufgefasst werden, zu dem auch **nicht genetische Faktoren** beigetragen haben.

Unklar ist bislang, ob bipolar affektiven Störungen eine relativ geringe Anzahl von Genveränderungen mit jeweils starkem Krankheitseffekt (oligogenes Modell) zugrunde liegt oder aber eine Vielzahl von Genveränderungen beteiligt ist (polygenes Modell; Nurnberger 2008; Schumacher et al. 2004)

Grundsätzlich sind verschiedene Modelle bipolarer Genetik denkbar:

- Einerseits besteht die Möglichkeit, dass es **unspezifische bipolare Gene** gibt, die, treten sie in Kombination mit **spezifischen Umweltfaktoren** auf, zu einer bestimmten Ausprägung der Störung führen. Tritt also ein unspezifisches bipolares Gen in Kombination mit Umweltfaktor A auf, entwickelt sich eine Bipolar-I-Störung; tritt dieses Gen mit Umweltfaktor B auf, führt dies zu einer Zyklothymie.
- Andererseits ist denkbar, dass es **spezifische bipolare Gene** gibt, die in Kombination mit **unspezifischen ungünstigen Umwelteinflüssen** zu einer bestimmten Ausprägung der Störung führen. Tritt also Gen A + Gen B + Gen C in Kombination mit unspezifischen Umwelteinflüssen auf, entsteht eine Bipolar-I-Störung; tritt jedoch Gen C + Gen D + Gen E in Kombination mit denselben unspezifischen Umwelteinflüssen auf, führt dies nach diesem Modell zu einer Zyklothymie (➤ Abb. 12.4).

Sehr wahrscheinlich stellen Bipolare Erkrankungen aber ein **polygenetisches Kontinuum** dar. Gemäß diesem Modell wird die Schwelle für die Ausprägung einer bipolaren Erkrankung erst bei Vorhandensein einer bestimmten Anzahl krankheitsdisponierender Polygene erreicht; je mehr Polygene eine Person aufweist, desto stärker ausgeprägt ist die Störung. Bemerkenswert ist auch die Überlappung der Suszeptibilität zwischen bipolarer Störung und Schizophrenie für mehrere individuelle Risiko-Allele und für das polygenetische Risiko (Craddock und Sklar 2013).

Aus einer **evolutionsbiologischen Perspektive** muss angenommen werden, dass die Gene für bipolare Krankheiten nicht entstanden wären, wenn daraus nicht ein Überlebensvorteil entstanden wäre. Bei Menschen mit wenigen Polygenen – also mit einer mild ausgeprägten Form (hyperthymes Temperament) – könnte dieser Vorteil beispielsweise in einer größeren Kreativität und flexibleren Anpassungsstrategien an eine veränderte Umwelt liegen (➤ Abb. 12.5).

In den Mittelpunkt des Interesses rückte in letzter Zeit die Suche nach krankheitsprädisponierenden Genen. Die Identifikation von sogenannten **Dispositionsgenen** (auch Suszeptibilitäts- oder Vulnerabilitätsgene genannt) für genetisch komplexe Krankheiten ist eine außerordentliche methodische und logistische Herausforderung. Aufgrund der Fortschritte der modernen Molekulargenetik scheinen jedoch mehr und mehr die methodischen Möglichkeiten dazu gegeben. Durch Kopplungsanalysen in großen Familienkollektiven konnten bereits einige chromosomale Loci identifiziert werden, die mit großer Wahrscheinlichkeit Dispositionsgene für die bipolare Störung beinhalten. Zurzeit werden mit großem Aufwand Feinkartierungen in Kopplungsregionen durchgeführt, wobei die folgenden Dispositionsgene

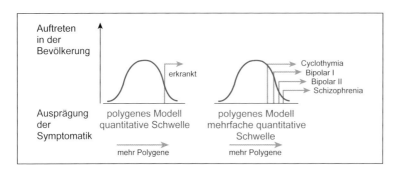

Abb. 12.4 Bipolare Erkrankung als polygenetisches Kontinuum.

12.2 Neurobiologie bipolarer Störungen

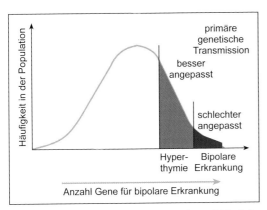

Abb. 12.5 Bipolare Erkrankungen – evolutionsbiologische Perspektive.

Tab. 12.2 Drei Dispositionsgene für bipolare Störungen sind bisher identifiziert.

Gen	Angenommene Funktion
G 72	Glutamaterge Transmission
BDNF (Brain Derived Neurotrophic Factor)	Wachstum/Neubildung von Neuronen
GRK 3 (G-Protein Rezeptorkinase 3)	Signaltransduktion

für bipolare Störungen bereits identifiziert werden konnten (➤ Tab. 12.2):

- **G 72** (Schumacher et al. 2004): Dieses Gen ist auf Chromosom 13 lokalisiert und scheint eine Rolle bei der **glutamatergen Transmission** zu spielen.
- **BDNF** (brain-derived neurotrophic factor) (Strauss et al. 2004; Vincze et al. 2008): Das BDNF-Gen ist auf Chromosom 11 lokalisiert. Es wird angenommen, dass BDNF am **Wachstum** und der **Neubildung von Neuronen** beteiligt ist. Außerdem wurde im Tiermodell gezeigt, dass BDNF über zelluläre Signalübertragungsmechanismen eine Rolle bei der stressassoziierten Depression spielt und dass sich BDNF-Spiegel unter medikamentöser Therapie bei bipolaren Patienten verändern (Mackin et al. 2007).
- **GRK 3** (G-Protein-Rezeptorkinase 3) (Barrett et al. 2003): Dieses Gen liegt auf Chromosom 22 und scheint die **Signaltransduktion** zu beeinflussen; GRK 3 ist im Gehirn vor allem auch im limbischen System weit verbreitet; es konnte auch gezeigt werden, dass es verschiedene G-Protein-gekoppelte Rezeptoren, u. a. adrenerge, muskari-

nerge, histaminerge, dopaminerge sowie Corticotropin-Releasing-Faktor-Rezeptoren, phosphoryliert.

Die weitere Erforschung dieser Gene und ihrer Funktion wird zu einem besseren Verständnis der Pathophysiologie der Erkrankung führen und die Voraussetzungen zur Untersuchung von Gen-Umwelt-Interaktionen schaffen (Kato 2007).

12.2.2 Biologische Veränderungen

Affektive Erkrankungen gehen mit strukturellen Veränderungen und funktionellen Störungen des Gehirns einher. Auch die Erforschung dieser Auffälligkeiten kann zu einem verbesserten Verständnis der Pathophysiologie und in der Folge zu wirksameren Therapien bipolarer Störungen führen. Zerebral bildgebende Verfahren (strukturelle und funktionelle) stellen hier ein wichtiges Bindeglied zwischen nicht morphologischen neurobiologischen Untersuchungen wie z. B. der Endokrinologie endogener Störungen, und Post-mortem-Studien zur Hirnstruktur und -funktion dar (➤ Abb. 12.6; Baumann et al. 2003).

Funktionelle bildgebende Verfahren wie die Positronenemissionstomografie (PET) oder die Single Photon Emission Computed Tomography (SPECT) liefern Informationen bezüglich der dynamischen metabolischen Aktivität in spezifischen Hirnregionen. Sie messen also nicht direkt die synaptische Aktivität, sondern erfassen Signale, die aus aktivitätsabhängigem Energiestoffwechsel resultieren. So

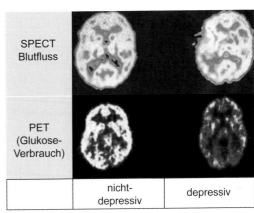

Abb. 12.6 Funktionelle Bildgebung bei affektiven Störungen.

können mittels PET und SPECT Einblicke in den Glukosestoffwechsel (^{18}F-Fluorodeoxyglukose-PET/FDG-PET) und die zerebrale Durchblutung (SPECT/PET) gewonnen werden. Trotz zum Teil inkonsistenter Befunde deuten Untersuchungen mittels PET und SPECT darauf hin, dass sowohl bipolar als auch unipolar depressive Patienten eine verringerte Aktivität in kortikalen Regionen (insbesondere frontal) aufweisen (Moretti et al. 2003).

Baxter et al. (1985) konnten in einer FDG-PET-Untersuchung zeigen, dass die bei affektiven Störungen beobachteten Blutfluss- bzw. metabolischen Veränderungen im Gehirn mit Stimmungsveränderungen assoziiert sind. Sie untersuchten den zerebralen Glukosestoffwechsel bei Patienten mit einer bipolaren Störung (manische, gemischte oder depressive Phase) sowie bei Patienten mit einer unipolaren Major Depression. Dabei verglichen sie einerseits die Patienten mit gesunden Kontrollen, untersuchten jedoch andererseits auch dieselben Patienten durch wiederholte Messungen in unterschiedlichen affektiven Zuständen. Bipolare Patienten in einer depressiven oder gemischten Phase wiesen im Vergleich zu manischen, unipolar depressiven Patienten und gesunden Kontrollen einen verringerten globalen Glukosestoffwechsel auf.

Des Weiteren zeigten bipolare Patienten, die in verschiedenen Stimmungszuständen gescannt wurden, in depressiven Phasen niedrigere globale Glukosestoffwechselraten als in euthymen und manischen Zuständen; letzterer Befund wurde zusätzlich bestätigt durch die PET-Bilder eines nicht medikamentös behandelten Rapid-Cycling-Patienten, der am 17. Mai in einer depressiven, am 18. Mai in einer hypomanischen und am 27. Mai wieder in einer depressiven Phase gescannt wurde (Baxter et al. 1985). Die globale Glukosestoffwechselrate gemessen am hypomanischen Tag war 36 % höher als der Mittelwert der an den depressiven Tagen gemessenen Glukosestoffwechselraten. Diese Daten lassen also vermuten, dass der globale Hypometabolismus bei bipolar depressiven Patienten keinen Traitmarker darstellt, sondern mit dem depressiven Zustand zusammenhängt.

Drevets et al. (1997) beobachteten bei Patienten mit schweren affektiven Störungen **Beeinträchtigungen der strukturellen Plastizität.** Bei Patienten mit einer unipolaren oder einer bipolaren Störung sowie

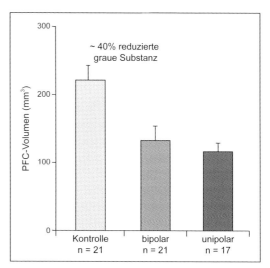

Abb. 12.7 Beeinträchtigungen der strukturellen Plastizität bei schweren affektiven Störungen (modifiziert nach Drevets et al. 1997, Nachdruck mit freundlicher Genehmigung von Nature Publishing Group).

gesunden Kontrollen untersuchten sie den zerebralen Blutfluss und Glukosestoffwechsel mittels PET. Dabei beobachteten sie sowohl bei unipolaren als auch bei bipolaren Patienten in einer depressiven Phase im Vergleich zu gesunden Kontrollpersonen eine Region verringerter Aktivität im präfrontalen Kortex ventral des Genu des Corpus callosum (subgenualer präfrontaler Kortex). Die Verminderung der Aktivierung konnte zumindest teilweise durch eine entsprechende Reduktion des kortikalen Volumens in derselben Region erklärt werden; so wurde bei bipolaren und unipolaren Patienten im Vergleich zu gesunden Kontrollen mittels Magnetresonanztomografie (MRT) eine Volumenverminderung der grauen Substanz des subgenualen präfrontalen Kortex von 39 % (bei bipolaren Patienten) respektive 48 % (bei unipolaren Patienten) beobachtet (➤ Abb. 12.8).

Diese strukturelle Veränderung zeigte sich bei den bipolaren Patienten unabhängig vom Stimmungszustand, also sowohl bei Patienten in einer depressiven als auch bei solchen in einer manischen Phase. Die betroffene Region wird mit der Vermittlung emotionaler und autonomer Reaktionen auf sozial bedeutende Stimuli sowie mit Neurotransmittersystemen, die durch antidepressive Medikamente beeinflusst werden, in Zusammenhang gebracht.

Zusammenfassend lässt sich die Neurobiologie bipolarer affektiver Störungen in einem Modell mit

12.2 Neurobiologie bipolarer Störungen

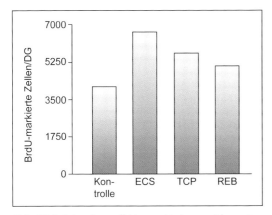

Abb. 12.8 Behandlungseffekte verschiedener antidepressiver Therapien im Hippokampus von Ratten (modifiziert nach Malberg et al. 2000).
Behandlungsarten: ECS = Electroconvulsive Seizure; TCP = Tranylcypromin; REB = Reboxetin.

strukturellen und funktionellen Komponenten beschreiben. Anatomisch spielen limbisch-striatal-pallidal-thalamokortikale Netzwerke eine zentrale Rolle (Mayberg 1997, 2002). Bei bipolaren affektiven Störungen werden Auffälligkeiten in der gesamten Kaskade der neuralen Signaltransmission – von Neurotransmittern und Neuromodulatoren über rezeptorgekoppelte intrazelluläre Signaltransduktion bis hin zur nukleären Genexpression – beobachtet (Baumann et al. 2003).

Mit strukturellen bildgebenden Verfahren wurde in zahlreichen Studien nach Zusammenhängen zwischen neuroanatomischer Struktur und Psychopathologie gesucht. In der Literatur wurde im Zusammenhang mit bipolaren affektiven Störungen vor allem eine Zunahme der Ventrikelgröße, Veränderungen der Basalganglien, sowie eine Volumenabnahme des Temporallappens beschrieben.

Funktionelle bildgebende Verfahren wie PET, fMRT und SPECT können hirnregionale Auffälligkeiten der Perfusion und des Metabolismus als Hinweis auf eine neurale Dysregulation aufzeigen. Bisherige Untersuchungen weisen auf einen verringerten kortikalen Metabolismus in depressiven Phasen sowie zustandsabhängige globale metabolische Veränderungen hin (Baxter et al. 1985).

Befunde die mittels **Magnetresonanzspektroskopie** erhoben wurden, lassen eine erhöhte zentrale cholinerge Aktivität bei bipolarer Depression vermuten. Neurochemische Veränderungen (veränderte Proteinkonzentrationen) finden sich bei bipolaren affektiven Störungen auf allen Ebenen des zentralen Nervensystems (Berns und Nemeroff 2003).

Gut belegt ist der Befund, dass depressive Störungen mit **Hyperkortisolismus** einhergehen. Auch für rein manische und gemischte Phasen einer bipolaren Erkrankung konnten erhöhte 24-h-Kortisol-Konzentrationen und eine verminderte Suppression im Dexamethason-Test gefunden werden. Diese neuroendokrinen Auffälligkeiten sind weitgehend zustandsabhängig, d. h. vorzugsweise in Erkrankungsphasen nachweisbar und weisen auf eine Überfunktion der Hypothalamus-Hypophysen-Nebennierenrinden-Achse (HHN-Achse) hin (Baumann et al. 2003).

Auffälligkeiten werden bei bipolaren Störungen auch auf der Ebene der **intrazellulären Signaltransduktionssysteme** beobachtet. Es wurden Veränderungen der G-Proteine, der zyklischen Nukleotide, des Phosphatidyl-Inositol-Systems, Protein-Kinase-C-mediierter Prozesse sowie der intrazellulären Ca-Funktion beschrieben, die teilweise hirnregional akzentuiert sind (Baumann et al. 2003). Immer mehr Befunde deuten auf Dysfunktionen in der postsynaptischen Signaltransduktion als grundlegende Pathophysiologie bei affektiven Störungen hin.

Aus den Wirkmechanismen von **Lithium** können wichtige Rückschlüsse auf den Pathomechanismus bipolarer Störungen gezogen werden. Lithium hemmt im Wesentlichen rezeptorgekoppelte intrazelluläre Aktivierungswege, insbesondere solche, die auf einer erhöhten intrazellulären Kalziumkonzentration beruhen (Baumann et al. 2003).

Affektive Störungen im Allgemeinen, jedoch insbesondere bipolare Störungen gehen mit **chronobiologischen Auffälligkeiten** einher (Harvey 2008; Papadimitriou et al. 2005). Diese Störungen biologischer Rhythmen scheinen ein morphologisches Substrat zu haben; so konnten bei bipolaren Störungen Veränderungen im Nucleus suprachiasmaticus (SCN) des Hypothalamus, dem sogenannten „Zeitgeber des Gehirns", nachgewiesen werden. Eine aktuelle Studie zeigte mit einer neueren sehr präzisen Untersuchungstechnik, dass bei Patienten mit Depression oder bipolarer Erkrankung ein 50-prozentiger Verlust von Neuronen im paraventrikulären Nukleus des Thalamus (PVN), einer weiteren, für die Modulation endogener Rhythmen wichtigen Struktur, vorliegt (Manaye et al. 2005). Des Weiteren scheint die Sekretion von Melatonin, das auch eine wichtige Rolle als endogener Schrittmacher spielt, vermindert zu sein (Nurnberger et al. 2000).

12.3 Therapieeffekte
Thomas Schläpfer

Eine adäquate Behandlung führt nicht nur zu einer Verbesserung der Symptomatik affektiver Störungen, sondern kann auch mit einer Normalisierung struktureller und funktioneller Auffälligkeiten einhergehen. Dies konnten Malberg et al. (2000) in einer tierexperimentellen Untersuchung zeigen, im Rahmen derer sie Behandlungseffekte verschiedener antidepressiver Therapien im Hippokampus von Ratten nachwiesen.

In einer Review-Arbeit von Hafeman et al. (2012) wurden alle bisherigen Studien ausgewertet, in denen Effekte von Medikamenten auf Ergebnisse in bildgebenden Untersuchungen bei bipolaren Patienten erfasst wurden. Dabei zeigten sich insgesamt mehr Effekte auf struktureller Ebene als in funktionellen Untersuchungen. Der robusteste Befund zeigte sich für Lithium (20 von 45 Studien) im Sinne eine Normalisierung bzw. eines Anstiegs des Volumens in Regionen, die für die Regulation von Stimmung mitverantwortlich sind (Amygdala, Hippokampus, anteriores und subgenuales Cingulum).

Aufbauend auf der Beobachtung zahlreicher Untersuchungen, dass eine stressinduzierte Atrophie sowie ein stressinduzierter Neuronenverlust im Hippokampus zur Pathophysiologie von Depressionen beitragen können, untersuchten die Autoren, ob eine antidepressive Behandlung diese Auswirkung von Stress auf die Morphologie und Proliferation hippokampaler Neuronen verhindern oder rückgängig machen könnte. Dazu sahen sie sich den Effekt einer antidepressiven Behandlung auf die hippokampale Neurogenese im Gyrus dentatus und Hilus erwachsener Ratten an; zum Nachweis von Neurogenese wurde Bromodeoxyuridin (BrdU) als Marker für sich teilende Zellen verwendet.

Eine chronische **antidepressive Behandlung** erhöhte im Vergleich zur Kontrollbedingung (keine Behandlung) die Anzahl BrdU-markierter Zellen im Gyrus dentatus und Hilus des Hippokampus signifikant; dieser Effekt kam durch eine erhöhte Zellproliferation zustande. Es zeigte sich, dass sowohl die Verabreichung von Elektrokrampftherapie als auch von mehreren antidepressiven Medikamentenklassen (MAO-Hemmer, SSRI, SNRI), nicht aber von non-antidepressiven Wirkstoffen (Haloperidol) zu der o. g. Erhöhung der BrdU-markierten Zellzahl führte; diese Wirkung scheint also eine gemeinsame und spezifische Eigenschaft antidepressiver Therapien zu sein. Es gibt klare grundlagenwissenschaftliche und klinische Evidenz dafür, dass Stimmungsstabilisatoren neuroneogenetische bzw. neurotrophe Wirkungen haben, die für die Therapieeffekte verantwortlich sein könnten (Manji et al. 2000).

Die chronische Verabreichung einer **Elektrokrampftherapie** erhöhte die Anzahl BrdU-markierter Zellen um ungefähr 50 %, während die chemischen Antidepressiva sie um ungefähr 20–40 % erhöhten. Eine Aufregulierung der Anzahl BrdU-markierter Zellen wurde nur nach einer chronischen, nicht jedoch nach einer akuten antidepressiven Behandlung beobachtet, was in Übereinstimmung mit dem Zeitverlauf der therapeutischen Wirkung von Antidepressiva steht.

Zusammenfassend kann festgehalten werden, dass lang anhaltende unbehandelte affektive Störungen mit strukturellen Veränderungen und funktionellen Störungen des Gehirns einhergehen. Das Ziel einer Behandlung besteht darin, diese Veränderungen rückgängig zu machen. Wie auch die Entwicklung der neurobiologischen Veränderungen, die zur Krankheit führen, dauert dieser Prozess sicher einige Zeit. Die Konsequenz daraus ist eine konsequente und nachhaltige Langzeittherapie.

12.4 Therapie bipolarer Störungen
Michael Bauer

12.4.1 Indikationsstellung und Behandlungsziele

Die kurative Behandlung einer depressiven oder manischen Episode setzt eine richtige Indikationsstellung auf der Basis einer zutreffenden Diagnose vor-

Tab. 12.3 Kurative und rezidivprophylaktische Therapieziele bei bipolaren Störungen (nach Bauer u. Helmchen 2000).

	Depressive Episode	Manische Episode	Rezidivneigung
Kurzfristig (Stunden bis Tage)	• Akute Linderung von Angst, Unruhe und Insomnie • Verhinderung suizidaler Handlungen	• Kontrolle von psychomotorischer Unruhe, Rededrang und Aggressivität • Verlängerung der Schlafdauer	–
Mittelfristig (Tage bis Wochen)	• Besserung von Stimmung, Antrieb und Denkvermögen • Beseitigung psychosozialer Belastungsfaktoren	• Verminderung von Größenideen, übersteigertem Selbstwertgefühl • Verminderung gesteigerter Betriebsamkeit im sozialen, beruflichen und sexuellen Bereich	–
Längerfristig (Wochen bis Monate)	• Verhinderung eines raschen Rückfalls in der vulnerablen Zeit nach Remission (Erhaltungstherapie) • Verhinderung von Chronifizierung und Therapieresistenz • Wiedererlangung von sozialer Kompetenz mit Reintegration in Familie, Beruf und Gesellschaft	• Verhinderung eines raschen Rückfalls in der vulnerablen Zeit nach Remission • Verhinderung von Therapieresistenz • Behebung negativer Folgen der gesteigerten Betriebsamkeit • Reintegration in Familie, Beruf und Gesellschaft	–
Langfristig (Jahre)	–	–	Verhinderung von Rezidiven (Wiedererkrankungen) und Chronifizierung; Verhinderung von raschem Phasenwechsel (Rapid Cycling)

aus. Eine Indikation zur Therapie ist bei jeder zuverlässig diagnostizierten depressiven oder manischen Episode gegeben. Nach Diagnosesicherung erfolgt die Erstellung eines umfassenden und mehrdimensionalen Behandlungsplans, der neben der aktuellen Syndromcharakteristik (z. B. mit oder ohne psychotische Symptomatik, dysphorisch-gereizt oder gemischt-affektive Symptomatik bei der Manie) den Schweregrad der Erkrankung, Suizidalität sowie die Vorstellungen und Präferenzen des Patienten für eine spezifische Behandlung mit einbeziehen sollte.

Die Behandlung zielt zunächst auf das vollständige Abklingen der affektiven Symptomatik (Stadium der Remission) und anschließend auf die Verhinderung von künftigen Rezidiven und einer Chronifizierung ab. Da sich die therapeutischen Maßnahmen zur Erreichung dieser unterschiedlichen Ziele erheblich überlappen können, sind verlaufsspezifische Aspekte der Erkrankung bereits bei der Behandlung akuter Episoden zu beachten. Gleichwohl handelt es sich um zwei verschiedene Behandlungen, eine **kurative** und eine **rezidivprophylaktische**, mit jeweils eigener Indikation. Die Behandlung einer depressiven und manischen Episode umfasst im Einzelnen die in ➤ Tabelle 12.3 genannten kurz-, mittel- und längerfristigen Therapieziele.

12.4.2 Allgemeine Behandlungsprinzipien und Therapieabläufe

Die Behandlung bipolarer Störungen ist entsprechend ihrer derzeit angenommen multifaktoriellen Genese grundsätzlich mehrdimensional ausgerichtet (Malhi et al. 2012). Die verschiedenen Therapieformen können in unterschiedlicher Weise miteinander kombiniert werden, was insbesondere auch für die Pharmakotherapie mit Psychotherapie und Psychoedukation gilt. Die Gewichtung der einzelnen

Therapieverfahren variiert im Verlauf der Erkrankung, wobei in der Akutphase die biologischen/pharmakologischen und stützenden psychotherapeutischen Verfahren im Vordergrund stehen.

Die Behandlung der bipolaren Störungen basiert im Wesentlichen auf **vier Säulen:**
- psychopharmakologische und andere biologische Therapien
- psychotherapeutische und psychoedukative Therapien
- sozialtherapeutische Maßnahmen inkl. Rehabilitation
- Selbsthilfe (für Patienten und Angehörige).

Ziel aller kurativen Therapien und Maßnahmen sollte nicht nur eine Besserung (Response), sondern immer ein vollständiges Abklingen der akuten Symptome sein (Remission). Zu Beginn der Behandlung sollte der Patient über den gesamten Behandlungsplan (inkl. Alternativen, zusätzliche Therapieformen) aufgeklärt werden. Kombinationsbehandlungen sind häufig notwendig (z. B. zur Behandlung einer Depression im Rahmen einer bipolaren Störung), erfordern ein besonders vertrauensvolles Arzt-Patienten-Verhältnis (zur Förderung der Compliance) und machen ein intensiveres Monitoring notwendig. Die Führung eines Stimmungstagebuchs („life chart") ist hierbei ein hilfreiches Werkzeug für die Beurteilung des Krankheitsverlaufs und damit wichtig für die Entscheidung über therapeutische Maßnahmen.

Als **Akuttherapie** werden alle therapeutischen Maßnahmen bis zu einer deutlichen Besserung (Teilremission) bzw. einem vollständigen Abklingen der Symptome (Remission) angesehen. Dabei kann dieser Zeitraum wenige Tage bis mehrere Wochen umfassen. Nicht selten ist zur Durchführung der Akuttherapie eine stationäre Behandlung erforderlich (insbesondere bei manischen und schwer depressiven Episoden).

An diesen Behandlungsabschnitt schließt sich die sogenannte **Erhaltungstherapie** an, deren vordergründiges Ziel die Verhinderung eines raschen Rückfalls darstellt. In der Regel umfasst diese Therapie einen Zeitraum von 3 bis 6 Monaten. Während dieser Zeit ist von einer weiterhin deutlich erhöhten Vulnerabilität des Patienten für einen Rückfall auszugehen, sodass Änderungen therapeutischer Maßnahmen sorgfältig überlegt und vorgenommen werden sollten.

Die darüber hinaus dauerhafte Einnahme von Medikamenten wird als **Rezidivprophylaxe** bezeichnet und umfasst mehrere Jahre bzw. oft eine lebenslange Behandlung. Abhängig von der Verlaufsform, der Schwere und Anzahl der Episoden kann versucht werden, die Rezidivprophylaxe mit so wenig wie möglichen Medikamenten durchzuführen. Idealerweise sollte dies als Monotherapie mit einem Stimmungsstabilisierer erreicht werden; Realität ist aber, dass dies bei weniger als 50 % der Patienten möglich ist.

12.4.3 Spektrum der therapeutischen Möglichkeiten

Aufgrund des hohen Risikos von Rezidiven und der Entwicklung einer chronisch-affektiven Erkrankung (chronisch bedeutet hier das dauerhafte Vorhandensein von affektiven Symptomen über einen Zeitraum von mehr als 2 Jahren ohne Erreichen einer Remission) ist bei Patienten mit bipolarer Störung regelhaft eine **Langzeitbehandlung** indiziert. Die wichtigsten Ziele derselben sind die Prävention klinisch signifikanter Episoden, die Erhaltung der vollen Remission ohne subsyndromale Symptome zwischen den Episoden und die Verhinderung suizidaler Handlungen. Mit der multidimensionalen Therapie wird versucht, den Krankheitsverlauf so zu beeinflussen, dass weniger, kürzere und mildere Krankheitsepisoden auftreten. Von entscheidender Bedeutung ist eine sachgerechte Rezidivprophylaxe, die den Erkrankten eine möglichst normale Lebensführung ermöglicht.

Die Entscheidung für eine rezidivprophylaktische Behandlung sollte möglichst frühzeitig und konsequent erfolgen. Hauptgrund hierfür ist die hohe, bei Bipolar-Typ-I-Verläufen bei > 90 % liegende Rezidivwahrscheinlichkeit. Eine Indikation zur rezidivprophylaktischen Behandlung sollte bereits nach der ersten Episode gestellt werden, wenn diese schwer ist, Suizidalität vorliegt oder eine familiäre Belastung für bipolare Erkrankungen besteht (Berghöfer et al. 2006). In anderen Fällen sollte nach der zweiten Episode (manisch oder depressiv) eine rezidivprophylaktische Behandlung begonnen werden, sofern diese innerhalb von 5 Jahren auftreten. Nachdem Lithiumsalze viele Jahrzehnte die einzige Behandlungsoption darstellten, wurden in den vergangenen Jahren neue Therapieansätze entwickelt, die neben einer am individuellen Verlauf des Patienten angepassten und häufig komplexen pharmakologischen Behandlung vor allem psychoedukative und psychotherapeutische Verfahren umfassen. Auch die Möglichkeiten der Selbsthilfe werden zunehmend genutzt. Bei Ausschöpfung und konsequenter Anwendung der therapeutischen Möglichkeiten ist heute für viele Patienten eine relativ normale Lebensführung möglich.

12.4.4 Medikamentöse Therapie: Rezidivprophylaxe

Für die pharmakologische Behandlung der bipolaren Störung steht eine Vielzahl sehr unterschiedlicher Substanzen zur Verfügung. Die Rezidivprophylaxe durch sogenannte stimmungsstabilisierende Medikamente (Stimmungsstabilisierer, engl. „mood stabilizer") steht dabei im Vordergrund (Übersicht: ➤ Tab. 12.4). Sie sollte durch psychotherapeutische und psychoedukative Maßnahmen ergänzt werden (mehrdimensionaler Ansatz). Es sei vorab angemerkt, dass der Begriff „mood stabilizer" allerdings in der Literatur nicht streng definiert ist. Bauer und Mitchner (2004) plädieren dafür, nur solche Substanzen so zu bezeichnen, für die bei bipolaren Störungen effektiv die Behandlung manischer und depressiver Symptomatik in der Akuttherapie sowie die Prävention manischer und depressiver Episoden in der Langzeittherapie belegt wurden. Diese vier Indikationen erfüllt gemäß Studienlage streng genommen lediglich Lithium. In einer weiter gefassten Definition werden hier im Folgenden auch die Substanzen als „mood stabilizer" bezeichnet, welche sich als effektiv gegen einen Pol der Erkrankung erwiesen und gezeigt haben, dass sie ein Rezidiv des anderen Pols nicht wahrscheinlicher machen.

Die **Auswahl** des individuell geeigneten Medikaments für die Rezidivprophylaxe richtet sich nach:
- Wirksamkeit in der Akut- und Erhaltungstherapie und früheres Ansprechen auf Pharmakotherapie in der Eigen- und Familienanamnese
- Verträglichkeit, Sicherheitsprofil und individuelle Vorerfahrungen
- Verlaufscharakteristika, z. B. schnell aufeinanderfolgende Episoden (Rapid Cycling)
- Compliance
- Komorbide psychiatrische und somatische Erkrankungen
- Suizidgefährdung.

Lithium gilt bei vielen Experten in nationalen (Pfennig et al. 2012, 2013) und internationalen Leitlinien (s. Hinweise am Ende dieses Kapitels) sowie in der rezidivprophylaktischen Behandlung nach wie vor als das Medikament der ersten Wahl („Goldstandard") und ist besonders gut bei der klassischen (typischen) bipolaren Erkrankung (Bipolar-Typ-I ohne stimmungsinkongruente psychotische Symptome) wirksam (Übersichten zu Lithium: Müller-Oerlinghausen et al. 2002; Bauer et al. 2006). Eine in den letzten Jahren vor allem auch in den USA erkennbare Renaissance von Lithium könnte mit der zunehmenden Evidenz zusammenhängen, dass Lithium neben seiner phasenprophylaktischen Wirksamkeit auch suizidverhindernde Wirkungen hat – für Letzteres finden sich immer mehr Hinweise aus kontrollierten Studien (Lauterbach et al. 2008; Tondo und Baldessarini 2009; Übersicht: Lewitzka et al. 2013). Die Wirksamkeit von Lithium bei der Verhütung manischer Rezidive ist nachgewiesen, in der Prophylaxe depressiver Rezidive ist sie inzwischen durch neuere Studien ebenfalls gut belegt (Weisler et al. 2011; Nolen und Weisler 2013). Neue kontrollierte Studien weisen darauf hin, dass ausreichende Lithium-Serumspiegel (> 0,6 mmol/L) angestrebt werden sollen, um die prophylaktische Wirksamkeit zu erreichen (Nolen und Weisler 2013). Lithium-Serumspiegel von etwa 0,3 mmol/L haben in einer kontrollierten Studie keine Wirksamkeit gezeigt (Nierenberg et al. 2013).

Weniger gut als bei Lithium ist die Wirksamkeit von **Carbamazepin** bei der Verhinderung affektiver Episoden belegt. Während es bei klassischen Verläufen schlechter wirksam ist als Lithium, wirkt es gut (vermutlich besser als Lithium) bei atypischen, sog. Bipolar-Spektrum-Erkrankungen und schizoaffektiven Störungen (Greil et al. 1998).

Aktuellen Behandlungsleitlinien aus Canada (Yatham et al. 2009) zufolge gelten aufgrund neuerer Studienergebnisse folgende Medikamente ebenfalls als monotherapeutische Therapieansätze bei der Verhinderung affektiver Krankheitsepisoden:
- Lamotrigin (verhindert insbesondere depressive Episoden)

- Valproat (wirkt insbesondere akut und prophylaktisch gegen Manien)
- sowie in jüngerer Vergangenheit auch atypische Antipsychotika (Olanzapin, Quetiapin, mit Einschränkungen Aripiprazol; Yatham et al. 2009; Gitlin und Frye 2012).

Oxcarbazepin und andere atypische Antipsychotika (z. B. Risperidon) stellen weitere Alternativen dar und können hilfreich sein, wenn es darum geht, den Zustand einer Therapieresistenz bei unzureichender Wirksamkeit der initialen Behandlung zu umgehen. In diesen Fällen führt häufig auch eine Kombinationstherapie zum Erfolg (sogenannte Add-On-Therapie, z. B. Lithium plus Carbamazepin oder plus Lamotrigin; Baethge et al. 2005). Eine aktuelle Studie konnte zeigen, dass bei der Rezidivprophylaxe der Bipolar-I-Störung sowohl eine Lithium-Monotherapie als auch eine Kombination von Lithium plus Valproat effektiver bei der Verhütung von Rückfällen war, als eine Monotherapie mit Valproat alleine (Balance Investigators 2010). Epidemiologische Verordnungsdaten aus dem Dänischen Register bestätigen ebenfalls eine effektivere Wirksamkeit von Lithium gegenüber Valproat (Kessing et al. 2011) und Lamotrigin (Kessing et al. 2012) bei der Verhinderung affektiver Episoden.

Antidepressiva sind für die Rezidivprophylaxe nicht bzw. nur unter Vorbehalt zu empfehlen, da sie die Gefahr der Induktion einer manischen Episode sowie eines Rapid-Cycling-Verlaufs bergen.

Tab. 12.4 Übersicht über die in Deutschland für die Rezidivprophylaxe bipolarer Störungen zugelassenen Substanzen (in Klammer Beispiele von Handelsnamen).

Substanz	Gruppe	Dosierung Prophylaxe	Wichtige unerwünschte Arzneimittelwirkungen	Wesentliche Nachteile
Lithium (Quilonum Retard®, Hypnorex®)	Lithiumsalze	Zielserumspiegel 0,6–0,8 mmol/l	Tremor, Polyurie, Polydipsie, Gewichtszunahme, Diarrhö, Schilddrüsenfunktionsstörungen	Geringe therapeutische Breite; bei unsachgemäßer Anwendung Gefahr der Intoxikation mit bleibenden neurologischen und renalen Schäden
Carbamazepin (Tegretal®, Timonil®)	Antiepileptikum	Serumspiegel 4–7 mg/dl	Müdigkeit, Schwindel, Doppelbilder, Erhöhung der Leberwerte, allergische Hautreaktionen	Pharmakokinetische Interaktionen (Leberenzyminduktion) mit anderen Psychopharmaka beachten (Blutspiegelkontrollen!); mäßig ausgeprägte Wirksamkeit nur in Lithium-Vergleichsstudien belegt
Valproinsäure (Ergenyl®, Orfiril®)	Antiepileptikum	Serumspiegel 50–100 mg/dl	Übelkeit, Tremor, Müdigkeit, Gewichtszunahme, allergische Hautreaktionen	Pharmakokinetische Interaktionen mit Lamotrigin und Carbamazepin (**Cave:** Serumspiegelanpassung); Risiken für Embryo bei Einnahme in Schwangerschaft und für Entwicklung polyzystischer Ovarien bei Frauen
Lamotrigin (Lamictal®)	Antiepileptikum	200–300 mg/Tag	Kopfschmerzen, Gelenkschmerzen, allergische Hautreaktionen	Lebensbedrohliche Hautreaktionen bei zu schneller Aufdosierung; Interaktionen mit Valproat und Carbamazepin; rezidivprophylaktische Wirkungen nur für depressive, aber nicht manische Episoden nachgewiesen
Olanzapin (Zyprexa®)	Atypisches Antipsychotikum	10–20 mg/Tag	Gewichtszunahme, Müdigkeit, Hyperglykämie	Metabolische Folgen der Gewichtszunahme; eingeschränkte Zulassung (bei Patienten, die auf Olanzapin in der Akutbehandlung der Manie angesprochen haben)
Quetiapin (Seroquel®)	Atypisches Antipsychotikum	300–600 mg/Tag	Sedierung, orthostatische Hypotonie, Gewichtszunahme	Fraglich metabolische Folgen der Gewichtszunahme
Aripiprazol (Abilify®)	Atypisches Antipsychotikum	10–20 mg/Tag	Akathisie, Unruhe	Rezidivprophylaktische Wirkungen nur für manische, aber nicht depressive Episoden nachgewiesen

12.4.5 Behandlung manischer Episoden

Zunächst muss bei Vorliegen eines manischen Syndroms die aktuelle Eigen- und/oder Fremdgefährdung abgeschätzt werden. Eine ausgeprägte Manie ist in der Regel nur **stationär** behandelbar (aufgrund der Gefährdungsaspekte und zur Reizabschirmung), macht nicht selten auch eine Unterbringung und Behandlung gegen den Willen des Betroffenen notwendig, da ein weiteres Merkmal dieser Episode eine meist völlige **Krankheitsuneinsichtigkeit** ist. Besonders Ersterkrankten ist es in der Regel nicht möglich, den Krankheitscharakter ihrer Störung zu erfassen, und demzufolge besitzen sie auch keine Behandlungseinsicht. Die akute schwere Manie stellt einen psychiatrischen Notfall dar, was bei der Auswahl der einzusetzenden Therapie zu beachten ist (Wirkeintritt, Applikationsform etc.).

Die Therapie der akuten manischen Symptomatik ist fast ausschließlich medikamentös orientiert. Klinisch lassen sich manische Zustände in verschiedenen Formen beschreiben (euphorisch, dysphorisch, psychotisch), die u. U. eine unterschiedliche medikamentöse Therapie nach sich ziehen. Die pharmakologische Behandlung der akuten Manie nutzt dieselben Substanzen, die auch für die Rezidivprophylaxe verwendet werden.

Die Kombination zweier Stimmungsstabilisierer (aus der Lithium- oder Antikonvulsiva-Gruppe) ist zu erwägen, wenn die Monotherapie sowie die Kombination eines Stimmungsstabilisierers mit einem atypischen Antipsychotium keine Besserung zeigt. Begleitend ist oft eine Behandlung mit Benzodiazepinen (z. B. Clonazepam oder Lorazepam) zur Sedierung und Anxiolyse notwendig.

Lithium

Die Wirksamkeit von Lithium bei der Behandlung akuter Manien konnte seit der Erstbeschreibung durch Cade (1949) wiederholt in kontrollierten Studien gut belegt werden. Dennoch ist Lithium heute aufgrund seines relativ langsamen Wirkeintritts, der fehlenden Sedierung und der schwierigen Steuerung (enges therapeutisches Fenster) im Vergleich zu den alternativen Therapievarianten nur noch Mittel der ersten Wahl für die euphorische Manie leichter bis mittelschwerer Ausprägung.

Schwere manische Episoden machen aufgrund der geringen Sedierung durch Lithium oft eine Kombination mit Benzodiazepinen und/oder – heute weit verbreitet – einem atypischen Antipsychotikum notwendig.

Die therapeutische Dosis liegt in den meisten Fällen bei ca. 1.200 mg Lithiumcarbonat pro Tag und somit bei der Manie höher als in der Rezidivprophylaxe; dies gewährleistet das Erreichen eines Zielserumspiegels von 0,8–1,2 mmol/l, wobei jüngere Menschen nicht selten eine höhere und ältere Menschen eine niedrigere Dosis benötigen. Lithium kann nur als Tablette (und nicht flüssig per os, intravenös oder intramuskulär) eingenommen bzw. appliziert werden, was manchmal bei Non-Compliance des manischen Patienten problematisch sein kann.

Antikonvulsiva

Speziell bei der Behandlung von Rapid Cycling sowie anderen Subtypen der bipolaren Störung (dysphorische, gereizte Manie), die auf Lithium nicht gut ansprechen, wird **Valproinsäure** eine bessere Wirksamkeit als Lithium zugeschrieben. Der Vorteil dieser Substanz liegt in einer schneller möglichen Aufdosierung (und damit schnellerem Wirkungseintritt) sowie der Möglichkeit der i. v. Gabe (mit bis 1.200–1.800 mg/Tag). Auch für Valproat existiert eine Reihe von Studien, die nachgewiesen haben, dass die Kombination mit einem atypischen Antipsychotikum besser antimanisch wirksam ist als die Monotherapie mit dieser Substanz (Tohen et al. 2004).

Carbamazepin wird nach wie vor in Leitlinien als Mittel der zweiten Wahl aufgeführt, in der Praxis jedoch aufgrund des im Vergleich zur Valproinsäure ungünstigeren Nebenwirkungsprofils nur noch selten appliziert.

Andere Antikonvulsiva (z. B. Oxcarbazepin, Gabapentin, Topiramat) haben zwar in Fallberichten oder kleinen Studien eine Wirksamkeit im Rahmen der Stimmungsstabilisierung von bipolaren Störungen gezeigt, jedoch liegen für keine dieser Substanzen kontrollierte Studien (und damit keine Zulassung) vor. Für Lamotrigin existieren derzeit keine Hinweise für eine akut-antimanische Wirksamkeit.

Antipsychotika

Bei der Behandlung der akuten Manie sind sowohl niedrig als auch hoch potente Antipsychotika wegen ihres raschen Wirkungseintritts häufig unerlässlich. Die neueren Antipsychotika der 2. Generation (atypische Antipsychotika) sind in den vergangenen Jahren zunehmend fester Bestandteil bei der Behandlung akuter Manien geworden, speziell auch bei der Zusatzbehandlung zu einer laufenden Behandlung mit den rezidivprophylaktischen Substanzen Lithium und Valproinsäure. Schneller Wirkeintritt, parenterale Applikationsmöglichkeit und eine gute Wirksamkeit, die nicht ausschließlich auf psychotische Manien beschränkt ist, haben zur weiten Verbreitung in klinischer Praxis geführt. Durch die Zusatzgabe von atypischen Antipsychotika lässt sich die Wirksamkeit einer rezidivprophylaktischen Substanz erhöhen und sehr wahrscheinlich auch das Auftreten von nachfolgenden depressiven Episoden deutlich verringern.

In Deutschland sind aus der Gruppe der atypischen Antipsychotika für die Behandlung akuter Manien die folgenden Substanzen (in alphabetischer Reihenfolge) zugelassen: Aripiprazol, Asenapin, Olanzapin, Quetiapin, Risperidon und Ziprasidon. Für die genannten Substanzen liegen jeweils mindestens zwei placebokontrollierte Studien mit positivem Ergebnis vor (Übersichten: Yatham et al. 2009; Grunze et al. 2009; McIntyre und Yoon 2012). Die Gabe von Clozapin bleibt aufgrund des Nebenwirkungsprofils und Risikos der Blutbildschädigung (Agranulozytose) heute den therapieresistenten manischen Episoden vorbehalten.

Klinische Erfahrung, aber auch neuere Daten aus einer Netzwerk-Metaanalyse (Cipriani et al. 2011) sprechen dafür, dass die atypischen Antipsychotika den klassischen Neuroleptika hinsichtlich ihrer Wirksamkeit ebenbürtig und in ihrer Verträglichkeit überlegen sind. Aber auch heute noch kommen im Rahmen der Akutbehandlung von Manien klassische Neuroleptika (z. B. Haloperidol) zur Anwendung, insbesondere, wenn primär organische Ursachen des manischen Syndroms (noch) nicht ausgeschlossen sind. Therapieresistente manische Episoden sprechen auch gut auf eine Elektrokrampftherapie an, jedoch ist die Aufklärung gerade manischer Patienten aufgrund der fehlenden Krankheitseinsicht problematisch.

Erhaltungstherapie und Rezidivprophylaxe der Manie

Die Gabe von **Stimmungsstabilisierern** hat sich neben der Akutbehandlung auch im Rahmen der Erhaltungstherapie bzw. auch für die Rezidivprophylaxe bewährt. Dabei richtet sich die Auswahl in erster Linie nach dem bisherigen Krankheitsverlauf (bisheriges Ansprechen, Verträglichkeit), eventuell vorliegenden Komorbiditäten sowie anderen biologischen Faktoren (z. B. Lithium-Response von Angehörigen mit bipolaren Störungen). Generell ist davon auszugehen, dass Medikamente, die bei der Akutbehandlung wirksam waren, auch für die Langzeitbehandlung effektiv sind. Ein abruptes Absetzen speziell von Lithium führt zu einem erhöhten Rückfallrisiko und sollte deswegen vermieden werden.

12.4.6 Behandlung depressiver Episoden („bipolare Depression")

Der Einsatz von **Stimmungsstabilisierern** als erstem Behandlungsschritt, insbesondere bei leichten bis mäßiggradig schweren depressiven Zuständen, stellt eine wichtige Therapieoption dar (Übersicht: Bauer et al. 2012). Die alleinige Gabe bzw. die Kombinationsbehandlung mit Lithium ist auch unter dem suizidprophylaktischen Aspekt in die Therapieentscheidung einzubeziehen. Valproat und ebenso Carbamazepin sind nach heutigem Kenntnisstand nicht für eine Monotherapie der bipolaren Depression zu empfehlen, gleichwohl können sie jedoch in der Kombinationstherapie mit einem Antidepressivum hilfreich sein. Für Lamotrigin wurde vor allem für schwergradig depressive Episoden ein positiver Effekt belegt (Calabrese et al. 1999; Geddes et al. 2009). Aufgrund der schrittweisen, langsamen Aufdosierung ist Lamotrigin für die Akutbehandlung depressiver Episoden allerdings wenig geeignet.

Wurde der Patient bereits mit einen Stimmungsstabilisier behandelt („breakthrough depression"), ist wenn möglich zunächst die Dosis zu erhöhen (Nolen und Bloemkolk 2000). Führt diese Maßnahme zu keiner Besserung, ist die Kombination mit einem Antidepressivum eine nächste Option.

Bei schweren depressiven Zuständen bzw. bei fehlender Response auf einen Stimmungsstabilisier ist (aus europäischer Sicht) der Einsatz von **Antidepressiva** meist unumgänglich. Sowohl klassische Antidepressiva als auch Antidepressiva der neuen Generation haben sich als wirksam bei der Behandlung der bipolaren Depression erwiesen. Dabei scheinen TZA (trizyklische Antidepressiva) ein höheres Switch-Risiko als SSRI (Serotonin-Wiederaufnahmehemmer) zu haben (Bottlender et al. 2001). Duale Antidepressiva (z. B. Venlafaxin) scheinen ein höheres Umschlagrisiko aufzuweisen als SSRI, hingegen MAO(Monoaminooxidase)-Hemmer ein relativ niedriges (Silverstone 2001). Auch der Einsatz des atypischen Antidepressivums Bupropion ist zu erwägen; allerdings liegen derzeit außer günstigen Erfahrungsberichten aus den USA wenige Daten zum Switch-Risiko vor.

Eine internationale Expertengruppe, eingesetzt von der globalen Fachgesellschaft „International Society for Bipolar Disorders" (ISBD), entwickelte ein Konsensuspapier auf der Basis der Delphi-Methode über den Einsatz von Antidepressiva in den verschiedenen Behandlungsphasen bipolarer Störungen. Als Basis für die Umfrage unter den Experten diente eine systematische Literatursuche zur Identifizierung aller relevanten kontrollierten Studien zu den verschiedenen Fragestellungen. Die wesentlichen Ergebnisse der Task Force sind:

- Es findet sich eine erhebliche Diskrepanz zwischen dem weitverbreiteten Einsatz von Antidepressiva und der zugrunde liegenden geringen Evidenz aus kontrollierten Studien (u.a. Zahl der Studien, Effektstärken).
- Insgesamt ist die Zahl aussagekräftiger kontrollierter Studien als zu gering zu bezeichnen, um sichere Aussagen über den Einsatz von Antidepressiva treffen zu können. Liegen im Einzelfall anamnestisch positive Behandlungserfahrungen mit Antidepressiva vor, ist der Einsatz gerechtfertigt (gilt sowohl für die Akutbehandlung als auch die Rezidivprophylaxe).
- Bei der Bipolar-I-Störung sollten Antidepressiva nur zusammen mit einem Stimmungsstabilisierer gegeben werden; für die Gruppe der SSRI und Bupropion ist das Risiko eines „Switch" in die Manie niedriger als für die Gruppe der Trizyklika, Tetrazyklika und SNRIs (Venlafaxin, Duloxetin).

Auch bei der Behandlung der akuten bipolaren Depression konnten in den letzten Jahren positive Effekte atypischer Antipsychotika gezeigt werden. Insbesondere für **Quetiapin** konnte eine gute Wirksamkeit für bipolare Depressionen (sowohl im Rahmen der Akuttherapie als auch für die Erhaltungstherapie) belegt werden (z. B. Weisler et al. 2008; Young et al. 2010), sodass diese Substanz mittlerweile für diese Indikationen bei bipolarer Störung zugelassen ist. In mehreren aktuellen Leitlinien (z. B. CANMAT/Canada, Yatham et al. 2009, WFSBP, Grunze et al. 2010, UK, Goodwin 2009; Pfennig et al. 2012; Pfennig et al. 2013) wird Quetiapin als Strategie der ersten Wahl empfohlen.

Für die Kombination von Olanzapin mit Fluoxetin konnte sowohl für unipolare als auch für bipolare Depressionen eine Wirksamkeit gezeigt werden (Tohen et al. 2003). Auch für Aripiprazol und Risperidon gibt es Hinweise auf antidepressive Effekte, allerdings deutlicher bei unipolarer Depression zur Augmentation von Antidepressiva.

Eine **Kombinationstherapie eines Antidepressivums plus atypischem Antipsychotikums** ist besonders beim Vorliegen einer psychotischen Symptomatik (ähnlich wie bei der unipolaren Depression) zu empfehlen. Die Gabe von atypischen Antipsychotika sollte immer berücksichtigen, dass auch diese Substanzen extrapyramidal-motorische Nebenwirkungen verursachen können. Im Falle besonders ängstlich-agitierter Syndrome kann die vorübergehende Gabe von Benzodiazepinen (hier vor allem Lorazepam) die Behandlung unterstützen, wobei diese aufgrund des Abhängigkeitspotenzials so kurz wie möglich sein sollte.

Erhaltungstherapie und Rezidivprophylaxe der bipolaren Depression

Anders als bei der Behandlung der unipolaren Depression wird die weitere Gabe von Antidepressiva nach Erreichen der Remission als Erhaltungstherapie bzw. zur Rezidivprophylaxe kontrovers diskutiert. Hierbei ist zu beachten, dass das Umschlagen in eine Manie nicht nur bei der Gabe eines Antidepressivums sondern auch beim abrupten Absetzen beobachtet wurde. Gerade bei der Erhaltungstherapie bzw. der Rezidivprophylaxe muss der individuelle Krankheitsverlauf des Betroffenen berücksichtigt werden.

In der systematischen Übersichtsarbeit von Beynon et al. (2009) konnten Valproat, Lamotrigin und Imipramin als wirksam in der Prävention depressiver Episoden bestätigt werden, wobei Imipramin aufgrund seines Nebenwirkungsprofils und des andererseits als erhöht geltenden Switch-Risikos heute nur noch selten Anwendung findet. Aktuelle Studien konnte dies auch für Quetiapin und Lithium belegen (Übersicht: Cruz et al. 2009).

Aufgrund des deutlich erhöhten (10- bis 15-fach) Suizidrisikos bei Patienten mit bipolaren Störungen und hier insbesondere im Rahmen depressiver Episoden, sollte eine Rezidivprophylaxe mit Lithium in die Therapieentscheidungen mit einbezogen werden (Lewitzka et al. 2013). Lithium stellt bisher die einzige Substanz dar, für die es Belege einer suizidprotektiven Wirkung (und zwar unabhängig vom rezidivverhindernden Effekt) bei affektiven Störungen gibt (Tondo und Baldessarini 2009; Cipriani et al. 2013). Selbst im Fall eines nicht ausreichenden Ansprechens im Rahmen der affektiven Symptomatik ist die weitere Gabe hinsichtlich des suizidprophylaktischen Effekts zu erwägen. Wichtig ist in jedem Fall, dass ein plötzliches Absetzen (wie es auch für andere Substanzen im Rahmen der Therapie von bipolaren Störungen empfohlen wird) vermieden wird. Ein Algorithmus gibt einen Überblick über ein mögliches Vorgehen (➤ Abb. 12.9).

Behandlung therapieresistenter bipolarer Depressionen

Ein Ausbleiben der Behandlungserfolge einer antidepressiven oder antimanischen Therapie liegt häufig nicht an der Erkrankung selbst, sondern an einer

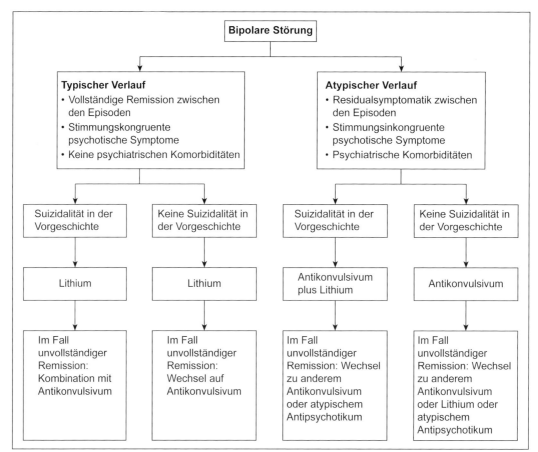

Abb. 12.9 Algorithmus zum Einsatz von Lithium im Rahmen der Suizidprophylaxe (modifiziert nach Berghöfer et al. 2002; Nachdruck mit freundlicher Genehmigung von S. Karger, Basel).

suboptimalen Durchführung der Therapie. Deshalb sollten verschiedene Möglichkeiten der Therapieoptimierung bedacht werden, bevor eine Änderung des Gesamtbehandlungsplans vorgenommen wird (➤ Tab. 12.5).

Tab. 12.5 Möglichkeiten der Behandlungsoptimierung affektiver Episoden (nach Bauer und Helmchen 2000).

Allgemeine Optimierungs-möglichkeiten	• Compliancesicherung (Blutspiegelkontrollen) • Antipsychotische Zusatzmedikation bei psychotischer (wahnhafter) Symptomatik • Behandlung psychiatrischer Komorbidität (z. B. von Alkohol- und Substanzmittelmissbrauch, Nikotin- und Koffeinabusus) • Diagnostik und Behandlung somatischer Komorbidität z. B. von interkurrierenden oder okkulten somatischen Erkrankungen • Ausschluss negativer Arzneimittelinteraktionen (mit psychiatrischer und internistischer Komedikation) • Ausschluss krankheitsauslösender oder -unterhaltender internistischer Medikamente
Behandlungs-optimierung der depressiven Episode	• Ausreichende Dauer der antidepressiven Medikation (4–6 Wochen) • Ausreichende Dosis (z. B. Trizyklika und Venlafaxin > 150 mg/Tag, SSRI > 20 mg/Tag; Duloxetin > 60 mg/Tag; Bupropion > 150 mg/Tag) • Kombinationsbehandlungen (Zweifach- oder Dreifach-Kombination) • Augmentationsstrategien (L-Thyroxin, atypische Antipsychotika) • Suche nach depressionsunterhaltenden psychosozialen Belastungsfaktoren • Zusätzlich Psychotherapie
Behandlungs-optimierung der manischen Episode	• Ausreichende Dauer der antimanischen Medikation (in der Regel > 4 Wochen) • Dosissteigerung • Serumspiegel der Phasenprophylaktika (Lithium, Carbamazepin, Valproat) anheben • Kombinationsbehandlungen (Zweifach oder Dreifach Kombination)

Definitionsgemäß spricht man von Therapieresistenz, wenn es unter der Behandlung mit zwei Antidepressiva unterschiedlicher Wirkungsschwerpunkte in adäquater Dosierung und ausreichend langer Dauer (4–6 Wochen) zu keiner Besserung der Symptomatik kommt. Spricht ein Patient auf die initiale Behandlung nicht an, sind neben der Compliance des Patienten und möglichen Wechselwirkungen mit anderen Substanzen auch Begleiterkrankungen zu überprüfen.

Besonders für die **Augmentationsstrategie** (auch als Add-on-Therapie bezeichnet) bewährt hat sich Lithium, das in zahlreichen Studien (vor allem für unipolare Depressionen) als wirksam nachgewiesen werden konnte (Crossley und Bauer 2007). Aber auch Untersuchungen an bipolaren Patienten zeigten eine gute Wirksamkeit von Lithium im Rahmen eines Augmentationsverfahrens (Sugawara et al. 2010). Für weitere Add-On-Strategien ist auch der Einsatz von Lamotrigin oder von Schilddrüsenhormonen zu erwägen, wobei besonders für das Schilddrüsenhormon L-Thyroxin in hoher, supraphysiologischer Dosierung in Studien und Fallberichten eine Wirksamkeit belegt werden konnte (Bauer et al. 2005; Stamm et al. 2013). Auch atypische Antipsychotika haben sich als Zusatztherapien bewährt, ebenso wie die EKT (Daly et al. 2001).

Tiefe Hirnstimulation (THS) bei der Behandlung der refraktären bipolaren Depression

Bisherige Studien zur antidepressiven Wirksamkeit der THS fokussieren überwiegend auf drei zentrale Knotenpunkte innerhalb des Depressionsnetzwerks: den vorderen Schenkel der Capsula interna, den Nucleus accumbens und das subgenuale Cingulum (Cg25). Eine aktuelle Open-label-Studie der Arbeitsgruppe um Helen Mayberg untersuchte 10 Patienten mit einer unipolaren Depression und 7 Patienten mit einer Bipolar-II-Störung und zeigte die gleiche Effektivität der Cg25-THS über einen Beobachtungszeitraum von 24 Wochen in beiden Patientengruppen (Holtzheimer et al. 2012). Im Therapieverlauf kam es zu keiner hypomanen oder manischen Episode und zu keiner Symptomverschlechterung nach

Remission. In Ergänzung zu dieser Studie berichten Torres und Mitarbeiter (2013) von einer anhaltenden antidepressiven Wirkung der Cg25-THS bei einer 74-jährigen Bipolar-I-Patientin mit einer zuletzt über zwei Jahre therapierefraktären depressiven Episode. Auch hier kam es während des Beobachtungszeitraums von 9 Monaten zu keiner hypomanen oder manischen Episode. Diese ersten Berichte sind vielversprechend, weitere Untersuchungen in kontrollierten Studiendesigns über längere Beobachtungszeiträume sind jedoch erforderlich.

Gute Effektivität der EKT bei bipolarer Depression?

Für die Behandlung der schweren, v. a. wahnhaften bipolaren Depression hat sich die Elektrokrampfbehandlung (EKT) als wirksames Behandlungsverfahren erwiesen (Loo et al. 2010). Aus der Angst heraus, ein Umschlagen in die Manie zu provozieren, haben wir die EKT allerdings sehr viel weniger bei bipolaren Depressionen als bei unipolaren Depressionen eingesetzt. Unter einem medikamentösen „antimanischen Schutz" (z. B. Lithium oder Valproat) ist diese Angst jedoch weitgehend unbegründet: ohne die gleichzeitige Gabe eines Stimmungsstabilisierers wurde hier ein Switch-Risiko von nur etwa 7 % beschrieben (Loo et al. 2010). In einer aktuellen Metaanalyse zeigte sich, dass kein Wirksamkeitsunterschied in der Behandlung depressiver Episoden bei uni- oder bipolar affektiv Erkrankten besteht (Dierckx et al. 2012). Diese Untersuchung belegt den Stellenwert der EKT bei der Behandlung der bipolaren Depression, da einerseits die bipolaren Patienten in den berücksichtigten Studien einen schwereren Krankheitsverlauf hatten und Vorarbeiten das schlechtere Ansprechen dieser Patienten auf Antidepressiva und das Risiko eines Antidepressiva-induzierten Switches zu einer manischen Episode gezeigt haben.

12.4.7 Therapie des Rapid Cycling

Der Schwerpunkt der Behandlung bei Rapid Cycling (definiert als mindestens vier affektive Episoden in den zurückliegenden 12 Monaten) liegt auf der Verhinderung neuer Episoden. Patienten mit einem schnellen Phasenwechsel weisen häufig nicht erfolgreiche, polypharmazeutische Therapieversuche in ihrer Krankengeschichte auf (Bauer et al. 2008). Ein **Therapieversuch** mit einer Substanz sollte **mindestens über 2 Monate** erfolgen, um die Wirksamkeit beurteilen zu können.

Nach heutigem Kenntnisstand ist eine depressive Episode im Rahmen eines bekannten Rapid Cycling möglichst *nicht* mit einem Antidepressivum zu behandeln, da es Hinweise gibt, dass sie den Verlauf eher weiter verschlechtern können (Ghaemi 2008).

Empfohlen wird die **Kombination zweier Stimmungsstabilisierer,** wobei einer besonders wirksam hinsichtlich der Verhinderung manischer Episoden, der andere besonders wirksam hinsichtlich depressiver Episoden sein sollte. Ist dies nicht effektiv, ist auch eine Dreifachprophylaxe zu überdenken, wobei hier besonders auf Arzneimittelinteraktionen (vor allem wenn zwei Antikonvulsiva kombiniert werden) geachtet werden muss.

Für die Behandlung des Rapid Cycling haben sich besonders **Valproat** und **Lamotrigin** bewährt (Calabrese et al. 1993; Calabrese et al. 2005). Aber auch atypische Antipsychotika haben in den letzten Jahren eine zunehmende Bedeutung in der Behandlung des Rapid Cycling bekommen, u. a. auch deshalb, weil sie in Studien einen augmentativen Effekt für Lithium und Valproat gezeigt haben (Goldberg und Citrome 2005).

12.4.8 Psychotherapie und Psychoedukation

Nachdem die Psychotherapie bei der Behandlung der bipolaren Erkrankung lange Zeit eine untergeordnete Rolle spielte, wird ihre Rolle als ergänzende Maßnahme zur Pharmakotherapie zunehmend beforscht und gewürdigt (Hautzinger und Meyer 2007; Meyer und Bauer 2011). Hierbei waren randomisierte kontrollierte Studien von zentraler Bedeutung, die die Wirksamkeit von verschiedenen psychotherapeutischen Ansätzen zumindest in einigen wichtigen Zielparametern belegen konnten.

In den letzten Jahren wurde neben der genetischen Vulnerabilität zunehmend die Rolle von „life events" und anderen Stressfaktoren, die die Rückfallhäufigkeit der bipolaren Erkrankung beeinflussen, gewürdigt. Analog zum bereits etablierten Vulnerabilitäts-Stress-Modell der Schizophrenie wurde nun auch für die bipolare Erkrankung ein **Vulnerabilitäts-Stress-Modell** vorgeschlagen, das biologische und psychosoziale Faktoren gleichermaßen berücksichtigt und integriert (Lam et al. 1999). Zu den mittlerweile am besten untersuchten psychosozialen Stressfaktoren zählen stresshafte „life events", chronische familiäre Konflikte (insbesondere ein Familienklima, das sich durch „high expressed emotion" auszeichnet) sowie die erhöhte Störanfälligkeit und Empfindlichkeit von zirkadianen Rhythmen. Die genannten Stressfaktoren sind grundsätzlich psychologischen Interventionen zugänglich.

Heute wird in den Behandlungsleitlinien bipolarer Erkrankungen der Einsatz von Psychotherapie explizit befürwortet (z. B. Calabrese et al. 2004; Goodwin 2003). Forschungsergebnisse legen nahe, dass psychotherapeutische Strategien – in Kombination mit Pharmakotherapie – die Ergebnisse in der Rückfallprophylaxe und in der Kontrolle affektiver Symptomatik verbessern. Bei den psychotherapeutischen Behandlungsansätzen, die in kontrollierten Studien auf ihre Wirksamkeit überprüft worden sind, handelt es sich um die Interpersonelle Therapie unter Regulierung der sozialen Rhythmik (Interpersonal and Social Rhythm Therapy, IPSRT; Frank et al. 2000), die kognitive Verhaltenstherapie (KVT) sowie familientherapeutische Verfahren (Family-Focused Treatment, FFT; Miklowitz und Goldstein 1997), die im Folgenden etwas genauer besprochen werden.

Interpersonal and Social Rhythm Therapy (IPSRT)

Bei der IPSRT handelt es sich um eine Modifikation der auf Klerman et al. (1984) zurückgehenden Interpersonellen Therapie (IPT), die in ihrer ursprünglichen Konzeption für die unipolare Depression entwickelt wurde. Die IPSRT bezieht sich vorwiegend auf das pathogenetische Modell von Goodwin und Jamison (1990), wonach die Erkrankung als primär biologisch determinierte Störung gesehen wird, bei der die Betroffenen eine besondere Vulnerabilität für die Störung zirkadianer Rhythmen aufweisen.

Goodwin und Jamison betonen in ihrem Modell das Ineinandergreifen von biologischem System und psychosozialen Faktoren und postulieren drei Mechanismen, über die es zu Rückfällen der bipolaren Erkrankung kommen kann: stresshafte life events, Störung von zirkadianen Rhythmen sowie medikamentöse Non-Compliance.

Es liegen bislang zwei publizierte kontrollierte Studien zur Wirksamkeit der IPSRT vor (Frank et al. 1997, 1999). Ergebnisse der ersten Studie zeigten, dass Patienten, die mit IPSRT behandelt wurden (bis zu 52 Wochen), eine signifikant größere Stabilität täglicher Lebensrhythmen entwickelten als eine Vergleichsgruppe, die mit „clinical management" (CM, kurze, auf die Medikation bezogene Arztgespräche, vergleichbar mit einer minimalen supportiven Psychotherapie) behandelt wurde. Die zweite Studie fand zwischen den beiden Behandlungsgruppen (IPSRT bzw. CM) keinen Unterschied bezüglich des Einflusses auf die affektive Symptomatik oder Rückfallraten. Frank (2001) kommt in einer weiteren Datenanalyse zu dem Schluss, dass es trotz fehlenden Effekts der IPSRT auf die Zeit bis zum Erreichen der Remission oder auf die Rückfallhäufigkeit einen signifikanten Effekt der IPSRT auf subsyndromale Symptome gibt.

Kognitive Verhaltenstherapie (KVT)

Die kognitive Verhaltenstherapie ist eine gut validierte Behandlungsstrategie affektiver Störungen, insbesondere unipolarer Depressionen (Gloaguen et al. 1998). Die Wirksamkeit der KVT bei der unipolaren Depression lässt sich jedoch nicht ohne weiteres auf die bipolare Depression übertragen. Die bipolare Depression unterscheidet sich klinisch in wichtigen Aspekten von der unipolaren Depression: danach liegt es nahe, dass eine als Akuttherapie durchgeführte kognitive Verhaltenstherapie der bipolaren Störung sich möglicherweise mehr auf die Verhaltensebene als auf die kognitive Ebene fokussieren sollte.

Im Vordergrund der KVT zur Rezidivprophylaxe steht eine genaue Verhaltens- und Bedingungsanalyse früherer affektiver Episoden, um u. a. die Auslöser, die ersten Frühwarnsymptome sowie vorherige erfolgreiche und weniger erfolgreiche Bewältigungsstrategien zu identifizieren. Dies umfasst dabei sowohl behaviorale als auch kognitive Elemente (Meyer und Hautzinger 2004). Aufbauend auf dieser individuellen Rezidivanalyse wird gemeinsam erarbeitet, auf welche Ziele die Behandlung im Einzelfall fokussieren sollte, z. B. geht es primär um eine bessere Strukturierung des Alltags, um eine Bearbeitung dysfunktionaler Einstellungen, um Verbesserung interpersoneller Kompetenzen. Eine Förderung des Selbstmanagements, z. B. in Form des selbstständigen Erkennens von potenziellen ersten Symptomen und Auslösern für erneute depressive und manische Phasen, die Differenzierungsfähigkeit zwischen normalen Stimmungsschwankungen und Krankheitssymptomen, wird als entscheidend gewertet, um in Zukunft eigenverantwortlich und adäquat mit entsprechenden Warnsymptomen umgehen zu können (Meyer 2008; Meyer und Hautzinger 2004).

Ergebnisse der bislang einzigen Metaanalyse zur KVT über drei Studien zur Rückfallprophylaxe ergeben allerdings ein uneinheitliches Bild (Beynon et al. 2008). Signifikante Wirksamkeitsnachweise für KVT mit ausreichender Stichprobengröße fehlen bislang. Neuere Hinweise für die Wirksamkeit gibt eine Studie, wonach Patienten, die zusätzlich zur Psychoedukation eine KVT (13 Sessions) erhielten, 50 % weniger Tage über einen Zeitraum von einem Jahr an depressiver Stimmungslage litten (Zaretsky et al. 2008).

Familientherapeutische Ansätze (Family-Focused Treatment, FFT)

Bei der von Miklowitz und Goldstein (1997) entwickelten FFT handelt es sich um eine 21 Sitzungen umfassende, manualisierte, verhaltenstherapeutisch orientierte Familientherapie. Ausgangspunkt dieser Intervention ist, dass bestimmte familiäre Interaktionsmuster das Risiko für Rezidive erhöhen (Butzlaff und Hooley 1998). Zusätzlich zu einem psychoedukativen Modul liegt der Schwerpunkt der FFT auf einem Training der Betroffenen mit ihren Bezugspersonen sowohl im Hinblick auf kommunikative als auch auf Problemlösefertigkeiten. Als Rahmenbedingungen für die FFT sind die Präsenz zweier Therapeuten sowie die Durchführung der Behandlung in der häuslichen Umgebung der Betroffenen gesetzt.

Miklowitz et al. (2000, 2003) publizierten Ergebnisse einer randomisierten, kontrollierten Studie mit FFT und Pharmakotherapie (n = 103). Die Behandlung mit FFT oder „clinical management" (Kontrollbedingung) zusätzlich zur Pharmakotherapie dauerte 9 Monate und umfasste bei der FFT 21 Familiensitzungen. Die kurz nach einer Krankheitsepisode eingeschlossenen Patienten im FFT-Behandlungsarm zeigten im ersten Beobachtungsjahr eine deutlichere Reduktion depressiver (nicht aber manischer) Symptome im Vergleich zur Kontrollgruppe. Vor allem Patienten in Familien mit „high expressed emotions" profitierten von der FFT. Beim Follow-up nach 12 Monaten waren in der FFT-Gruppe weniger Rückfälle als in der Kontrollgruppe aufgetreten (29 % vs. 53 %). Beim Follow-up nach 2 Jahren (Miklowitz et al. 2003) waren in der FFT-Gruppe weiterhin weniger Rückfälle als in der Kontrollgruppe aufgetreten (35 % vs. 54 %). Solomon und Kollegen (2008) fanden in ihrer FFT-Studie eine signifikant geringere Wahrscheinlichkeit für einen erneuten Klinikaufenthalt bei Teilnahme an einem Gruppentherapieangebot, an welchem mehrere Familien gemeinsam mit ihren jeweils erkrankten Angehörigen partizipierten.

Psychoedukation

Unter dem Begriff Psychoedukation werden systematische, didaktisch-psychotherapeutische Interventionen zusammengefasst, die Krankheitsverständnis und den selbstverantwortlichen Umgang mit der Krankheit bei Betroffenen (Patienten und Angehörigen) fördern und bei der Krankheitsbewältigung unterstützen soll (Bäuml und Pitschel-Walz 2003).

Spezifische Ziele der Psychoedukation sind insbesondere die Vermittlung von Wissen über die Erkrankung, Erzeugung von Krankheitseinsicht, Erkennen von Frühwarnsymptomen, Erhöhung der Medikamenten-Compliance und die Modifikation dysfunktionaler Kognitionen.

Im Hinblick auf die Situation bei bipolaren Störungen erscheint eine Begriffsklärung bezüglich Psychoedukation und Psychotherapie wichtig, wobei Psychoedukation viele Experten als einen wichtigen und integralen Bestandteil von Psychotherapie beurteilen. Unter „Psychoedukation" versteht man eine hinreichende Information und Aufklärung der Betroffenen (und ggf. ihrer Angehörigen) über ihre Erkrankung, deren Ursachen, Verlauf und Behandlungsmöglichkeiten. Eine eher formale Form der Informationsvermittlung (z. B. Bücher, Patientenbroschüren, Vorträge) kann als „Edukation" verstanden werden, während Psychoedukation einen interaktionalen Prozess umfasst, in dem z. B. Patient und Therapeut gemeinsam im Gespräch anhand der individuellen Biographie das Wissen über die Erkrankung erarbeiten (Meyer und Bauer 2011).

Inhalte einer Psychoedukation bei bipolaren Störungen (Meyer und Bauer 2011):
- Beschreibung von Symptomen hypomaner, manischer, depressiver und gemischter Episoden
- Verlauf und Prognose bipolarer Störungen
- Vulnerabilitäts-Stress-Modell
- die Rolle von Stress und belastenden Lebensereignissen
- die Rolle genetisch-biologischer Faktoren (z. B. Risiko für Angehörige)
- die Rolle von Risiko- und protektiven Faktoren (z. B. Substanzabusus, stabiler Arbeitsrhythmus)
- Individuelle Analyse der Entstehung der letzten Episoden unterschiedlicher Polarität
- Besprechen der Erfahrungen in der Psychiatrie
- Individuelle Warnsymptome/Prodromalsymptome (versus normale Schwankungen in der Stimmung und im Verhalten)
- Medikamentöse Behandlungsoptionen (inklusive mögliche Nebenwirkungen)
- Psychologische Behandlungsoptionen und Ansatzpunkte.

Psychoedukation stellt heute in der Gesamtbehandlung bipolarer Erkrankungen ein wichtiges Bindeglied zwischen Psychotherapie und biologischen Therapieverfahren dar (Vieta et al. 2009). Informationsdefizite bei Betroffenen und Angehörigen bezüglich der Krankheitsursachen, Auslöser und Symptome, psychologischer und biologischer Erklärungsmodelle der Erkrankung sowie einer adäquaten medikamentösen Therapie erhöhen das Risiko von Betroffenen, einen Rückfall zu erleiden. Der Zusammenhang zwischen Wissensmangel und verminderter Compliance der Patienten, insbesondere der medikamentösen Compliance, gilt als gesichert.

Vor dem Hintergrund einer Langzeiterkrankung ist eine stabile langfristige Medikamenteneinnahme von zentraler Bedeutung bei der Vorbeugung einer erneuten Exazerbation der Symptomatik. Psychoedukative Ansätze können als zentraler Vermittler angesehen werden, die von medizinischer Seite angebotenen Behandlungsverfahren wirkungsvoll mit dem Selbsthilfepotenzial von Betroffenen und Angehörigen zu kombinieren.

Primär ergänzt Psychoedukation die medikamentöse Basisbehandlung durch verhaltens- und gesprächstherapeutisch ausgerichtete Elemente, welche die Funktion haben, die Coping-Fähigkeiten der Patienten im Umgang mit ihrer Erkrankung zu fördern. Durch den edukativen Aspekt, d. h. Information und Aufklärung, sollen die Betroffenen eine höhere Compliance für die medikamentöse Therapie aufbauen. Es gibt Hinweise darauf, dass Psychoedukation besonders gute Effekte erzielt, wenn Sie bereits in frühen Erkrankungsstadien eingesetzt wird (Reinares et al. 2010).

Psychoedukation hat sich im Rahmen der bisher durchgeführten Studien als effektive Interventionsform in Ergänzung zur pharmakologischen Behandlung bipolarer Störungen erwiesen. Insbesondere eine Verbesserung der Compliance und des psychosozialen Funktionsniveaus, längere symptomfreie Intervalle und eine geringere Rezidivrate scheinen mit der Teilnahme an psychoedukativen Programmen assoziiert zu sein.

In einer ersten größeren Studie führten Perry und Kollegen (1999) eine randomisierte, kontrollierte Studie zur Rückfallvermeidung bei bipolaren Patienten durch. 69 Patienten, die während der letzten 12 Monate einen Rückfall erlitten hatten, wurden randomisiert und erhielten entweder lediglich eine Standardbehandlung oder eine Standardbehandlung plus eine psychologische Intervention von 7 bis 12 individuellen Sitzungen, mit dem Ziel, Frühwarnzeichen schneller zu erkennen und sofortige Hilfe aufzusuchen. Diese Intervention erwies sich als effektives Vorgehen zur Verlängerung der Zeit bis zum ersten manischen Rückfall sowie zur Reduktion manischer Episoden.

Die bislang größte randomisierte, kontrollierte und einfach verblindete Studie zu Psychoedukation bei bipolaren Patienten wurde bei 120 euthymen Patienten durchgeführt (Colom et al. 2003). Neben der medikamentösen Standardtherapie, die alle Patienten erhielten, nahm die Hälfte der Patienten nach Zufallszuordnung zusätzlich an der Gruppenpsychoedukation teil, welche aus 21 90-minütigen Sitzungen für acht bis zwölf Patienten bestand. Durch die psychoedukative Intervention konnte neben der Verlängerung der Zeit bis zu einem Rückfall in eine manische, depressive oder gemischte Episode auch die Anzahl der Patienten, die einen Rückfall erlitten, signifikant reduziert werden. Am Ende des 2-Jahres-Follow-up waren darüber hinaus die Anzahl der Hospitalisierungen pro Patient sowie die Krankenhausaufenthaltsdauer der Psychoedukationsgruppe signifikant geringer. Die Teilnahme an der Intervention konnte die Rückfallwahrscheinlichkeit, die Anzahl der Rückfälle in manische und depressive Episoden sowie die Hospitalisierungsdauer signifikant reduzieren. Die Zeit bis zu einem Rückfall wurde ferner durch die Psychoedukation signifikant verlängert (Colom et al. 2004).

Die empirische Befundlage zu psychoedukativen Ansätzen, die Angehörige bzw. Familien einbeziehen, zeigt ähnlich günstige Untersuchungsergebnisse (Miklowitz et al. 2003; Perlick et al. 2010; Madigan et al. 2011). Verständnisgewinn für den Betroffenen und die Möglichkeit zum Erfahrungsaustausch werden dabei besonders hervorgehoben. Im Rahmen der Follow-up-Untersuchung nach 2 Jahren zeigten die Patienten der Experimentalgruppe weniger Rückfälle, eine längere Zeit bis zum Rückfall sowie eine bessere Compliance als die Patienten der weniger intensiven Interventionsbedingung. Psychoedukation spezifisch für Angehörige (Reinares et al 2008) erbrachte signifikant längere rückfallfreie Intervalle für bipolare Patienten im jeweils untersuchten 12-Monats-Zeitraum.

Neurokognitive Interventionsprogramme

Es ist gut untersucht, dass 40–60 % der Patienten mit einer bipolar affektiven Störung neurokognitive Beeinträchtigungen nicht nur während akuten Stimmungsepisoden, sondern auch während euthymen Perioden erfahren. Bis vor kurzer Zeit wurden Strategien des „kognitiven Trainings" in erster Linie jedoch als eine Intervention für schizophren erkrankte Patienten angesehen und es existierte kaum Wissen über die Wirkung von „neurokognitivem Training" bei Patienten mit affektiven Erkrankungen. Torrent et al. (2013) untersuchten die Wirksamkeit von „funktionalem Training" („functional remediation") in einer Stichprobe von euthymen Patienten mit bipolar Störung. „Funktionales Training" ist ein neues neurokognitives Interventionsprogramm, das speziell für bipolar erkrankte Patienten entwickelt wurde und neurokognitive Aspekte wie Aufmerksamkeit, Gedächtnis und exekutive Funktionen trainiert, dabei aber den Schwerpunkt auf die Erfüllung der notwendigen Anforderungen des Alltags legt. Die Patienten werden angeleitet zu Übungen hinsichtlich ihrer Merkfähigkeit, Aufmerksamkeit, Problemlösefähigkeit, „Multitasking" und Organisation, um ihre funktionalen Fähigkeiten zu verbessern. In einer multizentrischen randomisierten, Rater-verblindeten klinischen Versuchsanordnung mit 239 ambulanten Patienten mit bipolarer Störung nach DSM-IV-Kriterien wurde „funktionales Training" (N=77) über 21 Wochen lang mit Psychoedukation (N=82) und „Routinebehandlung (TAU)" (N=80) verglichen; die pharmakologische Behandlung wurde in allen drei Gruppen unverändert belassen. „Funktionales Training" zeigte sich dabei signifikant wirksamer bezüglich Verbesserungen im funktionalen Ergebnis verglichen mit den Bedingungen der Routinebehandlung (TAU).

12.4.9 Leitlinien

Es gibt heute eine Vielzahl an evidenzbasierten Leitlinien zur Behandlung bipolarer Störungen, sowohl von nationalen als auch internationalen Fachgesellschaften herausgegeben (Übersicht: Bauer 2012). Trotz zunehmender Standardisierung der Methodik zur Erstellung von Leitlinien (Pfennig et al. 2010) unterscheiden sich diese Leitlinien jedoch in einzelnen Punkten beträchtlich.

Seit 2007 wurde von der Deutschen Gesellschaft für Bipolare Störungen (DGBS) e. V. und der Deutschen Gesellschaft für Psychiatrie, Psychotherapie und Nervenheilkunde (DGPPN) die erste deutschsprachige evidenz- und konsensbasierte Leitlinie zur Diagnostik und Therapie bipolarer Störungen entwickelt, die das Potenzial bietet, Therapeuten, Patienten und Angehörigen mehr Sicherheit bei der Entscheidungsfindung zu ermöglichen und die Versorgungserfahrungen von Patienten und Angehörigen zu verbessern (Bauer et al. 2012; Pfennig et al. 2012; Pfennig et al. 2013). Neben Empfehlungen zur Diagnostik und Behandlung enthält die Leitlinie auch solche zum trialogischen Handeln, zu Wissensvermittlung und Selbsthilfe sowie zu Versorgungsstrategien für diese komplexe Erkrankung. Diese S3-Leitlinie „Bipolare Störungen" wurde im Mai 2012 online veröffentlicht (als Buch im August 2013, DGBS e. V. und DGPPN 2013). S3 (Stufe 3) steht für die bestmögliche evidenzbasierte Methodik, die eine Leitlinie derzeit haben kann. Dies bedeutet unter anderem, dass die gesamte internationale wissenschaftliche Fachliteratur systematisch aufzubereiten und zu bewerten war, und dass sich alle relevanten Gruppen in einem Konsensusverfahren auf die Empfehlungen der Leitlinie einigen mussten.

Aus Platzgründen muss hier auf eine ausführliche Darstellung dieser Leitlinien verzichtet werden; sie können aber im Internet kostenlos eingesehen werden. Zu den international am häufigsten zitierten und qualitativ hochwertigsten Leitlinien zählen die der folgenden Fachgesellschaften, die regelmäßig aktualisiert werden:

- World Federation of Societies of Biological Psychiatry (WFSBP; Grunze et al. 2009, 2010): www.wfsbp.org/treatment-guidelines/bipolar-disorders.html
- National Institutes for Health and Clinical Excellence (NICE): www.nice.org.uk/nicemedia/pdf/CG38niceguideline.pdf
- Canadian Network for Mood and Anxiety Treatments (CANMAT; Yatham et al. 2009): www.canmat.org/guides.php
- British Association for Psychopharmacology (BAP; Goodwin 2009): www.bap.org.uk/docsbycategory.php?docCatID=2
- American Psychiatric Association (APA): www.psychiatryonline.com/pracGuide/pracGuideTopic_8.aspx
- DGBS e. V. und DGPPN e. V. S3-Leitlinie Diagnostik und Therapie bipolarer Störungen. Langversion 1.0, Mai 2012 (www.leitlinie-bipolar.de); Springer Verlag Berlin Heidelberg 2013.

Borwin Bandelow und Michael Linden

KAPITEL 13
Angsterkrankungen – Panikstörung, soziale und generalisierte Angststörung (ICD-10 F4)

13.1	Einleitung	231
13.2	Nichtpharmakologische Behandlung	232
13.2.1	Agoraphobie/Panikstörung	233
13.2.2	Soziale Phobie (Social Phobia)	235
13.2.3	Generalisierte Angsterkrankung (Generalized Anxiety Disorder, GAD)	236
13.3	Medikamentöse Behandlung	238
13.3.1	Selektive Serotonin-Wiederaufnahmehemmer (SSRI)	238
13.3.2	Selektive Serotonin-Noradrenalin-Wiederaufnahmehemmer (SNRI)	238
13.3.3	Pregabalin	240
13.3.4	Trizyklische Antidepressiva (TZA)	240
13.3.5	Reversibler Inhibitor für Monoaminooxidase A (RIMA) Moclobemid	241
13.3.6	Irreversibler Monoaminooxidase-Hemmer (MAOH)	241
13.3.7	Benzodiazepine	241
13.3.8	$5HT_{1A}$-Agonist Buspiron	241
13.3.9	Antihistaminika	242
13.3.10	Neuroleptika	242
13.3.11	Betablocker	242
13.3.12	Antikonvulsiva	242
13.4	Spezielle Empfehlungen für die Therapie verschiedener Angststörungen	242
13.4.1	Panikstörung und Agoraphobie	242
13.4.2	Generalisierte Angsterkrankung	244
13.4.3	Soziale Angststörung (soziale Phobie)	244
13.4.4	Spezifische Phobie	245
13.5	Schlussfolgerungen	245

13.1 Einleitung

Die Gruppe der primären Angsterkrankungen (im Gegensatz zu anderen Erkrankungen mit Angst) umfasst die Panikstörung mit oder ohne Agoraphobie, die generalisierte Angststörung, die soziale Phobie, die einfache Phobie, die Zwangserkrankung, die somatoformen Störungen und Hypochondrie, die ängstliche Persönlichkeitsstörung oder die ängstliche Anpassungsstörung. Alle diese Störungen haben eine Tendenz zur Chronifizierung. Durch sie wird die Lebensqualität der Betroffenen erheblich eingeschränkt (➤ Tab. 13.1).

Tab. 13.1 Angststörungen – Übersicht zum Krankheitsbild.

	Panikstörung/ Agoraphobie	Generalisierte Angststörung	Soziale Phobie	Spezifische Phobie
Lebenszeitprävalenz[6]	6,1 %	5,7 %	12,1 %	12,5 %
12-Monatsprävalenz	3,5 %	3,1 %	6,8 %	8,7 %
Geschlechterverhältnis f:m	2,2:1[7]	2:1[2]	1,4:1[2]	2,3:1[8]
Erkrankungsalter (Median)[5]	24	31	13	7
Wichtige Komorbiditäten[2]	Andere Angststörungen, Depression, Dysthymie, Suchterkrankungen, Persönlichkeitsstörungen			
Erbfaktor[4]	48 %[4]	31,6 %[4]	24–51 %[10]	20–40 %[4]
Leitlinien	• Deutsche S3-Leitlinie Behandlung von Angststörungen • Evidence-based Guidelines for the Pharmacological Treatment of Anxiety Disorders: Recommendations from the British Association for Psychopharmacology[1] • World Federation of Societies of Biological Psychiatry (WFSBP) Guidelines for the Pharmacological Treatment of Anxiety, Obsessive-Compulsive and Post-Traumatic Stress Disorders – First Revision[3] • National Institute for Health and Clinical Excellence (NICE). Generalised anxiety disorder and panic disorder (with or without agoraphobia) in adults - Management in primary, secondary and community care [9] • National Institute for Health and Clinical Excellence (NICE). Social Anxiety Disorder: Recognition, assessment and treatment			

[1] Baldwin et al. 2014; [2] Bandelow in: Kasper, den Boer, Sitsen (eds.) 2003; [3] Bandelow et al. 2008; [4] Hettema et al. 2001; [5] Kessler, Berglund, Demler et al. 2005; [6] Kessler, Chiu, Demler et al. 2005; [7] Kessler et al. 2006; [8] Kessler et al. 1994; [9] NICE 2011; [10] Stein et al. 2004

In der Genese der Angsterkrankungen greifen biologische und psychologische Faktoren ineinander. Sie entstehen, wenn eine Vulnerabilität im Sinne einer erhöhten Angstbereitschaft besteht und angstgenerierende Faktoren wie traumatische Kindheitserfahrungen, Erziehungsstile, Modelllernen, belastende Lebensereignisse oder Fehlkonditionierungen hinzukommen. Es gibt eine genetische Vulnerabilität für Angstreaktionen, die durch Zwillingsstudien belegt ist (Hettema et al. 2001). Bei Angstpatienten wurden neurobiologische Veränderungen gefunden, wie Dysfunktionen der Serotonin- oder Noradrenalin-Neurotransmission oder der endokrinen Reaktionen (Bandelow 2004).

Je nach Art der Störung und aktuellem Befund sind psychotherapeutische oder medikamentöse Maßnahmen oder eine Kombinationsbehandlung indiziert. Die Mehrzahl der Studien spricht dafür, dass eine Kombination aus Psycho- und Pharmakotherapie besser wirkt als beide Modalitäten allein (Bandelow 2003a, 2003b, 2003c). Dies gilt vor allem bei Patienten mit einer Panikstörung, während bei der generalisierten Angststörung und der sozialen Phobie die Datenlage zur Kombinationstherapie zurzeit noch nicht ausreichend ist.

13.2 Nichtpharmakologische Behandlung

Eine wichtige Basisbehandlung bei allen Angsterkrankungen sind psychoedukative Maßnahmen mit Informationen über die Symptomatologie, Ätiologie und die Behandlung der Angststörungen. Darüber hinaus bedürfen Angstpatienten auch einer spezifischen psychotherapeutischen Intervention. Die kognitive Verhaltenstherapie gilt als psychotherapeutisches Standardverfahren in der Behandlung von Angsterkrankungen. Für psychodynamische Therapieformen gibt es vergleichsweise deutlich weniger randomisierte, kontrollierte Wirksamkeitsbelege (s. u.). Für andere psychotherapeutische Maßnahmen fehlen verlässliche Wirksamkeitsnachweise. Daher sollen im Folgenden beispielhaft das kognitiv-verhaltenstherapeutische Vorgehen und die zugrunde liegenden psychologischen Modelle für die Agoraphobie/Panikstörung, die soziale Phobie und die generalisierte Angststörung dargestellt werden. Daran soll exemplarisch verdeutlicht werden, dass für unterschiedliche Angsterkrankungen unterschiedliche ätiologische Annahmen gelten und sich daraus ein jeweils spezifisches therapeutisches Vorgehen ergibt.

13.2.1 Agoraphobie/Panikstörung

Psychologie der Agoraphobie und Panikerkrankungen

Die **Entwicklung** einer Agoraphobie läuft nach der Konditionierungstheorie in mehreren Stufen ab:

1. Am Anfang steht ein **Schlüsselerlebnis,** in dem die Patienten aus realen Gründen (unbedingter Stimulus, UCS) extreme Angstzustände (unbedingte Reaktion, UCR) durchleben mussten (z. B. ein Autounfall). Solche initialen, panikartigen vegetativen Entgleisungen können auch durch das Zusammentreffen mehrerer synergistisch wirkender Faktoren entstehen (z. B. zu wenig Schlaf, zu viel Alkohol, Hypoglykämie, Streit mit dem Partner und Warten im Gedränge vor einer Kaufhauskasse).
2. Gemeinsame Endstrecke ist eine **vegetative Entgleisung,** häufig einhergehend mit Gefühlen drohender Ohnmacht, Tachykardie und Atemnot.
3. Die Wahrnehmung dieser vegetativen Dysregulation führt zu Angst mit konsekutiver Verstärkung der primären Symptomatik bis hin zu einem Zustand des **Panikerlebens.**
4. Im Anschluss an diese initiale Panik kommt es zu einer Phase **erhöhter vegetativer Vulnerabilität** und **verstärkter ängstlicher Selbstbeobachtung.** Häufig stellen sich Patienten auch bereits beim Erstereignis bei Ärzten oder in der Ersten Hilfe vor.
5. In der nächsten Phase entwickelt sich eine **Phobophobie,** d. h. eine verstärkte Beobachtung der eigenen vegetativen Reaktion mit Angst vor erneuter vegetativer Entgleisung (Erwartungsangst).
6. Geringere Stressoren (unbedingte Stimuli) können in dieser Phase zu verstärkten vegetativen Reaktionen und wiederum zur Verstärkung der ängstlichen Selbstwahrnehmung führen, womit ein Circulus vitiosus beginnt.
7. Weiterhin können **konditionierte Stimuli** (CS), wie z. B. die Straßenkreuzung, an der der Unfall stattgefunden hat, zu einer konditionierten Angstreaktion (CR) führen. Wichtig ist, dass nicht nur externe Stimuli, sondern auch Kognitionen, d. h. einschießende Gedanken an kritische Lebenssituationen oder auch nur die Erinnerung an das auslösende Panikereignis, ebenfalls zu übersteigerten vegetativen Reaktionen und damit u. U. zur Eskalation bis hin zu Panikzuständen führen können. Inwieweit es auch auslöserunabhängige paroxysmale Panikstörungen gibt, wird derzeit diskutiert.
8. Die nächste Entwicklungsstufe ist die Phase des **Meideverhaltens.** In den Fällen, in denen Patienten meinen, einen äußeren Stimulus als Ursache ihrer Beschwerden identifiziert zu haben, werden sie versuchen, die entsprechende Situation zu meiden.
9. Damit kommt ein **negativer Konditionierungsprozess** in Gang (negative Verstärkung). Je mehr gemieden wird, desto stärker wird die Angst. Meideverhalten hat darüber hinaus die Tendenz zu generalisieren, d. h. zunächst wird z. B. nur das Fahren auf der Autobahn gemieden, dann das Fahren insgesamt und am Ende schließlich das Betreten der Straße überhaupt. Die Signalreize für die scheinbar gefahrvolle Situation treten immer früher auf. Bei ausgeprägtem Meideverhalten genügt bereits die Intention oder der Gedanke, beispielsweise die Straße betreten zu wollen, um Angst auszulösen.
10. Die nächste Stufe ist die **Anpassung wichtiger Lebensbereiche** an die Einschränkungen durch die Phobie. Beispiele sind die Berentung oder die Heirat eines Partners, der bereit ist, kompensatorisch Lebensfunktionen auszufüllen.

Die Psychotherapie des Patienten orientiert sich an der Entwicklungsstufe der Erkrankung. In jedem Fall geht es darum, die verstärkte ängstliche Selbstbeobachtung und Fehlinterpretation vegetativer Reaktionen zu verändern. Gegebenenfalls ist auch die vegetative Reaktionsbereitschaft an sich zu reduzieren. Wenn sich ein Meideverhalten entwickelt hat, ist dies zu durchbrechen, um dem Patienten wieder seine ursprüngliche Bewegungsfreiheit zurückzugeben.

Haben sich bereits soziale Anpassungen an die Phobie eingestellt, dann ist auch eine Veränderung der Lebenssituation des Patienten anzustreben, d. h. Wiederherstellung von Sozialkontakten, Einleitung einer angemessenen beruflichen Entwicklung, Klärung von Lebenszielen usw.

Behandlungsablauf

Die Behandlung beginnt mit einer **paradoxen Intervention.** Während die Patienten bislang alles getan haben, um sicherzustellen, dass ein Panikzustand nicht auftritt, werden sie bereits in der ersten Therapiesitzung gebeten, den gefürchteten Panikzustand möglichst detailliert zu beschreiben. Da dies aufgrund unpräziser bisheriger Beobachtungen dem Patienten nicht möglich ist, wird er gebeten, zu diagnostischen Zwecken einen Panikzustand willentlich herbeizuführen, um ihn anschließend detailliert beschreiben zu können. Es wird damit eine **Reaktionsexposition** eingeleitet. Im Gegensatz zur Stimulusexposition geht es dabei nicht darum, dass der Patient im Sinne einer Mutprobe möglichst viele U-Bahn-Stationen hinter sich bringt. Dies ist ein häufiges Missverständnis und als Angstlerntraining zu bezeichnen und somit kontraindiziert. Stattdessen ist bei der Reaktionsexposition die Aufgabe, einen panikähnlichen Zustand, wodurch auch immer, auszulösen und die Panikreaktion zu beschreiben und zu bewältigen.

Durch die Beschreibung erfolgt dann ein **kognitives Reframing.** Die vegetativen Symptome, die für den Patienten bis dahin „Angst und Bedrohung" bedeuteten, werden nun beschrieben als Herzklopfen, schweißnasse Hände und Atembeklemmung und damit als „normale Reaktion" auf eine Angst auslösende Situation. Die Suche nach dem „Angst auslösenden Stimulus" erfolgt ebenfalls über Selbstbeobachtung, d. h. im Wesentlichen die Beobachtung automatischer Gedanken. Bei weiteren Reaktionsexpositionen werden die Patienten vor allem geschult, auf die eigenen Gedanken, Erwartungen und „Horrorfilme", die im Kopf ablaufen, zu achten und zu beobachten, wie dadurch vegetative Reaktionen provoziert werden können. Dies wird durch **kognitives Rehearsal** und **Probehandeln** geübt. Wenn die Therapie gut läuft, sollte der Patient an dieser Stelle so etwas wie ein „Aha"-Erlebnis haben.

Im nächsten Schritt wird dann versucht, die automatischen, Angst provozierenden Kognitionen zu verändern. Methoden hierzu sind **interne Dialoge** oder **Gedankenstopp.** Dies alles geschieht unter fortlaufender Reaktionsexposition im Feld, die in der Regel ohne therapeutische Begleitung durchgeführt wird. Dabei fällt es den Patienten zunehmend schwerer, Situationen zu finden, in denen sie die ehemals gefürchtete Panikreaktion provozieren können. Eher beiläufig erweitert sich dabei auch der Bewegungsradius der Patienten. Auch bei z. T. langjährigen Agoraphobien ist eine weitgehende Auflösung des Meideverhaltens in etwa 15 Therapiesitzungen zu erreichen, wobei schon sehr viel früher nicht mehr die Straßenangst das eigentlich interessante Thema in der Therapie ist, sondern eben die eigene Reaktion und die eigenen automatischen Angstgedanken.

Parallel dazu beginnt dann auch die Einleitung der **Behandlung der Sekundärfolgen** der Erkrankung, d. h. die Beantwortung der Frage: „Wenn Sie nicht mehr durch die Phobie eingeschränkt sind, was tun Sie dann?" Die diesbezüglich ggf. erforderlichen therapeutischen Interventionen sind unterschiedlich, je nach Lebenssituation des einzelnen Patienten. In jedem Fall ist zunächst das Meideverhalten zu reduzieren.

In der verhaltenstherapeutischen Literatur werden Erfolgsquoten um 80 % berichtet (Butollo und Höfling 1984; Emmelkamp et al. 1992; Hand und Wittchen 1986, 1988; Mathews et al. 1988; Schneider und Margraf 1998; Bandelow 2001).

In einer Studie mit 39 auswertbaren Patienten mit einer Panikstörung war die psychoanalytische Therapie besser wirksam als eine Entspannungstechnik (Milrod et al. 2007). Diese Studie ist jedoch wegen methodischer Probleme (z. B. Umgang mit Dropouts) nur eingeschränkt zu verwerten. In einer kleinen Studie war eine KVT der psychodynamischen Therapie überlegen (unadjustierte Werte; Beutel et al., 2013. Follow-up-Untersuchungen und Vergleiche mit medikamentöser Therapie fehlen.

13.2.2 Soziale Phobie (Social Phobia)

Psychologie der sozialen Phobie

Menschen mit sozialer Phobie sind vordergründig eher unauffällig, da sie typischerweise zu den zurückgenommenen Menschen zählen. Die Störung wird erst erkennbar, wenn die Betroffenen aufgefordert werden, sich zu exponieren, d. h. sich den Blicken anderer auszusetzen (Rapee und Heimberg 1997). Die soziale Phobie kann vereinfacht als eine **„Blickphobie"** verstanden werden. Die Patienten leiden nicht unbedingt unter einem Mangel an „Selbstbewusstsein", da sie sich durchaus für fachlich kompetenter halten können als andere Personen. Sie können nicht unbefangen Blickkontakt mit anderen Menschen aufnehmen oder halten (Horley et al. 2003). Sie haben keine Angst in Menschenmengen oder anderen herausfordernden Situationen, es ist ihnen jedoch höchst unangenehm, an einer Bushaltestelle zu sitzen und von der anderen Straßenseite aus angesehen zu werden. Um die Blickangst zu verstehen, muss daran erinnert werden, dass der Austausch von Blicken ein wesentliches Interaktionsverhalten hinsichtlich sozialer Hierarchie ist. Wenn der Chef meint, jemanden „im Auge zu behalten", dann ist dies eine Drohung. Die soziale Phobie ist im Querschnitt eine „leichte" Erkrankung, sie kann im Verlauf aber eine Biografie zerstören und zu erheblichen sozialmedizinischen Negativfolgen führen (Jacobi et al. 2004).

Behandlungsablauf

Die Behandlung der sozialen Phobie umfasst Expositionsübungen, kognitive Restrukturierung, Entspannungsverfahren und ein Training sozialer Fertigkeiten (Taylor 1966; Heimberg 2001). Am Anfang steht, mit dem Patienten über wiederholte Situationsbeschreibungen herauszuarbeiten, was ihm eigentlich Angst macht. Die Patienten haben regelhaft irreführende Modelle, etwa in dem Sinn, dass die Situationsanforderungen die Angst auslösen würden. Aus dieser externalen Angstattribution wird in einem ersten Schritt eine internale: Nicht die Situation macht Angst, sondern mir ist es äußerst unangenehm, angesehen zu werden, gleichgültig wo und von wem.

Nachdem diese kognitive Situations- und Problemumdeutung (Wells und Papageorgios 1998; Raspe und Heimberg 1997) erfolgt ist, besteht der nächste Schritt in **Expositionsübungen,** die unverzichtbar sind (Taylor 1996; Heimberg 2001). Je spezifischer diese auf das Blickverhalten eingeengt sind statt auf soziale Situationen im Allgemeinen, desto einfacher gestaltet sich die Therapie.

Wie bei anderen Monophobien kann hier mit schrittweiser Annäherung und systematischer Desensibilisierung (Wolpe 1958) gearbeitet werden. Dabei können **Entspannungsübungen** unterstützend wirken, während sie für sich alleine keine hinreichende Wirkung haben. Ergänzend, aber nicht zentral, kann dann ein **Training sozialer Kompetenzen** erfolgen (Turner et al. 1994). Dieses sollte das eigene Verhalten im Umgang mit „Hack- und Rangordnungen in sozialen Gruppen" zum primären Inhalt haben. Sollte ein Patient es schaffen, sich einmal in einer Konferenz auf den Stuhl zu setzen, auf dem üblicherweise das „Alpha-Tier Chef" sitzt und die irritierten Blicke der Anwesenden ausgehalten haben, dann ist die Therapie mehr als erfolgreich gewesen. Soziale Phobien sind durch das beschriebene Vorgehen, so wie andere Angsterkrankungen auch, deutlich zu bessern und es gibt Hinweise, dass sich diese Besserung auch verstetigt, wenn die Patienten erst einmal ihr Problem richtig einordnen können (Taylor 1996; Heimberg 2001).

Eine kürzlich publizierte randomisierten Studie zeigte die Überlegenheit einer kognitiven Verhaltenstherapie im Vergleich mit interpersoneller Psychotherapie und einer Warteslisten-Kontrollbedingung (Stangier et al. 2011).

Zwei kleinere Studien zur psychodynamischen Therapie können wegen methodologischer Probleme nicht zweifelsfrei eine Wirksamkeit gegenüber einem psychologischen Placebo bzw. einer alleinigen Benzodiazepinbehandlung nachweisen (Knijnik et al. 2004, 2008). Eine große Studie fand eine Überlegenheit der KVT gegenüber einer psychodynamischen Therapie (Leichsenring et al. 2013).

13.2.3 Generalisierte Angsterkrankung (Generalized Anxiety Disorder, GAD)

Psychologie der generalisierten Angsterkrankung

Die GAD ist durch das Leitsymptom der übertriebenen **Sorgen (Worrying)** gekennzeichnet. GAD-Patienten sorgen sich (generalisiert) über jedwede Kleinigkeit („minor hassles"), z. B. dass die Waschmaschine unbeaufsichtigt Probleme machen könnte, dass die Fenster nicht zu sein könnten, dass die Tochter auf dem Fahrrad einen Unfall erleiden oder dass ein Schnupfen ernste Folgen haben könnte. GAD-Patienten sorgen sich häufiger und länger und erleben diese Sorgen als signifikant weniger kontrollierbar im Vergleich zu gesunden Kontrollen.

Eine Erklärung für eine erhöhte Sorgenfrequenz sind Hinweise auf einen **negativen Aufmerksamkeits- und Verarbeitungsbias** für bedrohliche Informationen bei GAD-Patienten, sodass eine Vielzahl von internen und externen Situationen und Reaktionen Anlass zu Sorgen bietet. In der wissenschaftlichen Literatur ist Definitionen des Begriffs „Sorgen" gemeinsam, dass es sich um ein kognitives, antizipatorisches Rehearsal handelt, das als Problemlöseversuch verstanden werden kann, der mit einem negativen Affekt einhergeht. Selbst wenn der Betroffene durch „Worrying" einer Lösung real nicht näherkommt, liegt ein positiver Effekt von „Worrying" nach Roemer und Borkovec (1993) darin, dass hierdurch unangenehme bildliche Vorstellungen bzw. negative physiologisch-affektive Erregungen reduziert bzw. gänzlich unterdrückt werden können, was im Sinne einer **negativen Verstärkung** zur Aufrechterhaltung des „Sich-Sorgens" beiträgt. Dazu trägt auch das **„Sorgenverhalten"** bei, d. h. ständiges Rückversicherungsverhalten, wie z. B. häufige Anrufe bei der Familie oder das Vermeiden von Nachrichtensendungen.

Sorgen führen zu dem GAD-typischen **„Sorgenverhalten"**, d. h. zu Sorgenvermeidungs- und Rückversicherungsverhalten. Beispiele für „Sorgenverhalten" sind häufige Anrufe bei der Familie, um sich nach deren Wohlbefinden zu erkundigen, oder das Vermeiden von Zeitungslektüre oder Nachrichtensendungen im Fernsehen, um einer Beunruhigung durch unangenehme Neuigkeiten vorzubeugen. Dieses „Sorgenverhalten" kann als negativer Verstärker angesehen werden, da es zu einer kurzfristigen Angstreduktion führt.

Gleichzeitig kommt es zu einem sich Sorgen wegen der Sorgen, d. h. **Metakognitionen,** was zusätzlich eine Distanzierung erschwert (Wells 1999). Der Versuch, Gedanken zu unterdrücken, führt zu einer Erhöhung der Auftretenswahrscheinlichkeit dieser Gedanken. Das Erleben dieser **„intrusive thoughts"** zieht für GAD-Patienten ein Kontrollverlusterleben bezüglich ihrer Sorgen nach sich und verstärkt so Vermeidungs-, Ablenkungs- und Unterdrückungsverhalten, während keine Änderung der positiven und negativen Metakognitionen erfolgt.

Auf der Grundlage der skizzierten Symptomatik ergeben sich für ein kognitiv-verhaltenstherapeutisches Vorgehen die folgenden **allgemeinen Ansatzpunkte:**
- Reduktion der vegetativen Übererregbarkeit
- Änderung der Aufmerksamkeitsfokussierung auf potenziell bedrohliche Reize
- Konkretisierung der Sorgen und Änderung der kognitiven Verzerrungen
- Abbau des Vermeidungs- und Rückversicherungsverhaltens
- Aufbau von Problemlösefertigkeiten
- Erwerb von Verhaltensfertigkeiten für problematische Interaktionen
- Aufbau von Fertigkeiten im Time-Management
- Aufbau von mit Angst inkompatiblen Aktivitäten.

Bei Vorliegen von stärkeren Behinderungen in täglichen Rollen- und Lebensbezügen durch die Erkrankung sollte im Rahmen des therapeutischen Vorgehens auch eine Veränderung der Lebenssituation der Patienten angestrebt werden, d. h. zum Beispiel Einleitung eines Wiedereinstiegs in das Berufsleben beim Vorliegen von Erwerbsunfähigkeit.

Behandlungsablauf

Die Behandlung beginnt mit einer sorgfältigen **Verhaltensanalyse,** wobei besonderer Wert darauf gelegt wird, deutlich zu machen, wie der Patient seine Welt selektiv nach eventuellen Bedrohungen absucht und bei jeder Gelegenheit potenzielle Katastrophen in Gedanken vorwegnimmt.

Aufbauend auf dieser funktionalen Analyse erfolgt dann eine **Informationsvermittlung** sowohl über die Natur und die Bedeutung von Angst als auch über die „Spirale der Angst", was anhand der Symptomatik des Patienten dargestellt werden kann. Ziel ist, dass der Patient erkennt, dass jedes Glied des Kreises zur Steigerung und Aufrechterhaltung der pathologischen Angst beitragen kann. So können beispielsweise katastrophisierende Gedanken oder Sorgen bezüglich des Wohlergehens des Kindes in der Schule zu einer Erhöhung von Anspannung und Erschöpfungsgefühlen führen, die wiederum – in Anbetracht noch zu erledigender Arbeiten – erneute Sorgen bezüglich des Gelingens der Arbeit zur Folge haben können. Anhand dieses Modells kann zudem mit dem Patienten ein Verständnis für die therapeutischen Ansatzpunkte erarbeitet und erste Selbstbeobachtungsaufgaben (z. B. bezüglich arousalproduzierender interner, externer oder somatosensorischer Stimuli) eingeführt werden. Parallel zu Verhaltensanalyse und Informationsvermittlung sollte ein intensives **Entspannungstraining** durchgeführt werden (Jacobson 1938).

Das **kognitiv-therapeutische Vorgehen** erfolgt in Anlehnung an Verfahren, wie sie von Beck et al. (1985) beschrieben wurden. Ziel ist eine Modifikation kognitiver Verzerrungen und grundlegender Denkhaltungen, Anschauungen und Regeln im Sinne einer kognitiven Umstrukturierung. Dies erfolgt durch eine Identifikation und Modifikation innerer Dialoge und katastrophisierender Kognitionen durch Selbstbeobachtungsaufgaben, gelenkte Fantasie, Reframing, sokratische Dialoge oder Realitätsprüfung. Wichtig ist dabei, dem Patienten zu vermitteln, dass seine Bedrohungswahrnehmung und -verarbeitung das Problem sind und weniger die Probleminhalte.

Zentraler Bestandteil der kognitiven Verfahren ist eine **„Exposition speziell gegen Sorgen"** wie sie z. B. bei Beck et al. (1985), Brown et al. (1993), Becker und Margraf (2002) oder Zubrägel et al. (2003) beschrieben und für die Therapie von Patienten mit GAD vorgeschlagen wird. Wie bei allen anderen Angststörungen auch muss der Einsatz von Expositionsverfahren mit dem Patienten gemeinsam ausführlich vorbereitet werden, indem sowohl der theoretische Hintergrund als auch die Ziele der Exposition dargestellt werden.

Nachdem der Patient gelernt hat, sich angenehme Situationen bildhaft sinnlich vorzustellen, wird mit dem Patienten eine **Sorgenhierarchie** erarbeitet, d. h. der Patient ordnet innerhalb eines „Hauptsorgenbereichs" (z. B. Sorge um seinen Arbeitsplatz) seine bereichsspezifischen Sorgen hinsichtlich der durch sie ausgelösten emotionalen Belastung (z. B. einen Fehler machen: 40 %, während des Urlaubs der Kollegin krank werden und nicht voll einsatzfähig sein: 75 %).

Unter Anleitung des Therapeuten stellt sich der Patient dann für eine Situation aus dem Bereich der am wenigsten belastenden „Hauptsorge" den **schlimmsten Ausgang** lebhaft vor und hält diese Szene gedanklich ca. 25–30 Minuten. Da es für eine Habituation wichtig ist, dass der Patient der angstvollen Situation in Gedanken nicht ausweicht, kann der Therapeut den Patienten zur Verbalisation des Erlebten (bzw. Vorgestellten) ermuntern und ihn in seinen Vorstellungen führen. Ebenso kann er den Patienten bitten, sich die Szene unter Berücksichtigung der momentanen räumlichen Gegebenheiten vorzustellen. Während der Übung gibt der Patient wiederholt das **Ausmaß der erlebten Angst** auf einer Skala von 1 bis 10 an. Wenn die Vorstellung nur noch geringe Angst erzeugt, erfolgt der Übergang zum nächsten Hauptsorgenbereich. Der Patient sollte dieses Vorgehen auch als Hausaufgabe wiederholen, sobald er das Prinzip verstanden hat.

Ziele der Sorgenexposition sind das Erzeugen von bildlichen statt verbalgedanklichen Vorstellungen, die Konkretisierung von Sorgen und den damit assoziierten schlimmsten Konsequenzen, die Unterbindung der gedanklichen Vermeidung und auch eine Veränderung der negativen Annahmen über den Prozess des „Sich-Sorgens". Über die Konfrontation soll eine Habituation bzw. eine emotionale Verarbeitung der Sorgen erreicht werden.

Ein nächster Schritt ist die **Bearbeitung des vordergründig Angst reduzierenden „Sorgenverhaltens".** Dieses kann mithilfe von Tagesprotokollen aufgedeckt und durch interne Dialoge, gezielte Wahrnehmungsübungen oder auch durch Expositionsübungen mit Reaktionsverhinderung modifiziert werden. Zur Bearbeitung von Defiziten in der Bewältigung von Alltagsproblemen kann ein **Problemlösetraining** durchgeführt werden. Die Patienten werden angeleitet, Probleme in kleine, besser zu bewältigende Teilschritte zu zerlegen, um dann für diese Teilschritte mehrere Lösungen zu erarbeiten. Da die Patienten häufig Überforderungen durch Verpflichtungen und Termine erleben, gehört hierzu auch das Einüben von Basisfertigkeiten in „Time Management" wie z. B. die Abgabe von Verantwortung, Selbstsicherheit (um z. B. „Nein" zu sagen), aber auch die Fähigkeit, Aufgaben hinsichtlich ihrer Wichtigkeit zu ordnen und Unwichtiges unerledigt zu lassen. Ziel ist, dass die Patienten lernen, ihre Konzentration und Aufmerksamkeit auf die anstehende Aufgabe zu lenken und z. B. nicht auf die Sorge, ob sie diese Anforderung bewältigen oder nicht.

Während der gesamten Therapie sollte ein Augenmerk des Therapeuten auch auf den vorhandenen **Ressourcen des Patienten** liegen, d. h. mit Angst inkompatibles Verhalten ist zu fördern bzw. es sollte aktiv mit dem Patienten am Aufbau von Verhalten gearbeitet werden, das vom Patienten ohne Angst ausgeführt werden kann.

Es liegen einige Übersichtsarbeiten bzw. Metaanalysen zur Effektivität psychotherapeutischer Interventionen bei GAD vor, die für eine mittlere bis gute Wirkung der kognitiven Verhaltenstherapie sowie eine Überlegenheit gegenüber Kontrollbedingungen oder anderen Therapieformen sprechen (Beck et al. 1985; Becker und Margraf 2002; Brown et al. 1993; Butler et al. 1991; Jacobson 1938; Linden und Zubrägel 2000; Linden et al. 2002; Roemer und Borkovec 1993; Wells und Carter 1999; Zubrägel et al. 2003).

Es existieren nur zwei kontrollierte Studien zur Wirksamkeit psychodynamischer Therapie bei der GAD. Eine Studie (n = 110) zeigte die Überlegenheit der KVT gegenüber der psychodynamischen Therapie (Durham et al. 1994). Eine Studie verglich KVT mit psychodynamischer Therapie bei Patienten mit einer GAD (n = 57). Die KVT zeigte ebenfalls numerische Vorteile, die zum Teil nicht signifikant waren, weil die Teststärke der Studie für einen Head-to-head-Vergleich zu gering war (Leichsenring et al. 2009). Das 12-Monate-Follow-up dieser Studie (Salzer et al. 2011) zeigte keinen signifikanten Unterschied zwischen KVT und psychodynamischen Therapie; allerdings war die Studie für einen Test auf Nichtunterlegenheit zu klein.

13.3 Medikamentöse Behandlung

Eine Übersicht über die psychopharmakologischen Behandlungsoptionen ausgewählter Angststörungen gibt ➤ Tabelle 13.2. Die medikamentöse Therapie sollte stets von intensiver Zuwendung und Unterstützung begleitet werden. Stützende Gespräche, die das gesamte psychosoziale Umfeld des Patienten einbeziehen, und psychoedukative Maßnahmen, die aus einer ausführlichen Aufklärung über die Ursprünge der Erkrankung und die Wirkmechanismen der Therapie sowie Ratschlägen zum Umgang mit ängstlichem Vermeidungsverhalten bestehen, sichern den Erfolg der Behandlung.

➤ Tabelle 13.3 gibt eine Zusammenfassung zu häufig gestellten Fragen zur medikamentösen Behandlung bei Angsterkrankungen, zur Patientenführung und zur Therapiesteuerung.

Im Folgenden sollen die in der Angstbehandlung eingesetzten Substanzklassen im Einzelnen dargestellt werden. Hinsichtlich der Nebenwirkungen der Antidepressiva wird auf das ➤ Kapitel 10.1 verwiesen.

13.3.1 Selektive Serotonin-Wiederaufnahmehemmer (SSRI)

Die Wirksamkeit der SSRI bei Angststörungen (Panikstörung, generalisierte Angststörung, soziale Angststörung und spezifische Phobie) wurde in zahlreichen kontrollierten Studien nachgewiesen. Auch in Langzeitstudien über ½ bis 1 Jahr konnte die Wirkung der SSRI bestätigt werden.

Der anxiolytische Effekt kann mit einer Latenz von 2–4 Wochen auftreten (in manchen Fällen länger).

13.3.2 Selektive Serotonin-Noradrenalin-Wiederaufnahmehemmer (SNRI)

Die Wirksamkeit des selektiven Serotonin-Noradrenalin-Wiederaufnahmehemmers Venlafaxin bei der generalisierten Angststörung, der sozialen Angststörung und der Panikstörung konnte in zahlreichen

Tab. 13.2 Empfehlungen für die medikamentöse Behandlung von Angststörungen.

Diagnose	Behandlung	Beispiele	Empfohlene Dosis für Erwachsene
Panikstörung und Agoraphobie	**Bei akuten Panikattacken:**		
	Benzodiazepine, z. B.	Alprazolam*	0,5–2 mg
		Lorazepam-Schmelztabletten	1–2,5 mg
	Erhaltungstherapie:	Citalopram* [1]	20–40 mg[1]
	SSRI, z. B.	Escitalopram* [2]	10–20 mg
		Fluoxetin	20–40 mg
		Fluvoxamin	100–300 mg
		Paroxetin*	20–60 mg
		Sertralin*	50–150 mg
	SNRI, z. B.	Venlafaxin*	75–225 mg
	TZA, z. B.	Clomipramin*	75–250 mg
		Imipramin	75–250 mg
	Wenn andere Behandlungsmöglichkeiten nicht wirksam waren oder nicht toleriert wurden:		
	Benzodiazepine, z. B.	Alprazolam*	1,5–8 mg
		Clonazepam*	1–4 mg
		Diazepam*	5–20 mg
		Lorazepam*	2–8 mg
	NASSA	Mirtazapin	45 mg
	RIMA	Moclobemid	300–600 mg
Generalisierte Angststörung	SNRI	Venlafaxin*	75–225 mg
		Duloxetin*	60–120 mg
	SSRI, z. B.	Paroxetin*	20–50 mg
		Escitalopram* [2]	10–20 mg
	TZA, z. B.	Imipramin	75–200 mg
	Kalziumkanalmodulator	Pregabalin*	150–600 mg
	Azapirone	Buspiron*	15–60 mg
	Wenn andere Behandlungsmöglichkeiten nicht wirksam waren oder nicht toleriert wurden:		
	trizyklisches Anxiolytikum	Opipramol*	50–150 mg
	Benzodiazepine, z. B.	Diazepam*	5–15 mg
	Antihistamine	Hydroxyzin	37,5–75 mg
Soziale Angststörung	SSRI, z. B.	Escitalopram* [2]	10–20 mg
		Fluvoxamin	100–300 mg
		Paroxetin*	20–50 mg
		Sertralin*	50–150 mg
		Citalopram	20–60 mg
	SNRI	Venlafaxin*	75–225 mg
	RIMA	Moclobemid*	300–600 mg
	Wenn andere Behandlungsmöglichkeiten nicht wirksam waren oder nicht toleriert wurden:		
	Benzodiazepine, z. B.	Clonazepam*	1,5–8 mg

Diese Empfehlungen basieren auf randomisierten, doppelblinden klinischen Studien, die in Peer-Review-Zeitschriften veröffentlicht worden sind.

* Dieses Medikament ist durch das Bundesinstitut für Arzneimittel in Deutschland für diese Indikation zugelassen.

[1] Die Regeldosis darf wegen einer möglichen QT_C-Zeit-Verlängerung nicht überschritten werden. Maximaldosis bei verminderter Leberfunktion 30 mg/Tag, bei älteren Patienten 20 mg/Tag

[2] Die Regeldosis darf wegen einer möglichen QT_C-Zeit-Verlängerung nicht überschritten werden. Maximaldosis bei Patienten über 65 Jahren 10 mg/Tag

Tab. 13.3 Häufig gestellte Fragen zur Durchführung der medikamentösen Therapie.

Frage	Antwort
Wie kann die Compliance erhöht werden?	Durch Aufklärung der Patienten über den verspäteten Wirkungseintritt und die zu Beginn auftretenden Nebenwirkungen (wie z. B. Unruhe oder Schlaflosigkeit bei den SSRI)
Kann das Medikament nach Eintreten der Remission abgesetzt werden?	Nach Experten-Konsensuskonferenzen werden Weiterbehandlungen von 6–12 Monaten nach Eintritt der Remission empfohlen, um Rückfälle zu vermeiden
Sind Dauerschäden nach jahrelanger Behandlung bekannt?	Es liegen keine Hinweise auf dauerhafte Schädigungen durch Antidepressiva vor
Welche Dosierungen werden in der Erhaltungstherapie verwendet?	Zu den SSRI/SNRI gibt es keine Studienergebnisse, die dafür sprechen, dass die Erhaltungstherapie in einer niedrigeren Dosis als in der Akuttherapie durchgeführt werden sollte. Nach vorläufigen Daten kann die TZA-Therapie dagegen in halbierter Dosis fortgeführt werden
Wann sollte ein Medikament frühestens wegen Wirkungslosigkeit abgesetzt werden?	Nach 4–6 Wochen
Wie sollte man vorgehen, wenn nach 4–6 Wochen nur eine Teilresponse eintritt?	Dosis erhöhen, weitere 4–6 Wochen behandeln
Welche Therapieoptionen gibt es für therapieresistente Fälle?	• Umsetzen von einem SSRI auf einen anderen • Umsetzen von SSRI auf SNRI oder umgekehrt • Umsetzen auf Pregabalin • Umsetzen auf TZA • Umsetzen auf Benzodiazepine, Moclobemid, Tranylcypromin, Phenelzin, Mirtazapin, Hydroxyzin, Opipramol, Quetiapin • Umsetzen auf bisher nur in vorläufigen Studien untersuchte Medikamente: Valproat, Inositol, Ondansetron
Können Angstmedikamente kombiniert werden?	Eine Monotherapie ist grundsätzlich vorzuziehen. Kombinationen sind nur in therapieresistenten bzw. schweren Fällen anzuraten. In den ersten Wochen einer Antidepressivatherapie können in Ausnahmefällen zusätzlich Benzodiazepine gegeben werden
Muss eine medikamentöse Therapie vor Beginn einer Verhaltenstherapie abgesetzt werden?	Eine Verschlechterung der Wirkung einer Verhaltenstherapie konnte in Studien nicht gezeigt werden; im Gegenteil ist die Kombination in den meisten Fällen wirksamer als eine Monotherapie

kontrollierten Studien gezeigt werden. Auch in Langzeitstudien über 24 Wochen konnte die Wirkung des SNRI bestätigt werden. Auch der SNRI Duloxetin ist bei der generalisierten Angststörung wirksam.

Die anxiolytische Wirkung kann mit einer Latenz von 2–4 Wochen auftreten, in manchen Fällen auch noch später.

13.3.3 Pregabalin

Pregabalin, eine dem Antikonvulsivum Gabapentin ähnliche Substanz, die ihre Wirkung über die $\alpha_2\delta$-Untereinheit der spannungsabhängigen Kalziumkanäle ausübt, ist für die Behandlung der generalisierten Angststörung zugelassen (Bandelow et al. 2007a). Zu den **Nebenwirkungen** gehören Sedierung und Schwindel. Nach Absetzen einer Kurzzeit- oder Langzeittherapie von Pregabalin wurden bei einigen Patienten Entzugssymptome beobachtet, ohne dass Angaben zur Häufigkeit vorliegen.

13.3.4 Trizyklische Antidepressiva (TZA)

Die Wirksamkeit der trizyklischen Antidepressiva bei der Panikstörung sowie bei der generalisierten Angststörung ist gut nachgewiesen – das gilt vor allem für die Medikamente **Imipramin** und **Clomi-**

pramin. Bei der sozialen Angststörung sind TZA dagegen nicht hinreichend untersucht. Auch in Langzeitstudien über ½ bis 1 Jahr konnte die Wirkung der TZA bestätigt werden.

Insgesamt ist die Häufigkeit von Nebenwirkungen bei den TZA größer als bei moderneren Antidepressiva wie den Serotonin-Wiederaufnahmehemmern (SSRI) oder selektiven Serotonin-Noradrenalin-Wiederaufnahmehemmern (SNRI). Daher sollten die letzteren Medikamente in der Regel zuerst versucht werden, bevor eine Therapie mit TZA begonnen wird. Die Medikamente sollten langsam aufdosiert werden, bis Dosierungen in der Höhe, die auch bei Depressionen verwendet wird, erreicht werden. Die Patienten sollten informiert werden, dass der anxiolytische Effekt eine Wirklatenz von 2–4 Wochen hat (in manchen Fällen bis zu 6–8 Wochen). Während der ersten 2 Wochen können viele der Nebenwirkungen verstärkt auftreten. Besonders können in den ersten Tagen der Behandlung Unruhe oder eine Zunahme von Angstsymptomen auftreten.

13.3.5 Reversibler Inhibitor für Monoaminooxidase A (RIMA) Moclobemid

Der reversible Inhibitor der Monoaminooxidase A (RIMA) Moclobemid wird bei der sozialen Angststörung eingesetzt. Auch in einer Langzeitstudie über 24 Wochen konnte die Wirkung von Moclobemid bestätigt werden.

13.3.6 Irreversibler Monoaminooxidase-Hemmer (MAOH)

Die Wirksamkeit des irreversiblen MAOH **Phenelzin** bei Panikstörung und sozialer Angststörung wurde in einigen kontrollierten Studien gezeigt. Auch in Langzeitstudien über ½ Jahr konnte die Wirkung des Phenelzins bestätigt werden. Dieses Medikament ist allerdings in Deutschland, Österreich oder der Schweiz nicht erhältlich. Das hier verfügbare **Tranylcypromin** ist jedoch kaum bei den Angsterkrankungen untersucht worden.

Wegen der Möglichkeit schwerer **Neben- bzw. Wechselwirkungen** mit anderen Medikamenten oder Nahrungsmittelkomponenten werden MAO-Hemmer jedoch nicht als Medikamente der ersten Wahl angesehen. Sie sollten nur von erfahrenen Psychiatern angewendet werden, wenn andere Behandlungsmöglichkeiten nicht wirksam waren oder nicht toleriert wurden.

13.3.7 Benzodiazepine

Die Wirksamkeit der Benzodiazepine bei Angststörungen wurde in zahlreichen kontrollierten klinischen Studien nachgewiesen. Auch in Langzeitstudien über ½ bis 1 Jahr konnte die Wirkung der Benzodiazepine bestätigt werden. Die anxiolytische Wirkung tritt sofort nach oraler oder parenteraler Applikation ein. Im Gegensatz zu den Antidepressiva führen die Benzodiazepine nicht zu Unruhe bei Beginn der Behandlung.

Nach einer längerfristigen Behandlung (d. h. über 4–8 Monate) kann sich bei etwa einem Drittel der Patienten eine Abhängigkeit entwickeln (Rickels et al. 1990; Rickels und Schweizer 1998). Echte Toleranzphänomene scheinen selten zu sein (Rickels 1982). Daher erfordert die Behandlung mit Benzodiazepinen eine adäquate Nutzen-Risiko-Abwägung. Patienten mit einer Benzodiazepinabhängigkeit oder anderen Suchterkrankungen in der Anamnese sollten nicht mit diesen Medikamenten behandelt werden.

Benzodiazepine können zusätzlich gegeben werden, um die Wirklatenz bis zum Eintritt der Antidepressiva in den ersten Wochen nach Beginn der Medikation zu überbrücken (Goddard et al. 2001). Das Absetzen von Benzodiazepinen kann durch eine kognitive Verhaltenstherapie erleichtert werden (Otto et al. 1993; Spiegel 1999). Bei depressiven Patienten waren die Abbruchraten geringer, wenn eine antidepressive Medikation mit Benzodiazepinen kombiniert wurde (Furukawa et al. 2002).

13.3.8 5HT$_{1A}$-Agonist Buspiron

Der 5HT$_{1A}$-Agonist Buspiron ist bei der generalisierten Angststörung wirksam, wie in einigen kontrollierten Studien gezeigt werden konnte. Für die anderen Angststörungen liegen keine Wirksamkeitsnachweise vor.

13.3.9 Antihistaminika

Das Antihistamin **Hydroxyzin** war bei generalisierter Angststörung in zwei doppelblinden placebokontrollierten Studien wirksam. Wegen sedierender Effekte sollte das Antihistamin nur dann verwendet werden, wenn andere Medikamente nicht wirksam waren oder die Behandlung nicht vertragen wurde. Da Erfahrungen mit einer Langzeittherapie fehlen, sollten die Medikamente nicht länger als 5 Wochen verwendet werden.

13.3.10 Neuroleptika

Früher wurden in Deutschland Neuroleptika häufig zur Behandlung von Angststörungen eingesetzt. Hoch oder niedrig potente (typische) Neuroleptika werden dabei niedriger dosiert, als dies in der Schizophreniebehandlung üblich ist. Von der Anwendung **typischer Neuroleptika** bei Angststörungen **wird abgeraten.**

In jüngster Zeit wurde das atypische Antipsychotikum **Quetiapin** bei der generalisierten Angststörung untersucht (Bandelow et al. 2010). Das Medikament war wirksamer als Placebo; die Wirkung trat schneller ein als bei einem SSRI. Die verwendete Dosis war geringer als in der Schizophreniebehandlung. Eine Zulassung für Angststörungen besteht nicht.

13.3.11 Betablocker

Da Betablocker autonome Angstsymptome wie Herzklopfen, Tremor usw. beeinflussen können, wurden sie zur Behandlung von Angststörungen verwendet. Allerdings zeigten die verfügbaren Doppelblindstudien keine Wirksamkeit von Betablockern bei Angststörungen. Zudem leiden viele Patienten mit Angststörungen unter niedrigem Blutdruck oder orthostatischer Dysregulation; dies kann durch Betablocker noch verstärkt werden. Betablocker wurden verwendet, um periphere Angstsymptome (wie z. B. Tremor) bei Musikern mit Lampenfieber zu behandeln, aber diese Ergebnisse können nicht ohne weiteres auf Patienten mit einer sozialen Angststörung übertragen werden.

13.3.12 Antikonvulsiva

Antikonvulsiva wie **Carbamazepin, Valproat, Lamotrigin** oder **Gabapentin** haben in einigen vorläufigen Studien Wirksamkeit bei Angststörungen gezeigt und sollten weiter erforscht werden; allerdings werden sie nicht in der Routinebehandlung verwendet.

13.4 Spezielle Empfehlungen für die Therapie verschiedener Angststörungen

Im Folgenden soll das therapeutische Vorgehen für Angststörungen nochmals zusammenfassend dargestellt werden, unter Berücksichtigung der Pharmako- wie der Psychotherapie.

13.4.1 Panikstörung und Agoraphobie

Bei akuten Panikattacken ist es oft ausreichend, mit dem Patienten ein beruhigendes Gespräch zu führen. Dies gilt selbst für schwere Panikattacken, die mit Hyperventilation einhergehen. Eine Behandlung mit kurz wirksamen Benzodiazepinen (z. B. Lorazepam-Schmelztabletten) ist nur in sehr seltenen Extremfällen angezeigt.

Für die **Dauerbehandlung** sind die **SSRI** Mittel der ersten Wahl. Die Wirksamkeit wurde für alle verfügbaren SSRI gezeigt (➤ Tab. 13.2).

Für den SNRI **Venlafaxin** konnte in fünf (zum Teil noch nicht veröffentlichten) Studien ebenfalls die Überlegenheit gegenüber Placebo gezeigt werden. Venlafaxin wurde gerade für die Behandlung der Panikstörung zugelassen.

Eine Panikstörung kann auch durch die Behandlung mit TZA gebessert werden. Dieses konnte im Wesentlichen für die TZA **Imipramin** und **Clomipramin** nachgewiesen werden. Wegen der höheren Nebenwirkungsrate werden sie jedoch erst angewendet, wenn Versuche mit SSRI gescheitert sind.

Benzodiazepine gelten wegen der oben erwähnten Einschränkungen nicht als Mittel der ersten Wahl. Sehr häufig werden in der Praxis SSRI mit Benzodiazepinen kombiniert. In der bisher einzigen Studie zu dieser Kombination erhielt eine Patientengruppe Paroxetin und Clonazepam, während eine weitere Gruppe nur Paroxetin erhielt. Vorteile der Kombination zeigten sich nur zu Beginn der Behandlung in Form eines schnelleren Wirkungseintritts; nach einigen Wochen war aber kein Unterschied mehr zwischen den beiden Behandlungsstrategien festzustellen (Pollack et al. 2003).

Der reversible Hemmer der Monoaminooxidase A (RIMA) **Moclobemid** war ebenso wirksam wie Fluoxetin oder Clomipramin; in einer DBPK- (doppelblinden placebokontrollierten-)Studie war er allerdings nicht wirksam. In einer weiteren Studie konnte die Überlegenheit gegenüber Placebo für die schwerer erkrankten Patienten gezeigt werden, aber nicht für die gesamte Stichprobe. In den USA wird in therapieresistenten Fällen manchmal der irreversible MAO-Hemmer Phenelzin verwendet.

Buspiron war bei der Panikstörung wirksamer als Placebo aber weniger effektiv als Imipramin, Clonazepam und Alprazolam. Somit kann die Datenlage für Buspiron bei der Panikstörung als nicht ausreichend angesehen werden.

Der Betablocker **Propranolol** war nicht wirksamer als Placebo und einigen Vergleichssubstanzen unterlegen. Betablocker können nach dieser Datenlage nicht für die Behandlung der Panikstörung empfohlen werden.

Wirksamkeitsnachweise für psychotherapeutische Behandlungsformen gibt es im Wesentlichen nur für die **kognitive Verhaltenstherapie**. Die Expositionstherapie in sensu und in vivo, d. h. Konfrontationstherapie mit Reaktionsmanagement gilt als Standard bei der Behandlung der Agoraphobie oder der Panikstörung (Barlow 1994, 1997; Beck et al. 1985; Clark 1994; Marks et al. 1993).

Im Vergleich zu einer Wartelistenkontrollbedingung waren kognitive Verhaltenstherapietechniken bei Panikstörung und Agoraphobie mit einer Ausnahme signifikant überlegen (Barlow et al. 1989; Gould et al. 1993; Gould und Clum 1995; Klosko et al. 1990; Lidren et al. 1994; Margraf et al. 1993; Swinson et al. 1995; Telch et al. 1993, 1995; Williams und Falbo 1996). In einigen Studien wurde auch die Überlegenheit gegenüber einem Pillen-Placebo oder einem psychologischen Placebo gezeigt (Barlow et al. 2000; Beck et al. 1992; Klosko et al. 1990; Marks et al. 1983, 1993; Mavissakalian und Michelson 1983), während in anderen Studien kein Unterschied zu Kontrollbedingungen gefunden wurde (Bakker et al. 1999; Black et al. 1993; Mavissakalian und Michelson 1986; Michelson et al. 1988; Shear et al. 1994).

In einer kürzlich publizierten, randomisierten Studie mit einer im Bereich der Psychotherapie-Forschung bemerkenswert hohen Fallzahl von n = 368 Teilnehmern wurde die Wirksamkeit von kognitiver Therapie jeweils mit und ohne Therapeuten-angeleiteter Expositionen verglichen (Gloster et al. 2011). Die Gruppe, in der die Patienten begleitete Expositionen erhielten, zeigte ein besseres Outcome bezüglich Vermeidungsverhalten, globalem Funktionsniveau und Panikattacken im Follow-up nach 7 Monaten.

Andere psychotherapeutische Behandlungen können wegen mangelnder Wirksamkeitsnachweise nicht empfohlen werden. Eine Studie verglich klientenzentrierte Therapie (KZT) in Kombination mit Verhaltenstherapie mit alleiniger KZT (Teusch et al. 2001). Die Therapieerfolge waren in beiden Gruppen gleich. Es fehlen jedoch Vergleiche der KZT mit einer Kontrollgruppe.

In einer Studie zeigte sich, dass **sportliches Ausdauertraining** wirksamer ist als Placebo, jedoch weniger wirksam als Clomipramin (Bandelow et al. 2000).

Die Wirksamkeit der Pharmako- und Psychotherapie und deren Kombination kann am besten durch eine Metaanalyse derjenigen Studien verglichen werden, in denen beide Modalitäten zur Anwendung kamen – nur so wird garantiert, dass die Bedingungen gleich bleiben. Diese Metaanalyse ergab eine Gleichwirksamkeit medikamentöser und psychotherapeutischer Behandlungsformen. Die Kombination aus Psycho- und Pharmakotherapie war den jeweiligen Monotherapien überlegen (Bandelow et al. 2007b; ➤ Abb. 13.1).

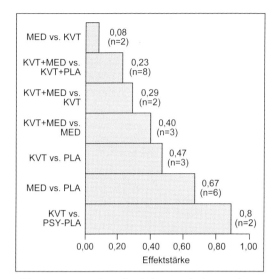

Abb. 13.1 Metaanalyse aller direkten Vergleiche einer kognitiven Verhaltenstherapie (KVT) und einer medikamentösen Behandlung (MED) bei Panikstörung und Agoraphobie. Unterschiede in den Effektstärken (Cohen's d). MED vs. KVT 0,08 bedeutet: die medikamentöse Therapie war um 0,08 stärker wirksam als die kognitive Verhaltenstherapie.
PLA = Placebo; PSY-PLA = psychologisches Placebo (Daten aus Bandelow et al. 2007b).

13.4.2 Generalisierte Angsterkrankung

Die SNRI **Venlafaxin** und **Duloxetin** waren in mehreren Placebo- oder Referenzvergleichen bei der GAD wirksam. Auch die Wirkung von SSRI wie **Paroxetin** und **Escitalopram** ist belegt.

Das Azapiron **Buspiron** war in einigen Studien Placebo überlegen und ebenso wirksam wie Benzodiazepine. Es war jedoch weniger wirksam als Venlafaxin bzw. Hydroxyzin und kann daher nicht unbedingt als Mittel der ersten Wahl gelten.

Pregabalin war in Doppelblindstudien und Vergleichen mit Referenzsubstanzen bei GAD wirksam.

Für die **Benzodiazepine** Alprazolam, Diazepam und Lorazepam liegen Wirksamkeitsnachweise vor.

Die Wirksamkeit des Antihistamins **Hydroxyzin** wurde in einer doppelblinden, placebokontrollierten Studie nachgewiesen. In einer Vergleichsstudie war nur Hydroxyzin, nicht aber Buspiron, Placebo überlegen. Allerdings fehlen Langzeit- und Dosisfindungsstudien, so dass dieses Medikament nur als Mittel der zweiten oder dritten Wahl empfohlen werden kann.

Opipramol zeigte in einem Vergleich mit Placebo und einer Referenzsubstanz Wirkung bei generalisierter Angststörung.

In der einzig verfügbaren Doppelblindstudie zur **homöopathischen** Behandlung einer GAD konnte kein Unterschied zu Placebo festgestellt werden (Bonne et al. 2003).

Von den Psychotherapieformen hat sich eine spezielle auf Sorgenkontrolle ausgerichtete **kognitive Verhaltenstherapie** (KVT) als wirksam bei Patienten mit einer GAD erwiesen (Harvey und Rapee 1995; Linden et al. 2005). Der Leser sei auf Übersichten zur KVT verwiesen (Borkovec und Whisman 1996; Wells 1997). Wenn GAD mit einer komorbiden Depression auftritt, was sehr häufig der Fall ist, sollte auf eine Pharmakotherapie nicht verzichtet werden (Ballenger et al. 2001).

Daten zur Kombination von Medikamenten und Psychotherapie fehlen fast völlig, so dass noch keine endgültigen Aussagen zum Sinn dieser Kombination gemacht werden können. In einer Studie konnten keine Vorteile einer Kombination mit Buspiron und kognitiver Verhaltenstherapie gefunden werden (Lader und Scotto 1998), jedoch war die Teststärke dieser Studie möglicherweise zu niedrig. In einer anderen Studie war die Kombination von kognitiver Verhaltenstherapie und Diazepam wirksamer als Diazepam allein (Power et al. 1990).

13.4.3 Soziale Angststörung (soziale Phobie)

Bei der Behandlung der sozialen Angststörung (SAS) konnte eine Wirksamkeit für die folgenden **SSRI** nachgewiesen werden: Fluvoxamin, Sertralin, Escitalopram. Obwohl einige offene Studien mit Fluoxetin eine mögliche Wirkung von Fluoxetin bei SAS nahe legten, zeigte sich in DBPK-Studien keine Überlegenheit gegenüber Placebo (Kobak et al. 2002).

Der Serotonin-Noradrenalin-Wiederaufnahmehemmer **Venlafaxin** war in einer DBPK-Studie besser wirksam als Placebo und in einer Vergleichsstudie ebenso wirksam wie Paroxetin und besser wirksam als Placebo. Mehrere Studien, die noch nicht veröffentlicht wurden, bestätigen die gute Wirksamkeit von Venlafaxin bei der sozialen Angststörung.

Das neue Anxiolytikum **Pregabalin,** das seine Wirkung über die $\alpha_2\delta$-Untereinheit der spannungsabhängigen Kalziumkanäle ausübt, war in Doppelblindstudien besser wirksam als Placebo (Pande et al. 2004; Feltner et al., 2011; Greist et al., 2011). Eine Zulassung für die SAS liegt jedoch noch nicht vor.

Die Ergebnisse mit **Moclobemid** waren zum Teil inkonsistent. In zwei Studien war die Substanz Placebo überlegen. In einer Studie war die Substanz wirksamer als Placebo und ebenso wirksam wie Phenelzin. In einer vierten Studie war die Überlegenheit über Placebo relativ geringfügig, und in einer weiteren Studie konnte keine Überlegenheit gegenüber Placebo gezeigt werden.

In einer offenen Studie konnte die Wirksamkeit von **Tranylcypromin** bei der sozialen Angststörung nachgewiesen werden; es traten jedoch relativ viele Nebenwirkungen auf. In den USA hat sich der MAOH Phenelzin bewährt.

Das Benzodiazepin **Clonazepam** war in zwei Studien besser wirksam als Placebo bzw. eine Wartelistenbedingung. Die Kombination von Clonazepam mit dem SSRI Paroxetin war nicht besser wirksam als Paroxetin allein (Seedat und Stein 2004).

Trotz ihrer weit verbreiteten Anwendung bei der SAS zeigen die einzigen verfügbaren Studien keine Überlegenheit des Betablockers **Atenolol** gegenüber Placebo.

Das Antikonvulsivum **Gabapentin** war in einer DBPK-Studie bei Patienten mit SAS wirksam.

Bei den Psychotherapien waren die **Expositionstherapie** und die **kognitive Verhaltenstherapie** (KVT) wirksam (Heimberg 1995; Heimberg et al. 1998).

Zu der Frage, ob eine medikamentöse oder eine psychotherapeutische Behandlung besser ist, existieren nur wenige methodologisch einwandfreie Studien. Manche Studien zeigten eine Überlegenheit der medikamentösen Behandlung (Blomhoff et al. 2001; Heimberg et al. 1998), andere einen Vorteil für die Verhaltenstherapie (Clark et al. 2003) und andere keinen Unterschied (Davidson et al. 2004). Die Kombination scheint nur geringfügig besser zu wirken als die Monotherapie (Zaider und Heimberg 2004; Blomhoff et al. 2001; Davidson et al. 2004). Im Follow-up sah man kaum Vorteile der Verhaltenstherapie gegenüber der medikamentösen Therapie (Heimberg et al. 1998; Haug et al. 2003; Bandelow und Haug 2004). Eine Metaanalyse fand bei medikamentösen Therapien höhere Effektstärken als bei Psychotherapien (Fedoroff et al., 2001).

13.4.4 Spezifische Phobie

Patienten mit einer spezifischen Phobie nehmen im Gegensatz zu den Patienten mit anderen Angststörungen relativ selten medizinische oder psychologische Hilfe in Anspruch, da durch die Vermeidung der Angst auslösenden Situationen in der Regel keine massive Einschränkung der Lebensqualität entsteht. Eine Ausnahme ist die Blut- und Verletzungsphobie, bei der die Betroffenen unter Umständen schwere Gesundheitsschäden erleiden, wenn sie dringend notwendige ärztliche oder zahnärztliche Behandlungen ablehnen.

In der psychotherapeutischen Behandlung spezifischer Phobien wird im Allgemeinen eine **Expositionstherapie** durchgeführt (Marks 1987). Psychopharmaka werden nicht als Standardbehandlung einer spezifischen Phobie empfohlen, sollten aber in schweren Fällen erwogen werden. In einer kleinen DBPK-Studie war Paroxetin wirksamer als Placebo (Benjamin et al. 2000).

13.5 Schlussfolgerungen

Antidepressiva, vor allem aus der Gruppe der selektiven Serotonin-Wiederaufnahmehemmer (SSRI) bzw. Serotonin-Noradrenalin-Wiederaufnahmehemmer (SNRI) sowie der Kalziummodulator Pregabalin, sind Mittel der ersten Wahl bei der medikamentösen Behandlung der Angsterkrankungen. Auch in den häufigen Fällen, in denen eine Angststörung zu einer sekundären Depression führt bzw. Symptome beider Krankheitsbilder gleichzeitig bestehen, bietet sich eine antidepressive Pharmakotherapie an.

Angsterkrankungen stellen eine primäre Behandlungsindikation für eine kognitive Verhaltenstherapie dar. Dabei gibt es für die verschiedenen Formen der Angststörungen unterschiedliche ätiologische und pathogenetische Annahmen, aus denen ein jeweils unterschiedliches therapeutisches Vorgehen abzuleiten ist.

Eine **Kombination** psychotherapeutischer und psychopharmakologischer Verfahren ist in vielen Fällen zu empfehlen, da keine Hinweise auf negative Interaktionen bekannt sind, aber damit die verfügbaren Behandlungspotenziale voll genutzt werden.

> **DIE WICHTIGSTEN BEHANDLUNGSGRUNDSÄTZE**
> - Angststörungen können erfolgreich mit einer Verhaltenstherapie, Medikamenten oder einer Kombination aus beidem behandelt werden.
> - Die Verhaltenstherapie sollte kognitive und Expositionselemente enthalten.
> - Selektive Serotonin-Wiederaufnahmehemmer (SSRI), Serotonin-Noradrenalin-Wiederaufnahmehemmer (SNRI) sowie der Kalziummodulator Pregabalin sind Mittel der ersten Wahl bei der medikamentösen Behandlung der Angsterkrankungen.

KAPITEL 14
Ulrich Frommberger und Andreas Maercker

Posttraumatische Belastungsstörung, PTBS (ICD-10 F4)

14.1	Einleitung	247
14.2	Klinisches Bild	247
14.2.1	Traumadefinition und Klassifikation	247
14.3	Diagnostische Instrumente	249
14.4	Epidemiologie und Verlauf	249
14.5	Ätiologie der PTBS, Modelle und Risikofaktoren	250
14.6	Therapie	252

14.1 Einleitung

Psychische Traumata nehmen im Bewusstsein der Öffentlichkeit und der Therapeuten einen deutlich größeren Raum ein als noch vor wenigen Jahren. Alltägliche Ereignisse wie schwere Arbeits- und Verkehrsunfälle oder sexualisierte Gewalttaten sowie technische Katastrophen, Terroranschläge oder Hurrikans und Tsunamis mit Hunderten bis Hunderttausenden von Toten förderten die Sensibilität für die Erkenntnis, dass neben den körperlichen Folgen eines Traumas auch erhebliche psychische Konsequenzen auftreten können. Das Trauma der Terroranschläge vom 11. September 2001 hat nicht nur persönliche Spuren bei Einzelschicksalen hinterlassen, sondern auch massiven Einfluss auf die Weltpolitik und -wirtschaft gezeigt. Anlässlich der Jahrestage zum Ende des Zweiten Weltkriegs wird immer an die Gräuel der Konzentrationslager erinnert und über viele Traumatisierungen auch in der deutschen Bevölkerung berichtet (➤ Tab. 14.1).

Der folgende Beitrag soll das aktuelle Wissen um die Epidemiologie, Diagnostik, Ätiologie und die evidenzbasierten Therapiemöglichkeiten der posttraumatischen Belastungsstörung zusammenfassen.

14.2 Klinisches Bild

14.2.1 Traumadefinition und Klassifikation

Ein schweres psychisches Trauma, das der Entwicklung einer PTBS vorausgehen muss, definiert die WHO in ihrer ICD-Klassifikation als „ein belastendes Ereignis oder eine Situation außergewöhnlicher Bedrohung oder katastrophenartigen Ausmaßes, die bei fast jedem eine tiefe Verzweiflung hervorrufen würde" (Maercker et al. 2013).

Zu den Traumata gehören Naturereignisse oder „von Menschen verursachte Katastrophen, Kampfhandlungen, ein schwerer Unfall oder Zeuge eines gewaltsamen Todes anderer oder selbst Opfer von Folterung, Terrorismus, Vergewaltigung oder anderer Verbrechen zu sein" (ICD-10, WHO 1993).

Tab. 14.1 Posttraumatische Belastungsstörung – Übersicht zum Krankheitsbild.

Lebenszeitprävalenz (Europa)	1,7–2,2 % (bei unter 60-Jährigen)
Punktprävalenz (Deutschland)	1,3–1,9 % (bei unter 60-Jährigen), 3,4 % (bei über 60-Jährigen)
Geschlechterverhältnis, charakteristisches Erkrankungsalter	2:1 (Frauen:Männer) – (entfällt, da abhängig vom Zeitpunkt der Traumatisierung)
Wichtige Komorbiditäten	Affektive, Angst-, Somatisierungs-, Borderline-Persönlichkeitsstörungen, Abhängigkeitserkrankungen, Psychosen, dissoziative Störungen
Vorhandene Leitlinien	AWMF-Leitlinie 051/010: Posttraumatische Belastungsstörung (2012); National Institute for Clinical Excellence (NICE, Großbritannien): Posttraumatic Stress Disorder (2005/2014); Australian Guidelines for the Treatment of Adults with ASD and PTSD (ACMPM 2007): Guidelines der World Federation of Societies of Biological Psychiatry (WFSBP 2008)

Traumatische Ereignisse können in zwei Dimensionen eingeteilt werden (➤ Tab. 14.2):
- **Verursachung:** akzidentell (zufällig) vs. intendiert/interpersonell („man made")
- **Erstreckung:** kurz dauernd und einmalig (Typ-I-Trauma) vs. lang dauernd und/oder mehrfach (Typ-II-Trauma).

Epidemiologische Befunde zu den einzelnen Trauma-Arten zeigen, dass intendierte Traumen sowie Typ-II-Traumen jeweils mit einem höheren Risiko für die Ausbildung einer PTBS verbunden sind als die anderen Formen.

Eine besondere Eigenschaft eines Traumas ist das **plötzliche und unerwartete Auftreten.** Da es zumeist nicht vorhersehbar ist, erlebt sich der Betroffene oft als von dem Ereignis überwältigt. Erste Reaktionen sind häufig Hilflosigkeit, Angst oder Entsetzen angesichts des Geschehens und des damit verbundenen **Kontrollverlusts.** Tief greifender ist die Infragestellung des bisherigen Wertesystems der Betroffenen.

Die ICD- und nachfolgend die amerikanische DSM-5-Klassifikation haben eine Kategorie für Trauma- und Stressfolgestörungen eingeführt, in der u.a. die posttraumatische Belastungsstörung (PTBS) (F43.1) und die Anpassungsstörungen (F43.2) subsumiert werden. Die Konzeption einer **„komplexen PTBS"** ist bisher nur im ICD-11-Entwurf enthalten (Maercker et al. 2013) als Neukonzeption der bisherigen Diagnose einer **andauernden Persönlichkeitsänderung nach Extrembelastung** im ICD-10 (F62.0). Diese beschreibt die psychischen Folgen von Geiselhaft, Kriegsgefangenschaft, aber auch das Ausgeliefertsein bei sexueller und häuslicher Gewaltaus-

Tab. 14.2 Schema der Einteilung traumatischer Ereignisse (Maercker 2009).

Einteilung nach Verursachung	Einteilung nach Ereignistyp		
	Typ-I-Traumata	Typ-II-Traumata	Krankheitsbedingte Traumata
Akzidentelle Traumata	• schwere Verkehrsunfälle • berufsbedingte Traumen (z. B. Polizei, Feuerwehr, Rettungskräfte) • kurz dauernde Katastrophen (z. B. Wirbelsturm, Brand)	• lang dauernde Naturkatastrophen (z. B. Erdbeben mit Nachbebenserie, Überschwemmung) • technische Katastrophen (z. B. Giftgaskatastrophen) mit anhaltenden Folgen	• akute lebensgefährliche Erkrankungen (z. B. kardiale, pulmonale Notfälle) • chronische lebensbedrohliche/schwerste Krankheiten (z. B. Malignome, HIV/Aids) • als notwendig erlebte medizinische Eingriffe (z. B. Defibrillationsbehandlung)
Interpersonelle Traumata	• sexuelle Übergriffe (z. B. Vergewaltigung) • kriminelle bzw. körperliche Gewalt • ziviles Gewalterleben (z. B. Banküberfall)	• sexueller und körperlicher Missbrauch in der Kindheit bzw. im Erwachsenenalter • Kriegserleben • Geiselhaft • Folter, politische Inhaftierung (z. B. KZ-Haft)	• komplizierter Behandlungsverlauf nach angenommenem Behandlungsfehler

übung, physischem und sexuellem Missbrauch in der Kindheit oder organisierter sexueller Ausbeutung ihren Ausdruck. Klinisch hat diese Diagnose eine Reihe von Gemeinsamkeiten und Unterschieden mit den Borderline-Störungen (➤ Kap. 23).

Zu den Reaktionen auf schwere, länger anhaltende Traumatisierungen gehören auch dissoziative Störungen bis hin zur dissoziativen Identitätsstörung.

In den letzten Jahren mehren sich die Studien, die zeigen, dass frühe traumatische Erlebnisse oder andere Belastungen in Kindheit und Jugend mit schweren psychischen und körperlichen Erkrankungen assoziiert sind, bis hin zu früherem Tod.

Die Kategorie der **krankheitsbedingten Traumata** wird kontrovers diskutiert. Obwohl sie formal dem „Traumakriterium" der ICD- und DSM-Definitionen entspricht, ist es diagnostisch sinnvoller, die Folgezustände von krankheitsbedingtem Stress als Anpassungsstörungen einzuordnen, die sich in der Regel innerhalb von 6 Monaten zurückbilden (Maercker et al. 2007).

14.3 Diagnostische Instrumente

Aus der Vielzahl diagnostischer Instrumente seien nur einige ausgewählt. Als Screeninginstrument für Hochrisiko-Patienten für eine PTBS bei Verkehrsunfallverletzten wurde das Freiburger Screening-Instrument FSQ entwickelt (Stieglitz et al. 2002). Als Störungsscreening wurde die Breslau-Screeningskala auf Deutsch validiert (Siegrist & Maercker, 2010).

International und in deutschen Studien haben sich die Impact of Event Scale (IES-R, Horowitz et al. 1979, dt. Maercker und Schützwohl 2003) und für die DSM-IV-Definition die Posttraumatic Stress Disorder Scale (PDS, Foa et al. 1997, dt. Ehlers et al. 1999) als Selbstbeurteilungsskalen bewährt.

Ein strukturiertes klinisches Interview stellt den höchsten Standard der Diagnostik dar. Der „goldene Standard" ist die Clinician Administered PTSD Scale (CAPS-5, Weathers et al. 2013, dt. CAPS-IV: Nyberg und Frommberger 2001). Angesichts der häufigen Kontroversen um die Diagnose einer PTBS in der psychiatrischen Begutachtung schlagen wir vor, die CAPS routinemäßig bei der Begutachtung der PTBS zu nutzen.

14.4 Epidemiologie und Verlauf

Epidemiologische Studien zeigen, dass der größte Teil der Bevölkerung im Laufe seines Lebens ein schwerwiegendes Ereignis erlebt, welches das Trauma-Kriterium der PTBS erfüllt. Die Studien fanden eine Lebenszeitprävalenz von 1–9 % PTBS in der Allgemeinbevölkerung mit geringeren Prävalenzraten in Deutschland bzw. Europa (1–3 %) (Alonso et al. 2004; Maercker et al. 2008, Jacobi et al. 2014) und höheren in den USA (5–9 %) (Kessler et al. 1995), d. h. **die meisten Traumatisierten entwickeln keine PTBS, sondern zeigen Spontanerholung.**

Zwar erleben Männer häufiger ein Trauma (mit der Ausnahme sexualisierter Gewalt) als Frauen, insgesamt ist die PTBS jedoch doppelt so häufig bei Frauen als bei Männern ausgebildet. Dies resultiert z. T. daraus, dass die Traumata sich in ihrer Häufigkeit und ihrer Wahrscheinlichkeit, eine PTBS auszulösen, unterscheiden. Eines der häufigsten Traumata, ein schwerer Verkehrsunfall, bewirkt in den Studien zwischen 1–49 %, im Mittel bei ca. jedem siebten Verletzten eine PTBS (Frommberger et al. 1998). Das wesentlich seltenere Ereignis einer Vergewaltigung führt jedoch in ca. 50–90 % der Fälle zu einer PTBS. In Deutschland wurde eine dreifach höhere PTBS-Prävalenz bei Älteren festgestellt, die im Wesentlichen durch Erlebnisse des 2. Weltkriegs bedingt war (Maercker et al. 2008).

Der **Verlauf** einer PTBS ist dadurch gekennzeichnet, dass beim größten Teil der Traumatisierten die Symptomatik innerhalb von wenigen Wochen remittiert. Eine Dauer der Symptomatik von mehr als 3 Monaten ist prognostisch ungünstig, da die Symptome längere Zeit anhalten und chronifizieren (➤ Abb. 14.1). In der großen retrospektiven US-Studie von Kessler et al. (1995) persistierten bei mehr als einem Drittel der PTBS-Patienten die Symptome über mehr als 6 Jahre.

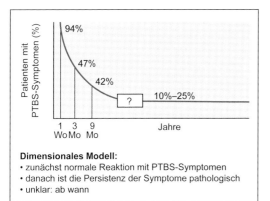

Abb. 14.1 Verlauf der PTBS-Symptomatik (modifiziert nach Rothbaum und Foa 1994; Shalev 2001).

14.5 Ätiologie der PTBS, Modelle und Risikofaktoren

Das Vorliegen eines **schweren Traumas** ist die **Conditio sine qua non** für die Diagnose einer PTBS. Für die Entwicklung einer PTBS reichen jedoch die objektiven Parameter, z. B. Verletzungsschwere, nicht aus, sondern sind emotionale und kognitive Reaktionen auf das Ereignis, z. B. Todesangst, Schreck oder Ekel, relevanter. Der **subjektiv erlebte Verlust von Kontrolle** über das traumatische Geschehen scheint bei der Entwicklung einer PTBS von großer Bedeutung zu sein (Maercker 2009).

Das Konditionierungsmodell erklärt die PTBS als konditionierte emotionale Reaktion, die schwer löschbar ist. Klassisch konditioniert werden die Merkmale der traumatischen Situation mit den emotionalen und physiologischen Reaktionen, in der Folge lösen ähnliche Merkmale vergleichbare Reaktionen aus. Operant konditioniert wird das Vermeidungsverhalten, das ursprünglich dazu dient traumarelevante Stimuli („Trigger") zu verhindern.

Modelle eines veränderten Traumagedächtnisses erklären, dass die hoch emotionalisierten traumatischen Erinnerungen dazu tendieren, in der Folge häufig und lebendig wiedererlebt zu werden, z. B. in Form von **Flashbacks,** die durch das unmittelbare Wiedererleben sensorischer Details wie lebendiger Bilder oder Geräusche aus dem Traumakontext gekennzeichnet sind, die aber auch fragmentiert auftreten können.

Sozial-interpersonelle Prozesse sind entscheidend, ob sich eine anfängliche hochsymptomatische Stressreaktion (➢ Abb. 14.1) zurückbildet oder chronifiziert. Eine mangelnde soziale Unterstützung ist der wichtigste Risikofaktor für die Ausbildung einer anhaltenden PTBS (➢ Abb. 14.2). Dieser Risikofaktor setzt sich aus Unterfaktoren zusammen: mangelnde soziale Anerkennung als Traumaopfer (z. B. früherer sexueller Missbrauch durch Priester, Foltertraumata bei Immigranten) und fehlende oder erschwerte Möglichkeit über das Trauma offen zu reden (engl.: disclosure; Maercker 2009). Weitere Risikofaktoren sind in ➢ Abbildung 14.2 dargestellt. Zu beachten ist jedoch, dass trotz Vorhandensein einiger Risikofaktoren ein Traumatisierter keine PTBS entwickeln muss und dass andererseits auch **prämorbid stabile Personen ohne Risikofaktoren** nach einem schweren Trauma eine PTBS zeigen können.

Es konnten auch **protektive Faktoren** identifiziert werden, die vor der Entwicklung einer PTBS schützen. Dazu gehören das mentale Vorbereitetsein auf Traumata (z. B. bei Einsatzkräften, bei Widerstandskämpfern), verbliebene Kontrollüberzeugungen während des Traumas (z. B. „An mein Innerstes kommt der Vergewaltiger/Täter nicht heran") und die Einbettung in ein tragfähiges soziales Netzwerk mit offenen Kommunikationsmöglichkeiten (Mueller et al. 2008).

Auf der **biologischen Ebene** weisen Untersuchungen der letzten Jahre auf eine genetische Vulnerabilität hin. Frühe negative Bindungserfahrungen führten im Tierversuch zu überdauernden erhöhten Stressreaktionen. Eine erhöhte Aktivierung der Amygdala ging einher mit einer erniedrigten Aktivität im präfrontalen Kortex (➢ Abb. 14.3). Das für die Sprechfunktion wichtige Broca-Areal zeigte eine geringere Aktivität bei Erinnerungen an das Trauma. Die Rückkoppelungskreise zwischen Kortisol und Noradrenalin sind aufgrund von Defiziten von Rezeptoren der HPA-Achse gestört und eine überschießende noradrenerge Antwort bei erneuter Stressbelastung konsolidiert die Erfahrungen im Gedächtnis (➢ Abb. 14.4). Die biologischen Systeme sind damit im Ungleichgewicht und Rückkoppelungssys-

14.5 Ätiologie der PTBS, Modelle und Risikofaktoren

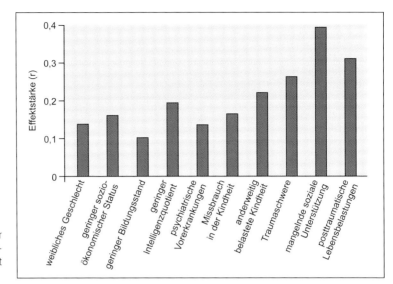

Abb. 14.2 Risikofaktoren der PTBS. Ergebnisse einer Metaanalyse über 77 Studien (modifiziert nach Brewin 2003).

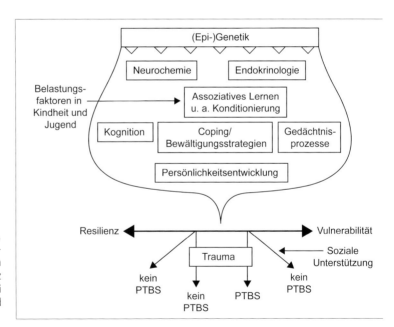

Abb. 14.3 Schema: Genetische, neurobiologische und umweltbedingte Wechselwirkungen tragen zur Vulnerabilität bzw. Resilienz im Zusammenhang mit PTBS bei (modifiziert nach Jovanovic und Ressler 2010).

teme dysfunktional. Klengel et al. (2013) zeigten die Folgen von Polymorphismen am Glukokortikoidrezeptor, deren Interaktion mit früher Traumatisierung und daraus folgenden anhaltenden epigenetischen Veränderungen mit letztlich erhöhter Vulnerabilität für Depression oder PTBS.

Zusammenfassend zeigt sich, dass prätraumatische Faktoren, eine biologische und psychische Vulnerabilität, psychosoziale Faktoren, Eigenschaften des Traumas selbst und posttraumatische Faktoren die Verarbeitung des Traumas und die Entwicklung einer PTBS beeinflussen. Damit ist auch die Entwicklung einer PTBS kein monokausales Geschehen, sondern ein **vielfältiger, multikausaler Prozess** wechselseitiger Beeinflussung (Frommberger et al. 2012).

Eine aktuelle und detaillierte Übersicht über die biologischen Befunde geben Pitman et al. (2012)

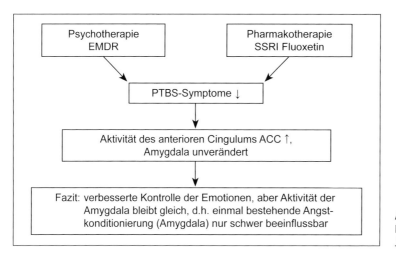

Abb. 14.4 Therapie wirkt auf Neurobiologie (modifiziert nach Jatzko et al. 2005).

14.6 Therapie

Es wurde versucht, durch **Frühintervention** nach einem Trauma die Entwicklung einer PTBS zu verhindern.

> **! MERKE**
> Die bisher vorliegenden wissenschaftlichen Daten zur Effizienz von Frühinterventionen („Debriefing") bei Helfern nach Katastrophen oder Frühinterventionen bei Opfern sind widersprüchlich.

Sie weisen zwar auf eine subjektiv positive Bewertung der Interventionen hin, in Bezug auf die Verhinderung längerfristiger posttraumatischer Reaktionen zeigen Metaanalysen überwiegend keine positive Wirkung oder sogar eine negative Auswirkung auf die Betroffenen (Zohar et al. 2009).

Daher wird in den Guidelines des britischen National Institute for Clinical Excellence (NICE 2005/2014) von einer routinemäßigen Anwendung von „Debriefing" nach Traumata abgeraten. Empfohlen wird zunächst ein aufmerksames Beobachten und Abwarten (**„watchful waiting"**) mit Kontrolluntersuchung. Nur bei schnell eintretender, schwerer Symptomatik wird eine baldige kognitiv-behaviorale Intervention empfohlen. Von verhaltenstherapeutischen, individuellen und nur wenige Stunden dauernden traumafokussierten Frühinterventionen wurde über positive Effekte berichtet. Umfangreichere kontrollierte Studien zu dieser Vorgehensweise zeigen, dass eine Frühintervention nicht für alle Betroffenen eines Traumas sinnvoll ist, sondern am ehesten für eine kleine Gruppe von Hochrisiko-Patienten mit initial bereits ausgeprägter Symptomatik bzw. denjenigen, die bereits die Kriterien für eine akute Belastungsstörung oder PTBS aufweisen. Die positiven Effekte – berechnet in Metaanalysen (Roberts et al. 2009, Kliem und Kröger 2013) – sind jedoch nur moderat.

Eine aktuelle Studie mit hoher methodischer Qualität (Shalev et al. 2012) zeigte die überlegene Wirksamkeit kognitiver Therapie oder Verhaltenstherapie mit Expositionsparadigma nach Foa gegenüber Warteliste oder 20 mg des SSRI Escitalopram. Die 12-wöchigen Therapien begannen im Mittel einen Monat nach dem Trauma. Die Psychotherapien konnten für den größten Teil der Patienten die Entwicklung einer chronischen PTBS verhindern.

> **! MERKE**
> Aktuell kann noch keine Methode als gesichert hilfreich bei der Prävention einer PTBS angesehen werden.

In den letzten beiden Jahrzehnten wurden erfolgreiche Methoden zur Therapie posttraumatischer Reaktionen und manifester Traumafolgestörungen entwickelt (Übersichten bei Maercker 2009 und Frommberger et al. 2014) und metaanalytisch bewertet (Bisson et al. 2013, Watts et al. 2013).

> **! MERKE**
> Die wissenschaftliche Evaluation zeigte, dass von den Psychotherapiemethoden die Verhaltenstherapie (VT; Rothbaum und Foa 2003) und die Eye Movement Desensitization and Reprocessing (EMDR; Hofmann 2006) die höchsten Effektstärken aufweisen.

Im direkten Vergleich zeigten sich VT (prolonged exposure) und EMDR ähnlich wirksam (Rothbaum et al. 2005).

Es gibt zwar auch Hinweise, dass Formen der Hypnotherapie und der psychodynamischen Therapie (Horowitz 2003; Reddemann 2004; Sachsse 2004) erfolgreich sein können, sie sind aber bei Weitem nicht so gut untersucht wie die VT oder EMDR.

Weitere Erfolg versprechende Therapien sind die **Imagery Rescripting and Reprocessing Therapy** (IRRT; Smucker et al. 1995) sowie die **Testimony- oder Narrative Expositions-Therapie** (NET; Schauer et al. 2005). Die IRRT-Methode ist ressourcenorientiert und kombiniert eine imaginierte Traumaexposition mit dem Aufbau von Bewältigungsbildern. Das NET-Verfahren wurde als Testimony-Therapie zunächst bei den Opfern politischer Gewalt entwickelt und besteht aus einem therapeutisch angeleiteten Verfertigen eines schriftlichen Berichts über das Trauma. Auch internetbasierte kognitive Verhaltenstherapie könnte nach ersten positiven Studien ein Erfolg versprechender Ansatz sein (Knaevelsrud und Maercker 2007). Eine aktuelle Metaanalyse zur Wirksamkeit der Therapieverfahren (Watts et al. 2013) zeigt die Unterschiede auf.

Die **Exposition mit dem traumatischen Ereignis** steht im Mittelpunkt der als erfolgreich evaluierten Therapien. Grundsätzlich ist das Expositionsvorgehen (d. h. Vergegenwärtigung des Traumas zusammen mit dem Psychotherapeuten) von einer Retraumatisierung zu unterscheiden, da Ersteres einem unterstützenden und heilenden Zweck dient und dem Patienten Möglichkeiten der Neustrukturierung seines traumatischen Gedächtnisinhalts bietet. Als **Retraumatisierung** wird dagegen ein Vorgehen definiert, das den Patienten nur neu belastet und keine zielführende Erleichterung verschafft (Retraumatisierungen sind z. B. Ergebnisse von ungünstig geführten polizeilichen Vernehmungen oder Interviews mit Sensationsjournalisten).

Die therapeutische Exposition wird vorbereitet über die Vermittlung des Krankheitsbildes der PTBS und der Aufklärung über die Symptome mit dem Ziel des Verstehens und der Akzeptanz des Zustands. Zur weiteren Stabilisierung werden Entspannungsmethoden wie Atemübungen oder die progressive Muskelrelaxation vermittelt; diese geben dem Patienten wieder etwas Kontrolle über die Symptome. Da die Exposition sehr belastend ist, muss vorher eine ausreichende Stabilität des Patienten sichergestellt sein. Sonst können eine Retraumatisierung, Zunahme der Symptomatik und Therapieabbruch auftreten.

In der verhaltenstherapeutischen **Exposition in sensu** wird das traumatische Ereignis mehrfach wiederholt berichtet, bis eine Habituation, d. h. eine Gewöhnung mit abgeschwächter Reaktion bei Konfrontation mit den Erinnerungen an das Trauma, erfolgt. Bei der Exposition mittels EMDR werden mit dem Trauma assoziierte Bilder, Wahrnehmungen, Kognitionen oder Gefühle mit einer bilateralen sensorischen Stimulation über Augenbewegungen, auditive oder taktile Stimulation bearbeitet, bis die Belastung geringer wird. Kognitive Umstrukturierung und Exposition in vivo ergänzen die Exposition in sensu. Oft gelingt es in wenigen Wochen, die Symptome zu reduzieren. Über die Symptomreduktion hinaus bedarf die Bearbeitung der vielfältigen Konsequenzen sowie die Integration des Traumas in das Leben des Traumatisierten häufig einer längeren therapeutischen Arbeit und verläuft in mehreren Stufen (Maercker 2007).

Bei PTBS-Patienten nach Typ-II-Traumata bzw. **komplexer PTBS**, insbesondere bei **Komorbidität mit Borderline-Persönlichkeitsstörung,** muss häufig die Vorbereitungsphase vor der therapeutischen Exposition besonders ausgiebig sein. Indiziert ist eine längere Vorphase bei Patienten nach sexuellem Missbrauch in der Kindheit, die eine Therapie erst im Jugend- oder Erwachsenenalter beginnen.

Da diese Patienten in der Regel im stationären Rahmen psychotherapeutisch behandelt werden, sind Stabilisierungs- und Affektsteuerungstechniken vornehmlich für diesen Bereich entwickelt worden (Boos 2005; Reddemann 2001; Sachsse 2004). Die Imaginationsmethode des „sicheren Ortes" dient dem Schutz vor unkontrollierbar erlebten Intrusions- und Flashback-Attacken, die das Verrichtten der Alltagstätigkeiten sowie die therapeutische Arbeit beeinträchtigen. Hierbei wird der Patient ermutigt, sich einen Platz vorzustellen, der positiv besetzt ist und auf den er sich imaginativ zurückzieht, sobald ihn die „Erinnerungen überfluten". Die Länge und Intensität einer Stabilisierungsphase sind Gegenstand kontroverser Diskussion (Neuner 2008).

In der ambulanten Therapie zeigten aktuell Cloitre et al. (2010) den Erfolg einer phasischen Therapie bei Patientinnen mit PTBS und sexualisierter Gewalt in der Kindheit. Auf ein vorbereitendes Skills-Training folgte eine Expositionsphase über insgesamt 16 Wochen. Für stationäre Patientinnen mit PTBS und früher sexualisierter Gewalterfahrung entwickelten Steil und Bohus eine zwölfwöchige, erfolgreiche mehrphasige und -dimensionale Therapieform, die u. a. DBT-Skills-Training mit Traumaexposition verbindet (Steil et al. 2010, Bohus et al. 2013).

Einige schwierige Fälle erfordern neben dem stufenweisen Vorgehen (Stabilisierung und nachfolgende Traumaexposition) einen mehrfachen Wechsel zwischen ambulanter und stationärer Therapie (Frommberger und Keller 2007).

In der **psychopharmakologischen Therapie** wurden Benzodiazepine und Betablocker zur Verhinderung einer PTBS eingesetzt. Unter dem Betablocker Propranolol, 6–12 Stunden nach einem Trauma für 1 Woche gegeben, konnte die konditionierte Reaktion reduziert, die Entwicklung einer PTBS jedoch nicht verhindert werden. Risperidon, 5 Tage nach dem Trauma gegeben, zeigte eine Reduktion von Schlafstörungen, Albträumen und Übererregbarkeit. Patienten mit einem Benzodiazepin als Frühintervention wiesen im weiteren Verlauf mehr PTBS und Depressionen als die Kontrollgruppe auf (➤ Tab. 14.3). Auch ein SSRI zeigte in der Frühintervention keine Wirksamkeit bezüglich der Verhinderung einer PTBS.

Beim Vollbild einer PTBS reduzierten in älteren Studien die trizyklischen Antidepressiva (TZA) Amitriptylin oder Imipramin und der irreversible MAO-Hemmer Phenelzin teilweise die Symptome einer PTBS. Eine Metaanalyse (van Etten und Taylor 1998) fand die höchsten Effektstärken für die Stoffklasse der Serotonin-Wiederaufnahmehemmer (SSRI). Unter den in kontrollierten Studien geprüften SSRI (Fluoxetin, Paroxetin, Sertralin) oder dem reversiblen MAO-Hemmer Moclobemid wurden über weniger gravierende Nebenwirkungen und Therapieabbrüche berichtet als unter den trizyklischen Substanzen oder den irreversiblen MAO-Hemmern.

Für alle Symptomenbereiche, d. h. sowohl für Intrusionen, Vermeidungsverhalten als auch für Übererregbarkeit wurde eine Symptomreduktion mit den SSRI Fluoxetin, Paroxetin, Sertralin gezeigt. In einer kontrollierten Studie zeigte das Antidepressivum Venlafaxin eine gleich gute Wirksamkeit wie Sertralin. Bei psychotischen bzw. therapieresistenten PTBS-Patienten wurde in kontrollierten Studien für die neueren Antipsychotika Risperidon und Olanzapin (Olanzapin in Kombination mit einem SSRI) eine signifikante Besserung der Symptomatik berichtet. Auch Antiepileptika wie Carbamazepin und Lamotrigin waren partiell erfolgreich. Bei einigen Patienten wurde über die erfolgreiche Reduktion von Albträumen durch Prazosin berichtet.

! MERKE
Als bisher einzige Medikamente haben die SSRI Sertralin und Paroxetin die Zulassung für die Indikation PTBS in den USA wie auch in Deutschland.

Tab. 14.3 Psychopharmakotherapie der PTBS.
- Frühintervention: keine gesicherte Wirksamkeit. Möglicherweise wirksam: Propranolol. Vermeide: Benzodiazepine
- Vollbild der PTBS (Studien mit positiven Ergebnissen):
  – TZA: Amitriptylin, Imipramin
  – MAO-Hemmer: Phenelzin, Moclobemid
  – SSRI: Paroxetin, Sertralin, Fluoxetin
  – SNRI: Venlafaxin und NaSSa: Mirtazapin
  – Stimmungsstabilisierer: Carbamazepin, Lamotrigin
- Zugelassen für die Indikation PTBS in Deutschland: Paroxetin und Sertralin
- Cochrane Review (Stein et al. 2006): SSRI sind Mittel der ersten Wahl
- Review von Metaanalysen und Guidelines (Stein et al. 2009): SSRI und SNRI (Venlafaxin) sind Mittel der ersten Wahl

Der Cochrane-Review von Stein et al. (2006) fand eine signifikante Überlegenheit von Medikamenten gegenüber Placebo in der PTBS-Therapie. Die Autoren weisen auf das breite Wirksamkeitsspektrum der Substanzen hin, sehen die SSRI als Mittel der ersten Wahl und ihre Bedeutung bei notwendiger Langzeittherapie. Mehrere Guidelines (z. B. die der amerikanischen Psychiatergesellschaft APA [2004] und die Guidelines der WFSBP [2008]) sehen die SSRI als Mittel der ersten Wahl an. Stein et al. (2009) führten einen Review der Metaanalysen und Guidelines durch. Zusätzlich zu den SSRI sehen sie den SNRI Venlafaxin als Mittel der ersten Wahl. Wie auch für psychotherapeutische Verfahren existieren in der Pharmakotherapie nur sehr wenige Studien, in denen Patienten über längere Zeiträume untersucht wurden. Ebenfalls fehlen Studien zu therapieresistenten Patienten weitgehend. Aus den klinischen und wissenschaftlichen Daten entwickelten Wirtz und Frommberger (2009) einen Vorschlag zur Vorgehensweise bei Therapieresistenz.

Aus klinischer Sicht sind bei der Pharmakotherapie sowohl eine ausführliche Aufklärung über das Krankheitsbild und die Symptome als auch eine supportive Gesprächsführung unerlässlich, um die Compliance zu sichern. Es ist zu beachten, dass die Patienten oft empfindlich auf die Medikamente reagieren und sich daher zu Beginn eine sehr niedrige Dosierung empfiehlt, die langsam gesteigert werden kann bis zur maximalen Dosis. Bis ein Therapieerfolg eintritt, kann ein längerer Zeitraum verstreichen, als dies für depressive Störungen bekannt ist. Erst wenn sich nach 8(–12) Wochen kein ausreichender Therapieerfolg eingestellt hat, ist das Medikament zu wechseln. Die Dauer der Medikamenteneinnahme sollte **langfristig** erfolgen und wird mit 12–24 Monaten empfohlen, in Abhängigkeit von der Dauer der vorbestehenden und dem Ausmaß gegenwärtiger PTBS-Symptomatik (Foa et al. 1999).

Der Wert der Antidepressiva in der PTBS-Therapie wird noch unterstrichen durch die Befunde von Vermetten et al. (2003), die nach 9–12 Monaten Pa-

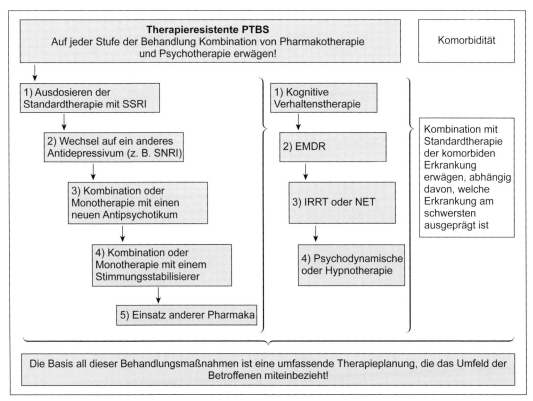

Abb. 14.5 Therapieresistenz. Vorschlag zur Vorgehensweise.

roxetin nicht nur eine Verbesserung der Gedächtnisleistung, sondern auch eine Volumenzunahme des Hippokampus fanden.

Im direkten Vergleich zwischen Verhaltenstherapie und Psychopharmakotherapie (SSRI Paroxetin) zeigte sich ein gleich guter Effekt in der Symptomreduktion innerhalb von 3 Monaten. In der 6-Monats-Nachuntersuchung war die VT jedoch überlegen (Frommberger et al. 2004).

Eine Cochrane-Metaanalyse fand keine sichere Überlegenheit einer Kombination aus Psychotherapie mit Pharmakotherapie gegenüber der Monotherapie mit Psycho- oder Pharmakotherapie (Hetrick et al. 2010). Es gibt Hinweise, dass eine Kombination aus Psychotherapie (VT) und Pharmakotherapie (SSRI) bei **therapieresistenten Patienten** helfen könnte, wenn beide Verfahren gleich viel Zeit erhalten wie die einzelnen Verfahren (➤ Abb. 14.5). Therapieresistenz ist bisher kaum systematisch untersucht. Daher sind die klinisch üblichen Verfahrensweisen anzuwenden (Übersicht bei Wirtz und Frommberger 2009).

> **! MERKE**
> Ein vollständiges Verschwinden der Symptome ist häufig weder durch Psychotherapie noch durch Psychopharmakotherapie zu erreichen. Wenn die Symptome reduziert, das Trauma als vergangenes, unabänderliches Geschehen akzeptiert und die Bewältigungsstrategien verbessert werden können, ist viel erreicht und die Lebensqualität deutlich verbessert.

Für die Therapie ist bedeutsam, dass die Patienten oft nicht über ihre Erlebnisse oder wichtige Details berichten. Die Gründe sind vielfältig, neben der Furcht vor den Reaktionen auf die Erinnerungen spielen **Scham- oder Schuldgefühle** eine wichtige Rolle. Daher ist bei Verdacht auf ein traumatisches Ereignis dieses wie auch die Symptomatik detailliert zu explorieren, wobei der mögliche Wunsch des Patienten, nicht darüber zu reden, auch zu berücksichtigen ist.

Problematisch für den Verlauf sind die Symptomatik unterhaltende Faktoren wie berufliche, familiäre oder finanzielle Schwierigkeiten. Lebt z. B. eine Patientin weiter in einem Umfeld, in dem das Risiko erneuter Gewalterfahrungen hoch ist, sind die psychotherapeutischen Möglichkeiten sehr begrenzt, und es ist zunächst eine Veränderung der sozialen Umgebung notwendig.

Liegen mehrere Syndrome vor, z. B. zusätzlich zur PTBS eine komorbide depressive Episode oder eine schwere Suchtproblematik, so ist das schwerer ausgeprägte und akut **im Vordergrund stehende** Syndrom zunächst zu behandeln. Zunehmend werden Behandlungskonzepte entwickelt, in denen traumatische Erlebnisse bis hin zu Traumafolgestörungen bei komorbiden schweren psychischen Erkrankungen berücksichtigt werden, z. B. Trauma und Sucht (Najavits 2008; Krausz und Schäfer 2006), Trauma und Psychose (Moskowitz et al. 2008) oder Trauma und Depression (McCullough 2006).

DIE WICHTIGSTEN BEHANDLUNGSGRUNDSÄTZE
- Frühintervention: widersprüchliche Ergebnisse, am ehesten mehrstündige VT
- Prävention: keine gesicherte Methode
- Psychotherapie: (wichtig: traumafokussiert)
  - Kognitive Verhaltenstherapie (VT)
  - Eye Movement Desensitization and Reprocessing (EMDR)
- Weitere Erfolg versprechende Therapien:
  - Imagery Rescripting and Reprocessing Therapy (IRRT)
  - Testimony- oder Narrative Expositionstherapie (NET)
- Pharmakotherapie:
  - wirksam in Studien: trizyklische Antidepressiva, MAO-Hemmer, SSRI, SNRI, Stimmungsstabilisierer
  - in Deutschland nur die SSRI Paroxetin und Sertralin zugelassen

ably.
KAPITEL 15

Ulrich Voderholzer und Fritz Hohagen

Zwangsstörungen (ICD-10 F4)

15.1	Prävalenz	257
15.2	Diagnostik	257
15.3	Neurobiologie der Zwangsstörung	259
15.4	Psychologisches Erkrankungsmodell	259
15.5	Therapie der Zwangsstörung	260
15.5.1	Psychotherapie	260
15.5.2	Andere Psychotherapieverfahren bei Zwangsstörungen	263
15.5.3	Pharmakotherapie	263
15.5.4	Therapie von Zwangssymptomen bei anderen psychischen Erkrankungen	265
15.5.5	Therapieresistenz bzw. ungenügende Response	266
15.5.6	Tiefe Hirnstimulation	267

15.1 Prävalenz

Mit einer **Lebenszeitprävalenz** von 2–3 % (Kessler et al. 1994) und einer 6-Monatsprävalenz von 1–2 % ist die Zwangsstörung häufiger als man früher angenommen hatte. Neuere Daten aus einer deutschen Erhebung (Jacobi et al. 2014a, b) fanden eine höhere 12-Monatsprävalenz von 3,3 % bei Männern und 4,0 % bei Frauen.

Die Erkrankung verläuft anfänglich oft episodisch mit wechselnder Intensität, später meist chronisch, Spontanremissionen sind eher selten.

Die Lebensqualität ist meist erheblich beeinträchtigt, vor allem in den Bereichen Selbstwert, soziale Beziehungen und Arbeitsfähigkeit. Die Behandlungsraten sind geringer als bei den meisten anderen psychischen Störungen (Jacobi et al. 2014a, b), wobei Scham und **Verheimlichungstendenzen** eine große Rolle spielen und die Erkrankung sogar in spezialisierten Behandlungssettings übersehen werden kann.

Zwangserkrankungen weisen eine **hohe Komorbidität** mit anderen psychischen Erkrankungen (➤ Tab. 15.1), in erster Linie depressiven Episoden, auf.

15.2 Diagnostik

Hauptsymptome sind Zwangsgedanken und Zwangshandlungen, für die Diagnose genügt eines der beiden Phänomene (ICD-10: F42.0, bzw. F42.1; ➤ Tab. 15.2), häufiger ist aber die Kombination (ICD-10: F42.2).

Zwangsgedanken (englisch: obsessions) sind Ideen, Vorstellungen oder Impulse, die sich gegen den Willen des Patienten aufdrängen und als sehr unangenehm oder quälend erlebt werden. Zumindest zeitweise werden die Gedanken als übertrieben, unsinnig oder gar absurd erkannt. Häufig sind aggressive

Tab. 15.1 Zwangsstörungen – Übersicht zum Krankheitsbild.

Lebenszeitprävalenz	1,5–3,6 %[1]
Punktprävalenz	1–2 %[1]
Geschlechterverhältnis	Annähernd 1:1
Erkrankungsalter	Häufigkeitsgipfel 20.–25. LJ.
	Erste Symptome bei der Mehrzahl vor dem 18. LJ.
	unbehandelt bei ca. 50 % „lebenslanger", meist fluktuierender Verlauf[2], seltener episodischer Verlauf
Komorbiditäten	Depression im Verlauf bei > 50 % der Patienten; häufig soziale Phobie, selbstunsichere und dependente Persönlichkeitsstörungen, Anorexia nervosa, Panikstörung, sekundärer Alkoholabusus, Psychosen u. Tic-Störungen[3]
Erblicher Faktor	ca. 40 %, Risikoerhöhung bei Erstgradangehörigen Faktor 6
Leitlinien	National Institute of Clinical Excellence (NICE)[4]; Practice Guidelines American Psychiatric Association[5]; S3-Leitlinie Zwangsstörungen DGPPN, 2013; Guidelines pharmacotherapy der WSFBP[6]; Kinder und Jugendliche: S1-Leitlinien (www.awmf-online.de, http://leitlinien.net/)

[1] Kessler et al. 1994; [2] Skoog und Skoog 1999; [3] Rasmussen et al. 1991; [4] Nice 2005; [5] Koran et al. 2007; [6] Bandelow et al. 2012

Tab. 15.2 Kriterien der Zwangserkrankung nach ICD-10 (gekürzte Darstellung).

Mindestens 2 Wochen Zwangsgedanken oder -handlungen, die quälend sind, normale Aktivitäten stören und folgende Merkmale aufweisen:

1. Sie müssen als eigene Gedanken oder Impulse für den Patienten erkennbar sein.
2. Wenigstens einem Gedanken oder einer Handlung muss noch, wenn auch erfolglos, Widerstand geleistet werden, selbst wenn sich der Patient gegen andere nicht länger wehrt.
3. Der Gedanke oder die Handlungsausführung dürfen nicht an sich angenehm sein.
4. Die Gedanken, Vorstellungen oder Impulse müssen sich in unangenehmer Weise wiederholen.

Tab. 15.3 Einige typische Inhalte von Zwangsgedanken.

- Ansteckung: „Die Person (der man gerade die Hand gegeben hat) ist HIV-positiv"
- Aggressive Gedanken: „Ich könnte mein Kind erstechen"
- Sexuell: „Ich könnte meine Tochter vergewaltigen"
- Unglück: „Ich könnte den Gullydeckel weggestoßen haben und jemand könnte in das Loch fallen"
- Sich lächerlich machen: „Ich könnte mich öffentlich blamieren"
- Magisches Denken: „Die Zahl 7 bedeutet Unglück"

Zwangsgedanken sowie solche, die mit Verschmutzung oder Sexualität zu tun haben (➤ Tab. 15.3). Zwangsgedanken können sich jedoch auf alle oben beschriebenen Bereiche beziehen. Charakteristisch und prognostisch eher ungünstig sind magische Befürchtungen (z. B. „der Gedanke an etwas Bestimmtes könnte bewirken, dass der Mutter etwas Schreckliches zustoßen wird").

Meist werden die Inhalte als unsinnig erlebt, bei etwa 20 % der Betroffenen ist die Einsicht in die Unsinnigkeit der Zwänge gering.

Zwangshandlungen (englisch: compulsions) sind wiederholte Verhaltensweisen, die meist in stereotyper, ritualisierter Art und Weise ablaufen und zu denen sich die Betroffenen gezwungen fühlen. Sie stehen nicht in realistischem Bezug zu dem, was sie bewirken sollen oder sind zumindest stark übertrieben. Sie dienen dazu, Unwohlsein, d. h. Angst, Anspannung oder Ekel, zu vermindern oder vermeintliche Gefahren abzuwenden. Am häufigsten sind Wasch- und Kontrollzwänge, daneben kommen exzessives Ordnen, Wiederholen von Handlungsabläufen, Zählzwänge und Sammelzwänge vor. Neben der Angstreduktion durch Zwangshandlungen zeigen viele Zwangspatienten ein ausgeprägtes **Vermeidungsverhalten.**

Schwere und Ausprägung der Zwangssymptomatik kann z. B. durch die Yale-Brown Obsessive Compulsive Scale (Y-BOCS, als Fremd- oder Selbstrating) und durch Selbstratings wie den OCI (Obsessive Compulsive Inventory, Selbstrating) erfasst werden.

Bei Erstuntersuchungen können wegen der Verheimlichungstendenz **Screening-Fragen** für Zwangsstörungen hilfreich sein:
- Achten Sie bei Ihren persönlichen Dingen auf extreme Sauberkeit und waschen oder reinigen Sie sich sehr häufig?
- Überprüfen/kontrollieren Sie viel?
- Gibt es Gedanken, die Sie beunruhigen oder die Sie gerne loswerden möchten, aber nicht abschütteln können?
- Benötigen Sie viel Zeit, um Ihre täglichen Verrichtungen auszuführen?
- Beschäftigen Sie sich viel mit Ordnung und Symmetrie?

In der neuen amerikanischen **DSM-5-Klassifikation** (APA 2013) sind Zwangsstörungen und verwandte Störungen unter einer separaten Kategorie und nicht mehr bei den Angststörungen aufgeführt und damit als besondere Gruppe von Erkrankungen herausgehoben. Bei den verwandten Störungen sind z. B. die körperdysmorphe Störung, der Sammelzwang („hoarding disorder"), die Trichotillomanie und auch zwanghaftes Aufkratzen der Haut („skin picking disorder") als eigene Diagnosen mit Nummern kodiert.

15.3 Neurobiologie der Zwangsstörung

Sowohl psychologische als auch neurobiologische Faktoren gelten ursächlich als belegt. Neurologische Erkrankungen, in erster Linie **Basalganglienerkrankungen,** gehen gehäuft mit Zwangssymptomen einher. Beispiele sind toxische ZNS-Schädigungen, z. B. nach Pallidumnekrosen oder infektiösen Schädigungen der Basalganglien nach Streptokokken-Infektionen im Kindesalter. Mehr als 50 % der Patienten mit Gilles-de-la-Tourette-Syndrom leiden an Zwangssymptomen.

In **funktionell bildgebenden Untersuchungen** mit Positronenemissionstomografie (PET) zeigten Patienten mit Zwangsstörung unter Ruhebedingungen einen relativ erhöhten Metabolismus, insbesondere im Bereich des orbitofrontalen Kortex sowie des Nucleus caudatus (Übersicht bei Karch und Pogarell 2011; Whiteside et al. 2004). Es wurde postuliert, dass bei Zwangserkrankungen eine **Dysbalance im Bereich der Aktivität frontosubkortikaler Regelschleifen** besteht. Diese Dysbalance führt zu einer verminderten Filterfunktion der Basalganglien gegenüber kortikalen Informationen mit der funktionellen Folge, dass automatisierte, stereotype Verhaltensmuster wie Zwangshandlungen und Zwangsgedanken verstärkt auftreten bzw. weniger leicht beendet werden können. Sowohl Pharmakotherapie als auch Psychotherapie (KVT) führten in Studien zu einem Rückgang des erhöhten Ruhemetabolismus im Bereich des Nucleus caudatus.

Ein **genetischer Faktor** ist ebenfalls belegt. Nach den Daten der in Deutschland durchgeführten GENOS-Studie hatten Verwandte von Patienten mit einer Zwangsstörung ein 6,2-fach erhöhtes Risiko für eine eindeutige Zwangsstörung und ein 2,2-fach erhöhtes Risiko für eine subklinische Form, verglichen mit Verwandten einer Kontrollgruppe (Grabe et al. 2006).

15.4 Psychologisches Erkrankungsmodell

Diesbezüglich gibt es nur wenige empirische Untersuchungen. Ein Zusammenhang mit Traumata, insbesondere bei therapieresistenten Patienten, ist belegt (Gershuny et al. 2008; Übersicht bei Maier et al. 2009). Das lerntheoretische **2-Faktorenmodell** postuliert – ähnlich wie bei Angststörungen – klassische und operante Konditionierungsprozesse für die Entstehung von Zwangssymptomen. Dieses Modell lässt sich gut mit den neueren Hinweisen für Traumatisierungen in Einklang bringen.

Kognitive Modelle der Zwangsstörung gehen davon aus, dass unangenehme, aufdringliche oder unsinnige Gedanken auch im normalen Erleben bei der Mehrzahl der Menschen gelegentlich auftreten. Zwangspatienten tendieren jedoch dazu, solche aufdringlichen Gedanken anders zu bewerten und zu verarbeiten, indem sie mit Angst und Schuldgefühlen reagieren und dabei die Risiken, solche Gedanken in die Tat umzusetzen, stark überschätzen. Auch kognitive Verzerrungen wie Gedanken-Handlungs-

Fusion (etwas zu denken, ist das Gleiche, wie es zu tun) sowie ein übertriebenes Verantwortungsgefühl spielen bei der unterschiedlichen Verarbeitung der aufdringlichen Gedanken eine Rolle.

Gemeinsam ist dem 2-Faktorenmodell und dem kognitiven Modell der Zwangsstörung der **Mechanismus der negativen Verstärkung** als aufrechterhaltender Faktor für die Symptomatik. Durch das Neutralisieren kommt es zum Abfall von Angst, Anspannung oder anderen unangenehmen Gefühlen, d. h. einer negativen Verstärkung. Zwangspatienten können auf diese Weise immer wieder die durch Stimuli ausgelösten unangenehmen Gefühle kurzfristig vermindern. Diese kurzfristige (negative) Verstärkung wirkt sich in stärkerem Maße als aufrechterhaltender Faktor aus, als die langfristigen negativen Konsequenzen, die für den Betroffenen durch die Zwangshandlungen entstehen.

15.5 Therapie der Zwangsstörung

An effektiven Therapiemethoden stehen vor allem die kognitive Verhaltenstherapie mit Exposition und Reaktionsverhinderung, besser Reaktionsmanagement, die die wirksamste Behandlungsform darstellt, sowie Serotonin-Wiederaufnahmehemmer zur Verfügung. Der therapeutische Erfolg besteht meist in einer deutlichen Symptomreduktion, eine vollständige Remission tritt meist nicht ein.

15.5.1 Psychotherapie

Die Therapie der ersten Wahl der Zwangsstörung ist die **kognitive Verhaltenstherapie mit Exposition und Reaktionsmanagement** (Evidenzgrad Ia, Übersicht bei Külz und Voderholzer 2011; Koran et al. 2007). Die Responder-Raten liegen bei ca. 60–70 % der Patienten (Foa et al. 2005; Übersicht bei Abramowitz 2006; Rosa-Alcázar et al. 2008). Die Effektstärken liegen im mittleren bis hohen Bereich, im Durchschnitt etwas höher als bei Pharmakotherapie. „Response" bedeutet wesentliche Besserung, üblicherweise definiert als mehr als 35-prozentige Reduktion in der Yale Brown Obsessive Compulsive Scale (Y-BOCS).

➤ Abbildung 15.1 zeigt die prozentualen Besserungen der Zwangssymptomatik in ausgewählten kontrollierten Studien für Psychotherapie, Pharmakotherapie und die Kombination aus Pharmakotherapie und Psychotherapie. Folgendes psychotherapeutisches Vorgehen hat sich in der Praxis bewährt (➤ Tab. 15.4):
- Aufbau einer guten therapeutischen Beziehung als wichtige Voraussetzung für eine erfolgreiche Expositionsbehandlung. **Cave**: Nicht in das Zwangssystem einbinden lassen, die oft mit dem Zwang verbundene hohe Anspannung aushalten (Gegenübertragungen).

Tab. 15.4 Psychotherapie bei Zwangsstörung: Vorgehen in der Praxis.

1. Beziehungsaufbau
2. Motivationsanalyse
3. Verhaltensanalyse: Lerngeschichte, Symptomebene (Zwangsprotokolle führen), Funktionsanalyse (intrapsychische und interpersonelle Funktionalität)
4. Zielanalyse
5. Psychoedukation, Erarbeiten eines plausiblen Ätiologiemodells, Vermittlung des Therapierationals, Hierarchisierung der zwangsauslösenden Situationen
6. **Graduierte Exposition mit Reaktionsmanagement** (mindestens 3 Therapeuten-begleitete Expositionssitzungen von mehreren Stunden Dauer *außerhalb der Praxis*); Bearbeitung der dadurch ausgelösten Emotionen, kognitive Techniken, Bearbeitung der Funktionalität
7. **Exposition im häuslichen Umfeld,** Eigenmanagement
8. Maßnahmen zur Aufrechterhaltung des Therapieeffekts:
   – nach stationärer Behandlung weiter ambulante Psychotherapie
   – achtsamkeitsbasierte Psychotherapie
   – Selbsthilfegruppen
   – ggf. „Boostersitzungen"

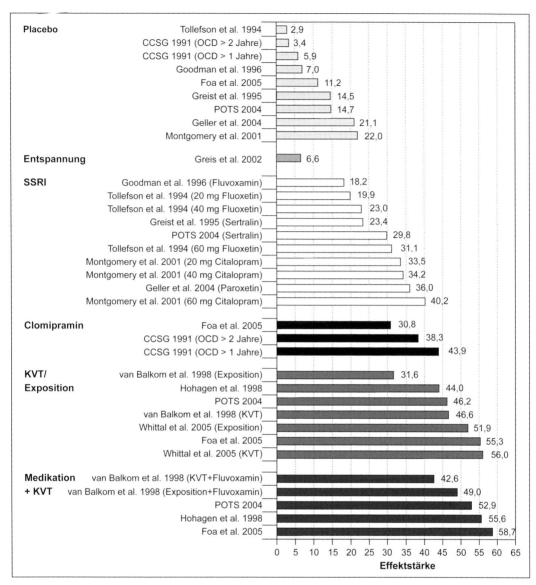

Abb. 15.1 Effekt verschiedener Therapien bei primärer Zwangsstörung (Auswahl kontrollierter Studien). Besserung der Symptomatik in Prozent (Y-BOCS-Skala).

- Ausführliche **Verhaltensanalyse** und **Funktionsanalyse der Zwangssymptomatik** (intrapsychische und interpersonelle Funktionen); Entstehungsmodell anhand des kognitiven Modells mit dem Patienten herausarbeiten.
- Zwangshierarchie ausarbeiten (Stimuli und Situationen nach Grad der Angst, Anspannung oder des Ekels).
- **Expositionsbehandlung** am besten mit schrittweiser (graduierter) Konfrontation der angst- und zwangsauslösenden Situationen, beginnend mit einer mittelschweren Situation, ohne dass der Betreffende im Anschluss seine Rituale durchführen soll. Für erste Exposition mindestens 2 Stunden einplanen.

Die Expositionen werden zunächst in Begleitung eines Therapeuten durchgeführt, der den Patienten in der Konfrontation und der Bewältigung aufkommender Emotionen unterstützt, jedoch keine Kontrollfunktion für den Patienten übernimmt. Die Erfahrung des Therapeuten und die Dauer und Intensität der Exposition sind für die Wirksamkeit von großer Bedeutung. Die Expositionsübungen sollen nicht bzw. nicht nur innerhalb der Klinik oder in der Praxis, sondern ebenfalls im **persönlichen Lebensraum des Patienten** durchgeführt werden, d. h. möglichst auch im häuslichen Umfeld.

Ein massiertes Vorgehen mit einer schnellen Konfrontation mit den am stärksten angstauslösenden Reizen (**Reizüberflutung,** „Flooding") hat im Gegensatz zum graduierten Vorgehen den Nachteil eines höheren Risikos, dass die Patienten die Konfrontation kognitiv meiden und so keine neue Lernerfahrung entsteht (z. B. mit dem Gedanken: „Augen zu und durch", oder nur „dem Therapeuten zuliebe").

Es gibt Hinweise darauf, dass eine hohe Intensität der Therapie auch mit höheren Effektstärken verbunden ist (Nice 2005) und intensive stationäre Therapien mehr Erfolgschancen haben.

Expositionsbehandlung bei im Vordergrund stehenden Zwangsgedanken

Auch bei reinen Zwangsgedanken kann eine Expositionsbehandlung durchgeführt werden, z. B. indem der Betroffene Situationen aufsucht, die seine Zwangsgedanken triggern, oder die Zwangsgedanken auf ein Tonband spricht und mit einer Endlosschleife anhört, ohne sie zu neutralisieren, so lange, bis eine Habituation eintritt. Insgesamt sind die Erfolgschancen einer Expositionsbehandlung bei reinen Zwangsgedanken jedoch etwas geringer als bei Zwangshandlungen, eine Kombinationstherapie mit SSRI ist bei im Vordergrund stehenden Zwangsgedanken wirksamer als alleinige Psychotherapie (➤ Kap. 15.5.2).

Langzeiteffekte kognitiver Verhaltenstherapie

Der Behandlungserfolg bleibt im Durchschnitt über einen Zeitraum von 1 bis 2 Jahren stabil erhalten (Kordon et al. 2005; ➤ Abb. 15.2). Im 7-Jahres-Follow-up nach KVT mit Exposition waren noch 70 % der Patienten gebessert (Rufer et al. 2004), wobei teilweise zwischenzeitlich erneute, z. T. stationäre Therapien erforderlich waren.

Als positive und negative Prädiktoren für die Wirksamkeit von kognitiver Verhaltenstherapie haben sich die in ➤ Tabelle 15.5 dargestellten Faktoren erwiesen (Rufer et al. 2006; Abramowitz 2006; Shavitt et al. 2006).

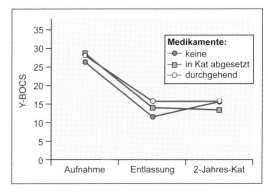

Abb. 15.2 Stabilität des Effekts kognitiver Verhaltenstherapie nach 2 Jahren (n = 74; Kat = Katamnesezeitraum; Daten aus Kordon et al. 2005).

Tab. 15.5 Prädiktoren für die Wirksamkeit von kognitiver Verhaltenstherapie bei Zwangsstörung.

Positive Prädiktoren
• Zwangshandlungen stehen im Vordergrund • geringe depressive Symptomatik • Fehlen überwertiger Ideen • hohe Compliance • gute psychosoziale Einbindung, z. B. feste Partnerschaft
Negative Prädiktoren
• Zwangsgedanken stehen im Vordergrund • schwere depressive Symptomatik • Sammelzwänge • sexuelle/religiöse Zwänge • Tic-Störung • Borderline-Störung • schizotype Störung • ausgeprägtes magisches Denken • sehr frühe Manifestation der Störung in der Kindheit („early onset")

15.5.2 Andere Psychotherapieverfahren bei Zwangsstörungen

Diesbezüglich gibt es bisher kaum kontrollierte Studien, sondern nur Einzelfallschilderungen oder kleinere Fallserien. Nach klinischen Erfahrungen sind psychodynamische Therapieverfahren sowie Gesprächstherapie bei Patienten mit Zwangsstörungen in der Regel nicht ausreichend, insbesondere bezüglich einer Verminderung der Zwangssymptomatik. Dies gilt auch für nicht lege artis durchgeführte Verhaltenstherapien (z. B. keine Expositionsübungen außerhalb der Praxis; Böhm et al. 2008). Bezüglich der sogenannten Dritte-Welle-Therapien wie z. B. Acceptance- und Commitment-Therapy (ACT), Mindfulness-based Cognitive Therapy (MBCT) und metakognitiver Therapie ist die wissenschaftliche Datenlage zwar noch gering, der Einsatz von Achtsamkeit hat sich aufgrund ermutigender klinischer Erfahrungen rasch verbreitet und mittlerweile liegen auch bereits erste positive Studienergebnisse für die ACT (Twohig et al. 2010) und für die achtsamkeitsbasierte kognitive Therapie vor (Külz et al. 2013).

15.5.3 Pharmakotherapie

Akute Effekte von Serotonin-Wiederaufnahmehemmern

Pharmakotherapie ist nach der neuen S-3-Leitlinie im Gegensatz zu Psychotherapie nicht mehr Therapie der 1. Wahl bei Zwangsstörungen. Ausschließlich Antidepressiva mit starker Serotonin-Wiederaufnahmehemmung, d. h. die selektiven Serotonin-Wiederaufnahmehemmer (SSRI) sowie Clomipramin, nicht dagegen andere Antidepressiva haben sich bei Zwangsstörungen als wirksam erwiesen (➤ Tab. 15.6), für alle SSRI und Clomipramin liegen RCTs vor (Übersichten bei Kordon et al. 2011; Bandelow et al. 2012). Der Wirkeintritt erfolgt frühestens nach 4 Wochen, die maximale Wirkung wird meist nach 8 bis 12 Wochen erreicht.

Tab. 15.6 Medikamentöse Therapie der 1. Wahl bei primärer Zwangsstörung.

Substanz	Substanzklasse	max. Dosis	In Einzelfällen verwendete maximale Dosierungen[#] (Koran et al. 2007)	Kommentar
Clomipramin[*]	TZA	225 mg	–	höhere Abbrecherraten, mehr Nebenwirkungen
Fluvoxamin[*]	SSRI	300 mg	450 mg	zahlreiche pharmakokinetische Interaktionen mit anderen Substanzen!
Paroxetin[*]	SSRI	60 mg	100 mg	im Vergleich mit anderen SSRI stärker sedierend, häufiger Gewichtszunahme
Fluoxetin[*]	SSRI	80 mg	120 mg	pharmakokinetische Interaktionen, z. B. mit Trizyklika
Sertralin	SSRI	200 mg	400 mg	eine Studie mit Dosierung bis 400 mg zeigt darunter noch weitere Besserung (Ninan et al. 2006)
Citalopram	SSRI	40 mg		geringes Interaktionspotenzial
Escitalopram[*+]	SSRI	20 mg	–	geringes Interaktionspotenzial
Andere wirksame Substanzen				
Venlafaxin	SNRI	300 mg		Wirksamkeit vergleichbar mit SSRI, keine Hinweise für stärkere Wirksamkeit als SSRI

[*] für die Indikation Zwangsstörung in Deutschland zugelassen
[#] in Einzelfällen wurden, z. B. bei Patienten mit niedrigen Plasmaspiegeln (fast metabolizer) oder bei ungenügender Wirkung und guter Verträglichkeit, höhere als übliche Dosierungen verwendet (Koran et al. 2007, APA practice guidelines)
[+] seit 2011 max. Dosis 20 mg wegen seltener QT-Verlängerungen

Die mittlere Symptomreduktion in der Y-BOCS-Skala liegt bei 20–40 % (➤ Abb. 15.1; Prozent Besserungen in kontrollierten Studien [Auswahl]). Individuell kann die Wirkung auch deutlich stärker sein, bei einem Viertel bis einem Drittel der Patienten kommt es zu keiner nennenswerten Verbesserung. Es gibt keine Hinweise, dass bestimmte SSRI wirksamer sind als andere, auch besteht keine ausreichende Evidenz für eine stärkere Wirksamkeit von Clomipramin als von hohen Dosen SSRI (S3-Leitlinie). Clomipramin ist daher Medikament 2. Wahl. In ➤ Tab. 15.6. als 1. Wahl angegeben, zumal es mehr Nebenwirkungen und höhere Abbruchquoten als SSRI hat (S-3 Leitlinie).

Die **Rückfallquote nach Absetzen** ist sehr hoch, ca. 80–90 % der Patienten verschlechtern sich wieder auf den ursprünglichen Ausprägungsgrad der Zwangssymptomatik. Offene Studien zeigen eine Senkung des Rückfallrisikos durch eine zuvor durchgeführte kognitive Verhaltenstherapie mit Exposition (Kordon et al. 2005).

Tierexperimentell zeigte sich unter SSRI ein Anstieg des Serotonin-Turnovers in Hirnregionen (z. B. orbitofrontaler Kortex, Nucleus caudatus), die in funktionell bildgebenden Studien bei Patienten mit Zwangsstörungen einen gestörten Metabolismus aufweisen (Bergqvist et al. 1999) sowie eine Normalisierung des erhöhten Glukosemetabolismus in den besagten Hirnregionen (Übersicht bei Rauch 2003).

Nebenwirkungen von SSRI

In der Anfangsphase häufig Unruhe, Appetitreduktion, Übelkeit und Schlafstörungen. Weitere Nebenwirkungen sind sexuelle Störungen (Ejakulationsverzögerung, Libidominderung bei ca. 30–70 % der Patienten) und vermehrtes, vor allem nächtliches Schwitzen. Auch Müdigkeit und Gewichtszunahme treten bei einem Teil der Betroffenen auf.

Seltenere Nebenwirkungen sind ein Restless-Legs-Syndrom, erhöhte Blutungsneigung sowie insbesondere bei älteren Patienten auch extrapyramidal-motorische Nebenwirkungen und Hyponatriämie. Insbesondere bei Kombination mit anderen serotonergen Substanzen wie z. B. Trazodon oder Lithium kann ein **Serotonin-Syndrom** auftreten.

Wegen selten auftretender QT-Verlängerungen wurde die Maximaldosis von Escitalopram auf 20 mg und von Citalopram auf 40 mg begrenzt.

Andere Substanzen

Benzodiazepine haben sich bei Zwangsstörungen nicht als wirksam erwiesen. Sie sollten vor Beginn einer Expositionsbehandlung ausgeschlichen werden, weil sie der erwünschten Emotionsinduktion im Rahmen der Exposition entgegenwirken können.

Venlafaxin (Übersichten bei Phelps und Cates 2005; Dell'Osso et al. 2006): In einer Studie vergleichbar wirksam wie Paroxetin (Denys et al. 2003). Bei therapieresistenter Zwangsstörung war in einer Studie Paroxetin etwas besser wirksam als Venlafaxin (Denys et al. 2004).

Mirtazapin: In einer Pilotstudie etwas beschleunigter Wirkeintritt bei Kombination Mirtazapin/Citalopram im Vergleich zu Citalopram/Placebo, jedoch keine stärkere Wirkung nach 3 Monaten (Pallanti et al. 2004).

Bupropion: Die Substanz wird häufig bei therapieresistenter Depression eingesetzt und ist bei Zwangsstörungen sehr wahrscheinlich nicht effektiv. In einer offenen Studie mit Bupropion sogar Verschlechterungen der Zwangssymptomatik bei einem Teil der Patienten (Vulink et al. 2005).

Dauer der Behandlung und Langzeiteffekte

Studien mit Fluoxetin und Sertralin zeigten, dass der Effekt über 1 bis 2 Jahre stabil erhalten bleibt. Nach den aktuellen Leitlinien wird empfohlen, **Serotonin-Wiederaufnahmehemmer bei Erfolg für 1 bis 2 Jahre weiter zu verabreichen** (Erhaltungstherapie), bevor ein Ausschleichen erwogen wird. Das **Absetzen** sollte dann **langsam mit Dosisreduktion um 10–25 % alle 1 bis 2 Monate** erfolgen. Eine längere Therapie über mehrere Jahre kann sinnvoll sein, wenn KVT nicht zu einem ausreichenden Erfolg führt. Ob nach Jahren Wirkverluste zu erwarten sind, kann aktuell mangels Studien nicht beantwortet werden.

Kombinationstherapie (KVT + SSRI)

In einer Studie von Hohagen und Mitarbeitern (1998) lag die Responder-Rate (mind. 35 % Besserung) bei über 80 % bei Kombination KVT plus Fluvoxamin, bei KVT plus Placebo dagegen nur bei 60 %. Der Vorteil der Kombination war bezüglich der Reduktion von Zwangshandlungen nicht signifikant, jedoch bei der Besserung von Zwangsgedanken.

In einer Studie von Foa und Mitarbeitern (2005) war eine Kombination aus Exposition und Reaktionsverhinderung (ERP) und Clomipramin nicht wirksamer als ERP allein. ERP war wirksamer als Clomipramin allein.

Pharmakologische Wirkungsverstärkung von Expositionssitzungen durch D-Cycloserin: D-Cycloserin ist ein partieller NMDA-Antagonist, der in Tierversuchen Extinktionslernen verstärkt. Placebokontrollierte Studien konnten zeigen, dass die Einnahme von D-Cycloserin etwa 2 Stunden vor den Sitzungen zu einer Beschleunigung der Effekte der Expositionsübungen führt (Wilhelm et al. 2008; Chasson et al. 2010). Studien mit ausreichender Fallzahl liegen noch nicht vor. Die Substanz wird auch bei PTSD und Angststörungen zur Beschleunigung von Lernvorgängen eingesetzt.

Zwangsstörungen im Kindes- und Jugendalter

Bei Kindern und Jugendlichen liegen weniger Studien vor, die bisherigen Befunde weisen in die gleiche Richtung wie bei Erwachsenen: **KVT mit Exposition** ist die wirksamste Therapie, die Effektstärken sind tendenziell bei Kindern und Jugendlichen noch höher als bei Erwachsenen (Olantunji et al. 2013).

Der therapeutische Nutzen von SSRI bei Zwangsstörungen im Kindes- und Jugendalter konnte durch Studien u. a. mit Paroxetin, Sertralin und Fluvoxamin belegt werden (March et al. 2004). Zugelassen sind Fluvoxamin und Sertralin. Eine Metaanalyse von kontrollierten Studien mit SSRIs im Kindes- und Jugendalter zeigte ein gering erhöhtes Risiko für suizidale Ideen unter Antidepressiva verglichen mit Placebo (Bridge et al. 2007), so dass, bei SSRI-Gabe bei Kindern und Jugendlichen insbesondere in den ersten Behandlungswochen Vorsicht geboten ist und eine behutsame Eindosierung und häufige Kontrolluntersuchungen zu empfehlen sind.

Bridge und Mitarbeiter (2007) präsentieren in ihrer Analyse der 27 Studien auch eine Auswertung der Wirksamkeitsunterschiede zwischen Antidepressiva und Placebo bei Kindern und Jugendlichen bei den verschiedenen Indikationen. Dabei zeigte sich, dass der Unterschied zwischen Antidepressiva und Placebo bei Zwangs- und Angststörungen deutlicher war als bei Depression.

Kombinationstherapie: In einer neuen Studie von Storch und Mitarbeitern (2013) war die Kombination aus Sertralin und KVT nicht wirksamer als KVT und Placebo.

15.5.4 Therapie von Zwangssymptomen bei anderen psychischen Erkrankungen

Die Evidenz für die Wirksamkeit kognitiver Verhaltenstherapie und von Serotonin-Wiederaufnahmehemmern gilt bisher nur für die primäre Zwangsstörung, nicht dagegen für Zwangssymptome im Rahmen anderer psychischer Erkrankungen.

Zwangssymptome im Rahmen schwerer depressiver Episoden

Eine Expositionsbehandlung wird erschwert, wenn aktuell eine schwere depressive Episode besteht bzw. im Vordergrund steht, da im Rahmen der Exposition eine weitere Destabilisierung eintreten kann. Hier sind eine antidepressive Pharmakotherapie sowie die Psychotherapie der Depression als primäre Behandlungsansätze zu empfehlen. Eine Vergleichsstudie mit SSRI und Noradrenalin-Wiederaufnahmehemmern bei Patienten mit Zwangsstörung und Depression konnte auch hier die Überlegenheit der Serotonin-Wiederaufnahmehemmer gegenüber Noradrenalin-Wiederaufnahmehemmern belegen (Hoehn-Saric et al. 2000). Die häufige sekundäre, meist leicht- bis mittelgradige depressive Symptomatik bei primären Zwangsstörungen stellt dagegen keine Kontraindikation für eine Expositionsbehandlung dar.

Zwangsstörungen im Rahmen schizophrener Psychosen

Hier sollte zunächst der Erfolg einer Monotherapie mit atypischen Antipsychotika abgewartet werden (z. B. Risperidon oder Aripiprazol, kein Clozapin wegen häufiger Berichte einer Exazerbation von Zwängen). Ein zusätzlicher Versuch mit einem SSRI sollte erst dann erfolgen, wenn bezüglich der produktiv-psychotischen Symptomatik eine Stabilisierung eingetreten ist. Die Add-on-Gabe von SSRI zusätzlich zu Antipsychotika bei Patienten mit Schizophrenie und Zwangsstörung wurde in zahlreichen offenen Studien mit kleinen Fallzahlen überprüft. Da ein Teil dieser offenen Studien Besserungen berichtete, ist ein Versuch mit einem Serotonin-Wiederaufnahmehemmer gerechtfertigt (Übersicht bei Poyurovsky et al. 2004). Insgesamt ist nur ein geringer Nutzen zu erwarten.

Kontrollierte Therapiestudien mit KVT bei Zwängen im Rahmen von Psychosen liegen nicht vor. Die mit der Exposition verbundene massive Emotionsinduktion birgt das Risiko der psychotischen Dekompensation. KVT bei Zwängen im Rahmen von Psychosen setzt daher eine stabile Besserung der Psychose voraus, Expositionen sollten vorsichtig in kleinen Schritten eingesetzt werden (Tundo et al. 2012). Die Funktionalität der Zwänge, die dem Betroffenen evtl. ein Gefühl von Kontrolle und Schutz vor Reizüberflutung angesichts eines psychotischen Erlebens vermitteln, muss beachtet werden.

Zwangsstörungen im Rahmen von Tic-Erkrankungen/Tourette-Syndrom

Bei medikamentöser Behandlung empfiehlt sich hier die Kombination von Neuroleptika und Serotonin-Wiederaufnahmehemmern. Die Durchführung von KVT und Exposition ist bei Zwangsstörungen im Rahmen von Tic-Erkrankungen weniger effektiv und aufgrund der Art der Zwänge, z. B. des oft impulshaften Charakters, schwieriger durchführbar. Zur Behandlung der Tics eignet sich das „habit-reversal training".

15.5.5 Therapieresistenz bzw. ungenügende Response

Bei Nichtansprechen auf kognitive Verhaltenstherapie und Pharmakotherapie mit einem SSRI ist ggf. eine weitere Dosiserhöhung des SSRI oder die zusätzliche Gabe eines atypischen Neuroleptikums zu erwägen (> Tab. 15.6).

Die meisten placebokontrollierten Studien liegen für die Augmentation mit atypischen Antipsychotika in niedrigen Dosen wie z. B. Risperidon, Olanzapin oder Quetiapin vor (Übersichten bei Bloch et al. 2006). Allerdings ist der therapeutische Nutzen insgesamt nur gering bis mäßig. Zu empfehlen sind z. B. Risperidon 1–3 mg, Quetiapin 200–600 mg oder Aripiprazol 2,5–10 mg in Kombination mit dem Serotonin-Wiederaufnahmehemmer („Augmentation mit Neuroleptika") über einen Zeitraum von 6 Wochen, danach sollte, wenn keine Besserung eingetreten ist, wieder abgesetzt werden. Zu empfehlen sind atypische Neuroleptika bei Therapieresistenz insbesondere dann, wenn ausgeprägte magische Befürchtungen oder Tics vorliegen (Bloch et al. 2006). In Einzelfällen können atypische Neuroleptika, insbesondere Clozapin, Zwangssymptome induzieren oder vorhandene exazerbieren, wobei dies meist bei Patienten mit Psychosen oder bipolaren Störungen beobachtet wurde. Schirmbeck und Mitarbeiter (2011) fanden bei Schizophrenie-Patienten gehäuft Zwangssymptome unter Clozapin und Olanzapin, kaum dagegen unter Aripiprazol oder Amisulprid.

Im Rahmen des bisher einzigen RCTs zu verschiedenen Augmentationsstrategien bei Therapieresistenz auf SSRI wurden KVT, Risperidon und Placebo verglichen (Simpson et al. 2013). Als hochwirksam erwies sich allein die KVT mit Exposition (allerdings sehr intensiv mit 15 x 90 min Exposition), während Risperidon vergleichbar Placebo war.

Es gibt eine Reihe von Berichten über Hochdosis-SSRI-Therapie, bei denen deutlich höhere als übliche und zugelassene Dosierungen verwendet wurden. Dies empfiehlt sich z. B. bei Patienten mit niedrigen Plasmaspiegeln (rapid metabolizer), aber auch in Einzelfällen bei Patienten, die eine leichte Besserung zeigen und die Medikamente sehr gut vertragen (Koran et al. 2007).

Anders als bei therapieresistenter Depression gibt es keine überzeugenden Hinweise für die Wirksamkeit von **Lithium** als Augmentationsstrategie. Auch **Buspiron** sowie diverse andere Substanzen haben sich bei Zwangsstörungen nicht als wirksam erwiesen.

Wichtig bei Therapieresistenz ist die genaue Prüfung der bisherigen Therapie (z. B. wurde Expositionsbehandlung überhaupt durchgeführt, auch außerhalb der Praxis und in ausreichend intensiver Weise, z. B. mindestens mehrere mehrstündige Sitzungen). Manche Patienten sind zu einer Reizkonfrontationstherapie erst dann in der Lage, wenn zuvor mithilfe einer Pharmakotherapie eine Teilbesserung erzielt wurde und mehr Widerstand gegen die Zwänge geleistet werden kann.

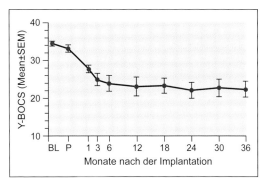

Abb. 15.3 Rückgang der Zwangssymptomatik unter tiefer Hirnstimulation bei acht Patienten im Verlauf von 3 Jahren ($p < 0{,}001$) (modifiziert nach Greenberg et al. 2006).

15.5.6 Tiefe Hirnstimulation

Die Zwangsstörung ist praktisch die einzige psychische Erkrankung, bei der bis in jüngste Zeit bei schweren therapieresistenten Fällen stereotaktische neurochirurgische (irreversible) Interventionen durchgeführt wurden. Eine kontrollierte Therapiestudie wurde nie durchgeführt, die Besserungsraten, die etwa bei 40–50 % der Patienten angegeben werden, beruhen auf Einzelfallserien bzw. offenen Studien ohne Kontrollgruppe.

Inzwischen steht mit der tiefen Hirnstimulation ein reversibles neurochirurgisches Therapieverfahren zur Verfügung, bei dem stereotaktisch uni- oder bilateral Elektroden in den Zielregionen implantiert werden, in denen früher mithilfe der irreversiblen Thermokoagulation bzw. dem Gamma-Messer Läsionen gesetzt wurden. Das Verfahren hat sich innerhalb des letzten Jahrzehnts bei der Behandlung neurologischer Erkrankungen wie vor allem Morbus Parkinson und Dystonie bewährt. Auch bei der Behandlung schwerer, therapierefraktärer psychischer Erkrankungen, besonders bei schweren therapieresistenten Zwangserkrankungen wird es von einigen Arbeitsgruppen angewendet.

Eine klinisch relevante Symptomreduktion wird bei ca. zwei Drittel der Patienten nach beidseitiger Implantation der Elektroden in der ventralen inneren Kapsel bzw. im ventralen Striatum berichtet (Greenber et al. 2008; Nangunoori et al. 2013). Auch die Nucleus-subthalamicus-Stimulation hat bei Patienten mit Zwangsstörungen zu Besserungen geführt, war aber im Vergleich mit der Platzierung der Elektroden in der vorderen inneren Kapsel bzw. im ventralen Striatum mit mehr psychiatrischen Nebenwirkungen verbunden (Mallet et al. 2009).

Langzeitbeobachtungen, die etwa bei der Hälfte der Patienten über 36 Monate durchgeführt wurden, sprechen für einen anhaltenden Effekt (Greenberg et al. 2006, 2008; ➤ Abb. 15.3).

Ob das Verfahren zukünftig als Mittel der letzten Wahl bei schwerer therapieresistenter Zwangserkrankung empfohlen werden kann, lässt sich derzeit noch nicht beurteilen. Hier müssen die Ergebnisse kontrollierter Studien abgewartet werden.

DIE WICHTIGSTEN BEHANDLUNGSGRUNDSÄTZE
- Therapie der ersten Wahl: Kognitive Verhaltenstherapie mit Exposition und Reaktionsmanagement (empirisch am besten gesicherte Therapie).
- Eine „intensive" Therapie mit mehreren mehrstündigen Expositionssitzungen außerhalb der Praxis und stationäre Therapien am wirksamsten.
- Pharmakotherapie, wenn Psychotherapie (KVT) nicht ausreichend wirkt oder abgelehnt wird: SSRI in hoher Dosis mind. 8 bis 12 Wochen, bei positivem Effekt dann für 1 bis 2 Jahre.
- Kombinationstherapie Psychotherapie + Medikamente bei komorbider Depression und wenn Zwangsgedanken im Vordergrund.
- Bei Therapieresistenz auf KVT und SSRI: SSRI evtl. noch höher dosieren, add-on atypische Antipsychotika in niedriger Dosis.

KAPITEL 16

Winfried Rief, Peter Henningsen und Ulrich Voderholzer

Somatoforme Störungen (ICD-10 F45)

16.1	Einleitung	269
16.2	Diagnostik somatoformer Störungen	270
16.3	Psychobiologische Aspekte somatoformer Störungen	272
16.4	Psychologische Aspekte somatoformer Störungen	273
16.5	Behandlung von Patienten mit somatoformen Störungen	274
16.5.1	Medizinisches Management	274
16.5.2	Psychotherapeutische Interventionen	275
16.5.3	Psychopharmakologische Behandlung	277
16.6	**Tinnitus im Rahmen psychischer Erkrankungen** Ulrich Voderholzer	278
16.6.1	Symptomatik	278
16.6.2	Diagnostik	278
16.6.3	Prävalenz	278
16.6.4	Ursachen	278
16.6.5	Therapie	279

16.1 Einleitung

Körperliche Symptome wie Rückenschmerzen, Kopfschmerzen, Bauchbeschwerden, Schwindel, Brustschmerz sind in der Mehrzahl der Fälle nicht eindeutig auf organische Grunderkrankungen zurückzuführen (Kroenke und Mangelsdorff 1989) und werden entsprechend als somatoforme Symptome bezeichnet. In der Allgemeinbevölkerung haben

Tab. 16.1 Somatoforme Störungen – Übersicht zum Krankheitsbild.

Lebenszeitprävalenz	Somatisierungsstörung: deutlich unter 1 %; multiple somatoforme Symptomatik: 11 % (BGS)
Punktprävalenz	6–11 %
Geschlechterverhältnis	Frauen : Männer ca. 2:1
Erkrankungsalter	Erste Symptome meist in 2. Lebensdekade (12–20 LJ)
Komorbiditäten	Bis zu 50 % Depression (bei klinischen Stichproben noch höher); ca. 25–40 % Angststörungen; bei Persönlichkeitsstörungen überzufällig misstrauischer Denkstil
Erblicher Faktor	Zu wenig bekannt
Leitlinien	S3-AWMF-Leitlinie „Umgang mit Patienten mit nichtspezifischen, funktionellen und somatoformen Körperbeschwerden" (Hausteiner-Wiehle und Henningsen 2013); DGPs-Leitlinie zur Psychotherapie bei somatoformen Störungen (Martin et al. 2013)

einzelne dieser Beschwerden, vor allem die Schmerzsymptome, Häufigkeiten von 20–30 %, während einzelne kardiovaskuläre Symptome und gastrointestinale Symptome Häufigkeiten von 10–20 % aufweisen (Rief, Hessel und Braehler 2001).

Wenn auch die **Prävalenzzahlen** in medizinischen Settings zwischen verschiedenen Erhebungen schwanken, so wird doch allgemein angenommen, dass ca. 20 % aller Arztbesuche auf Personen mit somatoformen Symptomen zurückgehen. Fink und andere (Fink, Hansen und Oxhoj 2004) fanden in Dänemark bei 20 % aller Patienten in internistischen Einrichtungen somatoforme Störungen, Wessely und andere fanden in England in zahlreichen Richtungen der Tertiärversorgung bei durchschnittlich der Hälfte der Patienten unklare körperliche Beschwerden (Wessely, Nimnuan und Sharpe 1999).

Gerade in der Gruppe der „High Utilizer des Gesundheitssystems", die besonders hohe Behandlungskosten haben, finden sich neben einigen chronischen Erkrankungen zu ca. 20 % Personen mit somatoformen Störungen (Fink 1992).

Neben den direkten Behandlungskosten sind jedoch die Personen mit somatoformen Störungen auch zu einem hohen Anteil an indirekten Gesundheitskosten beteiligt, die durch Arbeitsunfähigkeitszeiten sowie Frühberentung entstehen. Neben diesen gesundheitsökonomischen Aspekten darf jedoch nicht außer Acht gelassen werden, dass diese unklaren körperlichen Beschwerden auch mit einem intensiven subjektiven Leiden verbunden sind und bei den betroffenen Personen die Lebensqualität deutlich reduziert ist. Deshalb ist es eine der großen Herausforderungen an das Gesundheitssystem, die Diagnostik, das Management bzw. die Behandlung von Personen mit somatoformen Störungen zu verbessern.

Auch bei (anderen) psychischen Erkrankungen fallen häufig unklare körperliche Beschwerden auf. Aus diesem Grund wurde von Kielholz vor mehreren Jahrzehnten das Konzept der lavierten bzw. somatisierten Depression eingeführt (Kielholz 1973). Allerdings rechtfertigen die aktuellen Forschungsergebnisse nicht, somatoforme Störungen einfach als Phänomen depressiver Erkrankungen zu subsumieren. Sowohl Verlauf, psychobiologische Grundlagen als auch Ansprechen auf Behandlungen bei Personen mit somatoformen Störungen und Depressionen sind ausgesprochen unterschiedlich. Wenn Personen mit Depressionen z. B. zusätzliche Schmerzsyndrome haben, sprechen sie auch bezüglich der Depression schlechter auf antidepressive Behandlung an als depressive Patienten ohne Schmerzsyndrom. Deshalb muss auch bei Patienten mit psychischen Störungen gesondert berücksichtigt werden, ob Komorbidität mit somatoformen Störungen vorliegt.

16.2 Diagnostik somatoformer Störungen

ICD-10 schlägt unter der Kategorie somatoforme Störungen neun Einzeldiagnosen vor. Gewissermaßen Prototyp dieser einzelnen Diagnosen ist die **Somatisierungsstörung,** unter der Personen mit multiplen körperlichen Beschwerden diagnostiziert werden, die in der Regel über mehrere Jahre persistieren und die häufig bereits vor dem 30. Lebensjahr beginnen.

Eine ähnliche Konstruktion liegt der **somatoformen autonomen Funktionsstörung** zugrunde, die primär für Personen mit multiplen Symptomen bei autonom inervierten Organen diagnostiziert wird. Weitere Einzeldiagnosen sind:
- die somatoforme Schmerzstörung
- die Konversionsstörung (bei ICD-10 unter den dissoziativen Störungen eingeordnet) oder
- die undifferenzierte somatoforme Störung.

Von diesen Störungsbildern abzugrenzen sind Personen, bei denen zwar ebenfalls unklare körperliche Beschwerden vorliegen, deren Leiden jedoch von damit zusammenhängenden Gesundheitsängsten dominiert wird. In diesem Fall wird eine **hypochondrische Störung** diagnostiziert. ICD-10 subsumiert unter die hypochondrischen Störungen auch die **körperdysmorphe Störung,** bei der die Überzeugung der Betroffenen im Vordergrund steht, dass bestimmte Körperteile hässlich und verunstaltet sind, obwohl diese Meinung von Außenstehenden nicht geteilt wird. Das amerikanische System DSM-5 hat diese Störungsgruppe mit einer eigenen Diagnose den Zwangsspektrumsstörungen zugeordnet.

Es gibt eine Reihe von Kritikpunkten an den bisher vorliegenden Definitionen für einzelne somatoforme Störungen (Kroenke Sharpe und Sykes 2007; Mayou et al. 2005; Rief, Henningsen und Hiller 2006).

Für die 5. Auflage des DSM-Manuals wurden die entsprechenden Diagnosekategorien überarbeitet (vgl. www.dsm5.org). Diese Neufassung sieht vor, die Kategorie der „somatoformen Störungen" mit der einer „Somatic Symptom and Associated Disorders" zu ersetzen. Die Hauptdiagnose „Somatic Symptom Disorder" soll Patienten erfassen, die erheblich unter einer oder mehreren Körperbeschwerden leiden. Diese Diagnose bringt neben dem neuen Namen zwei zentral wichtige Veränderungen mit sich: a) es wird nicht mehr gefordert, dass die Körperbeschwerden „organisch nicht ausreichend erklärt" sind und b) es werden erstmals positive psycho-behaviorale Kriterien wie hohe Gesundheitsangst oder übermäßige und anhaltende Beschäftigung mit der medizinischen Ernsthaftigkeit der Beschwerden gefordert. Durch diese Ausweitung wird das abgebildete Krankheitsbild sehr heterogen und kann von der bisherigen Somatisierungsstörung über Hypochondrie, Progredienzangst bei Krebs bis hin zu chronischen Schmerzsyndromen reichen. Die Auswirkungen dieser Neufassung sind zurzeit noch nicht abschätzbar. Allerdings wurden auch Cross-Walk-Systeme vorgeschlagen, um mit homogeneren Patientengruppen arbeiten zu können (Rief und Martin 2014).

Unabhängig von der offiziellen Klassifikation lassen sich die somatoformen Störungen in drei Hauptgruppen aufteilen:
- Die größte Gruppe, gleichzeitig auch die gesundheitspolitisch relevanteste Gruppe, sind jene Personen mit **multiplen körperlichen Beschwerden.** Für diese wurden auch neue Konstrukte wie multisomatoforme Störung, polysomatoforme Störung oder Somatisierungssyndrom nach dem Somatic-Symptom-Index vorgeschlagen. Bei Personen dieser Gruppe neigt die Störung zu einer hohen Chronifizierung; auch wenn die Symptome manchmal wechseln, bleibt das Gesamtsyndrom doch in aller Regel bestehen, wenn es sich einmal konstituiert hat (Rief und Rojas 2007).
- Die zweite Gruppe von Personen mit somatoformen Störungen sind jene mit **eng umschriebenen Symptomatiken;** so gibt es durchaus im Bereich der Schmerzsyndrome Patienten, die ausschließlich ein Schmerzsyndrom erleben (z. B. Rückenschmerz-Patienten). Genauso gibt es Patienten, bei denen ein Konversions- oder dissoziatives Symptom im Vordergrund steht (z. B. nichtepileptische Krampfanfälle). Trotzdem muss darauf hingewiesen werden, dass bei genauer Exploration dieser Patienten häufig ein multiples somatoformes Syndrom diagnostizierbar wird, wenn auch Symptome aus den letzten Monaten oder Jahren exploriert und berücksichtigt werden.
- Die dritte Hauptgruppe der Personen mit somatoformen Störungen wären dann jene mit **Hypochondrie** und ggf. **körperdysmorpher Störung.**

Dieses vereinfachte Diagnoseschema ist in > Abbildung 16.1 nochmals dargestellt.

Ein schwierig zu lösendes Problem bei den somatoformen Störungen ist die **organmedizinische Differenzialdiagnostik.** Einerseits ist offensichtlich,

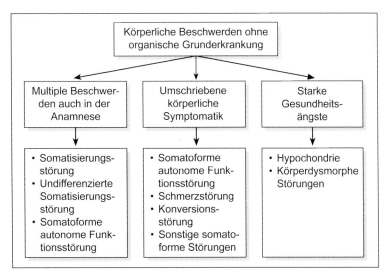

Abb. 16.1 Diagnostischer Entscheidungsbaum bei somatoformen Störungen (nach Rief und Hiller 1999).

dass das sinnlose Wiederholen von organmedizinischen Untersuchungen bei dieser Patientengruppe eher krankheitserhaltend wirkt; andererseits darf nicht außer Acht gelassen werden, dass auch jemand mit somatoformen Störungen weitere körperliche Erkrankungen entwickeln kann. Bei den Personen mit multiplen somatoformen Beschwerden gibt es naturgemäß weniger organische Erkrankungen, die die Komplexität des Syndroms erklären könnten, sodass die Differenzialdiagnose weniger schwierig ist; schwieriger kann dies bei einzelnen umschriebenen Symptomen werden. Allgemein wird empfohlen, Entscheidungen über die medizinische Diagnostik unabhängig von der Klagsamkeit der Patienten zu fällen und möglichst à priori festzulegen, welche Untersuchungen bei dem vorliegenden Syndrom als notwendig und hinreichend erachtet werden.

16.3 Psychobiologische Aspekte somatoformer Störungen

Auch wenn somatoforme Symptome nicht ausreichend durch eine organmedizinische Erkrankung erklärt werden können, so geht selbstverständlich mit dem Erleben von körperlichen Beschwerden grundsätzlich auch ein psychophysiologischer Aktivierungsprozess einher. In einer Übersicht (Rief und Barsky 2005) werden Besonderheiten der autonomen physiologischen Erregung, des endokrinen Systems, des Immunsystems, des Monoaminosäurenhaushalts sowie der Hirnmechanismen bei Personen mit somatoformen Störungen dargestellt. Erhöhte Muskelanspannung über Schmerzarealen, veränderte Atmungsmuster, psychophysiologische Hyperreaktivität z. B. des kardiovaskulären Systems mit einer reduzierten Fähigkeit, bei Entspannung auch wieder die physiologische Aktivierung zu reduzieren, sind nur einige physiologische Beispiele von Prozessen, die mit dem Erleben somatoformer Beschwerden einhergehen können.

Im endokrinen System wurde in aller Regel die **Hypothalamus-Hypophysen-Nebennierenrindenachse** in den Mittelpunkt des Interesses gestellt. Die Schmerzwahrnehmung ist hierbei wesentlich beeinflusst von der Aktivität dieses Systems, das bevorzugt durch Stressereignisse angeregt wird. Allerdings ist der Zusammenhang relativ komplex, da mit unterschiedlichen Phasen der Stressreaktion auch eine unterschiedliche Schmerzsensitivität bzw. Schmerzunterdrückung einhergeht. Gegebenenfalls erklärt sich hierdurch, dass zum Teil ein erniedrigter Kortisolspiegel bzw. eine erhöhte Unterdrückbarkeit der Kortisolausschüttung bei Personen dieser Störungsgruppe nachgewiesen werden konnte, jedoch oftmals auch widersprüchliche Befunde gefunden wurden.

Die subjektive Empfindung, krank zu sein, kann durch Veränderungen des **Immunsystems** ausgelöst werden bzw. damit einhergehen. So zeigt sich bei beginnenden Infektionen oftmals eine erhöhte Schmerzsensitivität, Gliederschmerzen sowie das

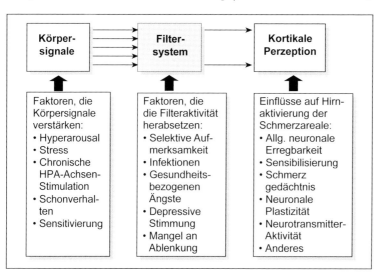

Abb. 16.2 Filtermodell zu somatoformen Störungen (nach Rief und Barsky 2005).

Bedürfnis nach sozialem Rückzug, was zusammengenommen an somatoforme Syndrome erinnern kann (Rief et al. 2001).

Entsprechend eines **Signal-Filter-Modells** (> Abb. 16.2; Rief und Barsky 2005) können somatoforme Störungen auch als eine **neuronale Filterstörung** aufgefasst werden. Der Körper produziert permanent Signale, die neuronal Richtung Gehirn weitergeleitet werden.

Bei den meisten dieser Signale hat das neuronale System jedoch gelernt, dass sie nicht relevant sind, sodass sie ausgefiltert werden können. Ist dieser Filterungsprozess jedoch gestört, kommen immer mehr und immer intensivere körperliche Empfindungen in das Bewusstsein. Diese Störung des Filterungsprozesses wurde versucht, z. T. über EEG-Untersuchungen zu quantifizieren. Erhöhte N1-Komponenten und reduzierte Mismatch Negativity bei Personen mit Somatisierungsstörung könnten mit einer solchen Filterstörung in Beziehung stehen (James et al. 1990).

16.4 Psychologische Aspekte somatoformer Störungen

Anamnestisch gibt es bei vielen Personen mit somatoformen Störungen eine **Häufung von körperlichen und/oder sexuellen Gewalterfahrungen,** ohne dass diese Häufung als ausschließliche Ursache der somatoformen Störung bezeichnet werden könnte. Für die Somatisierungsstörung, die Hypochondrie oder die Konversionsstörung ist jedoch jeweils spezifisch nachgewiesen worden, dass eine **erhöhte Missbrauchsrate** (auch im Vergleich zu depressiven Personen) vorlag. Auch gibt es Hinweise, dass unsichere und vermeidende Bindungsstile mit erhöhten Raten an somatoformen Störungen verbunden sind. Daneben ist in den meisten Kulturen der Erde Immigration ein zusätzlicher Faktor, der das Risiko der Entstehung somatoformer Beschwerden erhöht. Zusätzlich zeigt sich eine gewisse Häufung somatoformer Beschwerden in sozioökonomisch schlechter gestellten Gruppierungen, in Familien mit Personen, die einen Substanzmissbrauch und/oder soziopathische Züge aufweisen.

Neben den anamnestisch relevanten Variablen spielen psychologische Prozesse vor allem bei der Aufrechterhaltung der Störung eine besondere Rolle. Dazu gehört ein bestimmter kognitiver Stil, mit körperlichen Beschwerden umzugehen. Barsky und andere nennen dies **„somatosensory amplification"** (Barsky 1992), womit sie folgenden Aufschaukelungsprozess bezeichnen: Fokussierung der Aufmerksamkeit auf körperliche Beschwerden, dadurch verstärkte Wahrnehmung der Intensität und Frequenz körperlicher Missempfindungen, als Folge eine erhöhte Wahrscheinlichkeit, Körpermissempfindungen als Krankheitssignale zu bewerten, wodurch sich die Aufmerksamkeitsfokussierung verstärkt. Damit einher geht bei vielen Personen auch ein zu eng definiertes Verständnis von Gesundheit: Gesundheit wird als die völlige Abwesenheit von Körpermissempfindungen definiert, sodass kaum Toleranz zum Aushalten von körperlichen Beschwerden besteht.

In einer eigenen Untersuchung (Rief et al. 1998) wurden die kognitiven Stile von Somatisierungspatienten per Fragebogen näher untersucht. Es bestätigte sich, dass Patienten mit Somatisierungssyndrom eine erhöhte Neigung haben, Körpermissempfindungen zu katastrophisieren. Daneben liegt eine reduzierte Toleranz vor, Körperbeschwerden auszuhalten. Somatisierungspatienten nehmen auch einfache Körpermissempfindungen deutlich häufiger und deutlich intensiver wahr als gesunde (z. B. „wenn ich ein heißes Bad nehme, höre ich meinen Pulsschlag im Ohr"). Gerade bei chronifizierter Somatisierung liegt des Weiteren oftmals ein negatives Selbstkonzept vor, wo sich die betroffenen Personen als körperlich von schwacher Konstitution einschätzen, wenig belastbar, und deshalb auch viel Schonraum einfordern. Die Relevanz solcher psychologischer Faktoren für neuronal-perzeptuelle Prozesse konnte zwischenzeitlich in fMRT-Studien nachgewiesen werden (z. B. Seminovicz und Davis 2006).

In vielen Theorien zu somatoformen Störungen wird dem **subjektiven Krankheitsmodell** der Patienten eine besondere Rolle zugeschrieben. Es wird davon ausgegangen, dass sich Somatisierungspatienten durch eine „Fixierung" auf organische Erklärungen zu ihren Beschwerden auszeichnen. Dies ist jedoch nur ein Teil der Wahrheit. Somatisierungspatienten mit einem ausschließlich organischen

Krankheitsmodell fallen im Gesundheitswesen besonders auf, da sie sehr häufig organmedizinische Ärzte aufsuchen; falls diese Patienten dann zu Psychiatern, Psychosomatikern oder Psychotherapeuten überwiesen werden, zeigen sie sich besonders hartnäckig und anfangs schwierig in der Zusammenarbeit. Eine genaue Analyse von Kausalattributionen bei Patienten mit Somatisierungssyndrom hat jedoch ergeben, dass in den meisten Fällen diese eindeutige „Fixierung" auf organmedizinische Erklärungsmodelle nicht vorliegt (Rief et al. 2004). Viele Patienten haben zwar organische Erklärungsmodelle, die im Vordergrund stehen, erwägen jedoch genauso weitere, auch psychophysiologische Erklärungsmodelle. Für die Behandlung leitet sich deshalb daraus ab, diese Fähigkeit der Patienten nicht zu übersehen, sondern konstruktiv zu nutzen.

16.5 Behandlung von Patienten mit somatoformen Störungen

16.5.1 Medizinisches Management

Psychiatrische, psychosomatische oder psychotherapeutische Behandlung von Personen mit Somatisierungssyndrom setzt grundsätzlich voraus, dass auch die organmedizinische Seite kompetent abgedeckt wird. Aus diesem Grund wurden **Empfehlungen** entwickelt, wie vom organmedizinisch betreuenden Arzt ein konstruktiver Umgang mit Patienten mit Somatisierungssyndrom aussehen kann. Diese sind in der nachfolgenden ➤ Tabelle 16.2 zusammengefasst. Diese Empfehlungen zum medizinischen Umgang mit dieser Patientengruppe sind zwischenzeitlich auch in eine S3-Leitlinie eingegangen (Hausteiner-Wiehle und Henningsen 2013); zusätzlich liegt eine neue Leitlinie zur wissenschaftlichen Bewertung psychotherapeutischer Ansätze vor (Martin et al. 2013).

Die Vermittlung solcher Richtlinien an behandelnde Hausärzte hat sich in verschiedenen Arbeiten als sinnvoll erwiesen. So versandten Smith et al. (1986) an Hausärzte ähnliche Empfehlungen, sobald sie von der Behandlung eines Somatisierungspatienten erfahren haben. Sie konnten belegen, dass dies zu einer Verbesserung der Behandlungssituation beigetragen hat. Auch in einer eigenen Arbeit (Rief et al. 2006) wurden Hausärzte in einer 1-Tagesschulung darin unterrichtet, diese Prinzipien anzuwenden. Es konnte gezeigt werden, dass bei den geschulten Hausärzten sich die Inanspruchnahme medizinischer Leistungen ihrer Somatisierungspatienten deutlich reduzierte, während bei ungeschulten Ärzten in den 6 Monaten vor Hausarztbesuch die gleiche Inanspruchnahme wie in den 6 Monaten nach Hausarztbesuch gefunden wurde.

Wenn auch somit auf das Potenzial verwiesen wird, das in einer Verbesserung der hausärztlichen Betreuung von Somatisierungspatienten liegt, darf dieser Ansatz auch nicht überbewertet werden. In kaum einer Hausarzt-Schulungsstudie wurde gefunden, dass sich wirklich die klinische Symptomatik der Patienten substanziell verbesserte (Kroenke et al. 2000). Der Sinn solcher Hausarzt-Schulungsprogramme liegt vielmehr in einer verbesserten Entdeckung und Diagnostik der betroffenen Patienten, in einer Reduktion von Hilflosigkeitsgefühlen der behandelnden Hausärzte im Umgang mit diesen Patienten und in einer erhöhten Wahrscheinlichkeit der Zuweisung zu empirisch besser fundierten Behandlungen.

Deshalb kommt gestuften Programmen eine besondere Bedeutung zu. Henningsen et al. stellen ein solches Programm vor, das auf verschiedensten Übersichtsarbeiten zu den Untergruppen somato-

Tab. 16.2 Empfehlungen zum Umgang mit Somatisierungspatienten im organmedizinischen Setting (nach Rief 2007).

- Bestätigen Sie die Glaubhaftigkeit der Beschwerden.
- Sprechen Sie frühzeitig an, dass die wahrscheinlichste Ursache für die Beschwerden keine schwere Erkrankung ist, sondern eine Störung in der Wahrnehmung von Körperprozessen.
- Explorieren Sie körperliche und mögliche psychische Symptome vollständig.
- Besprechen Sie mit dem Patienten die geplanten Schritte und ihre Konsequenzen.
- Vermeiden Sie unnötige Eingriffe und Bagatelldiagnosen.
- Vereinbaren Sie feste Termine für Nachuntersuchungen.
- Motivieren Sie zu gesunder Lebensführung und Stressabbau sowie zu ausreichender körperlicher Bewegung. Beugen Sie inadäquatem Schonverhalten vor.
- Stellen Sie Rückfragen und lassen Sie den Patienten Zusammenfassungen geben, um mögliche Informationsverzerrungen zu erkennen.

former Syndrome basiert (Henningsen, Zipfel und Herzog 2007). In diesem Kontext ist gerade der Schritt zwischen hausärztlicher Versorgung und ambulanter Psychotherapie sehr groß; deshalb kommt der Entwicklung von Minimalinterventionen große Bedeutung zu, die die Lücke zwischen Allgemeinarzt und Psychiater/Psychotherapeut verringern (Martin et al. 2007).

16.5.2 Psychotherapeutische Interventionen

Für das klassisch-psychoanalytische Vorgehen findet sich kein Hinweis auf Effektivität beim Somatisierungssyndrom, was zum Teil mit der geringen Anzahl an wissenschaftlichen Studien in diesem Bereich zusammenhängen kann. Allerdings wurde auch wiederholt darauf hingewiesen, dass Körpersymptomatik ein gewisses Problem bei klassisch-psychodynamisch-psychoanalytischem Vorgehen darstellen kann.

Zwischenzeitlich wurden jedoch auch psychodynamische **Kurzzeittherapien** entwickelt, die zum einen wissenschaftlich evaluiert wurden, zum anderen große Ähnlichkeiten zu bewährten **verhaltenstherapeutischen Ansätzen** aufweisen. So stellen Nickel und Egle ein Interventionsprogramm für Personen mit somatoformen Schmerzstörungen vor, das im ersten Drittel einen ausführlichen Anteil an Psychoedukation enthält, um die Patienten für einen psychotherapeutischen Zugang zu motivieren (Nickel und Egle 1999).

Von einer englischen Arbeitsgruppe um Else Guthrie wurden Interventionen auf **psychodynamischem** Hintergrund entwickelt, die auf Patienten mit gastrointestinalen Beschwerden (z. B. Dyspepsie) zugeschnitten sind (Guthrie et al. 1999). Durch diese Adaptationen und Kombinationen psychodynamischer Ansätze mit **psychoedukativen,** zum Teil auch **kognitiv-behavioralen Ansätzen** gelingt es offensichtlich, bei weniger motivierten Patienten eine Bereitschaft zur Psychotherapie zu entwickeln, sodass geringe Abbruchraten von den entsprechenden Studien berichtet werden. Eine multizentrische, randomisiert kontrollierte Evaluation einer manualisierten psychodynamisch-interpersonellen Kurzzeitintervention über 12 Sitzungen bei Patienten mit multisomatoformer Störung („PISO-Studie") zeigt erwartungsgemäß zwar nur geringe bis mittelstarke, aber hoch signifikante Effekte im Vergleich zur sog. Enhanced Medical Care (Sattel et al. 2012). Derartige Kurzinterventionen können in der Versorgung der Patienten die oben benannte Lücke zwischen haus- und fachärztlich-somatischer Versorgung und Richtlinienpsychotherapie schließen (vgl. Arbeitsgruppe PISO 2011).

Wie in vielen anderen Bereichen ist auch hier die Mehrzahl kontrollierter Therapiestudien eher aus dem kognitiv-behavioralen Bereich. Looper und Kirmayer (2002) fassen den Forschungsstand folgendermaßen zusammen: Für Personen mit Hypochondrie sowie für Personen mit körperdysmorphen Störungen liegen potente verhaltenstherapeutische Behandlungsprogramme vor, die mit hohen Effektstärken verbunden sind (➤ Tab. 16.3). Als Beispiele sind hier vor allem die Hypochondrieansätze der englischen Arbeitsgruppe um Paul Salkovskis zu nennen, die hohe Effektivität belegt haben (Clark et al. 1998). Eine neue Vergleichsstudie von kognitiv-behavioralen Verfahren, psychodynamischen Verfahren sowie einer Wartegruppe, die 80 Patienten mit Hypochondrie auf drei Gruppen randomisierte, erbrachte hierbei nur signifikante Effekte für die kognitiv-behaviorale Therapie, während die psychodynamische Therapie sich in ihrer Effektivität nicht von der Wartegruppe unterschied (Sorensen et al. 2011).

Die genannte Übersicht (Looper und Kirmayer 2002) sowie eine Metaanalyse von Kleinstäuber et al. (2011) machen jedoch auch deutlich, dass bei Personen mit multiplen somatoformen Beschwerden nur mittlere Effektstärken erreicht werden, sowohl durch kognitiv-behaviorale Therapien als auch

Tab. 16.3 Effektstärken kognitiv-behavioraler Programme bei somatoformen Störungen (nach Looper und Kirmayer 2002).

Störungsgruppe	Effektstärke
Hypochondrie (4 Studien)	1,3–2,0
Körperdysmorphe Störung (4 Studien)	1,3–2,6
Multiple somatoforme Syndrome (5 Studien)	0,38–0,88
Roseneck-Studie (Rief, Bleichhardt und Timmer 2002; Timmer, Bleichhardt und Rief 2004), Multiples Somatisierungssyndrom (mindestens 8 Symptome)	0,81

durch sog. Reattributionsverfahren. Dies ist jedoch weniger überraschend, wenn man bedenkt, dass bei chronischen Schmerzsyndromen die Effektstärken psychologischer Interventionen auch nur im Bereich von 0,4–0,6 liegen. Es zeichnet sich ab, dass bei Somatisierungspatienten die Effektstärken psychotherapeutischer Interventionen etwas höher liegen können, jedoch den Bereich hoher Effektstärken wie bei Angsterkrankungen, depressiven Erkrankungen oder auch der Hypochondrie und körperdysmorphen Störungen vorerst nicht erreichen werden.

In einem gruppentherapeutischen Programm der eigenen Arbeitsgruppe wurden die kognitiv-behavioralen Interventionen bei Somatisierungssyndrom zusammengestellt und ausführlich beschrieben (Rief, Bleichhardt und Timmer 2002; Rief und Hiller 1998). Dabei baut das Verfahren auf folgende **Bausteine** auf:

1. Therapiebaustein: Aufbau einer therapeutischen Beziehung; Diagnostik; Klärung der Ausgangsmotivation; Klärung der Behandlungserfahrungen; Vereinbarung einer vorerst befristeten Behandlungszeit
2. Therapiebaustein: Einfluss von Stress auf körperliches Wohlbefinden; Einfluss von körperlichen Beschwerden auf das Stresserleben; Ableitung eines Interventionsrationals (z. B. für Entspannungstrainings oder Stressbewältigungstrainings); Durchführung der Intervention
3. Therapiebaustein: Demonstration des Aufschaukelungsprozesses zwischen Aufmerksamkeitsfokussierung und Köpermissempfindungen; Ableitung des Interventionsrationals zur kontrollierten Aufmerksamkeitslenkung auf externalen sensorischen Input; Durchführung der Intervention
4. Therapiebaustein: kognitive Ansätze (Ent-Katastrophisierung von Körpermissempfindungen; Aufbau neutralisierender Bewertungsprozesse; weitere kognitive Umstrukturierung)
5. Therapiebaustein: Reduktion von Vermeidungs- und Schonverhalten; Aufbau eines adäquaten Belastungsverhaltens (theoretischer Hintergrund: Vermittlung des „Learned misuse"-Modells; Demonstration des Aufschaukelungsprozesses zwischen Schonverhalten, Verringerung der körperlichen Belastbarkeit, Erhöhung der Wahrscheinlichkeit, Körpermissempfindungen wahrzunehmen etc.; Durchführung adäquater körperlicher Belastungsübungen)
6. Therapiebaustein: Aufbau eines adäquaten Inanspruchnahmeverhaltens
7. Therapiebaustein: Erstellung eines Gesamtmodells zur Erklärung von Einflussfaktoren auf körperliche Missempfindungen
8. Therapiebaustein: Behandlung weiterer therapierelevanter Themen.

Auch für dieses bei Rief et al. (2002) dargestellte Vorgehen konnte gezeigt werden, dass die kurzfristigen Therapieeffekte im Bereich von d = 0,8–0,9 liegen (SCL-Somatisierungsskala). Trotzdem ist offensichtlich, dass die in diesem Falle hoch chronifizierte Patientengruppe auch am Ende der Behandlung noch substanzielle klinische Symptomatik zeigt sowie das Inanspruchnahmeverhalten sich zwar deutlich reduziert hat, jedoch immer noch weit über normal liegt.

Neben dem kognitiv-behavioralen Vorgehen wurden auch verschiedene andere Varianten vorgeschlagen, die z. T. bei Personen mit Somatisierungssyndrom Sinn machen könnten. Pennebaker entwickelte den Ansatz des **„emotionalen Schreibens"**, um Personen darin zu unterstützen, bezüglich schwieriger Lebenserfahrungen die beteiligten Emotionen zu verbalisieren und somit zu einer neuen Sicht der Dinge zu kommen. Es konnte gezeigt werden, dass dieses emotionale Schreiben bei Personen mit Fibromyalgie zu einer Verbesserung von psychologischen sowie von Gesundheitsvariablen führte (Broderick et al. 2005).

Cheng und Kollegen bauten einen Behandlungsansatz für Personen mit funktioneller Dyspepsie auf, der ausschließlich auf eine Verbesserung der Problemlösefertigkeiten beruhte und ebenfalls positive Effekte erbrachte (Cheng et al. 2007).

Nanke und Rief (2003) haben weiterhin den Ansatz des Biofeedbacks modifiziert, um damit die Behandlung von Personen mit somatoformen Störungen zu erleichtern. Das Biofeedback scheint besonders geeignet, um Patienten mit Somatisierungssyndrom zu vermitteln, wie psychologische Einflüsse und Bewertungsprozesse intensiven Einfluss auf körperliche Vorgänge haben. Hypothesengerecht konnte in einer empirischen, randomisiert-kontrollierten Studie auch belegt werden, dass Somatisierungspatienten nach Biofeedbackbehandlung deutlich weniger katastrophisierende Bewertungsprozesse bezüglich Körpermissempfindungen zeigen als Personen, die als Kontrollbedingung eine Entspannungstherapie erhielten. Die Personen der Biofeedbackgruppe konnten auch stärker akzeptieren, dass psychosoziale Faktoren zur Entstehung und zur Veränderung ihrer Körperbeschwerden beitragen und schätzten den subjektiven Therapieerfolg höher ein.

Eine kritischere Sicht der Effekte von psychosozialen Interventionen allgemein bei Personen mit multiplen unklaren körperlichen Beschwerden ziehen Allen et al. (2002), die auf die bescheidenen Effektstärken der Intervention hinweisen. Nur wenige der bis dahin beschriebenen Interventionen würden gerade bei Personen mit dem Vollbild der Somatisierungsstörung wirklich Langzeiteffekte zeigen. Deshalb entwickelten diese Autoren einen neuen Behandlungsansatz für Personen mit dem Vollbild der Somatisierungsstörung, in den Elemente eingingen wie physiologisches Arousal durch Entspannung reduzieren, Aktivitätenaufbau, Stressmanagement und Genusstraining, Bewusstsein für Gefühle; Kognitionen und Kommunikation ändern, partnerschaftliche Krankheitsverstärkung reduzieren. Sie konnten zeigen, dass auch bei dieser sehr schwer behandelbaren Gruppe stabile Langzeiteffekte erreicht werden konnten (Allen et al. 2006).

16.5.3 Psychopharmakologische Behandlung

Das auffallendste Ergebnis zur psychopharmakologischen Behandlung von Personen mit Somatisierungssyndrom ist die geringe Anzahl von durchgeführten und veröffentlichten Studien. Als Ausnahmen liegen aus Deutschland Arbeiten zum einen mit Opipramol, zum anderen mit Johanniskraut vor (Möller, Volz und Stoll 2003). In beiden Fällen wurde ein positiver Effekt in der Somatisierungsgruppe im Vergleich zur Placebogruppe beschrieben, in beiden Fällen handelte es sich um eine Stichprobe aus dem hausärztlichen Bereich. Daneben sind in den letzten Jahren auch vermehrt Studien mit SSRIs und anderen neueren Antidepressiva erschienen, die sich jedoch oftmals nicht direkt Somatisierungspatienten gewidmet haben, sondern damit assoziierten Phänomenen (Fibromyalgie, Chronic Fatigue Syndrom, prämenstruelles Syndrom). So findet sich eine Studie, die den Einsatz von Citalopram bei somatoformer Schmerzstörung empfiehlt (Aragona et al. 2005), eine andere Arbeit findet Evidenz für den Einsatz von Sertralin bei prämenstruellem Syndrom (Freeman et al. 1999) etc. Sichere Hinweise darauf, dass Antidepressiva mit Serotonin- und Noradrenalin-Wiederaufnahmehemmung (SNRI) Vorteile bei der Behandlung somatoformer Störungen gegenüber anderen Antidepressiva bieten, liegen noch nicht vor. Soweit als Leitsymptom „Kopfschmerz" vorliegt, kann auf die entsprechenden pharmakologischen Behandlungsleitlinien zurückgegriffen werden (http://www.awmf.org/leitlinien/detail/ll/030–077.html).

Fallon (2004) fasst den Stand zur Psychopharmakologie bei Somatisierungssyndrom folgendermaßen zusammen: Handelt es sich um Störungen, die eine gewisse Nähe zu den **Zwangserkrankungen** aufweisen (z. B. körperdysmorphe Störung, Hypochondrie), sieht er genügend Evidenz für den Einsatz von **selektiven Serotonin-Wiederaufnahmehemmern**. Beim Somatisierungssyndrom im engeren Sinne sieht er jedoch momentan noch keine ausreichenden Belege für den Einsatz von Psychopharmaka. Bei den **Schmerzsyndromen** wurde aufgrund von früheren Metaanalysen und Zusammenfassungen immer wieder die Sinnhaftigkeit **trizyklischer Antidepressiva** betont. Allerdings muss auch hier darauf hingewiesen werden, dass die empirische Basis des Einsatzes von Trizyklika bei chronischem Schmerzsyndrom sowie der Vorteil z. B. zu SSRI auf mehreren Studien beruht, die sich primär den Schmerzsyndromen im Rahmen von Diabetes mellitus gewidmet haben. Deshalb kann auch hier zukünftige Forschung ggf. ein neues Bild ergeben.

> **DIE WICHTIGSTEN BEHANDLUNGSGRUNDSÄTZE**
> - **Anfangsphase:** aktiv an Stabilisierung einer therapeutischen Beziehung arbeiten; misstrauischen Denk- und Kommunikationsstil der Patienten beachten; nicht „über-psychologisieren"; auf Deutungen verzichten.
> - **Psychoedukation:** auf den Zusammenhang zwischen biopsychosozialen Einflüssen und körperlichen Beschwerden eingehen; ggf. durch Beispiele, Verhaltensexperimente oder Symptomtagebücher veranschaulichen.
> - **Behandlungsrichtlinien bei Somatisierungssyndromen:** Es liegt sehr gute Evidenz für kognitiv-behaviorale Verfahren vor, zusätzlich weisen neuere psychodynamische und kombiniert verhaltenstherapeutisch-psychodynamische Ansätze ebenfalls auf Effektivität hin. In beiden Fällen sind jedoch nur niedrige bis mittlere Effektstärken zu erwarten. Für (psycho-)pharmakologische Behandlungen liegt außer zum Leitsymptom Kopfschmerz nur wenig Evidenz vor.

- **Behandlungsempfehlungen bei Hypochondrie:**
  Hier konnten mit kognitiv-verhaltenstherapeutischen Behandlungen hohe Therapieeffekte erzielt werden; die Behandlungsleitfäden orientieren sich stark an der Behandlung von Angsterkrankungen.

16.6 Tinnitus im Rahmen psychischer Erkrankungen
Ulrich Voderholzer

Für Tinnitus existiert keine F-Diagnose im ICD-10; wegen der Häufigkeit des Symptoms und der Belastung vieler Betroffener sowie der starken Assoziation mit psychischen Erkrankungen wird im Folgenden kurz auf den gegenwärtigen, evidenzbasierten Kenntnisstand eingegangen (➤ Tab. 16.4).

16.6.1 Symptomatik

Unter Tinnitus versteht man die subjektive Wahrnehmung eines häufig chronischen und belasteten Ohrgeräusches in Form eines Rauschens, Pfeifens, Brummens oder einer anderen Art von Ton, das meist für den Betroffenen belastend ist. Häufig besteht eine Assoziation mit Geräuschüberempfindlichkeit. Bei schweren und chronischen Formen eines Tinnitus besteht meist eine begleitende psychische Störung, am häufigsten eine affektive Störung, eine Angststörung oder eine somatoforme Störung. Differenzialdiagnostisch abzugrenzen sind Halluzinationen (z. B. Stimmengewirr) oder Pseudohalluzinationen (Klanggebilde), zum Beispiel im Rahmen von Psychosen.

16.6.2 Diagnostik

Bei akutem Tinnitus ist eine HNO-ärztliche Untersuchung zu empfehlen.

Zur Messung des Schweregrades der Tinnitus-Belastung eignet sich am besten der Tinnitus-Fragebogen nach Goebel und Hiller (1998) in seiner Kurzform (Mini-TF 12; Hiller und Goebel 2004).

16.6.3 Prävalenz

Im Laufe ihres Lebens bemerken circa 35–40 % aller Menschen einen Tinnitus, ein chronisches Ohrgeräusch wird von circa 4 % berichtet. Etwa 1 % sind durch einen Tinnitus sehr belastet (sog. dekompensierter Tinnitus).

Es besteht eine Assoziation mit psychischen Störungen, am häufigsten mit depressiven Störungen, aber auch Angst- und somatoformen Störungen und chronischen Schlafstörungen (Burgos et al. 2005), gelegentlich auch Suizidalität. Psychische Erkrankungen stellen einen Risikofaktor für Chronifizierung eines Tinnitus dar.

Tab. 16.4 Übersicht zum Krankheitsbild.

Häufigkeit [1]	Gelegentlich: 35–40 % der Bevölkerung Chronisch: ca. 4 %
Geschlechterverhältnis	Männer = Frauen
Risikofaktoren [1]	Knalltrauma, Hörsturz, Schwerhörigkeit psychische Erkrankung, Stress
Psychische Komorbidität [2]	bei chronischem Tinnitus häufig depressive und Angststörungen, somatoforme Störungen, chronische Schlafstörungen
Leitlinien [3]	S-1-Leitlinie; S-3-Leitlinie angemeldet

[1] Kreuzer et al. 2013; [2] Zöger et al. 2006; [3] AWMF Nr. 017/064

16.6.4 Ursachen

Die Pathophysiologie des Tinnitus ist nicht vollständig geklärt. Sowohl somatische als auch psychische Faktoren spielen für die Tinnitus-Belastung eine Rolle. Bei ca. ⅓ finden sich mit gängigen Untersuchungsmethoden keinerlei organische Faktoren (idiopathischer Tinnitus), bei ca. ⅓ besteht eine Assoziation mit Lärmschwerhörigkeit und bei einem weiteren ⅓ ist ein Hörsturz, ein Knalltrauma, Erkrankungen des Gehörs oder neurologische Erkrankungen sowie andere Schwerhörigkeitsformen auslösend. Akuter und chronischer Stress sowie psychische Erkrankungen spielen eine wichtige Rolle. Ein Tinnitus kann selten auch durch Antidepressiva, z. B.

Bupropion, induziert werden. Nach Absetzen von Benzodiazepinen und auch nach Absetzen von Antidepressiva kann ein bestehender Tinnitus verstärkt oder induziert werden.

Biopsychosoziale Modelle postulieren, ähnlich wie bei somatoformen Störungen, eine Interaktion somatischer Faktoren mit psychologischen und sozialen Faktoren, die für das Ausmaß der Tinnitus-Belastung ausschlaggebend sind. Psychologische Faktoren sind z. B. erhöhte Aufmerksamkeit und Aufmerksamkeitsfokussierung, Sensibilisierung. Es wird vermutet, dass es zum Beispiel bei akutem und chronischem Stress durch den Einfluss des limbischen Systems zu einer mangelhaften Unterdrückung der Tinnitus-Wahrnehmung durch den Thalamus und einer vermehrten emotionalen Bewertung kommt.

16.6.5 Therapie

Die Akutbehandlung eines Tinnitus, zum Beispiel im Rahmen eines Hörsturzes, erfordert die HNO-ärztliche Untersuchung und gegebenenfalls Behandlung.

Bei chronischem Tinnitus mit Einschränkung der Lebensqualität kommt die sog. Tinnitus Retraining Therapy zum Einsatz, die auf neurophysiologischen Modellen basiert und als Einzel- oder Gruppentherapie durchgeführt wird. Inhalte sind u. a. Edukation, Hörtherapie und Entspannungstechniken. Die derzeit am besten evaluierte Therapieform basiert auf kognitiver Verhaltenstherapie und beinhaltet neben psychoedukativen Elementen u. a. die Vermittlung von Bewältigungsstrategien, Aufmerksamkeitsumlenkung und Expositionstechniken, wobei begleitende psychische Störungen mitbehandelt werden (Cima et al. 2012). Katamnesen über 15 Jahre geben Hinweise für eine Langzeitwirksamkeit solcher Therapien (Goebel et al. 2006). Komorbid bestehende Alkoholabhängigkeit oder Psychosen stellen Kontraindikationen dar.

Weitere wirksame Behandlungsformen sind Bio- und Neurofeedback sowie Entspannungsverfahren.

Die Wirksamkeit von Antidepressiva konnte in einem Cochrane-Review nicht bestätigt werden (Baldo et al. 2006, 2012). Klinische Beobachtungen sprechen jedoch dafür, dass bei komorbider Depression nach erfolgreicher Antidepressiva-Gabe auch ein Rückgang der Tinnitus-Belastung eintritt. Für den Einsatz somatischer Therapieverfahren wie transkranieller Magnetstimulation oder subduraler Elektrostimulation, die derzeit experimentell erprobt werden, gibt es noch keine ausreichende Evidenz (Langguth et al. 2011).

> **DIE WICHTIGSTEN BEHANDLUNGSGRUNDSÄTZE**
> - bei akutem Tinnitus HNO-ärztliche Untersuchung
> - bei chronischem dekompensierten Tinnitus objektiv verhaltenstherapeutisches Vorgehen mit Psychoedukation, Aufmerksamkeitsumlenkung, Bewältigungsstrategien und anderen Techniken
> - keine Evidenz für die Wirksamkeit von Psychopharmaka

KAPITEL 17

Kathlen Priebe, Christian Stiglmayr und Christian Schmahl

Dissoziative Störungen (ICD-10 F44)

17.1	Begriffsbestimmung	282
17.2	Klinisches Bild	282
17.3	Diagnostik	283
17.3.1	Diagnostische Kriterien der einzelnen Störungsbilder	283
17.3.2	Differenzialdiagnostik	285
17.3.3	Diagnostische Instrumente	285
17.4	Epidemiologie und Verlauf	287
17.5	Ätiologie	288
17.6	Psychotherapie und Pharmakotherapie	289
17.6.1	Psychotherapie	289
17.6.2	Pharmakotherapie	292
17.7	Evidenzgraduierungen und Hinweise auf Leitlinien	293

Tab. 17.1 Dissoziative Störungen – Übersicht zum Krankheitsbild.

Punktprävalenz	• Dissoziative Amnesie: ca. 3–5 % • Dissoziative Fugue: ca. 0,2 % • Dissoziative Bewegungsstörungen: unbekannt • Dissoziative Krampfanfälle: 2–33 von 100.000 • Dissoziative Sensibilitäts- und Empfindungsstörungen: unbekannt • Konversionsstörungen insgesamt: ca. 0,3 % • Multiple Persönlichkeitsstörung/dissoziative Identitätsstörung: ca. 1 % • Depersonalisations-/Derealisationssyndrom (F48.1): ca. 1–2,5 %
Geschlechterverhältnis	Frauen > Männer ca. 3:1
Erkrankungsgipfel	zwischen dem 17. und 32. Lebensjahr
Häufigste Komorbiditäten	Depression, Angststörungen, Persönlichkeitsstörungen, somatoforme Störungen
Leitlinien	• Behandlungsrichtlinien der International Society for the Study of Trauma and Dissociation (ISSTD) (ISSTD 2005; aktualisiert 2011) • AWMF Nr. 028/009: S1-Leitlinien der Deutschen Gesellschaft für Kinder- und Jugendpsychiatrie und -psychotherapie. Dissoziative Störungen, Konversionsstörungen (F44), aktualisiert 11/2006 • AWMF Nr. 051/010: S3-Leitlinie Posttraumatische Belastungsstörung, aktualisiert 01/2011

17.1 Begriffsbestimmung

Der Prozess der Dissoziation als Gegenteil von Assoziation ist als strukturierte Separation mentaler Prozesse beschreibbar (Spiegel und Cardeña 1991). Die **Störungen der integrativen Funktionen** können das Gedächtnis, die Wahrnehmung der eigenen Person, des Körpers und der Umwelt sowie das Identitäts- und Selbstempfinden betreffen und äußern sich auf der Symptomebene als Amnesien, Depersonalisation und Derealisation, pseudoneurologische Symptome sowie unterschiedliche Identitäts- und Selbstzustände. Der Begriff Dissoziation beschreibt dabei einerseits den Prozess der Separation und andererseits die Folge der Separation, die dissoziativen Störungen.

Das Dissoziationskonzept ist historisch eng mit dem **Hysteriebegriff** verbunden, der in der Vergangenheit für bestimmte psychische und körperliche Funktionsstörungen ohne organisches Korrelat verwendet wurde. Die Bezeichnung Hysterie beruht auf der früheren Annahme, dass ein im Körper umherwandernder Uterus (griech. Hystera) für die Symptomatik verantwortlich ist. Als Resultat ihrer Versuche, die hysterischen Phänomene ihrer Patienten zu erklären, wurde die weitere Konzeptualisierung durch Paul Briquet, Jean Martin Charcot, Paul Janet und Sigmund Freud Ende des 19. Jahrhunderts vorgenommen.

Janet, der den Begriff Dissoziation prägte und systematisch erforschte, postulierte, dass traumatische Lebenssituationen in Abhängigkeit von einer individuellen Disposition eine autoregulative Abspaltung dieser Erlebnisanteile aus dem Bewusstsein auslösen. Diese desintegrierten Inhalte würden sich willentlicher Kontrolle entziehen, jedoch aktiv bleiben und das Denken, Handeln und Fühlen beeinflussen und seien somit für die dissoziativen Phänomene verantwortlich. **Freud** hingegen betrachtete hysterische Symptome nach Formulierung seines Strukturmodells als das Ergebnis aktiver psychischer Verdrängungs- und Abwehrprozesse. Seiner Theorie nach werden intrapsychische Konflikte meist psychosexueller Natur aufgrund des subjektiv bedrohlichen Inhalts über die Konversion der Triebregungen in ein Körpersymptom gelöst.

Es wird kontrovers diskutiert, ob dissoziative Phänomene besser als ein Kontinuum mit den Polen normalpsychologische Phänomene (z. B. automatisierte Handlungen, Tagträume, Flow-Erleben) und pathologische Zustände (Fiedler 2001) oder entsprechend einer kategorialen Konzeptualisierung als qualitativ unterscheidbar zu sehen sind (Waller et al. 1996). Neuere Studienergebnisse sprechen für einen qualitativen Unterschied der Dissoziation bei Patienten mit dissoziativen Störungen im Vergleich zu Patienten mit anderen psychischen Störungen (Rodewald et al. 2011).

> **! MERKE**
> Dissoziative Störungen sind durch Störungen der integrativen Funktionen des Bewusstseins, des Gedächtnisses, des Körpers, der Wahrnehmung der eigenen Person und der Umwelt sowie der Identität gekennzeichnet. Sie sind historisch mit dem Hysteriebegriff verknüpft.

17.2 Klinisches Bild

Dissoziative Amnesie

Eine 28-jährige Patientin kann sich nur sehr lückenhaft an ihre Kindheit und Jugend erinnern. Sie erinnert einige Episoden ihrer Schulzeit, kann jedoch kaum konkrete Ereignisse in der Familie erinnern. Erst mit dem Auszug aus dem elterlichen Haus mit 17 Jahren setzen die Erinnerungen ein. Fremdanamnestisch ist bekannt, dass sie zwischen dem 10. und 14. Lebensjahr von ihrem Stiefvater sexuell missbraucht wurde.

Dissoziativer Stupor

Eine 29-jährige junge Frau sitzt seit mehreren Stunden überwiegend bewegungslos auf einem Stuhl, reagiert nicht auf äußere Reize wie Anfassen oder Ansprechen. Wird ein Arm angehoben und fallen gelassen, fällt dieser wieder in seine ursprüngliche Position zurück, ohne jedoch Schaden, z. B. durch Anschlagen an eine Stuhllehne, zu nehmen. Der Zustand ist sehr plötzlich nach einer Auseinandersetzung mit ihrem Freund aufgetreten.

Dissoziative Fugue

Ein 43-jähriger Mann verschwindet plötzlich von seinem Arbeitsplatz. Nachdem seine Frau eine Vermisstenanzeige aufgegeben hat, wird er 2 Tage später in einer anderen Stadt von Polizisten gefunden. Nachuntersuchungen ergeben, dass der Mann mit dem Zug in die entfernt liegende Stadt gefahren ist und dort ein Zimmer in einer Pension gemietet hat. Er habe weder dafür noch für die übrigen Geschehnisse während dieser Zeit Erinnerungen.

Dissoziative Bewegungsstörungen

Eine 19-jährige junge Frau leidet seit einigen Wochen unter Episoden, in denen sie ihre Beine nicht bewegen kann. Sie berichtet, dass sie morgens im Bett liegt und aufstehen will, jedoch kein Gefühl und keine Kraft in den Beinen habe. Dies halte manchmal mehrere Stunden an, sodass sie nicht zur Berufsschule gehen könne.

Dissoziative Krampfanfälle

Die 34-jährige Patientin berichtet von Anfällen, in denen sie zusammensacke und ihre Arme und Beine mehrere Minuten zucken würden. Im Vorfeld eines Anfalls erlebe sie ein starkes Druckgefühl auf der Brust. Es kam dabei bislang nicht zu Verletzungen, Zungenbiss oder Einnässen.

Dissoziative Sensibilitäts- und Empfindungsstörungen

Ein 35-jähriger Patient schildert unter hohen Anspannungszuständen nur noch einen Ausschnitt seiner Umgebung visuell wahrnehmen zu können („Tunnelblick"). Vor allem seine Extremitäten würden sich taub anfühlen; in sehr starken Anspannungszuständen könnte es auch vorkommen, dass er gewisse Körperteile gar nicht mehr spüre.

Multiple Persönlichkeitsstörung/ Dissoziative Identitätsstörung (DIS)

Im Interview berichtet die 34-jährige Patientin von sich selbst im Plural („wir"), teilweise verwendet sie die dritte Person oder konkrete Namen. Auf Nachfrage berichtet sie, dass sie mehrere Personen in sich habe, die sich häufig in einem inneren Dialog befinden würden. Je nachdem, welche Person da sei, denke und fühle sie ganz anders. Im Alltag erlebe sie immer wieder Gedächtnislücken.

Depersonalisations-/ Derealisationssyndrom

Ein 32-jähriger Patient berichtet von Episoden, die ihm große Angst machen würden. Die Umwelt komme ihm dann stundenlang fremd und unwirklich vor. Irgendwie fühle es sich an, als ob nicht er, sondern ein anderer die Dinge erlebe und er nur zuschaue.

17.3 Diagnostik

17.3.1 Diagnostische Kriterien der einzelnen Störungsbilder

Aufgrund der historischen Belastung und der Vermengung von deskriptiven und ätiopathogenetischen Aspekten wurde der Hysteriebegriff aufgegeben und mit Einführung des DSM-III (APA 1980) eine Neuordnung der Störungen in vier Kategorien vorgenommen:
- Somatisierungsstörung
- Konversionsstörung
- dissoziative Störungen
- histrionische Persönlichkeitsstörung.

In den modernen Klassifikationssystemen wird Dissoziation definiert als **„teilweiser oder völliger Verlust der normalen Integration von Erinnerungen an die Vergangenheit, des Identitätsbewusstseins, der unmittelbaren Empfindungen sowie der Kontrolle von Körperbewegungen"** (ICD-10; WHO 1991) bzw. als „Störung und/oder Unterbrechung der normalerweise integrativen Funktionen des Bewusstseins, des Gedächtnisses, der Identität, der Gefühle, der Wahrnehmung, der Körperrepräsentation und des Verhaltens" (DSM-5; APA 2013). ➤ Tabelle 17.2 gibt einen Überblick über die dissoziativen Störungen in der ICD-10 und in dem DSM-5.

In den Kategoriensystemen wurde teilweise eine unterschiedliche Zuordnung der Störungsbilder vorgenommen. Während in der ICD-10 Funktionsausfälle auf kognitiv-psychischer und auf körperlicher Ebene in einer gemeinsamen diagnostischen Kategorie zusammengefasst sind und der Begriff Konversionsstörungen synonym zu dissoziativen Störungen als Oberbegriff verwendet wird, werden im DSM-5 ausschließlich die Störungen mit Ausfällen auf kognitiv-psychischer Ebene als dissoziative Störungen bezeichnet. Ausfälle auf körperlicher Ebene sind als Konversionsstörungen der Kategorie Störungen mit somatischen Symptomen und verwandte Störungen zugeordnet. Ein weiterer Unterschied besteht bei dem Depersonalisations-/Derealisationssyndrom, das in der ICD-10 zu den sonstigen neurotischen und im DSM-5 zu den dissoziativen Störungen gehört. Die dissoziative Fugue stellt im DSM-5 keine eigene Diagnose mehr da, sondern wird als Subtyp der dissoziativen Amnesie eingeordnet.

Das Zusammenfassen der Störungsbilder mit Funktionsausfällen auf psychischer und körperlicher Ebene führt zu einer **vielgestaltigen und heterogenen Störungskategorie.** Die dabei zugrunde liegende Annahme eines vergleichbaren psychologischen Pathomechanismus, der Dissoziation, wird kontrovers diskutiert. Für diese Annahme spricht, dass sich in mehreren Selbstbeobachtungsinstrumenten zur Erfassung dissoziativer Symptomatik ein allgemeiner Dissoziationsfaktor fand, anstatt, wie a priori vermutet, eine faktorenanalytische Bestätigung psychischer bzw. körperlicher dissoziativer Symptome (Stiglmayr et al. 2003; Spitzer et al. 2004a). Ferner liegen bei Patienten mit Funktionsausfällen auf psychischer Ebene häufig auch pseudoneurologische Symptome und bei Patienten mit Konversionsstörungen häufig auch psychische dissoziative Symptome vor (zur Übersicht vgl. Brown et al. 2007).

Tab. 17.2 Dissoziative Störungen in ICD-10 und DSM-5

ICD-10		DSM-5	
F44.0	dissoziative Amnesie	300.12	dissoziative Amnesie
F44.1	dissoziative Fugue	300.13	dissoziative Amnesie mit dissoziativer Fugue
F44.2	dissoziativer Stupor	300.15	sonstige näher bezeichnete dissoziative Störungen
F44.3	Trance und Besessenheitszustände	300.15	sonstige näher bezeichnete dissoziative Störungen
F44.4	dissoziative Bewegungsstörungen	300.11	Konversionsstörung (Kategorie: Störungen mit somatischen Symptomen und verwandte Störungen)
F44.5	dissoziative Krampfanfälle		
F44.6	dissoziative Sensibilitäts- und Empfindungsstörungen		
F44.7	dissoziative Störungen, gemischt		
F44.80	Ganser-Syndrom	300.15	sonstige näher bezeichnete dissoziative Störungen
F44.81	multiple Persönlichkeitsstörung	300.14	dissoziative Identitätsstörung (DIS)
F44.88	sonstige näher bezeichnete dissoziative Störungen		
F44.9	nicht näher bezeichnete dissoziative Störungen	300.15	nicht näher bezeichnete dissoziative Störungen
F48.1	Depersonalisations-/Derealisationssyndrom (Kategorie: sonstige neurotische Störungen)	300.60	Depersonalisations-/Derealisationsstörung

❗ MERKE

Während im DSM-5 ausschließlich Störungen des Bewusstseins als dissoziative Störungen klassifiziert sind, werden in der ICD-10 Störungen mit Funktionsausfällen auf psychischer und auf körperlicher Ebene der Kategorie „Dissoziative Störungen" zugeordnet.

In ➤ Tabelle 17.3 findet sich eine Kurzbeschreibung der wichtigsten dissoziativen Störungen entsprechend der ICD-10.

Tab. 17.3 ICD-10 Diagnosekriterien ausgewählter Störungen.

Dissoziative Amnesie	• teilweise oder vollständige Unfähigkeit, sich an vergangene belastende oder traumatische Ereignisse zu erinnern • ausgeprägter und anhaltender als normale Vergesslichkeit
Dissoziative Fugue	• unerwartete Entfernung von gewohnter Umgebung mit äußerlich unauffälliger Wirkung • teilweise oder vollständige Amnesie für die Reise
Dissoziativer Stupor	• Verringerung oder Fehlen willkürlicher Bewegungen, Sprache und Reaktionen auf Licht, Geräusche und Berührung • normaler Muskeltonus, aufrechte Haltung und Atmung sind erhalten
Dissoziative Bewegungsstörung	entweder teilweiser oder vollständiger Verlust der Bewegungsfähigkeit oder Koordinationsstörungen
Dissoziative Krampfanfälle	plötzliche krampfartige Bewegungen, die an epileptischen Anfall erinnern
Dissoziative Sensibilitäts- und Empfindungsstörungen	entweder teilweiser oder vollständiger Verlust von Hautempfindungen oder Seh-, Hör- oder Riechverlust
Dissoziative Identitätsstörung (DIS)	• zwei oder mehr unterschiedliche Persönlichkeiten mit eigenem Gedächtnis, Vorlieben, Verhaltensweisen, die zu bestimmten Zeiten Kontrolle über das Verhalten der Person haben • Unfähigkeit, sich an wichtige persönliche Informationen zu erinnern
Depersonalisations-/Derealisationssyndrom	entweder Depersonalisation (Entfremdung gegenüber eigener Person) oder Derealisation (Unwirklichkeitsgefühl gegenüber Umgebung)

17.3.2 Differenzialdiagnostik

Zur Vergabe der Diagnose einer dissoziativen Störung wird in der ICD-10 ein zeitlicher Zusammenhang zwischen den dissoziativen Symptomen und psychosozialen Belastungen verlangt. Dies soll die Hypothese einer psychisch bedingten Störung absichern.

Ferner wird gefordert, dass die Störung nicht auf eine körperliche Krankheit zurückzuführen ist. Insbesondere bei den Störungen mit Funktionsausfällen auf körperlicher Ebene muss differenzialdiagnostisch eine Vielzahl neurologischer Erkrankungen beachtet werden. Daher sollte eine gründliche somatische und neurologische Diagnostik erfolgen. Ferner muss abgeklärt werden, ob eine primäre dissoziative Erkrankung vorliegt oder die dissoziativen Symptome ausschließlich im Verlauf einer anderen Störung auftreten. Differenzialdiagnostisch müssen folgende Störungen berücksichtigt werden:
- hirnorganische Störungen
- affektive, Angst- und somatoforme Störungen
- Schizophrenien
- artifizielle Störungen und Simulationstendenzen.

17.3.3 Diagnostische Instrumente

Obwohl inzwischen bekannt ist, dass dissoziative Symptome und Störungen nicht wie ehemals angenommen sehr selten sind, werden sie immer noch häufig übersehen. Beispielsweise berichten Michal et al. (2010) nach Auswertung von Daten einer gesetzlichen Krankenversicherung, dass das Depersonalisations-/Derealisationssyndrom in der ambulanten Versorgung in Deutschland mit einer Diagnosehäufigkeit von 0,007 % extrem selten diagnostiziert wurde. Dies hängt mit unterschiedlichen Gründen zusammen. So suchen viele Betroffene nicht primär wegen ihrer dissoziativen Symptome, sondern wegen Folgeproblemen, z. B. einer Depression, eine Behandlung auf. Zusätzlich fehlen Betroffenen häufig die Begriffe zum Beschreiben ihres Erlebens. Sie befürchten verrückt zu sein, schämen sich und berichten daher nicht von ihren Symptomen. Zudem sind die dissoziativen Störungen in den gebräuchlichsten Diagnoseinstrumenten (z. B. SKID-I) nicht enthalten. Es sollte daher klinischer Standard sein, dissoziative Symptome, deren Dauer, Häufigkeit und Intensität im Rahmen der Erhebung des psychopathologischen Befundes zu erfragen. Als mögliche Screening-Fragen sind die Einstiegsfragen des strukturierten klinischen Interviews für DSM-IV Dissoziative Störungen (SKID-D; Gast et al. 2000) geeignet (➤ Tab. 17.4).

Zur weiteren Abklärung empfiehlt sich der Einsatz von standardisierten Messinstrumenten. Dabei können **Symptominstrumente** zur dimensionalen Erfassung dissoziativer Symptome sowie als Screening beim Verdacht auf das Vorliegen einer dissoziativen Störung verwendet werden. Beim Vorliegen von erhöhten Werten in diesen Instrumenten bietet sich der Einsatz von **Diagnoseinstrumenten** an, die eine Diagnoseabsicherung ermöglichen.

Das international am häufigsten eingesetzte Symptominstrument ist die **Dissociative Experiences Scale** (DES; Bernstein und Putnam 1986), die in einer deutschen Adaption, dem **Fragebogen zu dissoziativen Symptomen** (FDS; Spitzer et al. 2005) vorliegt. Der FDS wurde gegenüber der englischsprachigen Version um 16 Items zur Erfassung der pseudoneurologischen Symptome erweitert und erfasst mit 44 Items dissoziative Symptome auf den Skalen: pseudoneurologische Konversionssymptome, Amnesie, Absorption, Depersonalisation/Derealisation und Identitätsspaltung/-verwirrung. Bei einer Antwortskala von 0 bis 100 wurde für einen Mittelwert von 25–30 die höchste Sensitivität und Spezifität ermittelt.

Zur Erfassung umgrenzter Zeiträume wurde die Kurzform des FDS (FDS-20; Spitzer et al. 2004a) sowie die **Dissoziations-Spannungs-Skala** (DSS; Stiglmayr et al. 2010) entwickelt. Zur Erfassung akuter dissoziativer Symptome existieren im deutschsprachigen Raum derzeit zwei Erhebungsinstrumente, die DSS-akut (Stiglmayr et al. 2003) und die DSS-4 (Stiglmayr et al. 2009).

Den Goldstandard zur Absicherung einer Diagnose stellt das **SKID-D** dar. Das halbstandardisierte Interview erlaubt als Erweiterung des SKID-I die Diagnosestellung aller im DSM-IV aufgeführten dissoziativen Störungen anhand operationalisierter Kriterien. In fünf Kapiteln werden Auftreten und Schweregrad der fünf dissoziativen Hauptsymptome (Amnesie, Depersonalisation, Derealisation, Identitätsunsicherheit, Identitätsänderung) erfasst. Neben den Antworten werden auch Auffälligkeiten in der Interviewsituation kodiert. Ein zeitökonomisches Instrument zur Erfassung qualitativer und quantitativer dissoziativer Merkmale liegt im **AMDP-Modul zu Dissoziation und Konversion** vor (Spitzer et al. 2004b).

Tab. 17.4 Screening-Fragen zur Exploration dissoziativer Symptome und Störungen (eigene Auswahl aus den Einstiegsfragen des SKID-D).

Dissoziative Amnesie	• Haben Sie jemals das Gefühl gehabt, dass es größere Lücken in Ihrem Gedächtnis gibt? • Gab es jemals eine Zeit, in der Sie Schwierigkeiten hatten, sich an Ihre täglichen Aktivitäten zu erinnern? • Waren Sie jemals unfähig, sich an Ihren Namen, Alter, Adresse oder andere wichtige persönliche Informationen zu erinnern?
Dissoziative Fugue	• Sind Sie jemals unerwartet von zu Hause verreist oder weggegangen und waren nicht in der Lage, sich an Ihre Vergangenheit zu erinnern?
Depersonalisation	• Haben Sie sich jemals so gefühlt, als ob Sie sich von einem Punkt außerhalb Ihres Körpers beobachten, als ob Sie sich aus der Entfernung sehen? • Haben Sie jemals das Gefühl gehabt, sich selbst fremd zu sein? • Haben Sie jemals das Gefühl gehabt, als ob Teile Ihres Körpers oder der ganze Körper unwirklich sind?
Derealisation	• Haben Sie jemals das Gefühl gehabt, dass Ihnen vertraute Umgebung und Menschen ungewohnt oder unwirklich erscheinen? • Sind Ihnen enge Freunde, Angehörige oder Ihr eigenes Zuhause jemals merkwürdig oder fremd erschienen? • Haben Sie sich jemals verwirrt gefühlt im Hinblick darauf, was in Ihrer Umgebung wirklich bzw. unwirklich ist?
Dissoziative Identitätsstörung (DIS)	• Haben Sie jemals das Gefühl gehabt, dass in Ihrem Inneren ein Streit darum stattfindet, wer Sie eigentlich sind? • Sprechen Sie mit sich selber oder führen Sie Dialoge mit sich selbst? • Haben Sie jemals für sich selbst einen anderen Namen gebraucht oder haben andere Sie darauf aufmerksam gemacht, dass Sie verschiedene Namen für sich gebrauchten? • Wurde Ihnen jemals von anderen gesagt, dass Sie eine andere Person zu sein scheinen?

! **MERKE**
Dissoziative Symptome müssen aktiv erfragt werden. Zur Quantifizierung des Ausmaßes sowie zur Sicherung der Diagnose empfiehlt sich der Einsatz psychometrischer Instrumente. Goldstandard ist das SKID-D.

17.4 Epidemiologie und Verlauf

Die epidemiologischen Daten zu den dissoziativen Störungen sind sehr uneinheitlich und weisen erhebliche Schwankungen in den Prävalenzen auf. Dies ist auf Mängel in der Methodik und den Messinstrumenten sowie auf Veränderungen in den Diagnosekriterien und der unterschiedlichen Zuordnung der einzelnen Störungen in den Diagnosesystemen zurückzuführen. In der „Übersicht zu dissoziativen Störungen" zu Beginn des Kapitels findet sich ein Überblick der wichtigsten Grunddaten zu den einzelnen Störungsbildern (vgl. Gast und Rodewald 2004; Dell und O'Neil 2009; Sar 2011). Allerdings liegen mangels Studien nicht für alle dissoziativen Störungen aussagekräftige Zahlen vor. In ca. 40 % der diagnostizierten dissoziativen Störungen wird die Diagnose einer dissoziativen Störung nicht näher bezeichnet vergeben.

Die Prävalenz dissoziativer Bewusstseinsstörungen in der Allgemeinbevölkerung liegt in etwa zwischen 2 und 5 %, wobei sich vereinzelt auch Raten bis zu 10 % fanden (vgl. Dell 2009; Sar 2011). In klinischen Populationen liegen die Prävalenzraten dissoziativer Störungen zwischen 5 und 15 %, wobei in nordamerikanischen Studien höhere Prävalenzen ermittelt wurden (vgl. Dell 2009). Die Prävalenz in europäischen Ländern liegt bei ca. 5 %. Gast et al. (2001) fanden bei stationären psychiatrischen Patienten einer deutschen Universitätsklinik eine Rate von 4,3 %. In einer kürzlich publizierten Studie fand sich bei 18,8 % ambulanter psychiatrischer Patienten in der Schweiz eine dissoziative Störung (Mueller-Pfeiffer et al. 2012).

Zur Prävalenz der dissoziativen Störungen mit Funktionsausfällen auf körperlicher Ebene (nach DSM-5 Konversionsstörungen) liegen nur wenige Studien vor. Faravelli et al. (1997) berichten für die Allgemeinbevölkerung von Florenz eine Rate von 0,3 %. Für stationär untergebrachte Patienten werden Prävalenzzahlen zwischen 1 und 10 % angegeben (Tomasson et al. 1991). Generell muss bei der Interpretation der Ergebnisse berücksichtigt werden, dass Konversionsstörungen in nicht westlichen Ländern vergleichsweise häufiger vorkommen (Singh und Lee 1997). Die häufigsten Symptome sind in ca. jeweils ein Viertel der Fälle Benommenheit und Ohnmachtsanfälle gefolgt von in ca. jeweils 10 % der Fälle Übelkeit und Erbrechen, Gangschwierigkeiten, verschwommenes Sehen, Lähmungen und Schluckbeschwerden (Sar et al. 2009).

Kürzere Episoden dissoziativer Phänomene ohne Krankheitswert, insbesondere Depersonalisation und Derealisation, sind vor allem in und nach belastenden Situationen häufig. Depersonalisations- und Derealisationssymptome finden sich darüber hinaus bei einer Vielzahl anderer psychischer Störungen, allen voran Schizophrenie, Panikstörung, phobische Störungen, akute Belastungsstörung, Depression, Zwangsstörung und andere dissoziative Störungen, ohne dass dies eine eigenständige Diagnose rechtfertigt. Auch bei der Borderline-Persönlichkeitsstörung (BPS) und der Posttraumatischen Belastungsstörung (PTBS) findet sich häufig Dissoziation als **trauma- bzw. stressassoziiertes Symptom** (Sar und Ross 2006). Psychometrische und psychophysiologische Daten sowie Befunde der Bildgebung sprechen für einen dissoziativen Subtyp der PTBS (Lanius et al. 2010, 2012). Diese Teilgruppe macht etwa 30 % der Frauen und 15 % der Männer mit PTBS aus und weist verstärkt dissoziative Symptome wie Amnesien und emotionale Taubheit auf (Wolf et al. 2012). In den DSM-5-Kriterien der PTBS wurde diesen Ergebnissen Rechnung getragen und ein dissoziativer Subtyp der PTBS aufgenommen (APA 2013). Als explizites diagnostisches Kriterium wird Dissoziation darüber hinaus bei den Angststörungen, der schizotypen Störung und der BPS aufgeführt. Ferner wird Dissoziation diagnoseunabhängig im Rahmen der „Ich-Störungen" des psychopathologischen Befundes beschrieben (AMDP 2007).

Personen, die unter dissoziativen Symptomen und Störungen leiden, weisen meist ein erhöhtes Ausmaß allgemeiner psychopathologischer Auffälligkeiten und eine **Vielzahl komorbider Störungen** auf. In einer repräsentativen Untersuchung der Allgemeinbevölkerung erfüllte die Gruppe mit mindestens drei dissoziativen Symptomen im Vergleich zu Personen ohne dissoziative Symptome viermal so viele psychiatrische Diagnosen (Mulder et al. 1998). Ellason und Kollegen (1996) ermittelten bei Patienten mit DIS eine durchschnittliche Lebenszeitprävalenz von 7,3 Achse-I- und 3,6 Achse-II-Störungen. In einer Studie in Deutschland erfüllten Patienten mit einer DIS und Patienten mit einer nicht näher bezeichneten dissoziativen Störung durchschnittlich fünf weitere Achse-I-Diagnosen, darunter fast in allen Fällen eine PTBS (Rodewald et al. 2011). Häufige komorbide Störungen bei Patienten mit dissoziativen Störungen sind **Depressionen, Persönlichkeitsstörungen, Angststörungen und somatoforme Störungen.**

Frauen erkranken häufiger an dissoziativen Störungen. Der Erkrankungsbeginn liegt bei etwa 75 % zwischen dem 17. und dem 32. Lebensjahr, wobei bis zur Diagnosestellung meist eine **lange psychiatrische Vorgeschichte** besteht. Das Phänomen der Dissoziation kann plötzlich oder schleichend auftreten, kann vorübergehend oder auch chronisch sein. Bei Störungen mit einem hohen Ausmaß an Desintegration wie bei der DIS und den Konversionsstörungen ist eher mit einem chronischen Verlauf zu rechnen, während die dissoziative Amnesie und das Depersonalisations-/Derealisationssyndrom häufig episodenhaft verlaufen. Bei hoher Komorbidität, einem späten Zeitpunkt der adäquaten Diagnosestellung und einer langen Erkrankungsdauer ist eher von einer ungünstigen Prognose auszugehen.

! MERKE
Neben den beschriebenen Störungen treten dissoziative Symptome als stressassoziierte Symptome bei einer Vielzahl anderer Störungsbilder auf.

17.5 Ätiologie

Nach heutigem Forschungsstand sind dissoziative Störungen durch ein **multifaktorielles Zusammenwirken** von genetischen, neurobiologischen und psychosozialen Faktoren bedingt. Ätiologie-Modelle verknüpfen normalpsychologische und traumapsychologische Faktoren in einem **Vulnerabilitäts-Stress-Modell,** wobei angenommen wird, dass starke Dissoziation häufig einen komplexen Reaktionsmodus auf eine Belastungssituation darstellt, der insbesondere bei Personen mit einer erhöhten Dissoziationsneigung auftritt und der in Folge von Lernerfahrungen die spätere Neigung, auf unspezifische Belastungen mit Dissoziation zu reagieren, erhöht.

Individuelle Dissoziationsneigung

Nicht-pathologische dissoziative Tendenzen im Sinne eines „Trait"-Merkmals sind in der Allgemeinbevölkerung unterschiedlich stark ausgeprägt. Die Befunde aus Zwillingsstudien sprechen dafür, dass ca. die Hälfte der totalen Varianz dissoziativer Phänomene auf Erblichkeit zurückzuführen ist und somit eine **starke genetische Komponente** vorliegt (Jang et al. 1998; Pieper et al. 2011). Auf der Persönlichkeitsebene werden **Suggestibilität, mentale Absorption** und eine starke **Fantasieneigung** mit einer erhöhten Bereitschaft zum Erleben von dissoziativen Phänomenen in Verbindung gebracht. Als weiterer Risikofaktor konnte **Alexithymie,** die Unfähigkeit, eigene Gefühle zu erkennen, identifiziert werden (Modestin et al. 2002). Morgan und Kollegen (2007) konnten Unterschiede im Ausmaß dissoziativer Phänomene mit Defiziten im Arbeitsgedächtnis in Verbindung bringen. Zusätzlich zu den zeitlich eher überdauernden Variablen beeinflussen auch „State"-Variablen die Dissoziationsneigung. So ist die akute Manifestation dissoziativer Symptome häufig bei einem insgesamt schlechten körperlichen Allgemeinzustand zu beobachten. Neben Schlafmangel und schlechter Schlafqualität scheint auch eine geringe Trinkmenge dissoziative Symptome zu begünstigen (Giesbrecht et al. 2007; Hoeschel et al. 2008; van der Kloet et al. 2012). Bei Patienten mit unterschiedlichsten psychischen Störungen (z. B. einer BPS, PTBS, Depression, Angststörung) sowie bei psychisch gesunden Personen konnte gezeigt werden, dass ein hohes **affektives Erregungsniveau** häufig mit dissoziativen Symptomen einhergeht (Stiglmayr et al. 2005, 2008). In der Bildgebung zeichnet sich ein Muster mit Überaktivierung des anterioren Cingulums und Amygdala-Unteraktivierung im Rahmen von dissoziativen Prozessen ab (Lanius et al. 2010).

Reaktion auf traumatische Erlebnisse

Es besteht eine Vielzahl von Befunden zu dem Zusammenhang von traumatischen Erlebnissen und späteren dissoziativen Symptomen (zur Übersicht vgl. Dalenberg et al. 2012). In einer Metaanalyse (van IJzendoorn und Schuengel 1996) konnte eine Effektstärke von 0,52 für den Zusammenhang von Gewalterfahrungen und Dissoziation identifiziert werden. Bei der schwersten Form der dissoziativen Störungen, der DIS, berichten Studien übereinstimmend, dass bei über 90 % der Betroffenen frühkindliche Traumatisierungen vorliegen. Dissoziation stellt im Zusammenhang mit traumatischen Ereignissen eine intrapsychische Möglichkeit dar, schwer erträgliche Belastungen auszuhalten. Aus evolutionsbiologischer Sicht kann Dissoziation als stressgesteuerter Verhaltenskomplex konzeptualisiert werden, der dem Flucht-Kampf-System zuzuordnen ist. Es ist jedoch umstritten, ob Dissoziation primär eine defensive Strategie zum Schutz vor zu starker Belastung ist oder ob die defensiven Eigenschaften der Dissoziation eher eine sekundäre Folge der stressbedingt gestörten Informationsverarbeitung sind. Zudem zeigen Langzeitstudien (Dutra et al. 2009; Ogawa et al. 1997), dass für die Entwicklung dissoziativer Symptomatik neben dem Faktor sexueller Missbrauch insbesondere den Faktoren Vernachlässigung und emotionaler Missbrauch Rechnung getragen werden muss.

> **! MERKE**
> Dissoziation kann als stressassoziiertes Reaktionsmuster verstanden werden, das in Abhängigkeit von der individuellen Disposition und dem Ausmaß an Belastungen auftritt. Es liegen gehäuft traumatische Erlebnisse in der Vorgeschichte vor. Vorsicht vor dem Automatismus dissoziative Störung = früheres Trauma.

17.6 Psychotherapie und Pharmakotherapie

17.6.1 Psychotherapie

Mehrere Studien konnten Dissoziation als Prädiktor für negative Therapieergebnisse identifizieren (Rufer et al. 2006; Spitzer et al. 2007; Kleindienst et al. 2011). Im Zusammenhang mit dem störenden Einfluss dissoziativer Symptome sind neuere Befunde von Bedeutung, die eine Blockade von Lernvorgängen (klassische Konditionierung) während dissoziativer Zustände nahe legen (Ebner-Priemer et al. 2009). Vor diesem Hintergrund sollten dissoziative Symptome in jeder Psychotherapie berücksichtigt werden.

Mangels kontrollierter Therapiestudien lassen sich derzeit keine evidenzbasierten Aussagen darüber treffen, welche Behandlungsstrategien angewendet werden sollten. Daher soll hier ein **eklektisches, phasenorientiertes Vorgehen** beschrieben werden. In der ersten Phase erfolgt dabei eine **Stabilisierung und Symptomreduktion.** Falls traumatische Erlebnisse vorliegen und diese im Zusammenhang mit der Symptomatik stehen, kann in der zweiten Phase eine **Auseinandersetzung mit den traumatischen Erlebnissen** erfolgen.

> **! MERKE**
> Psychotherapie gilt als Methode der Wahl, wobei ein eklektisches, phasenorientiertes Vorgehen empfohlen wird.

Stabilisierung und Symptomreduktion

Dissoziative Symptome können natürlich auch in der therapeutischen Situation auftreten, sodass zu Beginn der Behandlung immer thematisiert werden sollte, woran Therapeut und Patient dissoziative Symptome bemerken und welche Strategien dann eingesetzt werden können. Zur Erreichung des ersten Therapieziels, Stabilisierung und Reduktion der dissoziativen Symptomatik, können die nachfolgend beschriebenen Interventionen hilfreich sein.

Psychoedukation. Die Psychoedukation stellt bei den dissoziativen Störungen ein zentrales Element dar. Aufgrund der Scham und Befürchtungen der Patienten führen häufig bereits die Benennung und Entkatastrophisierung der Symptome zu einer Entlastung. Den Patienten kann erklärt werden, dass Dissoziation ein früher sinnvoller Schutzmechanismus zur Distanzierung von starken Gefühlen war. Über die Besprechung von Lernmechanismen kann vermittelt werden, warum die Dissoziation chronifiziert ist.

Verbesserung der Gefühls- bzw. Spannungsregulation. Chronifizierte Dissoziation kann als dysfunktionale Strategie der Gefühls- bzw. der Spannungsregulation konzeptualisiert werden. Häufig nehmen die Patienten hierbei ihre distinkten Gefühle ab einem gewissen emotionalen Erregungsniveau nicht mehr wahr, sondern berichten nur noch von unangenehmen Spannungszuständen. Daraus leitet sich ab, dass Patienten alternative Strategien zur Gefühls- und Spannungsregulation erlernen müssen. Im Rahmen der Dialektisch-Behavioralen Therapie nach Linehan (DBT) (Linehan 1996) wird eine Vielzahl von Interventionen zur Verbesserung der Gefühlswahrnehmung und -regulation bzw. Spannungstoleranz beschrieben. Zentral ist dabei die Erarbeitung eines individuellen Notfallkoffers mit sogenannten Stress-Toleranz-Skills.

Erhöhen der Veränderungsmotivation. Im Rahmen eines Vier-Felder-Schemas können frühere und heutige (bzw. kurz- und langfristige) Vor- und Nachteile der Dissoziation erarbeitet werden. Nicht selten leiden Betroffene einerseits sehr unter den Symptomen, schwanken aber, ob sie diesen „Notausgang" auch wirklich aufgeben wollen. Daher ist eine bewusste Entscheidung gegen die Dissoziation und für einen veränderten Umgang mit Belastungen und Gefühlen zentral.

Kontingenzmanagement. Für Angehörige und auch professionelle Helfer können dissoziative Symptome beängstigend sein. Intuitiv reagieren sie mit Fürsorge und verstärken so ungewollt die Symptomatik. Zur Unterbrechung dieser Verstärkungsprozesse müssen diese offen mit Patienten und Angehörigen besprochen werden. Es sollte dabei unbedingt betont werden, dass die Symptomatik nicht wegen der Konsequenzen absichtlich gezeigt wird, sondern Konsequenzen das Verhalten und selbst nicht bewusst steuerbare körperliche Reaktionen beeinflussen.

Reduktion emotionaler Verwundbarkeit. Eine mangelhafte Ernährung, insbesondere eine nicht ausreichende Trinkmenge, Substanzabusus, wenig körperliche Bewegung und schlechter Schlaf können die generelle Dissoziationsschwelle senken und sollten daher möglichst früh in der Behandlung fokussiert werden.

Symptomtagebücher/Verhaltensanalysen. Die Patienten sollten über die Häufigkeit, die Art, die Intensität und die Begleitumstände der Dissoziation Protokoll führen. Ausgeprägtere dissoziative Symptome sollten im Rahmen detaillierter Verhaltensanalysen in der Therapie bearbeitet werden, um auslösende Situationen, Gedanken und Gefühle zu identifizieren.

Frühwarnzeichen. Es ist zentral zu vermitteln, dass Dissoziation kontrollierbar ist, auch wenn dies anfangs von den Patienten nicht so erlebt wird. Mithilfe der Verhaltensanalysen sollen Auslöser und Frühwarnzeichen identifiziert werden, sodass der Patient zunehmend eigenverantwortlich antidissoziative Fertigkeiten einsetzen kann. Frühwarnzeichen können auf der Ebene der Gedanken, der Gefühle, des Körpers und des Verhaltens gesucht werden. Es kann hilfreich sein, eine Dissoziationsskala von 0–100 einzuführen (0 = keine dissoziativen Phänomene; 100 = schlimmste bisherige Dissoziation) und die Frühwarnzeichen den unterschiedlichen Ausprägungen dieser Skala zuzuordnen.

Antidissoziative Fertigkeiten. Zur Unterbrechung dissoziativer Zustände eignen sich Grounding-Techniken, in denen auf den körperlichen Kontakt zur Umgebung fokussiert wird. Die Realitätsprüfung, in der der aktuelle Kontakt durch Benennung des gegenwärtigen Ortes, der Situation, der Zeit etc. verstärkt werden soll, sowie starke Sinnesreize im Allgemeinen, wie sie vor allem in der DBT angewendet werden, sind weitere Techniken zur Unterbrechung dissoziativer Zustände. Beispiele antidissoziativer Fertigkeiten könnten sein:
- Geschmack: Ingwer, Chili-Schote, Zitrone, saure oder scharfe Bonbons, Kaugummis
- Geruch: Ammoniak, Duftöle, Tigerbalsam
- Geräusche: laute Musik, Klatschen
- Sehen: Augenbewegungen, nicht nach unten auf einen Punkt starren
- Fühlen: Igelball, Eis-Pack, Steinchen im Schuh, Schmerzpunkte.

Reiz-Diskrimination. Bei Patienten mit komorbider PTBS können als situative Auslöser der Dissoziation häufig traumaassoziierte Reize identifiziert werden. Im Reiz-Diskriminationstraining werden die Unterschiede eines identifizierten Auslösers zu früheren Situationen zunächst theoretisch und später in der Gegenwart des Auslösers fokussiert. Diese Unterschiede bestehen meist sowohl auf der Seite der Patienten (Was ist an der eigenen Lebenssituation, dem Alter, der Erscheinung etc. anders?) als auch bei dem Auslösereiz (Was ist an der Farbe, der Konsistenz, dem Geruch etc. anders?).

Bearbeitung dysfunktionaler Schemata. Kognitiv-affektive Verzerrungen und dysfunktionale Schemata spielen im Erleben und Verhalten der Patienten eine große Rolle. Sie sollten daher identifiziert und hinterfragt werden. Hilfreich können Gedankenprotokolle, Realitätsprüfung sowie ein sokratischer Gesprächsstil sein.

Problemlösen. Zum Aufbau eines unterstützenden sozialen Netzwerks und zur Reduktion belastender Alltagsprobleme sind Elemente eines sozialen Kompetenztrainings sowie die Vermittlung von Problemlösetechniken sinnvoll.

Besonderheiten bei dissoziativer Identitätsstörung. Gemäß den Richtlinien der International Society for the Study of Trauma and Dissociation (ISSTD 2005, 2011) soll ein zunehmendes Gefühl innerer Verbundenheit geschaffen und letztendlich die Integration der Teilidentitäten in die Gesamtpersönlichkeit angestrebt werden. Als zusätzliches Element kann eine innere Landkarte zur Erkundung des individuellen Persönlichkeitssystems erstellt werden. Bei bestehendem Störungsbild sollten keine weiteren Identitäten hinzugefügt werden. Darüber hinaus sollten Therapeuten keine Faszination für das Störungsbild zeigen, da dies eine aufrechterhaltende Funktion einnehmen kann. Im Rahmen von Verhaltensanalysen können externe sowie interne Auslöser der Identitätswechsel identifiziert werden und die kognitiv-affektiven Schemata der Identitäten erarbeitet werden. Therapie ist als ein Prozess verstehbar, in dem die kognitiv-affektiven Schemata der Identitäten angeglichen werden. Die Dissoziation verliert an Bedeutung, wenn die Erfahrungen und Eigenheiten miteinander geteilt werden und die traumatischen Ereignisse integriert sind.

Besonderheiten bei Konversionsstörungen. Patienten mit Konversionsstörungen weisen häufig ein somatisches Krankheitskonzept mit wiederholtem Wunsch medizinischer Abklärung sowie körperlicher Schonung auf. Bei meist langer Krankheitsdauer mit zahlreichen körperlichen Untersuchungen und Behandlungen stellt die Diagnosevermittlung die erste zentrale Intervention dar. Die Sicherheit der Diagnosestellung sollte betont und das Absetzen von Medikamenten (z. B. bei Einnahme von Antikonvulsiva) besprochen werden. Zu vermitteln ist, dass die auftretenden Symptome real und nicht eingebildet sind. Darüber hinaus sind der Aufbau eines psychosomatischen Krankheitsmodells und ggf. Motivierung für eine Psychotherapie wichtige nächste Schritte. Ein deutschsprachiger Leitfaden zur Diagnosemitteilung bei dissoziativen Krampfanfällen wurde von Fritzsche, Baumann und Schulze-Bonhage (2012) veröffentlicht.

> **! MERKE**
>
> In der ersten Phase sollen Patienten über die Identifizierung von Auslösern und Frühwarnzeichen sowie durch den Einsatz antidissoziativer Fertigkeiten mehr Kontrolle über ihre dissoziativen Zustände erlangen.

Auseinandersetzung mit traumatischen Erlebnissen

Wie bereits erwähnt, liegt bei einer Vielzahl, jedoch nicht bei allen Patienten ein traumatisches Ereignis in der Vergangenheit vor. Entsprechend dem Vulnerabilitäts-Stress-Modell können Personen mit einer sehr hohen Dissoziationsneigung auch bei geringen Belastungen mit Dissoziation reagieren. Zentrale Elemente sind dann das Erkennen von Auslösern und Frühwarnzeichen, das Erlernen antidissoziativer Fertigkeiten sowie die Verbesserung der Gefühlsregulation. Sofern keine traumatischen Erlebnisse erinnerbar sind, sollte der Therapeut keine suggestiven Fragen oder Hypothesen in diese Richtung äußern. Vielmehr sollte sogar bei erinnerbaren traumatischen Erlebnissen die Lückenhaftigkeit der Erinnerung normalisiert werden und anstelle des Drängens auf Vollständigkeit die Akzeptanz der Lücken verfolgt werden.

Vor einer vertiefenden Auseinandersetzung mit den traumatischen Erlebnissen sollte sowohl äußere Sicherheit (d. h. keine aktuelle Traumatisierung) als auch Sicherheit in der therapeutischen Beziehung bestehen. Darüber hinaus müssen Patienten über ausreichende Fähigkeiten der Gefühlsregulation verfügen, wobei hier die Fähigkeit zum Erkennen und Unterbrechen dissoziativer Zustände zentral ist.

Sofern eine komorbide PTBS vorliegt, empfiehlt sich der Einsatz eines der derzeit etablierten **traumafokussierenden Behandlungsprogramme:** z. B. Prolongierte Exposition, Cognitive Processing Therapy, kognitive Therapie oder Eye Movement Desensitization and Reprocessing (EMDR). Es liegen erste Daten vor, dass das Vorschalten eines Trainings der Emotionsregulation die Behandlungseffekte und die Akzeptanz der Expositionsbehandlung bei Patienten mit PTBS und Schwierigkeiten der Emotionsregulation verbessert (Cloitre et al. 2010) und insbesondere bei Patienten mit ausgeprägter dissoziativer Symptomatik zu besseren Effekten auf die dissoziative und posttraumatische Symptomatik führt (Cloitre et al. 2012). Ferner scheint die Kombination von Expositionselementen und kognitiven Elementen bei Patienten mit starker Dissoziation wirkungsvoller zu sein als die Durchführung von nur einem Therapieelement, während Patienten mit geringer Dissoziationsneigung am stärksten von kognitiven Elementen profitierten (Resick et al. 2012). Bei Patienten, die ihre dissoziativen Symptome zwar kontrollieren können, jedoch weiterhin eine hohe Dissoziationsneigung haben, empfiehlt sich ein **graduiertes Vorgehen** während der Expositionsbehandlung. Beispiele eines graduierten Vorgehens sind:

- Beginn mit kurzen Sequenzen der traumatischen Situation
- Schreiben über die belastende Situation
- Berichten in der Vergangenheitsform mit geöffneten Augen
- Berichten aus der Beobachterperspektive
- Einsatz der Bildschirmtechnik.

In der DBT-PTBS werden zur Verhinderung und Unterbrechung von Dissoziation antidissoziative Strategien während der Exposition eingesetzt (sog. skills-assisted exposure; Bohus et al. 2013; Steil et al. 2011). Beispielsweise stehen Patienten beim Berichten der traumatischen Situation auf einer schaukelnden Unterlage oder haben ein Eisgelkissen auf ihren Unterarmen. Es ist sinnvoll, während der Exposition neben dem Belastungsgrad auch das aktuelle Ausmaß der Dissoziation auf einer Skala von 0 bis 100 zu erfragen. Eine akute Dissoziation sollte der Therapeut immer aktiv unterbrechen.

> **! MERKE**
> Die zweite Phase kann sich an ein etabliertes traumafokussierendes Behandlungsprogramm anlehnen, wobei ein graduiertes Vorgehen und der Einsatz von antidissoziativen Fertigkeiten empfohlen werden.

17.6.2 Pharmakotherapie

Zur medikamentösen Behandlung von dissoziativen Symptomen ist die Studienlage insgesamt dünn und lässt noch keine eindeutige Behandlungsempfehlung ableiten. Bisherige pharmakologische Studien betrafen das endogene Opioid-System, das Serotonin- und das Glutamat-System. Der Opioid-Antagonist **Naltrexon** reduzierte in offenen Studien dissoziative Symptome bei BPS-Patientinnen (Bohus et al. 1999) sowie bei Patienten mit Depersonalisationsstörung (Simeon und Knutelska 2005). In zwei kleinen Placebo-Kontrollen fand sich bei kleinen bis mittleren Effekten jedoch keine signifikante Überlegenheit von Naltrexon bei dissoziativen BPS-Patientinnen (Schmahl et al. 2012).

Der Serotonin-Wiederaufnahmehemmer **Fluoxetin** wies in mehreren offenen Studien eine Wirksamkeit in der Reduktion von Depersonalisation auf, eine placebokontrollierte Studie konnte die Wirksamkeit jedoch nicht bestätigen (Simeon et al. 2004).

Paroxetin war bei Patienten mit PTBS in der Reduktion dissoziativer Symptome signifikant besser als Placebo (Marshall et al. 2007).

Der mögliche Wirkmechanismus von **Lamotrigin,** das die Glutamat-Freisetzung verhindert, könnte mit der als Ursache der ketamininduzierten Dissoziation vermuteten gesteigerten Neurotransmission an Non-NMDA-Rezeptoren zusammenhängen. Auch für Lamotrigin fand sich in einer offenen klinischen Studie eine Reduktion von Depersonalisation (Sierra et al. 2001), die in einer placebokontrollierten Studie zunächst nicht bestätigt werden konnte (Sierra et al. 2003). Eine neue randomisiert-kontrollierte Studie fand jedoch eine signifikante Überlegenheit von Lamotrigen bei 40 Patienten mit Depersonalisationsstörung, die über 12 Wochen mit Lamotrigin behandelt wurden, im Vergleich zu 40 Patienten, die Placebo erhielten (Aliyev und Aliyev 2011). Zusammengefasst muss daher die Datenlage zu Lamotrigin als offen angesehen werden.

17.7 Evidenzgraduierungen und Hinweise auf Leitlinien

Trotz zahlreicher Artikel und Monographien mit Einzelfallberichten zur Behandlung der dissoziativen Störungen, insbesondere der DIS liegen bis heute nur wenige empirische Untersuchungen zur Wirksamkeit der Interventionen vor.

Einzig zur Behandlung dissoziativer **Krampfanfälle** liegen randomisiert kontrollierte Studien vor (Baker et al. 2007). Doch auch hier kommen die Autoren von Übersichtsarbeiten durchgängig zu dem Schluss, dass aufgrund der geringen Datenlage keine Belege für die Wirksamkeit einer bestimmten therapeutischen Intervention vorliegen und fordern methodisch sorgfältig durchgeführte Studien (Baker et al 2007; Gaynor und Cock 2009). Die methodisch hochwertigste Studie zur Behandlung dissoziativer Anfälle (Goldstein et al. 2010) vergleicht die Effekte einer medizinischen Standardbehandlung mit der einer kognitiv-behavioralen Psychotherapie. Letztere führte zu einer signifikant größeren Reduktion der Anfallshäufigkeit mit mittleren bis großen Effektstärken. Therapeutische Interventionen waren Durchführung von Psychoedukation, Erarbeitung von Frühwarnzeichen, Vermittlung von Ablenkungsstrategien und Problemlösetechniken, kognitive Umstrukturierung und Exposition gegenüber vermiedenen Situationen. Zusätzlich wurden Bezugspersonen einbezogen.

Zur Psychotherapie der dissoziativen **Bewusstseinsstörungen** wurden bislang keine randomisiert kontrollierten Studien durchgeführt. In den vorliegenden Prä-Post-Studien konnte ein positiver Effekt von Psychotherapie nachgewiesen werden (Brand et al. 2012; Choe und Kluft 1995; Ellason und Ross 1997; Grant und Tinnin 2006; Hunter et al. 2005; Ross und Ellason 2001; Ross und Haley 2004). In einer Übersichtsarbeit von Brand und Kollegen (2009a) werden mittlere bis große Effektstärken für die Bereiche Dissoziation, Depressivität, posttraumatische Symptomatik, emotionale Instabilität und somatoforme Symptomatik berichtet. Die Gesamteffektstärke über alle Studien und Ergebnisvariablen wird mit 0,71 angegeben. Wegen der methodischen Mängel der einzelnen Studien sind die Ergebnisse jedoch nur eingeschränkt interpretierbar.

Aufgrund dieser sehr dünnen Studienlage lassen sich derzeit keine evidenzbasierten Aussagen darüber treffen, welche Behandlungsstrategien angewendet werden sollten.

Deutschsprachige **Leitlinien** zur Diagnostik und Therapie, wie sie von der Arbeitsgemeinschaft der Wissenschaftlichen Medizinischen Fachgesellschaften (AWMF) für zahlreiche Störungen bereits existieren, sind für die dissoziativen Störungen im Erwachsenenbereich derzeit nicht publiziert. Für den Kinder- und Jugendbereich liegen Leitlinien der Deutschen Gesellschaft für Kinder- und Jugendpsychiatrie und -psychotherapie vor (2007); die sich derzeit in Bearbeitung befinden. Zur Behandlung der DIS liegen von der ISSTD (2005, 2011) Behandlungsrichtlinien vor, die vor allen auf Expertenbefragungen beruhen. Beschrieben wird ein phasenorientierter Ansatz, in dem zuerst Sicherheit und Symptomreduktion fokussiert und anschließend traumafokussierte Interventionen appliziert werden. In einer großen naturalistischen Studie mit 280 Patienten mit einer DIS, in der sich das therapeutische Vorgehen an diesen Richtlinien orientierte, konnte eine Abnahme der dissoziativen und der posttraumatischen Symptomatik sowie eine Reduktion selbstverletzenden Verhaltens und stationärer Behandlungen gezeigt werden (Brand et al. 2009b, 2012). Die ISSTD vermerkt eingangs in ihrer Publikation, dass es zur Behandlung anderer pathologischer dissoziativer Erscheinungsformen und nicht-pathologischer dissoziativer Phänomene dringend weiterer Studien bedarf. Gleichzeitig stellt die ISSTD jedoch in Aussicht, dass eine große Anzahl an therapeutischen Strategien, die zur Behandlung einer DIS zum Einsatz kommen, möglicherweise auch zur Behandlung anderer dissoziativer Störungen effektiv sein mag. Von der ISSTD wird weiter das Studium der Practice Guidelines for the Treatment of Patients with Acute Stress Disorder (ASD) and Posttraumatic Stress Disorder (PTSD), publiziert von der American Psychiatric Association (2004), mit dem Hinweis empfohlen, dass die meisten DIS-Patienten komorbid an einer PTBS erkrankt sind.

DIE WICHTIGSTEN BEHANDLUNGSGRUNDSÄTZE
Angaben zur Therapie

- Mangels kontrollierter Studien können keine evidenzbasierten Aussagen zur Therapie dissoziativer Bewusstseinsstörungen getroffen werden. Psychotherapie gilt als Methode der Wahl. Zur Behandlung der Konversionsstörungen ist die Diagnosevermittlung zentral.
- Empfohlen wird ein eklektisches, phasenorientiertes Vorgehen: In der ersten Phase erfolgt eine Stabilisierung und Symptomreduktion. Falls vorliegend, kann in der zweiten Phase eine Auseinandersetzung mit traumatischen Erlebnissen erfolgen.
- In der ersten Phase werden Informationen vermittelt, Frühwarnzeichen und Strategien zur Beendigung der dissoziativen Symptomatik erarbeitet, sowie Fertigkeiten der Gefühlsregulation und der Problemlösung verbessert.
- Die zweite Phase kann sich an einem etablierten traumafokussierenden Behandlungsprogramm orientieren, wobei ein graduiertes Vorgehen und der Einsatz von antidissoziativen Fertigkeiten empfohlen werden.
- Medikamentös kann ein Serotonin-Wiederaufnahmehemmer oder Naltrexon erwogen werden, wobei die Datenlage zur Pharmakotherapie sehr dünn ist.

KAPITEL 18

Martina de Zwaan und Beate Herpertz-Dahlmann

Essstörungen (ICD-10 F50)

18.1	Besonderheiten von Klassifikation und Diagnose	296
18.2	Verlauf	296
18.3	Epidemiologie	297
18.4	Pathogenese	298
18.4.1	Genetik	298
18.4.2	Neurobiologische Befunde	298
18.4.3	Psychosoziale Risikofaktoren	298
18.5	Psychische Komorbidität	299
18.6	Organische Komplikationen	299
18.6.1	Essstörungen und Diabetes mellitus Typ 1 (DM)	300
18.6.2	Schwangerschaft und Essstörungen	300
18.7	Therapie	300
18.7.1	Bulimia nervosa	301
18.7.2	Anorexia nervosa	304
18.7.3	Gesamtbehandlungsplan	306

Tab. 18.1 Essstörungen – Übersicht zum Krankheitsbild.

	Anorexia nervosa (AN)	Bulimia nervosa (BN)
Lebenszeitprävalenz bei Erwachsenen (Smink et al. 2012)	Frauen: 0,9 %, Männer: 0,3 %	Frauen: 0,9–1,5 %, Männer: 0,1–0,5 %
Manifestationsalter	Adoleszenz, frühes Erwachsenenalter	
Wichtigste Komorbiditäten	• Affektive Störungen • Angststörungen (soziale Phobie), Zwangsstörungen • Substanzmissbrauch und -abhängigkeit • Persönlichkeitsstörungen (AN: eher Cluster C, BN: eher Cluster B)	
Erblicher Faktor	Empirisches Wiederholungsrisiko für diverse Essstörungsformen bei weiblichen erstgradigen Angehörigen von anorektischen Patienten 5–10 %, bei Bulimie sehr diskrepante Angaben	
Therapie der Wahl	• Gewichtsrehabilitation und Psychotherapie bei AN, bei Jugendlichen unter Einbeziehung der Familie • Psychotherapie bei BN evtl. in Kombination mit Fluoxetin	
Leitlinien	Gemeinsame Deutsche S3-Leitlinien der Fachgesellschaften für Psychosomatik, Psychiatrie, Kinder- und Jugendpsychiatrie sowie Klinische Psychologie 2010–2015 (www.awmf.org)	

18.1 Besonderheiten von Klassifikation und Diagnose

Neben der **Anorexia nervosa** (AN) und der **Bulimia nervosa** (BN) werden im ICD-10 die **atypischen Essstörungen** und sowohl im ICD-10 als auch im DSM-5 die **nicht näher bezeichneten (NNB) Essstörungen** unterschieden. In das DSM-5 wurden außerdem die „übrigen spezifischen Fütter- und Essstörungen" wie die atypische AN und BN sowie die Purging-Störung und das Night-Eating-Syndrom eingeführt. Die **Binge-Eating-Störung** (BES) wird im DSM-5 nun erstmals als eigenständige Essstörung gelistet. Im ICD-10 findet sich die BES nicht und kann nur als NNB Essstörung diagnostiziert werden. Auf die BES soll im Folgenden nicht weiter eingegangen werden (Herpertz, de Zwaan und Zipfel 2008; Hebebrand und Herpertz-Dahlmann 2009).

Es gibt zunehmend Hinweise darauf, dass die „übrigen spezifischen" und atypischen Essstörungen – meist handelt es sich um subsyndromale Formen – in klinischen Gruppen und in der Allgemeinbevölkerung häufiger auftreten als die Vollbilder. Viele Patientinnen leiden unter einer klinisch relevanten Essstörung, ohne jemals die Diagnosekriterien für AN oder BN zu erfüllen (Fairburn und Harrison 2003). In Bezug auf den medizinischen Schweregrad und die Psychopathologie gehen jüngere Arbeiten davon aus, dass die atypischen Essstörungen eine Mittelstellung zwischen AN und BN einnehmen, d. h. weniger gravierend als die AN sind (Turner et al. 2010).

Eine Migration zwischen den Diagnosen ist häufig. Ein Übergang in andere psychische Störungsbilder ist jedoch selten und unterstreicht die Kategorie der Essstörungen als eigenständige diagnostische Gruppe (Fairburn und Harrison 2003).

Für das Kindes- und Jugendalter wurde in den Deutschen S3-Leitlinien die 10. BMI-Altersperzentile als Gewichtskriterium definiert (www.mybmi.de).

Die DSM-5-Kriterien unterscheiden bei der AN darüber hinaus den **restriktiven Typus** von Formen, die mit Essattacken und/oder mit eingreifenden gewichtsreduzierenden Maßnahmen (Erbrechen, Abführmittelmissbrauch) einhergehen (**bulimischer Typus**).

Wesentliche **Änderungen im DSM-5** beinhalten für die AN die Abschaffung von Formulierungen, die den Patienten absichtliches oder willkürliches Verhalten unterstellen, da u.a. gezeigt werden konnte, dass sowohl die Betroffenen als auch ihre Familien unter Stigmatisierung leiden (Maier et al. 2014). Auf das diagnostische Kriterium der Amenorrhö wurde ganz verzichtet, da das Ausbleiben der Menstruation vorrangig eine organische Folge der AN darstellt. Zudem kann das Ausbleiben der Menstruation vor der Menarche, nach der Menopause, bei Einnahme von Kontrazeptiva und bei Männern nicht beurteilt werden.

Bei der BN wurde die notwendige Frequenz der Essanfälle von zweimal auf einmal pro Woche über einen Zeitraum von 3 Monaten reduziert, da man keine klinischen Unterschiede in Abhängigkeit von der Frequenz der Essanfälle gefunden hat (de Zwaan und Herzog 2011).

18.2 Verlauf

Die **AN** beginnt in der Regel um die Pubertät („Pubertätsmagersucht"). Bei etwa 10–20 % der Betroffenen mit AN nimmt die Essstörung einen chronischen, oft lebenslangen Verlauf; häufig bleiben trotz Besserung Restsymptome bestehen.

Prognostische Faktoren für einen **günstigen Verlauf** sind ein Erkrankungsbeginn in der Adoleszenz (**cave:** ein Erkrankungsbeginn in der Kindheit ist eher mit einer schlechteren Prognose verbunden), eine kurze Erkrankungsdauer und ein höherer BMI bei Aufnahme und Entlassung, für einen schlechten Verlauf lange Krankheitsdauer, ein ausgeprägter Gewichtsverlust (BMI < 13; Hebebrand et al. 1997) sowie der bulimische Typ der AN (Steinhausen 2002). Dies erklärt auch, warum Katamneseuntersuchungen von kinder- und jugendpsychiatrischen Einrichtungen deutlich bessere Ergebnisse ergeben als ähnliche Untersuchungen nach Therapie mit Erwachsenen. Bei der AN beträgt die standardisierte **Mortalitätsrate** (SMR) gegenüber der Normalbevölkerung 5,86 (Arcelus et al. 2011). Die AN weist damit eine der höchsten standardisierten Mortalitätsraten aller psychischen Erkrankungen auf, vergleichbar mit der SMR von Suchterkrankungen. Für etwa 20 % der Todesfälle ist

Suizid verantwortlich, die erhöhte SMR findet sich auch noch 20 Jahre nach Erstbehandlung. Als Prädiktoren für die Mortalität gelten höheres Alter bei Erstvorstellung, Alkoholabusus, der bulimische Subtypus und andere psychische Störungen sowie geringerer BMI bei Erstvorstellung. Jüngeres Alter und längerer Aufenthalt bei der ersten Hospitalisierung gelten als protektive Faktoren. Die Mortalität scheint in den letzten Jahren etwas abzunehmen, was auf eine insgesamt bessere Behandlung der Betroffenen zurückzuführen sein könnte (s. auch Fichter et al. 2006). Allerdings ist die psychische Morbidität, insbesondere Angst- und affektive Erkrankungen, auch nach Überwindung der AN hoch. In einer Verlaufsstudie 18 Jahre nach Beginn der Essstörung waren 25 % der ehemaligen Betroffenen aufgrund einer psychischen Störung arbeitslos (Wentz et al. 2009).

Die **BN** hat einen etwas späteren Krankheitsbeginn als die AN. Bei etwa 25 % beginnt die BN mit einer **anorektischen Phase.** Übergewicht in der Kindheit, geringes Selbstwertgefühl und Persönlichkeitsstörungen dürften den Verlauf verschlechtern. Der Verlauf der BN ist vielfach chronisch mit den höchsten Remissionsraten nach 4 und 9 Jahren.

Auch bulimische Patientinnen haben in den ersten 10 Jahren ein – wenn auch nur moderat – erhöhtes **Mortalitätsrisiko** (SMR 1,93; Arcelus et al. 2011; Steinhausen und Weber 2009).

In einer ersten 4-Jahres-Katamnese remittierten Patientinnen mit subsyndromalen Formen der AN und BN schneller als Patientinnen mit dem Vollbild einer AN oder BN (unspezifische Essstörungen), aber nicht als Patientinnen mit BED (Agras et al. 2009).

18.3 Epidemiologie

Die Lebenszeitprävalenz bei Erwachsenen in der Allgemeinbevölkerung liegt für die **AN** bei Frauen bei 0,9% und bei Männern bei 0,3%. Die entsprechenden Prävalenzzahlen für die **BN** liegen zwischen 0,9% und 1,5% bei Frauen und 0,1% bis 0,5% bei Männern (Smink et al., 2012). Dabei scheint sich der Erkrankungsbeginn in noch jüngere Altersklassen zu verschieben (Favaro et al. 2009). Eine Veränderung des geschlechtsbedingten Prävalenzverhältnisses konnte

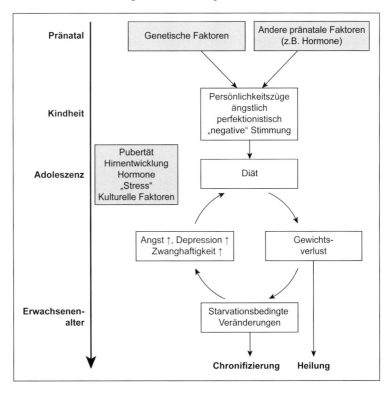

Abb. 18.1 Ätiologisches Modell der Anorexia nervosa (modifiziert nach Kaye et al. 2009).

während der letzten Jahrzehnte nicht gefunden werden. Bei adoleszenten Mädchen stellt die AN die dritthäufigste chronische Erkrankung nach Übergewicht und Asthma dar.

In England hat die jährliche Inzidenzrate für alle Essstörungen zwischen 2000 und 2009 in der Altersgruppe zwischen 10 und 49 Jahren von 32,3 (95% CI 31,7–32,9) auf 37,2 (95% CI 36,6–37,9) pro 100 000 Personen zugenommen. Bei Frauen nahm die Inzidenz von 51,8 (95% CI 50,6–52,9) pro 100 000 Personen in 2000 auf 62,6 (95% CI 61,4–63,8) in 2009 zu. Die Inzidenz der AN und BN war recht stabil, es kam vorwiegend zu einer Zunahme der Inzidenz bei den nicht näher bezeichneten (NNB) Essstörungen, die auch die häufigsten Essstörungen in der Primärversorgung darstellen. Allgemein ist die Inzidenz bei Mädchen zwischen dem 15. und 19. Lebensjahr am höchsten (2 von 1000) und zeigt eine weiter steigende Tendenz (Micali et al. 2013; ➤ Abb. 18.1).

18.4 Pathogenese

18.4.1 Genetik

Zwillings- und Familienstudien konnten zeigen, dass genetische Faktoren unzweifelhaft eine Rolle in der Genese der Essstörungen, insbesondere bei der AN, spielen. Große Zwillingsuntersuchungen lassen eine genetische Komponente von ca. 50 % vermuten (z. B. Trace et al. 2013). In klinischen Gruppen lag die Konkordanzrate für AN bei monozygoten Zwillingen bei etwa 55 % und bei dizygoten bei etwa 5 %. Bei der BN sind die entsprechenden Anteile 35 % und 30 %. In Studien in der Bevölkerung zeigen die Daten zur Heritabilität eine große Streuung, die bis zu 83 % bei BN reicht. Die erste genomweite Assoziationsstudie bei AN ergab keinen ausreichenden Hinweis auf Kandidatengene (Boraska et al. 2014). Allerdings konnte die Untersuchung nur bei ca. 2700 Personen mit AN durchgeführt werden, während erfolgreiche Studien bei Adipositas mit ca. 250 000 Teilnehmern durchgeführt wurden (Speliotes et al. 2010). Zurzeit erscheint es kaum möglich, eine entsprechend große Stichprobe bei den Essstörungen zu rekrutieren.

18.4.2 Neurobiologische Befunde

Eine Dysfunktion des serotonergen Systems spielt für die Pathophysiologie der Essstörungen eine wichtige Rolle. Daneben gibt es Hinweise auf die Bedeutung des dopaminergen, noradrenergen und Opiatsystems sowie von Neuropeptiden (s. u.; Übersicht bei Herpertz-Dahlmann et al. 2012).

Die strukturelle Bildgebung weist auf eine Bedeutung der Sexualhormone (Mainz et al. 2012), die funktionelle Bildgebung und weitere neuropsychologische Befunde auf eine möglicherweise bedeutsame Veränderung der Belohnungsverarbeitung hin (Friederich et al. 2013; Walsh 2013).

18.4.3 Psychosoziale Risikofaktoren

Für Essstörungen sind bisher mehr als 30 Risikofaktoren gefunden worden, wobei diese meist für eine gemischte Essstörungsgruppe und nicht spezifisch für die einzelnen Essstörungsdiagnosen identifiziert wurden (Jacobi et al. 2004, Stice et al. 2010). Neben allgemeinen Risikofaktoren wie weibliches Geschlecht, Adoleszenz und westliche Gesellschaftsform sind in prospektiven, vor allem aber in retrospektiven Fallkontrollstudien Risikofaktoren wie wählerisches Essverhalten, negative Lebensereignisse, problematische Interaktionsformen in der Familie oder geringe soziale Unterstützung beschrieben worden (➤ Abb. 18.2).

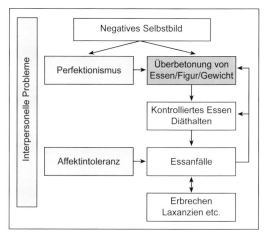

Abb. 18.2 Modell zur Aufrechterhaltung der Bulimia nervosa als Grundlage der kognitiven Verhaltenstherapie für Bulimia nervosa (adaptiert nach Fairburn et al. 2003).

Einige Risikofaktoren scheinen spezifisch für die Entwicklung einer Essstörung zu sein (Übergewicht in der Kindheit, kritische Kommentare über Figur und Gewicht); die meisten sind allerdings wahrscheinlich unspezifische Risikofaktoren für die Entwicklung psychischer Erkrankungen im Allgemeinen (z. B. sexueller Missbrauch; ➤ Abb. 18.1).

Auf die lerntheoretischen und psychodynamischen Theorien zur Entstehung und Aufrechterhaltung der Essstörungen soll nicht im Detail eingegangen werden.

18.5 Psychische Komorbidität

Essstörungen treten häufig zusammen mit anderen psychischen Störungen auf, wobei sich immer die Frage nach dem Zusammenhang zwischen den Störungen stellt (z. B. Folge der Mangelernährung, serotonerge Dysfunktion, Sexualhormonmangel während der Hirnentwicklung in der Adoleszenz).
Die häufigsten komorbiden Störungen sind:
- affektive Störungen (AN, BN)
- Angst- und Zwangsstörungen (AN, aber auch BN)
- Substanzmissbrauch und -abhängigkeit (bulimischer Typus der AN, BN)
- bestimmte Persönlichkeitszüge oder -störungen (zwanghaft u. ängstlich-vermeidend bei AN, Borderline bei BN) (s. auch Herpertz-Dahlmann et al. 2001; Root et al. 2010).

18.6 Organische Komplikationen

Der untergewichtige Zustand macht Patientinnen mit AN leicht erkennbar, wobei anorektische Patientinnen häufig – z. B. durch weite Kleidung ihren Zustand – zu verbergen suchen („Zwiebelmädchen").

Bulimische Patientinnen sind in der Regel normalgewichtig, in jüngerer Zeit auch zunehmend übergewichtig (Bulik et al. 2012) und können ihre Störung leicht verheimlichen. Hinweise auf eine BN geben sichtbare Zeichen wie eine schmerzlose Hypertrophie der Speicheldrüsen, die den Patientinnen ein „mumpsartiges" Aussehen verleiht und nicht selten zu einer Erhöhung der Serumspeichelamylase führt, Schmelzdefekte der Zähne mit erhöhter Temperaturempfindlichkeit und Kariesentwicklung bedingt durch den sauren Mageninhalt sowie Läsionen an der Rückseite der Finger („Russell's Sign"), verursacht durch Selbstauslösung des Erbrechens.

Rezidivierendes Erbrechen sowie Laxanzien- und Diuretikamissbrauch können Störungen des Elektrolyt- und Säure-Basen-Haushalts zur Folge haben (Hypokaliämie, hypochlorämische Alkalose, Hypomagnesiämie). Besonderes Augenmerk erfordert die **Hypokaliämie,** die zu lebensbedrohlichen Herzrhythmusstörungen und irreversiblen Nierenschäden führen kann, wobei es auf die Schnelligkeit des Kaliumabfalls anzukommen scheint. Viele Patientinnen mit AN sind an niedrige Kaliumspiegel adaptiert. Dennoch sind **regelmäßige Laborkontrollen** und ggf. eine Substitutionstherapie erforderlich. Besonders betroffen sind anorektische Patientinnen vom bulimischen Typ. Bei forcierter Realimentation ist unbedingt an Elektrolytsubstitution zu denken (**Cave:** Hypophosphatämie, Refeeding-Syndrom).

Bei der AN steht das **Starvationssyndrom** im Vordergrund:
- Hypothermie
- Haarausfall
- Ödeme
- Lanugo-Behaarung
- Bradykardie
- Hypotonie
- Akrozyanose
- verzögerte Magenentleerung
- low T_3-Syndrom (erniedrigte FT_3-Werten bei normalen FT_4- und TSH-Werten)
- Hypercholesterinämie und
- eine in den meisten, aber nicht allen, Fällen reversible zerebrale Atrophie („Pseudoatrophie") mit Erweiterung der Liquorräume und Reduktion der grauen und weißen Substanz.

Ein hypogonadotroper Hypogonadismus mit primärer oder sekundärer Amenorrhö, eine Hyperkortisolämie und eine Hypoleptinämie sind neben der Mangelernährung als Hauptverursacher für eine **Knochendichteverminderung** zu nennen. In den meisten Fällen sind die körperlichen Folgesymptome mit Gewichtszunahme reversibel. Ausnahmen stellen die Zahnschäden und die Auswirkungen auf die

Knochendichte dar. Bei Patientinnen mit einem chronisch niedrigen Gewicht kann es zu einer jährlichen Einbuße der Knochendichte von bis zu 10 % kommen (Zipfel et al. 2001). Es liegen nur wenige Untersuchungen zur medikamentösen Therapie der verminderten Knochendichte vor. Weder orale Östrogene, Kalzium-Vitamin-D$_3$-Präparate noch Biphosphonate dürften die Knochendichteminderung aufhalten oder verbessern, solange eine Gewichtszunahme ausbleibt. Eine neuere Studie verweist auf Erfolge der transdermalen Östrogenapplikation bei Adoleszenten (Misra und Klibanski 2011). Bei jugendlichen Patienten mit chronischer AN ist häufig das Körperlängenwachstum beeinträchtigt.

Das sog. Low-T$_3$-Syndrom stellt eine normale Anpassung des Körpers an die Unterernährung dar und bedarf keiner gesonderten Behandlung, wie z. B. Hormonsubstitution (**Cave:** Missbrauch der Medikation, um den Grundumsatz zu erhöhen und damit zur Gewichtsreduktion beizutragen).

Neuroendokrinologisch ist die Bedeutung des Hormons Leptin für die Pathophysiologie der Anorexia nervosa hervorzuheben. Bei Gewichtsabnahme fällt der Serum-Leptinspiegel ab, sodass sich eine ausgeprägte **Hypoleptinämie** als Kardinalsymptom bei Patientinnen mit Anorexia nervosa findet. Die Hypogonadotropinämie wird maßgeblich durch den Abfall des Leptinspiegels im Blut getriggert. Darüber hinaus scheint ein enger Zusammenhang zwischen niedrigem Leptinspiegel und körperlicher Hyperaktivität zu bestehen. Patientinnen mit sehr niedrigen Leptinspiegeln zeigen die höchste Unruhe. Hypoleptinämie und Hypoöstrogenämie tragen auch zu den neuropsychologischen Veränderungen im Starvationszustand bei (für eine Übersicht s. Müller et al. 2009; Bühren et al. 2011).

18.6.1 Essstörungen und Diabetes mellitus Typ 1 (DM)

Während die AN bei jungen Patientinnen mit DM Typ 1 selten auftritt, gibt es Hinweise darauf, dass die Frequenz der BN und der atypischen, der BN ähnelnden Essstörungen um den Faktor 2–3 erhöht ist. Jüngste Untersuchungen ergaben jedoch keine signifikanten Unterschiede zwischen Jugendlichen mit Diabetes und Gesunden; allerdings bestätigt sich der Zusammenhang zwischen schlechter diabetischer Stoffwechsellage und gestörtem Essverhalten (Young et al. 2013). Patientinnen mit DM und einer BN oder atypischen BN haben generell höhere HbA$_{1c}$-Werte und häufiger und früher mikrovaskuläre Spätkomplikationen.

Eine besondere Form der kompensatorischen Verhaltensweise stellt das **„Insulin-Purging"** dar. Die Betroffenen unterdosieren Insulin bewusst, um Glukose und damit Kalorien nicht in die Zellen aufzunehmen, sondern über die Nierenschwelle auszuscheiden („Erbrechen über die Niere", „Diabulimics"). Auch Mädchen und Frauen ohne andere Symptome einer Essstörung regulieren häufig ihr Gewicht durch das Unterdosieren oder Weglassen von Insulin. Gerade bei Mädchen mit DM Typ 1 können auch schon subsyndromale, also atypische Essstörungen eine potenziell große Gefahr für die Stoffwechsellage darstellen und sollten frühzeitig und konsequent behandelt werden (de Zwaan 2004).

18.6.2 Schwangerschaft und Essstörungen

Während der Schwangerschaft findet man bei einigen Betroffenen eine Verbesserung der Essstörung, die sich oft rasch nach der Geburt wieder verschlechtert. Bei Weiterbestehen der Essstörung während der Schwangerschaft findet man häufiger ein niedriges Geburtsgewicht, höhere Sectio-Raten und gelegentlich Auswirkungen auf die Ernährung und damit das Wachstum des Kindes. In einer solchen Situation muss von einer Risikoschwangerschaft gesprochen werden. Bei Patientinnen, die an einer AN erkrankt waren, ist das Risiko für eine Postpartum-Depression deutlich erhöht (Easter et al. 2013).

18.7 Therapie

Neben einigen Cochrane-Reviews zur Therapie der Essstörungen liegen Leitlinien aus unterschiedlichen Ländern vor (Australien, Neuseeland, USA, Deutschland). Ein Meilenstein in Deutschland ist die Publikation der Deutschen S3-Leitlinien im Dezember 2010, die von allen relevanten Fachgesellschaften (DGPM, DKPM, DÄVT, DGKJP, DGPPN, DGPs und DGVM) entwickelt wurden und bis 12.12.2015 gültig sind.

Die Studienlage bei der AN ist dürftig, die meisten Empfehlungen basieren auf Expertenmeinung und klinischer Erfahrung. Die wichtigsten Empfehlungen zur Therapie der Essstörungen sollen im Folgenden zusammengefasst werden (➤ Tab. 18.2).

Folgende **allgemeine Therapierichtlinien** werden empfohlen:
- Betroffenen mit Essstörungen soll frühzeitig eine Behandlung angeboten werden, um eine Chronifizierung zu vermeiden.
- Es sollte berücksichtigt werden, dass die Betroffenen einer Veränderung ihres Gewichts und Essverhaltens meist ambivalent gegenüberstehen und sie daher aktiv für eine Behandlung motiviert werden müssen. Das sollte über den gesamten Behandlungsprozess im Auge behalten werden.
- Ambulante, teilstationäre und stationäre Behandlungen sollten in Einrichtungen oder bei Therapeuten erfolgen, die Erfahrung in der Therapie mit Essstörungen haben und spezifische Konzepte anbieten.

18.7.1 Bulimia nervosa

Psychotherapie

Für der Behandlung von erwachsenen Patientinnen mit BN liegt die bei weitem meiste Evidenz für die störungsorientierte **kognitive Verhaltenstherapie** (KVT) vor, die die Behandlung erster Wahl bei der

Tab. 18.2 Ausmaß der Evidenz und Wirksamkeit therapeutischer Ansätze auf der Basis randomisierter, kontrollierter Studien (adaptiert nach Treasure et al. 2010).

	Anorexia nervosa		Bulimia nervosa	
	Evidenz	Effekt	Evidenz	Effekt
Medikamentöse Therapie				
Antidepressiva in der Akuttherapie	gering	0	groß	**
SSRIs	gering$	0	stark$	**
TCAs	gering$	0	gering$	*
Antidepressiva in der Rückfallprophylaxe	gering$	0	gering	*
Atypische Neuroleptika	gering$	0	keine	–
Psychotherapie				
Kognitive Verhaltenstherapie	mäßig$	**	sehr groß$	***
Interpersonelle Psychotherapie	gering$	*	mäßig	**
Kognitiv-analytische Therapie	gering	*	keine	–
Dialektische Verhaltenstherapie	keine	–	gering	**
Psychodynamische Psychotherapie	mäßig	**	mäßig	*
Behaviorale Therapien	gering	*	mäßig	*
Familienbasierte Therapie bei Adoleszenten (Maudsley-Modell)	mäßig$	**	gering$	*
Klinisches supportives Management durch Spezialisten	gering$	*	keine	-
Alleinige Ernährungsberatung	gering$	0	gering	*
Psychoedukative Selbsthilfeprogramme	keine	–	mäßig$	**
Internetbasierte Therapie	gering$	*–	gering	*

Ausmaß der Evidenz: keine = keine Studien vorhanden; gering = weniger als vier Studien; mäßig = zumindest vier Studien oder zwei Studien von hoher Qualität; groß = zwischen mäßig und sehr groß; sehr groß = zumindest zehn Studien oder fünf Studien von hoher Qualität.
Ausmaß des therapeutischen Effekts: 0 = keiner; * = geringer Effekt; ** = gewisser Effekt vorhanden; *** = deutlicher Effekt; **** = sehr starker und anhaltender Effekt
$ zumindest eine Studie mit Adoleszenten (< 18 Jahre)

BN darstellt. Bei Kindern und Jugendlichen sollte die Familie in die Behandlung mit einbezogen werden. Andere Psychotherapieverfahren sind verfügbar und kommen z. B. in Frage, wenn die KVT nicht zur Verfügung steht, sich im Einzelfall als nicht wirksam erweist oder nicht gewollt wird.

Als Alternative zu KVT können die Psychodynamische Therapie und Methoden der Interpersonellen Therapie (IPT), modifiziert für BN, empfohlen werden. IPT ist allerdings in Deutschland im Rahmen der Richtlinienpsychotherapie nicht zugelassen. Eine rezente Studie konnte zeigen, dass psychoanalytisch orientierte Langzeittherapie, die über einen Zeitraum von 2 Jahren durchgeführt wurde, einer kognitiv-verhaltenstherapeutisch orientierten Kurzzeittherapie, die 20 Sitzungen in 5 Monaten umfasste, unterlegen war (Poulsen et al. 2014). Die Studie bestätigt, dass eine essstörungsspezifische KVT die Psychotherapie erster Wahl für eine signifikante und nachhaltige Symptomkontrolle bei der Behandlung der BN darstellt.

Patientinnen mit BN sollten **ambulant** behandelt werden, außer es liegen bestimmte Indikationskriterien für eine stationäre oder teilstationäre Behandlung vor (psychische und physische Komorbidität, hoher Krankheitsschweregrad, Versagen oder fehlende Möglichkeit für eine ambulante Therapie, therapieverhindernde Umstände im Umfeld der Patientin). Auch bei unkomplizierten Fällen von BN sollte die Therapiedauer mindestens 25 Sitzungen betragen mit einer Frequenz von mindestens einer Therapiestunde pro Woche. Bei komplexerem Verlauf oder bei Vorliegen von psychischer und somatischer Komorbidität sind definitiv länger andauernde Behandlungen auch mit einer höheren wöchentlichen Sitzungsfrequenz erforderlich. Bei ambulanter Therapie sind im ersten Monat zwei Therapiesitzungen pro Woche oft sinnvoll, um, vor allem bei Patientinnen mit sehr chaotischem Essverhalten, initial eine gewisse Stabilisierung des Essverhaltens zu erzielen sowie eine therapeutische Beziehung aufzubauen.

Mit KVT für BN können Remissionsraten von 40–50 % erwartet werden. Die KVT für BN liegt in manualisierter Form vor und fokussiert vor allem auf die aufrechterhaltenden Mechanismen der BN (z.B. Fairburn 2012). Ihr Schwerpunkt liegt in der Gegenwart und der Zukunft der Patienten. Der Therapie liegt ein kognitiv-behaviorales Modell zugrunde, das weitgehend empirisch überprüft ist (➤ Abb. 18.3).

Als zentrale dysfunktionale Einstellung wird die **Abhängigkeit des Selbstwerts von Gewicht und Figur** sowie die Wichtigkeit der Kontrolle über die Nahrungsaufnahme gesehen. Bei vielen Patientinnen geht die negative Selbstbewertung über essensbezogene Themen hinaus und wird als Teil der eigenen Identität erlebt. Eine solche Selbstwahrnehmung behindert eine Veränderung des Individuums. Die Abhängigkeit des Selbstwertgefühls ausschließlich von Figur und Gewicht führt zu rigidem Diäthalten mit strikten Diätregeln, die unmöglich eingehalten werden können. Durch den ständigen Hungerzustand („restriction"), aber auch durch den ständigen Wunsch nach kontrollierter Nahrungsaufnahme, auch wenn sie nicht gelingt („restraint"), werden Essanfälle begünstigt, die wiederum kompensatorisches Verhalten wie Erbrechen oder Laxanzieneinnahme sowie das erneute Streben nach striktem Diäthalten zur Folge haben.

Unter **pathologischem Perfektionismus** wird die Überbewertung des Erreichens hoher persönlicher Standards und Ziele verstanden. Das Selbstwertgefühl wird überwiegend vom Erfolg beim Erreichen dieser Ziele abhängig gemacht, wobei durch die gleichzeitig bestehende selbstkritische Haltung eine ständige Unzufriedenheit in der Bewertung der eigenen Leistungen vorherrscht. Bei einigen Patientinnen steht die Unfähigkeit, mit emotionalen Zuständen bzw. **Affekten** umzugehen, im Vordergrund. Eine Verminderung der rigiden Diätregeln wird bei diesen Patientinnen nicht ausreichen, um Essanfälle zu reduzieren. Neben Essanfällen zeigen diese Patientinnen häufig selbstverletzendes Verhalten oder Substanzmissbrauch, z. T. auch eine Komorbidität mit Borderline-Persönlichkeitsstörung. Die Therapie sollte dann an die speziellen Bedürfnisse dieser **impulsiven** Patientinnengruppe angepasst werden (Schweiger und Sipos 2011).

Unter **interpersonellen Problemen** werden z. B. Spannungen in der Familie verstanden, etwa ausgelöst durch ein anderes Familienmitglied mit Essstörungen. Auch veränderte Rollenerwartungen in der Adoleszenz und im frühen Erwachsenenalter können die Essstörung auslösen bzw. aufrechterhalten und müssen in der Therapie Berücksichtigung finden. Erwähnt werden soll noch, dass es keine Hinweise darauf gibt, dass therapeutische Ansätze der Suchttherapie (z. B. Abstinenz) eine sinnvolle Entsprechung in der Therapie der Essstörungen finden (➤ Tab. 18.2).

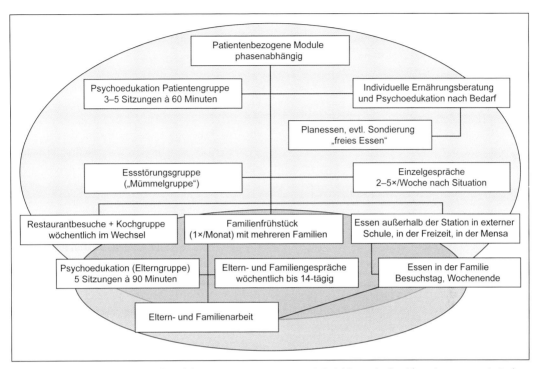

Abb. 18.3 Multimodale Behandlung bei adoleszenter Anorexia nervosa am Beispiel des stationären Therapieprogramms in Aachen.

Selbsthilfeprogramme

Für einige Patientinnen und Patienten mit Bulimia nervosa kann die Teilnahme an einem evidenzbasierten Selbsthilfeprogramm, das mit Anleitung erfolgt („angeleitete Selbsthilfe") und auf Elementen der kognitiven Verhaltenstherapie beruht, eine ausreichende Therapie darstellen. Wenn es nach wenigen Wochen zu keinem Therapieerfolg kommt, sind jedoch intensivere psychotherapeutische Ansätze notwendig. Bei Jugendlichen erwies sich eine therapeutisch geleitete kognitiv-verhaltenstherapeutische Selbsthilfegruppe als genauso wirksam, aber deutlich kostengünstiger als eine familientherapeutische Maßnahme (Schmidt et al. 2007). Auch auf kognitiv-behavioralen Strategien beruhende internetbasierte interaktive Therapieformen haben sich bei BN und atypischen Essstörungen als wirksam erwiesen (Bauer und Moessner 2013).

In der Therapieforschung wird, nicht zuletzt aus ökonomischen Gründen, in den letzten Jahren ein stufenweises Vorgehen bei der Behandlung psychischer Störungen propagiert. Die therapeutische Rationale für Selbsthilfe ist, dass in vielen Fällen spezifische und teure psychotherapeutische Behandlung nicht notwendig sei und man außerdem Betroffene erreichen könne, die sonst keine Therapie in Anspruch nehmen würden.

Bisher ist die Effektivität nur weniger Manuale empirisch überprüft worden, zwei davon liegen auch in deutscher Version vor (Schmidt und Treasure 2000; Fairburn 2004). Die Unterstützung bei angeleiteter Selbsthilfe kann eventuell auch von Nicht-Fachleuten in nicht auf die Therapie von Essstörungen spezialisierten Settings durchgeführt werden, wobei die Effektivität dieser Maßnahme nicht klar ist (Walsh et al. 2004; Banasiak et al. 2005).

Medikamentöse Behandlung

Selektive Serotonin-Wiederaufnahmehemmer (SSRI) gelten aufgrund ihres Wirkungs-Nebenwirkungsprofils und ihrer Akzeptanz als medikamentöse Therapie der Wahl und haben heute ihren festen Platz in der Therapie der BN.

Eine alleinige medikamentöse Behandlung ist jedoch psychotherapeutischen Ansätzen unterlegen.

Fluoxetin ist das einzige in Deutschland zugelassene Medikament zur Behandlung der BN, allerdings nur in Kombination mit psychotherapeutischen Ansätzen. Zusätzlich erfordert die hohe Komorbidität mit einer Depression nicht selten die Therapie mit einem Antidepressivum. Die wirksame Dosis von Fluoxetin bei der BN ist höher als die bei der Depression (z. B. 60 mg Fluoxetin). Man nimmt einen direkten antibulimischen Effekt an, da eine signifikante Reduktion der Essanfälle und der kompensatorischen Verhaltensweisen auch bei nicht depressiven Patientinnen zu beobachten ist. Günstige Effekte zeigen sich in der Regel bereits frühzeitig (oft nach 1 Woche). Ein Behandlungsversuch sollte mit einer Mindestdauer von 4 Wochen unternommen werden. Bei Therapieerfolg ist von einer längeren Behandlungsdauer auszugehen. Alternativ (off-label use) können andere SSRI (oder in Einzelfällen trizyklische Antidepressiva) empfohlen werden (**Cave:** kardiale Nebenwirkungen und Gewichtszunahme). Medikamente aus anderen Substanzgruppen können nach dem jetzigen Wissensstand nicht empfohlen werden. Die Langzeiteffekte einer antidepressiven Therapie sind jedoch ungewiss, und Rückfälle sind selbst bei weiterer Medikamenteneinnahme häufig. Die meisten Empfehlungen sind nur für Erwachsene gültig; es liegt nur eine offene Studie für Adoleszente vor, die die Wirksamkeit von SSRI bei Bulimie nahe legt (Kotler et al. 2003).

18.7.2 Anorexia nervosa

Psychotherapie

Grundsätzlich sollte jede Therapie immer von regelmäßigen Kontrollen des körperlichen Zustandes der Patientinnen begleitet werden.

Von Experten werden unterschiedliche **psychotherapeutische Ansätze** wie kognitiv-analytische Therapie, KVT, IPT, fokal psychodynamische Therapie und familienorientierte Therapie empfohlen. Nur in der Therapie **Adoleszenter** kann ein spezieller **familienfokussierter Therapieansatz** mit etwas größerer Sicherheit empfohlen werden („Maudsley-Modell", Lock et al. 2010). Eine jüngste Cochrane-Analyse konnte allerdings im Vergleich zu anderen psychologischen Therapien keine Überlegenheit in Bezug auf Rückfallraten, Symptomschwere, Gewicht und Drop-out-Raten nachweisen (Fisher et al. 2010). Gleichzeitig wurde kein Unterschied zwischen „klassischer" Familientherapie und Familienberatung festgestellt. Neben den Eltern sollten die Geschwister, evtl. andere Familienmitglieder und gleichaltrige Freunde in die Behandlung mit einbezogen werden. Den Betroffenen sollten zusätzlich Einzelgespräche angeboten werden. Es gibt Hinweise, dass sich eine Überlegenheit der familienfokussierten Therapien erst nach längerer Beobachtungszeit feststellen lässt. Dies könnte darauf zurückzuführen sein, dass die Eltern Strategien erlernt haben, ihr Kind auch nach Therapieende adäquat bei der Nahrungsaufnahme zu unterstützen (Couturier et al. 2013).

Von großer Wichtigkeit sind **Motivationsstrategien,** um Betroffene einerseits zur Therapie zu motivieren und andererseits in Therapie zu halten. Auch in der ambulanten Therapie sollte der Aufbau eines gesunden **Essverhaltens** und eine Gewichtszunahme mit Reduktion körperlicher Risiken keinesfalls ignoriert werden. Im ambulanten Setting sollte eine Gewichtszunahme von 200–500 g/Woche angestrebt werden. Gewichtszunahme alleine kann bereits den psychischen Zustand der Betroffenen deutlich verbessern. Das Wiegen kann durch den Psychotherapeuten selbst oder in enger Absprache durch einen mitbehandelnden Arzt bzw. das Praxispersonal übernommen werden. Im Kurzzeitverlauf, allerdings nicht bei längerer Beobachtungszeit erwies sich sog. „Clinical Management" (supportive Behandlungsverfahren und Ernährungstherapie) im Vergleich zu IPT und KVT als wirksamer (McIntosh et al. 2005, 2006; Carter et al. 2010). Alleinige Diätberatung wird allerdings als unzureichend angesehen.

Eine **stationäre Therapie** spielt bei der Behandlung der AN eine größere Rolle als bei der Therapie der anderen Essstörungen. Stationäre Programme haben den Vorteil der Überwachungsmöglichkeit bei starker körperlicher Gefährdung und der kontinuierlichen Anwesenheit einer professionellen Helferperson. Die konkrete Arbeit am Essverhalten, die als zentrales Element stationärer Anorexiebehandlung angesehen werden kann, beinhaltet die Einhaltung einer Mahlzeitenstruktur, die Vorgabe von Essensmengen und begleitetes Essen sowie übende Elemente (bezogen auf Essrituale und Nahrungsauswahl sowie zunehmend eigenständiger Umgang mit dem Essen). Andererseits besteht die Gefahr der Hospitalisierung und der

Identifikation mit der Krankenrolle. Effektiv sind strukturierte Therapieprogramme, die eine Normalisierung des Essverhaltens mit Gewichtszunahme und eine Änderung der Einstellung zu Gewicht und Figur zum Ziel haben. Das Ausmaß an Struktur sollte angemessen sein; sehr rigide, unflexible und strafende Programme sollten vermieden werden. Es wird eine durchschnittliche wöchentliche Gewichtszunahme von 500 bis 1.000 g empfohlen. Bei stationärer Behandlung ist eine möglichst weitgehende Gewichtsrestitution anzustreben (bei Erwachsenen zwischen 18 und 20 kg/m^2, bei Kindern und Jugendlichen bis zum Erreichen der 25. Alterperzentile, mindestens aber der 10. Alterperzentile). Je näher das Entlassungsgewicht an den normalen Gewichtsbereich kommt und je besser das Gewicht unmittelbar nach Entlassung stabilisiert werden kann, umso besser scheint die Langzeitprognose zu sein (Kaplan et al. 2009). Im Rahmen eines spezialisierten stationären Therapieprogramms sollten mehrere Therapiekomponenten vorgehalten werden (siehe S3-Leitlinien; ➤ Abb. 18.3).

Es sollen Einrichtungen mit ausgewiesener Erfahrung in der stationären Therapie der AN bevorzugt werden. Ebenso wird eine wohnortnahe Versorgung empfohlen, um Angehörige leichter in die Therapie mit einbeziehen zu können und den oft schwierigen Übergang zur ambulanten Therapie zu erleichtern. Grundsätzlich fehlt es aber an empirischer Evidenz der Überlegenheit stationärer Behandlung im Vergleich zu tagesklinischen oder ambulanten Behandlungssettings (Gowers et al. 2007). Im Anschluss an die stationäre Phase wird eine zumindest **12-monatige ambulante Nachbehandlung** empfohlen. Eine zwangsweise Unterbringung sollte, wenn möglich, vermieden werden, wobei Erwachsene i. d. R. eine höhere Krankheitseinsicht haben als Kinder und Adoleszente (Guarda et al. 2007). Wegen der hohen Mortalität der AN kann bei einem BMI < 13 kg/m^2 eine Zwangsbehandlung gegen den Willen der Patienten medizinisch und ethisch notwendig sein.

In Deutschland wurden 2 Meilensteinstudien zur Psychotherapie der AN abgeschlossen (Herpertz-Dahlmann et al. 2014, Zipfel et al. 2014). Es handelt es sich um die weltweit größten Psychotherapiestudien bei AN im Erwachsenen- („ANTOP") und Jugendalter („ANDI"). Beide Studien haben eine geringe Dropout- und Nebenwirkungsrate. Eine ambulante Psychotherapie über 40 Sitzungen kann bei erwachsenen Patientinnen mit AN und einem BMI von zumindest 15 kg/m^2 erfolgreich sein. Eine Gewichtszunahme und Besserung der Psychopathologie sind also auch ambulant erreichbar. Eine intensive tagesklinische im Anschluss an eine kurze stationäre („stepped care") Behandlung war bei jugendlichen Patientinnen einer alleinigen stationären Therapie nicht unterlegen; sie war deutlich kostengünstiger und die mentale und psychosexuelle Entwicklung der tagesklinisch Behandelten war besser als derjenigen, die im vollstationären Setting verblieben. Jedoch erfüllten in beiden Studien nach einem Jahr ein Fünftel bis ein Viertel der Patientinnen weiterhin die Kriterien einer AN. Insgesamt wird deutlich, dass die Behandlung der AN eine Herausforderung bleibt und die Ergebnisse zeigen, dass die derzeitigen therapeutischen Ansätze verbesserungswürdig sind. Bei beiden Studien werden noch länger dauernde Katamnesen durchgeführt.

Medikamentöse Behandlung

Eine **medikamentöse Therapie** der AN kann in der Routinebehandlung nach heutigem Wissensstand nicht empfohlen werden; es gibt auch kein Medikament, das für die Behandlung der AN zugelassen ist. In den letzten Jahren sind einige kleine kontrollierte Studien zur Wirksamkeit von atypischen Neuroleptika bei AN publiziert worden, die zu zwei systematischen Reviews mit Metaanalysen geführt haben (Kishi et al. 2012; Lebow et al. 2013). In diese Analysen sind acht RCTs mit insgesamt nur 213 Patienten eingegangen (Olanzapine, n = 4; Quetiapin, n = 1; Risperidon, n = 1; Pimozid, n = 1; Sulpirid, n = 1). Die Effektstärke bzgl. Gewichtszunahme für den Vergleich zwischen Verum und Plazebo lag bei insgesamt nur 0,27 (95 % CI: –0,01–0,56). Das Ausmaß der Gewichtszunahme ist damit erstaunlich gering. Es wird diskutiert, ob physiologische Veränderungen oder ein „Widerstand" auf der Verhaltensebene für diese geringen Gewichtszunahmen verantwortlich sein könnten. Zudem wurde eine Zunahme von Angst beobachtet, jedoch eine Abnahme von Depressivität. Auch bei jugendlicher Magersucht zeigte die Gabe von Olanzapin in einer randomisiert-kontrollierten Studie keinen nachweisbaren Effekt (Kafantaris et al. 2011)

Trotz dieser nicht sehr ermutigenden Ergebnisse zeigt eine Untersuchung aus den USA, dass die Verschreibung von atypischen Neuroleptika in den letzten Jahren zugenommen hat. Dies ist vor dem Hintergrund zahlreicher Nebenwirkungen, u. a. ein negativer Einfluss auf die Knochendichte – als kritisch zu betrachten (Fazeli et al. 2012).

Atypische Neuroleptika sind also zur Erreichung einer Gewichtszunahme bei AN nicht geeignet. Auch bei atypischen Neuroleptika ist auf die Entwicklung von extrapyramidal-motorischen Nebenwirkungen zu achten, v. a. da nicht bekannt ist, ob Patientinnen mit AN eventuell eine höhere Gefährdung zeigen. Mögliche kardiale Nebenwirkungen atypischer Neuroleptika (QTc-Zeit-Verlängerung) sind vor allem bei stark starvierten anorektischen Patientinnen oder solchen vom bulimischen Typus zu beachten und erfordern ein Monitoring. Auch bei untergewichtigen Patientinnen können Fett- und Glukosestoffwechselstörungen (Insulinresistenz) auftreten, v. a. bei erfolgreicher Gewichtszunahme.

Eine **prophylaktische Wirkung von Fluoxetin** nach weitgehender Gewichtsrehabilitation konnte in einer multizentrischen kontrollierten Studie nicht bestätigt werden (Walsh et al. 2006). Eine ausschließlich medikamentöse Therapie – auch zur Rezidivprophylaxe – ist bei AN keinesfalls zu empfehlen, da sie auch mit einer hohen Abbruchrate verbunden ist (Halmi et al. 2005).

Aufgrund der Chronizität und immer noch hohen Mortalität der AN ist es nachvollziehbar, dass die Wirksamkeit neuer und auch invasiver Therapieverfahren überprüft wird. Die Prüfung von Hirnstimulationsverfahren bei der AN steht ganz am Anfang und es empfiehlt sich, bei der Interpretation der Ergebnisse und noch viel mehr bei der Empfehlung solcher Verfahren sehr vorsichtig zu sein. In den Medien werden die Ergebnisse von Einzelfallberichten und Fallserien oft kritiklos und überhöht dargestellt, was zu unrealistischen Erwartungen bei den Betroffenen und deren Angehörigen führen kann. Bei den invasiven Verfahren ist das Nebenwirkungsspektrum zu beachten (Lipsman et al. 2013, McClelland et al. 2013).

18.7.3 Gesamtbehandlungsplan

Die psychotherapeutische Versorgung findet in allen beteiligten Behandlungssektoren statt. Es werden in der Regel – v. a. in Deutschland – sowohl ambulante wie auch teilstationäre/stationäre Leistungen erbracht, und es ist erforderlich, dass Vor- und Nachsorge adäquat sind. Die Aufrechterhaltung des Therapieerfolgs ist nach Entlassung aus stationärer Therapie oft schwierig. Häufige Rückfälle zu gestörtem Essverhalten sind die Folge. Die Gründe dafür liegen in einem Mangel an effektiven Nachbehandlungsmöglichkeiten, der Übergang in die ambulante Weiterbehandlung ist meist wegen langer Wartezeiten nicht gewährleistet. Wichtig sind die Antizipation von Rückfällen und die Erstellung eines „Gesamtbehandlungsplans", der das Angebot einer Wiederaufnahme mit einschließen kann. Günstig sind Angebote der Kliniken, die den Übergang in die ambulante Situation erleichtern: z. B. poststationäre Gruppen, internetbasierte Hilfe (Fichter et al. 2012). In ihrer natürlichen Wohnumgebung stehen die Patienten neuen Verantwortlichkeiten und Rollenerwartungen gegenüber, welche zu Rückfällen führen können. Dies zu verhindern erfordert eine optimale Kommunikation zwischen den Behandlern, um Schnittstellenprobleme bzw. Brüche im System zu verhindern.

DIE WICHTIGSTEN BEHANDLUNGSGRUNDSÄTZE

- **Therapie der BN:**
  - Die meiste Evidenz liegt für die Effizienz kognitiv-verhaltenstherapeutischer Programme vor.
  - Einige Patientinnen können von kognitiv-verhaltenstherapeutisch ausgerichteten Selbstbehandlungsansätzen profitieren, die mit Unterstützung durch Behandler angeboten werden sollte.
  - Eventuell zusätzlich Gabe eines Antidepressivums, wobei nur Fluoxetin in Kombination mit Psychotherapie zugelassen ist.
- **Therapie der AN:**
  - Die Behandlung soll symptomorientierte Komponenten enthalten, die eine Gewichtszunahme unterstützen.
  - Entlassungsgewicht möglichst nahe am Normalgewicht.
  - Bei Erwachsenen keine Evidenz für die höhere Wirksamkeit einer spezifischen psychotherapeutischen Methode.
  - Bei Jugendlichen mäßige Evidenz für Familienberatung und/oder familienfokussierte Therapie.
  - Sofortige und ausreichende Nachbehandlung nach Entlassung.
  - In sehr schweren Fällen ggf. Versuch mit atypischen Neuroleptika (eingeengtes Denken, Hyperaktivität).

KAPITEL 19

Stephan Herpertz und Stephan Zipfel

Adipositas und psychische Störungen

19.1 Definition der Adipositas 307

19.2 Epidemiologie 308

19.3 Ätiologie 308

19.4 Adipositas und Depression 308

19.5 Der Zusammenhang von Depression und Gewichtsverlauf im Rahmen von Gewichtsreduktionsmaßnahmen 310

19.6 Psychotherapie und Verhaltensmodifikation bei der Adipositas 311
19.6.1 Verhaltenstherapie und Lebensstilinterventionen 311
19.6.2 Gewichtsstabilisierung als Therapieziel 312

19.1 Definition der Adipositas

Als Maßeinheit für das Körpergewicht eines Menschen hat sich der Body-Mass-Index (BMI, kg Körpergewicht/m Körpergröße zum Quadrat) durchgesetzt, wobei ein BMI von 25–29,9 kg/m² Übergewicht und von ≥ 30 kg/m² Adipositas bezeichnet.

Entscheidend für das Risiko eines Typ-2-Diabetes mellitus oder einer Herz-Kreislauf-Erkrankung ist aber neben dem BMI das viszerale Fettgewebe, welches anhand des Taillenumfangs gemessen wird. Der Tail-

Tab. 19.1 Adipositas – Übersicht zum Krankheitsbild.

Prävalenz bei Erwachsenen	• 58 % der Männer, 42 % der Frauen in Deutschland 2005 übergewichtig • 14 % der Männer, 13 % der Frauen in Deutschland 2005 adipös[1] • 32,2 % der Männer, 35,5 % der Frauen in den USA adipös[2]
Prävalenz bei Kindern und Jugendlichen	• 8,7 % der 3- bis 17-Jährigen in Deutschland 2006 übergewichtig • 6,3 % der 3- bis 17-Jährigen in Deutschland 2006 adipös[3] • 16,9 % der 2- bis 19-Jährigen in den USA adipös[4]
Risikofaktoren für Adipositas bei Kindern und Jugendlichen	• Migrationshintergrund • niedriger Sozialstatus • adipöse Eltern
Depressionsrisiko bei Adipositas	OR 1,55 Männer und Frauen[5]
Leitlinien	• S3-Leitlinie Prävention und Therapie der Adipositas (2007)[6] • S2-Leitlinie Therapie Adipositas im Kindes- und Jugendalter (2012)[7] • Therapie Binge Eating: siehe S3-Leitlinie Essstörungen (2010)[8]

[1] Statistisches Bundesamt 2006; [2] Flegal et al. 2010; [3] Kurth et al. 2007; [4] Odgen et al. 2010; [5] Luppino et al. 2010; [6] Hausner et al. 2007; [7] Arbeitsgemeinschaft Adipositas im Kindes- und Jugendalter 2012; [8] DGPM und DKPM 2010.

lenumfang zeigt eine gute Korrelation zur viszeralen Fettmasse und erlaubt die Diagnose einer abdominalen Adipositas (Frauen: > 88 cm, Männer: > 102 cm).

19.2 Epidemiologie

Adipositas hat in vielen Ländern der Welt in den letzten Jahren epidemische Ausmaße erreicht; global betrachtet hat Übergewicht die Unterernährung in seiner medizinischen Bedeutung bereits übertroffen. Nur ca. 55 % der Frauen und 41 % der Männer hatten im Jahr 2005 Normalgewicht, d. h. einen BMI von > 18,5 bis < 25,0 kg/m^2. Insgesamt waren 58 % der erwachsenen Männer und 42 % der erwachsenen Frauen in Deutschland übergewichtig (BMI ≥ 25 kg/m^2), 14 % der Männer und 13 % der Frauen galten als adipös (BMI > 30 kg/m^2; Statistisches Bundesamt 2006). Bei etwa 1 % der Deutschen Bevölkerung besteht eine Adipositas Grad 3, also ein BMI von 40 kg/m^2 oder mehr. Entsprechend den Ergebnissen des Kinder- und Jugendgesundheits-Surveys 2006 (Kurth et al. 2007) sind bereits 8,7 % der 3- bis 17-Jährigen übergewichtig und zusätzlich 6,3 % adipös (BMI oberhalb der 97. Perzentile). Migrantenstatus, niedrige soziale Schicht und adipöse Eltern stellen u. a. Risikofaktoren für die Entwicklung von Übergewicht und Adipositas bei Kindern und Jugendlichen dar.

19.3 Ätiologie

Im Laufe der menschlichen Stammesgeschichte war die Fähigkeit, in Zeiten der Verfügbarkeit von Nahrung zuzunehmen und so für Notzeiten Reserven zu bilden, immer ein entscheidender evolutionsbiologischer Vorteil. Erst in den letzten 50 Jahren wurde dieser evolutionäre Vorteil von Überernährung und Übergewicht für alle Bevölkerungsschichten unter permanenten Überflussbedingungen und abnehmender körperlicher Bewegung zu einem Nachteil. Der Phänotyp Adipositas wird heute als Ergebnis der Interaktion von genetischer – „evolutionärer" – Prädisposition und Umweltfaktoren verstanden.

Der **genetische Einfluss** wird dabei nicht durch ein einzelnes Gen, sondern durch zahlreiche Gene bestimmt. Seltene Ausnahmen hiervon stellen einige Formen syndromaler Adipositas dar, die auf der Mutation eines einzelnen Gens oder einer Chromosomenaberration beruhen. Wichtiges Beispiel ist das Prader-Willi-Syndrom, das mit einer Häufigkeit von etwa 1 : 25.000 auftritt und zu einer ausgeprägten stammbetonten Adipositas führt.

Auch wenn neue Erkenntnisse der Molekularbiologie auf eine stärkere „genetisch-biologische Kontrolle" des Essverhaltens und des Körpergewichts hinweisen (Bouchard et al. 1988), ist, von wenigen Formen der monogenetischen Adipositas abgesehen (z. B. Melatonin-4-Rezeptor-Gen, MC4R), der Anteil der Varianz des Körpergewichts, der durch bisher identifizierte und mit dem Körpergewicht und dem Energiehaushalt assoziierte Genloci erklärt werden könnte, gering. In den letzten Jahren konnten ca. 32 entsprechende Genloci in weltweit durchgeführten multizentrischen Studien gefunden werden, die aber nur 1,45 % der Varianz des BMI erklären (Hebebrand et al. 2010).

Circa 10–40 % der Varianz des Körpergewichts auf Bevölkerungsebene sind auf **Umweltfaktoren** (Ellrott und Pudel 1998) zurückzuführen. Es liegt auf der Hand, dass Ernährung und Bewegungsverhalten sowohl durch psychosoziale, interpsychische als auch intrapsychische Faktoren gesteuert werden, die individuell unterschiedlich gewichtet sind, in der Entstehung der Adipositas ineinandergreifen und sich gegenseitig verstärken.

So dürfte sich hinter dem weit verbreiteten Begriff der **„psychogenen Adipositas"** (Herpertz 2008) eine Vielzahl von psychischen Störungen verbergen, die u. a. mit einer Störung des Gleichgewichts der Energieaufnahme und -abgabe einhergehen. Im Vordergrund stehen Störungen des Essverhaltens, seien es genuine Essstörungen wie die Binge-Eating-Störung oder depressive Störungen, die mit einer hyperkalorischen Ernährung einhergehen.

19.4 Adipositas und Depression

Adipositas und insbesondere die atypische Depression weisen wichtige **Gemeinsamkeiten** auf wie Antriebsschwäche, Bewegungsarmut, pathologisches hyperkalorisches Essverhalten, Übergewicht und eine erhöhte Morbidität und Mortalität im Rahmen von kardiovaskulären und Stoffwechselerkrankungen (McElroy et al. 2004).

Prospektive Untersuchungen der letzten Jahre erbrachten den Nachweis, dass die Depression im **Kindesalter und in der Adoleszenz** einen Risikofaktor für die Entwicklung einer Adipositas im Erwachsenenalter darstellt (Pine et al. 1997, 2001; Goodman und Whitaker 2002; Hasler et al. 2005a, 2005b).

Widersprüchlicher stellt sich die Datenlage im Hinblick auf den Zusammenhang von Depression und Adipositas im **Erwachsenenalter** im Rahmen von Querschnittsstudien dar. Heo et al. (2006) in ihrer Untersuchung an fast 45.000 Probanden fanden klinisch relevante depressive Symptome häufiger bei adipösen im Vergleich zu normalgewichtigen Frauen. Dieser Unterschied war bei den Frauen in allen Altersgruppen signifikant. Höhere Prävalenzen von depressiven Störungen zeigen sich insbesondere bei adipösen Frauen, die an einer Gewichtsreduktionsmaßnahme teilnehmen, was als Ausdruck eines besonderen Leidensdrucks und dem Wunsch nach professioneller Hilfe zu werten ist.

Bei Männern ist dieser Unterschied weniger zu finden, im Gegenteil deuten einige Studien darauf hin, dass depressive Störungen bei älteren adipösen Männern sogar seltener zu sein scheinen als in normalgewichtigen Kollektiven (Palinkas et al. 1996).

Was den bidirektionalen Zusammenhang zwischen Adipositas und Depression anbelangt, also die Frage nach den Wechselwirkungen, so ist die Metaanalyse von Luppino et al. (2010) von insgesamt 15 prospektiven Studien aufschlussreich. Nach dieser Studie haben sowohl adipöse Männer wie Frauen ein um 55 % erhöhtes Risiko, später an einer depressiven Störung zu erkranken (OR 1,55). Ähnlich hoch ist das Risiko für depressive Menschen, später eine Adipositas zu entwickeln (OR: 1,58). Einen signifikanten, wenn auch schwächeren Zusammenhang fanden die Autoren zwischen Depression und Übergewicht. Neben psychischen Mediatoren, die auf die negative Stigmatisierung übergewichtiger und adipöser Menschen in unserer Gesellschaft abzielen (Gortmaker et al. 1993) und insbesondere bei Frauen zu erheblichen Selbstwertproblemen führen, werden auch **psychobiologische Mediatoren** diskutiert, die das größere Risiko für eine Depression bei adipösen Menschen erklären. Zu nennen sind inflammatorische Prozesse sowie eine Dysregulation der Hypothalamus-Hypophysen-Nebennierenachse mit der Folge einer Akkumulation des viszeralen Fettgewebes und einer Insulinresistenz bzw. eines Diabetes mellitus Typ 2, der wiederum per se einen bedeutsamen Risikofaktor für die Entwicklung einer depressiven Störung darstellt (Ladwig et al. 2006).

Adipositas und Psychopharmaka

Psychopharmaka haben nicht selten eine Gewichtszunahme zur Konsequenz (➤ Tab. 19.2). Dies führt häufig zu Schwierigkeiten bei der psychopharmakologischen Therapie und zur Notwendigkeit eines Medikamentenwechsels oder gar zum Absetzen des Präparats. Bei Patienten ist bei Gewichtszunahme nicht selten die Medikamentencompliance eingeschränkt. Folgen sind die Entwicklung komorbider, adipositas-assoziierter Erkrankungen wie Diabetes mellitus Typ 2, arterielle Hypertonie oder koronare Herzkrankheit. So kommen Serretti und Mandelli (2010) in ihrer Metaanalyse zu dem Ergebnis, dass insbesondere Amitriptylin, Mirtazapin und Paroxetin ein erhöhtes Risiko für eine Gewichtszunahme darstellen. Im Gegensatz dazu scheint die Gabe von Fluoxetin und Bupropion zu einem Gewichtsverlust

Tab. 19.2 Gewichtssteigernde Wirkung von Psychopharmaka.

	Hoch	Mäßig	Gering
Antidepressiva	• Amitriptylin • Doxepin • Maprotilin • Mirtazapin • Imipramin	• Clomipramin • Nortriptylin • Paroxetin • Trimipramin	• Citalopram • Escitalopram • Fluoxetin • Fluvoxamin • Moclobemid • Sertralin • Tranylcypromin • Bupropion
Phasenprophylaktika	• Lithium • Valproat	• Carbamazepin	• Gabapentin • Lamotrigin • Topiramat
Antipsychotika	• Clozapin • Olanzapin	• Zuclopenthixol • Quetiapin • Risperidon	• Amisulprid • Aripiprazol • Haloperidol • Ziprasidon

zu führen, wobei allerdings insbesondere für Fluoxetin längere Katamnesen fehlen.

Neuroleptika der zweiten Generation, insbesondere Clozapin und Olanzapin verursachen in der Regel nicht nur eine erhebliche Gewichtszunahme, sondern induzieren nicht selten eine diabetogene Stoffwechsellage. Quetiapin und Risperidon wird ein mittleres Risiko, Aripiprazol und Ziprasidon ein geringes Risiko zugeschrieben. Insbesondere bei jüngeren, bisher unbehandelten Patienten ist von einem höheren Risiko einer Gewichtszunahme auszugehen (Hasnain et al. 2012).

> **! MERKE**
> Bei der Komorbidität von Adipositas und Depression ist die gewichtssteigernde Wirkung vieler Psychopharmaka, u. a. auch Antidepressiva nicht zu unterschätzen (➤ Tab. 19.2). Von daher sollten Psychopharmaka mit dem Risiko einer Gewichtssteigerung, wenn möglich, bei adipösen Menschen vermieden werden.

19.5 Der Zusammenhang von Depression und Gewichtsverlauf im Rahmen von Gewichtsreduktionsmaßnahmen

Insbesondere prospektive Studien der Adipositas-Chirurgie konnten den Nutzen nicht nur für somatische Parameter wie Blutzucker, Bluthochdruck und Blutfette (Dixon et al. 2008), sondern auch psychische und psychosoziale Parameter nachweisen, die letztendlich auch maßgeblich zur Lebensqualität eines Menschen beitragen (Karlsson et al. 2007). Die Ergebnisse dieser Studien unterstreichen die Beobachtung, dass die präoperativ diagnostizierten psychischen Störungen in der Mehrzahl state-abhängig sind und sich postoperativ rückläufig zeigen.

Die Ergebnisse der Swedish-Obese-Subjects(SOS)-Studie mit einem chirurgischen und konservativen Interventionsarm untersuchte neben der Morbidität und Mortalität auch die Lebensqualität, die auf vier verschiedenen Ebenen (aktuelles Gesundheitsbefinden, psychisches Wohlbefinden, affektive Störungen, soziale Interaktion) abgebildet wurde. Abhängig vom Ausmaß ihres Gewichtsverlusts schnitten chirurgische Patienten gegenüber konservativ behandelten adipösen Kontrollprobanden deutlich besser ab (Sjöström et al. 2004).

Während bei der überwiegenden Mehrheit der adipösen Menschen eine Gewichtsreduktion also mit einer Besserung der depressiven Symptomatik einhergeht, scheint es eine Minderheit zu geben, deren depressive Symptomatik sich nach der Gewichtsreduktion sogar verschlechtert. So konnten Faulconbridge et al. (2009) nachweisen, dass im Rahmen einer Gewichtsreduktionsmaßnahme mittels Sibutramin und Lebensstilveränderungen eine klinisch signifikante Verbesserung der depressiven Symptomatik herbeigeführt werden konnte. Bei nahezu 14 % der konservativ medikamentös behandelten adipösen Patienten hatte sich allerdings die depressive Symptomatik erheblich verschlechtert, ebenso war der Anstieg einer latenten Suizidalität zu beobachten. Die Verschlechterung der Stimmungslage zeigte sich insbesondere bei den weniger erfolgreichen Patienten mit einem geringen Gewichtsverlust.

Für Aufsehen sorgten zwei Studien zur Suizidalität von adipösen Menschen, die sich einer Adipositas-Chirurgie unterzogen. Omalu et al. (2004) untersuchten die Todesursachen von insgesamt 16.700 Patienten nach Adipositaschirurgie in einem Zeitraum von 9 Jahren. Von den insgesamt 440 Todesfällen (2,6 %) konnten 45 auf traumatische Umstände zurückgeführt werden, wovon 30 (4,3 %) Todesfälle auf Suizide oder Tablettenvergiftungen entfielen. Adams et al. (2007) verglichen in einer prospektiven Studie 7.929 Adipositas-Chirurgie-Patienten mit nach Alter, Geschlecht und BMI gematchten Kontrollprobanden über einen Zeitraum von 7,1 Jahren. Insgesamt sank die Mortalität in der operierten Patientengruppe in diesem Zeitraum um 40 %, bezogen auf die KHK um 56 %, Diabetes mellitus 92 %, onkologische Erkrankungen 60 %. Allerdings stieg die Mortalität im Hinblick auf Unfälle und Suizide um 58 %.

> **! MERKE**
> Bei den meisten adipösen Patienten führt eine Gewichtsreduktion zu einer Abnahme der Depressivität und zu einer Zunahme der Lebensqualität, was darauf hindeutet, dass die Depressivität in der Regel eine Folge der Adipositas ist. Allerdings gibt es eine nicht unbedeutende Anzahl von Patienten, die von einer konservativen bzw. chirurgischen Gewichtsreduktionsmaßnahme nicht nur

nicht profitieren, sondern Schaden nehmen. Eine große Herausforderung für die Zukunft wird die Identifikation dieser gefährdeten Patienten sein.

19.6 Psychotherapie und Verhaltensmodifikation bei der Adipositas

Für eine erfolgreiche Gewichtsreduktion müssen adipöse Menschen eine Veränderung des Lebensstils und der Ernährungsgewohnheiten realisieren. Hierbei helfen Methoden der Verhaltensmodifikation. Darüber hinaus sind häufig flankierende Maßnahmen zur Unterstützung der Emotions- und Impulsregulation notwendig.

Die Grundsätze der Therapie der Adipositas, als einer multifaktoriellen Erkrankung, sind in den nationalen und internationalen Leitlinien festgelegt (s. hierzu Leitlinie der Deutschen Adipositas Gesellschaft; Hauner et al. 2007). In dieser Leitlinie sind Behandlungsempfehlungen in Abhängigkeit vom Ausmaß der Adipositas und der körperlichen und psychischen komorbiden Begleiterkrankungen und damit auch die Grenzen der konservativen Therapie beschrieben. Diese Grenzen gilt es zu berücksichtigen, da insbesondere für Patienten mit einer Adipositas Grad 3 mit der bariatrischen Chirurgie ein evidenzbasiertes Behandlungsverfahren zur Verfügung steht.

Es besteht heute ein weitgehender Konsens darüber, dass ein Therapiekonzept für Adipositas auf die individuellen Bedürfnisse und Problembereiche der Betroffenen zugeschnitten sein sollte. Weiterhin sollten Vorbehandlungsmaßnahmen und Motivationsfaktoren für eine Gewichtsreduktionsmaßnahme erfasst und reflektiert werden (Becker et al. 2006). Aus diesem Grunde sollte vor der Entscheidung zu einer spezifischen Therapiemaßnahme eine strukturierte Diagnostik erfolgen, die die erwähnten Faktoren ausreichend reflektiert.

19.6.1 Verhaltenstherapie und Lebensstilinterventionen

Den Schwerpunkt der psychotherapeutischen Interventionen bilden verhaltenstherapeutische Programme (Übersicht s. Teufel et al. 2011). Bei der verhaltenstherapeutischen Behandlung der Adipositas wird zumeist zwischen „Lebensstilinterventionen" und (kognitiv-) verhaltenstherapeutischen Behandlungsmethoden unterschieden. Allerdings besteht zwischen diesen beiden Begrifflichkeiten keine klare Abgrenzung. Eine Unterscheidung zwischen den beiden Interventionsarten erscheint nur bedingt gerechtfertigt.

Lebensstilinterventionen, die auf eine Ernährungsumstellung und Steigerung der körperlichen Aktivität abzielen, schließen – wenn auch in geringerem Ausmaß – zumeist verhaltenstherapeutische Techniken wie beispielsweise Selbstbeobachtung, Stimuluskontrolle und kognitive Umstrukturierung mit ein.

Umgekehrt wird in **verhaltenstherapeutischen** Programmen zumeist auch ein gezieltes Ernährungs- und Bewegungstraining durchgeführt. Wadden und Butryn (2003) weisen darauf hin, dass der Begriff „Lebensstiländerung" häufig sogar synonym mit verhaltenstherapeutischer Behandlung verwandt wird. Gemeinsam ist jedoch allen Ansätzen, dass der Schwerpunkt der Adipositastherapie nicht auf einer möglichst hohen Gewichtsreduktion liegt, sondern auf einer innerhalb von 6 bis 12 Monaten zu erreichenden moderaten Gewichtsabnahme (Kurzzeiteffekt) und nachfolgend auf einer Phase der Gewichtsstabilisierung (Langzeiteffekt). Wichtige Elemente der kognitiven Verhaltenstherapie bei Adipositas sind in ➤ Tabelle 19.3 dargestellt.

Bezüglich **Kurzzeiteffekten** führten alle Untersuchungen zu verhaltenstherapeutischen und Lebensstilinterventionen im Vergleich zu einer unbehandelten Kontrollgruppe zu einer Gewichtsabnahme von durchschnittlich 5–10 % des Ausgangsgewichts. Nicht ganz homogen sind die Ergebnisse zur Kombination von Verhaltenstherapie mit einem gezielten Ernährungs- und Bewegungstraining. Die Mehrzahl der Studien verspricht jedoch einen etwas höheren Gewichtsverlust durch eine solche Kombination. Gerade für die mittelfristigen Effekte erscheint dabei die Verstärkung der körperlichen Aktivität ein wichtiger Faktor zu sein (Catenacci et al. 2007; Greave et al. 2011).

Die **mittel- und langfristigen Ergebnisse** zur kognitiven Verhaltenstherapie der Adipositas hingegen sind insgesamt eher enttäuschend, zumindest im Vergleich zur Verhaltenstherapie. Die Anzahl der Studien dazu ist gering und liefert bisher keinen Hinweis, dass die kognitiv-verhaltenstherapeutische Behandlung der rein verhaltenstherapeutischen überlegen ist. Kritisch zu diskutieren ist in diesem Zusammenhang, ob eine klare Abgrenzung beider Verfahren in der praktischen Anwendung besteht. Aufgrund der Chronizität der Adipositas besteht unterdessen Konsens über den Nutzen von insbesondere länger andauernden Interventionsprogrammen. Der Behandlungsaufwand und insbesondere die Therapiedauer scheint einen positiven Einfluss auf die Höhe des Gewichtsverlustes bzw. die Beibehaltung einer zuvor erreichten Gewichtsreduktion zu haben. Eine aktuelle Gesamtübersicht über das Spektrum psychotherapeutischer Ansätze und Zielgrößen in der Adipositastherapie finden sich in ➤ Tabelle 19.4.

19.6.2 Gewichtsstabilisierung als Therapieziel

Nach einer initial erfolgreichen Gewichtsreduktion gilt es, das neu gewonnene Zielgewicht zu stabilisieren. Die Gewichtsstabilisierung („weight loss maintenance") stellt für die Patienten eine besondere Herausforderung dar, denn nur etwa 20–30 % der übergewichtigen und adipösen Patienten gelingt es, ihr reduziertes Gewicht mittel- und langfristig zu halten (Wing und Phelan 2005). Der Erfolg von gewichtsreduzierenden Maßnahmen ist somit oftmals nur von kurzer bis mittelfristiger Dauer. Innerhalb des ersten Jahres nach einer Gewichtsreduktion nimmt die Mehrzahl der Patienten zwischen 30 und 50 % des verlorenen Gewichts wieder zu, und über die Hälfte der Patienten erreichen nach etwa 3 bis 5 Jahren wieder ihr Ausgangs-

Tab. 19.3 Elemente der kognitiven Verhaltenstherapie bei Behandlung der Adipositas (adaptiert nach Teufel et al. 2011).

Psychoedukation und Aufbau von Motivation	• Bedingungen und Zusammenhänge des Übergewichts • Wissensvermittlung über gesunde und ungesunde Ernährung/ausreichende Bewegung • Folgen für Körper und Gesundheit • Erarbeitung: Pro und Kontra Veränderung
Vereinbarung von Zielen	• Erarbeitung realistischer Gewichtsziele • Einbezug von gewichtsunabhängigen Zielen • Verantwortlichkeiten im Rahmen der Therapie klären
Selbstbeobachtung/ Verhaltensanalysen	• Führen von Ess- und Bewegungstagebüchern zur Identifikation von problematischem Verhalten und Auslösern • Zusammenhänge von Essen und Gefühlen • Regelmäßiges Wiegen und Führen einer Gewichtskurve
Stimuluskontrolle/ Kontrolle von Nahrungsreizen	• Strukturierte Ess- und Einkaufspläne • Einkaufen in sattem Zustand • Nahrungsaufnahme immer am gleichen Ort • Wenig Essensvorräte • Aufmerksamkeitsfokussierung auf das Essverhalten (Vermeidung von Ablenkung wie z. B. Computer, Fernsehen, Zeitunglesen)
Kognitive Umstrukturierung	• Ursachenattribution • Rechtfertigung von Ess- und Gewichtsverhalten • Selbstbild • Körperbild
Erlernen alternativer Verhaltensweisen statt Essen	• Stressmanagementstrategien • Soziales Kompetenztraining • Aufbau alternativer Strategien zur Affektregulation • Genusstraining (nicht durch Essen)
Rückfallprophylaxe	• Klärung, was zu Rückfällen führen kann • Selbsthilfe („Werkzeug") • Umgang mit Rückfällen („keine Katastrophe, aber auch nicht harmlos")

gewicht oder übertreffen dieses sogar (Übersicht s. Rieber et al. 2010).

Aus diesem Grund liegt der Fokus der interdisziplinären Unterstützung übergewichtiger und adipöser Patienten nicht nur auf der Gewichtsreduktion, sondern vielmehr auch auf der Gewichtsstabilisierung. Erfolgreiche Programme, die sowohl eine Gewichtsreduktion als auch eine konsekutive mittelfristige Gewichtsstabilisierung nachweisen konnten, fehlen heute noch weitgehend. Im Unterschied zur zumeist positiven Verstärkung während der Phase der initialen Gewichtsabnahme, u. a. auch durch das soziale Umfeld, fehlt diese notwendige positive Rückmeldung und Verstärkung zumeist in der Phase der Gewichtsstabilisierung.

Die wenigen evaluierten Programme zur Gewichtsstabilisierung wurden über einen längeren Zeitraum mit niedrigen Kontaktfrequenzen geführt mit dem Ziel, Patienten langfristig begleiten zu können. Vor allem Behandlungsprogramme, in denen Patienten einen persönlichen Kontakt zum Behandlerteam hatten, waren dabei erfolgreich. Aber auch der therapeutische Kontakt über Telefon oder Internet konnte Patienten in ihrer Gewichtsstabilisierung erfolgreich unterstützen.

Für die Stabilisierung des Gewichts ist vor allem Selbstbeobachtung entscheidend. In den Programmen zur Gewichtsstabilisierung wurden den Patienten unterschiedliche **Strategien der Selbstbeobachtung** vermittelt, wie etwa regelmäßiges Wiegen, Planen von Mahlzeiten oder auch der zumindest zeitweise Einsatz von Ernährungstagebüchern.

Ein weiterer wichtiger Faktor für den Erfolg einer Gewichtsstabilisierung ist die **dauerhafte Umstellung der Ernährung** auf eine ausgewogene, fettreduzierte Kost. Für die langfristige Gewichtsstabilisierung spielt neben der Ernährung aber auch die **körperliche Aktivität** eine entscheidende Rolle. In Programmen zur Gewichtsstabilisierung soll der aktivere Lebensstil beibehalten und die Integration von körperlicher Ak-

Tab. 19.4 Aktueller Stand psychotherapeutischer Ansätze und Zielgrößen in der Adipositas-Therapie (adaptiert nach Teufel et al. 2011).

	Gewichtsabnahme	Motivation	Stabilisierung des Gewichts	„Loss of Control Eating"	Binge-Eating-Störung (BES)	(Sekundär-)Prophylaxe
(Kognitive) Verhaltenstherapie	✓	✓	✓	✓	✓	✓
Interpersonelle Therapie		(✓)		(✓)	(✓)	? – (✓)
Psychodynamische Psychotherapie	?	?	?			
Psychoanalyse	?		?			
Dialektisch Behaviorale Therapie				(✓)	(✓)	
Systemische Ansätze (Kinder/Jugendliche)	✓	✓	(✓)			(✓)
Internetbasierte Programme	0 – (✓)		✓			(✓)
Motivational Interviewing	? – (✓)	✓				
Entspannungsverfahren	0	(✓)		(✓)		(✓)

✓ Wiederholt angewendet und repliziert nachgewiesene Effekte/gute Studien- und Datenlage
(✓) Wenige Studien, die Wirksamkeit zeigen;
? Fragliche Effekte/erste Hinweise/schlechte Studienlage
0 Bisher negative Ergebnisse

tivität in den Alltag betont werden. Cooper et al. (2010) entwickelten einen speziellen Ansatz kognitiver Verhaltenstherapie zur Gewichtsabnahme, der explizit dafür entworfen wurde, eine Gewichtszunahme nach der Behandlung zu minimieren.

DIE WICHTIGSTEN BEHANDLUNGSGRUNDSÄTZE

- Den Schwerpunkt der psychotherapeutischen Interventionen bei der Adipositas bilden verhaltenstherapeutische Programme, die zumeist in Kombination mit Bewegungs- und Ernährungstherapie angeboten werden.
- Vor der Aufnahme in ein Gewichtsreduktionsprogramm bedarf es der ausführlichen Diagnostik einer begleitenden somatischen oder psychischen Komorbidität. Außerdem sollten eine systematische Erfassung möglicher Vorbehandlungen und der Patientenmotivation erfolgen.
- Im Rahmen von konservativen Gewichtsreduktionsprogrammen erreichen die Betroffenen zumeist nur eine mittlere Gewichtsabnahme von 5–10 % des Körpergewichts.
- Zum längerfristigen Erfolg der Gewichtsmaßnahme bedarf es zumeist spezieller Elemente und Programme der Gewichtsstabilisierung.

KAPITEL 20 Schlafstörungen

20.1	**Nichtorganisch bedingte Schlafstörungen (ICD-10 F5)** Kai Spiegelhalder, Göran Hajak und Dieter Riemann	315
20.1.1	Klinisches Bild	315
20.1.2	Epidemiologie und Relevanz	316
20.1.3	Pharmakotherapie und Psychotherapie	317
20.2	**Organisch bedingte Schlafstörungen (ICD-10 G47)** Thomas Pollmächer und Thomas C. Wetter	322
20.2.1	Schlafbezogene Atmungsstörungen	323
20.2.2	Nächtliche motorische Störungen (Parasomnien)	324
20.2.3	Therapie wichtiger Formen der Parasomnien	325
20.2.4	Symptomatik und Therapie wichtiger Formen der schlafbezogenen Bewegungsstörungen	326

20.1 Nichtorganisch bedingte Schlafstörungen (ICD-10 F5)

Kai Spiegelhalder, Göran Hajak und Dieter Riemann

Tab. 20.1 Nichtorganisch bedingte Schlafstörungen – Übersicht zum Krankheitsbild.

Lebenszeitprävalenz	Nicht bekannt
Punktprävalenz	3 %[1]
Geschlechterverhältnis	w > m[2]
Erkrankungsalter	Anstieg der Prävalenz mit dem Lebensalter[1]
Wichtige Komorbiditäten	Substanzgebundene Störungen[3], affektive Störungen[4]
Erblicher Faktor	Erhöhte Prävalenz bei Familienangehörigen von Erkrankten[5]
Leitlinien	DGN 2005[6], S3-Leitlinie der DGSM 2009[7]

[1] Ohayon 2002; [2] Zhang und Wing 2006; [3] Breslau et al. 1996; [4] Baglioni et al. 2011; [5] Beaulieu-Bonneau et al. 2007; [6] Deutsche Gesellschaft für Neurologie 2005; [7] Deutsche Gesellschaft für Schlafforschung und Schlafmedizin 2009

20.1.1 Klinisches Bild

Im ICD-10 und DSM-V werden Insomnien, Hypersomnien, Schlaf-Wach-Rhythmusstörungen und Parasomnien als Schlafstörungen bezeichnet. Im Rahmen des vorliegenden Kapitels wird auf die **Insomnien** eingegangen.

Für die Insomnien wurden Research Diagnostic Criteria (RDC, Edinger et al. 2004) veröffentlicht, durch die eine Vereinheitlichung der Diagnosestellung in der Forschung angestrebt wird. Nach diesen Kriterien ist eine Insomnie durch Ein- oder Durchschlafstörungen oder einen nicht erholsamen Schlaf gekennzeichnet, die mit einer Tagesbeeinträchtigung verbunden sind.

Ätiologische Modelle für die Insomnie stellen üblicherweise das Wechselspiel zwischen einer psychologischen und einer physiologischen Übererregung (Hyperarousal) des Organismus in den Mittelpunkt (Riemann et al. 2010). Ein derartiges Modell ist in ➤ Abbildung 20.1 dargestellt.

Für den differenzialdiagnostischen Prozess empfiehlt sich das in ➤ Tabelle 20.2 dargestellte Vorge-

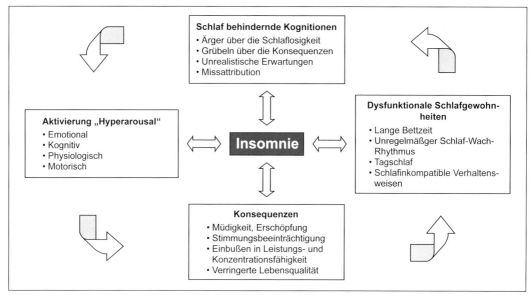

Abb. 20.1 Ein psychophysiologisches Modell der primären Insomnie (nach Morin: Insomnia. Guilford Press, New York, London 1993; Nachdruck mit freundlicher Genehmigung).

hen. Dazu können die in ➤ Tabelle 20.3 dargestellten **diagnostischen Instrumente** eingesetzt werden.

Bei der Diagnostik und der Beobachtung des Krankheitsverlaufs von insomnischen Patienten haben **Schlaftagebücher,** die regelmäßig morgens und abends vom Patienten auszufüllen sind, einen besonderen Stellenwert, da wesentliche Schlafparameter aus der subjektiven Sicht des Patienten einfach und schnell erfasst werden können (Carney et al. 2012; siehe auch www.dgsm.de).

20.1.2 Epidemiologie und Relevanz

Insomnische Beschwerden sind extrem häufig und betreffen in transienter Form mehr als die Hälfte der Bevölkerung in westlichen Industrienationen. Chronische Insomnien, die als ein Persistieren der Beschwerden über mindestens 6 Monate definiert sind, treten bei etwa 10 % der Bevölkerung auf (Ohayon 2002; Morin et al. 2006). Frauen sind von dieser Erkrankung häufiger betroffen als Männer (Zhang und Wing 2006). Zudem gibt es einen Zusammenhang der Prävalenz mit dem Lebensalter, wobei die Erkrankung unter älteren Menschen häufiger ist (Ohayon 2002). Chronische Insomnien gehen einher mit:
- kognitiven Einschränkungen (Fortier-Brochu et al. 2012)
- Störungen der psychischen Befindlichkeit und
- somatischen Beschwerden (Leger et al. 2002; NIH 2005) sowie
- verminderter Lebensqualität (Kyle et al. 2010; Hajak et al. 2011) und
- erhöhter Inanspruchnahme des Gesundheitssystems (Ozminkowski et al. 2007).

Darüber hinaus gibt es Evidenz dafür, dass chronische Insomnien mit einem erhöhten Risiko für **Substanzmissbrauch** und **-abhängigkeit** verbunden sind (Breslau et al. 1996) und vermehrt zu **Depressionen** (Riemann und Voderholzer 2003; Baglioni et al. 2011) führen. Zudem belegen epidemiologische und experimentelle Studien, dass sowohl insomnische Beschwerden als auch experimenteller Schlafverlust Risikofaktoren für Bluthochdruck und kar-

Tab. 20.2 Differenzialdiagnostisches Vorgehen bei der Insomnie.

1. Ausführliche organmedizinische sowie klinisch-psychologische/psychiatrische Anamnese und Untersuchung, Blutentnahme mit Laboruntersuchung
2. Detaillierte Erfassung der Insomnie mit Schlaffragebögen und Schlaftagebüchern
3. Gegebenenfalls spezifische Untersuchung des Schlafs mit der Aktometrie oder Polysomnografie

Tab. 20.3 Diagnostische Instrumente zur Erfassung von Schlafstörungen.

Verfahren	Zielsetzung	Kurzbeschreibung
Schlaftagebuch (www.dgsm.de)	Erfassung der Schwere und des Verlaufs der Symptomatik	Tagebuch zur Selbsteinschätzung, Dauer 5 min täglich
Strukturiertes Interview für Schlafstörungen nach DSM-III-R SIS-D (Schramm et al. 1991, 1993)	Stellung von Diagnosen für den Bereich Schlafstörungen nach DSM-III-R	Strukturiertes Interview, Dauer ca. 30–45 min; Reliabilität und Validität belegt
Schlaffragebogen-B SF-B (Görtelmeyer 1986)	Erfassung von Schlafstörungen, Angaben zum Schlaf und Tagesbefindlichkeit der letzten 2 Wochen	Fragebogen zur Selbsteinschätzung mit 28 Fragen; Dauer 5–10 min; 5 relevante Subskalen mit Wertebereich 1–5
Pittsburgher Schlafqualitätsindex (PSQI) (Buysse et al. 1989; dt. Version: Riemann und Backhaus 1989)	Erfassung von Schlafstörungen inkl. Fremdanamnese innerhalb der letzten 2 bzw. 4 Wochen	Fragebögen zur Selbsteinschätzung, Dauer 5–10 min; Subskalen mit Gesamt-Score 0–21
Schlaffragebogen A SF-A (Görtelmeyer 1986)	Erfassung des Schlafs der vorhergehenden Nacht und der Befindlichkeit des Vortags	Schlaffragebogen mit 22 Fragen; Dauer ca. 3–5 min; Wertebereich 1–5; fünf Subskalen

diovaskuläre Erkrankungen (Vgontzas et al. 2009a; Laugsand et al. 2011; Sofi et al. 2014), gestörte Glukoseregulation (Nakajima et al. 2008; Vgontzas et al. 2009b), Veränderungen von Immunparametern (Burgos et al. 2006; Irwin et al. 2008) und möglicherweise für eine erhöhte Mortalität (Janson et al. 2001; Kripke et al. 2002) darstellen.

Angesichts der hohen Prävalenz und der zum Teil schwerwiegenden Konsequenzen der Insomnie ist es essenziell, die Effektivität bekannter Behandlungsstrategien konsequent nach den Kriterien der evidenzbasierten Medizin zu evaluieren.

20.1.3 Pharmakotherapie und Psychotherapie

Im Folgenden werden die derzeit am häufigsten eingesetzten therapeutischen Strategien zur Behandlung der Insomnie dargestellt. Dabei handelt es sich um die Gabe von Benzodiazepin-Rezeptor-Agonisten, die Behandlung mit sedierenden Antidepressiva, „alternative" medikamentöse Behandlungsmöglichkeiten (v. a. mit Melatonin und Baldrian) und die kognitive Verhaltenstherapie für Insomnie.

Pharmakotherapie

In ▶ Tabelle 20.4 sind die Medikamente aufgelistet, die am häufigsten in der Behandlung von Insomnien eingesetzt werden.

Akute Effekte von Benzodiazepin-Rezeptor-Agonisten bei insomnischen Patienten

Es liegen sechs publizierte Metaanalysen zur Effektivität von Benzodiazepin-Rezeptor-Agonisten in der Kurzzeitbehandlung (maximal 4 Wochen) der Insomnie vor (Nowell et al. 1997; Holbrook et al. 2000; Duendar et al. 2004a, 2004b; Glass et al. 2005; Buscemi et al. 2007; Huedo-Medina et al. 2012). Dabei wurden in der Mehrzahl der Analysen subjektive Daten ausgewertet, d. h. die meisten der angegebenen Werte beziehen sich nicht auf polysomnografische Messungen. In der Regel basieren die Analysen auf der Auswertung von Schlaftagebüchern, in denen die Patienten Schlafparameter wie z. B. Schlafqualität, Einschlaflatenz oder die Anzahl der nächtlichen Wachperioden retrospektiv protokollieren.

Zusammenfassend legen die Metaanalysen von Nowell et al. (1997) und Holbrook et al. (2000) nahe, dass Benzodiazepin-Rezeptor-Agonisten signifikante klinische Effekte im Vergleich zu Placebo mit mittleren bis großen Effektstärken im Kurzzeitgebrauch (3 bis 4 Wochen) haben. Die Metaanalyse von Huedo-Medina et al. (2012) zeigt jedoch, dass diese Effekte in den Zulassungsstudien bei der amerikanischen Arzneimittelzulassungsbehörde nur in Bezug auf die Einschlaflatenz signifikant waren. Vergleichende Metaanalysen finden keine stärkere Effektivität der neueren Hypnotika (Zolpidem, Zopiclon, Zaleplon) im Vergleich zu den klassischen Benzodiazepinhypnotika. Die Analyse bei Patienten

Tab. 20.4 Medikamentöse Behandlung von Insomnien.

Substanz	Dosierungsbereich (mg/d)	Initiale Dosis (mg)	Halbwertszeit	Bes. zu beachtende Nebenwirkungen (Auswahl)
Kurzzeitbehandlung (Tage, 1–2 Wochen)				
Zolpidem	5–10	5	1–3,5 h	Toleranz und Abhängigkeit, Sturzgefahr, Rebound-Insomnie, gelegentlich Amnesie
Zopiclon	3,75–7,5	3,75	ca. 5 h	Toleranz und Abhängigkeit, Sturzgefahr, Rebound-Insomnie, gelegentlich Amnesie
Schlaffördernde Substanzen, bes. bei chronischen Insomnien, kein Abhängigkeits- und Toleranzrisiko (Auswahl)				
Trazodon	25–100	25	ca. 4–11 h	selten Priapismus
Trimipramin*	12,5–50	12,5–25	23–24 h	Tagessedierung, gastrointestinale, kardiovaskuläre und urogenitale NW
Doxepin*	10–50	10–25	15–20 h (Metabolit deutlich länger)	Tagessedierung, gastrointestinale, kardiovaskuläre und urogenitale NW; Gewichtszunahme
Mirtazapin#	7,5–15	7,5	20–40 h	Tagessedierung, Gewichtszunahme, Restless-Legs-Syndrom
Melperon	25–100	25	4–6 h	Blutdruckabfall
Pipamperon	20–80	20	17–22 h	Blutdruckabfall
Prothipendyl	40–80	40	2–3 h	Blutdruckabfall
Quetiapin+	25–100	25	ca. 7 h	Blutdruckabfall, Tagessedierung, Leberwerterhöhungen

* in der Depressionsbehandlung und bei schweren Insomnien auch höhere Dosierungen bis 150 mg
\# in der Depressionsbehandlung auch höhere Dosierungen bis 60 mg
+ bei anderen Indikationen wie Psychosen oder bipolaren Störungen deutlich höhere Dosierungen; auch bei Insomnien ggf. höhere Dosierungen

über 60 Jahre (Glass et al. 2005) kommt zur Schlussfolgerung, dass bei dieser Patientenklientel die erhöhten Nebenwirkungen der Pharmakotherapie den klinischen Nutzen überwiegen.

Langzeiteffektivität und Sicherheit von Benzodiazepin-Rezeptor-Agonisten

Zu der eminent wichtigen Frage der Langzeiteffektivität und Sicherheit von Benzodiazepin-Rezeptor-Agonisten ist bislang wenig bekannt. Es liegen hierzu derzeit nur wenige publizierte placebokontrollierte doppelblinde Studien vor. In der ersten Studie wurde **Eszopiclon** über einen Zeitraum von 6 Monaten an Patienten Insomnie gegeben (Krystal et al. 2003). Dabei konnte gezeigt werden, dass Insomniepatienten im Alter von 18 bis 65 Jahren über einen Zeitraum von 6 Monaten durch die Behandlung mit Eszopiclon eine statistisch signifikante Verkürzung der Einschlaflatenz und der nächtlichen Wachzeiten sowie eine Zunahme der Gesamtschlafzeit. Darüber hinaus gab es keine Hinweise auf schwerwiegende Nebenwirkungen unter der 6-monatigen Behandlung mit Eszopiclon.

In einer zweiten Studie wurde **Zolpidem** bei Patienten mit Insomnie ebenfalls über einen Zeitraum von 6 Monaten mit Placebo verglichen (Krystal et al. 2008). Es zeigten sich signifikante Effekte von Zolpidem auf die Einschlaflatenz, die nächtlichen Wachzeiten, die Gesamtschlafzeit sowie die Tagesmüdigkeit. Auch in dieser Studie zeigten sich keine stark ausgeprägten Nebenwirkungen.

Zusammengefasst liegen somit erste Daten vor, die für eine Langzeiteffektivität von Benzodiazepin-Rezeptor-Agonisten bei Insomnien sprechen, weitere Studien zu dieser Frage sind jedoch unabdingbar.

Ein wichtiges Thema in Bezug auf die Langzeittherapie mit Hypnotika ist die Problematik von Missbrauch und Abhängigkeit. Bislang sind deswegen sowohl die klassischen Benzodiazepine als auch die neuen Benzodiazepinhypnotika ausschließlich für den Kurzzeitgebrauch (2–4 Wochen) zugelassen. Bei Patienten mit dem Risiko für eine Suchterkrankung sind Benzodiazepinhypnotika grundsätzlich kontraindiziert.

Sedierende Antidepressiva bei der Behandlung der chronischen Insomnie

Pharmako-epidemiologische Daten weisen darauf hin, dass die Behandlung von Insomnien mit sedierenden Antidepressiva in niedriger Dosis sowohl in Europa als auch in den USA eine weitverbreitete klinische Praxis ist (Walsh 2004). Bislang liegt eine Metaanalyse zu dieser Thematik vor, die jedoch lediglich auf acht Originalstudien basiert (Buscemi et al. 2007). Diese Metaanalyse zeigt eine im Vergleich mit Benzodiazepin-Rezeptor-Agonisten etwas geringere Evidenz für die Wirksamkeit sedierender Antidepressiva. Gemäß den bisherigen Arbeiten bewirken jedoch insbesondere **Doxepin, Trimipramin** und **Trazodon** eine signifikante Besserung insomnischer Symptome.

In der umfangreichsten Originalarbeit verglichen Walsh und Kollegen (1998) bei Patienten mit Insomnien placebokontrolliert **Zolpidem** und **Trazodon.** Trazodon führte zu einer Verbesserung der Schlafkontinuität im Vergleich zu Placebo und hatte vergleichbare Effekte auf die Parameter der Schlafkontinuität wie Zolpidem. Allerdings zeigten sich unter Trazodon signifikant mehr Nebenwirkungen als unter Placebo.

Die größten **Doxepin**-Studien wurden von Hajak et al. (2001) und Scharf et al. (2008) publiziert. In der Studie von Hajak et al. (2001) kam es unter einer Dosierung von 25–50 mg Doxepin zu einer Zunahme der polysomnografisch gemessenen Schlafzeit von fast einer Stunde, die über 4 Wochen stabil war. Nach Absetzen der Medikation gab es keine Rebound-Insomnie, jedoch eine Verschlechterung des Schlafs zurück auf das Ausgangsniveau. Scharf et al. (2008) untersuchten die akuten Effekte von Doxepin in deutlich geringerer Dosis (1, 3 und 6 mg). Dabei zeigte sich eine Zunahme der Schlafzeit um etwa eine halbe Stunde, wobei sich die Nebenwirkungen nicht stark von denen unter Placebo unterschieden.

Unter **Trimipramin** wurde eine Verlängerung der polysomnografisch bestimmten Gesamtschlafzeit um eine Stunde beobachtet (Riemann et al. 2002). Dieser Effekt verringerte sich jedoch ebenfalls wieder nach Absetzen des Trimipramins.

Die wichtigste Frage im Hinblick auf den Einsatz von sedierenden Antidepressiva bei chronischer Insomnie bleibt die der **unerwünschten Nebenwirkungen,** speziell bei älteren insomnischen Patienten. Vorsicht scheint bislang noch geboten, da viele sedierende Antidepressiva ein Potenzial für kardiovaskuläre, urogenitale oder gastrointestinale Nebenwirkungen haben. Zudem wurde die Problematik einer unerwünschten Gewichtszunahme bislang nicht kontrolliert in Studien mit Insomniepatienten erfasst.

Melatonin

Melatonin ist in Deutschland seit kurzer Zeit als Präparat für die Behandlung von Insomnien bei älteren Patienten (> 55 Jahre) zugelassen. Während die neueste Metaanalyse von Buscemi und Kollegen (2005, 2006) keinen Effekt des Melatonins bei Insomnien fand (hingegen einen positiven Effekt beim Delayed-Sleep-Phase-Syndrom, einer Schlaf-Wach-Rhythmusstörung), wurden die Zulassungsstudien für die spezielle Patientengruppe der über 55-Jährigen erst nach dieser Metaanalyse veröffentlicht. Aufgrund der Arbeit von Buscemi (2005) muss die Wirksamkeit bei jüngeren Patienten jedoch weiterhin kritisch hinterfragt werden.

Orexin-Rezeptor-Antagonisten

Orexin-Rezeptor-Antagonisten sind zwar bislang in Deutschland nicht für die Behandlung von Insomnien zugelassen, Michelson et al. (2014) legten jedoch eine große randomisierte Studie vor, in der Suvorexant, ein Orexin-Rezeptor-Antagonist, über einen Zeitraum von einem Jahr mit Placebo verglichen wurde. Hierbei zeigte sich in der Behandlungsgruppe eine Zunahme der Schlafzeit um etwa eine halbe Stunde im Vergleich mit Placebo. Kritisch könnte jedoch sein, dass die Einnahme von Orexin-Rezeptor-Antagonisten mit einer erhöhten Tagesschläfrigkeit assoziiert ist (Riemann und Spiegelhalder 2014).

Alternative Pharmakotherapien

Eine große Zahl von pflanzlichen Medikamenten wird in vielen Ländern weltweit zur Behandlung der

Insomnien eingesetzt bzw. von vielen Patienten zur Selbstmedikation genutzt (Pearson et al. 2006). Nur für **Baldrian** liegen Metaanalysen vor (Stevinson und Ernst 2000; Bent et al. 2006; Fernandez-San-Martin et al. 2010). In diesen wird jedoch die niedrige methodische Qualität vieler der bisherigen Originalarbeiten kritisiert, sodass eine abschließende Bewertung der Substanz noch nicht vorgenommen werden kann.

Kognitive Verhaltenstherapie

Kognitiv-verhaltenstherapeutische Ansätze beinhalten den Einsatz von Entspannungstechniken, die Vermittlung schlafhygienischer Regeln, spezifische verhaltenstherapeutische Techniken wie die Stimuluskontrolle und die Schlafrestriktion sowie kognitive Techniken zur Reduktion nächtlicher Grübeleien (Überblick bei Backhaus und Riemann 1999).

Es liegen fünf Metaanalysen vor, die sich mit der Effektivität der störungsspezifischen kognitiven Verhaltenstherapie für Insomnie befasst haben. Die Resultate der ersten beiden Metaanalysen (Morin et al. 1994; Murtagh und Greenwood 1995) sind in ➤ Abbildung 20.2 zusammengefasst. Beide Studien untersuchten darüber hinaus Daten aus Follow-up-Untersuchungen, die zeigten, dass die Effekte der kognitiven Verhaltenstherapie nicht nur während der akuten Behandlung nachweisbar sind, sondern über einen längeren Zeitraum hinweg persistieren (➤ Abb. 20.3).

Drei weitere Metaanalysen (Montgomery und Dennis 2004; Pallesen et al 1998; Irwin et al. 2006) untersuchten die Wirksamkeit nichtpharmakologischer Interventionen bei älteren Schlafgestörten (> 55 Jahre). Die Analysen zeigten leicht- bis mittelgradigen Effekt der kognitiv-verhaltenstherapeutischen Verfahren auf insomnische Symptome, die ebenfalls über den Behandlungszeitraum hinaus stabil waren.

Die Daten aus den genannten Metaanalysen zeigen übereinstimmend, dass die kognitive Verhaltenstherapie der Insomnie zu robusten Verbesserungen der Schlafkontinuität führt und dass diese positiven Effekte für bis zu 3-jährige Follow-up-Perioden nachweisbar sind.

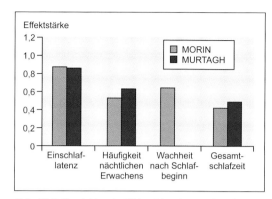

Abb. 20.2 Vergleichende Effektstärken (prä/post) mit kognitiver Verhaltenstherapie für Insomnien (CBT-I) nach den Metaanalysen von Morin et al. (1994) und Murtagh und Greenwood (1995).

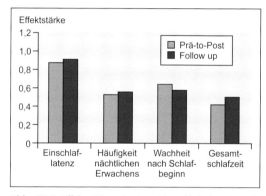

Abb. 20.3 Effektstärken der kognitiven Verhaltenstherapie (CBT-I) im Vergleich Prä-to-Post-Therapie und zum Follow-up; Daten aus der Publikation von Morin und Koautoren (1994).

Vergleich kognitive Verhaltenstherapie und Pharmakotherapie

Zu dem Vergleich zwischen kognitiver Verhaltenstherapie und Pharmakotherapie der Insomnie existieren bislang keine Metaanalysen, die auf prospektiv vergleichenden Einzelstudien beruhen. Es liegen jedoch eine Metaanalyse von nicht vergleichenden Studien und einige prospektiv vergleichende Studien vor.

Zum Beispiel verglichen Morin et al. (1999) die Monotherapie mit **Temazepam** mit kognitiver Verhaltenstherapie alleine und der Kombination beider Therapien. Kognitive Verhaltenstherapie alleine und Monopharmakotherapie führten akut zu einer 50-prozentigen Symptomreduktion, diese Effekte waren beim Follow-up allerdings nur in der Gruppe mit kognitiver Verhaltenstherapie stabil.

In einer weiteren Studie verglichen Jacobs und Kollegen (2004) die kognitive Verhaltenstherapie mit **Zolpidem,** der Kombinationsbehandlung (KVT und Zolpidem) und Placebo. Hierbei war die Verhaltenstherapie dem Zolpidem im Hinblick auf die Einschlaflatenz bereits während der akuten Behandlungsphase überlegen.

Morin et al. (2009) verglichen die Effekte von kognitiver Verhaltenstherapie mit der Kombination aus kognitiver Verhaltenstherapie und Zolpidem. Dabei zeigte sich, dass sich die akuten Effekte der Verhaltenstherapie in einem 6-wöchigen Behandlungszeitraum durch zusätzliche Gabe von Zolpidem steigern lassen. Langfristig (6 und 12 Monate) konnte jedoch die Gruppe am stärksten von der Behandlung profitieren, die nach dem Behandlungszeitraum für weitere 6 Monate monatliche kognitivverhaltenstherapeutische Therapiesitzungen erhielt und das Medikament absetzte.

Smith et al. (2002) führten die einzige metaanalytische Untersuchung zum Vergleich von Verhaltenstherapie und Pharmakotherapie durch. Dafür zogen sie aus der Literatur separate Studien zur Pharmakotherapie und zur kognitiven Verhaltenstherapie heran, die sie miteinander im Hinblick auf die Effektivität verglichen. ➤ Abbildung 20.4 zeigt die Daten zu den ermittelten Effektstärken. Es wird deutlich, dass die kognitive Verhaltenstherapie signifikant stärkere Effekte auf die Einschlafzeit aufweist als die Pharmakotherapie. Hinsichtlich nächtlicher Wachzeiten und Gesamtschlafzeit unterschieden sich die beiden therapeutischen Ansätze nicht.

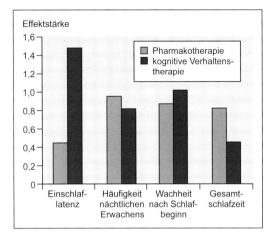

Abb. 20.4 Vergleichende Metaanalyse von Pharmakotherapie versus kognitive Verhaltenstherapie für die chronische Insomnie. Gezeigt werden die Effektstärken unter der Akutbehandlung.

Schlussfolgerungen

Es besteht kein Zweifel daran, dass **Benzodiazepin-Rezeptor-Agonisten** einschließlich der sogenannten „Z"-Substanzen (Zolpidem, Zopiclon, Zaleplon) in der kurzfristigen Therapie der Insomnie (≤ 4 Wochen) reliable und klinisch signifikante Effekte auf die Schlafkontinuität haben. Die Langzeiteffektivität (6 Monate) dieser Substanzen für Patienten mit Insomnie ist jedoch nur durch wenige Studien gesichert. Aufgrund der Chronizität insomnischer Beschwerden stellt dies jedoch ein besonderes Problem dar, da nach Absetzen von Benzodiazepinhypnotika in der Regel davon auszugehen ist, dass die meisten Patienten in Bezug auf die Schlafqualität wieder auf ihr Ausgangsniveau zurückfallen.

Sedierende Antidepressiva haben sich nach pharmako-epidemiologischen Studien als Alternative zu den Benzodiazepin-Rezeptor-Agonisten weltweit einen wichtigen Platz erobert. Kritisch anzumerken ist jedoch, dass bislang nur wenige publizierte, randomisierte und kontrollierte klinische Studien vorliegen, die den kurzfristigen Einsatz der Substanzen untersucht haben.

Alternative pharmakologische Behandlungsstrategien wie Melatonin, Orexin-Rezeptor-Antagonisten oder Baldrian sind im Vergleich schlechter durch empirische Evidenz gestützt. Melatonin ist für die Behandlung der Insomnie bei Patienten ab einem Alter von 55 Jahren zugelassen.

Eindeutig positiv fallen die Studien zur kurz- und langfristigen Effektivität der **kognitiven Verhaltenstherapie** bei Insomnien auch im höheren Lebensalter auf. Im Vergleich zur Pharmakotherapie imponiert insbesondere die Persistenz positiver Effekte in Follow-up-Untersuchungen.

Zu beklagen ist, dass bislang keine Studien vorliegen, die geprüft haben, ob sedierende Neuroleptika, die im klinischen und ambulanten Bereich sehr häufig zur Insomniebehandlung bei älteren Patienten eingesetzt werden, für diese Indikation wirksam sind.

Therapeutisches Prozedere

Entsprechend den vorhergehenden Ausführungen möchten wir abschließend ein gestuftes therapeutisches Vorgehen bei der Behandlung der Insomnie empfehlen, das sich im Wesentlichen an das anlehnt, was unter dem Titel „Nicht-erholsamer Schlaf – Insomnie: Diagnostische und therapeutische Optionen für Psychiatrie und Psychotherapie" (Riemann et al. 2003) veröffentlicht wurde.

DIE WICHTIGSTEN BEHANDLUNGSGRUNDSÄTZE
- Besprechung **schlafhygienischer Regeln** mit dem Patienten; Instruktion, diese Regeln mindestens 2 Wochen konsequent umzusetzen
- bei Persistieren der insomnischen Beschwerden konsequenter **Einsatz kognitiv-verhaltenstherapeutischer Strategien**
- bei ausbleibendem Erfolg kurzfristiger Einsatz eines **Benzodiazepin-Rezeptor-Agonisten** (maximal 4 Wochen)
- bei ausbleibendem Erfolg Einsatz eines **sedierenden Antidepressivums**.

20.2 Organisch bedingte Schlafstörungen (ICD-10 G47)
Thomas Pollmächer und Thomas C. Wetter

In der Terminologie des ICD-10 werden nichtorganische (klassifiziert im Kapitel V F51.-) und organische Schlafstörungen (klassifiziert im Kapitel VI G47.-) unterschieden. Sowohl diese Unterscheidung an sich als auch die Zuordnung einzelner Krankheitsbilder sind sehr problematisch. Besonders deutlich wird dies an der Zuordnung von Schlafwandeln und Pavor nocturnus zu den nichtorganischen Schlafstörungen, obwohl beide – pathophysiologisch eng verwandt – Reifungsstörungen der ultradianen Schlafregulation auf einem gemeinsamen genetischen Hintergrund darstellen, die mit eindeutig objektivierbaren polysomnografischen Auffälligkeiten einhergehen. In diesem Kapitel wird der Begriff organische Schlafstörungen deshalb abweichend vom ICD-10 so verstanden, dass es sich um Schlafstörungen handelt, die weder an sich eine psychiatrische Er-

Tab. 20.5 Organisch bedingte Schlafstörungen – Übersicht zum Krankheitsbild.

Schlafbezogene Atmungsstörungen	
Formen	Häufigste Form: obstruktives Schlafapnoe-Syndrom
Prävalenz	5 %, Behandlungsindikation bei ca. 2 %
Geschlechterverhältnis	m > w
Erkrankungsalter	Anstieg der Prävalenz mit dem Lebensalter
Risikofaktoren	Männliches Geschlecht, Adipositas, Alkohol-, Drogen- und Hypnotikakonsum
Parasomnien	
Formen	Unterschieden werden: • Aufwachstörungen (Arousal-Störungen) z. B. Pavor nocturnus, Somnambulismus • REM-Schlaf-assoziierte Prasomnien • andere Parasomnien, z. B. Albträume, Bruxismus
Prävalenz	In der Kindheit häufig; bei Erwachsenen ca. 0,5–1 % regelmäßig; vereinzeltes Auftreten häufig
Geschlechterverhältnis	m = w
Erkrankungsalter	Überwiegend in der Kindheit
Risikofaktoren	Schlafmangel, Stress, Infektionen, Alkohol- und Medikamentenmissbrauch
Restless-Legs-Syndrom	
Prävalenz	2–10 % (autosomal-dominante Vererbung)
Geschlechterverhältnis	w > m
Erkrankungsalter	Anstieg der Prävalenz mit dem Lebensalter
Risikofaktoren	Eisenmangel, Niereninsuffizienz, medikamenteninduziert (Antidepressiva)
Leitlinien	S3-Leitlinie der DGSM 2009

krankung darstellen (wie z. B. die Insomnie, der in diesem Buch das ➤ Kap. 20.1 gewidmet ist), noch als Symptome einer psychiatrischen Erkrankung zu verstehen sind. Bezüglich der meisten dieser Erkrankungen muss auf die internationale Klassifikation der Schlafstörungen (American Academy of Sleep Medicine 2005) und auf einschlägigen Lehrbücher bzw. Lehrbuchartikel (z. B. Pollmächer 2010) verwiesen werden. Hier werden im Folgenden nur solche Krankheitsbilder besprochen, die für die Psychiatrie von besonderer Bedeutung sind. Hierzu gehören vor allem nächtliche Bewegungsstörungen und nächtliche Atmungsstörungen. Die entsprechende Diagnostik und Differenzialdiagnostik ist umfangreich und andernorts ausführlich dargestellt (Pollmächer 2010).

20.2.1 Schlafbezogene Atmungsstörungen

Störungen der schlafbezogenen Atmung betreffen in ihren verschiedenen Formen und Ausprägungen 5 %, bei etwa 2 % der Bevölkerung liegt eine Behandlungsindikation vor. Die häufigste Form ist das **obstruktive Schlafapnoe-Syndrom,** bei dem es durch eine schlafassoziierte mechanische Behinderung der Atmung im Bereich des Rachens, zu wiederholten Atempausen kommt. Diese Apnoen dauern über 10 s und weit überwiegend unter 60 s, und sie sind durch Sistieren des Atemluftflusses bei fortbestehender Atemanstrengung charakterisiert. Sie gehen mit einem Absinken der Sauerstoffsättigung des Blutes einher und enden typischerweise mit einer kurzen Weckreaktion. Diese sog. Arousals führen zu einer erheblichen Störung der Schlafkontinuität, werden aber aufgrund ihrer kurzen Dauer von den meisten Patienten nicht bemerkt, sodass diese ihren Schlaf zwar als unerholsam, aber als ungestört wahrnehmen.

Führendes Symptom ist deshalb bei den meisten Patienten – neben lautem Schnarchen – erhöhte **Tagesmüdigkeit.** Sehr häufig sind bei Schlafapnoe-Patienten auch Störungen von Konzentration und Aufmerksamkeit (Verstraeten und Cluydts 2004) sowie von Stimmung und Antrieb (Saunamäki und Jehkonen 2007), sodass ein Schlafapnoe-Syndrom gelegentlich primär unter dem Bild einer depressiven Erkrankung imponieren kann. Ein- und Durchschlafstörungen werden allgemein nicht als typische Symptome des Schlafapnoe-Syndroms angesehen, kommen in unselektierten Stichproben aber doch bei etwa 25 % der Patienten vor; in bestimmten Populationen (vor allem Frauen und ältere Menschen) erreicht die Insomnie als führende Beschwerde von Patienten mit Schlafapnoe-Syndrom sogar 50 % und mehr (Benetó et al. 2009). Da Tagesmüdigkeit beim Schlafapnoe-Syndrom häufig, aber nicht obligatorisch auftritt, ist eine nächtliche Atmungsstörung bei psychiatrischen Patienten mit insomnischen Beschwerden stets eine wichtige Differenzialdiagnose (Lavie et al. 2007).

Das obstruktive Schlafapnoe-Syndrom spielt für Psychiatrie und Psychotherapie deshalb klinisch eine erhebliche Rolle, weil es zum einen bei Patienten mit psychiatrischen Erkrankungen überzufällig häufig vorkommt, und zum anderen wesentliche seiner Symptome – insbesondere Tagesmüdigkeit, kognitive Störungen und eine gereizt-depressive Verstimmtheit – psychiatrische Erkrankungen imitieren oder deren Symptomatik verschlimmern können (➤ Tab. 20.6). Darüber hinaus gehören gerade schwer und chronisch psychisch kranke Menschen zu einer Risikogruppe, bei der somatische Erkrankungen zu selten ausreichend diagnostiziert und behandelt werden. Dies gilt z. B. für vaskuläre Risikofaktoren wie Hypertonie, Hyperlipidämie und Diabetes bei Patienten mit Schizophrenie (Nasrallah et al. 2006) und dürfte auch für Schlafapnoe-Syndrome gelten, die einen weiteren unabhängigen Risikofaktor für vaskuläre Erkrankungen darstellen.

Die **Indikation zur Behandlung** des OSAS richtet sich einerseits nach der Häufigkeit der Apnoen und andererseits nach der klinischen Symptomatik. Bei einem AHI (Apnoe-Hypopnoe-Index) unter 5/h wird nach der aktuellen Leitlinie (Mayer et al. 2009) von einer Behandlung abgesehen. Bei einem AHI über 15/h wird grundsätzlich eine Behandlung empfohlen, um langfristigen negativen Folgen für Herz-Kreislauf-Gesundheit vorzubeugen. Zwischen 5 und 15/h wird typischerweise nur dann therapiert, wenn

Tab. 20.6 Besonderheiten des obstruktiven Schlafapnoe-Syndrom (OSAS) bei Patienten mit psychiatrischen Erkrankungen.

- Höhere Prävalenz des OSAS aufgrund größerer Häufigkeit von Risikofaktoren (besonders Übergewicht, Alkohol-, Drogen- und Hypnotikakonsum)
- Häufiger Insomnie als führende Beschwerde (bis 50 %) anstatt Müdigkeit
- Störungen von Antrieb, Konzentration und gedrückte Stimmung als Symptome des OSAS können als Depression fehlgedeutet werden; zusätzlich besteht beim OSAS eine erhöhte Prävalenz genuiner depressiver Symptome

Tab. 20.7 Leitliniengerechte Therapie des OSAS (Mayer et al. 2009).

CPAP	• Die kontinuierliche nächtliche (i. d. R.) nasale Überdruckbeatmung (CPAP) zeichnet sich als Standardtherapie durch einen Evidenzgrad I aus: – Maskenanpassung und Maskenschulung sind immer erforderlich. – Eine engmaschige Nachbetreuung innerhalb der ersten 2 Wochen nach Therapiebeginn muss durchgeführt werden. – Eine erste Therapiekontrolle sollte innerhalb der ersten 12 Monate und im weiteren Verlauf bei klinischer Notwendigkeit erfolgen. • Therapiekontrollen können polygrafisch (6-Kanal) durchgeführt werden, sie sollten bei klinischer Notwendigkeit aber polysomnografisch erfolgen.
Weitere PAP-Verfahren	• Als gleichwertige Alternative zum CPAP kann APAP (a = automatic) oder „pressure relief" zum Einsatz kommen (I). • Bei Versagen der genannten Methoden können alternative Verfahren mit positivem Atemwegsdruck wie z. B. BPAP (Bi-level-positive airway pressure) eingesetzt werden (I).
Unterkieferprotrusionsschiene	Intraorale Protrusionsschienen können bei einem Teil der Patienten mit leichter oder mittelgradiger OSA angewendet werden (I).
Chirurgische Therapieverfahren	Indiziert nur in sehr spezifischen Situationen, s. entsprechende Fachliteratur.
Medikamentöse Therapie	Für die Wirksamkeit pharmakologischer Therapieverfahren besteht keine Evidenz.
Gewichtsreduktion	Gewichtsreduktion sollte bei Adipösen immer Teil der Therapie sein. Als alleinige Behandlungsmaßnahme kann indizierte Gewichtsreduktion nur bei einer leichtgradigen OSA erwogen werden.

auch eine deutliche Symptomatik (entweder erhöhte Tagesmüdigkeit oder eine Insomnie) vorliegen.

Zur leitliniengerechten Therapie ➤ Tabelle 20.7. Für die meisten Patienten ist die positive Überdruckbeatmung über eine nasale Maske das Therapiemittel der Wahl. Unterkieferprotrusionsschienen und operative Verfahren eignen sich nur für einen kleinen Teil der Patienten. Bei Übergewichtigen sollte zumindest der Versuch einer Gewichtsreduktion Teil des Therapiekonzepts sein. Naturgemäß erfordert die Behandlung psychiatrischer Patienten mit einer nächtlichen Atmungsstörung überdurchschnittlich viel Geduld und Zeit.

20.2.2 Nächtliche motorische Störungen (Parasomnien)

Unter die nächtlichen motorischen Störungen werden im Wesentlichen die Parasomnien und schlafbezogenen Bewegungsstörungen subsumiert. Parasomnien sind episodische Unterbrechungen des Schlafprozesses durch ungewöhnliche körperliche Phänomene oder Verhaltensweisen und nicht primäre Störungen des Schlaf-Wach-Zustands. Parasomnien werden nach der neuesten Klassifikation von Schlafstörungen (International Classification of Sleep Disorders, ICSD-2, American Academy of Sleep Medicine 2005) in drei Hauptgruppen unterteilt (➤ Tab. 20.8, ➤ Tab. 20.9).

Tab. 20.8 Klassifikation der Parasomnien nach ICSD-2.

1. Aufwachstörungen (Arousal-Störungen) – Schlaftrunkenheit – Schlafwandeln (Somnambulismus) – Pavor nocturnus
2. REM-Schlaf-assoziierte Parasomnien – Verhaltensstörung im REM-Schlaf – isolierte Schlaflähmung – Albträume
3. Andere Parasomnien Schlafbezogene Bewegungsstörungen umfassen eine wichtige Untergruppe der Parasomnien, werden aber aufgrund ihrer Phänomenologie nach ICSD-2 in einer eigenen Klassifikation geführt.

Tab. 20.9 Klassifikation der schlafbezogenen Bewegungsstörungen nach ICSD-2

- Restless-Legs-Syndrom
- Syndrom der periodischen Bewegungen der Gliedmaßen
- schlafbezogene Beinkrämpfe
- schlafbezogener Bruxismus
- schlafbezogene rhythmische Bewegungsstörung
- schlafbezogene Bewegungsstörungen aufgrund von Substanzen oder anderen organischen Ursachen

20.2.3 Therapie wichtiger Formen der Parasomnien

Aufwachstörungen (Arousalstörungen)

Schlafwandeln

Auslösend können Fieber, Schlafentzug und emotionale Belastungsfaktoren sein. Im Erwachsenenalter können insbesondere auch Psychopharmaka (z. B. Lithium in Kombination mit Antipsychotika) begünstigende Faktoren darstellen (> Tab. 20.10). Meist ist keine pharmakologische Therapie erforderlich. Im Vordergrund stehen Maßnahmen zur Sicherheit des Patienten (z. B. Fenster und Türen sichern), die Vermeidung von möglichen Auslösern wie unregelmäßige Schlafzeiten und Schlafentzug sowie die Überprüfung der Medikation (Pressman 2007).

Pavor nocturnus

Hierbei handelt es sich um plötzliches Erwachen, begleitet von einem lauten Schrei sowie vegetativen Zeichen und Verhaltensmustern einer intensiven Furcht (Mydriasis, Tachykardie, Tachypnoe, Schwitzen). Es besteht eine völlige oder teilweise Amnesie für die Ereignisse. Ähnlich wie beim Schlafwandeln sind Sicherungsmaßnahmen und das Vermeiden von Schlafmangel wesentliche Aspekte der Therapie.

Tab. 20.10 Psychopharmaka, die mit Schlafwandeln assoziiert sein können (nach Pressman 2007).

- Amitriptylin
- Bupropion
- Chlorpromazin
- Gammahydroxybuttersäure
- Haloperidol
- Lithium
- Maprotilin
- Olanzapin
- Paroxetin
- Perphenazin
- Sertralin
- Thioridazin
- Triazolam
- Venlafaxin
- Zaleplon
- Zolpidem

Bei häufigem Schlafwandeln bzw. ausgeprägten Formen des Pavor nocturnus mit selbst- oder fremdgefährdendem Verhalten können tiefschlafreduzierende **Benzodiazepine,** insbesondere Clonazepam in niedriger Dosierung (0,25–2 mg) angewendet werden. Alternativ werden auch Alprazolam, Diazepam, Imipramin und Paroxetin eingesetzt.

REM-Schlaf-assoziierte Parasomnien

Verhaltensstörung im REM-Schlaf

Bei dieser seltenen Schlafstörung treten im REM-Schlaf einfache oder komplexe, möglicherweise auch selbst- oder fremdgefährdende Verhaltensweisen im Zusammenhang mit häufig bedrohlichen Traumerlebnissen auf. Ursächlich können neurodegenerative Prozesse (Multisystematrophie, Morbus Parkinson), vaskuläre Läsionen, neoplastische, infektiöse oder traumatische Läsionen eine Rolle spielen. Eine akute REM-Schlaf-Verhaltensstörung kann auch Ausdruck toxisch-metabolischer Störungen (z. B. Alkoholentzug, Psychopharmaka) sein (Iranzo et al. 2006).

Eine sehr effektive medikamentöse Therapie besteht in der Gabe von **Clonazepam** in niedriger Dosierung (0,5–2 mg), wichtig sind auch entsprechende Sicherungsmaßnahmen der Umgebung. Ist Clonazepam nicht ausreichend wirksam bzw. besteht aufgrund einer gleichzeitig vorhandenen schlafbezogenen Atmungsstörung eine Kontraindikation, ist alternativ eine Behandlung mit **Melatonin** bis 12 mg oder **Pramipexol** bis 1,5 mg möglich. Acetylcholinesterasehemmer scheinen weniger effektiv zu sein, MAO-Hemmer, trizyklische Antidepressiva, SSRI und noradrenerge Antagonisten können die Symptomatik auslösen oder verstärken (Gagnon et al. 2006).

Albträume

Dies sind Träume mit furchterregendem Inhalt, die im REM-Schlaf auftreten und zum Erwachen führen. Der Trauminhalt kann sofort erinnert werden. Albträume können nur begrenzt medikamentös behandelt werden. Kontrollierte Studien zur Behandlung von Albträumen im Rahmen der posttraumatischen Belastungsstörung (PTBS) zeigten eine Wirksamkeit für **Prazosin** (Raskind et al. 2003). Fallberichte haben einen positiven Effekt von Mirtazapin, Trazodon, Clonidin, Quetiapin und Olanzapin beschrieben. Benzodiazepinrezeptoragonisten, insbesondere Clonazepam, führen zu keiner Reduktion von Albträumen bei der PTBS (Spoormaker et al. 2006).

Eine effektive kognitiv-verhaltenstherapeutische Methode ist ein Vorstellungstraining (Imagery Rehearsal Treatment), dessen wesentliche Komponenten aus der Konfrontation, der Bewältigung der Albtraumsituation während des Tages und das Trainieren der Bewältigungsstrategie sind (Krakow et al. 1995).

20.2.4 Symptomatik und Therapie wichtiger Formen der schlafbezogenen Bewegungsstörungen

Restless-Legs-Syndrom und Syndrom der periodischen Bewegungen der Gliedmaßen

Das Restless-Legs-Syndrom (RLS) zählt mit einer Prävalenz von 2 bis zu 10 % in der älteren Bevölkerung zu den häufigsten neurologischen Erkrankungen. Sensible und motorische Beschwerden der Beine, die in Ruhe auftreten, sowie ein Bewegungsdrang, der zu ausgeprägten Schlafstörungen führen kann, gehören zu den charakteristischen Symptomen. Polysomnografisch lassen sich bei etwa 80–90 % der RLS-Patienten periodische Beinbewegungen (periodic limb movements, PLM) im Schlafen und im Wachen während der Bettruhe nachweisen. PLM können auch isoliert als „Syndrom periodischer Bewegungen der Gliedmaßen" (periodic limb movement disorder, PLMD) beobachtet werden. Dabei verspüren die Patienten bis auf die regelmäßigen Beinbewegungen keine typischen RLS-Beschwerden, können aber unter ausgeprägten Ein- und Durchschlafstörungen bzw. einer erhöhten Tagesmüdigkeit leiden (Wetter und Pollmächer 1997). Für eine medikamentöse Therapie des RLS sind mehrere Präparate zugelassen (➤ Tab. 20.11). Für eine pharmakologische (insbesondere dopaminerge) Behandlung der reinen PLMD ist die empirische Evidenz bisher nicht ausreichend.

Bei schwerer Ausprägung sind **Non-Ergot-Dopaminagonisten** (Pramipexol, Ropinirol, Rotigotin) die Medikamente der ersten Wahl. Die Gefahr liegt in der Entwicklung einer paradoxen Zunahme der RLS-Beschwerden (sog. Augmentation), die unter L-Dopa relativ häufig auftreten kann und – wenn auch deutlich seltener – unter Behandlung mit Dopaminagonisten beschrieben wurde (Garcia-Borreguero et al. 2007). Bei unzureichendem Ansprechen auf Dopaminergika oder nicht ausreichend möglicher Dosiserhöhung können Opioide oder Antikonvulsiva eingesetzt werden.

Bei sekundärem RLS steht zunächst die Behandlung bzw. Beseitigung der zugrunde liegenden Störung im Vordergrund, insbesondere das **Absetzen von RLS-induzierenden Medikamenten** (u. a. Citalopram, Fluoxetin, Mianserin, Mirtazapin, Paroxetin, Sertralin, Venlafaxin, Lithium, Olanzapin, Risperidon) (DGN 2008). Die Eisensubstitution stellt eine Therapieoption bei manifestem Eisenmangel dar. Die Wirksamkeit von Zink, Vitamin B_1, Vitamin B_{12}, Vitamin C, Vitamin E, Dextran und Propranolol konnte bisher nicht durch methodisch fundierte Studien belegt werden (Fulda und Wetter 2005). Nichtpharmakologische Behandlungsformen bei leichteren RLS-Beschwerden umfassen schlafhygienische und verhaltenstherapeutische Maßnahmen sowie das Meiden von abendlichem Koffein-, Nikotin- und Alkoholgenuss (➤ Tab. 20.12).

Schlafbezogene Beinkrämpfe

Nächtliche Muskelkrämpfe sind schmerzhafte, plötzlich auftretende unwillkürliche Kontraktionen überwiegend der Wadenmuskulatur, die mitunter mehrere Minuten andauern können. Systematische Untersuchungen zur Wirksamkeit einer medikamentösen Behandlung wurden nicht berichtet. Nichtkontrollierte Studien zeigen, dass eine Behandlung mit Magnesium, Vitamin E und Gabapentin hilfreich sein kann. Am besten untersucht ist Chininsulfat, das aufgrund seiner unerwünschten Wirkungen nur unter entsprechenden Vorsichtsmaßnahmen verordnet werden sollte.

Schlafbezogener Bruxismus

Bruxismus bezeichnet ein rhythmisches Knirschen der Zähne während des Schlafes. Die Therapie be-

Tab. 20.11 Therapie des Restless-Legs-Syndroms.

Substanz	Dosisbeginn	Dosierungsrahmen	Unerwünschte Wirkungen
Dopaminerge Substanzen			
L-Dopa/Carbidopa oder L-Dopa/Benserazid[a]	50/12,5 mg 50/12,5 mg	50/12,5–200/50 mg 50/12,5–200/50 mg	Übelkeit, Erbrechen, orthostatische Hypotension, Augmentation (Verstärkung der Symptomatik v. a. tagsüber)
Pergolid	0,05 mg	0,05–1,0 mg	Übelkeit, Erbrechen, Rhinitis, orthostatische Hypotension, Insomnie, Schläfrigkeit. **Cave:** Pleura- und Herzklappenfibrose
Cabergolin	0,5 mg	0,5–4,0 mg	Ähnlich wie Pergolid
Pramipexol[a]	0,125 mg	0,125–1,5 mg	Ähnlich wie Pergolid, aber Übelkeit, Erbrechen deutlich seltener; keine Hinweise auf Pleura- und Herzklappenfibrose
Ropinirol[a]	0,125 mg	0,125–6,0 mg	Ähnlich wie Pergolid, aber Übelkeit, Erbrechen deutlich seltener; keine Hinweise auf Pleura- und Herzklappenfibrose
Rotigotin[a]	1 mg/24 h	1–3 mg/24 h	Ähnlich wie Pergolid, aber Übelkeit, Erbrechen deutlich seltener; keine Hinweise auf Pleura- und Herzklappenfibrose
Antikonvulsiva			
Gabapentin	300 mg	300–2.400 mg	Übelkeit, Sedierung, Ataxie
Benzodiazepine			
Clonazepam	0,25 mg	0,25–2,0 mg	Schläfrigkeit, Hang-over-Effekt, Zunahme schlafbezogener Atmungsstörungen
Opioide			
Tilidin/Naloxon Tilidin/Naloxon Retard	50/4 mg 50/4 mg	50/4–100/8 mg 50/4–200/16 mg	Übelkeit, Sedierung, nächtliche Verwirrtheitszustände, Zunahme schlafbezogener Atmungsstörungen, potenzielle Abhängigkeit
Tramadol	50 mg	50–150 mg	Ähnlich wie Tilidin

[a] Zugelassen zur Behandlung des Restless-Legs-Syndroms

steht in kieferorthopädischen Maßnahmen (Aufbissschiene), eventuell sind auch verhaltenstherapeutische Interventionen (z. B. Biofeedback) hilfreich. Bei sehr ausgeprägten Beschwerden kann eine medikamentöse Behandlung mit Diazepam, dopaminergen Substanzen, Venlafaxin oder Clonidin in Erwägung gezogen werden (Lavigne et al. 2005).

Schlafbezogene rhythmische Bewegungsstörung

Eine Therapie ist im frühen Kindesalter selten notwendig, im Jugend- und Erwachsenenalter kann bei ausgeprägten Formen ein Behandlungsversuch mit Clonazepam, anderen Benzodiazepinen oder trizyklischen Antidepressiva durchgeführt werden.

Tab. 20.12 Leitliniengerechte Empfehlungen zum Restless-Legs-Syndrom (Mayer et al. 2009).

- Die Diagnose RLS kann in den meisten Fällen klinisch gestellt werden
- Neben den vier diagnostischen Kriterien dient das Ansprechen auf dopaminerge Substanzen als supportives Kriterium
- Wenn die diagnostischen Kriterien eines RLS nicht eindeutig erfüllt sind, soll eine Polysomnographie durchgeführt werden
- Im Rahmen der Diagnostik des sekundären RLS ist die Bestimmung von Ferritin notwendig
- L-Dopa und Non-Ergot-Dopaminagonisten werden als Therapie der ersten Wahl empfohlen. Bei unzureichendem Ansprechen können Opioide oder Antikonvulsiva empfohlen werden (off-label)
- Augmentation ist die wichtigste dopaminerge Nebenwirkung bei der Behandlung des RLS. Bei Augmentation muss die Therapie umgestellt werden. Eine Dosiserhöhung ist kontraindiziert

KAPITEL 21

Michael Berner, Peer Briken, Timo O. Nieder

Sexuelle Störungen

21.1	**Sexuelle Funktionsstörungen** Michael Berner	329
21.1.1	Definition	329
21.1.2	Der diagnostische Prozess	330
21.1.3	Ursachen	331
21.1.4	Therapie	331
21.2	**Paraphile Störungen – Störungen der Sexualpräferenz** Peer Briken	333
21.2.1	Diagnostik	333
21.2.2	Epidemiologie	333
21.2.3	Ätiologie	334
21.2.4	Therapie	334
21.3	**Transgender, Transsexualität und Geschlechtsdysphorie** Timo O. Nieder und Peer Briken	335
21.3.1	Diagnostik	335
21.3.2	Epidemiologie	336
21.3.3	Ätiologie	336
21.3.4	Therapie	336

21.1 Sexuelle Funktionsstörungen
Michael Berner

21.1.1 Definition

„Sexuelle Funktionsstörungen" sind im Sinne eines Oberbegriffs alle Beeinträchtigungen der sexuellen Funktionen. Für die Diagnose einer **Störung** fordern die aktuellen Klassifikationssysteme, dass das sexuelle Problem einen deutlichen Leidensdruck oder interpersonelle Schwierigkeiten verursacht.

Vier **Hauptgruppen** werden unterschieden:
1. Störungen der sexuellen Appetenz
2. Störungen der sexuellen Erregung
3. Schmerzen bei sexuellem Kontakt
4. Orgasmusstörungen.

Unter praktischen Gesichtspunkten hat es sich bewährt, die sexuellen Funktionsstörungen inhaltlich und formal näher zu beschreiben.

Inhaltlich wurden diese Störungsbilder traditionell danach unterschieden, in welcher Phase des sexuellen Reaktionszyklus (Masters und Johnson 1970) sie auftreten (➤ Tab. 21.1). DSM-IV und ICD-10 haben sich weitestgehend an der Unterteilung nach diesen inhaltlichen Gesichtspunkten orientiert. Im DSM-5 wurde diese Nomenklatur für Lust- und Erregungsstörungen bei Frauen (gemeinsame Kategorie) und bei der genitalen Schmerz-/Penetrationsstörung (anstelle separater Kategorien für Vaginismus und Dyspareunie) erstmals verlassen (APA 2013). **Formale** Beschreibungskriterien sind u. a. die Häufigkeit der Problematik (z. B. immer oder gelegentlich), die Umstände und Bedingungen ihres Auftretens sowie die Dauer und der Schwere-

Tab. 21.1 Funktionelle Sexualstörungen in den verschiedenen Phasen der sexuellen Interaktion (mit Angabe der ICD-10-Codes; DSM-5: * weibliche Lust-/Erregungsstörung, männliche Luststörung, ** gestrichen, *** Schmerz-/Penetrationsstörung).

Phasen	Störungen beim Mann	Störungen bei der Frau
1. Appetenz	Minderung des sexuellen Verlangens* (F52.0)	sexuelle Aversion, Ekel, Ängste** (F52.1)
2. Erregung	Erregung/Erektion in Dauer und Stärke nicht ausreichend für befriedigenden Geschlechtsverkehr (F52.2)	Vaginismus*** (Scheidenkrampf): Einführung des Penis durch krampfartige Verengung des Scheideneingangs nicht oder nur unter Schmerzen möglich (F52.5)
3. Koitus	schmerzhafter Geschlechtsverkehr (Dyspareunie): Schmerzen im Genitalbereich während oder unmittelbar nach dem Koitus*** (F52.6)	
4. Orgasmus	• vorzeitige Ejakulation: Samenerguss schon vor dem Einführen des Penis in die Scheide, beim Einführen oder unmittelbar danach (F52.4) • ausbleibende Ejakulation: trotz voller Erektion und intensiver Reizung kein Samenerguss, Anorgasmie (F52.3) • Ejakulation ohne Orgasmus: Samenerguss ohne Lust und Orgasmusgefühl	Orgasmusschwierigkeiten: Orgasmus nie oder nur selten (F52.3)
5. Entspannung	nachorgastische Verstimmung: Gereiztheit, innere Unruhe, Schlafstörungen, Depression, Weinanfälle, Missempfindungen im Genitalbereich etc. (nicht in den Diagnosesystemen gelistet)	

grad. Einige formale Merkmale können diagnostische Hinweise geben:
- **Primär/sekundär:** Primär ist eine Störung, die von Beginn der sexuellen Aktivität an besteht; sekundär eine Störung, die nach einer symptomfreien Phase beginnt. Sekundäre Störungen haben meist relativ leicht explorierbare Auslöser.
- **Durchgängig/situationsabhängig:** Situationsabhängige Störungen treten nur bei bestimmten sexuellen Aktivitäten auf, z. B. nur beim Koitusversuch, nicht aber bei der Masturbation (eher psychische Ursache). Durchgängige Störungen treten bei jeder Form einer sexuellen Aktivität auf (eher körperliche Ursache).
- **Partnerabhängig/partnerunabhängig.** Partnerabhängigkeit ist ein Indiz für Schwierigkeiten mit diesem Partner.

21.1.2 Der diagnostische Prozess

Das entscheidende diagnostische Instrument ist die Sexualanamnese, ggf. ergänzt durch spezifische somatisch-medizinische Untersuchungsverfahren. Die Sexualanamnese muss vor allem Entstehungsbedingungen, sexuellen Status, partnerschaftliche Faktoren und wesentliche Stationen der sexuellen Entwicklung erfassen. Die Einbeziehung des Partners ist in den meisten Fällen sehr sinnvoll.

Zur Entscheidung über das weitere therapeutische Vorgehen werden genaue Angaben zur sexuellen Symptomatik benötigt über:
- sexuelle Appetenz (verändertes Lustempfinden, Aversion)
- Ablauf sexueller Erregung (Erregungsstörungen bei der Frau, Erektionsstörungen beim Mann)
- Schmerzen bei sexuellem Kontakt (Dyspareunie, Vaginismus)
- Orgasmuserleben (verzögerter oder ausbleibender Orgasmus, Ejaculatio praecox)
- sexuelle Versagensängste, Vermeiden sexueller Aktivitäten (sehr häufig anzutreffen, besonders bei Männern; Versagensängste können zum wesentlichen aufrechterhaltenden Faktor werden).

In der Differenzialdiagnostik sollten drei Bereiche beachtet werden:
- **Abgrenzung der Störungsbilder voneinander.** Während Störungen beim Mann isoliert bestehen können, treten die Störungen bei der Frau sehr viel seltener einzeln auf.

- **Abgrenzung gegenüber anderen psychischen Störungsbildern.** Sexuelle Störungen können die Folge anderer psychischer Störungen und/oder der Einnahme von Psychopharmaka sein, z. B. bei Depression, Abhängigkeit, Essstörungen.
- **Abgrenzung gegenüber somatischen Ursachen.** Vor allem bei Erektionsstörungen des älteren Mannes und bei schmerzhaften sexuellen Kontakten (Dyspareunie) bedeutsam.

21.1.3 Ursachen

In einem „Ursachenbündel" greifen häufig körperliche und psychische Bedingungen ineinander. Ein Überwiegen **psychischer** Ursachen ist anzunehmen, wenn die Symptomatik plötzlich beginnt und situationsabhängig besteht. Partnerbezogene Probleme bzw. negative Lebensereignisse sind ein weiterer Hinweis. Relevante psychische Ursachen sind: innerpsychische Ängste, partnerschaftliche Probleme, Lerndefizite, sexuelle Erfahrungslücken und der Selbstverstärkungsmechanismus der Versagensangst sowie ein sexuelles Trauma in der Anamnese.

Hat sich die sexuelle Problematik langsam entwickelt und besteht sie situationsunabhängig, so ist eher an körperliche Ursachen zu denken.

Sexuelle Störungen im Zusammenhang mit einer **körperlichen** Erkrankung können durch die Krankheit, Folgekrankheiten und/oder die Behandlungsmaßnahmen bedingt sein. Die häufigsten körperlichen Ursachen (besonders beim Mann) sind vaskuläre Störungen. Außerdem kommen neurogene Störungen, endokrinologische Krankheiten (z. B. Diabetes) und Veränderungen, Folgen von Operationen im Genitalbereich, toxische Einflüsse (Drogen, Alkohol) und Nebenwirkungen von Pharmaka (z. B. SSRI) infrage.

In der Akutbehandlung verbessern **Psychopharmaka** in der Regel die akute psychische Erkrankung und damit auch die durch die Erkrankung gestörte Sexualität. In der prophylaktischen Dauerbehandlung ist es schwierig, Krankheits- und Medikamenteneinflüsse auf die Sexualität zu differenzieren. An psychiatrisch relevanten Medikamenteneffekten sind insbesondere neuroleptikabedingte Auswirkungen durch Dopaminblockade und Erhöhung des Prolaktinspiegels sowie durch Antidepressiva bedingte Einflüsse auf das Serotoninsystem relevant.

Es finden sich bei trizyklischen Antidepressiva, SSRI und SNRI vor allem Orgasmusstörungen (Verzögerung des Orgasmus), in höheren Dosen auch Erregungsstörungen. Die angegebenen Inzidenzraten sind höchst unterschiedlich und können nach angewandter Methodik, Studienpopulation und Dosis für dasselbe Präparat zwischen 5 und 75 % schwanken. Eine aktuellere Metaanalyse ergab Inzidenzen zwischen 25,8 und 80,3 %. Die zugelassenen antidepressiven Substanzen bei denen sich kein Unterschied gegenüber Placebo fand, waren Agomelatin, Bupropion, Moclobemid und Mirtazapin (Serretti und Chiesa 2009). In einer Metaanalyse derselben Autoren zu neuroleptikabedingten Auswirkungen wies Quetiapin mit 16 % die geringste Rate an Patienten mit sexuellen Störungen auf. Auch Ziprasidon, Perphenazin und Aripiprazol hatten relativ geringe Häufigkeiten (bis zu 27 %; Serretti und Chiesa 2011).

21.1.4 Therapie

Nicht jede sexuelle Störung bedarf spezifischer Psychotherapie. Ein Teil der Probleme ist allein durch Unwissenheit, fehlende Aufklärung oder sexuelle Fehleinstellung bedingt. Diese Probleme können durch **beratende und entlastende Gespräche** erfolgreich angegangen werden. Bei vorwiegend organisch bedingten Funktionsstörungen ist die körperliche Grundproblematik zu behandeln.

Insbesondere stellt die **pharmakotherapeutische** Substanzklasse der PDE-V-Inhibitoren mittlerweile die Therapie der ersten Wahl bei organisch bedingten Erektionsstörungen dar. Mit Sildenafilzitrat (Viagra® und Generika), Tadalafil (Cialis®) und Vardenafil (Levitra®) sind insgesamt drei Substanzen in Deutschland zugelassen. Weiterhin ist insbesondere die Schwellkörper-Autoinjektionstherapie (sog. SKAT-Methode) bedeutsam.

Seit 2009 ist der SSRI Dapoxetin mit einer sehr kurzen Halbwertszeit als Priligy® zur Behandlung des vorzeitigen Samenergusses als Bedarfsgabe zugelassen. Bei Ablehnung bzw. Erfolglosigkeit psychotherapeutischer Strategien erscheint auch ein Off-label-Therapieversuch eines SSRI als Dauermedikation (z. B. 20 mg Paroxetin) gerechtfertigt.

Für Frauen ist derzeit lediglich ein Testosteron-Depotpräparat in Form eines Pflasters (Intrinsa®) zur

Behandlung von Appentenzstörungen nach Hysterektomie mit Ovarektomie in Verbindung mit gleichzeitiger Östrogensubstitution zugelassen. Dieses wurde inzwischen jedoch wieder vom Markt genommen.

Eine wirksame Strategie bei Psychopharmaka-assoziierten Störungen ist das Umsetzen von Antidepressiva, z. B. auf Bupropion. Als Add-on ist lediglich Sildenafil bei SSRI- und Neuroleptika-induzierter sowie bereits vorbestehender Erektionsstörung erwiesen wirksam.

Bei sexuellen Funktionsstörungen hat sich ein **störungsspezifisches psychotherapeutisches Vorgehen** bewährt (Sexualtherapie). Allerdings basiert die wissenschaftliche Absicherung für viele Verfahren nicht oder nicht auf methodisch hochwertigen kontrollierten Studien (Berner und Günzler 2012; Günzler und Berner 2012). Bei rein partnerschaftlichen Problemen oder Persönlichkeitsproblematiken sind möglicherweise andere spezifische Therapieverfahren indiziert.

Der Grundansatz ist erfahrungsorientiert, symptombezogen und zeitbegrenzt. Systematisch aufgebaute, therapeutisch strukturierte angeleitete sexuelle Erfahrungen werden mit psychotherapeutischer Konfliktbearbeitung der intrapsychischen und partnerschaftlichen Ursachen integriert. Die Sexualtherapie verfolgt das Grundprinzip der Veränderung durch korrigierende emotionale Erlebnisse und setzt neben dem variablen psychotherapeutischen „Standardinventar" ein bewährtes Repertoire von Interventionen und Verhaltensanleitungen ein. Diese „Hausaufgaben" oder „Übungen" dienen als Katalysator der korrigierenden emotionalen Erfahrungen. Sie sind von Bedeutung für den diagnostischen und therapeutischen Prozess, weil sie (fast immer) die entscheidende Dynamik der sexuellen Störung offenlegen und für die Bearbeitung zugänglich machen. Der Vorgabe einer angemessenen Verhaltensanleitung und praktischer Umsetzung folgt die Analyse der Erfahrungen des Paares bzw. des Patienten, in der Hindernisse und Ursachen der Störung bearbeitet werden. Der entscheidende Schritt besteht in der Hilfestellung bei der Modifizierung bzw. Reduktion von Hindernissen, bevor die nächste Verhaltensanleitung folgt.

Beispielhafte Übungen für Erektionsstörungen sind die **„Teasing-Methode"** (mehrfaches sehr kurzfristiges Einführen des Penis in die Scheide), für die Behandlung des vorzeitigen Orgasmus die **„Squeeze-Technik"** (Reduktion des Ejakulationsdrangs durch Fingerdruck auf den Penis) und für die Therapie des Vaginismus der Einsatz von **Hegarstiften.**

Die wichtigsten Weiterentwicklungen der Sexualtherapie zielen u. a. auf die **Reduktion des Aufwands** (Hauch 2006). Unterschiedliche Verfahren wurden zur **Verbesserung der sexuellen Erlebnisfähigkeit** erprobt.

Therapeuten verschiedener Orientierungen haben die Techniken von Masters und Johnson weiterentwickelt. Kaplan (1981) integrierte psychodynamische und partnerdynamische Aspekte in die Therapie und nennt diese Richtung die **„new sex therapy"**. Sie beschäftigte sich auch besonders mit den schwierig zu behandelnden Appetenzstörungen.

Ein Beispiel für die Integration in die Verhaltenstherapie ist das von Annon (1974, 1975) entwickelte **PLISSIT-Modell** (**P**ermission, **L**imited **I**nformation, **S**pecific **S**uggestion, **I**ntensive **T**herapy).

Die Weiterentwicklung durch Beier und Loewit (2004), die **syndyastische Sexualtherapie,** sieht die sexuelle Beziehung als Ausdruck der partnerschaftlichen Bindungssituation. Somit steht weniger die Verbesserung eines sexuellen Symptoms eines Partners, sondern vielmehr die partnerschaftliche Beziehung selbst im Fokus der Therapie, die Frage nach unbefriedigten Grundbedürfnissen. Clement (2004), der in seiner **systemischen Sexualtherapie** die therapeutischen Impulse von Schnarch (2004) aufgreift, sieht in einem erweiterten Zugang zum jeweils eigenen sexuellen Begehren ein weit größeres Potenzial zum Anstoß einer persönlichen Entwicklung als in der (Wieder-)Erlangung einer sexuellen Funktion bzw. rein auf die Beziehung ausgerichteten Interventionen. Symptome werden als Folge eines „ungelebten Wollens" betrachtet. Ziel soll ein erweiterter Zugang zum sexuellen Begehren und den sexuellen Wünschen beider Partner sein.

DIE WICHTIGSTEN BEHANDLUNGSGRUNDSÄTZE

- Die sorgfältige Sexualanamnese ist das wichtigste diagnostische Instrument.
- Körperliche Risko- und Begleitfaktoren sind in der Diagnostik zu berücksichtigen.
- Hinsichtlich psychopharmakoinduzierter Störungen ist die Aufklärung des zeitlichen Zusammenhanges mit dem Auftreten der Störung wichtig. Agomelatin, Bupropion, Moclobemid und Mirtazapin sowie Quetiapin,

Ziprasidon und Aripiprazol weisen die geringsten Häufigkeiten auf.
- Spezifische Pharmakotherapien stehen zur Behandlung von vorzeitigem Samenerguss und Erektionsstörungen bei Männern zur Verfügung.
- Eine fundierte Sexualberatung ist oft als Therapiemaßnahme ausreichend. Die meisten sexualtherapeutischen Interventionen erwiesen sich in kontrollierten Studien als wirksam.
- Wenige Strategien zum Management psychopharmakaassoziierter Störungen haben eine solide Evidenzbasis.

21.2 Paraphile Störungen – Störungen der Sexualpräferenz
Peer Briken

21.2.1 Diagnostik

Die meisten Menschen mit ungewöhnlichen sexuellen Interessen sind nicht psychisch krank. Als Definition für paraphile Störungen (DSM-5) gilt, dass atypische sexuelle Interessen unabhängig von sozialer Zurückweisung zu (1.) Leidensdruck und/oder zu (2.) Leidensdruck, Verletzung oder Tod einer anderen Person und/oder zu (3.) sexuellen Handlungen mit einer nicht einwilligenden oder nicht einwilligungsfähigen Person führen. Das DSM-5 differenziert zwischen der Ebene des paraphilen Verhaltens (z. B. masochistisch) und der Störung (also mit Leidensdruck oder Schädigung von anderen verbunden). Die Kriterien für sexuelle Präferenzstörungen (ICD-10) sind ähnlich (Berner et al. 2007; Berner und Briken 2007) und hinsichtlich der Nomenklatur dürften für die ICD-11 weitere Angleichungen an das DSM-5 zu erwarten sein. Im DSM-5 werden exhibitionistische, fetischistische, frotteuristische, pädophile, sexuell masochistische, sexual sadistische, transvestitische und voyeuristische Störungen aufgelistet.

Für manche Personen sind paraphile Fantasien und Stimuli obligat für die sexuelle Erregung. Sie können allerdings auch nur episodisch auftreten (z. B. in Phasen stärkerer Belastung), während die betroffenen Personen zu anderen Zeiten ohne paraphile Symptome sexuell erregbar sind. **Paraphile Interessen können sich im Laufe des Lebens verändern** (vgl. hierzu Briken et al. 2014; Müller et al. 2014).

Paraphile Störungen können im Zusammenhang mit Sexualstraftaten von Bedeutung sein (z. B. die pädophile Störung im Zusammenhang mit Kindesmissbrauchsdelikten). Dennoch ist es sehr wichtig, die **Störungsbilder terminologisch eindeutig von Straftatbeständen abzugrenzen**. Der überwiegende Anteil der Studien zur Ätiologie und Therapie in diesem Untersuchungsfeld bezieht sich auf Untersuchungsgruppen aus dem forensischen Kontext.

Für die Diagnostik ist eine fundierte **Sexualanamnese** unerlässlich. Daneben gewinnen standardisierte Fragebogenverfahren, Interviews und indirekte oder sogenannte objektive Messverfahren (Viewing time, Eye tracking, funktionelles MRT) an Bedeutung.

21.2.2 Epidemiologie

Prävalenzzahlen für einzelne paraphile Neigungen in nichtklinischen Stichproben bewegen sich in Bereichen von unter 1 bis zu 7 %. Damit ist klinisch relevanter Leidungsdruck oder gar Fremdgefähr-

Tab. 21.2 Paraphile Störungen – Störungen der Sexualpräferenz

Lebenszeitprävalenz	genaue Anzahl unbekannt; Schätzungen zwischen 0–5 % für unterschiedliche paraphile Neigungen; Störungen gemäß ICD-10 bzw. DSM-5 bisher nicht untersucht; in Stichproben von Straftätern z. T. hohe Prävalenz (z. B. Pädophilie 40 %)
Geschlechterverhältnis	genaue Anzahl unbekannt; Männer > Frauen
Erkrankungsalter	mit Pubertätsbeginn oft erste Auffälligkeiten
Komorbiditäten	affektive Störung (v. a. Dysthymie, depressive Episode); substanzbezogene Störungen (v. a. Alkoholmissbrauch); Angststörungen (soziale Phobie); Persönlichkeitsstörung (antisozial, borderline, narzisstisch)
Leitlinien	Berner W, Hill A, Briken P, Kraus C, Lietz K: DGPPN-Leitlinien Störungen der Sexualpräferenz. Darmstadt: Steinkopff; 2007

dung nicht gleichzusetzen. Epidemiologische Studien zur Erfassung einzelner paraphiler Störungen im Sinne der ICD- oder DSM-Kriterien liegen nicht vor. Auch in klinischen oder forensischen Stichproben variieren die Prävalenzzahlen sehr in Abhängigkeit von den untersuchten Gruppen. In einer repräsentativen Stichprobe von inhaftierten Sexualstraftätern aus Österreich (Eher et al. 2010) lag die Prävalenz für die Pädophilie bei 40 % (17 % ausschließlicher Typus), für den sexuellen Sadismus bei 6 % und den Exhibitionismus bei 5 %.

21.2.3 Ätiologie

Die paraphilen Störungen sind in ihrer Genese nur **multifaktoriell** zu verstehen. Neben konstitutionell-biologischen Faktoren (z. B. Alanko et al. 2013) spielen Umwelt und Erleben eine wichtige Rolle, wobei zwischen proximalen (eher Auslösern entsprechenden) Nahursachen und distalen (eher Vulnerabilitätsfaktoren aus der Kindheit entsprechenden) Fernursachen unterschieden werden kann. Einzelne Hormone, Neurotransmitter oder Hirnlokalisation dürften für bestimmte paraphile Neigungen allein nicht bedeutsam sein. Bisher wurde vor allem der Einfluss des **Testosterons,** der **serotoninergen Neurotransmission** sowie morphometrisch gemessener zerebraler **Auffälligkeiten im Frontal- und Temporalhirn** diskutiert. Die mit funktioneller Magnetresonanztomografie erhobenen Orte, an denen sich im Zusammenhang mit visueller sexuell konnotierter Stimulation Aktivierungen zeigen, sind weit verteilt. Sie sind aber nach bisherigem Stand den Mustern und Lokalisationen vergleichbar, die bei nicht sexuell devianten Personen bei der Präsentation nicht devianter sexueller Stimuli aktiviert werden (Ponseti et al. 2012).

Bei Sexualstraftätern spielen wahrscheinlich Auffälligkeiten im Bindungsstil eine Rolle. Frühe eigene Gewalterfahrungen vor allem aber **eigene sexuelle Missbrauchserlebnisse** (besonders bei Kindesmissbrauchern) unterscheiden gegenüber anderen Straftätergruppen (Seto und Lalumiere 2010).

Psychodynamische Konzepte diskutieren die Hypothese von der Umwandlung einer Niederlage (traumatische Erfahrung) in den Triumph im Erwachsenenalter. Innerhalb der kognitiv-behavioralen Konzepte werden u. a. kognitive Verzerrungen (Selbsttäuschungen) dafür verantwortlich gemacht, dass in Situationen erhöhter Bedürfnisse deviante Sexualität als Copingstrategie gesucht wird. Auslöser für Phasen paraphiler Aktivitäten sind häufig aktuelle Lebens- und Selbstwertkrisen z. B. im Zusammenhang mit dem Verlust von Arbeit oder Partnerschaftsproblemen.

21.2.4 Therapie

Metaanalysen oder systematische Übersichten zu Therapieeffekten liegen vor allem für jene Gruppen vor, die nach der Begehung von Sexualdelikten behandelt wurden. Bei der Mehrheit der empirisch untersuchten therapeutischen Modelle wurde die behandelte Störung nach dem verurteilten sexuellen Übergriff klassifiziert und nicht nach den diagnostischen Kriterien der paraphilen Störung. Ein möglicher Effekt für die Diagnosengruppe lässt sich daher nur indirekt abschätzen.

Vor allem durch kognitiv-behaviorale Psychotherapie soll die Rückfälligkeit bei Sexualstraftätern gesenkt werden (Lösel und Schmucker 2005). Die Therapie soll umso wirksamer sein, je stärker sie das Risiko, die kriminogenen Faktoren (z. B. Antisozialität, Pädophilie, Hypersexualität) und die Ansprechbarkeit (z. B. spezifische Therapieprogramme für Sexualstraftäter mit Intelligenzminderung) berücksichtigt (Briken et al. 2013; Hanson et al. 2009). Eine aktuelle Analyse der Cochrane Collaboration (Dennis et al. 2012) ebenso wie eine Metaanalyse zur Therapie von Kindesmissbrauchern (Långström et al. 2013) konnte hingegen keine eindeutig positiven Effekte von Interventionen nachweisen.

Neben der Psychotherapie kommen für eine spezifische Pharmakotherapie in der zulassungsüberschreitenden Anwendung vor allem selektive Serotonin-Reuptake-Inhibitoren (**SSRI**) und Naltrexon sowie die für diesen Bereich zugelassenen testosteronsenkenden Medikamente (**Cyproteronacetat, Triptorelin**) infrage (Briken und Kafka 2007; Thibaut et al. 2010). Auch hier stehen aber Wirksamkeitsnachweise aus. Die Therapie mit einem SSRI kann bei weniger gefährlicher paraphiler Störung (allenfalls sog. Hands-off-Delikte, Fetischismus, Exhibitionismus) angedacht werden. Bei eher mittlerem bis hohem Risiko für sog. Hands-on-Delikte und/oder eher risikoreicheren Störungsbildern (Pädophilie, sexueller Sadismus) mit Fremdgefährdung, kommen testosteronsenkende Medikamente infrage. Deren Verabreichung sollte wegen der Nebenwirkungen unter **strenger Nutzen-/Risiko-Abwägung** von sexualmedizinischen und/oder forensisch versierten Fachleuten in enger Zusammenarbeit mit Endokrinologen und Knochenspezialisten erfolgen.

DIE WICHTIGSTEN BEHANDLUNGSGRUNDSÄTZE

- Gründliche Diagnostik von Komorbidität und Erhebung eines eventuellen Risikos für Eigen- und/oder Fremdgefährdung
- Intensität der Therapie nach Risiko, Behandlung von veränderbaren Risikofaktoren und Berücksichtigung des Ansprechbarkeitsprinzips
- spezifische Sexualpsychotherapie
- Medikation mit selektiven Serotonin-Reuptake-Inhibitoren (SSRI) und bei höherem Risiko für fremdgefährdendes Verhalten auch mit Cyproteronacetat oder Triptorelin.

Tab. 21.3 Transsexualität.

	Transsexuelle Frauen	Transsexuelle Männer
Lebenszeitprävalenz	5,5 : 100.000 (Deutschland[1]) 7,8 : 100.000 (Belgien)	3,1 : 100.000 (Deutschland[1]) 3 : 100.000 (Belgien[2])
	Geschlechtsdysphorie bei anatomisch-männlichen Personen: 13,5 : 100.000 (Schottland[3]), Ambivalenz gegenüber dem eigenen Geschlecht: 46 % der Männer und 3,2 % der Frauen (Niederlande[4])	
Geschlechterverhältnis	1,2	1[5]
Symptombeginn: präpubertär zu postpubertär	Annähernd 1 : 1	Mehrheitlich präpubertär[5]
Leitlinien	Standards of Care der World Professional Association of Transgender Health (WPATH)[6]; S3-Leitlinie Geschlechtsdysphorie in Vorbereitung[7]	

[1] Meyer zu Hoberge 2009; [2] De Cuypere et al. 2007; [3] Wilson et al. 1999; [4] Kuyper 2012; [5] Nieder et al. 2011a; [6] WPATH 2011; [7] Nieder & Strauß 2014

21.3 Transgender, Transsexualität und Geschlechtsdysphorie

Timo O. Nieder und Peer Briken

21.3.1 Diagnostik

Menschen, die sich nicht eindeutig einem Geschlecht zuordnen oder deren Gender (Geschlechtsidentität und Geschlechtsrolle) von dem bei Geburt zugewiesenen Geschlecht (Zuweisungsgeschlecht) abweicht, können mit dem Oberbegriff **Transgender** beschrieben werden. Leidet eine Person unter der fehlenden oder beeinträchtigten Übereinstimmung zwischen Zuweisungsgeschlecht und Gender, wird von **Geschlechtsdysphorie** gesprochen. Als **transsexuell** gilt diese Entwicklung, wenn das Ausmaß der Unvereinbarkeit mithilfe somatischer Behandlungen (z. B. mit Sexualhormonen, chirurgische Eingriffe) reduziert werden soll. Als transsexuelle Frau wird eine Frau bezeichnet, die mit den geschlechtsspezifischen Körpermerkmalen eines Mannes geboren wurde, vice versa ein transsexueller Mann.

Die ICD-10 erfasst den Transsexualismus als eine von mehreren sogenannten **Geschlechtsidentitätsstörungen** und nimmt Bezug auf drei Kriterien: das Zugehörigkeitsgefühl zur anderen Geschlechtsform, das Unbehagen mit den geschlechtsspezifischen Körpermerkmalen und der Wunsch nach chirurgischer und hormoneller Behandlung. Das DSM-5 stellt die **Geschlechtsdysphorie** in den Mittelpunkt der Diagnostik (APA 2013). Während das mit dem Zuweisungsgeschlecht inkongruente Gender erstmals als natürliche Variation begriffen wird, bildet die persistierende Geschlechtsdysphorie im DSM-5 die Grundlage für eine multimodale Behandlung. Die 2011 veröffentlichte 7. Version der internationalen Standards of Care (WPATH 2011) nimmt ebenso Bezug auf das diagnostische Konzept der Geschlechtsdysphorie wie die Entwicklung einer AWMF-S3-Leitlinie für das deutsche Gesundheitssystem (Nieder und Strauß 2014).

21.3.2 Epidemiologie

Je nach Definition liegen unterschiedliche Angaben zur Prävalenz vor. Die Anzahl transsexueller Frauen liegt bei 5,5 auf 100.000 (Deutschland) und 7,8 bzw. 8,4 auf 100.000 (Belgien und den Niederlanden). Bei transsexuellen Männern liegen die Zahlen zwischen 3,1 auf 100.000 in Deutschland und 3 bzw. 3,3 in Belgien und den Niederlanden. Wird das Erleben von Geschlechtsdysphorie als Grundlage der Schätzung genutzt, steigt die Prävalenzrate auf bis zu 13,5 auf 100.000 bei anatomisch-männlichen Personen. Das Erleben von Ambivalenz gegenüber dem eigenen Geschlecht berichten in der Allgemeinbevölkerung der Niederlande 4,6 % der Männer und 3,2 % der Frauen.

21.3.3 Ätiologie

In **multifaktoriellen Modellen** spielen psychologische (u. a. Körper- und Beziehungserfahrungen, z. B. die Erfahrungen von Gleichheit bzw. Andersartigkeit sowie das Erleben, begehrt zu werden), soziologische (u. a. Zweigeschlechtlichkeit und Heteronormativität als Faktoren der sozialen Ordnung) und biologische Bedingungen (z. B. Veränderungen im Hormonprofil) eine Rolle. Es wird angenommen, dass sie in Wechselwirkung zur Entwicklung des Gender beitragen (Nieder et al. 2011b).

21.3.4 Therapie

Sexualmedizinisch/-therapeutisch weitergebildete Psychotherapeuten stellen die Indikation für somatische Behandlungen. Die interdisziplinäre Therapie verfolgt das Ziel, die individuelle **Geschlechtsdysphorie nachhaltig zu reduzieren.** Als evidenzbasiert gelten sowohl die Kombination endokrinologischer und chirurgischer Behandlungsmaßnahmen, jeweils indiziert im Rahmen eines psychodiagnostischen Settings und bei Bedarf psychotherapeutisch begleitet (Murad et al. 2010), als auch einzelne chirurgische Maßnahmen (Sutcliffe et al. 2009). Dabei kann die psychotherapeutische Auseinandersetzung die somatischen Maßnahmen begleiten oder als Richtlinienpsychotherapie eigenständig indiziert sein. Im Rahmen der themenzentrierten Biographiearbeit und psychotherapeutischen Verlaufsdiagnostik gilt es, die Bedingungen der inneren Repräsentation von geschlechtlichem Erleben und Verhalten zu erfassen. In diesem Zusammenhang wird eine Hypothese entwickelt, welche körpercharakteristischen Veränderungen (z. B. Art der Körper- und Gesichtsbehaarung, Umverteilung von Körperfett und Muskelmasse, Aufbau und Gestaltung des Brustprofils, Ausstattung des Genitalbereichs, Stimmhöhe etc.) mit welcher Behandlung (Gabe von Sexualhormonen und deren Suppression, Epilation, chirurgische Veränderungen des Brustprofils und des Genitale, chirurgische Verkleinerung des Kehlkopfes und logopädische sowie phonochirurgische Veränderungen von Stimmbild und -höhe) zur signifikanten Reduktion der Geschlechtsdysphorie beitragen können.

Empirische Untersuchungen zu spezifischen Psychotherapieformen liegen nicht vor. Sowohl psychodynamische als auch klärungsorientierte und verhaltenstherapeutische Elemente können dazu beitragen, dass sich Transgender-Menschen von den etablierten Stereotypen von Mann und Frau emanzipieren und eng entlang der eigenen Bedürfnisse entwickeln.

DIE WICHTIGSTEN BEHANDLUNGSGRUNDSÄTZE
- Ziel der Behandlung ist die klinisch signifikante Reduktion der Geschlechtsdysphorie.
- Evidenzbasiert ist die multimodale Therapie unter Nutzung endokrinologischer und chirurgischer Behandlungen, jeweils psychodiagnostisch indiziert und bei Bedarf psychotherapeutisch begleitet.
- Indikationen für somatische Behandlungen werden im Zuge einer Verlaufsdiagnostik gestellt.
- Die Durchführung einer Richtlinienpsychotherapie stellt keine zwingend notwendige Voraussetzung für somatische Behandlungen dar.

KAPITEL 22

Persönlichkeitsstörungen im Spannungsfeld zwischen Biologie und Sozialisation (ICD-10 F6)

22.1 Ätiologie und Behandlung der Persönlichkeitsstörungen:
eine psychosoziale Perspektive Peter Fiedler 337
22.1.1 Vorbemerkung 337
22.1.2 Ätiologie 338
22.1.3 Psychologische Einflüsse und Sozialisation 339
22.1.4 Weitere soziale Einflüsse und aktuelle Belastungen 341
22.1.5 Verlauf und Prognose 342
22.1.6 Integration und Zusammenschau: Disposition, Vulnerabilität und Stress ... 342
22.1.7 Psychotherapie: einige ätiologisch begründete Konsequenzen 344

22.2 Ätiologie und Behandlung der Persönlichkeitsstörungen:
eine neurobiologische Perspektive Sabine C. Herpertz 347
22.2.1 Einleitung 347
22.2.2 Ätiologie 347
22.2.3 Pharmakotherapie 350

Tab. 22.1 Persönlichkeitsstörungen – Übersicht zum Krankheitsbild.

Lebenszeitprävalenz	6 % bei der Borderline-Persönlichkeitsstörung, bei den anderen Persönlichkeitsstörungen nicht bekannt[1]
Punktprävalenz	5–15 %, 10 % in Deutschland[2]
Geschlechterverhältnis	w = m (Ausnahme: antisoziale und zwanghafte Persönlichkeitsstörung: m > w)[2, 3]
Erkrankungsalter	Erste Symptome schon in Kindheit und Adoleszenz, vor Beendigung der mittleren Adoleszenz Diagnose aber nicht sicher stellbar
Wichtige Komorbiditäten	Häufig mit Depression, PTSD, Angststörungen, Essstörungen, Suchterkrankungen, Persönlichkeitsstörungen untereinander (30 % in der Allgemeinbevölkerung, 60 % in klinischen Populationen)
Erblicher Faktor	bis zu 60 % (nur eine Studie[4])
Leitlinien	AMDP-S-II Leitlinien[5]; WFSBP-Leitlinien[6]

[1] Grant et al. 2008; [2] Maier et al. 1992; [3] Torgersen et al. 2001; [4] Torgersen 2000; [5] Bohus et al. 2008; [6] Herpertz et al. 2007

22.1 Ätiologie und Behandlung der Persönlichkeitsstörungen: eine psychosoziale Perspektive
Peter Fiedler

22.1.1 Vorbemerkung

Im DSM-5 ist es – durchaus überraschend – zu keiner Änderung in der Klassifikation der Persönlichkeitsstörungen gekommen. Das von der APA-Arbeitsgruppe erarbeitete Hybridmodell einer kategorial-dimensionalen Klassifikation von Persönlichkeitsstörungen wurde nicht für die breite Anwendung realisiert. Vielmehr ging das Modell in das DSM-Forschungskapitel III ein, in das solche Klassifikationsvorschläge aufgenommen wurden, die weiterer Forschung bedürfen. Vor allem soll dieser Entwurf im Hinblick auf dessen Praktikabilität in Feldstudien untersucht werden. Im Folgenden werden kurz die wichtigsten Merkmale dieses Klassifikationsansatzes zusammengefasst (vgl. auch Herpertz 2011):

- Die Persönlichkeitsstörungen werden nicht mehr auf einer eigenen Achse II, sondern gemeinsam mit den anderen psychischen Störungen abgehandelt.
- Grundlegend für die zukünftige Klassifikation ist die Kodierung der Funktionsbeeinträchtigung im Hinblick auf das Selbstfunktionsniveau (Strukturachse) und das Interpersonelle Funktionsniveau (Beziehungsachse). Benutzt wird eine fünfstufige Skala; sie reicht von keiner Einschränkung (L0) bis zu schwerer Beeinträchtigung (L4).
- Es handelt sich um ein Hybrid aus einem kategorialen und dimensionalen Klassifikationsansatz. Es werden nur noch **sechs Persönlichkeitsstörungen** definiert: (1) antisoziale/psychopathische Störung, (2) vermeidende Störung, (3) Borderline-Störung, (4) zwanghafte Störung, (5) schizotypische Störung, (6) narzisstische Störung. Alle anderen Persönlichkeitsstörungen entfallen.
- Es werden **fünf übergeordnete, für Behandlungsperspektiven relevante Persönlichkeitszüge** (Trait Domains) definiert: (1) negative Emotionalität, (2) Distanziertheit (3) Antagonismus (erhöhte Selbstbezogenheit bei ablehnender Haltung anderen gegenüber), (4) Enthemmung vs. Zwanghaftigkeit, (5) Psychotizismus. Insbesondere die zukünftig nicht mehr vorhandenen Persönlichkeitsstörungen sollen über eine Kombination dieser Trait Domains als „Personality Disorder Trait-Specified" abgebildet werden.

22.1.2 Ätiologie

Klinische Forscher sind viele Jahre davon ausgegangen, dass Persönlichkeit und die spätere Entwicklung von Persönlichkeitsstörungen in der Kindheit geprägt oder angelegt werden und danach weitgehend unveränderlich erhalten bleiben. Neuere Erkenntnisse sprechen jedoch gegen diese Annahme in ihrer Ausschließlichkeit. Heute geht man weitgehend übereinstimmend davon aus, dass sich Persönlichkeitsentwicklung fortsetzt und dass die Persönlichkeitsreifung ein kontinuierlicher **Prozess** ist, der das ganze Leben weitergeht.

Theoretisch ist davon auszugehen, dass viele unterschiedliche ätiologische Faktoren für die Erklärung der Persönlichkeitsstörungen beachtet werden müssen, dass jedoch keine der einzelnen Entwicklungsbedingungen für sich selbst als hinreichend zur Erklärung angesehen werden kann. In Forschungsarbeiten zur Ätiologie von Persönlichkeitsstörungen bleibt zunächst der Unterschied zwischen Temperament und Persönlichkeitseigenschaften/Persönlichkeitsstilen (**Traits**) beachtenswert.

So zeigt sich in Studien zur Temperamentsentwicklung, dass sich deren Eigenarten (wie z. B. das Erleben und Zeigen von Primäraffekten sowie beobachtbare Aktivität oder Passivität eines Kindes) bereits in den ersten Lebensjahren deutlich in Richtung Persönlichkeitsstil verändern können. Bis zur Jugend blieb in einer dieser seltenen Prospektivstudien nur ein genereller Faktor weitgehend stabil, den die Autoren als „schwieriges Temperament" („difficult temperament") bezeichneten (Chess und Thomas 1990), und der heute vermutlich als „Hyperaktivitätssyndrom" zu kennzeichnen wäre.

Diese Befunde bedeuten nun jedoch keineswegs, dass Temperamentseigenarten bei der Entwicklung von Persönlichkeitsstilen eine untergeordnete Rolle spielen. Hingewiesen werden sollte zunächst auf die Wichtigkeit von **Umgebungsfaktoren** für die weitere Entwicklung und Ausgestaltung persönlicher Stile. Persönlichkeitsstile unterliegen selbst noch im Leben der Erwachsenen einer kontinuierlichen Veränderung mit einer großen Spannbreite individueller Ausdrucksformen (Livesley et al. 1992).

Von den Persönlichkeitsstilen schließlich sind die Persönlichkeitsstörungen zu unterscheiden. Persönliche Stile können sich in dem Maße zu Persönlichkeitsstörungen entwickeln, wie es den Betreffenden nicht mehr gelingt, sie situations- und kontextangemessen funktional einzusetzen. Zur Erklärung der möglichen Entwicklungspfade von Persönlichkeitsstilen hin zu den unterschiedlichen Persönlichkeitsstörungen ist die Berücksichtigung vielfältiger Einflüsse bedeutsam. Dabei handelt es sich um eine Kombination aus hereditären, biologischen, psychologischen und sozialen Risikobedingungen. Die hereditären und biologischen Faktoren werden in ➤ Kapitel 22.2 aufgegriffen. Im Folgenden werden die psychosozialen Faktoren dargestellt.

22.1.3 Psychologische Einflüsse und Sozialisation

Eltern-Kind-Beziehung

Da für die Persönlichkeitsstörungen wie für die ihr zugrundeliegende Persönlichkeit, beginnend mit der frühen Kindheit, eine lebenslange Entwicklung unterstellt wird, werden in den Kindheitserfahrungen, insbesondere in der Eltern-Kind-Beziehung die wichtigsten Risikofaktoren für eine Störungsentwicklung vermutet. Schlussfolgerungen in dieser Hinsicht sollten jedoch mit Bedacht und Umsicht erfolgen, zumal Forschungsarbeiten immer wieder zu dem Ergebnis kommen, dass selbst zwischen Kindern, die in der gleichen Familie aufwachsen, erhebliche Unterschiede in Persönlichkeitseigenschaften und Persönlichkeitsstilen beobachtbar sind (Dunn und Plomin 1990). Es sind also bedeutsame Wechselwirkungen zwischen den elterlichen Erziehungsstilen, dem jeweiligen Temperament des Kindes und dessen Kompetenzen, sich in die eigene Familie funktional wie auch dysfunktional einzubinden, anzunehmen.

In jüngster Zeit werden zunehmend Untersuchungen zum sog. Bindungsverhalten der Eltern (**Attachment**) durchgeführt (vgl. Pfäfflin und Adshead 2004). Leider liegen im Bereich der Persönlichkeitsstörungen bisher nur Retrospektivstudien vor, in denen Patienten zu den Bindungsstilen ihrer Eltern befragt wurden, zumeist untersucht auf den zwei Dimensionen „Autonomie" vs. „Bindung" und „Zuneigung (Liebe)" vs. „Ablehnung (Feindseligkeit)". Insbesondere Patienten mit selbstunsicher-vermeidender, dissozialer und Borderline-Persönlichkeitsstörung berichten signifikant häufiger als Kontrollprobanden über eher ablehnend-feindselig getönte Bindungsstile der Eltern (vgl. Paris 1993). Da ähnliche Ergebnisse jedoch bei unterschiedlichen anderen psychischen Störungen (z. B. Depression, Alkohol- und Drogenproblemen) berichtet werden, handelt es sich bei den Bindungsstilen der Eltern eher um **unspezifische Faktoren,** deren spezifische Wirkungen erst in Prospektiv- und Verlaufsstudien genauer bestimmt werden können. Diese liegen bisher kaum vor.

Extrembelastung und traumatische Erfahrungen

Weiter ist es naheliegend, spätere Persönlichkeitsstörungen mit extrem belastenden bzw. traumatischen Erfahrungen in einen Zusammenhang zu stellen. Die meisten Studien dieser Art wurden zur Entwicklungspsychologie der selbstunsicher-vermeidenden, dissozialen, schizotypischen und Borderline-Persönlichkeitsstörung durchgeführt (zusammenfassend: Fiedler 2003). In zumeist retrospektiv angelegten Befragungen wurden Belege dafür zusammengetragen, dass sich traumatische Erfahrungen wie der physische bzw. sexuelle Missbrauch sowie emotionale Vernachlässigung in der Kindheit von Patienten mit diesen vier Persönlichkeitsstörungen signifikant häufiger als bei nicht psychisch gestörten Menschen beobachten lassen. Andererseits bleibt zu beachten, dass traumatische Erfahrungen als nicht spezifisch für die Entwicklung dieser Störungen anzusehen sind, da sich gleichartige Traumata auch bei anderen psychischen und Persönlichkeitsstörungen in bedeutsamer Weise finden lassen (Fiedler 2007).

Außerdem lassen sich je nach Studie beispielsweise bei 40–60 % der Borderline-Patienten *keine* nennenswerten Belastungserfahrungen in der Kindheit nachweisen, was häufig angesichts der dann gleich hohen „Trauma"-Zahlen bei Borderline-Störungen leichtfertig übersehen wird. Extrembelastungen in der Kindheit können auch aus diesem Grund nur als unspezifisch angesehen werden. Die Frage, warum sich die genannten Persönlichkeitsstörungen auch ohne belastende bzw. traumatische Kindheitserfahrungen entwickeln können (das trifft nämlich immer auf mehr als die Hälfte der untersuchten Patienten zu), wird bis heute von den Traumaforschern sehr vernachlässigt (vgl. Paris 1993).

Zudem wird inzwischen insbesondere mit Blick auf therapeutische Konsequenzen gefordert, bei Patienten mit Traumaerfahrungen in der Kindheit ausdrücklicher diagnostisch zu unterscheiden zwischen Persönlichkeitsstörungen versus chronifizierten, komplexen posttraumatischen Belastungsstörungen bzw., je nach Alter, auch noch versus möglicher Persönlichkeitsänderungen nach Traumaerfahrungen, die (letztere) *keine* Persönlichkeitsstörungen sind, sondern eine eigenständige Diagnosemöglichkeit darstellen.

In diesem Zusammenhang wurde nämlich von Traumaforschern wiederholt auf eine gleichermaßen merkwürdige wie hochinteressante Beobachtung aufmerksam gemacht: Epidemiologische Studien zeigen, dass jene Personen, die mit einer posttraumatischen Belastungsstörung in die Behandlung kommen, in fast unglaublich hoher Zahl zusätzlich auch noch die Kriterien einer oder mehrerer Persönlichkeitsstörungen erfüllen (➤ Tab. 22.2). Die Persönlichkeitsstörungen, die am häufigsten zusätzlich zur Diagnose einer posttraumatischen Belastungsstörung vergeben wurden, sind „paranoid" (in bis zu 90 % der Fälle), „Borderline" (in bis zu 92 % der Fälle), „schizotypisch" (in bis zu 77 % der Fälle) und „ängstlich-vermeidend" (in bis zu 63 % der Fälle).

Inzwischen ist über die Ausdeutung dieser Befunde ein heftiger Streit entstanden. Von Kritikern dieser Befunde wird (sehr wohl auch zu Recht) angemerkt, dass es sich bei den vermeintlichen „Persönlichkeitsstörungen" von Traumaopfern gar nicht um Persönlichkeitsstörungen handelt, sondern möglicherweise nur um Persönlichkeitsänderungen. Entsprechend sei die Diagnose „Persönlichkeitsstörung" eine Fehldiagnose, zumal nicht beachtet worden sei, dass die Diagnosesysteme für schwere und chronifizierte Traumafolgen eigenständige Diagnosekategorien bereithielten. Kategorisierungsmöglichkeiten dieser Art fänden sich in der ICD-10 als „Andauernde Persönlichkeitsänderung nach Extrembelastung" (F62.0). Und im DSM-IV sei die posttraumatische Belastungsstörung breiter gefasst als die in der ICD-10; sie schließe in der vorliegenden Form „chronifizierte Traumastörungen" mit ein. Schließlich sei für das kommende DSM-5 bereits heute eine der ICD-10 entsprechende Kategorie für Extrembelastungsfolgen in der Vorbereitung, die in Forschungsarbeiten gegenwärtig als sog. „Disorder of Extreme Stress Not Otherwise Specified" (DESNOS), also als „chronifizierte Belastungsstörung" erforscht werde.

Psychisch gestörte und extrem belastete Eltern

Wiederholt ließ sich beobachten, dass Eltern persönlichkeitsgestörter Patienten in der frühen Entwicklungszeit ihrer Kinder ihrerseits an psychischen Störungen erkrankt waren, z. B. überzufällig häufig Depressionsdiagnosen aufwiesen, Alkohol- und Drogenprobleme hatten, selbst die Kriterien einer Persönlichkeitsstörung erfüllten oder aber ihre Kinder wegen längerer Abwesenheit emotional vernachlässigten (z. B. bei längeren Klinikaufenthalten, aus beruflichen Gründen oder anderer Anlässe für Abwesenheit/Trennung).

Auch wenn in diesen Bedingungen wichtige Faktoren vermutet werden, die zu einer besonderen Vulnerabilität der Kinder beitragen und damit die Entwicklung von Persönlichkeitsstörungen begünstigen können, bleibt wiederum ihre **Unspezifität** beachtenswert, da ähnliche Beobachtungen bei einer ganzen Reihe unterschiedlicher psychischer Störungen gemacht werden (vgl. Pfäfflin und Adshead 2004). Wichtig sind in diesem Zusammenhang auch noch Forschungsarbeiten zur **Resilienz,** in denen der Frage nachgegangen wird, warum Menschen gravierende Lebenskrisen, traumatische Erfahrungen und Verluste nahestehender Personen ohne anhaltende psychische Beeinträchtigungen durchste-

Tab. 22.2 Prozentuale Angaben über die gleichzeitige (komorbide) Kriterienerfüllung von Persönlichkeitsstörungen bei Patienten mit einer posttraumatischen Belastungsstörung (PTBS) aus einer US-amerikanischen Stichprobe mit 92 traumatisierten Kriegsveteranen und aus zwei Stichproben mit insgesamt 140 sexuell missbrauchten Frauen (Shea et al. 1999; mit Ausnahme „narzisstisch": höhere Zahlen für die untersuchten Frauen).

Von jeweils 100 % Patienten mit PTBS erfüllten die Mindestkriterien von jeweils mehreren der folgenden Persönlichkeitsstörungen	Prozentangaben
paranoid	82–90
schizoid	30–59
schizotypisch	66–77
antisozial/dissozial	10–54
Borderline	52–92
histrionisch	5–40
narzisstisch	2–37
ängstlich-vermeidend	50–63
dependent	38–40
zwanghaft	47–68
passiv-aggressiv	20–58

hen. In diesen Studien zur „gesunden Widerstandskraft" zeigte sich wiederholt, dass viele Kinder in schwierigsten Lebenslagen aufwachsen, ohne dabei psychische oder Persönlichkeitsstörungen zu entwickeln (vgl. Anthony und Cohler 1987).

22.1.4 Weitere soziale Einflüsse und aktuelle Belastungen

In diesem Zusammenhang erweist es sich als lohnend, über den engeren Rahmen der Familie als Nukleus für die Entwicklung von Persönlichkeitsstörungen hinauszublicken. Nicht nur, dass eine allgemein belastende Lebenssituation wie belastende Umgebungen, in denen Familien leben, ihrerseits für eine dysfunktionale Familieninteraktion verantwortlich zeichnen. Es lässt sich auch beobachten, dass supportive soziale Umwelten als Puffer gegen negative und pathologische familiäre Einflüsse wirken können. In den angesprochenen Untersuchungen mit resilienten Kindern zeigte sich nämlich, dass als hoch dysfunktional eingeschätzte familiäre Kontexte offensichtlich immer dann keine pathologischen Wirkungen auf Kinder entfalten konnten, wenn den Kindern außerhalb der Kernfamilie alternative Bindungen oder Identifikationsmöglichkeiten zur Verfügung standen (vgl. Anthony und Cohler 1987). Fehlen solche Stützungssysteme außerhalb der Familie, liegt es nahe, dass persönlichkeitsbedingte Ressourcen nicht ausreichen und dass sich Persönlichkeitsstörungen entwickeln können.

Altersabhängigkeit sozialer Einflüsse

Nach wie vor konzentrieren sich die meisten Entwicklungsstudien vorrangig auf bereits früh im Leben gemachte Erfahrungen. Dabei haben unterschiedliche Forscher wiederholt darauf hingewiesen, die Pubertät und die Übergänge in das Erwachsenenalter in ihrer Bedeutung für Persönlichkeitsstörungen nicht vorschnell zu übergehen (Millon 1999). Insbesondere mit Beginn der Adoleszenz kommt es angesichts bedeutsamer hormoneller Veränderungen zu wichtigen eigenen Reifungsschritten, deren zentrale Bedeutung in der weiteren Ausformung einer geschlechtlichen Identität, der Geschlechtspartnerorientierung und der Entwicklung sexueller Präferenzen zu sehen ist. Und dieser Prozess wird gerade in der Pubertät durch Ansichten und Stereotypien der sozial-gesellschaftlichen Umwelt bedeutsam beeinflusst (Bartholomew und Horowitz 1991).

Ohne geeignete Erziehungsvorbilder kann diese Entwicklungsphase zahlreiche **Unter- oder Überforderungsaspekte** beinhalten, wie z. B. fehlende geeignete Identifikationsmöglichkeiten oder Rollenvorbilder einerseits oder z. B. Gruppen- und Bandenbildung, Subkulturstereotype, provokative Demonstration sich sozial ausgrenzender Besonderheit andererseits. Orientierungslosigkeit angesichts heterogener Wertvorstellungen, fehlende Geschlechtsorientierung und schmerzliche erste sexuelle Erfahrungen können die emotionalen Reifungsprozesse dieser Phase erheblich beeinträchtigen. Eine grundlegende Diffusion der eigenen Geschlechtlichkeit oder auch die radikale Übernahme stereotyper maskuliner bzw. femininer Rollen kann die Folge sein (Fiedler 2004a).

Mangelnde soziale Integration

Die Bedeutung mangelnder sozialer Integration und fehlender Ressourcen außerhalb von Familien für die Entstehung psychischer und Persönlichkeitsstörungen wird seit längerer Zeit diskutiert (Leighton et al. 1963). Die Belastungsfaktoren einer mangelnden sozialen Integration von Menschen werden unter verschiedenen Perspektiven untersucht, z. B. als Einbrüche in der familiären Entwicklung, fehlende sozialgesellschaftliche Einbindung, Migration, Säkularisierung und rapider gesellschaftlicher Wandel.

So ließen sich bei deutschstämmigen Migranten aus der ehemaligen Sowjetunion, die in Deutschland leben, bei über 15 % Persönlichkeitsstörungen diagnostizieren, die in dieser Häufigkeit deutlich über dem Bevölkerungsdurchschnitt liegen (Ross et al. 2004). Zugleich wiesen die untersuchten Migranten generell eine höhere Stressbelastung auf als vergleichbare Personengruppen, die in der ehemaligen Sowjetunion geblieben waren. Dabei hatten insbesondere Personen mit mangelnden deutschen Sprachkenntnissen eine höhere Stressbelastung als jene, die gut deutsch sprechen. Auch die Zahl diagnostizierter Persönlichkeitsstörungen fiel in der

Gruppe mit Sprachschwierigkeiten deutlich höher aus, wobei insbesondere die dissozialen und Borderline-Persönlichkeitsstörungen überwogen.

Natürlich könnte man mit Blick auf diese Befunde kritisch vermuten, dass nicht Mängel in der sozialen Integration für erhöhte Stressbelastung und das Auftreten von Persönlichkeitsstörungen verantwortlich zeichnen. Es könnte aber auch sein, dass Personen mit bereits vorbestehender hoher Stressbelastung eher ihr Heimatland verlassen. Zur Untersuchung dieser Frage wären wiederum Längsschnittstudien erforderlich. In solchen Untersuchungen könnte sich auch ein additives Modell überprüfen lassen, nach dem hohe Stressbelastung vor der Migration durch den Migrationsprozess selbst und bei vorhandenen Sprachschwierigkeiten eine ungünstige Entwicklung weiter fördert.

22.1.5 Verlauf und Prognose

Prospektive Langzeitstudien, die als solche genaue Angaben über Verläufe und Lebensentwicklungen nach der erstmaligen Diagnosestellung ermöglichen, liegen bis heute zumeist in globaler Beurteilung einer zusammengefassten Gruppe der Persönlichkeitsstörungen vor. Untersuchungen zu den spezifischen Entwicklungen unterschiedlicher Störungen sind nach wie vor selten und vor allem zwei Persönlichkeitsstörungen gewidmet: der Borderline- und der dissozialen Persönlichkeitsstörung (vgl. die Zusammenfassung wichtiger Studien und Ergebnisse bei Perry 1993; McDavid und Pilkonis 1996).

Insgesamt führen die unterschiedlichen Untersuchungen wiederholt zu sich weitgehend entsprechenden Befunden. Wo zwischen Persönlichkeitsstörungen differenziert wurde, blieben diese in ihrer jeweiligen Störungsspezifität relativ unverändert, waren im Verlauf der Zeit insgesamt fast immer in ihrer Schwere rückläufig und im hohen Alter der Betroffenen nur sehr abgeschwächt zu finden. Dennoch fanden sich wiederholt unterschiedliche Verlaufseigenarten. Insbesondere das **Bestehenbleiben** auffälliger Störungsmerkmale scheint mit **extremen Lebensanforderungen** und **Lebenskrisen** (Scheidung, Arbeitsplatzprobleme, Verarmung) zusammenzuhängen. Weiter scheinen persönlichkeitsgestörte Patienten im Vergleich mit Patienten ohne Persönlichkeitsstörungen erheblich größere Anpassungsschwierigkeiten in Familie und Beruf aufzuweisen, sich deutlich häufiger erneut einer psychotherapeutischen oder psychiatrischen Behandlung zu unterziehen, und sie weisen häufiger Ehescheidungen oder längere Zeiten ohne feste Partnerschaft auf und sie haben deutlich häufiger wegen unterschiedlicher körperlicher Krankheiten ärztliche Hilfe in Anspruch genommen (Drake et al. 1988).

Auffällig ist weiter ein besonderes **Suizidrisiko** von Menschen, die zuvor die Diagnose einer Persönlichkeitsstörung erhalten hatten. Während die Suizidrate aus Prospektivstudien über Patienten mit unterschiedlichen psychischen Störungen und ähnlich langen Beobachtungsperioden zwischen 0,5 und 2 % angegeben werden, wird das Suizidrisiko bei Persönlichkeitsstörungen zwischen 2 und 6 % angegeben, wobei die höchsten Suizidraten bei Menschen mit Borderline-Persönlichkeitsstörungen beobachtet werden (Bronisch 1996).

22.1.6 Integration und Zusammenschau: Disposition, Vulnerabilität und Stress

Die bis hier vorgetragenen Perspektiven und Ergebnisse lassen sich – auch mit Blick auf genetische und biologische Faktoren (Kap. 22.2) – gut in ein allgemeines **Diathese-Stress-Modell** integrieren, welches sich in den vergangenen Jahren auch zur Integration von Befunden der Ätiologieforschung bei anderen psychischen Störungen bewährt hat (Fiedler 2007; ➤ Abb. 22.1).

Diathese und Vulnerabilität

Innerhalb dieses Konzepts werden die Persönlichkeitsstörungen von einer sogenannten **Vulnerabilität** abhängig gesehen, mit der eine besondere dispositionelle Empfindlichkeit, Labilität oder Verletzlichkeit der Person gegenüber sozialen Anforderungen und Stress gemeint ist. Die Vulnerabilität ist einerseits abhängig von der sog. **diathetischen Prädisposition.** Unter Diathese werden die grundlegenden genetischen und biologischen Voraussetzungen zusammengefasst als Zusammenwirken von Erbein-

22.1 Ätiologie und Behandlung der Persönlichkeitsstörungen: eine psychosoziale Perspektive

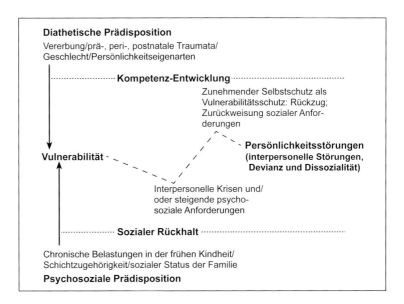

Abb. 22.1 Diathese-Stress-Modell.

flüssen und/oder von prä-, peri- und postnatalen Traumata (bis in das erste Lebensjahr hinein). Wohl vorrangig wird die Vulnerabilität kontinuierlich durch psychosoziale Umgebungsfaktoren beeinflusst und überformt. Als Bedingungen einer solchen **psychosozialen Prädisposition** werden dysfunktionale Bindungsstile der Eltern und ungünstige familiäre, erzieherische und soziale Einflüsse auf die frühkindliche Persönlichkeitsentwicklung beschrieben und untersucht.

Außer Einflüssen aus der Erziehungsumwelt spielen insbesondere markante Lebensereignisse, Extrembelastungen und traumatische Erfahrungen eine bedeutsame Rolle wie z. B. Kindesmisshandlungen, emotionale Vernachlässigung durch die Eltern oder miterlebte kriminelle Gewalttätigkeit eines Elternteils.

Kompetenzen und sozialer Rückhalt

Die persönlichen Verhaltensweisen und Stile der Betroffenen werden unter dieser Perspektive als individuelle Eigenarten oder sogar als Kompetenzen verstehbar, auf psychosoziale Anforderungen, einschneidende Lebensereignisse oder zwischenmenschliche Krisen sich selbst schützend zu reagieren. Die Resilienzforschung zeigt wiederholt, dass eine ungünstige und belastende Kindheitsentwicklung nicht in jedem Fall in psychische Störungen einmünden muss, sondern dass viele Betroffene offensichtlich kompetent in der Lage sind, Lebenskrisen und Belastungen ohne negative Folgen für die psychische Gesundheit zu überstehen.

Auf der anderen Seite hängt das mögliche Ausmaß der Störungen natürlich auch davon ab, ob und wie die Betroffenen bei ihren Angehörigen oder Mitmenschen Verständnis, Akzeptanz und **sozialen Rückhalt** finden. Sozialer Rückhalt scheint ebenfalls gegen ungünstige Erfahrungen einen besonderen Schutz zu bieten. Günstiger sozialer Rückhalt kann von Kindern auch außerhalb der Familie gefunden werden und zur Resilienz gegenüber familiärem Stress beitragen.

Krisen

Das Diathese-Stress-Modell legt es nahe, die Persönlichkeitsstörungen vorrangig als Störungen des zwischenmenschlichen Beziehungsverhaltens aufzufassen. In diesem Sinne erklärt sich die krisenhafte Zuspitzung oder Extremisierung von Persönlichkeitsstörungen einerseits aus einer Eskalation interpersoneller Konflikte und Krisen, andererseits aber auch aus einem Verlust der sozialen Integration angesichts gravierender persönlicher Veränderung (Migration) und sozialer bzw. gesellschaftlicher Umbrüche.

Persönliche Krisen haben ihre Ursache häufig auch darin, dass viele der von den Betroffenen als Selbstschutz gewählten zwischenmenschlichen Verhaltensweisen (wie Rückzug aus sozialen Beziehungen, fehlendes Einfühlungsvermögen, spontane Rollenfluktuation oder aggressive Abwehr sozialer Anforderungen) für die Bezugspersonen gar nicht als Vulnerabilitätsschutz verstehbar sind. Sie werden vielmehr als Verletzung interpersoneller Umgangsformen interpretiert und fordern deshalb – im Sinne eines Teufelskreises – geradezu vermehrt jene Ablehnung, Kritik und Feindseligkeit heraus, vor denen sich die Betroffenen gerade zu schützen versuchten.

Kritik

Auch für das Diathese-Stress-Modell bleibt kritisch zu bedenken, dass es in der vorliegenden Form für unterschiedliche psychische Störungen (z. B. Depression, Schizophrenie) zur Integration von Forschungsergebnissen angewandt wird und deshalb als **nicht spezifisch** für die Erklärung von Persönlichkeitsstörungen anzusehen ist. Andererseits ist es geeignet, sowohl für die dargestellten Untersuchungsperspektiven als auch für die Verschiedenheit der Persönlichkeitsstörungen einen ordnenden Rahmen für die Zusammenschau empirischer Befunde und für die zukünftige Ableitung und Begründung von Entwicklungshypothesen zu liefern.

Leider neigen Autoren gelegentlich leichtfertig dazu, mit ihren auf einzelne Aspekte des Modells bezogenen Untersuchungsfragen (etwa zur Bedeutung von Erziehungsstilen der Eltern oder von Belastungsfaktoren) „ursächliche Zusammenhänge" suggerieren zu wollen. Angesichts der von uns dargestellten Befundlage jedoch verbieten sich Kausalitätsannahmen dieser Art. Vielmehr lohnt es sich, zukünftig stärker in komplexen Zusammenhängen und Entwicklungspfaden zu denken. Erst auf diese Weise ließe sich beispielsweise mittels Regressions- oder Pfadanalysen genauer untersuchen, welche Varianzanteile aus unterschiedlichen Entwicklungs- und Belastungsaspekten im Lebensverlauf für das Hervortreten spezifischer Persönlichkeitsstörungen tatsächlich mitverantwortlich zeichnen. Davon sind die aktuellen Forschungsarbeiten jedoch noch weit entfernt.

22.1.7 Psychotherapie: einige ätiologisch begründete Konsequenzen

„Nach wie vor gilt die psychotherapeutische Behandlung von Persönlichkeitsstörungen als schwierig, langwierig und häufig frustran". Dieses weitverbreitete Vorurteil basiert einerseits auf der Annahme, dass therapeutische Hilfe bei dieser Störungsgruppe grundsätzlich mit „Strukturveränderung" gleichzusetzen sei. Andererseits liegen bis heute tatsächlich nur wenige ausgearbeitete therapeutische Konzepte vor, die einer wissenschaftlichen Evaluation standhalten. Eine der wenigen akzeptablen Metaanalysen zur Wirksamkeit von psychotherapeutischer Behandlung bei Persönlichkeitsstörungen (Perry et al. 1999), berücksichtigt 15 Studien. Davon sind lediglich drei kontrolliert-randomisiert, drei kontrolliert gegen aktive Behandlungen und neun unkontrollierte Studien. Die gemittelten Prä-post-Effektstärken liegen bei $d = 1{,}11$ (für Selbstratings) bzw. $d = 1{,}29$ (für Fremdratings) und können damit als stark ausgeprägt und die Behandlungen als potenziell erfolgreich bezeichnet werden. Etwa 50 % der behandelten Patienten erfüllte nach Ablauf der Therapie (im Mittel 1,3 Jahre) nicht mehr die Kriterien einer Persönlichkeitsstörung.

Nachfolgend sollen einige Grundsätze formuliert werden, die sich auf Grundlage der geschilderten Ätiologieaspekte als sinnvolle Schwerpunktsetzungen einer Behandlung erweisen könnten. Zugleich werden einige Rahmensetzungen angesprochen, über die weitgehend unabhängig von der Therapieschulzugehörigkeit von Autoren inzwischen Konsens zu bestehen scheint (vgl. Bohus et al. 2004).

Therapievereinbarung

Unabhängig von Eigenart und Komplexität der Störung sollte jede Therapie auf klaren Therapievereinbarungen basieren. Dies schließt die Reihenfolge der Behandlungsziele, die Behandlungsmethodik sowie die Dauer, Frequenz und Finanzierung der Therapie ein. Die Bedeutung dieser Behandlungsvorbereitung wird gerade im Fall krisenhafter Dekompensationen bei Persönlichkeitsstörungen häufig unterschätzt, stellt aber bei manchen Störungen, wie etwa bei Borderline- oder narzisstischen Störungen, ein substanzielles Problem dar, das spezifische therapeutische Strategien erfordert.

Aufbau einer therapeutischen Beziehung

Alle therapeutischen Schulen betonen die Bedeutung der Vertrauen herstellenden, von Expertise und Zuversicht geprägten Grundhaltung des Therapeuten. Im Rahmen der Behandlung von Patienten mit Persönlichkeitsstörungen kommt der therapeutischen Beziehung jedoch eine besondere Funktion zu. Im Unterschied zu den meisten spezifischen psychischen Störungen erleben Patienten mit Persönlichkeitsstörungen ihr Verhalten in weiten Bereichen nicht als ichdyston, also nicht als unsinnig oder behandlungsbedürftig, sondern als in sich stimmig und logisch. Sie erwarten zunächst vom Therapeuten, dass dieser ihre Wahrnehmung bestätigt und sich **akzeptierend** verhält. Therapieabbrüche in einem frühen Stadium der Behandlung sind sehr häufig auf Irritationen dieser Erwartung zurückzuführen. Es bedarf daher eines hohen Maßes an Flexibilität seitens des Therapeuten, gerade in der Anfangsphase der Erwartungshaltung des jeweiligen Patienten zu entsprechen.

Verbesserung psychosozialer Kompetenzen

Die Verbesserung der Kompetenz von Patienten zur Lösung komplexer psychosozialer Probleme gilt als empirisch gesicherter Wirkfaktor der Behandlung von Persönlichkeitsstörungen. Je nach Komplexität anstehender und zukünftiger Probleme sollten daher Methoden der Beratung, der Instruktion, des modellhaften Lernens und der Psychoedukation zumindest zeitweilig in den Mittelpunkt rücken, auch wenn dies nicht in den traditionellen Kanon der Interventionsstrategien, beispielsweise der psychodynamisch orientierten Psychotherapie, gehört (Dammann und Fiedler 2005).

Wie oben ausgeführt, können die Entstehungsbedingungen von Persönlichkeitsstörungen sowohl in einer früheren Überforderung durch nicht altersentsprechende psychosoziale Stressoren gesehen werden als auch in einer Unterforderung, die nicht zur Ausbildung entsprechender Fähigkeiten geführt hatte. Während tiefpsychologisch orientierte Therapeuten gelegentlich dazu tendieren, die mangelhaften Handlungskompetenzen ihrer Klienten zu übersehen, laufen rein verhaltenstherapeutisch ausgebildete Therapeuten hin und wieder Gefahr, diejenigen Faktoren zu unterschätzen, die eine Anwendung vorhandener adäquater Fertigkeiten blockieren.

Als empirisch gesichert kann angesehen werden, dass die Bereitschaft zur Aufgabe etablierter, pathologischer Verhaltensmuster mit dem Erwerb neuer Fertigkeiten steigt (Bohus et al. 2004). Der Therapeut sollte seine Behandlungsstrategie also daran orientieren, ob der Patient über entsprechende adäquate Fertigkeiten gar nicht verfügt oder ob intra- bzw. interpersonelle Faktoren die Anwendung vorhandener Fertigkeiten blockieren. Es liegen mittlerweile gut ausgearbeitete Manuale zum psychosozialen Fertigkeitentraining vor, die jedoch nach störungsspezifischen Kriterien selektiert werden sollten (vgl. Fiedler 2005).

Strukturierung des psychosozialen Umfeldes

Nicht selten erweist sich das psychosoziale Umfeld und nicht ausschließlich die intrapsychischen Schemata des Patienten als pathogenetisch bedeutsam. Das Spektrum kann vom dominierenden Verhalten des Partners einer dependenten Persönlichkeit bis zum fortgesetzten Missbrauch bei Borderline-Patienten reichen. Je nach Kompetenz der Patienten und Dringlichkeit der Problematik variieren auch die Behandlungsstrategien von der beraterischen Tätigkeit, dem Einsatz von Sozialarbeitern bis zum Einschalten der Justiz (Fiedler 2007). Nicht nur zu Beginn der Behandlung, auch während der angestrebten Veränderungsprozesse sollte das psychosoziale Umfeld kontinuierlich im Blickfeld bleiben, da nicht selten die Beibehaltung dysfunktionaler Verhaltensmuster z. B. durch Eltern oder Partner, aber auch am Arbeitsplatz zirkulär provoziert wird und wiederholt in Krisen der oben beschriebenen Art einmünden können.

Bearbeitung dysfunktionaler Verhaltensmuster und Persönlichkeitsstile

Die zwischenmenschlichen Beziehungsschwierigkeiten von Patienten können sich intrapsychisch oder im sozialen Umfeld manifestieren. Je nach Therapieschulzugehörigkeit lohnt sich auch hier ein Blick über den engen Rahmen schulenspezifischen Denkens hinaus (Dammann und Fiedler 2005). Psychoanalytische und tiefenpsychologisch orientierte Theorien gehen häufig zu eng davon aus, dass sich die dysfunktionalen Beziehungsmuster grundsätzlich in der therapeutischen Beziehung abbilden, weshalb ein geschulter Therapeut sein Augenmerk auf pathologische Muster in Übertragung und Gegenübertragung legt. Kognitiv-behaviorale oder interpersonelle Therapeuten legen den Schwerpunkt der Behandlung außerhalb der therapeutischen Beziehung, d. h., sie konzentrieren ihr Augenmerk ebenfalls etwas einseitig auf Verhaltensmuster im psychosozialen Umfeld. Die Beachtung beider Perspektiven kann für eine Effektivierung therapeutischer Arbeit immens wichtig werden. Auch an die Einbeziehung relevanter Bezugspersonen sollte insbesondere bei akuten Krisen gedacht werden.

Ob der Schwerpunkt auf eine Analyse der intrapsychischen bzw. kontextuellen Bedingungsfaktoren oder auf eine Fokussierung aktueller bzw. biografischer Klärungsaspekte und Bedeutungen gelegt wird, sollte zukünftig nicht ausschließlich vom jeweiligen theoretischen Konzept des Therapeuten abhängig bleiben. Vielmehr sollte versucht werden, möglichst viele Determinanten zu erfassen und die jeweiligen Blickwinkel wie die möglichen Interventionsprinzipien zu variieren (Dammann und Fiedler 2005).

Ressourcenorientierung

Die Auswahl der therapeutischen Methoden sollte sich an der Persönlichkeitsstruktur und spezifischen Gestörtheit der Patienten ausrichten. Es ist sicherlich günstig, wenn Therapeuten über ein möglichst breites Spektrum von Techniken verfügen, um gezielt und rasch Emotionen induzieren und die aktivierten Prozesse steuern zu können. Die Irritation etablierter Erlebens- und Handlungsmuster induziert nicht gerade selten zunächst negative Emotionen wie Angst, Wut, Schuld oder Scham, aber auch Neid und Eifersucht. Die passagere Toleranz dieser negativen Emotionen ist Voraussetzung für die Revision der emotionsauslösenden, basalen Wahrnehmungen und Interpretationen des Patienten.

Hier kommt erneut die Bedeutung der therapeutischen Beziehung zum Tragen. Die Qualität der therapeutischen Arbeit misst sich auch an der Fähigkeit, gerade während der oft als schwierig erlebten Irritationsprozesse gezielt die jeweiligen positiven Ressourcen des Patienten zu aktivieren. Während jeder einzelnen Therapiestunde sollte der Patient sich vergegenwärtigen können, dass die angestrebten Veränderungsprozesse seinen Freiheitsgrad im Erleben und Verhalten erweitern und dass er selbst über Fähigkeiten verfügt, die er bislang zu wenig genutzt hat. Das **subjektive Gefühl der wachsenden Kompetenz** gilt als empirisch gut begründeter Wirkfaktor für wichtige Veränderungsprozesse (zur Ressourcenorientierung bei Persönlichkeitsstörungen: Fiedler 2004b).

Transfer in den Lebensalltag

Die im therapeutischen Prozess erworbenen neuen Erfahrungen bedürfen einer Verankerung im sozialen Alltag des Patienten. Die angestrebte Generalisierung sollte nicht am Ende der Therapie stehen, sondern immanenter Bestandteil sein. Nicht selten stellt sich heraus, dass das Umfeld des Patienten für die Aufrechterhaltung dysfunktionaler Verhaltensweisen mitverantwortlich zeichnet bzw. von Veränderungen, die sich abzeichnen, gelegentlich deutlich irritiert ist und dysfunktional hilflos (re)agiert. Bisweilen ist die **Einbeziehung der nahen Bezugspersonen** daher unumgänglich. Entsprechend sollte der Patient kontinuierlich dazu angehalten werden, die Erfahrungen außerhalb des therapeutischen Rahmens in die Therapie mit einzubeziehen, nicht zuletzt, um die Sichtweise des Therapeuten auf sozial schlecht verträgliche Ziele und Ideen des Patienten zu lenken, die einer sorgfältigen Analyse und Revision bedürfen.

DIE WICHTIGSTEN BEHANDLUNGSGRUNDSÄTZE

- Unabhängig von Eigenart und Komplexität der Störung sollte jede Psychotherapie auf klaren Therapievereinbarungen basieren.
- Alle therapeutischen Schulen betonen die Wichtigkeit einer tragfähigen Beziehung zum Patienten und empfehlen eine das Vertrauen herstellende, von Expertise und Zuversicht geprägten Grundhaltung der Therapeuten.
- Die Verbesserung der Kompetenz von Patienten zur Lösung komplexer psychosozialer Probleme gilt als empirisch gesicherter wesentlicher Wirkfaktor in der Behandlung von Persönlichkeitsstörungen, dies insbesondere, wenn es gelingt, an vorhandene Ressourcen anzuknüpfen und diese auszuweiten.
- Nicht nur zu Beginn, sondern auch im Verlauf der Behandlung sollte das psychosoziale Umfeld kontinuierlich im Blickfeld bleiben, da dysfunktionale Beziehungsmuster z. B. durch Eltern, Partner oder Arbeitskollegen zirkulär provoziert werden können.

22.2 Ätiologie und Behandlung der Persönlichkeitsstörungen: eine neurobiologische Perspektive

Sabine C. Herpertz

22.2.1 Einleitung

Ideengeschichtlich ist das Konzept der Persönlichkeitsstörungen eng mit der Annahme einer hohen Stabilität über die Lebenszeit verknüpft. Der Annahme einer hohen Persistenz aber steht inzwischen eine steigende Zahl neuerer Daten aus der Verlaufsforschung gegenüber, die beispielsweise Remissionsraten von ca. 30 % bei der Borderline-Persönlichkeitsstörung innerhalb von 3 Jahren bzw. von 50 % innerhalb von 4 Jahren und von sogar 90 % innerhalb von 10 Jahren anzeigen (Zanarini et al. 2010) (Kap. 23). Bei also insgesamt deutlich geringerer diagnostischer Stabilität als konzeptionell erwartet, bleibt die Funktionseinbuße allerdings hoch. So erfüllten nur 21 % der Patienten mit Borderline-Störung nach 10 Jahren das Kriterium eines guten Funktionsniveaus (Gunderson et al. 2011) und nur ein Drittel ist in der Lage, volltags zu arbeiten.

> **! MERKE**
> Bezogen auf das gesamte Gebiet der Persönlichkeitsstörungen wird die 2-Jahres-Stabilität mit 40–60 % angegeben.

Wenn auch temperamentsnahe Persönlichkeitszüge sich als stabiler erweisen, wie die affektive Instabilität, der Ärger und die Impulsivität bei der Borderline-Persönlichkeitsstörung oder die Ängstlichkeit bei der selbstunsicher-vermeidenden Persönlichkeitsstörung, so zeigen auch sie Wandlungsfähigkeit (Gunderson et al. 2011). Diese lange erwarteten Daten aus Langzeitstudien stellen traditionelle Konzepte von Persönlichkeitsstörungen als andauernde Dispositionen infrage und lenken das Forschungsinteresse vermehrt auf basale Persönlichkeitsdimensionen, die in extremen Ausprägungsformen Persönlichkeitsstörungen zugrunde liegen. Entsprechend sieht die derzeitige Konzeption der DSM-5-Klassifikation eine breite dimensionale Persönlichkeitsdiagnostik bei nur noch wenigen, empirisch gut beforschten Persönlichkeitsstörungskategorien vor.

Patienten mit Persönlichkeitsstörungen zeigen häufig zusätzlich Achse-1-Störungen (vgl. MIDAS-Studie, Zimmerman et al. 2005). Viele Patienten mit Persönlichkeitsstörungen suchen erst bei Hinzutreten von komorbiden Störungen, insbesondere depressiven Störungen, Angststörungen oder Substanzabhängigkeit, einen Psychiater auf.

> **! MERKE**
> Bei geringer Stabilität der Diagnosen, bleibt die Funktionseinbuße erheblich. Die Lebensqualität, der Schweregrad der Beeinträchtigung sowie die Behandlungsprognose stehen in deutlicher Beziehung zu der Zahl komorbider Störungen (Newton-Howes et al. 2006; Cramer et al. 2006).

22.2.2 Ätiologie

Dieses Kapitel soll einen Eindruck in die rasch wachsenden neurobiologischen Befunde bei Persönlichkeitsmerkmalen und Persönlichkeitsstörungen vermitteln.

Auf das neurobiologische Geschehen wirken einerseits genetische, dispositionelle Faktoren ein mit

Heritabilitätsangaben von 60 in einer der wenigen Zwillingsstudien (Torgersen et al. 2000). Ergebnisse aus der Stressforschung zeigen, dass auch Umwelteinflüsse (insbesondere interpersoneller Stress von traumatischem Ausmaß) auf die Neurobiologie Einfluss nehmen, dies in besonderem Ausmaß während der Gehirnentwicklung, die erst mit Ende der zweiten Lebensdekade als abgeschlossen angesehen werden kann. Grundsätzlich aber verfügt das Gehirn über Vorgänge der neuronalen Plastizität in Abhängigkeit von Beziehungs- und Lernerfahrungen über die gesamte Lebensstrecke.

Es wurden zunächst im Tierexperiment Hirnareale identifiziert, die die beiden motivational-affektiven Systeme repräsentieren könnten. So ist das basolaterale Kerngebiet der Amygdala und das ventrale Striatum (Nucleus accumbens) einschließlich seiner dopaminergen Projektionen an der Verarbeitung belohnungsbezogener Information beteiligt. Dem zentralen Kerngebiet der Amygdala und seinen Verbindungen zum orbitalen präfrontalen Kortex, zum ventromedialen Hypothalamuskern sowie zum Mittelhirn (zentrales Höhlengrau) und Hirnstammkernen kommt eine wichtige Bedeutung bei der Verarbeitung von aversiven und besonders bedrohlichen Reizen zu. Dieser Regelkreis konstituiert das **„Fight/Flight"-System,** d. h. die Entdeckung bedrohlicher oder frustrierender Umweltreize führt zu einer Aktivierung von Hirnstammkernen, die zu entsprechenden motorischen Reaktionen der Aggression oder der Flucht führen.

Verbindungen zwischen Amygdala und präfrontalen Regionen könnten sich als neurofunktionelles Korrelat einer erhöhten selektiven Aufmerksamkeit für potenziell bedrohliche Stimuli herausstellen, wie man sie bei ängstlichen Persönlichkeiten findet (Derryberry und Tucker 1992) (➤ Abb. 22.2), aber auch bei den unterschiedlichen Angststörungen (Etkin und Wager 2007). So konnten von Schwartz et al. (2003) in einer fMRT-Studie gezeigt werden, dass gehemmte im Vergleich zu ungehemmten Kindern noch im Erwachsenenalter eine signifikant stärkere beidseitige Amygdala-Aktivität bei der Konfrontation mit fremden, nicht aber vertrauten Gesichtern zeigten.

Most und Kollegen (2006) berichten, dass die vom anterioren Cingulum ausgehende attentionale Modulation der Amygdala-Aktivität mit der Persönlichkeitsdimension Schadensvermeidung assoziiert ist und Persönlichkeiten mit hoher Schadensvermeidung eine geringere Aktivität dieser regulatorischen Hirnregion zeigten. In einer anderen Studie von Cremers et al. (2010) konnte bei Menschen aus der Allgemeinbevölkerung mit hohem Neurotizismus eine verminderte funktionelle Konnektivität zwischen anteriorem Cingulum und Amygdala sowie eine erhöhte zwischen dorsomedialem präfrontalem Kortex und Amygdala nachgewiesen werden. Interessanterweise ist die funktionelle Kopplung zwischen präfrontalem Kortex und Amygdala mit genetischen Varianten des Serotonintransporters assoziiert (Pezawas et al. 2005) und die Dicke präfrontaler Regio-

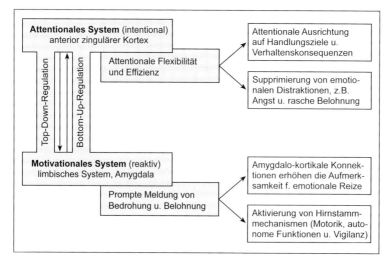

Abb. 22.2 Motivationale und attentionale Systeme der Selbstregulation (nach Derryberry und Tucker 1992).

nen korreliert mit basalen Persönlichkeitsdimensionen wie Extroversion und Neurotizismus (Wright et al. 2006).

Im Hinblick auf Persönlichkeitsstörungen finden sich eine erhöhte **Amygdala-Aktivität** (unabhängig von Komorbiditäten) bei der Borderline-Persönlichkeitsstörung, aber auch bei der generalisierten sozialen Phobie, die weite konzeptionelle Überschneidungen mit der selbstunsicher-vermeidenden Persönlichkeitsstörung zeigt. Bei Erwachsenen mit Borderline-Persönlichkeitsstörung finden sich zudem verkleinerte amygdalare sowie hippokampale Strukturen (Nunes et al. 2009), nicht aber bei Adoleszenten, die durch verkleinerte Volumina im dorsolateralen präfrontalen sowie orbitofrontalen Kortex auffielen (Brunner et al. 2010). Kürzlich wurde ein vergrößertes hypothalamisches Volumen bei der Borderline-Persönlichkeitsstörung festgestellt (Kuhlmann et al. 2013).

Die Studienlage aus funktionellen Untersuchungen bei der **Borderline-Persönlichkeitsstörung** verweist auf eine **präfronto-limbische Störung** mit reduzierter Top-down-Kontrolle medial präfrontaler und orbitofrontaler Areale über die Amygdala. Entsprechend konnten fMRT-Studien bei der Borderline-Persönlichkeitsstörung eine Unteraktivierung sowohl in rostralen Abschnitten des anterioren Cingulums als auch im orbitofrontalen Kortex als wichtigen Arealen der automatischen Affektregulation nachweisen (Minzenberg et al. 2007; Silbersweig et al. 2007). Im Weiteren wurde eine mangelnde Habituation der Amygdala bei repetitiver Reizpräsensation berichtet (Hazlett et al. 2012), die mit einer mangelnden Aktivität im dorsalen anterioren Cingulum einherging (Koenigsberg et al. 2014). Neuere Studien verweisen auch auf Dysfunktionen der Insula, die körperliche Korrelate von Emotionen vermittelt (Schulze et al. 2011).

Bei Persönlichkeiten mit Neigung zu **impulsiver, reaktiver Aggressivität** ist eine erhöhte Amygdala-Aktivität sowie eine verminderte Aktivität in medialen orbitofrontalen und medialen frontal-kortikalen Strukturen zu erwarten; auch findet sich eine Volumenverkleinerung in orbitofrontalen und cingulären Arealen. Ebenso finden sich konsistent ein verminderter Ruhemetabolismus und eine verminderte serotonerge Aktivität in orbitofrontalen Arealen (Siever et al. 1999; Soloff et al. 2000). Impulsivität konnte auch Varianz in der Aktivierung von ventralem Striatum und orbitofrontalem Kortex als Kernarealen des Belohnungsnetzwerkes während der Belohnungsantizipation in einem Spielparadigma erklären (Hahn et al. 2009). Erhöhte Aktivität im ventralen Striatum während Belohnungserwartung ging mit erhöhter striataler Dopaminausschüttung bei Probanden mit impulsiver Antisozialität einher (Buckholtz et al. 2010). In den letzten Jahren nun ist die Beziehungsstörung bei der Borderline-Persönlichkeitsstörung Gegenstand neurobiologischer Forschung geworden (Dziobek et al. 2011; Frick et al. 2012; Mier et al. 2013). Diese Autoren berichteten eine **verminderte Aktivität im superioren temporalen Gyrus und Sulcus,** der vor allem an Mentalisierungsprozessen bzw. kognitiver Empathie beteiligt ist.

Eine **Hyperaktivität** in Amygdala und somatosensorischem Kortex spiegelt dagegen ein hohes Maß an automatischen, unbewussten emotionalen Simulationsprozessen bei mangelnder Selbst/Fremd-Differenzierung wider, d. h. der mentale Zustand Anderer wird ausgehend vom eigenen emotionalen Zustand verstanden. Emotionen werden spontan mit Anderen geteilt, BPS-Patienten sind berührt von eigenen Affekten, die durch die Affekte Anderer getriggert werden. Die mangelnde Fähigkeit zur Differenzierung eigener und fremder Gefühle trägt dazu bei, dass BPD-Patienten Schwierigkeiten haben, die Perspektive anderer einzunehmen.

Bei **psychopathischen** Persönlichkeiten finden sich vor allem eine **reduzierte** Amygdala-Aktivität, eine verminderte Aktivierung im ventromedialen präfrontalen Kortex involviert in Entscheidungsfindung, Integration emotionaler Informationen und Konditionierungsprozesse sowie eine herabgesetzte ventromedial präfrontale-amygdaläre Konnektivität (Motzkin et al. 2011). Bereits bei Kindern mit psychopathischen Zügen findet man eine verminderte Amygdala-Aktivität, vor allem auf ängstigende Gesichter (Jones et al. 2009).

Weitere Studien deuten auf eine mögliche korrelative Beziehung zwischen der individuellen Ausprägung von **Ängstlichkeit** und **Schadensvermeidung** sowie **erhöhter Aktivität der Inselregion** hin, da Letztere an der Detektion von Verhaltensrisiken und an der Vermeidung einmal bestrafter Verhaltensweisen beteiligt zu sein scheint (vgl. Schnell und

Herpertz 2004; Paulus et al. 2003). Hierzu passend wurde eine verminderte Insel-Aktivierung bei psychopathischen Persönlichkeiten berichtet (Veit et al. 2002). Eine aktuelle Studie (Larson et al. 2013) zeigt eine Hyperfokussierung auf Zielorientierung und unter dieser Bedingung wenig Reaktion auf drohende Bestrafungsreize. Dies könnte erklären, warum sie sich in der Erwartung auf Belohnung durch drohende Bestrafung nicht abhalten lassen. Zudem zeigen sie eine verminderte emotionale Empathie, wenn andere Schmerz erleiden (Decety et al. 2013). Werden sie aber zum sozialen Austausch animiert, so sind „Psychopaths" in der Lage, Empathie-Areale zu aktivieren bzw. sich in andere einzufühlen (Meffert et al. 2013).

Andere Bildgebungsuntersuchungen beschäftigen sich mit hirnfunktionellen Korrelaten der **Extraversion.** So berichteten Canli et al. (2002) über eine funktionelle Asymmetrie der Amygdala in Abhängigkeit von der emotionalen Valenz der verwandten Bildstimuli und dem individuellen Ausprägungsgrad der Extraversion.

Als weitere Temperamentseigenschaft wird die Sensitivität gegenüber Stimuli bzw. das **optimale Stimulationsniveau** beschrieben. Diese Dimension beschreibt interindividuelle Unterschiede in der Intensität der Stimulationssuche. Während die einen Individuen nach intensiven Reizen in ihrer Umwelt suchen und Aufregung, Spannung sowie „Thrill" als Quelle von Freude und Wohlbefinden erleben, trachten andere danach, äußere Stimulierungen zu vermeiden und ihre Umwelt möglichst stabil und reizarm zu gestalten. Ein Muster von autonomer Hyporeagibilität auf mehr oder weniger komplexe Reize zeichnet antisoziale Störungen unterschiedlichen Alters aus und könnte mit deren hoher Stimulussuche in Zusammenhang stehen (Herpertz et al. 2001a, b; 2005).

Auch **soziale Orientierung und Bindungssuche** werden als Temperamentsdimensionen aufgefasst, die Phänomene der sozialen Einbindung, des Wunsches nach sozialer Akzeptanz und Anerkennung beinhalten. Affiliatives Verhalten wird v. a. mit dem hypothalamischen Neuropeptid Oxytocin, wahrscheinlich unter dem Einfluss von opioiden Projektionen von höheren limbischen Arealen auf den ventromedialen Hypothalamus in Zusammenhang gebracht (Panksepp 1993). Bemerkenswert ist die Beobachtung, dass Tiere, die als Neugeborene viel mütterliche Zuwendung erhielten, höhere Rezeptorbindungen als solche zeigten, die wenig Zuwendung erhalten hatten (Winslow und Insel 2004). Erste Befunde am Menschen verweisen auf eine prosoziale Wirkung von **Oxytocin,** indem es günstigen Einfluss auf die Vertrauensbildung (Heinrichs et al. 2001, 2003) und die Erkennung emotionaler Zustände des Interaktionspartners (Domes et al. 2007; Lischke et al. 2012) nimmt. Bei der Borderline-Persönlichkeitsstörung liegen inzwischen erste Befunde dazu vor, dass Oxytocin stressreduzierend wirken (Simeon et al. 2011) und das Bedrohungserleben im sozialen Kontext vermindern könnte (Bertsch et al. 2013). In letzterer Studie konnte gezeigt werden, dass Oxytocin die Geschwindigkeit und Anzahl initialer Sakkaden auf die Augenregion während der Betrachtung ärgerlicher Gesichter vermindert und diese Veränderungen im Blickverhalten mit einem Abfall der Amygdala-Aktivität einhergeht. Ob sich hieraus ein therapeutischer Einsatz bei dieser Persönlichkeitsstörung ableiten lässt, wird sich in den nächsten Jahren zeigen.

Schließlich finden sich Untersuchungen zu neurobiologischen Grundlagen bei der **schizotypischen Persönlichkeitsstörung.** Sie zeigen vor allem strukturelle Auffälligkeiten im superioren temporalen Gyrus, der sich als wichtiger Endophänotyp für das schizophrene Erkrankungsspektrum erwiesen hat.

> **! MERKE**
> Persönlichkeitsmerkmale gehen mit strukturellen und funktionellen Eigenschaften von spezifischen Hirnarealen und Netzwerken einher.

22.2.3 Pharmakotherapie

Vorüberlegungen

Aus dem Nachweis neurobiologischer Normabweichungen begründet sich keine Überlegenheit biologischer, pharmakologischer Behandlungsmethoden gegenüber psychotherapeutischen Interventionen. Vielmehr finden sich inzwischen auch bei Persönlichkeitsstörungen erste Hinweise auf eine Beeinflussbarkeit oder sogar Normalisierung von Hirnfunktionen unter Psychotherapie. Im Folgenden aber sollen Schlussfolgerungen für die pharmakolo-

Tab. 22.3 Therapiestudien mit Antidepressiva bei Persönlichkeitsstörungen (insbesondere Borderline-Persönlichkeitsstörung).

	Probanden	N (Art der Studie)	Testmedikation	Resultat
Soloff (1986)	Stationäre Patienten mit Borderline-P. S., schizotypischer P. S. oder kombinierter Störung	60 (doppelblind, placebokontrolliert)	Amitriptylin (Trizyklikum) 147 mg, Haloperidol 4,8 mg	Haloperidol für Depression besser geeignet als Amitriptylin, hierunter mäßige Besserung bei einigen Patienten, aber auch paradoxe Reaktionen
Cowdry und Gardner (1988)	Borderline-P. S. mit Verhaltensdysfunktion	12 (doppelblind, placebokontrolliert)	Tranylcypromin (irrevers. Monoaminooxydase-Inhibitor) 40 mg/d im Durchschnitt	Bewirkte verglichen mit Trifluoperazin, Aprazolam, Carbamazepin und Placebo die größten Verbesserungen der Stimmungslage
Salzmann et al. (1995)	Borderline-P. S., leichte bis mittelschwere Ausprägung	22 (doppelblind, placebokontrolliert über 13 Wochen)	Fluoxetin (SSRI) bis 60 mg	Signifikante Besserung von Wut, Aggression und Depression
Markovitz (1995)	Borderline-P. S. mit verschiedenen Achse-1- und Achse-2-Störungen	31 (doppelblind, placebokontrolliert über 14 Wochen)	Fluoxetin (SSRI) 80 mg/d	Signifikante Besserung von Angst und Depression, GAF erhöht, keine Besserung der Aggressivität
Markovitz und Wagner (1995)	Borderline-P. S.	45 (offene Studie über 12 Wochen)	Venlafaxin (SNRI) 315 ± 95,8 mg/d	Signifikante Verbesserung auf der SCL-90 einschließlich Somatisierungsbeschwerden
Coccaro und Kavoussi (1997)	Persönlichkeitsstörungen mit impulsivem aggressiven Verhalten und Irritabilität, 33 % davon mit Borderline-P. S.	40 (doppelblind, placebokontrolliert über 3 Monate)	Fluoxetin (SSRI) 20–60 mg/d	Signifikante Abnahme der offenen verbalen und impulsiven Aggression und Irritabilität, kein Einfluss auf Selbstwahrnehmung von Aggression, Besserung des CGI-Scores, belegt keine Verminderung der auf andere gerichteten Aggression
Rinne et al. (2002)	Patientinnen mit Borderline-P. S. leichter bis schwerer Ausprägung, Ausschluss einer bipolaren Störung	38 (doppelblind, placebokontrolliert über 6 Wochen, 6 Wochen „Half-cross-over"-Design, 12 Wochen offenes „Follow-up")	Fluvoxamin (SSRI) 150 mg, im weiteren Verlauf bis max. 250 mg	Signifikante Abnahme der Stimmungsschwankungen, keine Änderung in Aggression und Impulsivität
Simpson et al. (2004)	Patientinnen mit Borderline-P. S., Ausschluss von bipolaren Störungen	25 (doppelblind, placebokontrolliert) über 10–11 Wochen zusätzlich zu DBT	Fluoxetin (SSRI) 40 mg	Kein zusätzlicher Effekt durch Fluoxetin, aber begrenzte Aussage wegen zu kleiner Stichprobe

gische Behandlung gezogen werden, wobei Daten aus klinischen Studien sich nahezu ausschließlich auf die Borderline-Persönlichkeitsstörung beziehen. Weitere Therapieempfehlungen lassen sich aus klinischen Studien an Patienten mit schizotypischer Persönlichkeitsstörung sowie an Sozialphobikern für die selbstunsicher-vermeidende Persönlichkeitsstörung ableiten.

Die folgenden Ausführungen stützen sich auf die in ➤ Tabelle 22.3 und ➤ Tabelle 22.5 zusammengetragenen und von der **WFSBP veröffentlichten Leitlinienempfehlungen** sowie auf die **Cochrane Datenbasis** (Lieb et al. 2010), beide basierend auf Ergebnissen aus vor allem randomisierten placebokontrollierten Doppelblindstudien (RCTs). Hervorzuheben ist, dass für die Behandlung der Borderline-

Persönlichkeitsstörung keine Medikamente offiziell zugelassen sind, es sich also um „Off-Label"-Therapien handelt.

Antidepressiva

Eine Anzahl von RCTs untersuchen die Wirksamkeit von selektiven **Serotonin-Wiederaufnahme-Inhibitoren** (SSRIs) (Evidenzstufe II, vgl. ➤ Tab. 22.3).

Vier placebokontrollierte Doppelblindstudien (Salzmann et al. 1995; Markovitz und Wagner 1995; Coccaro et al. 1997; Rinne et al. 2002) berichten zwar eine Wirksamkeit von SSRIs (z. B. Fluoxetin und Fluvoxamin), wobei die Ergebnisse sehr inkonsistent im Hinblick auf die Wirksamkeit auf Zielsymptome sind. Während zwei Studien lediglich eine Besserung der affektiven Symptomatik berichten, geben die anderen beiden Studien auch einen Rückgang aggressiv-impulsiver Verhaltensweisen an. Die methodisch elaborierteste Studie (Repräsentativität der Stichprobe, statistische Kontrolle komorbider Achse-1-Störungen) konnte lediglich eine Abnahme von Stimmungsschwankungen, nicht aber eine Änderung in Aggression und Impulsivität nachweisen (Rinne et al. 2002). Borderline-Patienten mit vorliegender Major Depression sprechen nicht mit höherer Wahrscheinlichkeit auf Antidepressiva an als Patienten ohne begleitende Depression (Soloff et al. 1991). Schließlich scheint die Prävalenz einer begleitenden Major Depression bei der Borderline-Persönlichkeitsstörung überschätzt zu werden und z. T. einem diagnostischen Artefakt zu entsprechen.

Auch von Antidepressiva mit einem dualen Wirkprinzip, sog. **selektive Serotonin-Noradrenalin-Wiederaufnahmehemmer,** ist unter Berücksichtigung einer vorliegenden offenen Studie (Markovitz und Wagner 1995) kein Vorteil anzunehmen.

Monoaminooxidase-(MAO)-Inhibitoren können im Hinblick auf ihre toxischen Nebenwirkungen angesichts der Häufigkeit von parasuizidalen Handlungen bei Borderline-Patienten nicht empfohlen werden.

Die Berechnung gepoolter Effektstärken in der Metaanalyse von Ingenhoven et al. (2010) zeigt einen vernachlässigbaren Effekt von Antidepressiva auf die Stimmung und das globale Funktionsniveau von Borderline-Patienten. Die deutlichsten Effekte mit kleinen bis mäßigen Effektstärken zeigten sich in der therapeutischen Beeinflussung von Angst und Ärger. Auch die metaanalytische Studie von Lieb et al. (2010) schlussfolgert, dass keine signifikante Wirksamkeit von SSRIs oder auch anderen Antidepressiva auf die Zielsymptome Impulsivität und depressive Verstimmung angenommen werden kann. Dieses Negativergebnis steht im Widerspruch zu der sehr verbreiteten Gabe von Antidepressiva bei Borderline-Patienten. Die Gabe kann grundsätzlich im Einzelfall bei komorbider schwerer Depression, Angst- und Zwangsstörung oder auch Bulimia nervosa indiziert sein, wenn auch affektive Symptome oft als Ausdruck einer chronischen Depression bei der BPS fehlinterpretiert werden.

Neuroleptika

Bis heute ist der Einsatz von **klassischen Neuroleptika** im klinischen Alltag bei Patienten mit Borderline-Persönlichkeitsstörungen noch verbreitet (➤ Tab. 22.4). Dies liegt nicht zuletzt an Studien

Tab. 22.4 Therapiestudien mit Neuroleptika bei Persönlichkeitsstörungen (insbesondere Borderline-Persönlichkeitsstörung, BPS).

	Probanden	N (Art der Studie)	Testmedikation	Resultat
Goldberg et al. (1986)	BPS N = 17, paranoide P. S. N = 13, schizoide P. S. N = 20	50 (doppelblind, placebokontrolliert)	Thioridazin 5–40 mg, 8,7 mg im Durchschnitt	Signifikante Überlegenheit von Thioridazin für Wahn, psychotisches Verhalten und Zwang, nicht für Depression, Wut, Feindseligkeit
Cowdry und Gardner (1988)	BPS, alle mit gestörter Verhaltenskontrolle	16 (doppelblind, placebokontrolliert)	Trifluoperazin im Mittel 7,8 mg	Trifluoperazin schlecht verträglich, aber signifikant verbesserte Verhaltenskontrolle, Angst und Depression

Tab. 22.4 Therapiestudien mit Neuroleptika bei Persönlichkeitsstörungen (insbesondere Borderline-Persönlichkeitsstörung). (Forts.)

	Probanden	N (Art der Studie)	Testmedikation	Resultat
Soloff et al. (1993), Cornelius et al. (1993)	konsekutiv aufgenommene Patienten mit BPS	36 38 34 (doppelblind, placebokontrolliert)	Haloperidol < 6 mg/d Phenelzin < 90 mg/d Placebo	Haloperidol u. Placebo schlechter als Phenelzin gegen Depression, Wut, Feindseligkeit, Angst über 5 Wo., hohe „Drop-out"-Rate von 64 % bei 16-wöchiger neuroleptischer Anwendung, geringe Langzeitwirkung von Phenelzin
Zanarini und Frankenburg (2001)	Patientinnen mit BPS	19 (doppelblind, placebokontrolliert)	Olanzapin (von 10 Patienten über 6 Monate eingenommen)	Signifikante Reduktion von Angst, Paranoia, Wut und interpersoneller Sensitivität, keine Besserung der Depression
Koenigsberg et al. (2003)	Patienten mit schizotypischer P. S.	25 (doppelblind, placebokontrolliert)	Risperidon 0,5–2,5 mg über 9 Wochen	Signifikante Reduktion von negativen und positiven Symptomen der PANSS
Bogenschutz und Nurnberg (2004)	Patienten mit BPS	40 (doppelblind, placebokontrolliert)	Olanzapin über 12 Wochen, 6,9 mg/d im Mittel	Signifikanter Anstieg des CGI-BPD, Reduktion von Wut
Zanarini et al. (2004)	Patientinnen mit BPS	45 (doppelblind)	14 Fluoxetin 16 Olanzapin 15 Kombination	Überlegenheit der Olanzapin-Monotherapie und der Kombination gegenüber Fluoxetin-Monotherapie in Bezug auf Dysphorie und impulsive Aggressivität
Soler et al. (2005)	Patientinnen mit BPS	60 (doppelblind, placebokontrolliert)	DBT + Olanzapin vs. DBT + Placebo über 12 Wochen	Überlegenheit der Kombination in Bezug auf Depression, Angst, impulsiv-aggressives Verhalten
Nickel et al. (2006, 2007)	Patienten mit BPS (43 Frauen, 9 Männer)	57 (doppelblind, placebokontrolliert) in Akutphase, N = 52 Follow-up	Aripiprazol 15 mg über 8 Wochen und 18 Wochen Verlaufsstudie	Verbesserung im SCL-90, Rückgang von Depression, Angst, Ärger in Akut- und Verlaufsstudie
Schulz et al. (2008), Zanarini et al. (2011)	Patienten mit BPS	451; 12 Wochen RCT, multicenter	Olanzapin, flexible Dosis: 2,5–20 mg/d, mittl. Dosis 7,1 mg/d	Allg. Funktionsfähigkeit (ZAN-BPD), Nutzenrate (> 50 % Reduktion) 64,7 bei Olanzapin, 53,5 % bei Placebo (p = 0,06; keine Unterschiede); mäßiger Effekt auf das allgemeine Funktionsniveau unter 5–10 mg Olanzapin, Drop-out 48,4 vs. 38,4; ES = 0,03
Pascual et al. (2008)	Patienten mit BPS	60; 12 Wochen RCT	Ziprasidon, Spanne: 40–200 mg/d; mittl. Dosis: 84,1 mg	Keine Unterschiede zum Placebo in CGI-BPD; keine Unterschiede in Depression, Angst, Impulsivität oder psychotischen Symptomen

aus den 1980er-Jahren (Montgomery und Montgomery 1982; Goldberg et al. 1986; Cowdry und Gardner 1988), bei denen sich diese Neuroleptika in niedriger Dosierung als überlegen gegenüber Placebos erwiesen. Bei diesen Studien ist allerdings zu beachten, dass die Persönlichkeitsdiagnostik z. T. nicht auf den Kriterien von DSM-III/-IV beruhte, vor allem die Berücksichtigung von paranoiden Symptomen das Risiko einer Vermischung von Borderline- und schizotypischer Persönlichkeitsstörung barg, und zwei der drei Studien nicht nur Patienten mit Borderline-Persönlichkeitsstörung, sondern auch mit anderen Persönlichkeitsstörungen einschlossen. So konnte eine methodisch überzeugende Studie von Soloff et al. aus dem Jahr 1993 keine Wirksamkeit von Haloperidol in niedriger Dosierung im Vergleich zu Placebo nachweisen.

Atypische Neuroleptika könnten nicht nur im Hinblick auf ihr Nebenwirkungsprofil klassischen Neuroleptika überlegen sein, da sie eine serotonerge Rezeptorblockade zusätzlich zur Blockierung von Dopaminrezeptoren zeigen. Letztere könnte zu verringertem explorativen Verhalten und Verhaltensaktivierung auf Belohnungsreize führen und somit eine Abnahme impulsiven und (auto)aggressiven Verhaltens erleichtern. Die $5-HT_{2A}$- und zum Teil auch die $5-HT_{2C}$-Rezeptorblockade werden über eine antiaggressive/antiimpulsive Wirkung hinaus mit einer stimmungsregulierenden Wirkung in Zusammenhang gebracht.

Klinische Studien mit atypischen Neuroleptika zeigen eine signifikante Reduktion von Angst, Wut und interpersoneller Sensitivität, nicht aber von Depression (Evidenzstufe II), die auch in metaanalytischen Studien bestätigt werden. Auch finden sich Effekte auf Symptome des kognitiv-perzeptuellen Clusters (Ingenhoven et al. 2010). Hinsichtlich der Wirkung auf selbstschädigendes Verhalten könnte möglicherweise von Aripiprazol eine Wirkung erwartet werden, während unter Olanzapin eher eine Zunahme beobachtet wurde (Schulz et al. 2008; Zanarini et al. 2011). Einschränkend ist zudem festzustellen, dass in der bisher größten Multicenter-Studie zur Wirksamkeit von Olanzapin zwar eine Verbesserung der Symptomatik, aber keine signifikante Überlegenheit gegenüber Placebo nachgewiesen werden konnte (Schulz et al. 2008). Allerdings konnte eine bessere Wirksamkeit von 5–10 mg Olanzapin gegenüber 2,5 mg nachgewiesen werden (Zanarini et al. 2011). In der einzigen Studie mit Ziprasidon, die 60 Patienten einschloss, wurde keine Wirksamkeit nachgewiesen (Pascual et al. 2008).

Bemerkenswert ist eine erste „Add-on"-Studie, d. h. dialektisch-behaviorale Therapie mit gegenüber ohne Olanzapin, die auf mögliche Vorteile der Kombinationsbehandlung in Hinsicht auf die Symptome Depression, Angst und impulsiv-aggressives Verhalten hinweist (Soler et al. 2005).

Mood Stabilizer

Aufgrund der in der Borderline-Symptomatik führenden Merkmale der mangelnden Verhaltenskontrolle und der Stimmungslabilität sind Mood Stabilizer von Anfang an bei dieser Gruppe zur Anwendung gekommen.

Eine Anzahl von kontrollierten Studien mit **Lithium** wurde bereits in den 1970er-Jahren durchgeführt, die eine Wirksamkeit sowohl gegenüber Stimmungsschwankungen (Rifkin et al. 1972) als auch gegenüber impulsiver Aggressivität (Sheard et al. 1971, 1976) zeigten. Während die Ergebnisse für Carbamazepin keine eindeutige Wirksamkeit anzeigen, finden sich Hinweise auf eine Wirkung von **Valproat** auf Impulsivität, Aggressivität und Ärger, während die Ergebnisse auf die affektive Instabilität und auch eine depressive Verstimmung inkonsistent sind (Hollander et al. 2003, 2005) (Evidenzstufe IIb).

In den letzten Jahren wurde in mehreren kontrollierten Studien eine Wirksamkeit für **Topiramat** in der führenden Indikation Ärger nachgewiesen (Nickel 2004, 2005; Loew et al. 2006); unter dieser Substanz fand sich auch eine allgemeine Besserung des psychopathologischen Befundes.

Auch wurde **Lamotrigin** in einer randomisiert-kontrollierten Studie über 8 Wochen verabreicht (Tritt et al. 2005), ebenfalls mit Wirksamkeit hinsichtlich Ärger und Impulsivität. Die Studienlage zu den Mood Stabilizern ist der ➤ Tabelle 22.5 zu entnehmen. Ihre Effekte werden in der Metaanalyse von Ingenhoven et al. (2010) als hoch berechnet und auch von Cochrane bei affektiver Dysregulation empfohlen (Lieb et al. 2010).

22.2 Ätiologie und Behandlung der Persönlichkeitsstörungen: eine neurobiologische Perspektive

Tab. 22.5 Therapiestudien mit Mood-Stabilizern bei Persönlichkeitsstörungen (insbesondere Borderline-Persönlichkeitsstörung).

	Probanden	N (Art der Studie)	Testmedikation	Resultat
De la Fuente und Lotstra (1994)	Keine Komorbidität	20; RCT über 4,5 Wochen	Carbamazepin 6,44–7,07 µg/ml (Blutspiegel)	Kein Effekt
Hollander et al. (2001)	Keine bipolaren oder derzeitigen depressiven Störungen	21; RCT über 10 Wochen	Valproinsäure 80 µg/ml (Blutspiegel)	Kein Gruppeneffekt, aber Reduktion von Aggression und Depression; hohe Drop-out-Rate
Frankenburg und Zanarini (2002)	Bipolare Störung	30; RCT über 28 Wochen	Valproinsäure 50–100 µg/ml (Blutspiegel)	Verbesserung von Wut, interpersoneller Sensitivität und Aggression, kein Effekt bei Depression; hohe Drop-out-Rate
Hollander et al. (2005)	Cluster B mit impulsiver Aggression, keine bipolaren oder derzeitigen depressiven Störungen	96 (56 BPS); RCT über 12 Wochen	Valproinsäure 80–120 µg/ml (Blutspiegel)	Reduktion von Aggression, Irritabilität und Depression, Effekt ist höher bei impulsiven Patienten; mittlere Drop-out-Rate
Nickel et al. (2004)	Ausschluss von bipolaren Störungen und Major Depression	31; RCT über 8 Wochen	Topiramat titriert auf 250 mg/d	Reduktion von Wut; geringe Drop-out-Rate
Nickel (2005)	Männer; keine bipolaren oder derzeitigen depressiven Störungen	42; RCT über 8 Wochen	Topiramat titriert auf 250 mg/d	Reduktion von Wut; keine Dropouts
Tritt (2005)	Frauen; keine bipolaren oder derzeitigen depressiven Störungen	27; 8 Wochen RCT, 18 Monate Follow-up	Lamotrigin titriert auf 200 mg/d	Reduktion von Wut; geringe Drop-out-Rate
Loew et al. (2006)	Frauen; kein Ausschluss von affektiven Störungen	56; RCT über 10 Wochen	Topiramat titriert auf 200 mg/d	Reduktion von interpersoneller Sensitivität, Angst, Feindseligkeit und GAF; geringe Drop-out-Rate

Weitere Substanzklassen

Trotz der vielversprechenden Ergebnisse aus offenen Studien (Roth et al. 1996; Bohus et al. 1999) ist die Wirksamkeit von **Opiat-Antagonisten** in kontrollierten Designs nicht überzeugend nachgewiesen worden (Philipsen et al. 2004a; Schmahl et al. 2012); eine hinreichende Beurteilbarkeit der Wirkung dieser Substanz allerdings würde Studien mit höherer Fallzahl erfordern. Behandlungsversuche mit dieser Substanzklasse gehen auf die Beobachtung zurück, dass selbstschädigendes Verhalten, insbesondere Selbstverletzungen, nicht selten in Zuständen dissoziativen Erlebens auftreten. Der Versuch der Gabe von Opiat-Antagonisten steht im Zusammenhang mit der Annahme einer starken Aktivierung des endogenen Opiatsystems während Dissoziation und unterliegt in laufenden Studien der weiteren Prüfung. Eine spannungslösende Wirkung wird inzwischen für **Clonidin** vermutet (Philipsen et al. 2004b), allerdings gibt es hierfür bisher keine Ergebnisse aus Doppelblindstudien.

Die verbreitete Gabe von **Benzodiazepinen** bei Patienten mit Cluster-B-Persönlichkeitsstörungen ist nicht nur wegen des Suchtpotenzials problematisch. So berichteten Cowdry und Gardner (1988) aus ihrer doppelblinden, placebokontrollierten „Cross-over"-Studie eine Zunahme von Suizidalität und eine gravierende Senkung der Verhaltenskontrolle unter Alprazolam bei Patienten mit Borderline-Persönlichkeitsstörung, hysteroider Dysphorie und selbstschädigendem Verhalten. Schließlich ist eine Kombination von stark anxiolytischen Substanzen und kognitiver Verhaltenstherapie kaum denkbar, da die Patienten nicht lernen, der hohen emotionalen Reagibilität auf der Grundlage erlernter Skills entgegenzuwirken.

In den letzten Jahren wird **Methylphenidat** bei der Gruppe von Borderline-Patienten eingesetzt, die komorbide an einer Aufmerksamkeitsdefizit-/Hyperaktivitätsstörung leiden. Diese Gruppe dominiert durch hohe Impulsivität und affektive Labilität (Lampe et al. 2007). Klinische Studien zu dieser Indikation stehen aus, insbesondere ist der Einfluss dieser Substanz auf die affektive Instabilität zu prüfen.

> **! MERKE**
> Zur pharmakotherapeutischen Behandlung von Patienten mit BPS ist zusammenfassend herauszuheben, dass kein Pharmakon die Borderline-Symptomatik im Allgemeinen überzeugend verbessert. Am besten gezeigt ist die Wirksamkeit von atypischen Neuroleptika auf Impulsivität und Ärger, ebenso der Effekt von Mood Stabilizern auf Ärger. Die Beeinflussbarkeit von Depression, Angst und Stimmungsschwankungen durch SSRIs ist trotz signifikanter Ergebnisse in einzelnen RCTs nicht überzeugend gezeigt. Abschließend ist auf noch nicht ausgeräumte methodische Probleme hinzuweisen, die die Übertragbarkeit der Ergebnisse auf die klinische Praxis erschweren. Dazu gehören vor allem kleine Fallzahlen, kurze Beobachtungszeiträume von wenigen Wochen und die Beschränkung auf Outcome-Variablen, die nicht zur BPS-Kernsymptomatik zählen.

Bei der **schizotypischen Persönlichkeitsstörung** wurde von Koenigsberg und Kollegen (2003) eine methodisch hochwertige Studie zur Wirksamkeit von Risperidon berichtet. Dabei zeigte das atypische Neuroleptikum einen Effekt auf positive und negative Symptome der Störung, die als schizophrene Spektrumstörung mit allerdings geringer Tendenz zum Übergang in das Vollbild einer schizophrenen Störung konzeptionalisiert ist. Viele Studien auf diesem Gebiet sind erschwert durch gemischte Populationen von sowohl schizotypischen als auch Borderline-Persönlichkeiten.

Weitere gesicherte psychopharmakologische Befunde betreffen ausschließlich die **vermeidend-selbstunsichere Persönlichkeitsstörung,** die sich durch ein ausgeprägtes Vermeidungsverhalten in sozialen Situationen, ständige Anspannung und massive Ängste vor Ablehnung, Kritik, Missbilligung oder Zurückweisung durch andere auszeichnet. Dabei schließen die klinischen Studien nicht Patienten mit selbstunsicherer Persönlichkeitsstörung, sondern mit sozialer Phobie ein; beide Störungsgruppen, zumindest wenn es sich um den generalisierten Subtyp der Sozialphobie handelt, unterscheiden sich aber hauptsächlich in der Schwere der psychischen Auffälligkeiten, während die Symptome so weit überlappen, dass bei den meisten Patienten formal beide Diagnosen vergeben werden können.

Hinsichtlich kontrollierter Studien zeichnet sich eine eindeutige Besserung unter Gabe von SSRIs ab, wobei die meisten Beobachtungen mit Paroxetin durchgeführt wurden (Stein et al. 1998, 2001, 2002; Baldwin et al. 1999). Ein zusätzlicher Effekt durch Betalocker bestätigte sich nicht. Des Weiteren ist eine eindeutige Wirksamkeit für Venlafaxin nachgewiesen (Liebowitz et al. 2005). Eine signifikante Überlegenheit gegenüber Placebo war auch unter dem irreversiblen MAO-Hemmer Phenelzin feststellbar, während eine positive Wirkung reversibler MAO-Hemmer, wie Moclobemid, zwar anzunehmen ist, aber sich weniger ausgeprägt als bei den beiden erst genannten Substanzgruppen darstellt (zur Übersicht: Herpertz 2012).

Diese Einschätzung wird von Versiani (2000) und Davidson (2003) geteilt, die placebokontrollierte Studien bei Patienten mit sozialer Phobie verglichen (Evidenzstufe Ia). Ob sich diese Ergebnisse uneingeschränkt auf die selbstunsichere Persönlichkeitsstörung übertragen lassen, ist insofern nicht eindeutig zu beantworten, als bei einer Anzahl von Studien keine Differenzierung der Patienten in einfache soziale Phobie und generalisierte soziale Phobie erfolgte. Allerdings ergab der Vergleich von Patienten mit mehr oder minder generalisierter Sozialphobie im Hinblick auf die Wirksamkeit von Paroxetin keinen signifikanten Unterschied (Stein et al. 2001).

Psychopharmakotherapie bei komorbiden Störungen

Bei den meisten Persönlichkeitsstörungen sind keine spezifischen Wirkungen von Medikamenten auf das Störungsbild an sich untersucht worden, und die berichteten Ergebnisse aus kontrollierten Studien lassen sich wegen gewöhnlich multipler Ausschlusskriterien nicht uneingeschränkt auf Patienten mit komorbiden Störungen übertragen. Dennoch ist an pharmakotherapeutische Interventionen besonders bei begleitenden depressiven Erkrankungen und Angststörungen zu denken, wie sie gehäuft bei Patienten mit narzisstischen, histrionischen, zwanghaften und dependenten Persönlichkeitsstörungen vorkommen. SSRI sowie auch SNRI könnten einen Vorteil gegenüber trizyklischen Antidepressiva aufweisen, da für sie eine zusätzliche Wirkung auf Symptome der zugrunde liegenden Persönlichkeitsstörung angenommen wird (Reich 2002).

Es bleibt eine interessante Frage für die Zukunft, ob Naltrexon bei der Borderline-Persönlichkeitsstörung nicht nur zum Einsatz bei führender dissoziativer Symptomatik, sondern auch bei komorbider Alkoholabhängigkeit kommen sollte. Die Durchführung entsprechender Studien erscheint gerade im Hinblick auf den Nachweis der Wirksamkeit von Naltrexon bei Alkoholabhängigkeit und posttraumatischer Belastungsstörung von Interesse (Petrakis et al. 2006). Gleiches wurde für die Gabe von Disulfiram berichtet, wobei die gleichzeitige Besserung von Hyperarousalsymptomen und Alkoholverlangen über einen gemeinsamen noradrenergen Mechanismus vermittelt sein könnte (Petrakis et al. 2006).

DIE WICHTIGSTEN BEHANDLUNGSGRUNDSÄTZE

- Jeder Einsatz von Psychopharmaka bei Patienten mit Persönlichkeitsstörungen erfolgt off-label.
- Der Einsatz von Stimmungsstabilisatoren und atypischen Neuroleptika kann bei der Borderline-Persönlichkeitsstörung indiziert sein, vor allem bei Impulsivität und hoher Neigung zu Ärger.
- Der Einsatz von selektiven Serotonin-Wiederaufnahmehemmern bei Patienten mit Borderline-Persönlichkeitsstörung ist nur begrenzt sinnvoll.
- Bei der schizotypischen Persönlichkeitsstörung gibt es Hinweise auf die Wirksamkeit von Risperidon, bei der ängstlich-vermeidenden von selektiven Serotonin-Wiederaufnahmehemmern sowie auch von selektiven Serotonin-Noradrenalin-Wiederaufnahmehemmern.
- Medikamente sollten zur Beeinflussung spezifischer Symptome, nicht der gesamten Symptomatik zum Einsatz kommen.
- Trotz hoher Polypharmazie kein Hinweis auf Wirksamkeit dieser Vorgehensweise.
- Insgesamt ist die empirische Evidenz für die Wirksamkeit einer pharmakologischen Behandlung bei Patienten mit Persönlichkeitsstörungen sehr begrenzt.

KAPITEL 23
Martin Bohus und Klaus Lieb

Borderline-Persönlichkeitsstörungen (ICD-10 F6)

23.1 Epidemiologie und Verlauf 359

23.2 Diagnostik 361

23.3 Phänomenologie und Ätiologie 361

23.4 Psychotherapie der BPS 362

23.5 Pharmakotherapie der BPS 368

Tab. 23.1 Borderline-Persönlichkeitsstörungen – Übersicht zum Krankheitsbild.

Lebenszeitprävalenz	ca. 3 %
Punktprävalenz	ca. 1–2 % (stark altersabhängig)
Geschlechterverhältnis	1:1
Typisches Erkrankungsalter	Frühe Adoleszenz bis ca. 45. Lebensjahr
Wichtigste Komorbiditäten	Posttraumatische Belastungsstörung, affektive Störungen, Angststörungen, Drogen- und Alkoholabhängigkeit, Schlafstörungen
Leitlinien	S2-Leitlinie: Bohus et al. (2008); WFSBP-Leitlinie: Herpertz et al. (2007); Cochrane Reviews: Stoffers et al. (2010), Lieb et al. (2010), Stoffers et al. (2012)

23.1 Epidemiologie und Verlauf

Die Lebenszeitprävalenz der Borderline-Störung (BPS) liegt, einer 2010 veröffentlichten Studie entsprechend, etwa bei 3 % (Trull et al., 2010). Im Querschnitt leiden etwa 1–2 % der Bevölkerung unter einer BPS (Lieb et al. 2004; Coid et al. 2006a, 2006b). Damit ist dieses schwerwiegende Störungsbild wesentlich häufiger als z. B. schizophrene Erkrankungen.

Das Geschlechterverhältnis ist in etwa ausgeglichen. Die weit verbreitete Vermutung der weiblichen Geschlechterpräferenz für Borderline-Störungen liegt wohl primär in dem klinischen Eindruck begründet, da vornehmlich weibliche Patienten psychiatrisch/psychotherapeutische Behandlung suchen. Im Vergleich zur Normalpopulation geben Borderline-Patienten signifikant häufiger aktuelle Erfahrungen von körperlicher Gewalt (OR = 5,6), sexueller Gewalt (OR = 5,5) sowie Gewalt bei der Arbeit (OR = 2,7) an. Hinzu kommen finanzielle Probleme (OR = 3,5), Obdachlosigkeit (OR = 7,5) und Kontakt mit dem Jugendamt (OR = 7), also eine Vielzahl von Problembereichen, die weitgehend außerhalb des medizinischen Versorgungsbereichs auftreten. Nur etwa die Hälfte der Betroffenen sucht psychiatrische Behandlung, obgleich 66 % über Suizidversuche berichteten. Die häufigsten Gründe für psychiatrische Behandlung sind komorbide Achse-I-Erkrankungen wie Depressionen und Angststörungen.

In retrospektiven Analysen unserer Arbeitsgruppe gaben etwa 30 % der untersuchten erwachsenen Borderline-Patientinnen an, sich **bereits im Grundschulalter** intendierte Selbstverletzungen zugefügt zu haben. Diese erschreckende Zahl spiegelt sich auch in den neuen Ergebnissen der Heidelberger Schulstudie wider, welche zeigen konnte, dass ca. 6 % der 15-jährigen Mädchen sich regelhaft Selbstverletzungen zufügen und ca. 8 % mindestens einen Suizidversuch hinter sich haben (Brunner et al. 2007). So zeigt sich auch eine Prävalenz von 20 % Borderline-Persönlichkeitsstörungen in einer klinischen Population von Kindern und Jugendlichen, wobei 5–11 % in der Normalpopulation von Jugendlichen angegeben werden (Brunner et al. 2001). Alle Daten deuten darauf hin, dass die Borderline-Störung ihren Beginn in der frühen Adoleszenz hat, zu einer Maximierung dysfunktionalen Verhaltens und Erlebens Mitte 20 führt und dann langsam abflaut (Winograd et al. 2008). Auch die stationären Behandlungen wegen selbstverletzenden Verhaltens zeigen ihren Höhepunkt zwischen 15 und 24 Jahren. Die S2-Leitlinien zur Behandlung von Persönlichkeitsstörungen (Bohus et al. 2008) weisen daher darauf hin, dass die Diagnose einer Borderline-Störung auch im Jugendalter (ab 15 Jahren) reliabel und sichergestellt werden kann.

Das starke Inanspruchnahmeverhalten von Borderline-Patienten fordert die Versorgungsstrukturen in besonderem Maße. Die jährlichen Behandlungskosten belaufen sich in Deutschland auf ca. 4 Mrd. Euro, das entspricht ca. 25 % der Gesamtkosten, die für die stationäre Behandlung von psychischen Störungen ausgegeben werden (Bohus 2007). 90 % dieser Kosten entstehen durch stationäre Behandlungen. Die durchschnittliche Liegezeit beträgt derzeit in Deutschland etwa 65 Tage. Wie eine Statistik der schottischen Gesundheitsbehörde zeigt, hat sich die Häufigkeit der stationären Aufnahmen wegen Selbstverletzungen in den Jahren 1989 bis 1999 um 80 % gesteigert (The Scottish Government Publications 2007).

In den letzten Jahren haben sich die Daten zum **Langzeitverlauf** der Borderline-Störung etwas verdichtet: Während die Punkt-Prävalenz der BPD (nach DSM-IV) über die Lebensspanne deutlich abnimmt (Winograd 2008), zeigten Langzeitverläufe aus den USA, dass Erwachsene, bei denen während der Adoleszenz eine Borderline-Störung diagnostiziert worden war, trotz Remission nach DSM-IV auch nach 22 Jahren noch erhebliche psychosoziale Defizite aufwiesen (Bondurant et al. 2004).

Auch zwei andere große US-amerikanische Studien zeigen ähnliche Daten: Zanarini und Mitarbeiter (2010) konnten in einer groß angelegten Katamnese-Studie über inzwischen 10 Jahre an 290 Borderline-Patientinnen nachweisen, dass während des Untersuchungszeitraumes immerhin 70 % der Betroffenen über einen Zeitraum von mindestens 4 Jahren die Kriterien der Remission nach DSM-IV (≤ 4 Kriterien) erfüllt hatten. 15 % davon erlitten dann wieder einen Rückfall, so dass knapp die Hälfte der untersuchten Patienten eine anhaltende Remission erreichte. Allerdings, und dies deckt sich mit vielen klinischen Studien, erreichten nur 40 % einen Wert auf der GAF-Skala (Global Assessment of Functioning Scale) über 60. Das heißt der überwiegende Anteil der Borderline-Patienten ist auch nach 10 Jahren ausgesprochen schlecht sozial integriert! Die zweite große Langzeitstudie aus den USA (Gunderson et al. 2011) bestätigt im Wesentlichen diese Ergebnisse: Auch bei sehr harten Remissionskriterien (≤ 2 DSM-Kriterien über mind. 1 Jahr) remittierten etwa 85 % der BPD-Patienten dauerhaft im Verlauf von 10 Jahren. Allerdings erwies sich auch hier die soziale Integration als äußerst mangelhaft: Nur knapp 20 % erreichten auch nur vorübergehend einen GAF-Wert von 70.

Ähnlich verweisen auch die Katamnese-Daten einer Langzeitstudie aus London (Bateman und Fonagy 2008) darauf, dass 13 Jahre nach Studienbeginn 87 % derjenigen Patienten, die „normale" psychiatrische Behandlung erfahren haben, immer noch die diagnostischen Kriterien nach DSM-IV erfüllten und 74 % mindestens einen Suizidversuch begangen hatten. Auch die soziale Integration war äußerst mangelhaft: Lediglich 10 % erreichten einen Wert über 60 in der GAF. Insgesamt sind diese Daten sicherlich erschreckend und weisen auf eine völlig unzureichende psychiatrische ambulante Versorgung (zumindest in Großbritannien) hin. Eine erfreuliche Ausnahme ist die neue Studie von Pistorello et al. (2012), in der sich immerhin eine Verbesserung des mittleren GAF-Wertes von 50 auf 75 zeigte. Der Grund für diese guten Befunde mag zum einen in der Selektion der Studienteilnehmer (ausschließlich Studenten) liegen, oder in der Einbeziehung von Lebensgefährten und Familienangehörigen in die Therapie. Von klinischer Bedeutung sind weiterhin die Risikoanalysen von Zanarini et al. (2003), die insbesondere komorbiden Alkohol- und Drogenmissbrauch, noch vor komorbider PTBS, als Risikofaktor für Chronifizierung ausweisen. Weitere klinische

Prädiktoren für einen eher schlechten Verlauf sind ein sexueller Missbrauch in der Kindheit und eine besonders schwer ausgeprägte Symptomatik (Zanarini et al. 2006; Gunderson et al. 2006).

23.2 Diagnostik

Die seit Mai 2013 geltenden und gegenüber dem DSM-IV unveränderten Diagnosekriterien des DSM-5 (301.83; American Psychiatric Association 2013) sind in ➤ Tabelle 23.2 zusammengefasst. Anders als im DSM-IV werden die Persönlichkeitsstörungen im DSM-5 in Sektion 2 auf derselben Achse wie die anderen psychischen Störungen klassifiziert, die Multiaxialität wurde also aufgehoben. Zur Diagnosestellung müssen fünf von neun Kriterien sowie die allgemeinen Diagnosekriterien für eine Persönlichkeitsstörung erfüllt sein. Für die operationalisierte Diagnostik der BPS gilt derzeit das IPDE (**International Personality Disorder Examination;** Loranger et al. 1998) als Instrument der Wahl. Es integriert die Kriterien des DSM-IV bzw. DSM-5 und der ICD-10. Interrater- und Test-Retest-Reliabilität sind gut und deutlich höher als für unstrukturierte klinische Interviews. Eine Alternative ist das von Zanarini entwickelte „**Diagnostic Interview for DSM-IV Personality Disorders**" (DIPD; Zanarini und Frankenburg 2001a) oder das **SKID II Structured Interview for DSM-IV Personality** (SCID II; im DSM-IV wurden die Persönlichkeitsstörungen auf Achse II klassifiziert; First et al. 1996). Da komorbide Störungen wie Suchterkrankungen, posttraumatische Belastungsstörungen oder affektive Störungen Verlauf und Prognose und damit auch die Therapieplanung erheblich beeinflussen (Zanarini et al. 2003), ist deren vollständige Erfassung mithilfe eines operationalisierenden Instruments (SKID I) dringend anzuraten.

Diese Instrumente wurden primär zur kategorialen Diagnostik der BPS entwickelt. Auch Instrumente zur **Schweregradbestimmung** sind mittlerweile gut etabliert: Zanarini publizierte eine DSM-basierte Fremdrating-Skala (ZAN-SCALE; Zanarini 2003), die ausreichende psychometrische Kennwerte aufweist. Arntz und Mitarbeiter entwickelten den „Borderline Personality Disorder Severity Index" und

Tab. 23.2 Diagnostische Kriterien der BPS.

Um die Diagnose einer Borderline-Persönlichkeitsstörung nach DSM-5 stellen zu können, müssen **mindestens fünf** der neun Kriterien erfüllt sein:

Affektivität
- unangemessene starke Wut oder Schwierigkeiten, Wut oder Ärger zu kontrollieren (z. B. häufige Wutausbrüche, andauernder Ärger, wiederholte Prügeleien)
- affektive Instabilität, die durch eine ausgeprägte Orientierung an der aktuellen Stimmung gekennzeichnet ist
- chronisches Gefühl der Leere

Impulsivität
- Impulsivität in mindestens zwei potenziell selbstschädigenden Bereichen (z. B. Sexualität, Substanzmissbrauch, rücksichtsloses Fahren, Fressanfälle)
- wiederkehrende Suiziddrohungen, -andeutungen oder -versuche oder selbstschädigendes Verhalten

Kognition
- vorübergehende stressabhängige paranoide Vorstellungen oder schwere dissoziative Symptome
- Identitätsstörungen: eine ausgeprägte Instabilität des Selbstbildes oder des Gefühls für sich selbst

Interpersoneller Bereich
- verzweifeltes Bemühen, reales oder imaginäres Alleinsein zu verhindern
- ein Muster von instabilen und intensiven zwischenmenschlichen Beziehungen

veröffentlichten erste Prä-Post-Messungen (BPDSI; Arntz et al. 2003). Bohus und Mitarbeiter entwickelten die Borderline-Symptom-Liste (BSL; Bohus et al. 2001, 2007) als 90-Item-Selbstrating-Instrument. Die psychometrischen Kennwerte sind sehr gut, dies betrifft auch die Veränderungssensitivität. Das Instrument liegt mittlerweile auch als gut etablierte 23-Item-Kurzfassung vor (Bohus et al. 2009).

23.3 Phänomenologie und Ätiologie

Das derzeit favorisierte ätiologische Modell postuliert Wechselwirkungen zwischen psychosozialen Variablen und genetischen Faktoren.

Bereits die Ergebnisse der frühen Arbeiten von Livesley, die eine **genetische Disposition** für Verhaltens- und Erlebenskomponenten wie affektive Labilität, Identitätsprobleme, Narzissmus und Impulsivität bei gesunden Zwillingspaaren fanden, weisen auf die Bedeutung hereditärer Faktoren bei der BPS hin (Livesley et al. 1993). Die beste derzeit vorliegende Analyse von 5.000 Zwillingen findet, dass genetische Faktoren etwa 46 % der Varianz aufklären (Distel et al. 2009).

An biografisch relevanten **psychosozialen Belastungsfaktoren** lassen sich sexuelle Gewalterfahrungen (ca. 70 %), körperliche Gewalterfahrungen (ca. 60 %) und Vernachlässigung (ca. 40 %) identifizieren (Zanarini 2000). Bei der sexuellen Gewalt handelt es sich zum Teil um sehr frühe Erfahrungen und es scheint sich anzudeuten, dass Borderline-Patienten diese Erfahrungen eher im Binnenraum der Familie erleben.

Im Zentrum der Borderline-Problematik sehen die meisten wissenschaftlich orientierten Arbeitsgruppen heute eine **Störung der Affektregulation** (Bohus et al. 2004b). Die Reizschwelle für interne oder externe Ereignisse, die Emotionen hervorrufen, ist niedrig, das Erregungsniveau hoch. Nur verzögert erreicht der Patient wieder das emotionale Ausgangsniveau. Die unterschiedlichen Gefühle werden von den Betroffenen oft nicht differenziert wahrgenommen, sondern häufig als äußerst quälende, diffuse Spannungszustände mit Hypalgesie und dissoziativer Symptomatik erlebt. Die in 80 % der Fälle auftretenden **selbstschädigenden Verhaltensmuster** wie Schneiden, Brennen, Blutabnehmen, aber auch aggressive Durchbrüche, können die aversiven Spannungszustände reduzieren, was im Sinne der instrumentellen Konditionierung als negative Verstärkung bezeichnet werden kann. In den letzten Jahren sind einige Arbeiten veröffentlicht worden, die diese, zunächst rein klinische Hypothese empirisch untermauern (Ebner-Priemer et al. 2008a, 2008b; Kleindienst et al. 2008).

Neben der Gruppe von Patienten, die Selbstschädigungen einsetzen, um sich wieder zu spüren oder Spannungszustände zu reduzieren, gibt es eine Gruppe, die berichtet, nach Selbstschädigung eine Art Euphorisierung zu erleben. Viele dieser Patienten schneiden sich daher ausgesprochen häufig, z. T. täglich, und neigen auch sonst zu einem Hochrisikoverhalten.

Im **zwischenmenschlichen Bereich** dominieren Schwierigkeiten bei der Regulation von Nähe und Distanz sowie beim Aufbau vertrauensvoller Interaktion (King-Casas et al. 2008). Mehrere Studien weisen darauf hin, dass Borderline-Patienten dazu tendieren, die emotionale Befindlichkeit von Sozialpartnern zu überinterpretieren und insbesondere neutralen Gesichtsausdrücken feindliche Intentionen zu unterstellen. Unter experimentellen Bedingungen zeigen BPS-Patienten eine signifikant erhöhte Sensibilität gegenüber sozialen Zurückweisungen, die sich auch in der zentralen Bildgebung nachweisen lässt (Übersicht siehe Lis und Bohus 2013).

Die **ausgeprägten dissoziativen Phänomene** sind oft nicht mehr an konkrete Auslöser gekoppelt, sondern generalisiert. Die mangelhafte Wahrnehmung der eigenen Emotionen, Verzerrung des Raum-Zeit-Gefühls, ein ausgeprägtes Gefühl von Fremdheit und vor allem der Verlust der Kontrolle über die Realität charakterisieren diese Phasen. Hinzu kommen häufig Flashbacks, d. h. szenisches Wiedererleben traumatisierender Ereignisse, die zwar kognitiv der Vergangenheit zugeordnet werden, emotional jedoch als real erlebt werden. Nicht selten werden diese Flashbacks, die über Stunden und Tage anhalten können, vom klinisch Unerfahrenen als psychotisches Erleben fehldiagnostiziert.

Auch Albträume sowie ausgeprägte Ein- und Durchschlafstörungen belasten das Allgemeinbefinden und destabilisieren emotional. Alkohol- und Drogenmissbrauch, Essstörungen, Vernachlässigung von körperlicher Bewegung und Behandlung eventueller somatischer Erkrankungen verursachen soziale Probleme wie inadäquate Ausbildung und Arbeitslosigkeit.

23.4 Psychotherapie der BPS

Das Bestreben, störungsspezifische psychotherapeutische Behandlungskonzepte für psychische Störungen zu entwickeln, hat sich auch im Bereich der BPS durchgesetzt. Heute liegen vier störungsspezifische Behandlungskonzepte vor, deren Wirksamkeit wissenschaftlich nachgewiesen werden konnte (Übersicht siehe Bohus und Kröger 2011; Döring et al. 2011; Stoffers et al. 2012).

- **Dialektisch-behaviorale Therapie** (DBT) nach M. Linehan
- **Mindfulness-based Therapy** (MBT) nach A. Bateman und P. Fonagy
- **Schematherapie für BPD** nach J. Young
- **Übertragungsfokussierte Therapie** (TFP) nach O. Kernberg (mit Einschränkungen)

Bevor auf die jeweilige Studienlage eingegangen wird, sollen zunächst die **Gemeinsamkeiten** dieser störungsspezifischen Behandlungsformen skizziert werden:

- **Diagnostik:** Grundvoraussetzung für die Durchführung einer störungsspezifischen Psychotherapie ist eine operationalisierte Eingangsdiagnostik, die dem Patienten offengelegt wird. Therapieformen, deren Diagnostik sich im interaktionellen klinischen Prozess entwickelt, gelten heute als obsolet.
- **Zeitlicher Rahmen:** Die Dauer der jeweiligen Therapieformen ist unterschiedlich und meist auch durch Forschungsdesigns bedingt. Dennoch hat es sich durchgesetzt, bereits zu Beginn der Therapie zeitlich klare Limitationen zu vereinbaren und diese auch einzuhalten.
- **Therapievereinbarungen:** Allen Therapieformen gemeinsam sind klare Regeln und Vereinbarungen bezüglich des Umgangs mit Suizidalität, Kriseninterventionen und Störungen der therapeutischen Rahmenbedingungen. Diese werden zu Beginn der Therapie in sog. Therapieverträgen vereinbart.
- **Hierarchisierung der therapeutischen Foci:** Sei es explizit vereinbart oder implizit im therapeutischen Kodex verankert, verfügen alle störungsspezifischen Verfahren zur Behandlung der BPS über eine Hierarchisierung der Behandlungsfoci. Suizidales Verhalten oder drängende Suizidideen werden stets vorrangig behandelt, Verhaltensmuster oder -ideen, welche die Aufrechterhaltung der Therapie gefährden oder den Therapeuten oder Mitpatienten stark belasten, gelten ebenfalls als vorrangig. Das Prinzip der „dynamischen Hierarchisierung", erstmals von M. Linehan formuliert, hat sich heute generell durchgesetzt: Die Wahl der Behandlungsfoci orientiert sich an den jeweiligen momentanen Gegebenheiten, die der Patient mitbringt. Diese werden im Rahmen vorgegebener Heurismen organisiert und strukturiert. Damit unterscheiden sich die Strategien zur Behandlung komplexer Störungsbilder (wie der BPS) von Therapiekonzepten zur Behandlung monosymptomatischer Störungsbilder (wie z. B. Zwangs- oder Angststörungen), deren Ablauf zeitlich klar definiert ist.
- **Multimodaler Ansatz:** Die meisten Verfahren kombinieren verschiedene therapeutische Module wie Einzeltherapie, Gruppentherapie, Pharmakotherapie und insbesondere Telefonberatung zur Krisenintervention.

Die **Unterschiede** der Verfahren liegen in verschiedenen ätiologischen Konzepten, in der Schwerpunktsetzung der Behandlung und insbesondere in der Auswahl der Behandlungsmethodik.

Die **DBT** ist modular (also in Therapiebausteinen) organisiert (Linehan 1993; Bohus und Wolf 2009). Sie integriert Einzeltherapie, Skills-Gruppentraining, Telefoncoaching und spezifische störungsorientierte Module wie Traumatherapie, Drogen- und Alkoholabusus und Essstörungen. Zudem verfügt die DBT über ein spezifisches Behandlungskonzept für Kinder- und Jugendliche sowie für stationäre, teilstationäre und forensische Settings. Im gestuften Behandlungsverlauf fokussiert die DBT zunächst auf Erwerb von Verhaltenskontrolle und Verbesserung der Emotionsregulation, in der Folge dann auf die Verbesserung von sozialen Fertigkeiten und Konsequenzen von möglichen traumaassoziierten Erfahrungen.

Die **MBT** basiert auf der Annahme, dass Borderline-Patienten Schwierigkeiten haben, emotionale Reaktionen von anderen nachzuvollziehen bzw. vorherzusagen (Mentalisierung; Bateman und Fonagy 2006). Der Fokus der Behandlung liegt dementsprechend auf der Verbesserung von Fertigkeiten im zwischenmenschlichen Bereich, insbesondere in der Fähigkeit, das eigene emotionale Erleben in den sozialen Kontext zu stellen und emotionale Reaktionsmuster und Absichten bei anderen zu dekodieren.

Die **Schematherapie** postuliert dysfunktionale automatisierte kognitiv-emotionale Erlebensmuster (Schemata bzw. Modi) als ursächlich für das oft widersprüchlich und sozial inadäquate Verhalten von Borderline-Patienten (Jacob und Arntz 2011). Ziel der Therapie ist es, den Betroffenen zu helfen, diese oft komplexen Modi zu erkennen, und sie zu befähigen, diese auf ihre jeweilige Sinnhaftigkeit im gegenwärtigen sozialen Kontext zu hinterfragen und gegebenenfalls zu revidieren.

Die TFP („Transference Focused Psychotherapy"; Clarkin 2001) fokussiert auf die Übertragung in der therapeutischen Beziehung und versucht, durch Analyse des Übertragungsgeschehens eine Integration gespaltener Repräsentationen des Selbst und anderer zu erzielen und primitive Abwehrmechanismen zu modifizieren. Durch Techniken wie Klärung, Konfrontation und Interpretation sollen primitive Objektbeziehungen transformiert werden.

Wissenschaftliche Datenlage zur Psychotherapie
Wie in ➤ Tabelle 23.3 zusammengefasst, wurden bisher für mehrere Psychotherapieformen unterschiedlicher theoretischer Orientierung und Behandlungsdauer Wirksamkeitsnachweise erbracht. Die deutschen S2-Leitlinien „Persönlichkeitsstörungen" (Bohus et al. 2009) werten vier Verfahren als evidenzbasiert. Neben den oben skizzierten Verfahren (DBT nach M. Linehan [Evidenzgrad Ib nach Chambless und Hollon 1998], MBT nach Bateman und Fonagy [Evidenzgrad IIa] und Schematherapie [Evidenzgrad IIa]) wurde in den S2-Leitlinien auch die übertragungsfokussierte Psychotherapie (TFP) nach Kernberg als potenziell wirksam eingestuft (Evidenzgrad IIa). Eine aktuelle Übersicht der derzeitigen Datenlage zu psychotherapeutischen Verfahren unter Berücksichtigung neuerer Befunde liefert nun das ausführliche Cochrane-Review von Stoffers et al. (2012). Dort konnten Befunde zur **DBT** metaanalytisch integriert werden, sodass zwischenzeitlich für die DBT als einziges Verfahren von einer Evidenzstufe Ia ausgegangen werden kann (eine metaanalytische Integration der Befunde zu anderweitigen Verfahren war aufgrund der Evidenzlage nicht möglich).

Wie ➤ Tabelle 23.3 zeigt, konnte von vier unabhängigen Arbeitsgruppen in mittlerweile zwölf randomisierten, kontrollierten Therapiestudien die Wirksamkeit der DBT gezeigt werden (Übersicht in Bohus et al. 2011; Doering et al. 2011; Stoffers et al. 2012). Zudem liegt eine kontrollierte, nicht randomisierte Studie aus Deutschland vor, welche den Wirksamkeitsnachweis eines dreimonatigen stationären DBT-Behandlungskonzepts erbringt (Bohus et al. 2004a). Die Nachhaltigkeit dieser Ergebnisse konnte im Langzeitverlauf bestätigt werden (Kleindienst et al. 2008). Weiterhin zeigte sich die DBT im direkten Vergleich verschiedener Therapieverfahren gegenüber der Gesprächstherapie bei der Behandlung Borderline-spezifischer Ergebnismaße überlegen (Turner 2000).

Inzwischen liegt ein aktueller Cochrane Collaboration-Review zur Wirksamkeit psychologischer Therapieverfahren bei BPS vor (Stoffers et al. 2012). Eine metaanalytische Betrachtung von Therapieeffekten war nur für den Vergleich DBT gegen TAU möglich. Hier zeigten sich gesicherte, moderate bis starke Effekte bezüglich der Reduktion von Ärger und parasuizidalem Verhalten sowie eine Verbesserung des generellen Funktionsniveaus. Damit ist die Evidenzlage für DBT zur Therapie der BPS am besten gesichert, auch wenn für weitere Therapieverfahren erfolgversprechende Einzelstudien vorlegen. In jüngster Zeit wurde eine Vielzahl von spezifischen DBT-basierten Anpassungen für die häufigsten Komorbiditäten der BPD sowie unterschiedliche Behandlungssettings entwickelt (z. B. Essstörungen, PTSD, Drogen und Alkoholabusus, Adoleszente, Forensik; siehe z. B. Bohus et al. 2013).

Zur **MBT** liegen mittlerweile drei randomisiert-kontrollierte Studien vor, eine aus dem teilstationären (Bateman und Fonagy 1999), zwei aus dem ambulanten Setting (Bateman und Fonagy 2009; Jørgensen et al. 2013) Setting. Sowohl für die Therapie im teilstationären als auch ambulanten Setting zeigte sich die MBT nach 18-monatiger Behandlungszeit der jeweiligen Kontrollbedingung hinsichtlich relevanter Ergebnisvariablen wie Selbstverletzungen, Suizidversuche, Hospitalisierungen und allgemeiner Psychopathologie überlegen. Im Unterschied hierzu fanden sich in der ersten randomisiert-kontrollierten Studie einer unabhängigen Arbeitsgruppe, die 2 Jahre ambulanter MBT mit einem lediglich 14-tägigen, unspezifischen Gruppenangebot verglich, keine verlässlichen Resultate im Sinne einer Überlegenheit der MBT (Jørgensen et al. 2013).

Eine Studie zur Wirksamkeit der **Schematherapie** nach J. Young (im Vergleich mit TFP) ist abgeschlossen. Die Daten zeigen eine signifikante Überlegenheit der Schematherapie gegenüber TFP (Giesen-Bloo et al. 2006), wobei damit im streng wissenschaftlichen Sinne kein Nachweis einer Überlegenheit gegenüber einer unspezifisch behandelten Kontrollgruppe vorliegt. In einer weiteren Studie konnte die Überlegenheit einer schemafokussierten Gruppentherapie gegenüber TAU gezeigt werden (Farrell et al. 2009). Weiterhin zeigten sich im Rahmen einer sogenannten "dismantling study" keine zusätzlichen Effekte für eine Variante der SFT, bei der die Therapeuten im Falle von Notfällen telefonisch stets erreichbar sind (Nadort et al. 2009). Obwohl also gegenwärtig mehrere Studien zur Schematherapie vorliegen, kann der Evidenzgrad nicht nach Ib eingeordnet werden, weil es sich um jeweils unterschiedliche Therapiesettings bzw. Vergleichsgruppen handelt (Evidenzgrad IIa, s. o.).

Die **TFP** selbst wurde in einer randomisiert-kontrollierten Studie mit der allgemeinen, im üblichen Versorgungskontext verfügbaren Psychotherapie durch in der Behandlung von BPS erfahrene Therapeuten verglichen. In dieser auf Grund sehr hoher Abbruchraten in der Kontrollgruppe nur schwer beurteilbaren Studie zeigte sich die TFP u. a. hinsichtlich Therapieabbrüchen, Suizidversuchen, Funktionsniveau, BPS-Schweregrad überlegen (Doering et al. 2010).

Für eine Übersicht über weitere psychotherapeutische Ansätze wird auf Stoffers et al. (2012) verwiesen. Grundsätzlich findet sich für eine Vielzahl unterschiedlicher Dauer, Settings und schulenspezifischer Orientierung Unterstützung aus einzelnen Studien, jedoch scheinen die Daten gegenwärtig noch nicht ausreichend belastbar und bedürfen der Replikation.

Zur Frage der **Kombination von Psycho- und Pharmakotherapie** liegen derzeit zwei randomisiert-kontrollierte Studien vor, in denen jeweils die alleinige Gabe von Fluoxetin mit kombinierter Therapie aus Fluoxetin und interpersoneller Psychotherapie (IPT; Bellino et al. 2006) bzw. kombinierter Therapie aus Fluoxetin und einer für BPS adaptierten Form der IPT (IPT-BPD; Bellino et al. 2010) verglichen wurde. Bei BPS-Patienten mit aktueller depressiver Episode zeigte sich eine Überlegenheit der mit Psychotherapie kombinierten Behandlung bezüglich Depressivität, Lebensqualität und interpersonellem Funktionsniveau (Bellino et al. 2006). Borderline-spezifische Ergebnismaße wurden nicht erhoben. Auch die zweite Studie wies auf bessere Ergebnisse bezüglich BPS-Pathologie, Depressivität, Angst und allgemeinem Funktionsniveau bei gleichzeitiger Psychotherapie hin (Bellino et al. 2010).

Interessant wird in Zukunft sicher auch die wachsende Entwicklung von Gruppentherapie-Verfahren sein, die für sich oder in Kombination mit Einzeltherapie zum Einsatz kommen und für die entsprechende Studien vorgelegt wurden (➤ Tab. 23.3). Hier ist insbesondere das Systems Training for

Tab. 23.3 Kontrollierte Psychotherapiestudien zur Behandlung der BPS.

Behandlung	Einschlusskriterien	>Patientenzahl	Dauer	Haupteffekte	Literatur
Vergleich DBT, MBT, SFT, TFP, STEPPS vs. Kontrollbedingung					
DBT vs. TAU	BPS, nur Patientinnen	38 vs. 35	6 Monate	Steigerung des Funktionsniveaus und der Lebensqualität	Carter et al. 2010
DBT vs. TAU	BPS, nur Patientinnen	10 vs. 10	6 Monate	Senkung der Häufigkeit von Suizidversuchen und Selbstverletzungen, Reduktion von Hoffnungslosigkeit, Depressivität, Wut	Koons et al. 2001
DBT vs. TAU	BPS + Suizidversuch in den letzten 8 Wochen und einem weiteren in 5 Jahren, nur Patientinnen	24 vs. 22	1 Jahr	Senkung der Häufigkeit und Gefährlichkeit von Suizidversuchen und Selbstverletzungen; weniger Therapieabbrüche und weniger stationäre Kriseninterventionen; Reduktion von Wut und Besserung der sozialen Funktionsfähigkeit	Linehan et al. 1993, 1994
DBT vs. TAU	BPS + Drogenabhängigkeit, nur Patientinnen	12 vs. 16	1 Jahr	Senkung des Gebrauchs illegaler Drogen, Besserung der sozialen Funktionsfähigkeit	Linehan et al. 1999

Tab. 23.3 Kontrollierte Psychotherapiestudien zur Behandlung der BPS. (Forts.)

Behandlung	Einschlusskriterien	>Patientenzahl	Dauer	Haupteffekte	Literatur
Vergleich DBT, MBT, SFT, TFP, STEPPS vs. Kontrollbedingung					
DBT vs. TAU	BPS, nur Patientinnen	27 vs. 31	1 Jahr	Senkung der Häufigkeit von Suizidversuchen und Selbstverletzungen, weniger Therapieabbrüche und Impulsivität	Verheul et al. 2003; van den Bosch et al. 2002
DBT vs. Therapie von spezialisierten Psychotherapeuten für Suizidalität und BPS	BPS + parasuizidale Handlung in den letzten 8 Wochen und eine weitere in 5 Jahren, nur Patientinnen	52 vs. 49	1 Jahr	Senkung der Häufigkeit und Gefährlichkeit von Suizidversuchen und Selbstverletzungen; weniger Therapieabbrüche und weniger stationäre Kriseninterventionen	Linehan et al. 2006
DBT vs. leitlinienorientiertes psychiatrisches Management (APA guidelines)	BPS, nur Patientinnen	90 vs. 90	12 Monate	In beiden Gruppen signifikante Verbesserung selbstschädigenden und suizidalen Verhaltens, allgemeiner Psychopathologie, Inanspruchnahme	McMain et al. 2009
DBT stationär vs. Warteliste	BPS, nur Patientinnen	31 vs. 19	3 Monate	Signifikante Verbesserung der Selbstverletzungen und aller psychopathologischen Variablen	Bohus et al. 2004a
DBT-Skillsgruppe vs. Standardgruppenbehandlung	BPS	29 vs. 30	3 Monate	Überlegenheit bezüglich BPS-Pathologie, Depressivität, Angst, allgemeiner Psychopathologie, Funktionsniveau	Soler et al. 2009
DBT-PTSD vs. Warteliste	BPS + PTSD	16 vs. 14	3 Monate	Überlegenheit bezüglich PTSD; BPS-Schwere, Depressivität, Angst; Dissoziation	Subgruppe aus: Bohus et al. 2013
DBT + 12 steps + LAAM vs. TAU + 12 steps + LAAM	BPS + Opiatabhängigkeit, nur Patientinnen	11 vs. 12	1 Jahr	Senkung des Gebrauchs von Opiaten	Linehan et al. 2002a
MBT in Tagesklinik-Behandlung vs. TAU (keine Psychotherapie)	BPS	19 vs. 19	1,5 Jahre	Weniger Selbstverletzungen und Suizidversuche, weniger stationäre Kriseninterventionen, Reduktion von Angst, Depression, Besserung der sozialen Funktionsfähigkeit	Bateman und Fonagy 1999, 2001
MBT in kombinierter ambulanter Einzel-/Gruppentherapie vs. TAU	BPS	71 vs. 63	1,5 Jahre	Überlegen hinsichtlich Suizidversuchen, Selbstverletzungen, Hospitalisierungen sowie Selbstratings des sozialen und interpersonellen Funktionierens und psychiatrischer Symptome	Bateman und Fonagy 2009

Tab. 23.3 Kontrollierte Psychotherapiestudien zur Behandlung der BPS. (Forts.)

Behandlung	Einschlusskriterien	>Patientenzahl	Dauer	Haupteffekte	Literatur
Vergleich DBT, MBT, SFT, TFP, STEPPS vs. Kontrollbedingung					
MBT in kombinierter ambulanter Einzel-/Gruppentherapie vs. Kontroll-Gruppenangebot	BPS	39 vs. 19	2 Jahre	Überlegenheit der MBT lediglich hinsichtlich durch Therapeuten selbst bewerteter Verbesserung des Funktionsniveaus und der BPS-Schwere	Jørgensen et al. 2013
SFT + telefonische Verfügbarkeit des Therapeuten im Krisenfall vs. Standard-SFT	BPS	32 vs. 30	1,5 Jahre	Keine Unterschiede	Nadort et al. 2009
SFT-G vs. TAU	BPS	16 vs. 16	8 Monate	Weniger BPS-Symptomatik, weniger allgemeine Psychopathologie, besseres Funktionsniveau	Farrell et al. 2009
TFP vs. Therapie von spezialisierten Psychotherapeuten für Suizidalität und BPS	BPS	52 vs. 52	1 Jahr	Überlegen bzgl. Therapieabbrüchen, Suizidversuchen, psychosozialem Funktionieren, Borderline-Pathologie, Strukturniveau und stationärer psychiatrischer Behandlung	Doering et al. 2010
STEPPS vs. TAU	BPS	65 vs. 59	5 Monate	Überlegenheit hinsichtlich interpersoneller Probleme, Dissoziation, Funktionsniveau	Blum et al. 2008
STEPPS + individuelle STEPPS-Therapie vs. TAU	BPS	42 vs. 37	6 Monate	Überlegenheit hinsichtlich allgemeiner Psychopathologie	Bos et al. 2010
Vergleich kombinierte Therapie Psychotherapie + medikamentöse Behandlung vs. medikamentöse Behandlung allein					
Fluoxetin + IPT vs. Fluoxetin	BPS + Major Depression	16 vs. 16	6 Monate	Kombinierte Therapie ist überlegen hinsichtlich Depressivität, Lebensqualität und interpersonellem Funktionsniveau	Bellino et al. 2006
Fluoxetin + IPT-BPS vs. Fluoxetin	BPS	27 vs. 28	8 Monate	Kombinierte Therapie überlegen hinsichtlich BPS-Pathologie, Depressivität, Angst, allg. Funktionsniveau	Bellino et al. 2010d

TAU = treatment as usual

Emotional Predictability and Problem Solving („STEPPS"; Blum et al. 2009) zu nennen, ein zu Einzeltherapien komplementäres Gruppenprogramm auf Basis psychoedukativer Elemente und der DBT. STEPPS verfügt über eine recht breite Evidenz mit positiven Effekten (Blum et al. 2008; Bos et al. 2010), ist jedoch gegenwärtig im deutschen Sprachraum kaum verbreitet.

Geht man jedoch davon aus, dass spezifische Komorbiditäten den Verlauf bzw. die Behandlung erschweren, sind insbesondere Therapieverfahren von Interesse, für die störungsspezifische Adaptionen und bereits Daten aus komorbiden Patientengruppen vorliegen. Dies ist gegenwärtig insbesondere für die DBT der Fall: Hier liegen bereits Studien zu komorbiden Substanzabhängigkeiten (Linehan et al. 1999, 2002) und posttraumatischen Belastungsstörungen (Bohus et al. 2013) mit positiven Befunden vor.

23.5 Pharmakotherapie der BPS

Fast alle Patienten mit BPS werden auch medikamentös behandelt (Übersicht in Lieb et al. 2004, 2010; Stoffers et al. 2010). Pharmakotherapie im Rahmen der Behandlung der BPS kann einerseits sinnvoll sein zur Behandlung komorbider Erkrankungen (z. B. zur Behandlung einer depressiven Episode), andererseits kann sie aber auch zur Behandlung der Kernsymptomatik der BPS eingesetzt werden, auch wenn Psychotherapie hier Mittel der ersten Wahl ist. Randomisierte kontrollierte Therapiestudien haben klar gezeigt, dass es kein Medikament zur Behandlung der BPS per se gibt, vielmehr zeichnen sich die Medikamente durch eine mehr oder weniger charakteristische Wirksamkeit in bestimmten Bereichen der Psychopathologie aus (s. u. und ➤ Tab. 23.4). Während wir in Einzelfällen und zeitlich begrenzt eine Medikation als sinnvolle Unterstützung ansehen, wird in anderen Ländern (v. a. England) die Evidenzlage kritisch gesehen und Medikamente bei BPS grundsätzlich nicht empfohlen. Immer sollte so bald wie möglich ein effektives Psychotherapieverfahren eingeleitet werden, wodurch sich in der Regel die Medikation reduzieren oder im besten Fall ganz verhindern lässt.

Zur Behandlung der BPS sind keine Medikamente offiziell zugelassen, sodass sich die Behandlung im Bereich des **Off-label Use** bewegt. Auf der anderen Seite lässt sich eine medikamentöse Therapie der BPS rechtfertigen, da es sich erstens um ein schweres Krankheitsbild handelt, zweitens keine Medikamente zugelassen sind und drittens aus randomisierten kontrollierten Therapiestudien Evidenzen für die Wirksamkeit verschiedener Medikamente vorliegen.

Wie in ➤ Tabelle 23.4 zu sehen ist, wurden in den letzten Jahren mehrere placebokontrollierte Studien durchgeführt, die Wirksamkeitsnachweise insbesondere für die Stimmungsstabilisierer Lamotrigin, Valproinsäure und Topiramat sowie das Antipsychotikum der 2. Generation Aripiprazol in verschiedenen Symptombereichen erbrachten (Stoffers et al. 2010; Lieb et al. 2010). Für Olanzapin konnten in unserer Metaanalyse nur schwache Effekte und ein leichter Anstieg der Suizidalität nachgewiesen werden, so dass es in Zusammenschau mit der häufigen Gewichtszunahme und Gefahr eines metabolischen Syndroms nicht mehr empfohlen werden kann (Stoffers et al. 2010). Für die häufig gegebenen **SSRIs** ließen sich in der Zusammenschau der publizierten Studien keine signifikanten Effekte nachweisen, weshalb sie nicht mehr gegeben werden sollten, es sei denn zur Behandlung einer komorbiden Depression oder Angsterkrankung. Dazu passt auch, dass Simpson et al. (2004) bei gleichzeitiger Behandlung mit DBT keinen Effekt einer zusätzlichen Medikation mit Fluoxetin fanden. Stimmungsstabilisierer sind ggf. dann zu empfehlen, wenn komorbid eine rezidivierende affektive Störung vorliegt. Topiramat kann aufgrund seiner gewichtsreduzierenden Wirkung interessant sein.

Unter den Antipsychotika der 2. Generation zeigt insbesondere **Aripiprazol** (Abilify®) ein relativ breites Wirkspektrum und ist daher und auch wegen der besseren Verträglichkeit klassischen Antipsychotika vorzuziehen. Allerdings stammen diese Befunde nur aus *einer* kontrollierten Studie mit auffällig hohen Effektstärken, die repliziert werden muss. Für die Nahrungssupplementierung mit Omega-3-Fettsäuren fanden sich vorsichtige positive Effekte im Sinne einer Reduktion von Suizidalität und Depressivität, jedoch fußen diese Befunde auf jeweils nur einer Studie.

Mehrere offene Studien zeigten positive Effekte u. a. für **Risperidon** (Risperdal®), **Quetiapin** (Seroquel®) und **Clozapin** (Leponex®). Diese Effekte müssen aber in kontrollierten Studien bestätigt werden, bevor eine Empfehlung ausgesprochen werden kann.

Die aktuelle Studienlage ist in einem Cochrane-Review unserer Arbeitsgruppe (Stoffers et al. 2010; Lieb et al. 2010) und in den Leitlinien der World Federation of the Societies of Biological Psychiatry (WFSBP; Herpertz et al. 2007) zusammengefasst.

Für die Wirksamkeit der oft praktizierten **Polypharmakotherapie** gibt es bisher keine Evidenzen. Der Einsatz von Benzodiazepinen birgt bei Borderline-Patienten ein erhebliches Suchtpotenzial und sollte auf wenige begründete kurzfristige Einzelfälle beschränkt werden.

„**Sedierende**" **Maßnahmen** sollten also möglichst zeitlich begrenzt und wenn überhaupt in der Anfangsphase eingesetzt werden, bis der Patient im Rahmen der Psychotherapie wirksames Selbstmanagement erlernt hat, das im günstigsten Fall eine weitere medikamentöse Therapie überflüssig macht.

Über den Nutzen einer medikamentösen Langzeittherapie gibt es bis auf eine Langzeittherapiestudie mit Haloperidol, die keine positiven Effekte zeigte, keine wissenschaftlichen Erkenntnisse.

Zusammenfassend kann gesagt werden, dass die Studien zu Langzeitverläufen der BPS deutlich höhere Remissionsraten aufweisen als allgemein vermutet. Störungsspezifische psychotherapeutische Behandlungskonzepte haben sich als wirksam erwiesen, wobei der beste Evidenznachweis für die DBT vorliegt. Auch pharmakotherapeutische Ansätze zeigen sich in ersten Studien als wirksam, wobei der beste Evidenznachweis für Stimmungsstabilisierer wie Lamotrigin und Topiramat sowie das Antipsychotikum Aripiprazol vorliegt. Trotz dieser ermutigenden Entwicklungen muss betont werden, dass maximal 50 % der behandelten Patienten innerhalb des Behandlungszeitrahmens respondieren. Die Aufklärung von Prädiktorvariablen für Non-Responder, die Entwicklung differenzieller Indikationen und die Verbesserung der Behandlungskonzepte für diese Klientel wird daher im Zentrum der Psychotherapieforschung der nächsten Jahre stehen.

Tab. 23.4 Placebokontrollierte Therapiestudien zur Behandlung der BPS.

Drug	n-Zahl Patienten Verum/Placebo	Mittlere Dosis/Tag	Behandlungswochen	Haupteffekte	Literatur
Antidepressiva					
Amitriptylin, z. B. Saroten®	29/28	149,1 mg	5	Depressivität	Soloff et al. 1989
Fluvoxamin, z. B. Fevarin®	38/19	166 ± 27 mg	12	–	Rinne et al. 2002
Fluoxetin, z. B. Fluctin®	9/8	20 60 mg	12		Markovitz 1995
Fluoxetin, z. B. Fluctin®	13/9	40 mg	13		Salzman et al. 1995
Fluoxetin, z. B. Fluctin®	12/13 (alle zusätzlich DBT)	40 mg	12		Simpson et al. 2004
Mianserin	17/21	30 mg	24	–	Montgomery et al. 1981
Phenelzin	34/28	60,5 mg	5	–	Soloff et al. 1993
Antipsychotika					
Olanzapin, Zyprexa®	19/9	5,3 ± 3,4 mg	26	Angst, Ärger, affektive Instabilität, psychotische Symptome	Zanarini und Frankenburg 2001b
Olanzapin, Zyprexa®	20/20	2,5–20 mg	12		Bogenschutz und Nurnberg 2004
Olanzapin, Zyprexa®	12/12	4,5 mg	24		Linehan et al. 2008

Tab. 23.4 Placebokontrollierte Therapiestudien zur Behandlung der BPS. (Forts.)

Drug	n-Zahl Patienten Verum/Placebo	Mittlere Dosis/ Tag	Behandlungswochen	Haupteffekte	Literatur
Antipsychotika					
Olanzapin, Zyprexa®	30/30 (alle zusätzlich DBT)	8,8 ± 3,8 mg	12	Angst, Ärger, affektive Instabilität, psychotische Symptome	Soler et al. 2005
Olanzapin, Zyprexa®	314	7,1 mg	12		Schulz et al. 2006
Olanzapin, Zyprexa®	301	6,7 mg	12		Zanarini et al. 2006b
Aripiprazol, Abilify®	26/26	15 mg	8 + 18	Interpersonelle Probleme, Impulsivität, Ärger, psychotische Symptome, Depressivität, Angst, allgemeine psychiatrische Symptomatik	Nickel et al. 2006; Nickel et al. 2007
Ziprasidon, Zeldox®	30/30	84 mg	12	–	Pascual et al. 2008
Stimmungsstabilisierer					
Carbamazepin, z. B. Tegretal®	10/10	Plasmaspiegel, 4–7,1 µg/ml	4	–	de la Fuente und Lotstra 1994
Valproinsäure, z. B. Orfiril®	12/4	64,57 ± 15,21 µg/ml	10	Interpersonelle Schwierigkeiten, Depressivität	Hollander et al. 2001
Valproinsäure, z. B. Orfiril®	20/32	range 500–2.250 mg, Modalwert 1.325 mg	12		Hollander et al. 2003, 2005
Valproinsäure, z. B. Orfiril®	20/10 T (alle zusätzlich Bipolar-II-Störung)	850 ± 249 mg	26		Frankenburg und Zanarini 2002
Topiramat, Topamax®	19/10 (nur Frauen)	250 mg	8	Interpersonelle Probleme, Impulsivität, Ärger, Angst, allgemeine psychiatrische Symptomatik	Nickel et al. 2004a
Topiramat, Topamax®	22/10 (nur Männer)	250 mg	8	–	Nickel et al. 2004b
Topiramat, Topamax®	28/28 (nur Frauen)	200 mg	10	–	Loew et al. 2006
Lamotrigin, z. B. Lamictal®	15/12	106,7 mg	12	Ärger, Impulsivität	Reich et al. 2009
	18/9	200 mg	8		Tritt et al. 2005
Andere					
Omega-3-Fettsäuren	22/27	1,2 g E-EPA[1] + 0,9 g DHA[2]	12	Suizidalität, Depressivität	Hallahan et al. 2007
	20/10	1 g EPA[1]	8		Zanarini und Frankenburg 2003

[1] eicosapentaenoic acid; [2] decosahexaenoic acid

DIE WICHTIGSTEN BEHANDLUNGSGRUNDSÄTZE

- Die Borderline-Störung sollte bereits ab dem 15. Lebensjahr diagnostiziert und störungsspezifisch behandelt werden.
- Störungsspezifische Therapieansätze haben sich (auch in der Adoleszenz) als wirksam erwiesen.
- Die Dialektisch Behaviorale Therapie (DBT) gilt derzeit als Therapie der 1. Wahl.
- Schwerwiegende komorbide Symptomatik (PTBS) erfordert zusätzliche spezifische Behandlung.
- Im Langzeitverlauf sollte allergrößter Wert auf soziale Integration außerhalb des psychiatrischen Versorgungssystems gelegt werden.
- Auf polypharmazeutische Ansätze, insbesondere Benzodiazepine sollte verzichtet werden.
- Psychopharmaka können in Einzelfällen symptomorientiert und zeitlich begrenzt im Vorfeld oder unterstützend zu einer primär indizierten Psychotherapie verordnet werden.

KAPITEL 24
Ulrich Voderholzer

Abnorme Gewohnheiten und Störungen der Impulskontrolle (ICD-10 F.63)

24.1 Einleitung 373

24.2 Impulskontrollstörungen 375
24.2.1 Pathologisches Glücksspiel (F63.0) 375
24.2.2 Pathologische Brandstiftung (F63.1) 376
24.2.3 Pathologisches Stehlen (F63.2) 376
24.2.4 Trichotillomanie (F63.3) 377
24.2.5 Abnorme Gewohnheiten und Störungen der Impulskontrolle, nicht näher bezeichnet (F63.9) 377

24.3 Therapie 379
24.3.1 Psychotherapie 379
24.3.2 Pharmakotherapie 381

24.4 Zusammenfassung 382

Tab. 24.1 Abnorme Gewohnheiten und Störungen der Impulskontrolle – Übersicht zum Krankheitsbild.

	Pathologisches Glücksspiel	Pyromanie	Kleptomanie	Trichotillomanie
Lebenszeitprävalenz	1,4 %*	Sehr selten; bei Brandstiftern häufiger	0,6 %	1–3 %
Geschlechterverhältnis f:m	2:3	Deutlich mehr Männer betroffen	5:3	Während der Pubertät 1:1; später 3:2
Erkrankungsalter	Adoleszenz	12–14 Jahre	Späte Adoleszenz	5–8 Jahre; Pubertät
Wichtige Komorbiditäten	Affektive Störungen, Angsterkrankungen; andere Impulskontrollstörungen Substanzmissbrauch*	Störung des Sozialverhaltens, ADHS, Anpassungsstörung, Lernstörungen	Affektive Störungen, Substanzmissbrauch, Essstörungen, Angststörung	Depression, Generalisierte Angststörung, Substanzbrauch, Essstörungen, ADHS, Zwangsstörung

* Pathologischer Internetgebrauch Kapitel 29

24.1 Einleitung

Unter den Störungen der Impulskontrolle werden in der Internationalen Klassifikation der psychischen Störungen (ICD-10) unter F.63 diejenigen Verhaltensauffälligkeiten oder -störungen zusammengefasst, die nicht andernorts klassifizierbar sind. Darunter fallen das pathologische Glücksspiel, die pathologische Brandstiftung (Pyromanie), das pathologische Stehlen (Kleptomanie) und die Trichotillomanie (➤ Tab. 24.2). Zusätzlich werden auch alle anderen exzessiven oder nicht kontrollierbaren Verhaltensstörungen unter diesem Begriff subsumiert, die nicht unter die substanzgebundenen Süchte fallen: die intermittierend auftretende Reizbarkeit (intermittierend explosive Störung), das pathologische Kaufen, pathologischer Internetgebrauch, die Dermatillomanie, impulsives Sexualverhalten und exzessives Sporttreiben. Teilweise werden auch impulsive Selbstverletzungen zu den Impulskontrollstörungen gezählt; diese finden sich aber auch symptomatisch bei vielen anderen psychischen Erkrankungen und werden daher im Folgenden nicht näher behandelt. Die letztgenannten Störungsbilder werden in der aktuellen Auflage nicht einzeln beschrieben und es liegen keine genauen Diagnosekriterien vor; sie werden unter „Sonstige abnorme Gewohnheiten und Störungen der Impulskontrolle" klassifiziert. Im neuen amerikanischen DSM-5 (APA 2013) werden Impulskontrollstörungen in einem Kapitel „Disruptive, impulse control and conduct disorders" abgehandelt, wobei Störungen wie Trichotillomanie, Dermatillomanie oder zwanghaftes Aufkratzen der Haut nicht bei den Impulskontrollstörungen, sondern bei den Zwangsspektrumsstörungen aufgeführt werden. Das pathologische Spielen hingegen wird in der neuen Version unter der Klassifikation „Substance-related and addicitve disorders" angeführt, womit dem Suchtverhalten dieser Störung als wichtigstes Symptom vor der Impulsivität der Handlung Rechnung getragen wird.

Gemeinsam ist diesen psychischen Störungen das unkontrollierbare Auftreten verschiedener Impulse

Tab. 24.2 Diagnostische Kriterien der Impulskontrollstörungen nach ICD-10.

Pathologisches Spielen	• Wiederholte (zwei oder mehrere) Episoden von Glücksspiel über einen Zeitraum von mindestens 1 Jahr. • Diese Episoden bringen den Betroffenen keinen Gewinn, sondern werden trotz subjektivem Leidensdruck und Störung der Funktionsfähigkeit im täglichen Leben fortgesetzt. • Die Betroffenen beschreiben einen intensiven Drang zu spielen, der nur schwer kontrolliert werden kann. Sie schildern, dass sie nicht in der Lage sind, das Glücksspiel durch Willensanstrengung zu unterbrechen. • Die Betroffenen sind ständig mit Gedanken oder Vorstellungen vom Glückspiel oder mit dem Umfeld des Glücksspiels beschäftigt.
Pathologische Brandstiftung	• Zwei oder mehrere vollzogene Brandstiftungen ohne erkennbares Motiv. • Die Betroffenen beschreiben einen intensiven Drang, Feuer zu legen, mit einem Gefühl von Spannung vorher und Erleichterung nachher. • Die Betroffenen sind ständig mit Gedanken oder Vorstellungen des Feuerlegens oder den mit dieser Handlung verbundenen Umständen beschäftigt (z. B. übertriebenes Interesse an Löschfahrzeugen oder damit, die Feuerwehr zu rufen).
Pathologisches Stehlen	• Zwei oder mehr Diebstähle ohne das erkennbare Motiv, sich selbst oder andere zu bereichern. • Die Betroffenen beschreiben einen intensiven Drang zum Stehlen mit dem Gefühl von Spannung vor dem Diebstahl und Erleichterung nachher.
Trichotillomanie (engl. Hair Pulling Disorder = HPD)	• Sichtbarer Haarverlust, aufgrund der anhaltenden und wiederholten Unfähigkeit, Impulsen des Haareausreißens zu widerstehen. • Die Betroffenen beschreiben einen intensiven Drang, die Haare auszureißen mit einer zunehmenden Spannung vorher und einem Gefühl von Erleichterung nachher. • Fehlen einer vorbestehenden Hautentzündung; nicht im Zusammenhang mit Wahn oder mit Halluzinationen.
Sonstige abnorme Gewohnheiten und Störungen der Impulskontrolle	
Nicht näher bezeichnete Störungen	

ohne eine bestimmte Motivation bzw. auch gegen den Willen der Betroffenen. Die Impulse beinhalten in den meisten Fällen selbstschädigendes bzw. selbstgefährdendes und/oder fremdgefährdendes Verhalten. Die Betroffenen können dem Drang, spezifische Handlungen auszuführen, nicht widerstehen und erleben vor der Handlungsausführung starke innere Erregung und Anspannung, die von einem Gefühl der Lust, der Erleichterung und der Euphorie bei Handlungsdurchführung abgelöst werden. Nach der Handlung können Reue, Schuldgefühle oder Selbstvorwürfe auftreten.

Klinisch-psychopathologische Gemeinsamkeiten nach Ebert (2008):
- Starker Handlungsimpuls, dem von den Betroffenen kein Widerstand entgegengesetzt werden kann.
- Anspannung und Erregung vor der Tat sind mit Gefühlen der Erleichterung, Euphorie und Lust während der Tat kombiniert.
- Abbildung 24.1 veranschaulicht dies im Überblick.

Trotz der genannten Gemeinsamkeiten ist diese Gruppe von Störungsbildern bisher noch eher lose und rein deskriptiv miteinander verbunden und es fehlt ein einheitliches Krankheitsmodell. Bisher existieren auf diesem Gebiet auch nur wenige systematische Studien. Einige weisen jedoch daraufhin, dass Impulskontrollstörungen neben psychischen Auslösern auch als Nebenwirkung dopaminerger Therapie auftreten können (Weintraub et al. 2010).

Zu beachten ist, dass Impulskontrollstörungen häufig mit komorbiden psychischen Erkrankungen wie z. B. Depression, Angststörungen, Zwangsstörungen, Substanzabhängigkeit, Essstörungen oder ADHS einhergehen. Allerdings werden diese oft von Betroffenen aus Scham verschwiegen oder bagatellisiert und von Therapeuten häufig nicht erkannt.

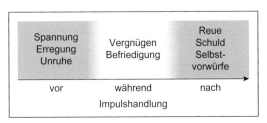

Abb. 24.1 Ablauf der Impulshandlung und assoziierte Gefühle (nach Müller 2013)

24.2 Impulskontrollstörungen

24.2.1 Pathologisches Glücksspiel (F63.0)

Unter pathologischem Glücksspiel versteht man das häufige, wiederholte und episodenhafte Spielen, das den Lebensalltag der Betroffenen sowohl durch einen kaum kontrollierbaren Spieldrang als auch durch ständige gedankliche Beschäftigung mit dem Spielen beeinträchtigt. Nicht der finanzielle Gewinn, sondern ein starker innerer Drang bringen die Betroffenen trotz negativer Folgen für Beziehungen und Beruf zum Weiterspielen. Gedanklich durchleben die betroffenen Personen vergangene Spielerlebnisse immer wieder und beschäftigen sich auch sonst hauptsächlich mit der Planung der nächsten Spiele oder mit Möglichkeiten zur Geldbeschaffung für das nächste Spiel. Die Betroffenen erleben das pathologische Spielen häufig als **ich-synton,** was sie von den anderen Störungen dieser Kategorie abgrenzt.

Ähnlich wie bei **Suchterkrankungen** müssen die Betroffenen im Lauf der Zeit die Einsätze und Risiken immer mehr steigern, um positive Gefühle zu erleben und das Erregungsniveau aufrechterhalten zu können. Auch sonst zeigt das pathologische Glücksspiel viele Gemeinsamkeiten zu den substanzgebundenen Süchten: So kann das Spielverhalten der Betroffenen zwar als impulsiv im Sinne der Impulskontrollstörungen angesehen werden, das Ziel dieser lustbetonten Handlung wird jedoch nicht von vorneherein als unsinnig angesehen, sondern erst durch das Auftreten von negativen Konsequenzen zu verändern versucht. Zudem zeigen sich bei den Betroffenen Entzugssymptome in den Spielpausen, die ebenfalls mit denen bei Suchterkrankungen zu vergleichen sind (Dell'Osso et al. 2006).

Auch der Krankheitsverlauf mit drei voneinander zu unterscheidenden Phasen zeigt Ähnlichkeiten zu Suchterkrankungen: Gewinnphase, Verlustphase und Verzweiflungsphase. Diese Phasen lassen sich im Suchtmodell mit einem positiven Anfangsstadium, einem kritischen Gewöhnungsstadium und einem Suchtstadium vergleichen (Ebert 2008). Unterstützt wird diese Annahme durch eine Metaanalyse von Crockford et al. (1998), die Substanzmissbrauch als häufigste komorbide Störung bei pathologischem Spielen identifizierten und somit auf die psychologische und neurobiologische Nähe dieser Erkrankung zu stoffgebundenen Süchten hinweisen.

Neben den Suchterkrankungen zeigen sich bei den Betroffenen auch Ähnlichkeiten zu den **bipolaren Störungen,** vor allem den **manischen** Phasen: Die betroffenen Personen suchen mit ihrem Verhalten Freude und Lustempfinden und zeigen unrealistische Erwartungen bezüglich der eigenen Fähigkeiten und der Gefahr. Blaszczynski et al. (2002) sehen neben den Ähnlichkeiten zu verschiedenen Achse-1-Störungen auch Unterschiede zwischen den einzelnen pathologischen Spielern und schlagen eine Aufteilung in drei Untergruppen vor: 1. den verhaltenskonditionierten Problemspieler, 2. den emotional vulnerablen Problemspieler und 3. den antisozialen, impulsiven Problemspieler.

Das pathologische Glücksspiel beginnt häufig bereits in der Adoleszenz. Es vergehen durchschnittlich 5,5 Jahre bis die Betroffenen und deren Angehörige das pathologische Spielen als Problem erkennen und sich Hilfe und Unterstützung suchen. Der Verlauf ist meist chronisch und kontinuierlich; die Rate an spontanen Remissionen gering. Die Prävalenz liegt zwischen 0,1 und 3,4 %, ca. ein Drittel sind Frauen.

24.2.2 Pathologische Brandstiftung (F63.1)

Von Pyromanie spricht man nach mindestens zwei vollzogenen oder versuchten Brandstiftungen an Häusern oder anderen Objekten ohne erkennbares oder verständliches Motiv (z. B. als politischer Akt, als Geldbeschaffungsmaßnahme) oder ohne Belohnung. Vor der Tat beschreiben Betroffene einen **hohen Erregungs- und Anspannungsgrad** und einen intensiven Drang, die Handlung auszuführen, dem sie nicht widerstehen können. Nach der Ausführung empfinden die Betroffenen häufig ein Gefühl der **Erleichterung** und des Spannungsabfalls und sie erhalten durch ihr Verhalten Selbstbestätigung.

Neben der direkten Handlung beschäftigen sich die betroffenen Personen gedanklich stark mit dem Thema Feuer und Brand und interessieren sich häufig für den Beruf des Feuerwehrmanns oder für den Löschprozess. Trotz der als impulsiv beschriebenen Handlungen geht dem konkreten Verhalten der Betroffenen teilweise eine **Planungsphase** voraus, bei der Sach- und Personenschäden in Kauf genommen werden.

Pyromanie ist eine sehr seltene Störung und sie tritt am häufigsten in der **Adoleszenz** auf (Dell'Osso et al. 2006). In der Ätiologie werden bezüglich der Pathogenese neben dem Alter auch Persönlichkeitsfaktoren, die Pathologie der Eltern, soziale Umgebungsfaktoren sowie mögliche neurochemische Prozesse diskutiert. Gehäuft finden sich Lern- und Leistungsschwierigkeiten, ein niedriger IQ, niedriger sozialer Status, Hyperaktivität, leichte neurologische Defizite, Sprachprobleme und Defizite in den exekutiven Funktionen, vor allem der kognitiven Flexibilität und Impulsivität (Parks et al. 2005). Zusätzlich zeigen Pyromanen überdurchschnittlich häufig **weitere impulsive Handlungstendenzen** wie Stehlen, Alkoholmissbrauch oder sexuelle Störungen.

24.2.3 Pathologisches Stehlen (F63.2)

Unter Kleptomanie versteht man eine Störung, bei der es den Betroffenen nicht möglich ist, dem Drang zu widerstehen, Objekte zu stehlen, die nicht dem eigenen Gebrauch oder der Bereicherung dienen. Das heißt, der Diebstahl ist mit **keinem Motiv** verbunden. Die Betroffenen verspüren vor der Tat eine starke innere Anspannung, die während der Tat abnimmt und sich in ein Gefühl der Erleichterung verändert. Während der Tat beschreiben die Betroffenen Lustgefühle und eine Stärkung des Selbstwertgefühls; nach der Handlung kommt es dann aufgrund der **Ich-Dystonie** der Störung häufig zu Schuldgefühlen und depressiven Verstimmungen. Die Handlung ist bei einer Kleptomanie immer spontan und **ungeplant,** auch wenn die Risiken einer Entdeckung möglichst gering gehalten werden. So werden die Diebstähle meist alleine begangen. Die gestohlenen Gegenstände werden von den Personen häufig gehortet und nicht in Gebrauch genommen.

Epidemiologische Studien zeigen einen gehäuften **Beginn** der Störung **vor dem 20. Lebensjahr.** Kleptomanie ist insgesamt selten und tritt bei Frauen deutlich häufiger auf (71–81 %) als bei Männern

(Aboujaoude et al. 2004). Aufgrund der Seltenheit der Störung und der **Häufigkeit von komorbiden Störungen** (Affektive Störungen, Angstsymptome, Essstörungen und ADHS) wird immer wieder diskutiert, ob es sich bei der Kleptomanie um eine eigenständige Störung handelt oder sie als Symptom innerhalb anderer Störungen anzusehen ist.

Vor der Vergabe der Diagnose des pathologischen Stehlens muss abgeklärt werden, ob der Diebstahl nicht zum eigenen Nutzen, z. B. der eigenen Bereicherung, oder als Mutprobe bei Jugendlichen ausgeführt wurde. Zudem darf die Diagnose nicht vergeben werden, wenn es sich bei dem Diebstahl um ein Symptom einer Störung des Sozialverhaltens oder einer anderen psychiatrischen Störung handelt.

24.2.4 Trichotillomanie (F63.3)

Unter Trichotillomanie, englisch auch Hair Pulling Disorder genannt (Flessner et al. 2012), versteht man den starken inneren Drang, sich selbst, Objekten wie Puppen oder anderen Menschen Körperhaare auszureißen, was in der Folge laut der Kriterien zu **sichtbarem Haarverlust** führen muss. Die Betroffenen erleben vor der Handlung einen starken inneren Drang und Anspannung, nach Ausführen des Impulses folgt Erleichterung und Spannungsabfall. Die Handlungen können nur einige Minuten dauern oder auch über Stunden anhalten. Ähnlich wie bei Zwangsstörungen erleben die Betroffenen die Impulse als **ich-dyston** und versuchen, Widerstand zu leisten. Das Verhalten wird überwiegend heimlich ausgeführt und vor Anderen aus Scham verleugnet. Teilweise folgt dem Haareausreißen eine genaue Untersuchung der Haarwurzel oder die Haare werden durch die Zähne gezogen oder auch gegessen (Trichophagie). Phänomenologisch scheint es bezüglich der Art des Haareausreißens zwei Typen zu geben: einen Typus mit einem mehr unbewusst ablaufenden, automatisierten Haareausreißen ähnlich wie Nägelkauen und einen Typus mit einem fokussiertem, zielgerichteten Handeln als Reaktion auf eine innere Anspannung oder negative Gefühle.

Neben dem Haareausreißen kommt es bei den Betroffenen häufig auch zu vermehrtem Aufkratzen der Haut oder Nägelkauen, weswegen die Störung immer wieder auch zu den **selbstverletzenden Verhaltensweisen** gezählt wird, was neben der Ähnlichkeit zu Zwangsstörungen (Christenson et al. 1996) auch die Eigenständigkeit der Störung in Frage stellt.

Trichotillomanie beginnt oft in der **Kindheit** (zwischen 5 und 8 Jahren) oder in der Adoleszenz, wobei Haareausreißen auch Teil einer normalen Entwicklungsstufe sein kann. Die Lebenszeitprävalenz beträgt 0,6–1 %, im Erwachsenenalter sind Frauen häufiger betroffen als Männer.

Trichotemnomanie: Darunter versteht man das wiederholte und impulsive Schneiden oder Rasieren von Haaren am gesamten Körper. Trotz der Ähnlichkeiten zur Trichotillomanie sollte die Trichotemnomanie davon genau abgegrenzt werden, da es sich dabei um eine eigenständige Art der Impulskontrollstörung handelt, die im ICD-10 unter einer „nicht näher bezeichneten abnormen Gewohnheit und Störung der Impulskontrolle F63.9" zu diagnostizieren ist (Happle 2005).

24.2.5 Abnorme Gewohnheiten und Störungen der Impulskontrolle, nicht näher bezeichnet (F63.9)

Intermittierende explosive Störung

Für diese Störung gibt es in der ICD-10 keine diagnostischen Kriterien; dagegen wird die Störung seit der 4. Ausgabe im DSM beschrieben. Unter der „intermittierenden explosiven Störung" oder der intermittierenden Reizbarkeit versteht man wiederholte Episoden aggressiver Tendenzen, die die Betroffenen nicht unterdrücken können und bei denen sie andere Menschen physisch oder verbal angreifen oder Gegenstände zerstören. Die aggressiven Impulse müssen entweder mindestens zweimal pro Woche über einen Zeitraum von einem Monat mit verbalen oder körperlichen Angriffen stattfinden oder drei körperliche Angriffe im Zeitraum eines Jahres beinhalten, um die Diagnose nach DSM-IV vergeben zu können. Im DSM-V werden die Zeitangaben weiter spezifiziert.

Die aggressiven Impulse entstehen dabei nicht durch Provokation und stehen auch nicht mit bestimmten Belastungssituationen in Zusammenhang, sondern treten scheinbar **grundlos** auf. Ähnlich wie bei anderen Störungen der Impulskontrolle berichten Betroffene vor einem aggressiven Ausbruch von einer starken inneren Unruhe und Anspannung, der nach der Tat ein Gefühl der Erleichterung folgt. Die aggressiven Ausbrüche werden von den Betroffenen als belastend und einschränkend erlebt (McElroy et al. 1998) und gehen einher mit starkem Stresserleben, Problemen im sozialen und beruflichen Umfeld oder finanziellen oder gesetzlichen Konsequenzen. Angaben von Coccaro et al. (2004) mit Lebenszeitprävalenzen von bis zu 11,1 % sind sicherlich stark übertrieben und sind vor allem auf die diagnostischen Kriterien nach DSM-IV zurückzuführen. Im DSM-V wurden die Klassifikationskriterien weiter spezifiziert, so dass z.B. die Störung erst ab einem Alter von 6 Jahren diagnostiziert werden kann. Coccaro et al. (2005) beschreiben einen sehr **frühen Beginn in der Adoleszenz** und ein häufigeres Auftreten bei Männern als bei Frauen.

Pathologisches Kaufen

Beim pathologischen Kaufen oder auch „Kaufsucht" zeigen Betroffene wiederholte Impulse einzukaufen, denen sie nicht widerstehen können. Die Impulse werden dabei als sinnlos und **ich-dyston** angesehen und führen in der Folge vor allem zu finanziellen Problemen, die dennoch das Kaufverhalten nicht verändern. Die Betroffenen kaufen vor allem Gegenstände, die sie gar nicht brauchen und im Anschluss horten und die oft den finanziellen Rahmen der Betroffenen überschreiten. Meist dauern die Episoden über einen längeren Zeitraum an und können nur schwer unterbrochen werden.

Auslöser der Episoden sind nach Müller und de-Zwaan (2010) negative Befindlichkeiten, Langeweile, das Bedürfnis nach Ablenkung oder ein starker Besitzwunsch. Es resultieren in der Regel negative Auswirkungen auf das psychosoziale Umfeld der Betroffenen. Leyoyeux et al. (1996) sehen das pathologische Kaufen als Kompensation einer dahinterliegenden depressiven Symptomatik und schlagen daher eine antidepressive Therapie vor. Unterstützt wird diese Annahme durch die **hohen Komorbiditätsraten** des pathologischen Kaufens mit **affektiven Störungen.**

Die Lebenszeitprävalenz liegt in verschiedenen Studien zwischen 2 und 8 % (Black 2001), wobei bis zu 95 % der Betroffenen weiblich sind. Der Beginn der Störung liegt meist in der **Adoleszenz** oder im **frühen Erwachsenenalter,** der Verlauf ist häufig chronisch.

Pathologischer Internetgebrauch

➤ Kapitel 29.

Dermatillomanie (Skin Picking Disorder)

Unter Dermatillomanie versteht man das zwanghafte und impulsive Manipulieren der eigenen Haut (z. B. kratzen, beißen, drücken), vor allem an Hautunreinheiten oder anderen Hautunebenheiten, die sich am gesamten Körper befinden können. Diese Manipulationen führen in der Folge zu sichtbaren Verletzungen, Entzündungen oder Infektionen, die die Betroffenen in ihrem alltäglichen Leben stark beeinträchtigen können. Aus Scham werden diese Bereiche häufig durch Make-up oder Kleidung zu verstecken versucht, bzw. soziale Situationen allgemein vermieden. Nach den aktuellen Kriterien des DSM-V führen die Manipulationen der Haut zu klinisch signifikantem Stresserleben und sozialen und beruflichen Einschränkungen.

Die Prävalenz der Erkrankung wird derzeit auf ca. 1,4–5,4 % geschätzt und tritt bei Frauen deutlich häufiger auf als bei Männern (Odlaug et al. 2010), vor allem im Altersbereich zwischen 20 und 30 Jahren.

Dermatillomanie zeigt Gemeinsamkeiten sowohl mit den **Zwangsstörungen** (Ko 1999), als auch mit den **Suchterkrankungen** (Odlaug et al. 2010) und wird von den Betroffenen trotz des Wissens um die negativen Konsequenzen weiter ausgeführt.

Pathologisches sexuelles Verhalten

Unter pathologischem sexuellem Verhalten versteht man exzessive und sich wiederholende Episoden sexuellen Verhaltens oder sich aufdrängender sexueller Gedanken (➤ Kap. 21). Die Betroffenen fühlen sich den meist als **ich-synton** erlebten Impulsen ausgesetzt und können dem Verhalten nicht widerstehen, auch wenn es zu negativen psychosozialen Konsequenzen führt.

Pathologisches sexuelles Verhalten zeigt sich sowohl in paraphilischen als auch in nichtparaphilischen Symptomen; d. h., es lassen sich keine direkten Rückschlüsse aus der Art der sexuellen Praktiken auf die Pathologie schließen. Zum pathologischen sexuellen Verhalten zählt impulsives promiskuitives Verhalten, zwanghafte Masturbation, zwanghafte Nutzung von Telefonsex und pornografischen Internetseiten (Kafka et al. 1996). Aufgrund der Scham der Betroffenen ist es bisher nicht möglich, die Prävalenzraten zu benennen; bisherige Studien deuten aber auf eine Häufigkeit von 5–6 % der Erwachsenen (Coleman 1991) hin, wobei Männer häufiger betroffen zu sein scheinen.

Exzessives Sporttreiben

Unter exzessivem Sporttreiben wird eine extreme sportliche Betätigung verstanden, die auch als zwanghaft angesehen werden kann. Betroffene gehen sportlichen Aktivitäten trotz persistierender physischer und psychischer Beschwerden nach und vernachlässigen soziale oder berufliche Aktivitäten. Oft finden sich in der Vorgeschichte erfolglose Versuche, die sportliche Betätigung zu reduzieren, es kommt zu einem Kontrollverlust, zu Toleranzentwicklung und Entzugssymptomen bei Nichtbetätigung. Es handelt sich um ein häufiges Symptom bei Essstörungen.

24.3 Therapie

24.3.1 Psychotherapie

Nach aktuellem Kenntnisstand stellt die kognitive Verhaltenstherapie die Behandlung der Wahl dar. Allerdings liegen bisher keine Leitlinien für die Behandlung und, von einigen Ausnahmen abgesehen, auch keine randomisierten kontrollierten Therapiestudien vor. Auch existiert kein einheitliches Störungsmodell, die Zu- und Einordnung der einzelnen Störungsbilder ist noch Gegenstand der Diskussion.

Nach Bühringer (2004) sollten vor Beginn der Behandlung die **genauen Auslöser** ermittelt werden, um das Therapiekonzept anpassen zu können. Neben der allgemeinen Herangehensweise an die Behandlung spielt das Krankheitsmodell eine Rolle bei der Herausarbeitung der Therapieziele.

Bühringer (2004) sieht derzeit zwei **konkurrierende Therapieziele** als bedeutungsvoll an: **Verhaltensunterdrückung vs. Reduzierung des Verhaltens auf eine unproblematische Ausführung** im Sinne eines „kontrollierten Verhaltens". Die Entscheidung für eines der beiden übergeordneten Therapieziele sollte nach Bühringer im Einzelfall individuell und unter Einbezug der folgenden Kriterien erfolgen:
- Ausmaß körperlicher Schäden bei Fortführung des Verhaltens
- soziale Unerwünschtheit bzw. Strafverwehrung des Verhaltens
- soziale Notwendigkeit einer normalen Verhaltensausübung
- Fähigkeit, das Verhalten in einer quantitativ und qualitativ unproblematischen Form in Selbstkontrolle zu überführen
- motivationale Aspekte des Patienten

Neben den unterschiedlichen Ansichten zur Behandlung von Impulskontrollstörungen gibt es auch Unterschiede bei den therapeutischen Ansätzen.

Aufgrund der Ähnlichkeiten des **pathologischen Glücksspiels** zu den Suchterkrankungen wird immer wieder die Möglichkeit eines suchtspezifischen Vorgehens in der Therapie diskutiert: Neben psychotherapeutischen ambulanten und stationären Behandlungsmöglichkeiten stehen zahlreiche Selbsthilfegruppen und Beratungsstellen zur Verfügung. Ziel dieser Anlaufstellen ist die Förderung der Krankheitseinsicht und der Therapiemotivation, die aufgrund der Ich-Syntonie des pathologischen Spielens eingeschränkt ist und eher über die Veranschaulichung der negativen psychosozialen Folgen erreicht werden kann. Petry (1999) weist in ihrem Review auf folgende Probleme bei Selbsthilfegruppen hin: Zum einen zeigen sich in verschiedenen Studien Drop-out-Raten zwischen 70 und 90 % (Brown 1985), zum anderen erreichen nur wenige durch die Teilnahme an den Selbsthilfegruppen vollständige Abstinenz. In Verbindung mit professioneller Psychotherapie konnte die Wirksamkeit von Selbsthilfegruppen dagegen deutlich gebessert werden (Lesieur et al. 1991).

Das Ziel der kognitiven Verhaltenstherapie bei der Behandlung des pathologischen Spielens ist, den Betroffenen Kontrolle über als nicht kontrollierbar wahrgenommene Ereignisse zurückzugeben. Auch manualisierte Behandlungskonzepte scheinen dabei wirksam zu sein (Petry 2005). Als therapeutische Techniken kommen in der Behandlung vor allem **Verhaltensanalysen** von kritischen Situationen und **Pläne zur Rückfallprophylaxe** zum Einsatz.

Sylvain et al. (1997) bestätigten zudem in ihrer Studie im Vergleich mit einer Wartelistenkontrollgruppe die Wirksamkeit eines Problemlösetrainings und kognitiver Techniken bei der Behandlung des pathologischen Spielens. Pallesen et al. (2005) zeigten in einer durchgeführten Metaanalyse von Studien zwischen 1966 bis 2004 sowohl positive Kurzzeit- als auch Langzeiteffekte nach der Durchführung einer psychotherapeutischen Behandlung der Betroffenen. Die Wirksamkeit der Behandlung korrelierte dabei positiv mit der Anzahl der stattgefundenen Therapiesitzungen. Toneatto et al. (2003) zeigten in einem kritischen Review von Therapiestudien die höchste Wirksamkeit für **kognitive Verhaltenstherapie.**

Bei der Behandlung der **pathologischen Brandstiftung** ist bisher noch sehr wenig über mögliche wirksame Therapieverfahren bekannt.

Bei der Behandlung des **pathologischen Stehlens** kommen derzeit ebenfalls hauptsächlich **verhaltenstherapeutische** Methoden zum Einsatz, es liegen jedoch überwiegend nur Einzelfallstudien vor. Als hilfreiche Behandlungsmethoden werden vor allem Selbstkontrolltechniken, kognitive Techniken und verschiedene Methoden der Konditionierung gesehen. Grant et al. (2006) stellen in ihrer Übersicht zusätzlich die systematische Desensibilisierung, die Aversionstherapie und die „covert sensitization" als Behandlungsmöglichkeiten vor, wobei auch diese Verfahren bisher nur in Einzelfallstudien ihre Wirksamkeit zeigen konnten.

Verhaltenstherapeutische Techniken konnten auch in der Behandlung der **Trichotillomanie** als wirksame Behandlungsmethode nachgewiesen werden (van Minnen et al. 2003), wobei die kognitive Verhaltenstherapie der Behandlung mit SSRIs vorzuziehen zu sein scheint. In Langzeiteffekten zeigen sich nach der Durchführung einer kognitiven Verhaltenstherapie neben der Reduktion des Haareausreißens auch positive Auswirkungen auf die Stimmung, die Reduktion von Ängsten, das Selbstwertgefühl und das allgemeine psychosoziale Funktionsniveau (Keuthen et al. 1998).

Auch das **Habit Reversal Training** (Azrinn et al. 1973) hat sich als wirksam erwiesen. Dieses Trainingsprogramm wurde für eine Vielzahl an Verhaltensauffälligkeiten und Tics entwickelt und kann auch in der Behandlung der Trichotillomanie eingesetzt werden. Es besteht aus den folgenden Bestandteilen (aus Margraf et al. 2000):
- Beschreibung des Verhaltens, Erkennen des Auftretens und früher Anzeichen
- Aufbau von Veränderungsmotivation
- Competing Response Training
- Generalisierungstraining

Im **Competing Response Training** soll eine Verhaltensweise eingeübt werden, die inkompatibel mit der Ausführung des Haareausreißens ist und konkurrierend dazu ausgeführt wird (z. B. Hände zu Fäusten ballen). Dieses Verhalten muss innerhalb des Therapiesettings geübt und im Anschluss durch das Generalisierungstraining in den Alltag integriert werden. Wichtig dabei ist die positive Verstärkung des gewünschten Verhaltens erst durch den Therapeuten und dann durch den Patienten selbst. Nach einer durchgeführten Metaanalyse ist das Habit Reversal Training einer Wartelistenkontroll- und einer Placebogruppe überlegen. Neben dem Habit Reversal Training zeigte sich in einer Studie auch die Akzeptanz-und-Commitment-Therapie als ähnlich wirksam (Woods et al. 2006).

Zu den möglichen Behandlungsansätzen der intermittierend explosiven Störung, des pathologischen Internetgebrauchs, des pathologischen Kaufens und der Dermatillomanie gibt es bisher ebenfalls nur wenige kontrollierte Studien. Nach der derzeitigen Datenlage stellt aber auch hier die kognitive Verhaltenstherapie die Methode der Wahl dar. Gerade diese bisher nicht sehr gut definierten Störungsbilder sollten als Ziel weniger die Verhaltensunterdrückung, als vielmehr den **Aufbau eines kontrollierten Verhaltens** zur Folge haben.

Vorschläge für die Therapie der **intermittierend explosiven Störung** sind die Teilnahme an einem sozialen Fertigkeitentraining und die Durchführung von Gruppen- und Familientherapien (Alpert et al. 1997).

In der Behandlung des **pathologischen Kaufens** werden nach der aktuellen Forschungslage folgende Interventionsmöglichkeiten diskutiert: Gruppentherapien (auch in Form von Selbsthilfegruppen), finanzielle Unterstützungssysteme, Selbsthilfebücher und der Einsatz von Paar- und Familientherapien (Black 2007). Müller et al. (2010) berichten über Erfolge bei der Anwendung des „Erlanger Therapiemanuals zur Behandlung des pathologischen Kaufens", das ein verhaltenstherapeutisches Gruppenkonzept vorsieht und neben üblichen kognitiv-verhaltenstherapeutischen Methoden auch das Erlernen von Geld- und Schuldenmanagement in den Vordergrund stellt.

Für die Behandlung der **Dermatillomanie** zeigt eine neue Studie von Schnuck et al. (2011) die Wirksamkeit der kognitiven Verhaltenstherapie: In der durchgeführten Studie konnten der Schweregrad, die psychosozialen Folgen, die Stärke der mit der Störung verbundenen dysfunktionalen Kognitionen und die Schwere der Verletzungen mithilfe einer vier Therapiesitzungen umfassenden Verhaltenstherapie deutlich verbessert und reduziert werden (Effektstärke: 0,90–1,89). Zusätzlich zur kognitiven Verhaltenstherapie schlagen Flessner et al. (2008) die **„Acceptance-Enhanced Behavior Therapy"** vor, die den gemeinsamen Einsatz von Habit Reversal Training und Akzeptanz-und-Commitment-Therapie vorsieht und in ersten Studien als wirksam nachgewiesen werden konnte. Diese Art der Therapie kann auch bei der Behandlung der Trichotillomanie eingesetzt werden.

24.3.2 Pharmakotherapie

In der pharmakologischen Behandlung der Impulskontrollstörungen kommen derzeit vorwiegend Serotonin-Wiederaufnahmehemmer und Opiat-Antagonisten zum Einsatz. Insgesamt haben Wirksamkeitsstudien mit SSRIs sehr uneinheitliche Ergebnisse erbracht; nicht alle Studien konnten eine Überlegenheit von SSRI gegenüber einem Placebo nachweisen. Die Wirksamkeit von Opiat-Antagonisten wurde in kontrollierten Studien bei pathologischem Spielen und Kleptomanie nachgewiesen. Allerdings wird die Aussagekraft der Ergebnisse durch geringe Fallzahlen, hohe Drop-out-Raten und Placeboraten bis zu 34 % limitiert.

Bei der medikamentösen Behandlung des **pathologischen Spielens** zeigten sich in Doppelblind-Studien (Hollander et al. 2005) neben dem Einsatz von SSRIs auch Stimmungsstabilisierer und Opiod-Antagonisten als wirksam. Kim et al. (2002) zeigten in einer durchgeführten Doppelblind-Studie die Wirksamkeit von Paroxetin in einer Dosierung von 60 mg/d im Vergleich mit Placebo. Vor der antidepressiven Behandlung der pathologischen Spieler sollte jedoch eine hinreichende Diagnostik durchgeführt werden: Gerade der Einsatz der Antidepressiva bei Betroffenen mit einer komorbiden bipolaren Störung könnte maniforme Symptome provozieren und die Impulskontrolle weiter minimieren (Dell'Osso et al. 2006). Stimmungsstabilisierer und Antikonvulsiva zeigen dagegen keine Kontraindikationen und können vor allem bei einer komorbiden affektiven Störung eingesetzt werden. Grant et al. (2002) zeigten im Vergleich verschiedener Studien vor allem die Wirksamkeit von Naltrexon. Insgesamt liegen bisher meist nur Einzelfallstudien und nur wenige randomisierte, kontrollierte Studien vor.

Über die medikamentöse Behandlung der **pathologischen Brandstiftung** gibt es bisher keine Berichte.

Bei der medikamentösen Behandlung der **Kleptomanie** wird neben den serotonerg wirksamen Antidepressiva, auf deren Wirksamkeit bisher nur Einzelfallstudien mit Fluoxetin, Fluvoxamin und Paroxetin (McElroy et al. 1991; Grant 2004) hinweisen, hauptsächlich Naltrexon eingesetzt. Die Wirksamkeit von Naltrexon bei der Behandlung der Kleptomanie konnte bereits in mehreren Studien übereinstimmend festgestellt werden (u. a. Grant 2005).

In einer Doppelblind-Studie von Swedo et al. (1989) zeigte sich eine Clomipramin-Monotherapie bei der Behandlung der **Trichotillomanie** einem Placebo und auch einem SSRI überlegen. Christenson et al. (1991) fanden in einer Doppelblind-Studie, dass der Einsatz von Fluoxetin keine wirksame Behandlungsmöglichkeit darstellt. Stewart et al. (2003) und Ameringen et al. (2010) berichteten über positive Ergebnisse für das atypische Neuroleptikum Olanzapin. Insgesamt zeigte sich bei der Behandlung der Trichotillomanie die kognitive Verhaltenstherapie am wirksamsten und sollte daher als Therapie der ersten Wahl angesehen werden.

Bei der Behandlung der **intermittierend explosiven Störung** werden neben SSRIs auch Stimmungsstabilisierer (v. a. Lithium; Malone et al. 2000), Betablocker und Neuroleptika (v. a. Risperidon; Findling et al. 2001) eingesetzt, wobei diese Medikamente auch zur Behandlung anderer aggressiver Handlungsimpulse eingesetzt werden können. Für alle genannten Medikamente liegen Doppelblind- oder andere kontrollierte Studien vor.

Die medikamentöse Behandlung des **pathologischen Kaufens** ist nach der aktuellen Studienlage umstritten: Nach Black (2007) zeigen die durchgeführten Studien mit antidepressiver Medikation unterschiedliche Effekte, die teilweise mit Placeboeffekten zu vergleichen sind. Koran et al. (2003) zeigen dagegen eine effektivere Behandlung mit dem Antidepressivum Citalopram im Vergleich mit Placebo. Grant (2004) und Kim (1998) fanden in Einzelfallstudien eine Verbesserung der Symptomatik durch den Einsatz des Opiat-Antagonisten Naltrexon; kontrollierte Studien liegen dazu jedoch nicht vor.

In der pharmakologischen Behandlung der **Dermatillomanie** zeigte sich in einer durchgeführten Doppelblind-Studie ein guter Effekt durch die Anwendung des Antidepressivums Fluoxetin (Simeon et al. 1997). Die Wirksamkeit von SSRIs konnte zudem durch eine Studie mit Escitalopram bestätigt werden (Keuthen et al. 2007).

24.4 Zusammenfassung

Die Impulskontrollstörungen stellen derzeit eine Sammlung verschiedener Störungsbilder dar, die bisher noch nicht einheitlich erfasst werden konnten und eher ein deskriptives Krankheitsmodell aufweisen. Die Gemeinsamkeiten dieser Störungsbilder liegen in den impulsiven Verhaltenstendenzen, die trotz versuchten Widerstandes der Betroffenen nicht oder nur selten gestoppt werden können und nach der Ausführung des Verhaltens zu einem Gefühl der Erleichterung führen. Aufgrund des uneinheitlichen Krankheitsmodells und der teilweise fehlenden diagnostischen Kriterien und Diagnoseinstrumente der einzelnen Störungen gibt es bisher nur wenige randomisierte und kontrollierte Therapiestudien, die zu einer evidenzbasierten Psychotherapie und Psychopharmakotherapie beitragen können. Bisherige Studien bestätigen die Wirksamkeit der kognitiven Verhaltenstherapie; medikamentös werden die besten Ergebnisse durch eine Behandlung mit Serotonin-Wiederaufnahmehemmern oder Opiod-Antagonisten erreicht. Eine Zulassung der Medikamente bei Impulskontrollstörungen liegt derzeit nicht vor.

DIE WICHTIGSTEN BEHANDLUNGSGRUNDSÄTZE

- Aufgrund eines bisher fehlenden einheitlichen Krankheitsmodells ist die therapeutische Herangehensweise bei Impulskontrollstörungen abhängig von der Zielsetzung.
- Zu Beginn einer Impulskontrollstörung stehen für alle Störungsbilder Selbsthilfegruppen und Beratungsstellen zur Verfügung, vor allem mit dem Ziel der Motivationsförderung.
- Psychotherapie: Als besonders wirksam zeigen Studien den Einsatz der kognitiven Verhaltenstherapie.
- Bei Impulskontrollstörungen sollte insgesamt ein multimodales interdisziplinäres Behandlungskonzept gewählt werden, um auch die psychosozialen Probleme zu berücksichtigen.
- Der Einsatz von Psychopharmaka bei Impulskontrollstörungen ist derzeit umstritten und sollte vor allem beim komorbiden Auftreten einer affektiven Störung in Betracht gezogen werden.

KAPITEL 25
Kai Vogeley und Helmut Remschmidt

Hochfunktionaler Autismus im Jugend- und Erwachsenenalter

25.1	Definition und Kernsymptome	384
25.1.1	Definition	384
25.1.2	Soziale Kognition	384
25.1.3	Störungen der sozialen Kognition	385
25.1.4	Klassifikation	385
25.2	Epidemiologie und Verlauf	386
25.2.1	Prävalenz	386
25.2.2	Differenzielle Störung der intuitiven Komponente sozialer Kognition	387
25.3	Ätiologie und Pathogenese	388
25.3.1	Genetische Aspekte	388
25.3.2	Neuropsychologische Aspekte	388
25.4	Diagnostik	389
25.4.1	Störungsspezifische Diagnostik	389
25.4.2	Differenzialdiagnostik und Komorbiditäten	390
25.5	Therapie	391
25.5.1	Psychotherapie	391
25.5.2	Pharmakotherapie	392
25.6	Zusammenfassung	393

Tab. 25.1 Autismus – Übersicht zum Krankheitsbild.

Lebenszeitprävalenz	Etwa 1 %
Geschlechterverhältnis	Männer zu Frauen in einem Verhältnis von ca. 4:1
Charakteristisches Erkrankungsalter	Frühe Kindheit, vermutlich bereits im ersten Lebensjahr, häufig auch Erstdiagnose erst im Erwachsenenalter
Wichtigste Komorbiditäten und Differenzialdiagnosen	Aktivitäts- und Aufmerksamkeitsstörung, depressive Störungen, Persönlichkeitsstörungen (schizoid, schizotyp, narzisstisch)
Leitlinien	In Bearbeitung (zusammen mit der Deutschen Gesellschaft für Kinder- und Jugendpsychiatrie, voraussichtliche Fertigstellung des Abschnitts „Diagnostik" November 2015)

25.1 Definition und Kernsymptome

25.1.1 Definition

Charakteristischer Kern des hochfunktionalen Autismus ist das weitgehende Fehlen sozial kognitiver Fähigkeiten bei Erhalt anderer kognitiver Leistungen einschließlich der Grundintelligenz. Unter sozialer Kognition versteht man alle kognitiven Leistungen, die der Interaktion oder Kommunikation mit anderen Personen dienen.

25.1.2 Soziale Kognition

Zunächst kann zu den sozial kognitiven Leistungen die Fähigkeit zur Intersubjektivität gerechnet werden, die es uns erlaubt, „uns in andere hineinzuversetzen" oder die „Perspektive anderer zu übernehmen". Sehen wir z. B. eine andere Person an, so entsteht meist sehr schnell ein Eindruck davon, was diese Person erlebt, denkt oder fühlt. Dazu werden nonverbale Kommunikationssignale wie Blickverhalten, Gestik oder Mimik genutzt, die eine schnelle, automatisch anmutende, intuitive Einschätzung vermitteln. Es kann aber auch eine Zuschreibung einer bestimmten psychischen Verfassung auf der Basis von explizit verfügbarem Vorwissen entstehen. Diese inferentielle oder reflexive Art der Zuschreibung mentaler Phänomene ergänzt die intuitive oder präreflexive Leistungskomponente der Einschätzung der geistigen Verfassung anderer (Remschmidt 2008; Vogeley und Roepstorff 2009; Vogeley 2012).

Am besten untersucht ist in diesem Bereich die sogenannte **„Theory of Mind"-Fähigkeit** (ToM; auch „Mindreading" oder „Mentalizing"), die uns erlaubt, anderen Personen mentale Zustände zuzuschreiben, um das Verhalten dieser Person erklären oder vorhersagen zu können (Premack und Woodruff 1978; Baron-Cohen 1995). Zur Prüfung der ToM-Leistung wird beispielsweise eine kurze Geschichte (Textmaterial, Bildsequenz) präsentiert, in der ein Agent in einem sozial relevanten Kontext erscheint und dessen Erleben oder Handeln beurteilt werden muss. ToM-Leistungen korrelieren allerdings nicht eng mit der sozialen Anpassungsleistung. Hochfunktional autistische Personen können sehr wohl sogar schwierige ToM-Aufgaben mühelos lösen, ohne aber gleichzeitig eine gute Anpassungsleistung in sozialen Kontexten aufzuweisen (Klin 2000). Würde man sozial kognitive Leistungen auf ToM-Leistungen reduzieren, könnte dies zu einer inadäquaten Vernachlässigung anderer Kompetenzen führen, die ebenfalls wichtig für die soziale Anpassung sind (Mundy und Neal 2001). Soziale Kognition muss sich daher auch auf die Erkennung von präreflexiven, intuitiven Komponenten richten. Dazu gehören etwa das Erkennen von Animiertheit in bewegtem Stimulusmaterial („Animacy") (Heider und Simmel 1944; Santos et al. 2010), die Verarbeitung von Perspektivwechsel im Raum (Piaget und Inhelder 1967; Newcombe 1989; Vogeley et al. 2004), das Erleben von Agenten- oder Urheberschaft, also Urheber einer bestimmten Handlung zu sein (Farrer und Frith 2002; Tsakiris und Haggard 2003; David et al. 2006, 2007), die Beteiligung bei bedeutungsvoller Imitation (Meltzoff und Decety 2003), das soziale Blickverhalten (Kampe et al. 2003), die nonverbale Kommunikation (Kuzmanovic et al. 2011) oder das Erleben von Interaktion mit anderen (Schilbach et al. 2006, 2010). All diese Leistungen wurden bei Autismus als gestört beschrieben (Baron-Cohen 1995; Klin et al. 2003; Reed und Peterson 1990; Rogers et al. 2003; Sigman et al. 2004; Williams et al. 2004; David et al. 2008; Schwartz et al. 2010; Kuzmanovic et al. 2011; Schilbach et al. 2012).

Eine besondere Domäne der sozialen Kognition stellt das Blickverhalten dar, das auch klinisch bereits als nützlicher Parameter etabliert ist (Rutter 1978; Wing 1981; Ruffman et al. 2001; Baron-Cohen et al. 2001). Das sozial relevante Blickverhalten oder der **„soziale Blick"** kann auch als Unterkategorie von „visuellem Verhalten" aufgefasst werden, das sich auf sozial relevante Interaktion und Kommunikation bezieht (Emery 2000; Pelphrey et al. 2004). Das Blickverhalten anderer kann über ihre innere Verfassung informieren, kann aber auch als Signalsystem fungieren, das Information zu kommunikativen Zwecken „senden" kann (Kleinke 1986; Argyle und Cook 1976; Kendon 1967; Knapp 1980; Larson und Shackelford 1996). Interessanterweise bestehen Geschlechtsunterschiede derart, dass Frauen vermehrt zugewandten Blick zeigen, während Männer mehr Blickwechsel präsentieren und zu abgewandtem Blick neigen (Bente et al. 1998).

25.1.3 Störungen der sozialen Kognition

Störungen der Interaktion (> Tab. 25.2) beziehen sich auf die intuitiven und automatischen Leistungen, sich vorstellen zu können, was „in anderen Menschen vor sich geht", sich in sie „hineinversetzen" zu können oder mitempfinden zu können, was andere Personen erleben, denken oder fühlen. Dieses in der Regel automatische Verständnis dafür, dass andere Menschen Erlebnisse, Gedanken oder Gefühle haben können wie man selbst, ist die Grundvoraussetzung dafür, schnell und intuitiv Beziehungen zu anderen Menschen aufzunehmen und aufrechtzuerhalten. Dass andere Menschen ebenso Erlebnisse, Gedanken oder Gefühle haben wie wir selbst, ist für uns üblicherweise selbstverständlich. Diese Intuition ist bei hochfunktional autistischen Personen aber gestört, oder sie fehlt ganz. Andere Menschen erscheinen oft wie „Lebewesen von einem anderen Planeten" oder „Menschen aus einem fremden Land". Die psychische Verfassung anderer muss aus nonverbalen Signalen erst „errechnet" werden. Der soziale Kontakt zu anderen, wenn er überhaupt stattfindet, kann dadurch schnell ungeschickt und künstlich erscheinen.

Damit hängen eng zusammen die **Störungen der Kommunikation** (> Tab. 25.2), die sich auf sprachliches Material (Ironie, implizite Bedeutung, Sprichwörter, Redensarten) und auf nicht-sprachliches Material (Gestik, Mimik) beziehen können. Nonverbale Information wird dabei in Zweifelsfällen verbal vermittelter Information untergeordnet (Kuzmanovic et al. 2011). Besonders auffällig ist hier das fehlende soziale Blickverhalten. Während wir unter gesunden Umständen über unser Blickverhalten etwa ein Interesse am anderen ausdrücken können, ist das Blickverhalten für hochfunktional autistische Personen üblicherweise nicht informativ (Schuster 2007). Häufig wird ein Verständnis für das mimische oder gestische Verhalten anderer erst in der späten Jugend oder im Erwachsenenalter entwi-

Tab. 25.2 Klinische Kernsymptomatik des hochfunktionalen Autismus nach ICD10.

Kernsymptomatik	Störungshinweise
Störungen der Interaktion	• Störung des intuitiven Sich-Hineinversetzens in andere • Störung des Verständnisses für Erleben, Gedanken und Gefühle anderer
Störungen der Kommunikation	• gestörtes Verständnis für sprachlich vermittelte soziale Signale (Ironie, Witze, Metaphern, Redensarten) • gestörtes Verständnis für nicht-sprachlich vermittelte soziale Signale (Gestik, Mimik, Blick)
Stereotype, repetitive Verhaltensweisen	• intensives Verfolgen von nutzlos erscheinenden Spezialinteressen • nutzlos erscheinende Ordnungsvorlieben • ritualisierte Tagesabläufe

ckelt wie „Vokabeln einer Fremdsprache" (Vogeley 2012). Störungen der Interaktion und Kommunikation treten meist zusammen auf und sind auch konzeptuell schwer voneinander zu trennen. Im DSM-5 (http://www.dsm5.org/) wird daher eine Fusion beider Symptome vorgenommen.

Als weiteres, drittes Kernsymptom ist im Rahmen der ICD-10 das sogenannte **stereotype, repetitive Verhalten** (> Tab. 25.2) relevant. Hierunter fallen zum einen fokussierte Spezialinteressen (z. B. minutiöse Kenntnisse von Bahnfahrplänen) oder auch das gewinnbringende Wiederholen von bestimmten Handlungen, Verhaltensweisen oder Interessen (z. B. ritualisierte Tagesabläufe, unveränderte Speisenfolge am Tag über Jahre hinweg). Dazu können auch besondere Ordnungsvorlieben gehören (z. B. Sortieren von Büchern nach Farbe und Größe). Derartige Spezialinteressen oder Verhaltensweisen sind für hochfunktional autistische Personen außerordentlich angenehm und erstrebenswert.

25.1.4 Klassifikation

Klassifikatorisch wird heute überwiegend von **Autismus-Spektrum-Störungen** (ASS) gesprochen, explizit werden unter diesem Begriff bisher subdifferenzierbare autistische Störungen in der DSMV zusammengefasst. Zusatzstörungen (z. B. Intelligenzminderung) können durch zusätzliche Diagnosen kodiert, klinische Schweregrade können durch einen „clinical specifier" angezeigt werden. Damit soll zum Ausdruck gebracht werden, dass es sich um ein Syndrom handelt, das verschiedene Einzelsymptome umfassen und unterschiedlich stark ausgeprägt sein kann (Vogeley 2010). Diese Störungen werden in den gängigen operationalisierten Klassifikationssystemen, nämlich DSM-5 und ICD-10, als „tief greifende Entwicklungsstörungen" zusammengefasst. Neben den bereits erwähnten Kernsymptomen, nämlich Störungen der Interaktion und Kommunikation und stereotype, repetitive Verhaltensweisen, ist also hervorzuheben, dass es sich um Störungen handelt, die bereits von frühester Kindheit an bestehen und vermutlich bereits im Lauf des ersten Lebensjahres nachweisbar sind (Tomasello 2006; Remschmidt und Kamp-Becker 2006).

Klinisch wird häufig wird zwischen hochfunktionalem Autismus und **Asperger-Syndrom** (Asperger 1944) unterschieden. Beiden Diagnosen ist die dauernd bestehende, sozial kognitive Störung bei Erhalt anderer kognitiver Leistungen und (über)durchschnittlicher Grundintelligenz gemeinsam. Operational gesprochen wird der hochfunktionale Autismus von anderen Formen des Autismus durch die Abwesenheit einer Intelligenzminderung (IQ kleiner als 70) definiert. In der diagnostischen Zuordnung der beiden Varianten ist im Kindesalter relevant, dass beim hochfunktionalen Autismus eine Verzögerung in der Sprachentwicklung vorliegt, nicht aber beim Asperger-Syndrom. Da diese Sprachentwicklungsstörung aber im Erwachsenenalter keine relevanten Unterschiede in den Sprachleistungen hinterlässt, kann der Einfachheit halber übergeordnet vom hochfunktionalen Autismus gesprochen werden (Gillberg et al. 2001; Baron-Cohen et al. 2005a). Aktuell lässt sich nicht vorhersagen, wie sich die neue diagnostische Praxis nach DSM-5, die nur noch eine Gruppe autistischer Störungen vorgibt, die aber noch im Schweregrad differenziert werden können, auf die Diagnosestellungen, die Prävalenzzahlen und die klinische Versorgung auswirken wird.

25.2 Epidemiologie und Verlauf

25.2.1 Prävalenz

Allgemein gesprochen, handelt es sich bei Autismus um eine der häufigsten tiefgreifenden Entwicklungsstörungen überhaupt. Autismus hat im Kindesalter eine große Relevanz für die Familien und die sozialen Einrichtungen, die die betroffenen Kinder versorgen. Unter diesem Aspekt ist überraschend, dass vergleichsweise wenige gesicherte epidemiologische Daten vorliegen, obwohl der Autismus eine große gesundheitspolitische Bedeutung hat. Diese Lücke kann zum einen darauf zurückgeführt werden, dass die Diagnosestellung schwierig ist und unterschiedlich gehandhabt wird und die epidemiologischen Methoden variieren, die von systematischen Erhebungen in Referenzpopulationen bis zur Sammlung von Fallberichten in einzelnen Kliniken reichen. Aktuell wird die Epidemiologie des Autismus intensiv von zwei US-amerikanischen Initiativen untersucht. Die Initiative „Centers for Disease Control and Prevention (CDC)" unterstützt zurzeit zwei verschiedene Netzwerk-Aktivitäten, zum einen das „Autism and Developmental Disabilities Monitoring (ADDM) Network" und die „Centers for Autism and Developmental Disabilities Research and Epidemiology (CADDRE)". Diese Institutionen haben Prävalenzraten für 8-jährige Kinder vorgestellt, die bei etwa 66 auf 10.000 liegen, wobei Jungen in einem Verhältnis von 4 zu 1 häufiger betroffen waren als Mädchen. Unter der Annahme eines balancierten Verhältnisses von niedrig- und hochfunktional autistischen Personen, ist also eine mittlere Prävalenzrate des hochfunktionalen Autismus von etwa 35 auf 10.000 zu vermuten. Ausführliche und verlässliche Untersuchungen in Deutschland fehlen aber leider, so dass diese Zahl zunächst nur orientierenden Charakter haben kann, bis detaillierte Untersuchungen in Deutschland vorliegen. Einzelne Arbeiten lassen eine Lebenszeitprävalenz von bis zu 1 % für das gesamte Spektrum autistischer Störungen vermuten (Baird et al. 2006), die übrigens kulturunabhängig zu sein scheint (Elsabbagh et al. 2012).

25.2.2 Differenzielle Störung der intuitiven Komponente sozialer Kognition

Systematische Untersuchungen zum Verlauf des hochfunktionalen Autismus im Erwachsenenalter fehlen bisher. Es wird aber aus klinischen Beobachtungen und dem Bedürfnis nach Spezialsprechstunden für Erwachsene deutlich, dass Autismus in einem beträchtlichen Ausmaß erst im Erwachsenenalter bekannt werden kann, auch wenn die Störung bereits lebenslang besteht (Lehnhardt et al. 2011a). Diese Störung zeichnet sich auch im Erwachsenenalter wesentlich durch die bereits erläuterten Kernsymptome aus.

Erwachsene, die zum ersten Mal eine diagnostische Einrichtung aufsuchen, haben häufig in begrenzter Weise eine gewisse soziale Leistungsfähigkeit aufgebaut, die meist auf wenigen, starren Regeln beruht und daher differenzierten sozialen Kontexten oft nicht gerecht werden kann. Offenbar können also Interaktionsmuster, Verhaltensweisen, gestische und mimische Signale in der Adoleszenz und im Erwachsenenalter in gewissem Umfang gelernt werden. Mithilfe dieser Regeln ist oft eine einfache Gestaltung der Interaktion mit anderen möglich, so dass nicht schon früher eine Diagnose gestellt wurde. Auch im Erwachsenenalter bleibt aber das unmittelbare, intuitive Verständnis für soziale Situationen eingeschränkt (Kuzmanovic et al. 2011). Dies erweist sich insbesondere dann, wenn hochfunktional autistische Personen auf unbekannte Personen und/oder unbekannte Situationen treffen, in denen die mittlerweile gelernten Regeln nicht weiterhelfen. Die Betroffenen bleiben meist Einzelgänger und eigenwillige Personen, die aber oft auf Spezialgebieten hervorragende Leistungen vollbringen können. Manche fallen im Erwachsenenalter primär durch sekundäre Probleme wie Depressionen, Dekompensation in sozialen Stresssituationen oder durch Suizidversuche auf.

Dabei muss aber bedacht werden, dass es sich hier eben immer auch um „Gelerntes" handelt, was erst aktiv abgerufen, überprüft, berechnet oder verglichen werden muss. Dieses Wissen erreicht daher nie den intuitiven, automatischen Charakter, den diese Signale üblicherweise für Nichtbetroffene haben. Interessanterweise erscheinen im Gegensatz dazu häufig algorithmisch oder komputational zu bearbeitende Prozesse als einfach, leichtgängig oder sogar entspannend. Soziale Kognition bleibt auch dann, wenn sie in gewissem Umfang erlernt werden konnte, immer eine vergleichsweise hohe kognitive Anforderung und Anstrengung für autistische Menschen. Je klarer die Regeln bestimmt sind und je mehr Vorwissen über Person und Situation besteht, desto einfacher und sicherer beherrschbar wird die jeweilige Interaktionssituation. Dem entspricht, dass autistische Personen häufig formale oder komplexe sozial kognitive Aufgaben gut lösen können, wie sie etwa in Leistungen zur sogenannten „Theory of Mind" überprüft werden. Bestehende sozial kognitive Defizite können vielfach durch erlerntes, explizites Wissen über die Regeln menschlichen Sozialverhaltens kompensiert werden (Frith 2004). Diese Leistungen sind aber nicht eng mit den sozialen Adaptationsleistungen korreliert. Stattdessen scheint der Bereich der präreflexiven, intuitiven sozial kognitiven Leistungen bei nahezu allen autistischen Patienten anhaltend gestört zu sein, insbesondere dann, wenn sie mit inferentiell oder reflexiv zu behandelnden Informationen konkurrieren. Hier zeigt sich, dass autistische Personen verbal präsentierten Informationen mehr Beachtung schenken als nonverbal präsentierter Information (Kuzmanovic et al. 2011). Diese Konstellation ist häufig mit einem sozialen Rückzug verbunden (Kleinman et al. 2001; Begeer et al. 2003; Brent et al. 2004; Frith 2006). In den meisten Fällen von diagnostiziertem Autismus im Kindesalter ist der Verlauf im Hinblick auf Alltagsaktivitäten eher ungünstig (Billstedt et al. 2005).

Die Personen, die erst im Erwachsenenalter professionelle Beratung aufsuchen, haben offenbar einen vergleichsweise günstigen Verlauf erlebt, so dass es vorher noch nicht zu einer diagnostischen Einschätzung gekommen war. Aktuell ist zu beobachten, dass sich ein zunehmend größeres Interesse auf der Seite der betroffenen hochfunktional autistischen Personen an ihren charakteristischen sozialen Defiziten entwickelt, die oft zu Schwierigkeiten im Kontakt zu anderen Menschen sowohl im privaten als auch im beruflichen Bereich führen. Diese Schwierigkeiten werden spätestens in der Pubertät deutlich, wenn sich die heranwachsenden Personen üblicherweise aus dem gewohnten Elternhaus lösen und zunehmend allein den Kontakt zu Gleichaltrigen aufnehmen und sich ins Berufsleben eingliedern müssen. Typischerweise handelt es sich also bei hochfunktional autistischen Personen um eine Gruppe von meist überdurchschnittlich begabten hochintelligenten Personen, die die Schule häufig mit gutem Erfolg absolvierten und vermutlich aus diesem Grund bisher keiner Diagnose zugeführt wurden (Lehnhardt et al. 2011b).

25.3 Ätiologie und Pathogenese

25.3.1 Genetische Aspekte

Aus genetischer Perspektive ist Autismus eine Entwicklungsstörung mit einem komplexen, **polygenetischen Vererbungsgang** unter Beteiligung von vermutlich etwa 10 bis 15 miteinander interagierenden Genen, die für den Erwerb der Erkrankung disponieren und als sogenannte Suszeptibilitätsgene bezeichnet werden (Santangelo und Tsatsanis 2005). Verschiedene Zwillings- und Familienstudien haben gezeigt, dass der Autismus mit einer Vererbungswahrscheinlichkeit von bis zu 0,9 zu den am stabilsten genetisch vermittelten Erkrankungen gehört. Das Wiederholungsrisiko beträgt für ein Geschwisterkind von einem autistischen Menschen 5–6 %, bei zwei autistischen Geschwistern ist es noch höher. Allerdings sind bis heute die relevanten Suszeptibilitätsgene für den (hochfunktionalen) Autismus noch weitgehend unbekannt.

Genetische Untersuchungen (sog. Linkage-Studien) haben gezeigt, dass eine Reihe verschiedener chromosomaler Regionen, darunter 2q, 7q, 15q und 17q, die in verschiedenen Studien repliziert wurden, relevante Gene beherbergen könnten (Yang und Gill 2007). Allerdings wurden die Gene auf diesen Genorten noch nicht sicher identifiziert. Es wird angenommen, dass die genetischen Veränderungen zu einer **Entwicklungsstörung des Gehirns** führen. Veränderungen finden sich vor allem im Kleinhirn, im Bereich des Frontal- und Temporallappens sowie im limbischen System. Darüber hinaus gibt es Hinweise, dass die Konnektivität unterschiedlicher Hirnregionen, d. h. ihre Verbindungen und die Kommunikation zwischen ihnen, gestört ist.

25.3.2 Neuropsychologische Aspekte

Im Hinblick auf den prominenten Geschlechtsunterschied bei Autismus, der deutlich mehr männliche als weibliche Personen betrifft, wurde von Hans Asperger selbst die Hypothese vorgetragen, dass männliche Personen bereits eine Disposition zum Erwerb von Autismus in sich tragen könnten: *„Der autistische Psychopath ist eine Extremvariante der männlichen Intelligenz, des männlichen Charakters. […] Die Abstraktion – die ja überhaupt mehr dem männlichen Denken liegt, während das Weib mehr fühlt, sicher in ihren Instinkten beruht – ist so weit vorgeschritten, dass die Beziehungen zum Konkreten, zu den Dingen und den Menschen, weitgehend verloren gegangen sind, die Anpassung an die Forderungen der Umwelt, die ja vorwiegend über die Instinktfunktionen geht, ist nur in sehr herabgesetztem Maße erreicht"* (Asperger 1944).

Diese Hypothese ist als „extreme male brain hypothesis" von Baron-Cohen wieder aufgenommen worden (Baron-Cohen 2005b). Danach stellen hochfunktional autistische Personen (die natürlich auch weiblich sein können) ein **Extrem des „männlichen kognitiven Musters"** dar mit relativ niedriger Empathie-Leistung und relativ hohem Verständnis von regelgeleiteten Systemen („Systematisieren"). Dieses Muster kann bei Nicht-Betroffenen im Durchschnitt bei Männern häufiger als bei Frauen festgestellt werden.

Im Versuch, die psychologischen Kernstörungen auszumachen, die den Störungen des hochfunktionalen Autismus zugrunde liegen, werden im Wesentlichen drei verschiedene Theorien verfolgt (Happé et al. 2006).

- Erstens wird eine **Störung der ToM-Fähigkeit** angenommen, also die Unfähigkeit, sich in andere hineinzuversetzen und nachfolgendem Mangel an Empathie, einem gestörten Verständnis sozialer Situationen und Unverständnis für den Symbolcharakter bestimmter Redewendungen oder für Ironie oder Witze.
- Zweitens wird eine **Störung der sogenannten exekutiven Funktionen** diskutiert. Hier ist die Hypothese, dass die Störungen des hochfunktionalen Autismus aus einer begrenzten Planungsfähigkeit, verminderten Flexibilität sowie verminderten Strukturierungsfähigkeit entstehen.

- Schließlich wird, drittens, eine **Störung der ganzheitlichen Erfassung von Objekten** vermutet, die zum „Kleben an Details" und zu einem eingeschränkten Verständnis des jeweiligen Gesamtzusammenhangs von Situationen führen kann.

Diese möglichen Störungen können dazu führen, dass die hochfunktional autistische Person insbesondere die sehr komplexen Informationen im sozialen Bereich nicht angemessen verstehen kann und sich wie in einer fremden Welt fühlen muss (Remschmidt und Kamp-Becker 2005).

Eine aktuell wichtige Untersuchungsstrategie neurobiologischer Grundlagen besteht darin, die sozial kognitiven Leistungen mittels sogenannter funktioneller **Hirnbildgebung** (z. B. funktionelle Magnetresonanztomographie, fMRT) zu untersuchen. In derartigen Studien an gesunden Versuchspersonen haben sich die für die soziale Kognition relevanten Hirnregionen bereits konsistent darstellen lassen: Diese umfassen im Wesentlichen die Regionen des anterior medial präfrontalen Kortex sowie den superior temporalen Kortex oder temporoparietalen Übergangskortex (Fletcher et al. 1995; Frith und Frith 1999; Vogeley et al. 2001; Gallagher und Frith 2003). Wenn autistische Personen sozial kognitive Aufgaben lösen, kommt es zu nachweisbaren Veränderungen der topografischen Verteilung der Hirnaktivierung (Happé et al. 1996; Castelli et al. 2002; Wang et al. 2004, 2006; Piggot et al. 2006; Schmitz et al. 2006, Georgescu et al. 2013). Diese Befunde sind auch vereinbar mit dem hohen Aufkommen von strukturellen Hirnveränderungen im Bereich des Frontal- und des Temporallappens (Waiter et al. 2004; Johansson et al. 2006).

25.4 Diagnostik

25.4.1 Störungsspezifische Diagnostik

Im Vordergrund steht zunächst natürlich die Exploration der betroffenen Person im Hinblick auf die Kernkriterien autistischer Störungen, die weiter oben bereits ausgeführt sind (> Kap. 25.1.3 und > Kap. 25.1.4).

Bei Autismus handelt es sich um eine früh sichtbare, tiefgreifende Entwicklungsstörung, die bereits im Kleinkindalter zu relevanten und sichtbaren Symptomen führen kann. Der hochfunktionale Autismus im Kindes- und Jugendalter ist ausführlich an anderer Stelle beschrieben (Remschmidt und Kamp-Becker 2006). Einige Verweise darauf können auch im Gespräch mit Erwachsenen hilfreich sein. Beim frühkindlichen Autismus kommt es häufiger zu dem Eindruck einer „geistigen Behinderung" bei unterdurchschnittlicher Intelligenz. Insbesondere dann, wenn sprachliche Entwicklungsstörungen vorliegen, muss diagnostisch das Verhalten der betroffenen Person untersucht werden, das häufig bizarre, motorische Automatismen zeigt. Die Sonderinteressen sind weniger sozial angepasst als bei hochfunktional ausgestatteten autistischen Personen. Häufig können diese schwer betroffenen Personen keine Regelschule bewältigen und besuchen daher gehäuft Fördereinrichtungen wie Sonderschulen oder therapeutische Wohnheime.

Vor dem Hintergrund des Verständnisses von Autismus als einer tiefgreifenden Entwicklungsstörung ist anamnestisch insbesondere der seit der frühen Kindheit chronisch andauernde Verlauf zu erfragen. Es sind keine phasischen Verläufe oder zeitliche Lücken in der Symptomatik zu finden, sondern eigen- und fremdanamnestische Angaben bestätigen die dauerhaft bestehenden Defizite im Bereich der sozialen Interaktion, Kommunikation und stereotypen Verhaltensweisen über die gesamte Lebensspanne hinweg. Informativ kann auch die Familienanamnese sein, die häufig über weitere autistische Personen in der Familie informiert. Wenn möglich, ist im diagnostischen Erstgespräch auch die Anwesenheit eines Informanten, der fremdanamnestisch über die Entwicklung der betroffenen Person Auskunft geben kann, wünschenswert. Für diesen Zweck kann das sogenannte **„Asperger Syndrome (and High-functioning Autism) Diagnostic Interview"** oder „ADSI" eingesetzt werden (Gillberg und Gillberg 1989; Gillberg et al. 2001; Leekam et al. 2000). Es untersucht die Dimensionen der sozialen Interaktion, der Interessen, Routinehandlungen, Sprachkompetenzen und nonverbalen Kommunikation.

Die Diagnose des hochfunktionalen Autismus im Erwachsenenalter kann mittlerweile auf einige Hilfsinstrumente zurückgreifen, die systematisch zum

Zweck der Diagnosesicherung bei erwachsenen hochfunktional autistischen Personen entwickelt wurden. Ein recht neues Instrument ist das sogenannte **„Adult Asperger Assessment"** oder „AAA" (Baron-Cohen et al. 2005a). Das AAA wurde zur Diagnose von erwachsenen hochfunktional autistischen Personen entwickelt, da die meisten anderen erhältlichen diagnostischen Instrumente nicht zur Diagnose bei Erwachsenen validiert sind. Das AAA enthält im Wesentlichen vier verschiedene Sektionen, in denen Gruppen von Symptomen zusammengefasst sind, im Einzelnen:

- „Qualitative Störungen der sozialen Interaktion" (Sektion A)
- „Eingeschränkte, repetitive und stereotype Verhaltensweisen, Interessen und Aktivitäten" (Sektion B)
- „Qualitative Störungen der verbalen oder nonverbalen Kommunikation" (Sektion C)
- „Einschränkungen der Vorstellungsleistungen" (Sektion D).

Das AAA-Instrument schließt das Instrument des **„Autismus-Quotienten"** (AQ) (Baron-Cohen et al. 2001) sowie den sogenannten **„Empathie-Quotienten"** (EQ) (Baron-Cohen und Wheelwright 2004) mit ein. Bei dem AQ und EQ handelt es sich um Selbstbeurteilungs-Instrumente, die als Fragebögen an die Betroffenen ausgehändigt und standardisiert ausgewertet werden können. Inhaltlich wird in diesen Instrumenten eine auch klinisch gut nachvollziehbare Verteilung von Interessen und Begabungen geprüft, die auf die Unterscheidung von „Empathisierungs"- einerseits und „Systematisierungsleistung" andererseits zurückgeht (Baron-Cohen et al. 2005b). Während unter **Empathisierungsleistung** die Fähigkeit verstanden wird, sich in andere Personen gedanklich und emotional hineinzuversetzen auf der Basis vergleichsweise unscharfer Daten wie Gestik, Mimik, versteckte Andeutungen etc., bezieht sich die **Systematisierungsleistung** auf die Fähigkeit, regelgeleitete Vorgänge, etwa in technischen Systemen wie Computern oder Robotern, gut verstehen und verfolgen zu können. Autistische Personen zeigen typischerweise eine hohe Systematisierungs- bei vergleichsweise niedriger Empathisierungsleistung (Baron-Cohen et al. 2005b).

Neben diesen Kernsymptomen ist die Untersuchung weiterer Parameter sinnvoll. Neuropsychologisch sollten Intelligenz (z. B. MWT-B, Lehrl 1991), Konzentration (z. B. D2-Test), Exekutivfunktionen (z. B. WCST; COWAT; TMT; Reitan 1958), räumliche und visuokonstruktive Leistungen (z. B. LPS Subtest 7; Horn 1983) erwogen werden (Remschmidt und Kamp-Becker 2006). Besondere Bedeutung haben hier auch Untersuchungen zur sozialen Kognition, die aktuell wissenschaftlich intensiv erforscht werden und neue standardisierte Instrumente hervorbringen können. Um stimmungsabhängige Änderungen in der kognitiven Leistungsfähigkeit abschätzen zu können, ist auch die Überprüfung der Stimmungslage empfehlenswert, z. B. unter Einsatz des sogenannten „Beck Depression Inventory" (BDI; Hautzinger et al. 1995). In eigenen Untersuchungen finden sich klinisch relevante depressive Syndrome bei etwa 40 % der betroffenen Personen, die häufig als „atypische Depression" diagnostiziert werden.

25.4.2 Differenzialdiagnostik und Komorbiditäten

Im Erwachsenenalter sind verschiedene Differenzialdiagnosen zu erwägen (> Abb. 25.1). An erster Stelle ist sicher das **Aufmerksamkeitsdefizits-Hyperaktivitäts-Syndrom** (ADHS) zu erwähnen, das bereits bei Kindern einen hohen Überlappungsgrad mit autistischen Zügen zeigt. Hier ist aber kritisch zu diskutieren, dass aktuell eine Debatte darüber geführt wird, ob es sich bei Autismus und ADHS um echte Komorbiditäten, also um zwei verschiedene Erkrankungen, handelt. Vielmehr wird heute favorisiert, dass gemeinsame Symptom-Cluster vorliegen, so dass lediglich eine syndromale, aber keine nosologische Differenzierung empfohlen wird (Sinzig und Lehmkuhl 2007).

Weitere Differenzialdiagnosen im Erwachsenenalter betreffen andere Störungen, die eine Veränderung im Sinne einer Einschränkung des Sozialverhaltens hervorrufen können, darunter **soziale Phobie** oder verschiedene **Persönlichkeitsakzentuierungen oder -störungen** (ängstlich-vermeidend, depressiv, schizoid, schizotyp, narzisstisch). Diese Differenzialdiagnosen lassen sich häufig aber auflösen, wenn man sich die Kernsymptomatik vor Augen führt, die eine Schwäche oder ein völliges Fehlen der Fähigkeit (nicht aber etwa der Motivation) der

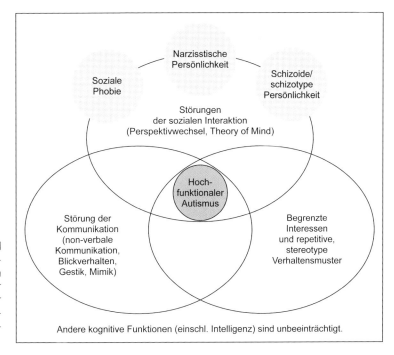

Abb. 25.1 Kernsymptome und Differenzialdiagnose des hochfunktionalen Autismus (nach Remschmidt und Kamp-Becker 2006; Nachdruck mit freundlicher Genehmigung von Springer Science + Business Media, Heidelberg).

Wahrnehmung oder des „Verstehens" der psychischen Verfassung anderer beinhaltet. So kann sich etwa eine narzisstisch akzentuierte Person sozial fehlverhalten und eine Abwertung oder Kränkung einer anderen Person in Kauf nehmen, während eine hochfunktional autistische Person die Kränkung gar nicht erst als solche wahrnimmt.

Bei fortbestehender diagnostischer Unsicherheit hilft die Prüfung einer obligat bis in die frühe Kindheit zurückreichende Kernsymptomatik, die frühe Entwicklungsstörung gegenüber einer der genannten erworbenen Störung abzugrenzen. Hilfreich hat sich dazu eine differenzierte familiäre Fremdanamnese oder die Sichtung von Schulzeugnissen und Dokumentationen etwaiger schulpsychologischer oder sozialpädiatrischer Untersuchungen erwiesen. Auch Filme, wie sie von Familien häufig über die Entwicklung der Kinder in den ersten Lebensjahren angefertigt werden, können für die Diagnose hilfreich sein. Bei der Erstdiagnose sollten auch Hinweise auf frühkindliche Hirnschädigungen im engeren Sinn (Epilepsien, Anlagestörungen, Hirnstrukturstörungen oder entzündliche Hirnerkrankungen) geprüft werden. Eine hirnorganische Diagnostik mindestens unter Zuhilfenahme struktureller Hirnbildgebung, idealerweise einer zerebralen Kernspintomografie, ist vor diesem Hintergrund empfehlenswert.

Unter den Komorbiditäten im engen Sinn sind im Wesentlichen **depressive Störungen** erwähnenswert, die erlebnisreaktiv und erst aufgrund der autistischen Störung entstanden zu sein scheinen. Nicht selten (in eigenen klinischen Populationen bei etwa 40 %) findet sich eine langjährige Vorgeschichte diagnostizierter rezidivierender, neurotischer oder atypischer depressiver Störungen.

25.5 Therapie

25.5.1 Psychotherapie

Autismus ist bis heute ursächlich nicht behandelbar. Ziele der Behandlung können also nur die Minderung oder Modifikation der Kernsymptome, die Veränderung störender Verhaltensweisen oder der Aufbau von adaptivem Verhalten und angemessenen Bewältigungsstrategien sein – jeweils unter Einbeziehung des sozialen Umfeldes der betroffenen Person. Daraus wird bereits deutlich, dass insbesondere der hochfunktionale Autismus und seine Kernsymptomatik grundsätzlich eine Domäne psychotherapeutischer Bemühungen ist. Hier sollte als übergeordnetes Ziel keine „soziale Anpassung" formuliert werden unter völliger Zurückstellung individueller Merkmale und Interessen, sondern die Bereicherung oder Erweiterung des Verhaltensrepertoires, sodass flexibler und zunehmend situationsangemessen auf die Umwelt reagiert werden kann. Wichtige Behandlungskomponenten sind hier psychoedukative Maßnahmen, das Training sozialer und kommunikativer Kompetenzen („Theory of Mind"), die Förderung der Identitätsfindung und lebenspraktischer Kompetenzen, Bearbeitung sekundärer Verhaltensprobleme und schulische und berufliche Förderung (Remschmidt und Kamp-Becker 2006, S. 154 ff.).

Zu erwähnen ist, dass das bisher Gesagte für die Bedürfnisse hochfunktional autistischer Personen im Kindes- und Jugendalter vorrangig zutrifft. Es ist allerdings auch auf ein adäquates psychotherapeutisches Programm für erwachsene hochfunktional autistische Personen hinzuweisen (Gawronski et al. 2012). Dieses Programm ist das einzig verfügbare bedarfsorientierte Therapiemanual, das gezielt die Therapiebedürfnisse betroffener autistischer Personen aufnimmt. Die psychotherapeutischen Bedürfnisse sind in den unterschiedlichen Altersspannen nicht deckungsgleich, da erwachsene Betroffene primär um berufliche Integration und um die eigene Identität als autistische Person bemüht sind (Gawronski et al. 2011). Relevant ist hier auch, dass zunächst die eigentlichen Zielsymptome identifiziert werden müssen. So ist durchaus denkbar, dass bestimmte stereotype, repetitive Verhaltensweisen im Kindesalter als störendes Symptom wahrgenommen werden, die etwa den schulischen Erfolg behindern, während ähnliche Verhaltensweisen von erwachsenen Betroffenen, die in Grenzen ihre soziale Umgebung an ihre Bedürfnisse anpassen können, als stabilisierend und nicht (mehr) störend empfunden werden.

25.5.2 Pharmakotherapie

Auch wenn die Kernsymptomatik pharmakologisch nicht beeinflussbar ist, so bildet doch die Pharmakotherapie einen festen Bestandteil der therapeutischen Bemühungen, insbesondere bei den Komorbiditäten und im Hinblick auf maladaptives Verhalten (Towbin 2003). Allerdings sind die Therapieoptionen bei Autismus bisher noch nicht hinreichend untersucht (King und Bostic 2006; Remschmidt und Kamp-Becker 2006).

Die Kernsymptomatik des Autismus, die Störung der sozialen Kognition, ist psychopharmakologisch vermutlich nur schwer oder gar nicht zu behandeln. Überzeugende Behandlungsmöglichkeiten liegen bisher nicht vor. Im Hinblick auf Störungen der sozialen Kognition gibt es allerdings Einzeluntersuchungen, die versuchen, die soziale Kognition zu adressieren. In einer Studie an 18 betroffenen Personen im Kindes- und Jugendalter wurde **Memantin** verabreicht (mittlere Dosis 10,1 mg/Tag über eine mittlere Dauer von 19,3 Wochen). 61 % der behandelten Personen wurden als verbessert anhand des CGI wahrgenommen. Die Verbesserung sollte insbesondere den sozialen Rückzug und Aufmerksamkeitsstörung betreffen. Diese Untersuchung ist allerdings nicht stark zu bewerten, weil sozial kognitive Störungen nicht systematisch untersucht wurden (Erickson et al. 2007).

Eine interessante, neue Forschungsrichtung stellen Behandlungsversuche mittels des Neuropeptids **Oxytocin** und seine Relevanz für sozial kognitive Fähigkeiten dar. Im Tierexperiment lässt sich überzeugend eine Vermittlung von sozialen Prozessen durch Oxytocin nachweisen (Young 2001; Lim und Young 2006). Bei Autismus können reduzierte Plasma-Spiegel von Oxytocin und Veränderungen in den verschiedenen Peptidformen von Oxytocin gefunden werden (Modahl et al. 1998; Green et al. 2001). Interessanterweise ließ sich in einer doppelblinden, placebokontrollierten Studie an Gesunden zeigen, dass Oxytocin zu einer Verbesserung der Leistungen im sogenannten „Reading the Mind in the Eyes"-Test kam, bei dem Personen, von denen nur die Augenpaare sichtbar sind, eine bestimmte mentale Verfassung zugeschrieben werden musste (Domes et al. 2007). Ebenso zeigten hochfunktional autistische Personen eine Verbesserung im Verständnis von affektiv getönten Sprachäußerungen unter Oxytocingabe (Hollander et al. 2007) sowie eine Reduktion von stereotypem, repetitivem Verhalten (Hollander et al. 2003). Dabei handelt es sich aber noch nicht um eine etablierte Therapiemöglichkeit.

Adäquates Ziel einer psychopharmakologischen Behandlung kann allerdings die Reduktion von maladaptivem Verhalten (z. B. Aggressivität) sein. Dies ermöglicht den betroffenen Personen einen besseren Ertrag aus psychotherapeutischen Unternehmungen (Poustka und Poustka 2007) und eine Verbesserung von Begleitsymptomen wie stereotypes und repetitives Verhalten, (auto)aggressives Verhalten, Hyperaktivität, Impulsivität, Ängste und Depressionen (Remschmidt und Kamp-Becker 2006).

Insbesondere Hyperaktivität und (auto)aggressives Verhalten können von der Gabe **atypischer Neuroleptika** profitieren, die im Vergleich zu klassischen Neuroleptika (z. B. Haloperidol) eine geringere Gefahr von akuten oder späteren Bewegungsstörungen beinhalten. Die meisten Erfahrungen liegen für **Risperidon** vor, das in vielen Fällen eine günstige Wirkung auf (auto)aggressives und stereotypes Verhalten hat. Oft sind schon niedrige Dosierungen gut wirksam, auch bei jüngeren Kindern.

Im Hinblick auf das Zielsymptom Aggressivität führten Parikh et al. (2008) eine metaanalytische Untersuchung durch, die alle solchen Studien mit aufnahm, die randomisiert und placebokontrolliert durchgeführt wurden, Kinder und Jugendliche untersuchten und mindestens ein standardisiertes Instrument zur Erfassung von Aggressivität mitführten. Darin erwiesen sich in 21 Studien mit 12 verschiedenen Medikationen fünf Medikamente als wirksam (Tianeptin, Methylphenidat, Risperidon, Clonidin und Naltrexon). Nur für Risperidon und Naltrexon ließen sich innerhalb dieses Studienvolumens auch Wirkeffekte replizieren. Auch in einer weiteren Studie führte Risperidon zu signifikanten Verbesserungen bei dem Symptom von umschriebenen, repetitiven und stereotypen Verhaltensweisen oder Interessen, allerdings zeigte sich keine Verbesserung in der sozialen Interaktion oder Kommunikation (McDougle et al. 2005). Daneben wird auch von anderen atypischen Neuroleptika wie Olanzapin, Ziprasidon, Quetiapin oder Aripiprazol eine Besserung berichtet (Stachnik und Nunn-Thompson 2007).

Darüber hinaus kommen auch Substanzen anderer Stoffgruppen zum Einsatz. In einer multizentrischen Studie zum Zielsymptom Hyperaktivität konnten 72 Kinder und Jugendliche mit tiefgreifenden Entwicklungsstörungen im Alter von 5 bis 14 Jahren mit **Methylphenidat** behandelt werden. Darin konnte gezeigt werden, dass Methylphenidat einer Placebo-Behandlung überlegen war mit Effektstärken zwischen 0,2 und 0,54, abhängig von verschiedenen Dosierungen. 49 % konnten als Methylphenidat-Responder beurteilt werden (Research Units on Pediatric Psychopharmacology Autism Network 2005).

Es liegen Studien zu selektiven **Serotonin-Wiederaufnahmehemmern** (SSRI) vor, die eine positive Wirkung auf Stereotypien, Rituale und Ängste aufzeigen. Allerdings gibt es kaum kontrollierte Studien bei Kindern und Jugendlichen. An Nebenwirkungen werden vermehrte Antriebssteigerungen mit Schlafstörungen und motorischer Unruhe, zum Teil auch eine gesteigerte Selbststimulation berichtet.

Bei Betroffenen fallen gelegentlich depressive Verstimmungen auf. Ängstliche und depressive Syndrome im Sinne von erlebnisreaktiven Veränderungen lassen sich im Sinne der Zielsymptomatik begleitend psychopharmakologisch behandeln. Hier können SSRI hilfreich sein. Allerdings muss auch bei dieser Patientengruppe auf Antriebssteigerungen und ggf. vermehrte Suizidimpulse geachtet werden. Regelmäßige ärztliche Kontrollen sind daher zwingend erforderlich.

Psychostimulanzien (wie Methylphenidat oder Amphetamin) sind hilfreich, wenn zusätzlich zur autistischen Symptomatik ein Aufmerksamkeitsdefizit-/Hyperaktivitätssyndrom vorliegt. Dies gilt wiederum in erster Linie für Kinder mit Asperger-Syndrom. Es gibt aber auch Studien, die eine gute Wirksamkeit von Psychostimulanzien bei frühkindlichem Autismus nachweisen. Paradoxe Wirkungen bei Kindern mit deutlicher intellektueller Beeinträchtigung sind allerdings beschrieben. Für Atomoxetin liegen ebenfalls erste Studien vor, die positive Ergebnisse vorweisen.

25.6 Zusammenfassung

In den letzten Jahren entwickelt sich auch ein zunehmendes Interesse am Autismus im Erwachsenenalter, während der Autismus im Kindesalter eine bekannte und ausführlich untersuchte psychische

Störung ist. Leitlinien zu Autismus-Spektrum-Störungen, die auch das Erwachsenenalter umfassen, sind nun in Zusammenarbeit der DGKJP und der DGPPN in Bearbeitung. Wesentliche diagnostische Kriterien in den operationalisierten diagnostischen Klassifikationssystemen (ICD-10) umfassen Störungen der sozialen Interaktion, Störungen der Kommunikation sowie stereotypes, repetitives Verhalten und/oder besondere Interessen oder Aktivitäten.

Im Erwachsenenalter beziehen sich Erstdiagnosen fast ausschließlich auf den hochfunktionalen Autismus bzw. das Asperger-Syndrom. Dabei bleiben insbesondere intuitive, automatische Anteile der sozialen Kognition defizitär, während inferenzielle, regelbasierte Komponenten in gewissem Umfang erlernt werden können. In begrenzter Weise können hochfunktional autistische Personen auf dieser Grundlage eine gewisse soziale Leistungsfähigkeit aufbauen, die meist auf wenigen, starren Regeln beruht und daher differenzierten sozialen Kontexten oft nicht gerecht werden kann. Hochfunktionaler Autismus kann also durchaus erst im Erwachsenenalter bekannt werden, auch wenn die vergleichsweise subtilen Störungen bereits lebenslang bestehen.

Differenzialdiagnostisch sind insbesondere ADHS und verschiedene Persönlichkeitsstörungen zu erwägen, die aber bei sorgfältiger Exploration meist aufgelöst werden können. Hilfreich können hier diagnostische Instrumente sein. Im Zweifel sollte an spezialisierte Ambulanzen verwiesen werden. In therapeutischer Hinsicht sind die Kernstörungen des hochfunktionalen Autismus ursächlich bis heute weder psychotherapeutisch noch psychopharmakologisch behandelbar. Allerdings kann psychotherapeutisch eine Erweiterung des Verhaltensrepertoires in komplexen sozialen Situationen erarbeitet werden. Psychopharmakologisch lassen sich insbesondere Hyperaktivität, Aggressivität und depressive Störungen positiv beeinflussen.

DIE WICHTIGSTEN BEHANDLUNGSGRUNDSÄTZE

- Psychotherapie:
  - **psychotherapeutische Programme** für Erwachsene verfügbar **(davon eines auch bedürfnisorientiert)**, bei Kindern bewährt.
- Pharmakotherapie:
  - kontrollierte Therapiestudien bei Erwachsenen liegen nicht vor
  - **Memantin** in einer Studie bei **Kindern** wirksam
  - Atypische **Neuroleptika**, symptomatisch bei **Hyperaktivität** und **(auto)aggresivem Verhalten**
  - **Methylphenidat** bei **Kindern und Jugendlichen** wirksam – eventuell bei komorbider ADHS
  - **SSRI** symptomatisch bei **Stereotypien, Ritualen und Ängsten**.

KAPITEL 26

Michael Rösler und Alexandra Philipsen

ADHS im Erwachsenenalter (ICD-10 F90)

26.1 Epidemiologie, Diagnostik, Neurobiologie, funktionelle Einschränkungen und soziale Risiken ... 396
26.1.1 Epidemiologie ... 396
26.1.2 Psychopathologie und Klassifikation ... 396
26.1.3 Diagnostisches Vorgehen ... 397
26.1.4 Komorbide Störungen ... 398
26.1.5 Neuropsychologische Diagnostik ... 399
26.1.6 Neurobiologie und Risikofaktoren ... 399
26.1.7 Behinderungen und Einschränkungen ... 402
26.1.8 Zusammenfassung ... 403

26.2 Pharmakotherapie und Psychotherapie ... 403
26.2.1 Einleitung ... 403
26.2.2 Indikation zur Behandlung ... 403
26.2.3 Komorbidität ... 404
26.2.4 Multimodale Behandlung ... 404
26.2.5 Pharmakotherapie ... 404
26.2.6 Psychotherapie ... 408

Tab. 26.1 ADHS – Übersicht zum Krankheitsbild.

Psychopathologie	Unaufmerksamkeit, Impulsivität, Hyperaktivität, Desorganisation, emotionale Dysregulation
Diagnose	ICD-10: F90 DSM-5: 314.0 bzw. 314.01, drei klinische Subtypen und eine subklinische Diagnose: ADHS in partieller Remission
Epidemiologie	Prävalenz Deutschland ca. 4–5 %
Geschlechterverhältnis	1,5–2:1 (m:w)
Komorbide Störungen	ADHS „pur" ist selten. Häufigste komorbide Leiden sind Depressionen, Angststörungen, Persönlichkeitsstörungen, Suchterkrankungen, Essstörungen, Restless-Legs-Syndrom
Neurobiologie	Störung der Gehirnentwicklung auf der Grundlage genetischer und umweltbedingter Risikogrößen, frontostriatale und zerebelläre Auffälligkeiten in Struktur und Funktion, prä- und postsynaptische Dysfunktion mit Multitransmitter-Dysbalance
Allgemeine Risikofaktoren	Niedriges Geburtsgewicht, perinatale Risiken
Alltagsfunktionen	Hohes Unfallrisiko, Partnerschaftsprobleme, berufliche Schwierigkeiten, soziale Regelverletzungen, Kriminalität, Verursachung erheblicher ökonomischer Belastungen
Pharmakotherapie	Methylphenidat, Amphetamine, Atomoxetin
Psychotherapie	Dialektisch- und kognitiv-behaviorale Psychotherapie, Coaching, Psychoedukation
Leitlinien	DGPPN-Leitlinie, www.dgppn.de, Nervenarzt 10, 2003: 939–946, NICE Guidelines (2008), www.nice.org.uk

26.1 Epidemiologie, Diagnostik, Neurobiologie, funktionelle Einschränkungen und soziale Risiken

26.1.1 Epidemiologie

Die Aufmerksamkeitsdefizit-Hyperaktivitätsstörung (ADHS) ist eine chronische Erkrankung, die im Kindesalter erkennbar wird und sich über das Adoleszentenalter bei der Mehrzahl der Betroffenen bis ins Erwachsenenleben fortsetzen kann. ADHS tritt weltweit unter verschiedensten soziokulturellen Bedingungen auf. Die transnationale Prävalenz wird mit 3,4 % angegeben, für Deutschland sind 4,7 % bestimmt worden (Fayyad et al. 2007, de Zwaan et al. 2012).

Die hier mitgeteilten Prävalenzraten beruhen auf diagnostischen Erhebungen unter Verwendung von DSM-IV. Die Prävalenzen für ADHS liegen niedriger, wenn man die Diagnose auf der Basis von ICD-10 vornimmt (Rösler et al. 2004).

Die ADHS beschränkt sich nicht auf bestimmte soziale Schichten oder Begabungsniveaus (Barkley und Murphy 1998). Das männliche Geschlecht überwiegt gegenüber dem weiblichen im Kindes- und Jugendalter mit einem Verhältnis von 2–3 : 1. Bei Erwachsenen fallen die Geschlechtsunterschiede deutlich geringer aus (1,5 : 1).

26.1.2 Psychopathologie und Klassifikation

Die zentrale Symptomatik der ADHS besteht in **allen Lebensaltern** aus den psychopathologischen Syndromen (> Tab. 26.2):
1. Unaufmerksamkeit
2. Impulsivität und
3. Hyperaktivität.

Tab. 26.2 Die wichtigsten psychopathologischen Syndrome der adulten ADHS.

Zentrale Symptome	Akzessorische Symptome
Aufmerksamkeitsstörung	Desorganisation
Hyperaktivität	emotionale Dysregulation
Impulsivität	

Bei Erwachsenen treten Phänomene der Desorganisation und der emotionalen Dysregulation hinzu (Wender 1995).

In den beiden anerkannten diagnostischen Systemen ICD-10 (WHO) und DSM-5 (APA) werden Unaufmerksamkeit, Impulsivität und Hyperaktivität in weitgehender Übereinstimmung berücksichtigt. Deckungsgleich sind die 18 diagnostischen Kriterien (> Tab. 26.4), mit denen die verschiedenen Typen der ADHS nach DSM-5 und die korrespondierenden Diagnosen der ICD-10 (Forschungsversion) definiert werden (> Tab. 26.3), die dort als hyperkine-

Tab. 26.3 Klassifikation der ADHS nach DSM-5 und ICD-10.

DSM-5	ICD-10
ADHS, kombinierter Typ, 314.00	einfache Aktivitäts- und Aufmerksamkeitsstörung, F90.0
ADHS, überwiegende Störung der Aufmerksamkeit, 314.00	hyperkinetische Störung des Sozialverhaltens, F90.1
ADHS, überwiegend mit Impulsivität und Hyperaktivität, 314.01	
ADHS, teilweise remittiert	

Tab. 26.4 Die 18 diagnostischen Kriterien von DSM-5 und ICD-10 F 90.

Aufmerksamkeitsstörung	Überaktivität und Impulsivität
1. Sorgfaltsfehler	1. Zappeln mit Händen und Füßen
2. Ausdauerprobleme	2. Kann nicht lange sitzen bleiben
3. Scheint nicht zuzuhören	3. Fühlt sich unruhig
4. Schließt Aufgaben nicht ab	4. Kann nicht leise sein
5. Organisationsprobleme	5. Immer in Bewegung, wie aufgezogen
6. Vermeidet Aufgaben mit langer Aufmerksamkeitsbelastung	6 Exzessives Reden
7. Verliert Sachen	7. Kann nicht abwarten bis andere ausgesprochen haben
8. Leicht ablenkbar	8. Ungeduldig, kann nicht warten
9. Vergesslich	9. Stört andere in ihrer Beschäftigung

tische Störungen bezeichnet werden. Reliabilität und Validität dieser diagnostischen Konzepte sind durch die Expertengruppen der WHO und der American Psychiatric Association in Feldstudien bei Kindern gesichert worden.

Der kombinierte ADHS-Typ nach DSM-5 ist nahezu identisch mit der einfachen Aktivitäts- und Aufmerksamkeitsstörung nach ICD-10. Unterschiedlich ist die Differenzierung in Subtypen mit vorwiegender Unaufmerksamkeit bzw. mit vorwiegender Hyperaktivität/Impulsivität nach DSM-5, die es bei der ICD-10 nicht gibt. Ferner kennt DSM-5 noch die Möglichkeit, eine ADHS-Diagnose „teilweise remittiert" zu stellen, wenn der Patient in früheren Lebensabschnitten die Diagnosekriterien erfüllte, im weiteren Verlauf indessen eine Partialremission eintrat.

Als Besonderheit der ICD-10 gilt die Kombination der ADHS mit den Störungen des Sozialverhaltens (F91), die als hyperkinetische Störung des Sozialverhaltens bezeichnet wird (F90.1). Diese Diagnose ist in DSM-5 nicht vorgesehen. Die hyperkinetische Störung des Sozialverhaltens ist eine Diagnose, die nach dem 18. Lebensjahr nicht mehr gestellt werden sollte. In Fällen mit erheblichen Verhaltensauffälligkeiten und sozialen Adaptationsproblemen nach dem 18. Lebensjahr muss geprüft werden, ob eine Persönlichkeitsstörung als komorbide Diagnose in Betracht kommt.

Die Symptomatik ist in verschiedenen Lebensaltern einem **phänomenologischen Wandel** unterworfen. Zwar bleiben die zentralen psychopathologischen Syndrome mit Unaufmerksamkeit, Impulsivität und Hyperaktivität erhalten, jedoch weicht die motorische Unruhe der Kinder und Jugendlichen vielfach einer „inneren Unruhe" beim Erwachsenen. Auch die Impulsivität Erwachsener hat ihre eigenen Ausdrucksformen. Vermieden werden lange Theaterbesuche, Lesen anspruchsvoller Literatur, Schlange stehen, etc.

Um den Besonderheiten der Symptomatik des Erwachsenenalters gerecht zu werden, sind erwachsenenspezifische psychopathologische Kriterien elaboriert worden. Besonders bekannt sind die **Utah-Kriterien** für die Diagnostik der adulten ADHS (Wender 1995). Als wesentliche Ergänzung der Diagnostik kommen zu den traditionellen Syndromen der Unaufmerksamkeit, Überaktivität und Impulsivität noch die Syndrome Desorganisation im Lebensalltag, Affektlabilität, Stressüberempfindlichkeit und Schwierigkeiten bei der Temperamentskontrolle hinzu. Ein weiterer wichtiger Symptombereich des Erwachsenenalters ist das geringe Selbstvertrauen der Betroffenen.

26.1.3 Diagnostisches Vorgehen

Die Diagnostik der ADHS im Erwachsenenalter ist ein klinischer Entscheidungsprozess. Ein wie auch immer gearteter biologischer oder sonstiger Test, mit dem die Diagnose gesichert werden kann, steht nicht zur Verfügung. Im Zentrum steht dabei der **Nachweis der 18 diagnostischen Kriterien,** die von DSM-5 und ICD-10 genannt werden. Insgesamt stehen neun Merkmale zum Nachweis der Aufmerksamkeitsstörung und weitere neun zum Beleg von Hyperaktivität und Impulsivität zur Verfügung (➤ Tab. 26.4). Daneben müssen drei Zusatzkriterien für die Diagnose nachgewiesen werden. Es handelt sich um die wichtige Forderung, dass die ADHS-Psychopathologie bereits vor dem 12. Lebensjahr nachgewiesen sein muss und um das sog. Pervasivitätskriterium, das besagt, dass die mit ADHS verbundenen Auffälligkeiten in mehr als einem Lebensfeld erkennbar sein müssen. Das letzte Zusatzkriterium fordert den Nachweis von funktionellen Einschränkungen im Lebensalltag und von Einbußen bei der Lebensqualität. Bei Verwendung der DSM-5-Konzeption besteht die Möglichkeit, die Ausprägung der Störung nach leicht, mittel und schwer zu graduieren.

Die aktuelle Querschnittssymptomatik kann neben der klinischen Beschreibung auch mit speziellen ADHS-Skalen erfasst werden, die ihren Fokus im Bereich der erwähnten 18 Diagnosekriterien haben. Als **Selbstbeurteilungsskalen** kommen die von Conners (1999) entwickelten Instrumente aus der Familie CAARS-S (deutsche Version: Christiansen et al. 2014) oder die ADHS Selbstbeurteilungsskala (ADHS-SB; Rösler et al. 2008) in Frage. Mit der Methode der Fremdbeurteilung arbeiten die Skalen CAARS-O (Conners et al. 1999, deutsche Version: Christiansen et al. 2014) oder die ADHS Diagnostische Checkliste (ADHS-DC; Rösler et al. 2008). Selbst- und Fremdbeurteilung zeigen bei adulter ADHS im Gegensatz zu vielen anderen psychiatrischen Leiden eine weitgehende Übereinstimmung bei der Erfassung der psychopathologischen Merkmale.

Die psychopathologischen Kriterien von DSM-5 und ICD-10 sind Gehalt einer Reihe von weiteren Instrumenten, denen gemeinsam ist, dass sie in nur leicht divergierenden sprachlichen Aufbereitungen die 18 psychopathologischen Symptome beider Systeme beinhalten. Selbstbeurteilungsskalen dieses Typs sind die ADHD-Current-Symptoms-Scale (Barkley und Murphy 1998), die Adult-Self-Report-Scale (ASRS), die von der WHO entwickelt wurde (Adler et al. 2003).

Mit der Methode der **Fremdbeurteilung** arbeitet die ADHD-Rating-Scale (ADHD-RS, DuPaul et al. 1998).

Neben der ADHS-Symptomatik im aktuellen Querschnitt, die am besten quantitativ dokumentiert werden sollte, um Verlaufsmessungen zu ermöglichen, interessiert vor allem die Frage, ob die Symptomatik bereits vor dem 12. Lebensjahr bestanden hat. Für die retrospektive Abbildung kindlicher ADHS-Psychopathologie durch den Betroffenen eignet sich die Wender-Utah-Rating-Scale (WURS), für die es eine autorisierte deutsche Übersetzung und eine psychometrisch evaluierte Kurzform gibt (WURS-k, Wender 1995; Retz-Junginger 2002, 2003). Ein ähnlich konzipiertes Instrument ist die ADHD-Childhood-Symptom-Scale von Barkley und Murphy (1998).

Generell lässt sich feststellen, dass standardisierte Selbstbeurteilungsskalen, Fremdratings und Interviews die Diagnostik erleichtern und absichern, aber die klinische Entscheidung über die Diagnose nicht ersetzen können. In ➤ Tabelle 26.5 sind Verfahren für die unterschiedlichen Diagnostikbereiche erwähnt, die in deutscher Sprache abgefasst und an deutschen Untersuchungsgruppen validiert wurden.

Als Expertenbeurteilung ist die Wender-Reimherr-Adult-Attention-Deficit-Disorder-Scale (WRAADDS; Wender 1995, deutsche Fassung WRI; Rösler et al. 2008) ausgelegt. Es handelt sich dabei um ein diagnostisches Interview, das spezielle Aspekte der adulten ADHS berücksichtigt, insgesamt sieben psychopathologische Syndrome erzeugt und sich dabei nicht nur auf Verhaltensmerkmale stützt, wie dies bei DSM-5 der Fall ist, sondern auch spezielle psychopathologische Phänomene Erwachsener einschließt. Andere Interviews sind das Barkley-Murphy-Adult-Interview (AI; Barkley und Murphy 1998), das Conners-Adult-ADHD-Diagnostic-Interview (CAADID; Epstein et al. 2001) oder das diagnostische Interview für ADHS bei Erwachsenen (DIVA, Kooij und Frencken 2007). DIVA, AI und CAADID erlauben es auch, Behinderungen der Patienten bei Alltagsaufgaben zu beschreiben. Eine Übersicht über geläufige Verfahren, die vorzugsweise aus den USA stammen und die in unserem Sprachraum bisher nur teilweise erprobt wurden, gibt ➤ Tabelle 26.6.

26.1.4 Komorbide Störungen

Die Erfassung komorbider Leiden parallel zur ADHS-Psychopathologie erfordert besondere Erwähnung, denn ADHS tritt bei Erwachsenen weniger als isolierte Störung auf. Charakteristisch ist vielmehr das Vorhandensein von zusätzlichen komorbiden Leiden. Die häufigsten Störungen sind in ➤ Tabelle 26.7 aufgelistet.

Tab. 26.5 Fünf zentrale diagnostische Aspekte der adulten ADHS mit Benennung von geeigneten Skalen in deutscher Sprache und mit deutscher Validierung.

Diagnostik-Bereich	Skalen und Hilfsmittel
ADHS im Kindesalter, DSM-5: Beginn vor dem 12. Lebensjahr	Wender-Utah Rating Scale, deutsche Kurzform (WURS-k), Retz-Junginger et al. 2002, 2003
Diagnosekriterien DSM-5 oder ICD-10 F90	ADHS Selbstbeurteilungsskala (ADHS-SB) oder ADHS Diagnostische Checkliste (ADHS-DC; Rösler et al. 2004),
Quantitative Darstellung der ADHS-Psychopathologie	Wender Reimherr Interview (WRI; Rösler et al. 2008), ADHS-SB, ADHS-DC (Rösler et al. 2008) ADHS-E und ADHS-LE (Schmidt und Petermann 2011) CAARS-SB, CAARS-FB (Christiansen et al. 2014)
Alltagsfunktionalität und Lebensqualität, Beeinträchtigungen	WHO-Quality of Life Assessment (WHO-QOL-100), Sheehan Disability Scale, Weiss Functional Impairment Rating Scale (WFIRS-S; Weiss et al. 2005)
Komorbide Störungen	M. I. N. I. (Lecrubier et al. 1997), SKID I und II (Wittchen et al. 1997), SCAN (van Glück et al.), DIPS (Markgraf et al.), DIA-X (Wittchen und Pfister 1997)

Tab. 26.6 Anerkannte ADHS-Skalen der amerikanischen Psychiatrie.

Skala	Skalentyp Merkmale	Eigenschaften Psychometrie
Current Symptoms Scales (Barkley und Murphy 1998)	1 Selbstbeurteilungsskala und 1 Fremdbeurteilungsskala mit den 18 DSM-5-Merkmalen, Quantifizierung der Items 0–3, Englisch, Bearbeitungszeit: 15 min	Zusätzliche Merkmale zur Beurteilung funktioneller Behinderungen, Berücksichtigung komorbider Leiden, alters- und geschlechtsspezifische Normen, DSM-5-Diagnose, keine deutsche Version verfügbar
Adult Self Report Scale ASRS-V1.1 (Adler et al. 2003, WHO), zusätzlich ASRS-Screener	Selbstbeurteilungsskala, 18 DSM-5-Merkmale, Quantifizierung 0–4, Englisch, Bearbeitungszeit: 10 min Screener: 6 Merkmale	DSM-5-Diagnose, Validierungsstudie vorhanden, in vielen Sprachen verfügbar, offizielles WHO-Instrument
Brown ADD Rating Scale (Brown 1996)	Eigenes, von DSM-5 abweichendes ADD Konzept, Fremdbeurteilungsskala, 40 Items, Skalierung 0–3, Englisch, Bearbeitungszeit: 15 min	Cut off für ADD 50 Punkte, verschiedene Psychopathologie Scores, Sensitivität, Spezifität, Reliabilität, keine deutsche Version verfügbar

Tab. 26.7 Die wichtigsten komorbiden Störungen bei Erwachsenen mit ADHS (Kessler et al. 2006).

Persönlichkeitsstörungen (PS): antisoziale PS, emotional instabile PS, zwanghafte PS, negativistische PS, selbstunsichere PS	bis ca. 30 %
Alkohol- und Drogensucht (SUD)	bis 30 %
Depressive Störungen, bipolare Störungen	bis 30 %, bipolare Störungen nicht sicher wegen methodischer Probleme und Überlappung der Diagnosekriterien
Angststörungen	bis 30 %
Restless Legs	Schätzung 5 %
Essstörungen (Frauen)	ca. 4 %

Die Diagnostik der wichtigsten komorbiden Leiden ist Bestandteil des AI und CAADID. Natürlich kommen auch die etablierten epidemiologischen Instrumente wie SCID (Wittchen et al. 1997) oder DIA-X (Wittchen und Pfister 1997) für die Erfassung komorbider Störungen infrage.

26.1.5 Neuropsychologische Diagnostik

Neuropsychologische Testverfahren spielen bisher in der primären Diagnostik und Differenzialdiagnostik eine geringe Rolle, was mit der geringen Spezifität der verfügbaren Verfahren zusammenhängt. Die neuropsychologischen Instrumente werden aber gerne in der Verlaufsbeobachtung von therapeutischen Interventionen eingesetzt, um die Effekte von pharmakologischen oder psychotherapeutischen Behandlungen zu erfassen. Dabei hat sich besonders der Continuous Performance Test (CPT) als geeignet erwiesen.

26.1.6 Neurobiologie und Risikofaktoren

Allgemeine Risikofaktoren

Bedeutsame Faktoren, die das Risiko an ADHS zu erkranken deutlich erhöhen, sind Störungen während der Schwangerschaft, vor allem aber perinatale Komplikationen und ein niedriges Geburtsgewicht. Immer wieder stößt man auf die Behauptung, dass eine gestörte Kommunikation zwischen Kind und Mutter, bzw. zwischen Kind und der maßgeblichen Bezugsperson für die Entwicklung von ADHS verantwortlich gemacht werden kann. Der Nachweis, dass es einen derartigen spezifischen und individuell übereinstimmenden Risikofaktor gibt, konnte empirisch bisher nicht geführt werden. Allerdings besteht kein Zweifel, dass ungünstige Umgebungsbedingungen wie instabile Familienverhältnisse, eine Belastung mit Suchtkrankheiten, Gewalterfahrungen und andere Faktoren, die in der Literatur unter dem Terminus „adverse environment" beschrieben werden, das Risiko erhöhen können, an ADHS zu erkranken. Hierbei ist insbesondere auf die ungünstigen Interaktionen mit genetischen Risikogrößen zu verweisen. Diese Risikofaktoren sind indessen nicht ADHS-spezifisch, sondern spielen auch bei der Entwicklung anderer psychischer Störungen eine Rolle.

Genetik

Es handelt sich um eine Erkrankung mit starker genetischer Verankerung (Faraone 2004). Die Konkordanzraten in formalgenetischen Untersuchungen mit eineiigen Zwillingen liegen zwischen 0,6 und 0,9. In Familien mit Betroffenen findet man überzufällig häufig weitere Symptomträger. Die Erhöhung des Risikos, an ADHS zu erkranken, wurde bei Verwandten ersten Grades mit dem Faktor 5 bestimmt (McGuffin et al. 1994). Der Einfluss gemeinsam erlebter Umweltfaktoren hat sich als relativ gering erwiesen, was dafür spricht, dass neben den genetischen Variablen vor allem unspezifische Umweltgesichtspunkte zur Entwicklung von ADHS beitragen. Als weitgehend gesichert gilt heute die Existenz **genetischer Subtypen** wie z. B. ADHS in Vergesellschaftung mit Störungen des Sozialverhaltens (Faraone et al. 1998).

Trotz der in formalgenetischen Untersuchungen nachgewiesenen hohen Heritabilität sind in den bisher verfügbaren genomweiten Kopplungsanalysen divergierende Ergebnisse gefunden worden. Verschiedene Genregionen sind beschrieben worden, die für ADHS Bedeutung haben könnten (Bakker et al. 2003; Fisher et al. 2002; Ogdie et al. 2003; Smalley et al. 2002; Hebebrand et al. 2005). Sie liegen auf den Chromosomen 4, 5, 6, 7, 9 11, 14, 15, 16 und 17. Die stärksten Koppelungen, ausgedrückt durch den LOD-Score, wurden für die Chromosomenregionen 5p13, 15q15 und 16p13 gefunden. Übereinstimmend hohe LOD-Scores in verschiedenen Populationen wurden bisher nur für die **Region 5p13** berichtet. Dort liegt interessanterweise das Gen des Dopamin-Transporters.

In einer Reihe von genomweiten Assoziationsuntersuchungen sind ebenfalls keine eindeutigen Ergebnisse gefunden worden (Coghill und Banaschewski 2009; Franke et al. 2009). Andererseits konnten in metaanalytisch abgesicherten Assoziationsuntersuchungen verschiedene Kandidatengene bestätigt werden (Faraone et al. 2001). Besonderes Interesse finden Polymorphismen der Gene für DRD4 und DRD5, DAT1, HTR1B und SNAP25 (Retz et al. 2002, 2004; Coghill und Banaschewski 2009). In Verbindung mit dem Umstand, dass noch weitere Assoziationen mit Genen gefunden wurden, die an der synaptischen Transmission beteiligt sind, sprechen diese Befunde für eine prä- und postsynaptische Dysfunktion bei ADHS (Renner et al. 2008).

Zunehmend gewinnen Untersuchungen zu Gen-Umwelt-Interaktionen an Bedeutung. So konnte gezeigt werden, dass bestimmte genetische Risikokonstellationen nur unter ungünstigen psychosozialen Bedingungen in der Kindheit oder in Interaktion mit anderen biologischen Risikogrößen die Entwicklung von ADHS begünstigen (Brookes et al. 2006; Retz et al. 2007). Derartige Interaktionen sind offensichtlich für unterschiedliche Verläufe der Krankheit verantwortlich (Thapar et al. 2007).

Neurochemie

Hinsichtlich möglicher pathogenetischer Mechanismen werden Funktionsabweichungen in verschiedenen zentralen Transmittersystemen diskutiert, wobei man sich neben den oben erwähnten assoziationsgenetischen Befunden an der Beobachtung orientiert, dass Substanzen, die den Dopamintransporter bzw. den Noradrenalintransporter inhibieren, therapeutische Wirkung besitzen (Faraone und Biederman 1997; Biederman und Spencer 1999).

Diese Beobachtungen führten zunächst zu der Hypothese, dass ADHS aus einer **Fehlregulation des katecholaminergen Übertragungssystems** im Gehirn resultiert (Pliszka 1996). Heute ist diese Sicht durch das Konzept einer prä- und postsynaptischen Dysfunktion wesentlich erweitert worden.

Eine wichtige Rolle im Rahmen der ADHS könnte der **präfrontale Kortex** als Zentrum exekutiver Funktionen spielen (Arnsten 2009). Dieser wird in erheblichem Umfang durch katecholaminerge Neurotransmission kontrolliert. Dabei werden zwei kortikale Aufmerksamkeitssysteme beschrieben. Das **anteriore Aufmerksamkeitssystem,** zu dem das anteriore Cingulum und der dorsomediale Präfrontalkortex gehören, ist Bestandteil des präfrontalen Exekutivsystems. Es wird vor allem dopaminerg kontrolliert, im Gegensatz zum **posterioren Aufmerksamkeitssystem,** das unter noradrenerger

Kontrolle steht. Zu diesem System gehören der posteriore Parietalkortex, Pulvinar und der Colliculus superior. Das anteriore Aufmerksamkeitssystem steht vor allem für die Aufmerksamkeitsfokussierung im Rahmen der exekutiven Funktionen, während das posteriore System für die Vigilanzsteuerung, Orientierung und Neuausrichtung der Aufmerksamkeit auf Stimuli verantwortlich ist (Posner und Petersen 1990).

Bei den dopaminergen Neuronen spielen zwei Systemverbände eine zentrale Rolle. Die **nigrostriatalen Neurone** haben ihre überwiegenden Verbindungen zum Nucleus caudatus und Putamen. Sie haben in der Substantia nigra ihren Ursprung. Die **mesokortikalen Neurone** projizieren diffus in das Frontalhirn. Sie haben ihren Ursprung im mesokortikalen System, insbesondere im ventralen Tegmentum. Es finden sich bei diesen Neuronen auch Verbindungen zum Cingulum und Nucleus accumbens (Kuhar 1999).

Methylphenidat blockiert in therapeutischen Dosierungen effektiv striatale dopaminerge Neurone bei Patienten mit ADHS (Volkow et al. 1998) und trägt damit zur Verminderung der striatalen Hyperaktivität bei. In dem Kontext ist von Interesse, dass bei unbehandelten Erwachsenen mit ADHS eine signifikante Erhöhung der Dopamintransporteraktivität im Trodat-SPECT nachgewiesen werden konnte (Krause et al. 2000).

Auch das **noradrenerge Transmittersystem** scheint eine wichtige pathophysiologische Rolle bei der ADHS zu spielen. Noradrenerge Fasern haben im Locus coeruleus ihren Ursprung und innervieren frontal betont den gesamten Kortex, Hippokampus, Kleinhirn und Rückenmarksneurone. Sie sind an der Regulierung des Wachzustandes, der Informationsverarbeitung und an der Organisation von Aufmerksamkeit beteiligt (Aston-Jones et al. 1991). Unter anderem wird das anteriore Cingulum dopaminerg wie auch noradrenerg innerviert. Das anteriore Cingulum scheint insbesondere über die Modulation exekutiver Funktionen und hier besonders über die Inhibitionskontrolle in das Geschehen bei ADHS eingeschlossen zu sein (Pliszka et al. 1996; Fallgatter et al. 2002). Die Tatsache, dass selektive Noradrenalin-Wiederaufnahmehemmer (SNRI) positiven Einfluss auf die Symptomatologie der ADHS haben, könnte die Bedeutung dieses Transmittersystems bei der ADHS unterstreichen (Michelson et al. 2001).

Serotonergen Mechanismen wurde bisher bei der Untersuchung von Pathomechanismen im Rahmen der ADHS nur begrenzt Beachtung geschenkt, obwohl zentrale Desinhibition, insbesondere Impulsivität als einer zentralen ADHS-Psychopathologie, mit Störungen der serotonergen Transmission in Zusammenhang gebracht wird. In diesem Kontext haben Gainetdinov et al. (1999) die Auffassung vertreten, dass derzeit die Bedeutung des serotonergen Systems unterschätzt wird und die Wirkungen der Stimulanzientherapie auch über serotonerge Mechanismen vermittelt wird.

Nach derzeitiger Auffassung wird die ADHS-Symptomatik in erster Linie auf eine Dysfunktion des präfrontalen Kortex zurückgeführt, für den die Katecholamine Noradrenalin und Dopamin entscheidende Bedeutung haben. Nicht übersehen werden darf dabei, dass diese Neurotransmitter wiederum durch andere Transmitter wie Acetylcholin, Glutamat (Perlor et al. 2009) oder Serotonin moduliert werden. Insofern liegt die Auffassung nahe, dass es sich bei ADHS um eine **Multitransmitter-Dysfunktion** handeln könnte.

Neuroanatomie

Mit bildgebenden Untersuchungstechniken wie PET, CCT, MRI, fMRI wurden sowohl strukturelle als auch funktionelle Auffälligkeiten bei Kindern, Jugendlichen und Erwachsenen nachgewiesen. Die anatomischen MRT-Studien sind fast ausschließlich an Kindern bzw. Jugendlichen erfolgt.

Es fanden sich **Verminderungen des Volumens im präfrontalen Kortex** mit Schwerpunkt in der rechten Hemisphäre (Filipek et al. 1997). Mit wechselnder Seitenlokalisation wurden Volumenminderungen im Caudatus (Castellanos et al. 2001) und auch im Globus pallidus (Aylward et al. 1996) beschrieben. Das anteriore und posteriore Corpus callosum fand sich in einer Reihe von Studien im Volumen gemindert (Baumgardner et al. 1996).

Schließlich fand sich auch eine Verminderung des Kleinhirnvolumens, wobei von besonderem Interesse die **Volumenminderung des Kleinhirnwurms** erscheint, der reich an dopaminergen Verbindungen ist (Castellanos et al. 2001).

Die Vielzahl der anatomischen MRT-Befunde bei Kindern und Jugendlichen deuten auf einen Schwerpunkt der Volumenminderungen im frontostriatalen und zerebellären Bereich. In aktuellen Untersuchungen wurden bei Kindern und Jugendlichen mit ADHS Verzögerungen des präfrontalen kortikalen Reifeprozesses beschrieben (Shaw et al. 2007, 2011), die ADHS als eine Störung des zerebralen Entwicklungsprozesses charakterisieren.

Bei unbehandelten **Erwachsenen,** die an ADHS leiden, wurde eine **allgemeine Hirnvolumenminderung** von 3 % festgestellt (Castellanos 2004). Seidman et al. (2006) fanden bei Erwachsenen im präfrontalen Kortex und im anterioren cingulären Kortex Verminderungen der grauen Substanz.

In funktionellen MRT-Studien zeigten Kinder mit ADHS eine stärkere frontale Aktivierung bei niedrigerer striataler Aktivität, die mit Methylphenidat moduliert werden konnte (Vaidya et al. 1998). Auch fanden sich allgemein diffusere Aktivierungen von zerebralen Netzwerken bei ADHS-Patienten im Vergleich zu Gesunden (Rubia et al. 1999). Hinsichtlich der funktionellen MRT bei Erwachsenen mit ADHS mangelt es noch an einer ausreichenden Studienbasis.

Die vorwiegend aus den Untersuchungen mit Kindern und Jugendlichen erhobenen, metaanalytisch gesicherten Daten (Dickstein et al. 2006) haben zur Formulierung der Hypothese einer **präfrontalen Dysfunktion** bei ADHS Anlass gegeben, die in kausale Verbindung mit einer **Störung der exekutiven Funktionen** gebracht wird. Diese ihrerseits macht eine Reihe der klinischen Symptome im Rahmen der ADHS funktionell erklärbar (Barkley und Murphy 1998; Brown 2001). Derartige Modellvorstellungen werden durch neuropsychologische Untersuchungen ergänzt, die bei Erwachsenen mit ADHS Störungen des Arbeitsgedächtnisses ergeben haben (Gallagher und Blader 2001). In ihrer Gesamtheit werden die strukturellen und funktionellen Untersuchungsbefunde heute im Sinne einer Hirnentwicklungsstörung verstanden (Renner et al. 2008).

26.1.7 Behinderungen und Einschränkungen

Verlaufsuntersuchungen von Kindern mit ADHS ins Jugendlichen- und Erwachsenenalter sowie verschiedene epidemiologische Projekte haben gezeigt, dass mit der ADHS eine Reihe von Einschränkungen einhergehen können, die für den Prozess der sozialen Adaptation von erheblicher Bedeutung sind. Die **Milwaukee-Young-Adult-Outcome-Study** hat gezeigt, dass Personen mit ADHS im Vergleich mit Kontrollpersonen gemessen am Begabungsniveau weniger qualitativ hochwertige Schul- und Berufsabschlüsse erreichen. Sie werden häufiger vom Unterricht suspendiert oder vom Schulbesuch ausgeschlossen. Sie werden häufiger gekündigt und haben bezogen auf ein definiertes Zeitintervall deutlich mehr Beschäftigungsverhältnisse (Barkley und Murphy 1998; Barkley 2002).

Die Zahl unerwünschter Schwangerschaften ist signifikant erhöht, das Risiko sexuell übertragbarer Krankheiten steigt wegen fehlenden Schutzes bei sexueller Betätigung um den Faktor 4 an. Die Scheidungsraten sind erhöht (Barkley et al. 2004).

Personen mit ADHS bieten ein **höheres Risiko für alle Arten von Unfällen** in Schule, Beruf, Freizeit und Straßenverkehr, vor allem für solche, bei denen erhebliche Verletzungen entstehen (Grützmacher 2001, Kaya et al. 2007). Besonders eklatant ist die durch Metaanalysen belegte erhöhte Gefährdung für Verkehrsunfälle mit ernsten Verletzungsfolgen und die generelle Neigung, gegen Regeln im Straßenverkehr zu verstoßen (Woodward et al. 1999, Jerome et al. 2006).

Ein zunehmend wichtiger Gesichtspunkt sind die vermehrten ökonomischen Belastungen, die Patienten mit ADHS durch Inanspruchnahme von Ressourcen des Gesundheitssystems, vermehrte Krankheitszeiten und Perioden fehlender Beschäftigung hervorrufen (Schlander et al. 2010).

Ein Blick auf die ADHS-Symptomatik, insbesondere in der Spielart der hyperkinetischen Störung des Sozialverhaltens, macht deutlich, dass es sich hier um eine Störungsgruppe handeln muss, die erhebliche soziale Adaptationsschwierigkeiten vor allem in der Legalbewährung haben dürfte. Die vorliegenden Daten lassen vermuten, dass bei ca. 20 % der Kinder, die von ADHS betroffen sind, im Erwachsenenalter eine **dissoziale Persönlichkeit** vorliegt (Mannuzza et al. 1993; Weiss et al. 1985). Dies gilt in erster Linie für die Fälle, bei denen ADHS in Kombination mit Störungen des Sozialverhaltens vorhanden ist. In forensischen Populationen der Gefängnisse und der forensisch-psychiatrischen Kliniken stößt man auf eine erheblich erhöhte Prävalenz für ADHS. Davon sind vor allem jüngere Individuen betroffen. Ab der 4. Lebensdekade fällt die Prävalenz von ADHS erheblich ab (Rösler 2010; Rösler et al. 2004a, 2009). Das Risiko für Delinquenz wird nicht durch ADHS direkt vermittelt, sondern durch die früh einsetzende oder während der Adoleszenz entstehende komorbide Störung des Sozialverhaltens (Conduct Disorder, DSM-5 312.8). Dabei handelt es sich nicht um eine psychopathologisch definierte Störung, sondern um eine Sammlung von Verstößen gegen gängige Regeln des Zusammenlebens und des Kriminalrechts. Man kann daher sagen, dass eine antisoziale Persönlichkeitsentwicklung und ein Abgleiten in Kriminalität im Erwachsenenalter in erster Linie denjenigen Betroffenen mit ADHS droht, die schon im Grundschulalter oder kurz danach zu schweren Regelverstößen und straffälligem Verhalten tendieren.

26.1.8 Zusammenfassung

Die ADHS ist eine häufige und chronische Erkrankung des Kindes-, Jugend- und Erwachsenenalters. Die Diagnose beruht auf einem klinischen Entscheidungsprozess. Die zentrale Symptomatik aus Aufmerksamkeitsstörungen, Impulsivität und Hyperaktivität ist mit geeigneten Rating-Skalen hinreichend zuverlässig erfassbar. Letztlich ist für die Diagnose der klinische Nachweis der diagnostischen Kriterien nach DSM-5 und ICD-10 (Forschungsversion) erforderlich. Der Verlauf der ADHS im Erwachsenenalter ist mit einer Fülle von gesundheitlichen Risiken, komorbiden Leiden und sozialen Gefährdungen belastet. Die Erforschung der Ursachen und pathogenetischen Abläufe hat gezeigt, dass es sich bei ADHS um ein Störungsmuster handelt, das auf dem Boden genetischer Risikofaktoren und in Interaktion mit Umweltrisiken zu Störungen der Neurotransmission mit prä- und postsynaptischen Auffälligkeiten führt. Strukturelle und funktionelle zerebrale Auffälligkeiten vor allem im präfrontalen Kortex gelten als gesichert. Biologische Risikogrößen wie mütterlicher Nikotin- und Alkoholkonsum oder niedriges Geburtsgewicht spielen eine nicht zu unterschätzende Rolle. Ungünstige Entwicklungsbedingungen wie familiäre Instabilität, negative Eltern-Kind-Beziehung oder dysfunktionale Erziehung interagieren vielfach mit genetischen Risikofaktoren.

26.2 Pharmakotherapie und Psychotherapie

26.2.1 Einleitung

Die folgende Darstellung stützt sich auf die altersgruppenübergreifenden Leitlinien des „National Institute forHealthand Clinical Excellence" (NICE, www.guidance.nice.org.uk), die deutschsprachigen Leitlinien zur ADHS im Erwachsenenalter (www.dgppn.de/stellungnahmen/adhs, mit Evidenzgraduierungen), seither veröffentlichte Metaanalysen, kontrollierte Untersuchungen und Übersichtsarbeiten sowie die eigene klinische Erfahrung.

26.2.2 Indikation zur Behandlung

Aus der Diagnose einer ADHS im Erwachsenenalter leitet sich nicht zwangsläufig eine Behandlungsnotwendigkeit ab. Die Indikation zur Behandlung einer ADHS im Erwachsenenalter sollte dann gestellt werden, wenn – nach Ausschluss einer anderen psychischen oder somatischen Erkrankung – im Kontext vorhandener individueller Ressourcen relevante funktionelle Einschränkungen bestehen, die das soziale Leben des Betroffenen deutlich einschränken, Leiden bedeuten und eindeutig durch ADHS verursacht sind (➤ Tab. 26.8). Besondere Berücksichti-

Tab. 26.8 ADHS-Therapie bei Erwachsenen nach den deutschsprachigen Leitlinien (www.dgppn.de/stellungnahmen/adhs–erwachsenen).

- Allein aus der Diagnose leitet sich keine Behandlungsnotwendigkeit ab
- Behandlung erst dann, wenn eindeutig durch ADHS in einem Lebensbereich ausgeprägte Störungen oder in mehreren Lebensbereichen leichte Störungen oder krankheitswertige Symptome
- Therapie = multimodal: Medikation + Psychotherapie
- Monotherapien sollten begründet werden
- Komorbide Störungen sind die Regel und müssen berücksichtigt werden

gung sollte dabei auch dem Übergang vom Jugend- in das Erwachsenenalter gelten, da hier ein ausgeprägtes Versorgungsdefizit mit Behandlungsdiskontinuität zu bestehen scheint (McCarthy et al. 2009).

26.2.3 Komorbidität

Die bei der Mehrzahl der erwachsenen Patienten mit ADHS vorhandenen komorbiden Störungen (wie z. B. Depression, Angst, Sucht, Persönlichkeitsstörungen, Schlafstörungen, ➤ Kap. 26.1.4; Matthies et al. 2011) müssen bei der Behandlungsplanung nach ihrer klinischen Relevanz hierarchisiert und berücksichtigt werden. Bei im Vordergrund stehender Komorbidität (z. B. schwere depressive Episode) sollte zunächst diese behandelt werden (Bond et al. 2012). Bei der Wahl der antidepressiven Medikation sollte dann die komorbide ADHS berücksichtigt werden (z. B. Noradrenalin-Dopamin-Wiederaufnahmehemmer, Serotonin-Noradrenalin-Wiederaufnahmehemmer).

26.2.4 Multimodale Behandlung

Die Behandlung sollte in der Regel aus einer Kombination von Pharmakotherapie und störungsorientierter Psychotherapie bestehen. Monotherapien sollten begründet werden können.

26.2.5 Pharmakotherapie

In Deutschland sind aktuell drei Medikamente zur Behandlung der ADHS im Erwachsenenalter zugelassen:
- Methylphenidat (Medikinet® adult, Methylphenidat extended release) (➤ Abb. 26.1) seit 2011 (Ritalin® Adult, modified-release long-acting, seit 2014)
- Atomoxetin (Strattera) seit 2013

Anders als im Kindes- und Jugendalter sind Amphetamine bislang nicht zugelassen.

Medikation erster Wahl

Medikation der ersten Wahl ist nach den vorliegenden deutschsprachigen Leitlinien **Methylphenidat**.

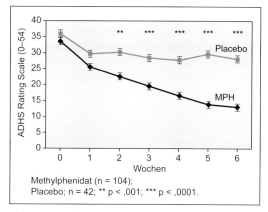

Abb. 26.1 Einfluss von Methylphenidat (MPH) auf kombinierte ADHS-Symptome (aus Spencer et al., Biol Psych 2005; 57; 456 – 463; Nachdruck mit freundlicher Genehmigung von Elsevier Limited) (L231).

Die Responderrate liegt im Erwachsenenalter zwischen 52 und 75 % (Sobanski und Alm 2004), die Effektstärke im mittleren bis hohen Bereich (Faraone et al. 2004; Kösters et al. 2009). Eine Dosis-Wirkungsbeziehung ist klinisch häufig zu beobachten und in einigen Studien gezeigt worden. Auch im Rahmen der umfassendsten Metaanalyse, die 18 Studien mit 2045 Patienten einschloss, konnte diese auf die ADHS-Symptomatik bezogen nachgewiesen werden (Castells et al. 2011; ➤ Abb. 26.2).

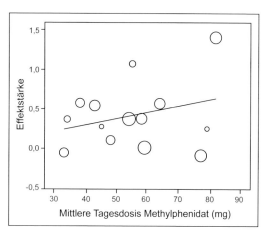

Abb. 26.2 Beziehung zwischen mittlerer täglicher Methylphenidat-Dosis (10-mg-Schritte) und Wirkung (standardisierte mittlere Differenz) gewichtet nach inverser Varianz. Je größer der Kreis in der Abbildung ist, desto größer ist das Gewicht der Studie aufgrund einer geringeren Varianz (geringerer Streuung der Werte) (aus Castells et al., CNS Drugs 2011; 25: 165; Nachdruck mit freundlicher Genehmigung von Sage Publications).

Klinisches Vorgehen

Weil unter Medikation mit Methylphenidat Schlafstörungen zu den häufigeren Nebenwirkungen zählen, wird meist mit einer Dosis von 5–10 mg am Morgen begonnen. **Retardiertes Methylphenidat** bietet den Vorteil, dass eine ein- oder zweimalige Gabe am Tag in der Regel ausreichend ist und Reboundphänomene seltener als unter nichtretardiertem Methylphenidat auftreten. Zudem ist das Suchtpotenzial geringer als bei unretardiertem Methylphenidat.

Die Dosierung hängt von den individuellen Bedürfnissen und Anforderungen des Patienten im Alltag sowie dessen Ansprechen auf Methylphenidat ab. Die Dosis der Dauermedikation wird individuell nach klinischen Gesichtspunkten festgelegt (Wirkung/unerwünschte Wirkungen).

Medikinet® adult wird in der Regel bei einer Wirkdauer von ca. 6 Stunden zweimal täglich d. h. morgens und mittags nach den Mahlzeiten eingenommen (> Tab. 26.9). Bei einigen Patienten kann aber auch eine dreimal tägliche Gabe angebracht sein. Ritalin® Adult wird meist 2× täglich mit oder ohne Nahrung gegeben.

Nichtretardiertes Methylphenidat, das in Deutschland nicht zur Behandlung der ADHS zugelassen ist, hat eine Wirkdauer von ca. 3–4 Stunden und erfordert daher in der Regel eine mehrmalige tägliche Einnahme mit drei bis vier Einzelgaben. Bei einigen Patienten kann die Behandlung von ADHS assoziierten Schlafstörungen mit unretardiertem Methylphenidat sinnvoll sein.

Bei höheren Dosierungen um ca. 1,0 mg/kg KG nehmen neben der Wirkung auch die unerwünschten Wirkungen zu. Im klinischen Alltag reichen im Erwachsenenalter in der Dauermedikation häufig geringere Dosierungen aus, zumal viele Patienten nur eine Reduktion, aber kein vollständiges Unterdrücken der ADHS-Symptome anstreben.

Eine Korrelation zwischen klinischer Wirksamkeit und Plasmaspiegel besteht nicht. Da ADHS im Erwachsenenalter meist einen chronischen Verlauf nimmt, ist die Medikation in der Regel eine Dauermedikation. Ob eine medikamentöse Therapie nach Besserung oder Remission, z. B. nach erfolgreicher nichtpharmakologischer Behandlung, weiter notwendig ist, sollte durch mindestens einmal jährliche Absetzversuche überprüft werden. Bei Erwachsenen sind trotz vorliegender Langzeitstudien von bis zu vier Jahren (Fredriksen et al. 2013) die Effekte, Effizienz und Nebenwirkungen bei mehrjähriger Applikationsdauer noch nicht ausreichend empirisch überprüft. Dies gilt auch für Atomoxetin und eine Vielzahl anderer psychopharmakologischer Behandlungen.

Unerwünschte Wirkungen und Gegenanzeigen

Methylphenidat wird zu ungefähr 70 % renal ausgeschieden und hat daher ein relativ geringes Interaktionspotenzial mit anderen Psychopharmaka.

Als im klinischen Alltag häufige **unerwünschte Wirkungen** sind Appetitstörungen (im Einzelfall bis zu völligem Appetitverlust) und Schlafstörungen zu nennen, wobei bereits oben erwähnt wurde, dass einige Patienten mit ADHS durch Methylphenidat erstmals erfolgreich ihre chronischen Schlafstörungen behandeln können (Kim et al. 2010). Seltener sind Kopfschmerzen, Tachykardie oder arterielle Hypertonie.

Es wiederholt diskutiert, ob Stimulanzien **kardiotoxisch** wirken und das Risiko für einen plötzlichen Herztod erhöhen. In großen retrospektiven Kohortenstudien mit 1,2 Mio Menschen im Alter von 2 bis 24 Jahren bzw. 440.000 Menschen im Alter von 25 bis 62 Jahren ließ sich kein signifikant erhöhtes Risiko für plötzlichen Herztod, Myokardinfarkt oder Schlaganfall nachweisen (Cooper et al. 2011; Habel

Tab. 26.9 Methylphenidat: klinisches Vorgehen.

Beginn mit 2 ×5 oder 1 ×10 mg/d, Steigerung nach Effekt (vgl. Fachinformation)
Ausdosieren nach Effekt und UAW (unerwünschte Arzneimittelwirkung), maximal sind 1,0 mg/kg KG bzw. 80 mg Methylphenidat täglich zugelassen
Geringes Interaktionspotenzial (ca. 70 % renale Ausscheidung)
UAW (Methylphenidat wird seit ca. 6 Jahrzehnten eingesetzt): • Nicht selten: Appetitminderung, evtl. Schlafstörungen (initial nicht abends geben) • Seltener: Kopfschmerz, Tachykardie, Hypertonus, evtl. Tics, evtl. Krämpfe

et al. 2012). Dies galt in den genannten Studien auch für andere zur Behandlung der ADHS verordneten Medikamente (Atomoxetin, Amphetamine). Im klinischen Alltag ist aufgrund der kardiovaskulären unerwünschten Wirkungen vor Beginn der Medikation eine kardiovaskuläre Abklärung angezeigt. Diese sollte die sorgfältige Eigen- und Familienanamnese für kardiovaskuläre Ereignisse, die Durchführung eines EKGs sowie die Bestimmung von Blutdruck und Puls mit ggf. fortführender Diagnostik umfassen (z. B. Herzecho). Im Verlauf der Behandlung sollten vor allem bei Dosisänderungen und mindestens halbjährlich Blutdruck und Puls sowie wegen möglicher Appetitminderung das Gewicht regelmäßig kontrolliert und dokumentiert werden. Elektroenzephalographie (EEG) und Laboruntersuchungen von Blutbild, Transaminasen, Bilirubin und Kreatinin sollten ebenfalls erfolgen.

Tics können zwar während einer Behandlung mit Methylphenidat auftreten, aber auch durch die Behandlung gebessert werden. Metaanalytisch ließ sich bei Kindern mit ADHS während einer vergleichsweise kurzen Behandlungsdauer von maximal 12 Wochen mit Methylphenidat kein negativer Effekt auf vorbestehende Tics nachweisen (Bloch et al. 2009).

Für weitere unerwünschte Wirkungen sei auf die Fachinformationen verwiesen.

Im Einzelfall kann es schwierig sein, abzugrenzen, ob depressive Verstimmungen unter der Behandlung mit Methylphenidat durch eine nicht mehr durch hyperkinetische Symptomatik verstellte Sicht auf die psychosozialen Folgen der ADHS oder aber pharmakogen bedingt sein könnten. Dosisreduktion und Auslassversuche, zusätzliche antidepressive Medikation und eine engmaschige psychotherapeutische Begleitung können dann diagnostisch und therapeutisch hilfreich sein.

An somatischen **Gegenanzeigen** sind u. a. zu nennen: Nicht behandelte arterielle Hypertonie, Tachykardie, koronare Herzkrankheit, Hyperthyreose, zerebrale Vaskulitiden und Glaukom (> Tab. 26.10).

An **psychiatrischen Kontraindikationen** sind unbehandelte Manien bzw. unbehandelte bipolare Störungen sowie Erkrankungen aus dem schizophrenen Formenkreis zu nennen.

Sucht und dissoziales Verhalten sind häufig komorbide Störungen bei ADHS, die sich nach der klinischen Erfahrung oft erst durch die Behandlung der ADHS erfolgreich behandeln lassen. Eine randomisierte kontrollierte Studie aus Schweden (Ginsberg et al. 2012) erbrachte eine signifikante Verbesserung der ADHS von Gefängnisinsassen mit hoher Effektstärke. Inwieweit sich diese Behandlung langfristig auf die Sozialprognose auswirkt, ist bislang noch nicht untersucht.

Tab. 26.10 Gegenanzeigen für die Verschreibung von Methylphenidat.

Gegenanzeigen für Methylphenidat (Auswahl)
• koronare Herzkrankheit
• schwere oder unbehandelte arterielle Hypertonie
• potenziell lebensbedrohende kardiale Rhythmusstörungen
• arterielle Verschlusskrankheit
• zerebrale Ischämien, Vaskulitis
• Phäochromozytom
• Schizophrenie, Manie
• gegenwärtige Medikamenten- und/oder Drogenabhängigkeit
• Anorexia nervosa

Warnhinweise für Methylphenidat (Auswahl)
• Schwangerschaft und Stillzeit
• Tic-Störungen und Tourette-Syndrom (Verschlechterung)
• Angststörungen (Verstärkung möglich)
• Epilepsien (Verschreibung nur unter suffizientem antikonvulsiven Schutz)
• Bipolare Störungen (Verschreibung nur unter zuverlässiger Phasenprophylaxe)

ADHS und Sucht

Eine aktuelle Substanzabhängigkeit ist eine Kontraindikation für die Behandlung mit Methylphenidat. Die Effektstärke von Methylphenidat nimmt bei komorbider Substanzabhängigkeit ab (Castells et al. 2011). Wird dennoch klinisch eine Behandlung mit Methylphenidat erwogen, sollte zuerst eine Entgiftung erfolgen und die Abstinenz engmaschig überprüft werden (Drogenscreenings). In der Regel stellen Nicht-Stimulanzien wie Atomoxetin (s.u.) oder bei gleichzeitig bestehender Depression noradrenerg-dopaminerg wirksame Antidepressiva wie Bupropion hier die erste Wahl dar.

Bei aktueller Substanzabhängigkeit (z. B. Kokainabhängigkeit, Methadonsubstitution) erbringt weder Methylphenidat noch Atomoxetin einen überzeugenden Benefit im Vergleich zu Placebo hinsichtlich der ADHS-Symptome und des Drogenkonsums (Levin et al. 2006, 2007; Thurstone et al. 2010, Ling et al. 2014). Allerdings erbrachten kontrollierte Studien bislang auch keine Zunahme des illegalen Drogenkonsums unter Methylphenidat, neuere Studien eher eine geringe Abnahme (Ling et al. 2014). Patienten mit Alkoholabusus und ADHS scheinen von einer Medikation mit Atomoxetin zu profitieren (Wilens et al. 2008).

Suchtpotenzial

Methylphenidat unterliegt der Betäubungsmittelverschreibungsverordnung. Das Suchtpotenzial von Methylphenidat ist bei oraler Einnahme als gering einzuschätzen. Meist im Rahmen einer Polytoxikomanie werden die Tabletten zerkleinert und dann i. v. gespritzt oder im Einzelfall in sehr hoher Dosis nasal appliziert. Hinweise auf Missbrauch sind z. B. eine kontinuierliche Dosissteigerung, „verloren gegangene" Rezepte oder häufige Arztwechsel.

ADHS ist – unabhängig von der Behandlung – ein erheblicher Risiko- und negativer Prognosefaktor für komorbide Suchterkrankungen. Die Studienlage zum Thema Sucht, ADHS und Methylphenidat zeigt zusammengefasst, dass durch eine Behandlung der ADHS mit Stimulanzien im Jugendalter die Wahrscheinlichkeit für eine spätere Suchterkrankung im Erwachsenenalter nicht erhöht ist, sondern eher reduziert werden kann (Wilson et al. 2005).

Atomoxetin

Der selektive Noradrenalin-WiederaufnahmehemmerAtomoxetin (Strattera®) ist in zahlreichen größeren Studien mit signifikanter Wirksamkeit belegt (z. B. Adler et al. 2006, Durell et al. 2013) und seit 2013 in Deutschland zur Behandlung der ADHS im Erwachsenenalter zugelassen. Auch unter Atomoxetin finden sich milde Anstiege des Blutdrucks und des Ruhepulses sowie Palpitationen. Auch urogenitale Nebenwirkungen sollten erfragt werden (Durell et al. 2010). Die Zieldosis liegt bei 1,2 mg/d/kg KG. Der Effekt von **Atomoxetin** tritt im Gegensatz zu Methylphenidat weniger schnell ein. Um die maximale Wirksamkeit beurteilen zu können, sollte ca. 3 bis 6 Wochen abgewartet werden. Atomoxetin als Alternative zu Methylphenidat sollte primär bei komorbider Sucht und/oder Angststörung eingesetzt werden oder wenn Kontraindikationen für Methylphenidat vorliegen.

Atomoxetin wird über CYP 2D6 metabolisiert. Dies sollte bei einer Komedikation berücksichtigt werden, ebenso, dass ca. 7% der Bevölkerung sogenannte slow metabolizer sind.

Weitere Substanzen

Alternativen zu Methylphenidat (u. a. noradrenerg wirksame Antidepressiva [z. B. Desipramin], Bupropion, Modafinil, Phasenprophylaktika wie Carbamazepin, Antihypertensiva wie Clonidin) wurden in Studien bei Erwachsenen mit ADHS untersucht. Studien zu Bupropion ergaben auch metaanalytisch signifikante Verbesserungen der ADHS (Maneeton et al. 2011), sind jedoch für die Indikation nicht in Deutschland zugelassen. Neuere Substanzen wie Nikotinrezeptoragonisten wurden ebenfalls mit positiven Effekten untersucht, was die Hypothese einer Selbstmedikation bei ADHS durch Nikotin durch früh einsetzenden Nikotinkonsum im Jugendalter bestärkt (Potter et al. 2014).

Bei behandelter komorbider bipolarer Störung sind Bupropion und Atomoxetin erste Wahl (Bond et al. 2012).

Therapieadhärenz

Im klinischen Alltag stellt die eingeschränkte Therapieadhärenz bei ADHS oft ein relevantes Problem dar (z. B. Nichteinhalten von Terminen und Absprachen, Vergessen der Medikation). Entsprechend ergaben eine systematische Übersichtsarbeit (Adler und Nierenberg et al. 2010) sowie Metaanalysen (Castells et al. 2013, Cunill et al. 2013) eine zum Teil erheblich eingeschränkte medikamentöse Therapieadhärenz bei Jugendlichen und Erwachsenen mit ADHS bis 60 %). Im klinischen Alltag sollte daher die Adhärenz regelmäßig erfragt und bei der Wahl der Medikation entsprechend individuell berücksichtigt werden.

Neuroenhancement

Gesellschaftlich zunehmend diskutiert wird das Thema „Gehirndoping" zur Verbesserung von z. B. Gedächtnis, Konzentrationsfähigkeit, Aufmerksamkeit und Wachheit mit Substanzen, die u. a. auch bei ADHS verordnet werden. Nach bisher vorliegenden Daten ist der Gebrauch dieser Substanzen als Neuroenhancer in Deutschland weniger verbreitet als in den USA (Franke et al. 2012, Gahr et al. 2014) und die erhoffte nachweisbare Wirkung von beispielsweise Methylphenidat bleibt bei Gesunden insgesamt hinter den Erwartungen zurück (Repantis et al. 2010).

Vitamine und Mineralien

Unbestritten ist, dass Patienten mit ADHS-Symptomen und zugrunde liegender Nahrungsmittelunverträglichkeit von einer entsprechenden Restriktion profitieren. Aktuell ergab eine achtwöchige Studie (Rucklidge et al. 2014), dass eine gezielte Zufuhr von Mineralien und Vitaminen (Verum) im Vergleich zu Placebo vor allem aus Sicht der Patienten signifikant wirksamer war. Dieses signifikante Ergebnis ließ sich aus Sicht der Kliniker in Bezug auf Depressivität und klinischen Gesamteindruck, aber nicht ADHS bestätigen. Interessanterweise fand sich in der Verumgruppe auch ein signifikanter Anstieg von Vitamin D, Folsäure und Vitamin B_{12}.

Offene Fragen und Ausblick

Auch wenn bisherige RCTs nur einen Zeitraum von wenigen Wochen und Monaten umfassen, konnten im Rahmen offener Nachbeobachtungsstudien stabile Effekte über die Dauer von 4 Jahren gezeigt werden (Fredriksen et al. 2013). Allgemein akzeptierbare Empfehlungen zur Langzeittherapie lassen sich allerdings daraus noch nicht ableiten. Auch im Erwachsenenalter gilt die Empfehlung (NICE) einer einmal jährlichen Medikationspause, um die weitere Notwendigkeit der Medikation zu überprüfen.

26.2.6 Psychotherapie

Warum Psychotherapie?

Bei Erwachsenen mit ADHS wird eine ergänzende psychotherapeutische Behandlung zur medikamentösen Behandlung empfohlen (Ebert et al. 2003; Jacob et al. 2008), da häufig nicht die Kernsymptome, sondern vielmehr die sekundären psychosozialen Folgen wie Arbeitsplatzverlust und Beziehungsabbrüche sowie die komorbiden Störungen wie Depression, Angststörungen und (nicht) stoffgebundene Süchte im Vordergrund stehen (Krause 2007). Zudem bestehen oftmals residuale ADHS-Symptome oder durch die ADHS-Anamnese bedingte Schwierigkeiten (z. B. reduziertes Selbstwertgefühl) auch nach einer medikationsbedingten Symptomreduktion fort (Safren et al. 2005). Dysfunktionale Denkmuster und assoziierte Gefühle können die zugrundeliegende ADHS-Symptomatik und problematische Verhaltensweisen (z. B. „Aufschieberitis") noch verstärken.

Störungsorientierte Therapieansätze

Bisher untersucht sind Coaching- und verhaltenstherapeutisch orientierte Einzel- und Gruppenkonzepte (Hesslinger et al. 2002; Stevenson et al. 2002; Safren et al. 2005, 2009; Rostain und Ramsay 2006; Philipsen et al. 2007; Bramham et al. 2008; Virta et al. 2008; Solanto et al. 2010, Hirvikoski et al. 2011; Emilsson et al. 2011), ein Achtsamkeitstraining (Zylowska et al. 2008), Psychoedukation (Estrada et al. 2014) sowie ein Selbsthilfeprogramm mit Telefoncoaching (Stevenson und Whitmont 2003). Inhaltlich weisen die Konzepte einige Gemeinsamkeiten auf (z. B. Umgang mit Desorganisiertheit, Verbesserung der Aufmerksamkeit, Impulskontrolle; Matthies et al. 2008). Sie unterscheiden sich hinsichtlich ihrer inhaltlichen Schwerpunkte, den zu vermittelnden Fertigkeiten zum konkreten Umgang mit der Symptomatik, der Dauer der Behandlung (4 Wochen bis 6 Monate) und dem Setting (Einzel- versus Gruppentherapie). Alle bisherigen Untersuchungen zeigen positive Effekte.

Bei Gruppenkonzepten wird die gegenseitige Unterstützung der Teilnehmer als hilfreich erlebt (Bramham et al. 2008; Philipsen et al. 2007). Solanto und Kollegen sowie eine Arbeitsgruppe um Hirvikoski konnten aber zeigen, dass ein strukturiertes störungsorientiertes Gruppenkonzept (metakognitives Training bzw. Skillstraining) einer rein supportiven Gruppe signifikant überlegen ist (Solanto et al. 2010; Hirvikoski et al. 2011).

Inhalte und Struktur der Psychotherapien können sich an evaluierte deutsch- oder englischsprachig verfügbare Manuale und Arbeitsbücher anlehnen (D'Amelio et al. 2008; Hesslinger et al. 2004; Safren et al. 2009). Aufgrund klinischer Gemeinsamkeiten und hoher Komorbidität der ADHS mit der Borderline-Störung (Philipsen et al. 2008, 2009) basiert das Freiburger Konzept auf der dialektisch-behavioralen Therapie (DBT; Hesslinger et al. 2003) und erbrachte in einer Pilotstudie, Anwendungsbeobachtung und einer randomisierten kontrollierten Studie einer unabhängigen Arbeitsgruppe aus Schweden signifikante Effekte (Hesslinger et al. 2002; Philipsen et al. 2007; Hirvikoski et al. 2011). In den Studien zur Psychotherapie profitierten sowohl Patienten ohne Medikation als auch Patienten, die nach einer ADHS-spezifischen Medikation noch Restsymptome aufwiesen, hinsichtlich der Schwere der ADHS und anderen assoziierten Symptomen (Depressivität, Angst, Selbstwert). Es gibt auch Hinweise darauf, dass eine Kombinationsbehandlung aus Medikation und Einzel- bzw. Gruppenpsychotherapie einer alleinigen Medikation überlegen ist, wenn unter der Medikation noch Restsymptome bestehen (Safren et al. 2005; Emilsson et al. 2011). Eine erste randomisierte Pilotstudie zu Psychoedukation im Vergleich zu kognitiver Verhaltenstherapie, jeweils in der Gruppe, ergab, dass Psychoedukation gleichermaßen wirksam sein kann (Estrada et al. 2014). Auch individuelle Beratung im Rahmen von Clinical Management ist einem störungsorientierten Gruppenkonzept nach DBT nicht unterlegen (Philipsen et al. unter Begutachtung). Durch eine begleitende Medikation mit Methylphenidat wird die Wirkung beider Interventionen signifikant erhöht (Philipsen et al., unter Begutachtung).

Offene Fragen

Der differenzialtherapeutische Stellenwert verschiedener psychotherapeutischer/nicht-pharmakologischer Therapieansätze im Vergleich und in Kombination mit Medikamenten wird in den nächsten Jahren weiter zu untersuchen sein.

DIE WICHTIGSTEN BEHANDLUNGSGRUNDSÄTZE

- Eine gründliche Differenzialdiagnostik und die Psychoedukation stellen die Grundlage der Behandlung dar.
- Eine weiterführende Behandlung ist dann indiziert, wenn durch ADHS bedingte relevante Einschränkungen vorhanden sind. In der Regel ist eine Kombinationsbehandlung angezeigt.
- Methylphenidat (Medikinet® adult, Ritalin® adult) und Atomoxetin (Strattera) sind in Deutschland zur Behandlung der ADHS im Erwachsenenalter zugelassen.
- Medikation erster Wahl ist Methylphenidat.
- Sowohl strukturierte störungsorientierte Psychotherapiekonzepte als auch Psychoedukation und individuelle Beratung zeigen positive Effekte.

KAPITEL 27

Irene Neuner

Tic-Störungen und Tourette-Syndrom

27.1 Klinisches Bild 411

27.2 Diagnostische Kriterien und Instrumente 412

27.3 Pharmako- und Psychotherapie 412
27.3.1 Medikamentöse Therapie 413
27.3.2 Verhaltenstherapie 413
27.3.3 Sonstige Therapie 415
27.3.4 Kombinationstherapie 415
27.3.5 Strategien bei Therapieresistenz 415
27.3.6 Differenzielle Indikationen 415
27.3.7 Altersabhängige Therapie 415

27.1 Klinisches Bild

Tab. 27.1 Tic-Störungen und Tourette-Syndrom – Übersicht zum Krankheitsbild.

Lebenszeitprävalenz	
Punktprävalenz	Tourette ca. 1 % (Datenlage inkonsistent 0,4–3,8) Tic-Störungen ca. 7 %
Geschlechterverhältnis	m:w: 3–4:1
Charakteristisches Erkrankungsalter	Kindesalter
Wichtigste Komorbiditäten	Depression, Zwangsstörungen, ADHS
Leitlinien	In Revision

DGN: (www.awmf-leitlinien.de; Leitlinien der Dt. Gesellschaft für Neurologie, 2008)

DGKJP: (www.awmf-leitlinien.de/; Leitlinien der Dt. Gesellschaft für Kinder- und Jugendpsychiatrie und Psychotherapie 2007)

Sowohl nach ICD-10 als auch nach dem Diagnostic and Statistical Manual of Mental Disorders (DSM-IV, American Psychiatric Association 1994) wird das **Auftreten von multiplen motorischen Tics und mindestens einem vokalen Tic** als Tourette-Syndrom (TS) definiert, wenn die **Tics länger als 1 Jahr** anhalten, wobei motorische und vokale Tics nicht gleichzeitig auftreten müssen. Das Ersterkrankungsalter liegt unter 18 Jahren (ICD-10) bzw. unter 21 Jahren (DSM-IV). Man kann davon ausgehen, dass es sich bei chronisch-motorischen Tic-Störungen (nur motorische Tics, Dauer über 1 Jahr) und chronisch-vokalen Tic-Störungen (nur vokale Tics, Dauer über 1 Jahr) um unterschiedliche Schweregrade derselben Entität handelt (Döpfner und Rothenberger 2007). Das Tourette-Syndrom selbst kann in weitere Subkategorien unterteilt werden (Robertson 2000):

- „einfaches TS" mit motorischen und phonetischen Tics ohne andere Verhaltensauffälligkeiten
- „komplexes TS" mit Koprolalie und -praxie, Echolalie/-praxie sowie Palilalie und -praxie
- „TS plus" mit weiteren psychopathologischen Phänomenen im Rahmen von komorbiden Störungen (ADHS, Zwangs- und Angsterkrankungen, selbstverletzendes Verhalten).

Unter Koprolalie versteht man das unwillkürliche Aussprechen von Wörtern der Fäkalsprache. Unter Kopropraxie versteht man obszöne Gesten (z. B. Stinkefinger zeigen), Echolalie und Echopraxie sind das unwillkürliche Aussprechen der Worte oder Wiederholen von Gesten anderer. Palilalie und Palipraxie bezeichnen das Wiederholen eigener Wörter oder Gesten.

27.2 Diagnostische Kriterien und Instrumente

Die Diagnose beruht auf der Anamnese (inkl. Schwangerschafts- und Geburtsanamnese, frühkindliche Entwicklung, Infektionserkrankungen v. a. Tonsillitiden, Scharlach) und der klinischen Beobachtung. Da es sich um eine rein klinische Diagnose handelt, wird gefordert, dass die Tics von einem reliablen Untersucher direkt (oder auf eindeutigen Videoaufnahmen) gesehen werden sollten. Tics sind individuell sehr unterschiedlich – zum Teil unterdrückbar. Sie treten in der Sprechstundensituation möglicherweise gar nicht auf und entladen sich erst, wenn der Patient die Praxis/Klinik verlassen hat. Andererseits kann der Arzttermin auch eine besondere Belastung darstellen, in der die Tics aufgrund des hohen Stressniveaus besonders stark auftreten.

Symptomchecklisten, ausgefüllt von den Patienten, ihren Familienmitgliedern und Lehrern oder Ausbildern, sollen den Schweregrad der Tics in unterschiedlichen Lebenssituationen erfassen. Sie sind hilfreich zur Verlaufskontrolle, ersetzen jedoch nicht die direkte Beobachtung durch einen erfahrenen Kliniker. Auf Deutsch sind die Yale-Tourette-Syndrom-Symptomliste (YTSSL) und die Yale Globale Tic-Schweregrad-Skala (YGTSS) erhältlich.

Laboruntersuchungen können bei Verdacht auf die unten genannten Differenzialdiagnosen hilfreich sein. Bei häufigen Infektionserkrankungen sollten der Anti-Streptolysin-Titer (ASL) und der Anti-DNAse-B-Titer (ASD) bestimmt werden, um Tics als Symptome einer Autoimmunreaktion (pediatric autoimmune neuropsychiatric disorders associated with streptoccocal infection [PANDAS]) auszuschließen.

Elektrophysiologische Untersuchungen sind bei der Differenzierung von epileptischen Anfällen, Myoklonien oder dissoziativ bedingten Bewegungsstörungen hilfreich. Im CT und MRT gibt es bisher auf Einzelfallebene keinen charakteristischen Befund, der auf ein Tourette-Syndrom hinweist, so dass die zerebrale Bildgebung mehr dem Ausschluss, z. B. raumfordernder oder ischämischer Prozesse, dient.

Differenzialdiagnostische Überlegungen:
- **Chorea Huntington** (i. d. R. erst ab 30. Lebensjahr symptomatisch, genetische Analyse Protein-Huntingtin-Chromosom 4, > 35 CAG-Triplets)
- **Chorea-minor-Sydenham** (postinfektiöser Autoimmunprozess nach Infektion mit betahämolysierenden Streptokokken der Gruppe A, Latenz 2–6 Monate)
- **Neuroakanthozytose, die mit Dystonien, motorischen und vokalen Tics** einhergehen kann (Akanthozyten im roten Blutbild, CK i. S. erhöht)
- **Morbus Wilson** (Chromosom 13, Mutation des Gens ATP7B, Coeruloplasminspiegel i. S., Kupfer im 24-Stunden-Urin)
- medikamenteninduzierte Tic-Störungen ausschließen
- schwerwiegende Entwicklungsstörungen mit stereotypen Bewegungsstörungen und tic-ähnlichen Manierismen (gleichzeitig bestehen auch Defizite in den Bereichen Sprache, Sozialisation und Kognition).

27.3 Pharmako- und Psychotherapie

Der erste und in seiner Bedeutung nicht zu unterschätzende Baustein ist die **Psychoedukation** des Patienten, der Familie und des sozialen Umfelds. Viele Menschen sind durch die unwillkürlichen abrupten Bewegungsstörungen und Laute stark irritiert und assoziieren eine „Geisteskrankheit". Viele Patienten sind durch eine diagnostische Einordnung mit organischer Genese (Tenor Bewegungsstörung, Erkrankung der Basalganglien) erleichtert. Hilfreich und oft zwingend notwendig für Kinder und Jugendliche mit TS sind auch Gespräche mit den Lehrern und/oder Ausbildern, da es an Schulen ohne entsprechende Kenntnisse nicht nur zu Ausgrenzungen durch Mitschüler, sondern aufgrund von Unverständnis seitens der Lehrer nicht selten zu Schulausschlüssen kommt. Eine Pilotstudie konnte zeigen, dass das offene Thematisieren der Störung die primär eher negative Wahrnehmung des an

TS Erkrankten deutlich verbesserte und so die soziale Integration erleichtert wurde (Marcks et al. 2007).

27.3.1 Medikamentöse Therapie

Wichtigster Schritt für die Auswahl der Medikation ist es, Komorbiditäten zu berücksichtigen und mit dem Patienten zu klären, welche Symptomatik für sie/ihn im Vordergrund steht. Häufig bessert die erfolgreiche Therapie einer depressiven Episode oder Zwangserkrankung auch indirekt die Tic-Symptomatik. Entgegen früheren Annahmen ist auch eine Behandlung von ADHS-Symptomen mittels Methylphenidat oder Atomoxetin parallel zur Tic-Behandlung möglich. Eine zunehmende Rolle für die Behandlung von Tics – allerdings in einer Off-Label-Indikation – kommt den atypischen Neuroleptika zu (Neuner und Ludolph 2009). Hier sind häufig deutlich niedrigere Dosen als z. B. für die Behandlung psychotischer Störungen ausreichend. Wichtig und mit dem Patienten vorher genau abzusprechen ist ein ausreichend langer Behandlungsversuch mit kleinschrittiger Aufdosierung der Medikation.

Die Behandlungsempfehlungen für TS sind sehr uneinheitlich. In Deutschland wird **Tiaprid** als Mittel der ersten Wahl bei Kindern und Jugendlichen empfohlen (www.awmf-leitlinien.de/; Leitlinien der Dt. Gesellschaft für Kinder- und Jugendpsychiatrie und Psychotherapie 2007), während in den neurologischen Leitlinien **Sulpirid** (3–6 × 200 mg/d) oder **Risperidon** (2 × 1 mg/d, 4 mg/d) an erster Stelle genannt werden (www.awmf-leitlinien.de, Leitlinien der Dt. Gesellschaft für Neurologie 2008).

Psychiatrische **Leitlinien** für Tic-Störungen liegen bisher nicht vor. Eine interdisziplinäre Arbeitsgruppe aus Kinder- und Jugendpsychiatern, Erwachsenenpsychiatern und Neurologen überarbeitet die Leitlinien auf deutscher Ebene. Auf europäischer Ebene und aus Kanada sind neue Leitlinien publiziert worden (Rössner et al. 2011; Pringsheim et al. 2012). Ein aktuelles Review das die unterschiedliche Ansätze beleuchtet wurde aktuell aus England veröffentlicht (Thomas und Cavanna 2013).

Die medikamentösen Therapieoptionen sind in ➤ Tabelle 27.2 zusammengefasst. Die Therapie mit Haloperidol und Diazepam ist zwar zugelassen, erscheint aber aufgrund der Alternativen nicht mehr als empfehlenswert. Bei Erwachsenen gibt es sehr gute klinische Ergebnisse mit der Off-Label-Medikation für **Aripiprazol** (Eindosierung 2,5 mg, bis 7,5–15 mg langsam steigern; Kawohl et al. 2008, 2009), auch für einen Einsatz bis zu 56 Monaten (Neuner et al. 2012). Diese basieren auf kleinen Fallserien, allerdings sind auch für die Zukunft keine randomisierten oder doppelblinden Studien zu erwarten. Die verschiedenen Optionen sind in Tabelle 27.2 zusammengefasst.

27.3.2 Verhaltenstherapie

Kontrollierte klinische Studien, die das **Habit Reversal Training** (HRT) bei Kindern und Erwachsenen evaluierten, wiesen eine Verminderung der Tics und eine Verbesserung des psychosozialen Funktionsniveaus nach (Piacentini und Chang 2001). Das Habit Reversal Training umfasst ein Training der Selbstwahrnehmung: hier werden die Sinne des Patienten für seine Tics und deren Beeinflussbarkeit durch innere und äußere Reize geschärft, um daraus in einem Training inkompatibler Reaktionen eine Gegenregulation zu den Tics zu entwickeln. Das Training inkompatibler Reaktionen wird als die zentrale Methode bezeichnet. Eine individuelle Gegenbewegung soll durch beispielsweise Anspannung entgegengesetzter Muskelgruppen die Tic-Reaktion unmöglich machen. Die positive Verstärkung der einzelnen Behandlungsschritte und der Teilerfolge soll die Motivation des Patienten fördern und zur Symptomminderung beitragen.

Eine kürzlich beendete amerikanische Multicenterstudie konnte sehr gute Ergebnisse der **Comprehensive Behavioral Intervention for Tics** (CBIT) zeigen. Explizites Ziel dieses Programms ist es, Tics im Alltag besser managen zu können, nicht die Tic-Störung zu heilen. Es kombiniert Elemente des HRT mit Psychoedukation, funktionsbasierten kognitiv-behavioralen Interventionen und der Entspannungstechnik der progressiven Muskelrelaxation nach Jacobson. Tics konnten bezüglich Häufigkeit und Schwere um 30–40 % (30 % Selbsteinschätzung, 40 % Einschätzung der Sorgeberechtigten) reduziert werden.

Tab. 27.2 Pharmakotherapie der Tic-Störungen.

Substanz	Mechanismus	Dosierung	Nebenwirkung	Evidenzgrad	Empfehlung
Tiaprid	Selektiver Dopamin-D2- und D3-Antagonist	Von 2–5 mg/kg KG wochenweise gesteigert oder in 50-mg-Schritten; Tagesdosis von 300 mg nach Möglichkeit nicht überschreiten im Jugendalter, Erwachsene max. 4 × 200 mg kurze Halbwertszeit: 4 h	Müdigkeit, Konzentrationsschwäche, Appetitsteigerung, Hyperprolaktinämie, Kopfschmerzen	II	Leitlinienbasiert-klinisch häufig trade off zwischen Tics und Müdigkeit Gewichtszunahme
Sulpirid	Hoch selektiver Dopamin-D2-Rezeptor-Agonist bei geringer Affinität	Beginn 1–2 × 50 mg/d, Dosissteigerung alle 5 Tage um 50 mg, Zieldosis zwischen 2 × 200 und 2 × 400 mg	Müdigkeit, Unruhe, Gewichtszunahme, sexuelle Funktionsstörungen, extrapyramidale Funktionsstörungen	II	Leitlinienbasiert
Risperidon	Serotonin-2A- und Dopamin-D2-Rezeptor-Antagonist sowie antagonistische Wirkung an Alpha-1-, Alpha-2-adrenergen- und Histamin-H1-Rezeptoren	Abendliche Dosis im Kinder- und Jugendalter 0,5 mg, Erwachsene 1 mg. Dosis wochenweise um 0,5 mg bei Kindern steigern bis max. 4 mg/d, bei Erwachsenen 1-mg-weise bis max. 6 mg	Müdigkeit, Gewichtszunahme, Konzentrationsschwäche	II	Leitlinienbasiert
Aripiprazol	Partieller Agonist am D2-(D3) und Serotonin-1A-Rezeptor, Antagonist am Serotonin-2A-Rezeptor	Einschleichend 2,5 mg/d, wöchentliche Steigerung um 2,5 oder 5 mg, eine Dosis morgens, lange Halbwertszeit, Zieldosis individuell 5–20 mg	Unruhe bei 10 %, in der Aufdosierungsphase leichte Müdigkeit, abendliche Einnahme wegen möglichen Schlafstörungen vermeiden	III	Gute klinische Wirksamkeit, wird voraussichtlich Eingang in neue Leitlinien finden
Olanzapin	D1-, D2-, D4-, 5-HT$_{2a}$- und 5-HT$_{2c}$-antagonistische Wirkung	Beginn mit 2,5 mg/d, wöchentliche Steigerung um 2,5 mg bei Kindern und Jugendlichen, 5 mg bei Erwachsenen	Gewichtszunahme, Müdigkeit, Konzentrationsschwäche	II	Metabolische NW berücksichtigen
Pimozid	Hoch potent und hoch selektiv antidopaminerg, Kalzium-antagonistische Wirkung	Bei Kinder initial 0,003–0,01 mg/kg KG, Kinder Tagesdosis 1–6 mg, Erwachsene bis max. 16 mg	Extrapyramidal-motorische Nebenwirkungen, Gewichtszunahme, Müdigkeit, kardiotoxisches Risiko	I	Hoch potent angesichts der Alternativen aber nicht 1. Wahl
Haldol	Hoch potent D2-Antagonismus, α_1-Rezeptor-Antagonismus, geringe Blockade von H$_1$- und 5-HT$_2$-Rezeptoren	Jugendliche und Erwachsene 5–20 mg Tag, einschleichen	Extrapyramidal-motorische Nebenwirkungen, Gewichtszunahme, Müdigkeit	I	Aus heutiger Sicht obsolet

27.3.3 Sonstige Therapie

Für einen Teil der Patienten mit TS, die weder auf ausgefeilte medikamentöse Therapiestrategien noch auf hoch frequente intensive Psychotherapie ansprechen, kann die **tiefe Hirnstimulation** eine Option darstellen (Ackermans et al. 2013, Neuner et al. 2008). Für das TS liegen Ergebnisse für die Stimulation im medialen Anteil des Thalamus, im Globus pallidus internus und im Nucleus accumbens vor.

Aus einer kontrollierten klinischen Studie mit erwachsenen TS-Patienten ergeben sich Hinweise auf die Wirksamkeit von **Delta-9-Tetrahydrocannabinol (THC)**, sodass hier bei Versagen anderer Präparate eine weitere Behandlungsoption bestehen mag (Müller-Vahl 2003). Zur Behandlung einzelner sehr quälender Tics kann der experimentelle Ansatz einer **Botulinumtoxin-Injektion** in die entsprechende Muskelgruppe indiziert sein.

27.3.4 Kombinationstherapie

Je nach Komorbidität kann die neuroleptische Medikation mit Antidepressiva oder Stimulanzien kombiniert werden. Klinisch von Vorteil ist die Orientierung an dem Symptom, das den höchsten Leidensdruck hervorruft. Die Medikation, z. B. SSRI und atypisches Neuroleptikum, sollte nacheinander eingeführt werden, um Effekte und Nebenwirkungen besser einschätzen zu können.

27.3.5 Strategien bei Therapieresistenz

Hier sollte eine gründliche Anamnese und Fremdanamnese erfolgen, welcher Wirkstoff wirklich wie lange und wie hoch dosiert genommen wurde. Ist der Grundsatz „lange genug, hoch genug" erfüllt? Gibt es aktuell belastende Lebensumstände (Prüfung, Ausbildung, Schule, Scheidung der Eltern, Umzug, Trennung von Partner/in), die den aktuellen Schweregrad erklären? Der Schweregrad des Tourette-Syndroms fluktuiert in seinem natürlichen Verlauf: „Waxing and waning over time" kann auch eine vermeintliche Therapieresistenz vorspiegeln. Bestätigt sich die Therapieresistenz kann über die sonstigen Therapien (s. o.) diskutiert werden.

27.3.6 Differenzielle Indikationen

➤ Kapitel 27.3.4 „Kombinationstherapie".

27.3.7 Altersabhängige Therapie

In ➤ Tabelle 27.2 sind die Dosierungen entsprechend für Kinder und Jugendliche sowie Erwachsene angegeben.

> **DIE WICHTIGSTEN BEHANDLUNGSGRUNDSÄTZE**
> - Diagnosestellung (klinisch) und Psychoedukation spielen eine herausragende Rolle.
> - Komorbiditäten: Depression, Zwangsstörung, ADHS beachten; depressive Symptomatik kann beeinträchtigender sein als Tics selbst.
> - Auf neurobiologischer Grundlage sind Tics durch Aufmerksamkeit und Aufregung modulierbar.
> - Therapie 1. Wahl: atypisches Neuroleptikum (insbesondere Aripiprazol) oder Tiaprid.
> - bei Therapieresistenz: tiefe Hirnstimulation – experimenteller Ansatz.
> - Selbsthilfegruppe: Deutsche Tourette-Gesellschaft e. V., www.tourette-gesellschaft.de, Information über Spezialsprechstunden deutschlandweit.

KAPITEL 28

Rüdiger Müller-Isberner, Sabine Eucker, Birgit von Hecker und Norbert Nedopil

Therapie im Maßregelvollzug

28.1 Rechtlicher Rahmen 417
28.1.1 Die Unterbringung im psychiatrischen Krankenhaus (§ 63 StGB) 417
28.1.2 Die Unterbringung in der Entziehungsanstalt (§ 64 StGB) 418

28.2 Epidemiologie 418

28.3 Die empirische Basis einer State-of-the-Art-Behandlung im Maßregelvollzug 419
28.3.1 Charakteristika psychisch gestörter und suchtkranker Rechtsbrecher 419
28.3.2 Zur Genese von Kriminalität 420
28.3.3 Kriminalpräventive Behandlungsmethoden 421

28.4 Die Praxis der Behandlung 423
28.4.1 Strukturqualität 423
28.4.2 Prozessqualität 425
28.4.3 Ergebnisqualität 428

28.5 Besonderheiten der Behandlung in einer Entziehungsanstalt 428

28.6 Die Grenzen der Behandlung 430

28.1 Rechtlicher Rahmen

Unser Strafrecht kennt zwei „therapeutische Maßregeln": Die **Unterbringung in einem psychiatrischen Krankenhaus (§ 63 StGB)** und die **Unterbringung in einer Entziehungsanstalt (§ 64 StGB).** Die vollzugsrechtlichen Grundlagen dieser Maßregeln finden sich in den §§ 1, 129–138 Strafvollzugsgesetz. Die Ausgestaltung des Vollzugs wird durch das Maßregelvollzugsgesetz des jeweiligen Bundeslandes, in dem die Unterbringung vollstreckt wird, bestimmt.

28.1.1 Die Unterbringung im psychiatrischen Krankenhaus (§ 63 StGB)

Voraussetzung für die Anordnung einer Unterbringung im psychiatrischen Krankenhaus ist, dass im Zustand der erheblich geminderten (§ 21 StGB) oder aufgehobenen (§ 20 StGB) Schuldfähigkeit ein Rechtsbruch begangen wurde, der eine erhebliche Gefährdung sichtbar gemacht hat und die Erwartung weiterer erheblicher Taten wegen der seelischen Störung, die die Beeinträchtigung der Schuldfähigkeit begründete (Symptomcharakter der Tat), besteht. Die **Unterbringung endet, wenn erwartet werden kann, dass der Untergebrachte keine rechtswidrigen Taten mehr begehen wird** (§ 67d Abs. 2 StGB). Somit definiert das Strafgesetzbuch den Auftrag des psychiatrischen Maßregelvollzugs:

Bei dem psychisch kranken Rechtsbrecher ist ein Zustand zu erreichen, bei dem an die Stelle der Erwartung erheblicher rechtswidriger Taten die Erwartung tritt, dass nunmehr keine solchen Handlungen mehr geschehen. **Behandlung ist somit nicht Selbstzweck, sondern hat der Verbesserung der Kriminalprognose zu dienen.** Ist diese hinreichend gebessert, ist der stationäre Behandlungsauftrag erledigt. Mit der bedingten Entlassung setzt die Führungsaufsicht ein (§ 68a Abs. 1 StGB). Im Rahmen der Führungsaufsicht erteilte Weisungen (§ 68b StGB) können rechtliche Basis einer ambulanten Nachsorge sein.

28.1.2 Die Unterbringung in der Entziehungsanstalt (§ 64 StGB)

Die Unterbringung in der Entziehungsanstalt soll vom Gericht angeordnet werden, wenn bei den Betroffenen ein **Hang, Alkohol oder andere berauschende Substanzen im Übermaß** zu konsumieren, vorliegt. Der **Hang** ist kein medizinischer Krankheitsbegriff. Hauptsächlich handelt es sich um Abhängigkeiten im Sinne der ICD-10, es kann jedoch ein Missbrauch als Hang eingeordnet werden, wenn sich Hinweise auf eine psychische Abhängigkeit finden lassen. Nur stoffgebundene Abhängigkeiten können zu einer Unterbringung in der Entziehungsanstalt führen. Es muss ein **symptomatischer Zusammenhang zwischen Delinquenz und Hang** nachweisbar sein, und es muss zum Zeitpunkt der Anordnung der Maßregel eine **hinreichend konkrete Aussicht auf einen Behandlungserfolg** vorhanden sein. Die Frage der Schuldfähigkeit spielt bei der Anordnung keine Rolle. Des Weiteren muss von dem Patienten die Gefahr weiterer erheblicher Delikte, die auf den Hang zurückzuführen sind, ausgehen. Die Maßregel per se ist auf 2 Jahre befristet. Der früheste Zeitpunkt der Entlassung ist bei den Patienten mit paralleler Freiheitsstrafe der Halbstraftermin. Bis zu ⅔ der parallelen Freiheitsstrafe können in der Maßregelvollzugsklinik verbüßt werden; das letzte Drittel wird entweder (bei positivem Verlauf) zur Bewährung ausgesetzt oder der Patient muss das letzte Drittel in der JVA verbüßen. Auch bei Erreichen der Unterbringungshöchstfrist (⅔ der parallelen Freiheitsstrafe + 2 Jahre Maßregel) ist der Patient zu entlassen. Die Entlassung erfolgt bei guter Legalprognose in Freiheit; bei schlechter Legalprognose muss der Patient den Rest der Freiheitsstrafe im Strafvollzug verbüßen. Die **Unterbringung in der Entziehungsanstalt kann erledigt werden,** wenn keine Aussicht besteht, dass der Patient das Behandlungsziel erreichen wird; der Patient kehrt dann in den Strafvollzug zurück. Die Kriterien einer Entlassung wegen nunmehr guter Prognose sind die gleichen wie bei der Unterbringung gem. § 63 StGB. Bei jeder Form der Entlassung aus der Entziehungsanstalt tritt Führungsaufsicht (§ 68a Abs. 1 StGB) ein.

> **! MERKE**
> Der Zweck des Maßregelvollzugs ist die Besserung und Sicherung von psychisch kranken und suchtkranken Rechtsbrechern, von denen weitere erhebliche rechtswidrige Handlungen zu erwarten sind.

28.2 Epidemiologie

In den letzten Jahrzehnten haben sich einige dramatische Veränderungen der Unterbringungen im psychiatrischen Maßregelvollzug ergeben. Während von 1963–1986 die Zahl der nach § 63 StGB in psychiatrischen Krankenhäusern untergebrachten Patienten abnahm, stieg sie seither wieder an. In den alten Bundesländern befanden sich 1965 4.413 Patienten im psychiatrischen Maßregelvollzug, 1989 waren es 2.454, 1991 waren es wegen des Anstiegs von Einweisungen 2.473 Patienten (Gebauer und Jehle 1994). Dieser Trend hielt bis heute an. 1997 waren 3.188 Patienten im psychiatrischen Maßregelvollzug untergebracht, 2003 befanden sich 5.118 Patienten im psychiatrischen Maßregelvollzug, 2005 waren es 5.640 und 2010 beinahe 6.600 (Statistisches Bundesamt).

Diese Zunahme beruht auf einem **Anstieg der Einweisungen** und auf einer **Verlängerung der Aufenthaltsdauern.** Die Zahl der Einweisungen nahm in 30 Jahren um 156 % und in den letzten 20 Jahren um 122 % zu. Während die durchschnittliche Aufenthaltsdauer in den 1970er- und 1980er-Jahren deutlich zurückgegangen war (Leygraf 1988, Ritzel 1978, Bischof 1985, Nedopil und Müller-Isberner 1995, Seifert und Leygraf 1997), steigt sie seit Mitte der 1990er-Jahre wieder an. Der im Auftrag der obersten Gesundheitsbehörden der Bundesländer zusammengetragene Kerndatensatz wies im Jahr 2009 bei allerdings großen regionalen Unterschieden eine durchschnittliche Aufenthaltsdauer von 6,5 Jahren aus (ceus consulting/FOGS 2010).

Detaillierte Analysen, die in verschiedenen Krankenhäusern durchgeführt wurden, zeigten, dass die Einweisungen heute wegen schwerer wiegender Delikte erfolgen als früher. In der Klinik für Gerichtliche Psychiatrie in Haina waren 1984 62 % aller Patienten wegen Tötungsdelikten oder schweren oder schwersten Körperverletzungen untergebracht. 1992 betrug der Anteil der Patienten mit solchen Delikten 85 % (Müller-Isberner 2004).

Auch in der **Verteilung der Diagnosen** hat sich ein Wandel vollzogen. Leygraf (1988) fand bei seiner Bestandserhebung in den alten Bundesländern 37,9 % Schizophreniekranke, 25,4 % Persönlichkeitsstörungen mit Minderbegabung, 18,6 % Persönlichkeitsstörungen ohne Minderbegabung, 6,3 % hirnorganische Störungen, 6,1 % intellektuelle Behinderungen, 4,4 % Suchterkrankungen und 1,2 % affektive Psychosen. 1998 betrug im BKH Haar der Anteil der Schizophrenen 54 %, jener der Persönlichkeitsstörungen 32 %, und lediglich 2,7 % der Patienten waren minderbegabt. 2004 machten die Schizophrenen 55 %, die Persönlichkeitsstörungen 30 %, die hirnorganischen Störungen 10 %, Minderbegabung und affektive Störungen jeweils knapp über 2 % aus (Stübner und Nedopil 2004). Demgegenüber nahm in Nordrhein-Westfalen der Anteil der Persönlichkeitsgestörten bis 1996 auf 51 % zu (Seifert und Leygraf 1997), der Anteil der Minderbegabten nahm ebenso wie in anderen Bundesländern (Gebauer und Jehle 1994) hier ab. Der Kerndatensatz weist für den Maßregelvollzug nach § 63 StGB im Jahr 2009 43,0 % Schizophreniekranke, 15,1 % Persönlichkeitsstörungen, 10 % hirnorganische Störungen, 12,8 % Störung der sexuellen Orientierung, 10,1 % Suchterkrankungen aus (ceus consulting/FOGS 2010).

Noch stärkere Zunahmen gab es bei den **Unterbringungen in der Entziehungsanstalt** nach § 64 StGB. Während diese 1965 mit 281 Patienten nur 6 % aller Untergebrachten ausmachten, waren es 1985 mit 990 Patienten oder 29 %, 1997 mit 1.318 Patienten ebenfalls 29 %. Am 1. März 2005 waren es 2.473 und 2010 3.021 Patienten. Die Zahl der Drogenabhängigen hat dabei überproportional zugenommen. Während ihr Anteil Ende der 1980er-Jahre 25 % der nach § 64 StGB Untergebrachten ausmachte, waren es 1998 nahezu 40 % (Seifert und Leygraf 1997). 2004 waren es sogar etwas mehr als Alkoholabhängige (Schalast et al. 2005). Die Aufenthaltsdauer dieser Patienten beträgt im Mittel 1 Jahr. Fast die Hälfte von ihnen beendet allerdings die Unterbringung wegen Aussichtslosigkeit. Die Zunahme bei den Einweisungen nach § 64 StGB betrug 1.123 % in 28 Jahren, nämlich zwischen 1975 und 2003, und immer noch 220 % in den letzten 20 Jahren.

28.3 Die empirische Basis einer State-of-the-Art-Behandlung im Maßregelvollzug

Grundlagen einer effizienten und effektiven psychiatrischen Kriminaltherapie sind zum einen das Wissen über die spezifischen **Charakteristika psychisch gestörter und suchtkranker Straftäter**, die **Ursachen von Kriminalität** und die **differenzielle kriminalpräventive Wirksamkeit einzelner Methoden**, zum anderen aber auch adäquate rechtliche, institutionelle und materielle Rahmenbedingungen.

28.3.1 Charakteristika psychisch gestörter und suchtkranker Rechtsbrecher

Im Maßregelvollzug befinden sich überwiegend Männer (90–95 %). Für psychisch kranke Rechtsbrecher in der Maßregel gem. § 63 StGB ist charakteristisch, dass sie in der Regel unter psychischen Krankheiten/Störungen leiden, die schlecht auf Behandlung ansprechen. Der Verlauf ist chronisch. Antisoziale Persönlichkeitsstörung, Substanzmissbrauch und Grenzbegabung sind häufige Co-Diagnosen. Die Vorgeschichte ist nicht selten durch einen antisozialen Lebensstil mit antisozialen Einstellungs-, Denk- und Verhaltensmustern geprägt, während es an prosozialen, interpersonalen und lebenspraktischen Fertigkeiten mangelt. Vor dem Hintergrund, dass sic häufig im alltäglichen Umgang schwierig sind, Interventionen generell ablehnen und eine schlechte Medikamentencompliance zeigen, sind psychisch kranke Rechtsbrecher in der Behandlung schwierig zu führen. Sie weisen in der Regel ein hohes Rückfallrisiko auf. Sowohl psychische Probleme als auch sozial deviante Verhaltensmuster sind chronisch-stabil.

In der Maßregel gem. § 64 StGB befinden sich mittlerweile überwiegend Drogenabhängige (60 %). Die häufigste psychiatrische Komorbidität sind die Persönlichkeitsstörungen, meist handelt es sich um eine dissoziale Persönlichkeitsstörung. Bei den untergebrachten Frauen findet sich am häufigsten eine emotional-instabile Persönlichkeitsstörung. Organische Psychosen, Intelligenzminderungen und Schizophrenien spielen eine zahlenmäßig untergeordnete Rolle (< 5 %).

28.3.2 Zur Genese von Kriminalität

Das vor allem seit den 1990er-Jahren wachsende Wissen über empirisch gesicherte Ursachen von Kriminalität weist auf eine Interaktion zwischen biologischen und psychosozialen Einflüssen hin (Übersichten bei Müller-Isberner und Eucker 2012; Stoff et al. 1997).

Für das Vorhandensein **genetischer** und **prä-, peri- und postnataler Faktoren als biologische Basis** delinquenten Verhaltens gibt es überzeugende Evidenzen. Sowohl hereditäre Faktoren als auch post- und perinatale Komplikationen sowie postnatale Einflüsse scheinen im Sinne von Vulnerabilitäten Persönlichkeitszüge wie Impulsivität, Risikobereitschaft und Gefühlskälte und auch unterdurchschnittlich ausgeprägte verbale Fähigkeiten zu konstituieren, die dann im Verlauf der weiteren Entwicklung durch psychosoziale Faktoren abgemindert oder verstärkt werden können (umfassend bei Hodgins et al. 2009).

Psychosoziale Faktoren, die antisoziales Verhalten verstärken und fördern, sind weniger systematisch untersucht als biologische Faktoren. Die vorliegende Datenlage verweist darauf, dass ein inadäquater Erziehungsstil, gekennzeichnet durch Abwesenheit der Eltern, Vernachlässigung, körperlichen und sexuellen Missbrauch und bestrafendes Verhalten, bedeutsam für die spätere Delinquenzentwicklung ist. Wesentlich erscheint hier die Interaktion zwischen dem Verhalten „schwieriger Kinder" und einem inkonsistenten elterlichen Erziehungsverhalten, durch das antisoziales Verhalten verstärkt und prosoziales Verhalten gelöscht wird. Die so beeinträchtigten Kinder werden spätestens bei Schuleintritt von prosozialen Mitschülern abgelehnt. Sie schließen sich bereits vergleichsweise früh (ab 10 Jahren) mit anderen antisozialen Kindern zusammen und schwänzen gemeinsam mit ihnen die Schule. Hierbei spielt der gemeinsame Konsum legaler und illegaler psychoaktiver Substanzen eine große Rolle für die endgültige Entstehung von Delinquenz, in die die beschriebene Entwicklung letztendlich münden kann (Stoff et al. 1997).

Mittlerweile ist unbestritten, dass **psychische Störungen mit einem erhöhten Gewaltrisiko einhergehen** (Hodgins 2008). Katamnestische Erhebungen unselektierter Geburtskohorten in mehreren Ländern haben für die Gruppe der an einer endogenen Psychose erkrankten Personen ein erhöhtes Gewaltrisiko belegen können. Insbesondere von jungen Männern mit paranoider Schizophrenie geht ein beträchtliches Risiko gewalttätigen Verhaltens aus, das sich durch zusätzlichen Substanzmissbrauch noch erhöht. Auch geistig behinderte Personen verhalten sich häufiger gewalttätig als die Durchschnittsbevölkerung. Gleiches gilt für die Patienten mit einer Persönlichkeitsstörung, wobei die Personen mit einem hohen Punktwert in der Psychopathy Checklist (PCL-R; Hare 2003) eine Hochrisikogruppe sind.

Es scheint, dass, ähnlich wie bei der Genese delinquenten Verhaltens im Allgemeinen, auch bei psychisch gestörten und suchtkranken Rechtsbrechern genetische sowie prä-, peri- und postnatale Faktoren Vulnerabilitäten konstituieren (z. B. Impulsivität, Reizbarkeit, Aufmerksamkeitsstörungen und massive Störungen der sozialen Adaptations- und Lernfähigkeit), die dann über die Faktoren mangelnde Einsicht, schlechtes Urteilsvermögen, geringe Compliance, Substanzmissbrauch und kriminogenes Umfeld letztendlich zur Delinquenz führen (Bloom et al. 2000).

Das Wissen über die Ursachen der Kriminalität führt zu der Schlussfolgerung, dass antisoziales Verhalten eine **starke biologische Basis** hat und dass der Veränderbarkeit durch Interventionen, gleich welcher Art, Grenzen gesetzt sind.

28.3.3 Kriminalpräventive Behandlungsmethoden

Spezifische Literatur über das Wissen, welche therapeutischen Methoden bei der Behandlung psychisch kranker und suchtkranker Straftäter überhaupt kriminalpräventiv wirken, ist erst in der Entstehung begriffen (Hodgins 2000; Hodgins und Müller-Isberner 2000; Müller-Isberner und Eucker 2012).

Sucht man nach einer empirischen Basis für die Behandlung psychisch gestörter und suchtkranker Rechtsbrecher, finden sich drei Bereiche, die solches Wissen bereitstellen (Müller-Isberner und Eucker 2012). Es sind Untersuchungen über die Wirksamkeit
- der Behandlung psychisch kranker, suchtkranker und persönlichkeitsgestörter Patienten,
- ambulanter forensisch-psychiatrischer Nachsorge und
- von Behandlungsprogrammen im Strafvollzug.

Evaluationen der Behandlung psychisch Kranker, Suchtkranker und Persönlichkeitsgestörter

Die Evaluationen der Behandlung **psychisch Kranker** zeigen die Wirksamkeit von **Psychopharmaka** in der Behandlung von schizophrenen und affektiven Erkrankungen. Trotzdem steht keineswegs für alle Symptome und Probleme psychisch kranker Patienten eine Erfolg versprechende Pharmakotherapie zur Verfügung. Es gibt gerade eben unter psychisch kranken Rechtsbrechern Patienten, die sich dauerhaft einer kontinuierlichen pharmakologischen Behandlung widersetzen oder gar nicht bzw. nur unzureichend auf Medikamente ansprechen, so dass **psychosoziale und psychologische Behandlungsverfahren** auch bei psychotisch erkrankten Patienten wichtig sind. Die Wirksamkeit folgender psychologischer und psychosozialer Verfahren ist empirisch belegt (Übersicht bei Bloom et al. 2000):
- assertive Behandlung im Lebensumfeld
- Interventionen in Familien
- Training sozialer Fertigkeiten
- beschützte Beschäftigung
- integrierte Doppeldiagnosebehandlung
- kognitive Behandlung von Psychosen.

Bei der Behandlung von **Persönlichkeitsstörungen** haben sich psychotherapeutische Ansätze, die nicht versuchen, die Persönlichkeitsstruktur als solche zu ändern, sondern auf die, der jeweiligen Persönlichkeitsstörung eigenen, typischen dysfunktionalen Denk- und Verhaltensmuster und die damit verbundenen Interaktionsstörungen zielen, als effektiv erwiesen (Übersicht bei DGPPN 2008). **Erfolgreiche Interventionen** gleichen sich in folgenden Charakteristika:
- gute Struktur der einzelnen Behandlungseinheiten und des gesamten Therapieverlaufs
- Förderung der Compliance
- klarer Fokus und Zielvereinbarungen
- hohe theoretische Kohärenz für Therapeut und Patient
- Langzeitbehandlung
- tragfähige und flexible therapeutische Beziehung
- aktive Haltung des Therapeuten und
- Kooperation mit anderen psychosozialen Diensten.

Bei der Behandlung von **Suchtkranken** spielt die medikamentöse Therapie (mit Ausnahme der Substitutionsbehandlung von Opiatabhängigen) eine untergeordnete Rolle. In der Behandlung Suchtkranker werden unterschiedliche Strategien verfolgt, die die Patienten in unterschiedlichen Phasen der Motivation erreichen sollen. So existieren neben qualifizierter Entgiftung, Substitution und Entwöhnungstherapie auch niedrigschwellige Ansätze der „harm reduction". Psychotherapeutische Strategien mit hohem Evidenzniveau umfassen Motivationssteigerungsansätze („motivational interviewing"), kognitiv-verhaltenstherapeutische Behandlungsansätze, soziales Kompetenztraining, Paar- und Familientherapie, Reizexposition und gemeindenahe Verstärkermodelle. Diese lassen sich aufgrund der verschiedenen Kontextbedingungen nicht immer 1:1 auf die Behandlung im Maßregelvollzug übertragen. Eine Übersicht evidenzbasierter Strategien der Suchtbehandlung findet sich bei Schmidt et al. (2006).

Evaluationen forensisch-psychiatrischer Nachsorgeprogramme

Die zweite Informationsquelle, die für die Behandlung im Maßregelvollzug relevant ist, sind Evalua-

tionen forensisch-psychiatrischer Nachsorgeprogramme. Untersuchungen aus verschiedenen Ländern belegen, dass sich mit Nachsorgeprogrammen erneute Gewalt und Kriminalität bei psychisch kranken Rechtsbrechern verhindern lässt. Diese Nachsorgeprogramme weisen folgende **Merkmale** auf:
- Teilnahme auch ohne Zustimmung des Betroffenen
- Mitarbeiter, die das Doppelmandat von Kriminalitätsprävention einerseits und Behandlung der seelischen Störung andererseits akzeptieren
- rechtliche Möglichkeiten der schnellen Re-Hospitalisierung
- strukturiertes Vorgehen
- hohe Betreuungsintensität
- multimodaler Ansatz und Sicherstellung der Compliance mit allen Aspekten der Behandlung (Übersicht bei Freese 2003).

Evaluationen der Straftäterbehandlung

Der dritte Bereich, der empirisch gesichertes Wissen für die Behandlung psychisch gestörter Straftäter bereitstellt, ist die Straftäterbehandlung. Metaanalysen seit Mitte der 1980er-Jahre des vorherigen Jahrhunderts belegen konsistent, dass Straftäterbehandlung Rückfälligkeit vermindert (Übersichten bei: Andrews und Bonta 2010; Andrews und Dowden 2006). Angemessene Interventionen erzielen Effektraten von 0,32, während unspezifische Behandlungsverfahren Effektraten von 0,10 aufweisen und unangemessene Behandlungsverfahren bzw. strafrechtliche Sanktionen mit –0,07 bzw. –0,08 sogar negative Effektraten aufweisen (Andrews et al. 1990).

> **! MERKE**
> Kriminalpräventiv wirksame Straftäterbehandlungsprogramme folgen den Prinzipien von Risiko, Bedürfnis und Ansprechbarkeit.

Ausgehend von einer ersten Metaanalyse über die Wirksamkeit von Straftäterbehandlung durch die Arbeitsgruppe um D. Andrews und J. Bonta (Andrews et al. 1990) hat sich in der Straftäterbehandlung das sogenannte **Risk-Need-Responsivity-Prinzip**, kurz RNR-Prinzip, als der am besten nachgewiesene Ansatz zur Reduktion von Rückfälligkeit durchgesetzt (zusammenfassende Darstellung bei Andrews und Bonta 2010; Endrass et al. 2012; ➤ Tab. 28.1).

Tab. 28.1 Zentrale kriminogene Bedürfnisse (= empirisch gesicherte dynamische Risikofaktoren für allgemeine Rückfälligkeit; modifiziert nach Bonta und Andrews 2007).

Kriminogenes Bedürfnis	Indikatoren	Interventionsziele
Antisoziale Persönlichkeitszüge	Impulsivität, abenteuerliche Vergnügungssucht, rastlos aggressiv und irritierbar	Aufbau von Selbstmanagementfähigkeiten, Erlernen von Ärgermanagement
Prokriminelle Einstellungen	Rationalisierung kriminellen Verhaltens; negative Einstellungen zum Gesetz	Begegne Rationalisierungen mit prosozialen Einstellungen; Aufbau einer prosozialen Identität
Unterstützung kriminellen Verhaltens durch das soziale Umfeld	Kriminelle Freunde, Isolation von prosozialen Anderen	Ersetzen prokrimineller Freunde und Bekannte durch prosoziale Beziehungen
Drogenmissbrauch	Missbrauch von Alkohol und/oder Drogen	Reduzierung von Drogenmissbrauch, Erweitern von Alternativen zu Drogenmissbrauch
Familiäre/eheliche Beziehungen	Unangemessene elterliche Kontrolle und Disziplinierung, schwache familiäre Bindungen	Vermittlung von Erziehungsfähigkeiten, Förderung von Wärme und Fürsorglichkeit
Schule/Arbeit	Schwache Leistungen, geringe Arbeitszufriedenheit	Ausbau von Arbeits-/Lernfähigkeiten, Fördern interpersoneller Beziehungen im Kontext von Arbeit und Schule
Prosoziale Freizeitaktivitäten	Fehlende Ausübung prosozialer Erholungs- und Freizeitaktivitäten	Ermutigung zur Teilnahme an prosozialen Freizeitaktivitäten, Vermittlung von prosozialen Hobbies und Sport

- Das **Risk-Principle** (Risiko-Prinzip) besagt, dass das Rückfallrisiko bei Straftätern über ein valides Instrument erhoben werden sollte. Die Intensität der Intervention sollte dem Risikolevel des Straftäters entsprechen. In der Regel wird zwischen niedrigem, mittlerem und hohem Risiko unterschieden.
- Das **Need-Principle** (Ansprechbarkeitsprinzip), besagt, dass kriminalpräventive Interventionen auf solche Merkmale abzielen sollten, die mit dem kriminellen Verhalten auch tatsächlich in Zusammenhang stehen („kriminogene Bedürfnisse" oder „crimonogenic needs", ➤ Tab. 28.1). Gemeinsam mit der durch Behandlung nicht veränderbaren kriminellen Vorgeschichte sprechen Bonta und Andrews (2007) von den „Central Eight" der Straftäterbehandlung, d. h. den acht Hauptrisikofaktoren für allgemeine Straffälligkeit.
- Das **Responsivity-Principle** (Ansprechbarkeitsprinzip), besagt, dass die Auswahl der Behandlungsmethoden dem Lernstil und den Fähigkeiten von Straftätern entsprechen sollte.

Ungeachtet des Tätertypus sind kognitive soziale Lernstrategien wie prosoziales Modelllernen, Problemlösen und die angemessene Verwendung von Verstärkung am effektivsten (Bonta und Andrews 2007).

28.4 Die Praxis der Behandlung

28.4.1 Strukturqualität

Effektives Risikomanagement durch qualitativ hochwertige, aber auch kostenintensive Behandlung, durchgeführt in angemessenen, therapiefördernden Strukturen, ermöglicht es, Gesamtfallkosten zu reduzieren und die Zahl der Untergebrachten zu begrenzen.

Die Grundregeln

Für die Gesamtbehandlung strukturgebend sind die Grundregeln der Institution, in die alle konkreten Interventionen eingebettet sind. Hierzu gehören: Transparenz, Ehrlichkeit und Fairness von Institution und Behandlung, die Benennung und Durchsetzung von Verhaltensgrenzen sowie Berechenbarkeit von Belohnung, Anreiz und Sanktionierung.

Der konzeptionelle Rahmen: Das Rückfallvermeidungsmodell

Die Grundidee des aus der Suchtbehandlung stammenden Rückfallvermeidungsmodells ist, dass jeder Straftat eine **Verhaltenskette** vorangeht, die durch interne und externe Faktoren im Sinne von „Angestoßen werden" motiviert und im Sinne von „Sich aufschaukeln" verstärkt wird. Intern motivierende Faktoren können bestimmte Gedanken, Fantasien, Wahrnehmungen und Gefühle sein, extern motivierende Faktoren z. B. die Verfügbarkeit von Alkohol, Drogen, Waffen oder potenziellen Opfern. Je früher die zum Delikt hinführende Verhaltenskette unterbrochen werden kann, desto geringer ist das Risiko eines Rückfalls. Ziel der Behandlung ist es, diese zum Delikt hinführende Verhaltenskette so früh wie möglich zu unterbrechen. Je nachdem, wie weit ein Patient von einem Rückfalldelikt entfernt ist, wird man unterschiedlich invasive Interventionen wählen (Livesley 2007).

Das Rückfallvermeidungsmodell gibt der Gesamtbehandlung im Maßregelvollzug einen **methoden- und inhaltsoffenen konzeptionellen Rahmen,** der:
- das vorhandene Wissen über wirksame Behandlungsmaßnahmen bei psychisch kranken Rechtsbrechern berücksichtigt,
- die theoriengeleitete Integration der in der Regel erforderlichen vielzähligen multimodalen Behandlungsmaßnahmen ermöglicht, indem sie alle auf das gemeinsame Ziel, nämlich die Verhinderung von Rückfalldelikten, bezogen werden,
- den Patienten die Entwicklung eines für sie in ihrer Situation sinnhaften und nachvollziehbaren Störungs- und Veränderungsmodells ermöglicht,
- einen Orientierungsrahmen für die zeitliche Platzierung einzelner Interventionsmethoden vorgibt,
- in seinen Grundannahmen kompatibel ist mit den Störungs- und Veränderungsmodellen bei spezifischen psychischen Störungen,
- eine Handlungslogik für das in der Behandlung von psychisch kranken Rechtsbrechern immer erforderliche Risikomanagement bildet, und

- mit Ansätzen zur ambulanten Kriminaltherapie kompatibel ist (Freese 2003).

Das Rückfallvermeidungsmodell ist somit ein wichtiger, die Gesamtbehandlung strukturierender Rahmen.

Personelle Ressourcen

Adäquate personelle Ressourcen sind eine unerlässliche Voraussetzung für eine effektive Behandlung im Maßregelvollzug. Es bedarf einer hinreichenden Zahl qualifizierter Mitarbeiter, die nicht nur über eine Qualifikation in originären klinischen Berufen verfügen, sondern darüber hinausgehend Wissen und Erfahrung im Risikomanagement einschließlich der Kenntnis der vielfältigen juristischen Grundlagen haben müssen. Forensische Zusatzqualifikationen gibt es mit dem fachärztlichen Schwerpunkt „Forensik", dem „Fachpsychologen für Rechtspsychologie" und in einigen Bundesländern für die pflegerische Berufsgruppe mit der Zusatzqualifikation „Maßregelvollzug".

Zur Strukturqualität gehört auch, dass ein kriminaltherapeutisches Versorgungssystem über Mitarbeiter verfügt, die in ihrer Gesamtheit in der Lage sind, alle erforderlichen Interventionsformen anzubieten.

Differenzierung und Spezialisierung

Die Patienten des Maßregelvollzuges unterscheiden sich bezüglich ihres Sicherungsgrades, ihrer Behandlungsbedürfnisse und ihres Ansprechens auf Interventionen. Ein forensisch-psychiatrisches Versorgungssystem muss dieser Heterogenität baulich und organisatorisch Rechnung tragen.

Differenzierung nach Sicherungsgrad

Auffälligstes inneres Strukturmerkmal einer forensischen Klinik sind die **unterschiedlichen baulichen Sicherungsstandards** der verschiedenen Stationen. Diese strukturellen Sicherungselemente reichen von hoch-gesichert (Gefängnisstandard: Manganstahl-Gitter, mehr als 4 m hohe Außenmauer) über gesichert, geschlossen (entsprechend einer allgemein-psychiatrischen Akutaufnahmestation) und halb-offen bis hin zu offenen Stationen.

Differenzierung nach Aufgaben und Behandlungsbedürfnissen

Von der Aufgabe her lassen sich die Stationen einer forensischen Klinik folgenden Bereichen, die unterschiedliche strukturelle Ressourcen erfordern, zuordnen:
1. Aufnahme, Diagnostik und Gesamttherapieplanung
2. Behandlung
3. Reintegration und Entlassung.

Im Bereich „Behandlung" kommt es dann zu einer Differenzierung nach Behandlungsbedürfnissen, die wiederum sehr heterogen sind. In unterschiedlicher Weise gestörte Menschen benötigen unterschiedlich strukturierte Lebensräume innerhalb der Klinik, was bedeutet, dass es für die verschiedenen Störungsbilder mehr oder weniger spezialisierter Stationen unterschiedlicher Stationsmilieus bedarf (Nedopil und Müller-Isberner 1995).

Differenzierung nach therapeutischer Ansprechbarkeit

Patienten des Maßregelvollzugs sind auch bezüglich ihres Ansprechens auf Behandlung sehr heterogen. Während einige Patienten bereits während der vorläufigen Unterbringung gemäß § 126a StPO so weit gebessert werden, dass eine sofortige Aussetzung einer Unterbringung (§ 67b StGB) infrage kommt, ist – im psychiatrischen Maßregelvollzug gem. § 63 StGB – bei einer weitaus größeren Gruppe auch nach vieljähriger Behandlung eine Entlassung nicht absehbar. Wichtig ist, dass „Nicht-Entlassbarkeit" oder „ungenügende therapeutische Erreichbarkeit" nicht automatisch mit „hohem Sicherungsbedürfnis" gleichgesetzt wird. Gleichwohl gibt es aber eine Gruppe von Patienten, die therapeutisch nicht erreichbar und gleichzeitig erheblich flucht- und rückfallgefährdet ist. Bei dieser Klientel führt kein Weg an einer Langzeitunterbringung bei hoher struktureller Sicherheit vorbei. Da diese Klienten regelhaft auch die Behandlung anderer Patienten negativ beeinflussen, sollten sie auf einer eigenen Station separiert werden. In gleicher Weise macht es in der Praxis Sinn, zumindest die unkomplizierten, gut auf die Behandlung ansprechenden Fälle auf einer Spezialstation, die dann auch unkonventionelle Lockerungswege geht, zusammenzufassen.

> **! MERKE**
> Bezüglich ihrer Sicherungs- und Behandlungsbedürfnisse sowie ihres Ansprechens auf Interventionen ist die Klientel des Maßregelvollzugs sehr heterogen. Diesem Umstand müssen Struktur, Organisation und Durchführung des Maßregelvollzugs Rechnung tragen.

Stationär-ambulantes Behandlungskontinuum

Die Ursachen, die im Einzelfall für die Delinquenz der Patienten verantwortlich sind, sind chronischer Natur. Aus diesem Grund muss das Risikomanagement regelhaft auch nach bedingter Entlassung fortgeführt werden. Hierzu bedarf es personell gut ausgestatteter Ambulanzen. Diese arbeiten assertiv und aufsuchend und haben Mitarbeiter, die akzeptieren, dass ihre **primäre Aufgabe Kriminalitätsprävention** ist. Wichtig ist, dass stationäre und ambulante Kriminaltherapie einer einheitlichen Behandlungsphilosophie folgen und ein nahtloser Übergang zwischen beiden Betreuungsformen gewährleistet ist.

> **! MERKE**
> Nach einer bedingten Entlassung auf Bewährung kann der Patient angewiesen werden, sich in einer forensischen Ambulanz vorzustellen und sich psychiatrisch, psycho- und soziotherapeutisch betreuen und behandeln zu lassen (§ 68e Abs. 1 und 2 StGB).

Klinisches Case Management

Vor dem Hintergrund eines multimodalen Behandlungsansatzes haben sich in der Kriminaltherapie im ambulanten und stationären Bereich Konzepte des klinischen Case Managements zur Betreuung individueller Patienten durchgesetzt. Hierbei ist ein einzelner Bezugstherapeut für alle Maßnahmen, die mit und rund um einen Patienten herum stattfinden, zuständig. Die Tätigkeiten des Case Managers beinhalten administrative Tätigkeiten inklusive Erstellung der erforderlichen Korrespondenz mit Justiz, Verwaltungen und Kostenträgern, Indikationsstellung, Veranlassung und Koordinierung von einzelnen Behandlungsmaßnahmen und die individuelle therapeutische Betreuung eines einzelnen Patienten. Darüber hinausgehend hat der Case Manager die Aufgabe des Risikomanagements. Bei ihm laufen alle Informationen aus den verschiedenen Beobachtungssettings zusammen.

28.4.2 Prozessqualität

Kriminaltherapie ist Risikomanagement

Aus dem **Doppelmandat Behandlung und Sicherung** folgt zwingend, dass psychiatrische Kriminaltherapie während des gesamten Behandlungsverlaufs die Sicherung der Allgemeinheit einschließt. Im Sinne von Risikomanagement geht es darum, das von dem Patienten ausgehende Delinquenzrisiko durch geeignete Maßnahmen zu reduzieren.

Geeignete Maßnahmen zum Risikomanagement beinhalten in der Regel die sorgfältige Beobachtung, die Beurteilung der Beobachtungen im Hinblick auf das Risiko und das Ergreifen von geeigneten Maßnahmen, um das Risiko zu eliminieren, zu reduzieren oder zu neutralisieren, bevor es auftritt (Hart et al. 2003). Hierbei gilt, dass die zu ergreifenden Maßnahmen umso intensiver, eingreifender und sicherer sein müssen, je wahrscheinlicher der Schadenseintritt und je höher der zu erwartende Schaden ist. Weiterhin ist die zeitliche Dimension zu berücksichtigen. Hier ist umso schneller und intensiver zu reagieren, je unmittelbarer das Risikoverhalten bevorsteht. Ein gutes Risikomanagement in der Behandlung psychisch kranker Rechtsbrecher zeichnet sich dadurch aus, dass man handelt, bevor etwas passiert.

Im typischen Fall erstreckt sich die Behandlung psychisch kranker Rechtsbrecher über ein Kontinuum von Risikodiagnostik (in der Regel anlässlich der Aufnahme in einer Maßregelvollzugsklinik), über Behandlung, Entlassungsvorbereitung, ambulante fachforensische Nachbetreuung bis hin zur Überführung in das allgemeinpsychiatrische System.

Risikobeurteilung als Basis der Kriminaltherapie

Kriminaltherapie konzeptualisiert als Risikomanagement, fußt zwingend auf einer sorgfältigen Risikobeurteilung. Hierbei werden zunächst die im individuellen Fall vorliegenden statischen (d. h. nicht mehr veränderbaren) und dynamischen (d. h. prinzipiell veränderbaren) Risikofaktoren, aber auch die protektiven Faktoren identifiziert. Für eine strukturierte Erfassung von Risikofaktoren bzw. protektiven Faktoren liegen mittlerweile auch im deutschsprachigen Raum eine Reihe von reliablen und validen Prognose-Checklisten vor (Übersicht bei Nedopil 2011; ergänzend de Vogel et al. 2010; Hart et al. 2003; Matthes und Rettenberger 2008a, b; Webster et al. 2004).

Techniken des Risikomanagements

Beim Risikomanagement geht es darum, die Kriminalprognose zu verbessern. Hierfür stehen neben der im klinischen Bereich üblichen Strategie „Behandlung", mit der kontinuierlichen Überwachung des Risikos, den juristischen Möglichkeiten zur Einschränkung des Handlungs- und Bewegungsspielraums des Patienten und Maßnahmen zum Opferschutz grundsätzlich drei weitere große Gruppen von möglichen Interventionen zur Verfügung (Hart et al. 2003).

Risikomonitoring

Die am wenigsten eingreifende Maßnahme ist die Überwachung (**Monitoring**) des Patienten mit dem Ziel der Beurteilung von Risikoänderungen im Verlauf. Überwachungsmethoden sind vor allem der kontinuierliche Kontakt bzw. das Gespräch mit dem Patienten, aber auch Selbstbeobachtungsprotokolle, Laufzettel, Kassenbuch, Fahrtenbuch, Verhaltensproben, Telefonkontakte, Kontakte mit relevanten Bezugspersonen, Drogen- oder Alkoholtests, Medikamentenspiegel oder Sicherungsmaßnahmen im engeren Sinn wie Kontrolle von Post, Telekommunikation, schriftlichen Unterlagen oder Durchsuchungen. Für ein effektives Risikomanagement ist es wichtig, dass sichergestellt wird, dass alle Verlaufsbeobachtungen zeitnah an einer Stelle zusammenfließen, wofür es geeigneter Kommunikations- und Organisationsstrukturen bedarf (z. B. Case Management, „runder Tisch", elektronische Kommunikation). Im Fokus der Überwachung stehen die im Rahmen der Risikobeurteilung erhobenen dynamischen Risikofaktoren bzw. protektiven Faktoren.

Risikominderung durch Behandlung

Die nächste große Gruppe von Verfahren des Risikomanagements ist die Behandlung. Hierzu zählen alle Maßnahmen, die auf eine Verbesserung der psychosozialen Leistungsfähigkeit abzielen, wobei zwischen pharmakologischen, psychotherapeutischen und soziotherapeutischen Verfahren zu unterscheiden ist. Bevor Kriminaltherapie aber beginnen kann, bedarf es in vielen Fällen einer **Herstellung von Therapiefähigkeit.** Dies bedeutet, dass zunächst ein Zustand zu erreichen ist, in dem es für Mitarbeiter gefahrlos möglich ist, sich dem Patienten zu nähern. Hier sind strukturelle (z. B. gesicherte Einzelunterbringung), aber auch medikamentöse Interventionen oft unerlässlich.

Beim Vorliegen einer schizophrenen oder affektiven Störung ist eine **psychopharmakologische Behandlung** unerlässlich, wobei einschränkend auf die Grenzen der Anwendbarkeit evidenzbasierter Leitlinien verwiesen werden muss. Das deutsche Arzneimittelrecht lässt psychopharmakologische Wirksamkeitsstudien an der Klientel des Maßregelvollzugs nicht zu. Patientencharakteristika, die für diese Klientel typisch sind (lange Krankheitsdauern, Multimorbidität, Hostilität, Non-Compliance), sind regelhaft Ausschlusskriterien für psychopharmakologische Wirksamkeitsstudien. Eine Psychopharmakotherapie der Dissozialität und Delinquenz gibt es mit Ausnahme der hormonellen Behandlung bei Sexualstraftätern (DGPPN, DGfS 2007) nicht, allerdings kann eine syndromorientierte pharmakologische Behandlung bei unkontrollierbarer Wut, Impulsivität, unkontrolliert-überschießender Gewalt, emotionaler Labilität oder mürrisch-dysphorischer Gereiztheit sinnvoll sein (Müller-Isberner und Eucker 2012).

Die zweite große Gruppe von Behandlungsverfahren sind evidenzbasierte **psychotherapeutische Ansätze,** die auf eine Veränderung der die psychischen Störung bedingenden dysfunktionalen kognitiven, emotionalen und behavioralen Muster abzielen, die bei der Behandlung psychisch kranker Rechtsbrecher um Ansätze aus der Straftäterbehandlung ergänzt werden sollten. Behandlungsverfahren aus der Straftäterbehandlung wurden im Strafvollzug an psychisch nicht gestörten Straftätern entwickelt, um gezielt Straffälligkeit zu reduzieren. Evidenzbasierte, im deutschen Sprachraum etablierte Behandlungsverfahren sind: Reasoning & Rehabilitation Training (R&R; Gretenkord 2002), Sex Offender Treatment Program (SOTP; DGPPN und DGfS 2007), Relapse-Prevention/Notfallplan (Müller-Isberner und Eucker 2012).

Die dritte große Gruppe von Behandlungsverfahren stellen die **soziotherapeutischen Verfahren,** die auf das soziale Umfeld bzw. die Interaktion zwischen dem Patienten und seiner Umgebung abzielen, dar. Hier kann zwischen den intramuralen Verfahren Milieutherapie, Case Management, Ergotherapie, Sozialarbeit, Sport, Bildung und Freizeit und den extramuralen Verfahren wie Maßnahmen der Arbeitsrehabilitation, Übergangseinrichtungen und vor allem einer gezielten forensisch-psychiatrischen Nachsorge unterschieden werden.

Im Fokus der Behandlungsmaßnahmen sollten dem **Bedürfnisprinzip** der Straftäterbehandlung folgend veränderbare Risikofaktoren für Gewalt bzw. Gewalt protektive Faktoren stehen. Dem **Ansprechbarkeitsprinzip** der Straftäterbehandlung folgend sind bei psychisch kranken Straftätern vor allem kognitiv-behaviorale, am konkreten Verhalten ausgerichtete Vorgehensweisen Erfolg versprechend.

Das Arbeiten mit psychisch kranken und/oder suchtkranken Rechtsbrechern macht in der Regel ein rigoroses Umdenken im therapeutischen Selbstverständnis erforderlich. Diese Patienten sind in der Regel nicht intrinsisch veränderungsmotiviert. Setzt therapeutisches Handeln im Regelfall ein Anliegen oder einen Auftrag zur Veränderung durch den Patienten voraus, hat man es in der Kriminaltherapie mit gänzlich anderen Verhältnissen zu tun. Nicht der Patient, sondern die Behandler sind verantwortlich für das Ermöglichen von Veränderung.

Hierzu steht den Behandlern im Maßregelvollzug mit der Möglichkeit der an Behandlungsfortschritte gebundenen Lockerungsgewährung ein machtvoller, aber keineswegs immer und zu jeder Zeit wirksamer Veränderungsanreiz zur Verfügung. Ein anderer Weg besteht darin, „den Patienten einfach dort abzuholen, wo er steht". Die Übertragung des transtheroretischen Modells der Veränderung (Prochaska und DiClemente 1984) auf die Straftäterbehandlung durch Wong et al. (2012) gibt eine Orientierung für die Auswahl geeigneter Behandlungsstrategien in Abhängigkeit von dem Veränderungsstadium, in dem sich der Patient befindet.

Risikomanagement durch Beschränkung von Handlungsspielräumen

Die dritte große Gruppe von Maßnahmen, die im Rahmen eines Risikomanagements zur Verfügung stehen, sind die juristischen Möglichkeiten zur Einschränkung des Handlungs- und Bewegungsspielraums, so dass dem Patienten die äußeren Möglichkeiten genommen werden, erneut gewalttätig zu werden. Diese Einschränkung der Rechte und Freiheiten des Patienten bedürfen einer jederzeit durch die Justiz überprüfbaren und durch den Betroffenen anfechtbaren gesetzlichen Grundlage. Derartige Grundlagen finden sich in den Maßregelvollzugsgesetzen der Bundesländer sowie im Strafgesetzbuch (hier besonders: §§ 63, 67h, 68 StGB). In der konkreten Ausgestaltung dieser Einschränkungsmöglichkeiten haben die meisten Maßregelvollzugskliniken für die intramurale Behandlung ein abgestuftes Lockerungs- oder Stufensystem etabliert. Hierin werden den Patienten – in Abhängigkeit von ihrer Prognose bzw. ihrem Risiko – Freiheiten und Rechte eingeschränkt (bis hin zu Isolierung und Fixierung), aber auch Lockerungen (Ausgänge, Urlaube etc.) gewährt.

Außerhalb des Maßregelvollzuges können gerichtlich angeordnete Weisungen nach § 68 StGB Basis eines Risikomanagements durch Einschränkung von Handlungsräumen sein.

Opferschutz

Maßnahmen zum Opferschutz sind die vierte große Gruppe von Interventionen. Hierunter fallen Interventionen in Familien bei schizophren erkrankten Patienten, aber auch die Einbeziehung in die Behandlung und Aufklärung von Partnerinnen und vor allem die fachkundige Begleitung und Supervision von Einrichtungen aus dem allgemeinpsychiatrischen System durch eine forensisch-psychiatrische Ambulanz.

> **! MERKE**
> Risikomanagement ist der Versuch, die Kriminalprognose zu verbessern. Hierfür stehen die Strategien „Risikomonitoring", „Behandlung", „Einschränkung des Handlungsspielraums des Patienten" und „Maßnahmen zum Opferschutz" zur Verfügung.

28.4.3 Ergebnisqualität

Behandlungserfolg misst sich in der Behandlung psychisch kranker Rechtsbrecher nicht an den individuellen Anliegen und Zielen des Patienten, sondern an den normativen Vorgaben des gesetzlichen Auftrags zur Behandlung des Patienten.

Messkriterien – Leistungskennwerte

Ergebnisqualität im Maßregelvollzug ist messbar, wenn man sich nicht auf einen einzelnen Kennwert beschränkt (eine kurze Behandlungsdauer ist nicht automatisch gut, wenn es danach in großer Zahl Rückfalldelikte gibt). Mit der gleichzeitigen Erfassung von Aufenthaltsdauern, mittlerem Lockerungsgrad, Zwischenfällen (Delikten) während der Behandlung mit Außenwirkung, Entweichungen, Wiederaufnahmen mit und ohne Delikt lässt sich die Leistungsfähigkeit eines forensisch-psychiatrischen Versorgungssystems messen.

Erste methodische, aber noch unbefriedigende Ansätze eines systematischen Ländervergleichs verschiedener Maßregelkliniken werden seit Kurzem von den obersten Gesundheitsbehörden der Bundesländer unternommen. Hier spiegeln sich teils dramatische Unterschiede zwischen einzelnen Bundesländern wider. Bedauerlicherweise sind diese Zahlen nicht zur Publikation freigegeben.

28.5 Besonderheiten der Behandlung in einer Entziehungsanstalt

Grundsätzlich gelten alle vorherigen Ausführungen in gleicher Weise für beide therapeutischen Maßregeln. Gleichwohl liegen die Schwerpunkte zuweilen anders.

Bei der Behandlung Suchtkranker werden idealtypisch verschiedene Behandlungsphasen durchlaufen (Osher und Kofoed 1989):
- Schaffen von Krankheitseinsicht und therapeutischer Allianz,
- Erzeugung von Änderungsmotivation,
- Verhaltensänderung und
- Relapse-Prevention und Verbesserung der Gesundheit.

Sinnvollerweise wird daran eine Adaptionsphase zur beruflichen und sozialen Rehabilitation angeschlossen.

Typischerweise findet die Behandlung im „normalen" Suchthilfesystem auf **freiwilliger Basis** statt. Juristischer Zwang kann in Form von Bewährungsauflagen oder bei Drogenabhängigen in Form der §§ 35, 36 BtMG **(Therapie statt Strafe)** auch außerhalb des Maßregelvollzugs zur Behandlung führen. In der Entziehungsanstalt kann nur bei einem Teil der Eingewiesenen damit gerechnet werden, dass sie primär therapiemotiviert die Behandlung antreten. Häufig versprechen sich die Untergebrachten von der Maßregel frühzeitige Lockerungen und eine möglichst rasche Entlassung und müssen sich zu Beginn der Unterbringung mit den Realitäten des Maßregelvollzugs auseinandersetzen. Am Anfang der Behandlung stellen deshalb Information, Psychoedukation und das Schaffen eines Therapiebündnisses neben der Diagnostik einen Schwerpunkt der Behandlung dar.

Die Techniken des **Motivational Interviewing** (Miller und Rollnick 2002) und das **transtheoretische Modell der Veränderung** (Prochaska und DiClemente 1984) sind für das Erzeugen einer intrinsischen Änderungsmotivation in der Entziehungsanstalt unverzichtbar.

Schalast (2009) beschreibt als Ziele psychotherapeutischer Interventionen in der Entziehungsanstalt: emotionale Stabilisierung und Stärkung der Affekt- und Spannungstoleranz, Aufbau von Verhaltensalternativen zu Sucht und Delinquenz, Linderung von Hyperaktivitätssymptomen, Förderung des Rechtsbewusstseins, Motivierung zu einer deliktfreien Lebensführung. Darüber hinaus seien in vielen Fällen auch schulische und berufliche Qualifikation und Verbesserung von Kulturtechniken Gegenstand der Behandlung.

Diese Ziele werden durch Behandlungsmaßnahmen auf verschiedenen Ebenen verfolgt: Neben psychotherapeutischen Einzel- und Gruppenbehandlungen werden auch zunehmend störungs- und deliktspezifische modulare Gruppentherapieangebote in die Therapie eingebunden (z. B.: **dialektisch-behaviorale Therapie** der Borderline-Störung von

Linehan [1996], das **Reasoning & Rehabilitation-Programm,** Übersicht bei Gretenkord [2002] oder das **Behandlungsprogramm für Sexualstraftäter** von Wischka [2005]).

Die zugrundeliegenden Behandlungsprinzipien sind sowohl bei der Behandlung im psychiatrischen Krankenhaus als auch in der Entziehungsanstalt gleich und orientieren sich an den **RNR-Prinzipien** (➤ Kap. 28.3.3). In den USA wurden auf dieser Grundlage für die Gruppe suchtkranker Straftäter spezielle Behandlungsprogramme (Wanberg und Milkman 1998, 2010) entwickelt.

Problemerkennung, Problemlösung und die Verbesserung der sozialen Kompetenzen sind wichtige Inhalte der Behandlungsprogramme. Delinquente Verhaltensweisen und Suchtmittelgebrauch können in diesem Zusammenhang als dysfunktionale Problemlösestrategien konzeptualisiert werden (Dreer et al. 2005). Andrews und Bonta (2010) betonen, dass die effektiven Behandlungsprogramme für Suchtkranke wie auch für Straftäter allgemein auf dieselben wirksamen Faktoren zurückgreifen: Programme, die eine positive Therapeut-Klienten-Beziehung fördern und die einem strukturierten Format folgen, sind mit reduzierten Rückfallraten assoziiert. Diese Programme zielen auf eine Auflösung dysfunktionaler Muster und ein Neu-Lernen situativ verankerter und erprobter Verhaltensalternativen ab. Da Suchtmittelkonsum und delinquentes Verhalten als Lösungsversuch interpretiert werden, geht man davon aus, dass diese für Patienten obsolet werden, sofern hinreichend viele, als wirksam und bedürfnisbefriedigend erlebte Verhaltensoptionen zur Verfügung stehen.

Strategien der Rückfallprophylaxe kommen bei der Behandlung suchtkranker Rechtsbrecher ebenfalls ein wesentlicher Stellenwert zu: Zurückgehend auf Arbeiten von Marlatt und Gordon (1980) wurde erkannt, dass die Aufrechterhaltung der Abstinenz besonderer therapeutischer Interventionen bedarf. Das hieraus entwickelte Modell führte zu modularisierten Rückfallpräventionsprogrammen. In Deutschland hat das Rückfallpräventionsprogramm S. T. A. R. (Körkel und Schindler 2003) weite Verwendung gefunden. Marlatt et al. (2009) beschreiben folgende **Interventionen** im Bereich der **Rückfallprophylaxe:** Einschätzung von Motivation und Therapiebereitschaft (Commitment), Rückfallgeschichte und Anfälligkeit für Rückfälligkeit, Training von Coping-Fähigkeiten, die Erhöhung der Selbstwirksamkeit und das Entwickeln von Coping-Strategien bei Auftreten erstmaligen Suchtmittelkonsums („Lapse"). Hierbei wird unterschieden zwischen einmaligen Konsum „Lapse" und Suchtmittelrückfall „Relapse".

Neben Psychotherapie, sucht- und kriminaltherapeutischen Maßnahmen sind **sozio- und milieutherapeutische Trainingsmaßnahmen** von erheblicher Bedeutung für den Behandlungsprozess. Die Arbeitstherapie hat im Rehabilitationsprozess eine zentrale Stellung, für eine vollständige Berufsausbildung ist die Unterbringungsdauer aber meist zu kurz. Die Möglichkeit zum Erwerb beruflicher Einstiegs- und Nachqualifikationen kann hier aber eine sinnvolle Hilfe zum Übergang in den Arbeitsmarkt darstellen. Auch das Erreichen eines qualifizierten Bildungsabschlusses gehört zu den Angeboten, um die Rehabilitation in die Arbeitswelt zu verbessern. Entsprechend nehmen diese Maßnahmen, wie auch die Sporttherapie, die mit ihrem Bezug zu Körper, Selbstkontrolle und Eigenmotivation psychotherapeutisch unterstützend eingesetzt wird, großen Raum in der Behandlung ein. Weiterhin ist eine qualifizierte sozialadministrative Betreuung und Anleitung von großer Wichtigkeit.

Ziel all dieser Behandlungsmaßnahmen ist eine Verbesserung der sozialen Funktionsfähigkeit im Alltag: Selbstversorgung, Finanzmanagement, Alltagsstrukturierung, Verbesserung der Frustrationstoleranz, Verbesserung der sozialen Anpassung, Akzeptanz von Regeln. Hier geht es um Alltagskompetenzen, die den Patienten entweder im Verlauf von Sucht- und Delinquenzentwicklung verloren gegangen sind oder die im Rahmen einer sich früh entwickelnden Suchterkrankung nicht ausreichend erworben werden konnten.

Begleitet werden die Behandlungsmaßnahmen regelhaft von **Abstinenzkontrollen,** üblicherweise als Drogenscreening aus Urin oder in Form von Atemalkoholkontrollen. Die Bestimmung des Alkoholabbauprodukts Ethylglucoronid aus dem Urin erlaubt den Alkoholnachweis über mehrere Tage.

Im Zuge der **Entlassungsvorbereitung** müssen die im geschlossenen Setting erworbenen Fähigkeiten in der Realität erprobt werden. Ist die Phase des Einstiegs in Lockerungen erreicht, geht die Behandlung von der psycho-, sucht- und kriminaltherapeutischen Schwerpunktsetzung in die rehabilitativ geprägte Phase über. Hier sind neben der Erprobung in immer freizügigeren Settings die dezidierte Ausgestaltung des sozialen Empfangsraums unter Einbeziehung der am Entlassungsort vorhandenen Suchthilfeangebote (z. B. Selbsthilfegruppen) und der Übergang in die ambulante forensisch-psychiatrische Nachsorge von besonderer Bedeutung.

> **! MERKE**
> Die Maßregeln gem. §§ 63, 64 StGB unterscheiden sich wegen der rechtlichen Grundlagen ganz erheblich (§ 63 StGB: unbefristet, an eine zumindest erheblich geminderte Schuldfähigkeit gebunden, therapeutische Erreichbarkeit irrelevant; § 64 StGB: befristet, Schuldfähigkeit irrelevant, therapeutisch erreichbar). Im Gegensatz dazu sind die kriminaltherapeutisch anzuwendenden Methoden über weite Bereiche identisch. State of the Art sind multimodale, kognitiv-behaviorale Ansätze, die Techniken des sozialen Lernens nutzen, Methoden verwenden, die dem Lernstil der Klienten entsprechen und auf Klientenmerkmale zielen, die empirisch gesichert kriminogene Faktoren sind.

28.6 Die Grenzen der Behandlung

Empirisch gesichert ist, dass einige Behandlungsmethoden in gewissem Umfang bei bestimmten Gruppen von Rechtsbrechern kriminalpräventiv wirksam sind. Dies bedeutet, dass nicht jeder von gutem Willen und hohem persönlichen Einsatz getragene Behandlungsversuch Aussicht auf Erfolg hat, nicht jeder Täter kriminaltherapeutisch erreichbar ist und auch die besten derzeit verfügbaren Behandlungstechnologien, selbst bei gut auf die Behandlung ansprechenden Tätergruppen, nur eine begrenzte Wirkung haben.

Limitierte Wirksamkeit ist aber ein ubiquitäres Merkmal biopsychosozialer Interventionen, und damit auch von Kriminaltherapie (Lipsey und Wilson 1993). Weitere Grenzen der Behandlung ergeben sich aus den prinzipiell limitierten Veränderungsmöglichkeiten der Klientel, einem zu geringen materiellen Einsatz in die Behandlung und groben Fehlern in der Organisation der Einrichtung, der Auswahl der Methoden und der Durchführung der Behandlung.

> **! MERKE**
> Wie bei allen anderen biopsychosozialen Interventionen gilt auch für Kriminaltherapie und Risikomanagement, dass die Effektraten begrenzt sind.

Bei ca. 50 % der in der Entziehungsanstalt Untergebrachten wird die Maßregel wegen Aussichtslosigkeit erledigt (von der Haar 2009). Bislang ist es nicht gelungen, valide Vorhersagemodelle zu entwickeln, um Fehleinweisungen in die Entziehungsanstalt zum Zeitpunkt der Anordnung zu identifizieren. Vorliegende Studien zeigen, dass hohe strafrechtliche Vorbelastung eines der Merkmale ist, die mit einer späteren Erledigung einhergehen (Jürgen und Pongratz 1997; Metrikat 2002; Gericke und Kallert 2007). Die als prognostisch ungünstig erkannten Merkmale treffen für eine große Anzahl von Patienten zu, bei denen als Eingangskriterium in die Maßregelvollzugsbehandlung eine schlechte Legalprognose festgestellt werden muss. Hier besteht noch erheblicher Forschungsbedarf.

KAPITEL 29

Kay Uwe Petersen und Bert Theodor te Wildt

Internet- und Computerspielabhängigkeit

29.1 Definition, Ätiologie und Prävalenz 431

29.2 Diagnostik 433

29.3 Komorbidität 434

29.4 Prävention 435

29.5 Behandlung 435
29.5.1 Psychopharmakologie 436
29.5.2 Psychotherapie 436

Tab. 29.1 Internet- und Computerspielabhängigkeit – Übersicht über das Krankheitsbild.

Lebenszeitprävalenz	Viele substanzgebrauchstypische epidemiologische Befragungsparameter wurden bislang für die Internet- und Computerspielnutzung nicht erhoben
12-Monatsprävalenz	Aktualprävalenz Abhängigkeit ~ 1,5 %
Geschlechterverhältnis m:f	Männer 1,7 %, Frauen 1,3 %[1]
Erkrankungsalter (Median)	Unbekannt (im Jugendalter)
Wichtige Komorbiditäten	Depressionen, Angststörungen, ADHS[2]
Erbfaktor	Unbekannt
Leitlinien	Nicht existent

[1] Rumpf et al. 2011; [2] Petersen und Thomasius 2010

29.1 Definition, Ätiologie und Prävalenz

Erwachsene Menschen, die in ausbildungsbezogene, berufliche, familiäre oder finanzielle Schwierigkeiten gelangen, weil sie ihr Online-Spiel und/oder andere Internetanwendungen nicht auf ein mit den Alltagsanforderungen vereinbares Ausmaß begrenzen können, befinden sich in einer seelischen Problematik, für die es zurzeit noch mehr Begriffe als randomisiert kontrolliert evaluierte Behandlungsstudien gibt. Während der historisch erste publizierte Fallbericht eine 43-jährige Frau mit exzessivem Online-Chat beschrieb (Young 1996), wird das klinische Bild der Problematik in den Beratungs- und Behandlungseinrichtungen zurzeit von männlichen Online-Rollenspielern (Jugendlichen und jungen Erwachsenen) dominiert (vgl. Petersen und Thomasius 2010a). Diese Ergebnisse aus Deutschland entsprechen denen einer Befragung kanadischer Suchtberater (Acier und Kern 2011).

Die vorgeschlagenen diagnostischen Begriffe „problematischer Internetgebrauch" (Aboujaoude 2010) sowie „pathologischer Internetgebrauch" (Zimmerl et al. 1998) oder „pathologische Computer- und Internetnutzung" (Kratzer 2011) und Variationen vermeiden die begriffliche Nähe zu substanzbezogenen Abhängigkeitserkrankungen. Für die vorliegende Abhandlung wird dagegen der Begriff „Internet- und Computerspielabhängigkeit" gewählt, da zu erwarten ist, dass Revisionen der diagnostischen Systeme DSM-5 und ICD-11 diese Erkrankung in der Zukunft mit den Störungen durch psychotrope Substanzen unter einer gemeinsamen Oberkategorie zusammenfassen werden (vgl. O'Brian 2010). Eine vorläufige Diagnose „Onlinespiel-bezogene Störung" wurde 2013 in den DSM-5 aufgenommen.

Menschen mit Internet- und Computerspielabhängigkeit geben in Befragungen an, Symptome des Cravings, der Toleranzbildung und des Entzugs zu erleben oder erlebt zu haben (Aboujaoude et al. 2006) und fühlen sich nach Angaben von Beratern und Therapeuten in Symptomlisten, die analog zur Substanzabhängigkeit formuliert worden sind, gut beschrieben (Petersen und Thomasius 2010a).

Wie bei Personen mit Substanzabhängigkeit konnte auch für Menschen mit Internet- und Computerspielabhängigkeit eine reduzierte Verfügbarkeit von Dopamin-D2-Rezeptoren im Striatum, Nucleus caudatus und Putamen mittels Positronenemissionstomografie nachgewiesen werden (Kim et al. 2011) – ebenso wie ein veränderter zerebraler Glukosemetabolismus im orbitofrontalen Kortex und im Striatum (Park et al. 2010). Bei der Präsentation Onlinespiel-bezogener Reize zeigen Online-Spieler in der funktionellen Magnetresonanztomografie eine erhöhte reizinduzierte Aktivierung in vergleichbaren Hirnregionen, in denen bei Substanzabhängigen durch substanzbezogene Stimuli Aktivitätsmuster induziert werden können (Han et al. 2010b). Der selektive Dopamin- und Noradrenalin-Wiederaufnahmehemmer Bupropion (SR), der u. a. zur Behandlung von Substanzabhängigkeit eingesetzt wird, konnte in einer Studie das Craving nach Online-Spiel, die Spielzeit und die reizinduzierte Hirnaktivität, gemessen durch funktionelle Magnetresonanztomografie, signifikant vermindern (Han et al. 2010a). Obwohl die Nähe der Internet- und Computerspielabhängigkeit zur Substanzabhängigkeit noch keineswegs unumstritten ist (vgl. Pies 2009), konnte diese Annahme gerade in jüngerer Zeit durch eine wachsende Zahl von weiteren Befunden mit bildgebender und neuropsychologischer Methodik Bestätigung erfahren. Die folgende Arbeitsdefinition wird mit Petersen und Thomasius (2010b) und Kratzer (2011) nach Pies (2009) vorgeschlagen: „Internet- und Computerspielabhängigkeit ist die Unfähigkeit von Individuen, ihre Computer- bzw. Internetnutzung zu kontrollieren, wenn dieses zu bedeutsamem Leiden und/oder der Beeinträchtigung der Funktionalität im Alltag führt" (vgl. Pies 2009, S. 32).

Die Einschätzung der Prävalenz der Internet- und Computerspielabhängigkeit in der erwachsenen Bevölkerung ist schwierig, da sich die vorliegenden Studien meist auf Schüler oder Studierende beziehen und da die meisten Forschungsinstrumente hinsichtlich der Validität unzureichend erforscht sind. Eine bevölkerungsrepräsentative Telefonbefragung aus den USA fand eine Punktprävalenz des „problematischen Internetgebrauchs" von 0,7 %, allerdings merkten die Autoren auch an, dass bei weniger strengen Kriterien eine erheblich höhere Prävalenz hätte geschätzt werden können (Aboujaoude et al. 2006). Eine bevölkerungsrepräsentative Fragebogenstudie aus Norwegen (Bakken et al. 2009) identifizierte mithilfe des „Diagnostic Questionnaire" von Young (1998a) 1 % der erwachsenen Bevölkerung als „internetsüchtig". Eine bevölkerungsrepräsentative Telefonumfrage aus Deutschland kam mittels der „Compulsive Internet Use Scale" (CIUS, Cut-off: 28) zu vergleichbaren Ergebnissen mit einer Prävalenz der Internetabhängigkeit von 1,5 % (Rumpf et al. 2011). Eine internationale epidemiologische Studie (11 Staaten, EU + Israel, Durkee et al. 2012) untersuchte 11.956 Schülerinnen und Schüler im mittleren Alter von 15 Jahren mit dem Diagnostic Questionnaire. Die deutsche Teilstichprobe (w, m, t: 4,8 %) zeigte eine mittlere Prävalenz der Internet- und Computerspielabhängigkeit, die zwischen der von Ländern wie Italien (w: 1,0 %, m: 1,5 %, t: 1,2 %) und Israel (w: 6,1 %, m: 13,3 %, t: 11,8 %) angesiedelt ist.

29.2 Diagnostik

Die existierenden Vorschläge für diagnostische Kriterien der Internet- und Computerspielabhängigkeit orientieren sich seit Young (1998a) an den Kriterien der Substanzabhängigkeit oder des pathologischen Spielens. Die Entwicklung verbindlicher Kriterienkataloge erfordert weitere Zeit und intensive Forschungsbemühungen.

Das DSM-5 hat nach kontroversen Diskussionen zunächst eine auf den genannten Kriterienkatalogen aufbauende vorläufige Diagnose „Internet Gaming Disorder" (➤ Tab. 29.2) in Sektion III aufgenommen, da das Onlinespiel zurzeit noch als die am besten erforschte exzessive Internetaktivität gilt. Die vorgeschlagenen Kriterien wurden bereits empirisch untersucht (Ko et al. 2014) und es wurde ein internationaler Konsens zur Diagnose erarbeitet (Petry et al. 2014). Es wird erwartet, dass die ICD-11 möglicherweise eine weitere problematische Internetaktivitäten einschließende Aufschlüsselung der Diagnostik entwickeln wird. Der Ausschluss von z. B. Internetglücksspiel durch das DSM-5, durch Young (1998b) der Thematik „internet addiction" zugeordnet, dürfte sinnvoll sein, die exzessive Nutzung sozialer Netzwerke bedarf allerdings weiterer Aufmerksamkeit (Kuss und Griffith 2011). Die aktuellen systematischen Reviews über die psychometrischen Instrumente zur Internet- und Computerspielabhängigkeit (Lortie und Guitton 2013) bzw. zur „Internet Gaming Disorder" (King et al. 2013) betonen die existierende Vielfalt valider und reliabler Fragebögen, kritisieren allerdings auch, dass Studien weitgehend fehlen, die nachweisen, dass die Fragebogen-Grenzwerte hinreichend zwischen behandlungsbedürftigen Personen und Menschen mit intensiv ausgelebtem Hobby differenzieren.

Tab. 29.2 Diagnostische Kriterien für die „Onlinespiel-bezogene Störung" (Internet Gaming Disorder) im DSM-5 (Section III: „conditions for further study", APA 2013, S. 795f., Übersetzung Petersen).

Anhaltende und wiederkehrende Internetnutzung zum Onlinespiel, oft mit anderen Spielern, die zu klinisch bedeutsamer Beeinträchtigung oder Stress führt, feststellbar, wenn fünf oder mehr der folgenden Symptome innerhalb einer Zeitspanne von zwölf Monaten vorliegen:
1. In Onlinespiele vertieft sein (Die Person denkt über frühere Spielaktivitäten nach oder kann das nächste Spiel kaum erwarten; das Onlinespiel wird die dominante Aktivität des täglichen Lebens).
2. Hinweis: Diese Störung ist vom Onlineglücksspiel abzugrenzen, welches der Glücksspielstörung zuzuordnen ist.
3. Entzugssymptome, wenn kein Onlinespiel möglich ist. (Diese Symptome werden typischerweise als Irritabilität, Ängstlichkeit oder Traurigkeit beschrieben, doch es gibt keine körperlichen Zeichen eines pharmakologischen Entzugs.)
4. Toleranz – der Bedarf nach zunehmenden Zeitmengen für Onlinespiele.
5. Erfolglose Versuche, die Mitwirkung in Onlinespielen zu kontrollieren.
6. Verlust an Interesse für frühere Hobbies und Zerstreuungen, bedingt durch das Onlinespiel/mit Ausnahme des Onlinespiels.
7. Fortgesetztes exzessives Onlinespiel trotz Wissens über daraus resultierende psychosoziale Probleme.
8. Hat Familienmitglieder, Therapeuten oder andere über die Intensität seines Onlinespiels getäuscht.
9. Gebrauch von Onlinespielen, um negativen Stimmungen (z. B. Gefühle von Hilflosigkeit, Schuld, Angst) zu entkommen oder sie zu lindern.
10. Hat wegen der Teilnahme an Onlinespielen eine bedeutsame Beziehung, einen Job oder eine Bildungs- bzw. Karrierechance gefährdet oder verloren.
11. Hinweis: Die Symptome dieser Störung beziehen sich nur auf Onlinespiele, die kein Glücksspiel beinhalten. Die Internetnutzung für erforderliche Aktivitäten innerhalb eines Unternehmens oder Berufs ist nicht eingeschlossen; und die Symptome der Störung beziehen sich auch nicht auf andere Freizeitnutzung des Internets oder soziale Internetgebrauch. Gleichermaßen wird die Nutzung von Onlinepornographie ausgeschlossen.
Spezifizieren Sie den aktuellen Schweregrad:
Die Onlinespiel-bezogene Störung kann leicht, mittelgradig und schwer ausgeprägt sein, abhängig vom Grad der Beeinträchtigung normaler Aktivitäten. Personen mit minder schweren Onlinespiel-bezogene Störungen dürften weniger Symptome und eine geringer ausgeprägte Beeinträchtigung ihrer Leben aufweisen. Diejenigen mit schwerer Onlinespiel-bezogene Störung werden mehr Stunden vor dem Computer verbracht haben und schwerere Verluste an Beziehungen bzw. Karriere- und Bildungschancen erlitten haben.

Tab. 29.3 Deutschsprachig validierte psychometrische Instrumente zur Diagnostik von Internet- und Computerspielabhängigkeit (Auswahl).

Internetabhängigkeit im Allgemeinen	• Internet Addiction Test (Young 1998b, deutsche Validierung von Barke et al. 2012) • Internetsuchtskala (ISS; Hahn und Jerusalem 2001) • Compulsive Internet Use Scale (CIUS; Meerkerk et al. 2009, deutsche Validierung von Peukert et al. 2012 und Wartberg et al. 2014) • Skala zum Online-Suchtverhalten bei Erwachsenen (OSVe-S; Wölfling et al. 2010)
Computerspielabhängigkeit im Besonderen	• Computerspielabhängigkeitsskala (KFN-CSAS-II; Rehbein et al. 2010) • Fragebogen zum Computerspielverhalten bei Kindern und Jugendlichen (CSVK-R; Wölfling et al. 2008)

Für Internetabhängigkeit im Allgemeinen und Computerspielabhängigkeit im Besonderen haben sich einige Instrumente bereits gut etablieren können, die in deutscher Sprache entwickelt oder mit anschließender wissenschaftlicher Prüfung übersetzt worden sind (> Tab. 29.3).

29.3 Komorbidität

Ähnlich wie bei anderen Abhängigkeitserkrankungen sind die Krankheitsphänomene, die unter dem Begriff Medienabhängigkeit subsumiert werden können, häufig mit anderen psychischen Erkrankungen assoziiert. Angesichts der nach wie vor bestehenden Unklarheit im Hinblick auf die nosologische Einordnung und diagnostische Operationalisierung von Medienabhängigkeit, können die bisherigen Studienergebnisse lediglich als Hinweise auf Komorbiditätsprofile von Internet- und Computerspielabhängigkeit gesehen werden.

Im quantitativen Sinn konnte in den meisten Studien gezeigt werden, dass der Großteil der untersuchten erwachsenen Internetabhängigen die Kriterien für mindestens eine weitere psychische Erkrankung erfüllt (Black et al. 1999; Kratzer 2006). In einigen Studien waren es sogar 100% (Shapira et al. 2000; Greenfield 2000; te Wildt 2010), wobei die Komorbiditätsrate bei Kindern und Jugendlichen vermutlich niedriger liegt.

Im qualitativen Sinn ergibt sich aus den existierenden Studien ein eher heterogenes Komorbiditätsprofil. Am häufigsten werden bei Internet- und Computerspielabhängigen depressive Syndrome diagnostiziert, dies bei bis zu 80 % der Betroffenen (Young und Rodgers 1998; Orzack und Orzack 1999; Bai et al. 2001; Morgan und Cotten 2003; te Wildt et al. 2007; Morrison und Gore 2010). Am zweithäufigsten scheinen Angsterkrankungen als komorbide Störungen aufzutreten, wobei vor allem soziophobe Störungen eine Rolle spielen (Shapira et al. 2000; Kratzer 2006; Caplan 2007; te Wildt 2010). Darüber hinaus zeigt sich insbesondere im kinder- und jugendpsychiatrischen Bereich, dass auch die Aufmerksamkeitsdefizit- und Hyperaktivitätsstörung (ADHS) häufig mit Computerspiel- (Chan und Rabinowitz 2006; Yen et al. 2007; Ko et al. 2008; Tahiroglu et al. 2010), aber auch mit Internetabhängigkeit (Ha et al. 2006) assoziiert ist. In einer ausführlichen Übersichtsarbeit erschien ADHS mehr noch als Angststörungen als charakteristische Begleiterkrankung (Carli et al. 2013). Auch neuere Studien (z.B. Bozkurt et al. 2013) sprechen dafür, dass Depressionen, Angststörung und ADHS typische altersübergreifende Begleiterkrankungen von Internetabhängigkeit sind.

Für einen Zusammenhang zwischen pathologischer Computerspielnutzung und Asperger-Autismus gibt es bislang lediglich Hinweise in Form von Fallberichten und subklinischen Korrelationsstudien (Mazurek & Engelhardt 2013), wobei hier die Medienabhängigkeit aller Wahrscheinlichkeit nach als sekundäres Krankheitsphänomen zu verstehen ist. Persönlichkeitsstörungen, die nicht selten zusätzlich zu einer Achse-I-Störung zu eruieren sind, scheinen ebenfalls häufig im Hintergrund einer Internetabhängigkeit zu diagnostizieren zu sein (Black et al. 1999). Die Studienlage ist hierzu jedoch bisher wesentlich schlechter als im Hinblick auf akute psychische Komorbidität. Allerdings darf davon ausgegangen werden, dass Internetabhängigkeit mit Faktoren wie „novelty seeking", „sensation seeking" und erhöhter allgemeiner Erregbarkeit assoziiert ist (Ko et al. 2006; Ko et al. 2007; Rahmani und Lavasani 2011), was auch auf der Persönlichkeitsebene die Parallelen zu anderen Abhängigkeitserkrankungen unterstreicht. Psychotische Störungen scheinen vergleichsweise selten mit Medienabhängigkeit assoziiert zu sein, sind aber beispielsweise auch im Rahmen eines Entzugssyndroms beschrieben (Mendhekar und Chittaranjan 2012). Ob Medienabhängigkeit überproportional häufig mit stoffgebundenen Abhängigkeitserkrankungen einhergeht, ist derzeit umstritten. Die Ergebnisse der internationalen Studien hierzu ergeben ein uneinheitliches Bild (Black et al. 1999; Kratzer 2006; Yen et al. 2009). Im Rahmen der Therapie ist aber auf jeden Fall auf mögliche Suchtverschiebungen zu acht.

29.4 Prävention

Für die Prävention von Medienabhängigkeit sind allgemeine und spezifische Maßnahmen erforderlich, die insbesondere Heranwachsende vor der Entwicklung einer Internet- und Computerspielabhängigkeit schützen. Grundsätzlich bedarf es hierzu erst einmal einer möglichst breiten Kenntnisnahme des Phänomens in der Bevölkerung, aber auch einer Anerkennung von Medienabhängigkeit als eigenständiges Störungsbild (Mücken und Zorr-Werner 2010). Denn erst die Etablierung des Krankheitsbegriffs durch die Fachgesellschaften, Kostenträger und politischen Gremien wird es ermöglichen, dass Medienabhängigkeit über die Etablierung von Forschungs- und Behandlungseinrichtungen auch in der breiten Bevölkerung ausreichend wahr- und ernstgenommen wird.

Neben öffentlichkeitswirksamen Aufklärungskampagnen, die in geringem Umfang bereits stattfinden, bedarf es vor allem (medien-)pädagogischer Maßnahmen, die nicht zuletzt auch die Eltern erreichen (Grüsser und Thalemann 2006). Darüber hinaus werden vermutlich auch politische Maßnahmen notwendig werden, insbesondere eine Einbeziehung des Abhängigkeitspotenzials von Medieninhalten bei der Alterseinstufung, wie sie unter anderem vom Fachverband Medienabhängigkeit gefordert wird (Mücken et al. 2011). Grundsätzlich kann sich die Prävention von Medienabhängigkeit hinsichtlich der Inhalte und Ressourcen auf bereits bestehende Präventionsmodelle stützen, die sich aus der Suchtmedizin für Kinder und Jugendliche entwickelt haben (Küfner und Kröger 2009). Hier gilt es besonders diejenigen Heranwachsenden im Blick zu haben, die besondere Risikofaktoren für eine Internetabhängigkeit aufweisen. Hierzu gehören neben Depressivität und sozialer Angst (Caplan et al. 2007; Spraggins et al. 2009) Schüchternheit (Ebeling-Witte et al. 2007), Einsamkeit (Ceyhan & Ceyhan 2008) sowie hohe Offline- und geringe Online-Selbstwirksamkeit (Jeong & Kim 2010). In diesem Zusammenhang ist auch zu beachten, dass immer häufiger Mädchen von Internetabhängigkeit betroffen sind (King et al. 2013).

Die Medienpädagogik, die in ihren Empfehlungen bislang kaum auf wissenschaftliche Ergebnisse zurückgreifen kann, beschäftigt sich derzeit vor allem mit der Vermittlung von Medienkompetenz bei Eltern und Kindern, wobei es zumeist darum geht, Medien möglichst sinnvoll und im quantitativen wie qualitativen Sinne möglichst wenig schadvoll zu nutzen. Gerade im Hinblick auf die Gefahren der Abhängigkeitsentwicklung bedarf es allerdings einer Medienpädagogik, die auch die Fähigkeit zur Medienabstinenz vermittelt. Hierbei geht es nicht nur um die Frage, was die Heranwachsenden vor den Bildschirmmedien tun, sondern eben auch darum, was sie in dieser Zeit alles nicht tun, was sie nicht erfahren und lernen. Es erscheint gleichermaßen für Pädagogen wie für Eltern als sinnvoll, sich in der Medienerziehung ein Stück weit an die mediale Evolution des Menschen zu halten, die jedes Kind im besten Fall behutsam nachschreitet. In diesem Sinn spricht vieles dafür, dass das sukzessive Erlernen von alten und neuen Kulturtechniken neurobiologisch wie entwicklungspsychologisch für die psychosoziale Entwicklung sinnvoll, wenn nicht sogar elementar notwendig ist.

29.5 Behandlung

Mit Aboujaoude (2010) ist anzumerken, dass die klinische Diagnostik der Klienten mit Internetabhängigkeit eine sorgfältige Erhebung der komorbiden Störungen beinhalten sollte. Eine anschließende leitliniengestützte Behandlung der komorbiden Störungen dürfte sich auch auf die Internetabhängigkeit günstig auswirken. Im Rahmen der Entwicklung und Evaluation spezifischer Behandlungsangebote der Internetabhängigkeit wurde bisher mit Interventionen aus der kognitiven Verhaltenstherapie (Wölfling et al. 2013), dem Motivational Interviewing und der Readiness to Change (Orzack et al. 2006; Shek et al. 2009) überwiegend auf Ansätze zurückgegriffen, die sich bei der Behandlung pathologischen Glücksspiels und stoffgebundener Abhängigkeitserkrankungen bewährt haben (Grüsser und Thalemann 2008). Bislang kann jedoch nicht auf Leitlinien verwiesen werden. Randomisierte oder wenigstens kontrollierte Langzeitstudien mit aussagekräftigen Stichprobengrößen fehlen weitgehend. Diese Limitationen werden auch von den vorliegenden systematischen Reviews der Behandlungsstudien zur Internetabhängigkeit betont (King et al. 2011; Liu et al. 2012; Winkler et al 2013).

29.5.1 Psychopharmakologie

Der überwiegende Teil der Studien zur pharmakologischen Behandlung der Internetabhängigkeit sind Kasuistiken mit stark begrenzter Aussagekraft. Eine aktuelle Übersicht geben Camardese et al. (2012). Es existieren Anwendungsberichte über Therapieversuche mit den Wirkstoffen Naltrexon, Methylphenidat, Valproinsäure, Quetiapin, Sertralin, Bupropion, Citalopram und Escitalopram. Die Ergebnisse sind allerdings bisher wenig aufschlussreich, sodass sich daraus keine Behandlungsempfehlungen ableiten lassen (Petersen und Thomasius 2010).

Beispielsweise berichten Dell'Osso et al. (2006) aus ihrer „open label"-Studie mit 19 Patientinnen und Patienten unter einer 2-wöchigen Gabe von Escitalopram von zunächst signifikanten Verbesserungen im Hinblick auf eine Reduzierung der Online-Zeiten und psychopathologischer Parameter. In der auf die „open-label"-Phase folgenden 9-wöchigen randomisierten Doppelblindphase mit weiteren 15 Patientinnen und Patienten fand sich jedoch kein signifikanter Unterschied mehr zwischen der Placebo- und der Verumbedingung.

Substanzen, die explizit das Craving bei Abhängigkeitserkrankungen vermindern sollen, wurden mit einem gewissen Erfolg auch zur Abstinenzerhaltung bei pathologischen Glücksspielern eingesetzt. Obwohl Opiat-Antagonisten wie Naltrexon bei Verhaltenssüchten erprobt wurden, werden sie bis auf Weiteres vermutlich kaum einen Platz in der regulären Behandlung von Internetabhängigkeit finden, zumal eine absolute Abstinenz vom Internet und seinen Derivaten in aller Regel nicht das Therapieziel ist.

Bis auf weiteres wird sich die psychopharmakologische Behandlung von Internetabhängigkeit vor allem an der **Komorbidität** orientieren. Da man es hier hauptsächlich mit Depressionen und Angstsyndromen zu tun hat, spielen – neben beruhigenden, schlafanstoßenden und stimmungsstabilisierenden Präparaten in Akut- bzw. Entzugsphasen – vor allem Antidepressiva eine Rolle. Tritt ADHS als Begleiterkrankung auf, kann Methylphenidat eventuell auch komorbide substanzungebundene Abhängigkeitsphänomene lindern und eventuell einer Suchtverschiebung vorbeugen (Han et al. 2009). Zu den somatischen Therapieverfahren, denen eine aussichtsreiche Zukunftsperspektive zugesprochen werden kann, ist schließlich auch die Sporttherapie zu zählen, dies gerade auch mit dem Ziel, ein komorbides depressives Syndrom mitzubehandeln.

29.5.2 Psychotherapie

Wenngleich es kaum Zweifel daran gibt, dass Psychotherapie als Mittel der Wahl anzusehen ist (Young und Nabuco de Abreu 2011), fehlen valide Psychotherapiestudien, auf deren Grundlage eine evidenzbasierte Behandlung durchgeführt werden könnte. In jedem Fall sind **kognitiv-behaviorale Therapieansätze,** die sich an der Behandlung von stoffgebundenen Abhängigkeiten orientieren, in der Literatur die mit Abstand am häufigsten empfohlenen Therapieverfahren zur Behandlung von Internetabhängigkeit (Winkler et al. 2013). Übersichtsarbeiten (King et al. 2011; Liu et al. 2012) haben gezeigt, dass bislang lediglich eine einzige verhaltenstherapeutische Therapiestudie die Kriterien eines randomisierten Kontrollgruppendesigns erfüllt und hinreichende Ergebnisse liefert (Du et al. 2010).

Du et al. (2010) präsentierten für den kinder- und jugendpsychiatrischen Bereich eine randomisiert kontrollierte Studie an 56 jugendlichen Patienten mittels multimodaler kognitiv-verhaltenstherapeutischer Gruppenbehandlung in einem schulischen Setting. Sowohl die Schülerinnen und Schüler als auch die Eltern wurden in separaten Gruppen in acht 1,5- bis 2-stündigen Sitzungen behandelt; involvierte Lehrer erhielten ein psychoedukatives Programm. Die Werte für Internet- und Computerspielabhängigkeit sowie die Online-Zeiten sanken sowohl in der Untersuchungs- als auch in der Wartegruppe, sodass in diesen primären Zielkriterien keine signifikanten Gruppenunterschiede festzustellen waren. Allerdings zeigten die Untersuchungspersonen im Vergleich zu den Kontrollprobanden signifikant und dauerhaft verbesserte Fähigkeiten im Zeitmanagement und eine signifikant verminderte Problembelastung. Für die Behandlung von Erwachsenen im deutschsprachigen Bereich hat die Arbeitsgruppe um Klaus Wölfling das erste **störungsspezifische Therapiemanual** entwickelt, das derzeit in einer multizentrischen Studie weiter erprobt wird (Wölfling et al. 2012). Dessen gruppentherapeutischer Kern in 15 ambulanten Sitzungen wird mit acht Einzelsitzungen kombiniert, in die auch die Angehörigen miteinbezogen werden können. Der kognitive Therapieanteil setzt dabei vor allem auf die Analyse und Veränderung pathologischer Denkprozesse im Hinblick auf die Erkennung positiver Verstärker (virtuelle Belohnungen) und negativer Verstärker (reale Kränkungen). Der verhaltenstherapeutische Teil zielt mehr auf die konkrete Veränderung von Verhaltensweisen ab, wobei es darum geht, das pathologische Mediennutzungsverhalten durch positive Erlebens- und Verhaltensweisen in der konkret-realen Umwelt zu ersetzen.

Psychodynamische Ansätze (vgl. z. B. Essig 2012), für die es im Hinblick auf die Behandlung von Internet- und Computerspielabhängigkeit allerdings noch keine Evidenz gibt, bemühen sich vor allem um ein Verständnis, was an der konkret-realen Welt so kränkend bzw. krankmachend erlebt und was in der virtuellen Welt als so positiv empfunden und gesucht wird. Komorbidität integrierende, psychodynamisch-interaktive Ansätze werden vor allem auch bei der Behandlung von heranwachsenden Medienabhängigen angewandt (Möller et al. 2012). Im Sinne familientherapeutischer Interventionen können alternativ oder auch zusätzlich systemische Interventionen gewinnbringend zum Einsatz kommen (Eidenbenz et al. 2008). Psychodynamische Ansätze spielen auch im stationären Rahmen (Schuhler et al. 2011) und in der langfristig angelegten Behandlung von erwachsenen Betroffenen eine Rolle (Bilke et al. 2014). Mit der Aufdeckung der dahinter liegenden Psychodynamik, die den depressiven und soziophoben Rückzug aus der realen in die virtuelle Welt beschreibt, ergibt sich die Möglichkeit, sich von dieser zu distanzieren. Dabei sind neuartige Beziehungserfahrungen mit dem Psychotherapeuten wichtig, nicht zuletzt weil diese im konkret-realen Raum und in Echtzeit geschehen. Im Rahmen dieser unmittelbaren Beziehung können neue Erfahrungen und Affekte erschlossen und erlebbar gemacht werden, was sich bestenfalls auch auf das Lebensumfeld der Klienten übertragen lässt.

Es gibt bislang keine Therapiestudien, die vielversprechende Langzeiteffekte nachweisen (King und Delfabbro 2014).

Welche psychotherapeutischen Verfahren sich langfristig bei der Behandlung von Internetabhängigkeit als hilfreich erweisen werden, kann sich erst herausstellen, wenn das Störungsbild selbst in seinen Grundzügen besser erforscht ist; vermutlich werden beide Hauptverfahren bei verschiedenen Patienten und in unterschiedlichen Krankheitsphasen einen Nutzen bringen. Daneben profitieren die Medienabhängigen in Phasen des Entzugs und der Neuorientierung von **sozialmedizinischen Hilfestellungen,** insbesondere wenn es um die Wiederaufnahme einer Ausbildung, der Überwindung von Arbeitslosigkeit und des Abbaus von Schulden geht. Im Rahmen aller Therapieansätze geht es letztlich darum, nicht nur eine Abstinenz bzw. eine kontrollierte Mediennutzung zu erzielen, sondern auch darum, alternative Handlungsspielräume und -erfahrungen zu ermöglichen, dies ganz besonders mit dem eigenen Körper und in unmittelbaren sozialen Kontakten. Hierin dürfte auch der Schlüssel zu einer gelingenden Prävention und Rückfallprophylaxe liegen.

DIE WICHTIGSTEN BEHANDLUNGSGRUNDSÄTZE
- Am Behandlungsbeginn steht die Klärung der Motivation und des individuellen Abstinenzziels.
- Ein unmittelbares Erzielen von Abstinenz kann zum Behandlungsbeginn nicht erwartet werden.
- Auch das Ziel einer kontrollierten Nutzung der abhängigkeitsrelevanten Medieninhalte kann in Erwägung gezogen werden.
- Psychotherapie ist die Behandlungsmethode der Wahl, wobei sich bisher vor allem manualisierte, kognitiv-behaviorale gruppentherapeutische Ansätze als wirksam gezeigt haben.

- Psychodynamische Methoden dürften vor allem im Rahmen längerfristig angelegter Therapieansätze von Bedeutung sein, was auch für die Kinder- und Jugendpsychiatrie gilt.
- Im Rahmen der Angehörigenarbeit zeigt sich die systemische Familien- und Paarberatung als hilfreich, in der auch systemische Therapieansätze eine Rolle spielen.
- Die Gabe von Psychopharmaka ist insbesondere bei komorbiden Erkrankungen wie Depressionen, Angsterkrankungen und ADHS zu erwägen.

KAPITEL 30

Manfred Wolfersdorf

Suizid und Suizidprävention

30.1 Suizidalität: Begriffsbestimmung 439

30.2 Epidemiologie 441

30.3 Suizidprävention 441

30.1 Suizidalität: Begriffsbestimmung

Suizidalität wird definiert als Summe aller Denk- und Verhaltensweisen von Menschen oder Gruppen von Menschen, die in Gedanken, durch aktives Handeln, passives Unterlassen oder durch Handelnlassen den eigenen Tod anstreben bzw. als mögliches Ergebnis in Kauf nehmen (➤ Tab. 30.1).

Dabei ist **Suizidalität eine ureigene menschliche Denk- und Verhaltensmöglichkeit,** per se keine Krankheit und grundsätzlich allen Menschen möglich, erfährt jedoch durch psychische Erkrankung, psychosoziale Krisen, lebensbeeinträchtigende und die Lebensqualität mindernde Faktoren – sog. Risikofaktoren (➤ Tab. 30.2) – Verstärkung und zunehmende Fokussierung in Richtung Selbsttötung („medizinisch-psychosoziales Paradigma"). Psychische Störung und psychosoziale Krisen führen aufgrund veränderten und eingeengten Erlebens, Wahrnehmens und Bewertens von eigener Person und Lebenssituation, Zukunftsperspektive und Veränderungsmöglichkeiten näher an Suizidalität heran.

Suizidalität ist **bewusstes Denken und Handeln**; nur der kann über die Beendigung des eigenen Lebens nachdenken, der eine Vorstellung vom Tod hat und sich dies bewusst macht. „Unbewusste" Selbsttötung gibt es nicht.

Psychodynamisch ist Suizidalität ein komplexes Geschehen aus Bewertung der eigenen Person, Einschätzung von eigener und anderer Zukunft sowie der Veränderbarkeit eines unerträglich erscheinenden Zustands, aus durch psychische und/oder körperliche Befindlichkeit verändertem Erleben, aus der Bedeutung der eigenen Person in und für Beziehungen, hinsichtlich ihrer Lebensberechtigung für sich und andere und der gefühlten Lebensqualität. Motivational spielen appellativ-hilfesuchende, intentional altruis-

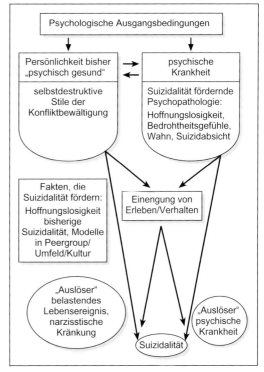

Abb. 30.1 Modelle von Suizidalität.

Tab. 30.1 Definition von Suizid und Suizidversuch.

Suizid =
- eine selbst herbeigeführte bzw. veranlasste selbstschädigende Handlung,
- mit dem Ziel, tot zu sein (hoher Todeswunsch),
- in dem Wissen, mit der Erwartung oder in dem Glauben, mit der angewandten Methode das Ziel zu erreichen,
- Ausgang der Handlung ist der Tod des Handelnden.

Suizidversuch =
- eine selbst herbeigeführte bzw. veranlasste selbstschädigende Handlung,
- mit dem Ziel, unter Einsatz des eigenen Lebens (Todeswunsch, Versterbensrisiko) etwas verändern zu wollen (intentionale und kommunikative Bedeutung),
- mit der Erwartung, mithilfe der angewandten Methode das Ziel zu erreichen.
- Ausgang der Handlung: der Handelnde überlebt.

Tab. 30.2 Wichtige Risikofaktoren für Suizide.
- Frühere Suizidversuche bzw. begonnene Suizidhandlungen
- Konkrete Suizidvorbereitungen (z. B. Waffe im Schrank, Tabletten vorbereitet)
- Psychische Erkrankungen mit hohem Risiko (Major Depression, bipolare Störung, Schizophrenie, Alkoholabhängigkeit)
- Suizide in der Familienanamnese
- Gewalterfahrungen (auch sexueller Missbrauch) in Kindheit und Jugend
- Wahnsymptome (z. B. hypochondrischer Wahn, Schuldwahn)
- Life Events (z. B. Arbeitsplatzverlust, Trennung vom Partner)
- Männliches Geschlecht
- Alter > 60
- Neu aufgetretene schwere körperliche Erkrankung, unerträglicher Schmerz
- Persönlichkeitsakzentuierungen, insbesondere hohe Kränkbarkeit und/oder hohes Aggressionspotenzial bzw. Impulsivität
- Starke innere Unruhe, ausgeprägte Schlafstörungen
- Non-Compliance mit Therapiemaßnahmen

Tab. 30.3 Abgrenzung suizidale und nichtsuizidale Selbstverletzung.
- **Annahme:** Suizidalität ist bewusstes Denken und Verhalten, Selbsttötung/Risiko des Versterbens bewusst intendiert
- **Freizeitrisikoverhalten:** riskante Sportart, die mit intensiver Vorbereitung durchgeführt wird, sich gerade nicht zu schädigen oder gar umzukommen
- **Anhaltend (chronisch) selbstschädigendes Verhalten,** z. B. selbstschädigendes Ess-, Trink-, Rauchverhalten: zwar Wissen um Selbstschädigung, aber eigentlich keine Intention zur Selbsttötung
- **Nichtsuizidales selbstverletzendes Verhalten** (Autoaggression), z. B. „Entspannungsschritte", sich spüren wollen, z. B. bei Menschen mit Persönlichkeitsstörungen vom Borderline-Typus. Keine Intention zur Selbsttötung (Differenzialdiagnose schwierig, wenn Selbstverletzung lebensgefährlich wird/wurde)
- **Suizidales Verhalten:** Intention offensichtlich Selbsttötung (Todeswunsch dominiert) oder Selbstschädigung mit Risiko des Versterbens (Suizidalität als Kommunikationsform: Appell, Ambivalenz, cry for help)

Tab. 30.4 Psychische Erkrankungen bei durch Suizid Verstorbenen (psychologische Autopsien; nach Schneider 2003).

Psychische Erkrankung	Häufigkeiten (%)
Depressive Störung	17–89
Bipolare affektive Störung	0–2
Schizophrenie	2–19
Alkoholabusus/-abhängigkeit	15–56
Persönlichkeitsstörungen	0–62
Angststörungen gesamt	0–24
Essstörungen gesamt	0–5
Anpassungsstörung	2–21
Persönlichkeitsstörung (Achse I)	0–34
Irgendeine psychische Störung	70–100

tische sowie im engeren Sinne auch auto- und fremdaggressive Elemente eine Rolle.

Suizidalität ist in den meisten Fällen kein Ausdruck von innerer oder äußerer Freiheit und Wahlmöglichkeit, sondern von Einengung durch objektive und/oder subjektiv erlebte Not, durch psychische und/oder körperliche Befindlichkeit bzw. deren Folgen, durch gesellschaftlich-kulturelle bzw. ideologische Rahmenbedingungen. Die Benennung „Freitod" ist für den Großteil suizidaler Menschen falsch.

Suizidales Verhalten lässt sich beschreibend benennen mit „Wunsch nach Ruhe, Pause, Unterbrechung im Leben", „Todeswünsche", „Suizidideen" (Erwägung als Möglichkeit, spontan sich aufdrängende Impulse, zwanghafte Impulse), die übergehen in „Suizidabsicht" (mit/ohne Plan bzw. Ankündigung) und in eine **„suizidale Handlung"**.

Hier ist zwischen dem **vorbereiteten Suizidversuch** (begonnen und abgebrochen wodurch: Fremdeinfluss? Eigene Entscheidung?), dem **durchgeführten** Suizidversuch (gezielt geplant, impulshaft durchgeführt, überlebt warum auch immer, selbst zurückgefunden) und dem **Suizid** (verstorben infolge der Handlung) zu unterscheiden. Kriterien suizidaler und nichtsuizidaler Selbstverletzung sind in ➤ Tabelle 30.3 zusammengefasst.

In ➤ Abbildung 30.1 werden die beiden heute gängigen Modelle von Suizidalität dargestellt, das Krisen- sowie das Krankheitsmodell.

- Das **Krisenmodell** geht von einer bisher gesunden Persönlichkeit aus, die im Rahmen von unlösbar erscheinenden Konfliktsituationen in eine Krise mit ängstlich-depressiver bis präpsychotisch-desorientierter Symptomatik gerät und bei passenden Modellen aus Familie, Umfeld und Kultur, bei Vorliegen einer psychischen Erkrankung, bei Hoffnungslosigkeit sowie eher depressiven und aggressionsgehemmten Konfliktlösungsmodellen oder bei Acting-out-Verhaltensweisen (Verlust von Impulskontrolle) zur Suizidalität neigt.
- Das **Krankheitsmodell** ist im Wesentlichen durch die große Häufigkeit psychischer Erkrankungen bei Suizid gespeist (➤ Tab. 30.4 nach Schneider 2003).

30.2 Epidemiologie

Die Suizidzahlen und -raten im Zeitraum 1990 bis 2012 nach Angaben des Statistischen Bundesamtes sind in ➤ Abbildung 30.2 zusammengefasst. Neben einer seit Mitte der 1980er-Jahre beobachtbaren Abnahme der Suizidzahlen zeigt sich erneut das Überwiegen des männlichen Geschlechts gegenüber dem weiblichen, was weltweit beobachtet wird (Ausnahmen in China bzw. in manchen Abschnitten Indiens). Im Zusammenhang mit wirtschaftlichen Krisen wird in Europa in den letzten Jahren wieder eine Zunahme der Suizide erwartet.

Die Suizidversuchsraten liegen weitaus höher zwischen 80–150 pro 100.000, sind am höchsten in den Jahren etwa vor der Lebensmitte (ca. 40. Lebensjahr) und überwiegen bei Frauen.

30.3 Suizidprävention

Unter **Suizidprävention** ist die Verhütung der Umsetzung von Suizidideen in Suizidabsichten und nachfolgend suizidale Handlungen zu verstehen. Suizidprävention meint Zeitgewinn für optimale Therapie und Fürsorge schützender Art. Sie geht einher mit Minderung von aktuellem Leidensdruck und Hoffnungslosigkeit durch psychotherapeutische, psychopharmakologische und sonstige Hilfsmaßnahmen.

Suizidprävention lässt sich zum einen unter den Aspekten **Primär-, Sekundär- und Tertiärprävention** diskutieren, zum anderen nach den **Ebenen**, auf denen sie stattfindet. Hier sind **veränderbare Risikofaktoren** und -konstellationen, wie z. B. die Behandlung einer psychischen Erkrankung, die erfahrungsgemäß mit hoher Suizidalität einhergeht, und **nicht veränderbare Risikofaktoren,** z. B. die Geschlechtszugehörigkeit, das Alter eines Menschen, zu unterscheiden.

In der Übersicht wird beispielhaft eine nationale bzw. internationale Ebene von einer personenbezogenen Ebene der Suizidprävention getrennt (➤ Tab. 30.5).

Auf der **nationalen** bzw. **internationalen Ebene** sind neben der Definition allgemein gültiger Hochrisikogruppen für Suizidalität die nationalen Suizidpräventionsprogramme, in Deutschland das **NaSPro,** zu erwähnen, wobei ähnliche Programme anderenorts in Europa bereits länger bestehen. Hier sind auch die Aktivitäten der nationalen und internationalen Interessenvereinigungen zur Suizidprävention und Krisenintervention anzuführen, ebenso die zum primärpräventiven Bereich gehörenden gesundheitspolitischen Aktivitäten, die sich z. B. auf die Erschwerung des Zugangs zu Suizidmethoden oder auf die suizidpräventiv zu gestaltende Medienarbeit beim Bericht über Suizidereignisse beziehen.

Auf der **personenbezogenen Ebene** finden sich die klassischen Säulen der Krisenintervention/notfallpsychiatrische Intervention bei Suizidalität, zu denen die Herstellung einer Beziehung, die Diagnostik von Suizidalität und Handlungsdruck einschließlich Diagnostik von psychischer Erkrankung und Risikopsychopathologie, das Management der aktuellen Situation unter sichernd-für-

Tab. 30.5 Ebenen der Suizidprävention.

Nationale/internationale Ebene

- Definition von High-Risk-Groups für Suizidalität (z. B. psychische Erkrankung: Depression alte Menschen)
- Nationale Suizidpräventionsprogramme (z. B. Awareness-, Interventionsprogramme), in Deutschland Nationales Suizidpräventionsprogramm (NaSPro)
- Suizidpräventionsprogramme i. R. anderer gesundheitspolitischer Aktivitäten (z. B. Leitlinienentwicklung, spezifische Gesundheitsprogramme: www.gesundheitsziele.de, Bündnis gegen Depression u. a.)
- Aktivitäten nationaler und internationaler Gesellschaften/Vereine zur Suizidprävention (z. B. Deutsche Gesellschaft für Suizidprävention – Hilfe in Lebenskrisen e. V. [DGS], Internationale Gesellschaft für Suizidprävention e. V. [IASP], International Academy for Suicide Research e. V. [IASR])
- Reduktion von Suizidmethoden bzw. Erschweren des Zugangs dazu (Waffengesetze, Haus- und Autogasentgiftung, Zugang zu Brücken, Hochhäusern, Bahnstrecken)
- Medienarbeit (z. B. Berichterstattung in Medien entschärfen, Vermeidung von Nachahmung)

Personenbezogene Ebene

- Identifikation erhöht suizidgefährdeter Personen und Gruppen (z. B. depressiv Kranke, alte Männer, Menschen nach Suizidversuch)
- Definition von Risikogruppen (z. B. psychisch Kranke, Menschen in Krisen, Menschen nach Suizidversuch)
- Awareness-Programme zum Erkennen und Behandeln von Risikogruppen
- Verbesserung des Erkennens von Suizidalität in der hausärztlichen und fachärztlichen Versorgung
- Erarbeitung von Empfehlungen der Diagnostik, des Managements von Suizidalität
- Erarbeitung der Prinzipien von Suizidprävention/Krisenintervention (z. B. Psychotherapie, Psychopharmakotherapie, fürsorgliche Sicherung und Kontrolle, ambulante und stationäre psychiatrisch-psychotherapeutische Behandlung)
- Verbesserung der Langzeitbehandlung (Psychotherapie, Prophylaxe) bei Suizidalität bzw. psychischer Krankheit und Suizidalität

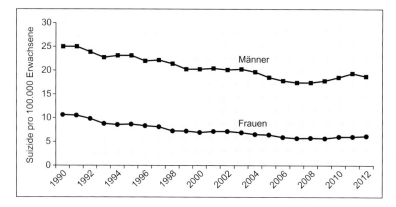

Abb. 30.2 Suizidraten in Deutschland (Fälle pro 100.000 Erwachsene; Daten des Statistischen Bundesamts).

sorglichen und kommunikativ-kontrollierenden Gesichtspunkten sowie die suizidpräventiv unterstützende Medikation, meist aus dem Bereich der sedierend-anxiolytischen Psychopharmaka, gemeinsam mit der spezifischen Basistherapie gehören. Neuere Themen sind in diesem Zusammenhang auch die Langzeitbehandlung, z. B. von schizophrenen Patienten und deren Suizidalität, oder auch die Langzeitpsychotherapie und -psychopharmakotherapie bei der uni- und bipolaren Depression, z. B. unter dem Aspekt von spezifischer Psychotherapie zur jeweiligen Krisenintervention in Verbindung mit einer Phasenprophylaxe (z. B. mit Lithium oder Mood-Stabilizer). Weitere neuere Themen der Suizidforschung und -prävention sind u. a. Fragen der Prävention (Mental-Health- bzw. Public-Health-Ansätze), neurobiologische und genetische Erkenntnisse sowie Daten aus der Bildgebung zu Veränderung der Hirnmorphologie, ferner Fragen der sog. baulichen Suizidprävention (Krankenhausbausuizidprävention).

KAPITEL 31

Ulrich Voderholzer und Christoph Hiemke

Angaben zu Psychopharmaka

31.1 Antidepressiva 444

31.2 Antipsychotika 452

31.3 Phasenprophylaktika (Stimmungsstabilisierer) 459

31.4 Antidementiva 461

31.5 Besonderheiten der Psychopharmakotherapie bei Kindern und Jugendlichen 462

Das folgende Kapitel enthält wichtige Angaben zu den im Handel befindlichen Antidepressiva, Antipsychotika, Phasenprophylaktika (Stimmungsstabilisierer) und Antidementiva, wie die Standarddosierung und die maximale Dosierung für Erwachsene, die mittlere Halbwertszeit bei Erwachsenen sowie Empfehlungen über Plasmaspiegel, soweit solche existieren (Hiemke et al. 2012; Gründer et al. 2014) und weist auf Besonderheiten der Psychopharmakotherapie bei Kindern und Jugendlichen hin. Die Angaben zu den Dosierungen, Halbwertszeiten und Plasmakonzentrationen beziehen sich dabei auf Erwachsene sowie auf die jeweilige Hauptindikation. Bei anderen Indikationen, wie z. B. bei der Behandlung von Schlafstörungen geriatrischer Patienten oder bei Verhaltensstörungen bei Demenz, sind deutlich niedrigere Dosierungen sinnvoll.

Die empfohlenen Plasmaspiegel entsprechen den sogenannten „therapeutischen Referenzbereichen". Sie umfassen Konzentrationsbereiche im Blut mit einer unteren Grenze, unterhalb derer eine durch das Medikament induzierte therapeutische Reaktion relativ unwahrscheinlich ist und einer oberen Grenze, ab der die Verträglichkeit abnimmt oder oberhalb derer es relativ unwahrscheinlich ist, dass eine therapeutische Verbesserung erreicht werden kann. Der empfohlene Plasmaspiegel ist ein orientierender, populationsbezogener Wert, der nicht unbedingt für alle Patienten gütig sein muss. Einzelne Patienten können ein optimales therapeutisches Ansprechen bei einer Wirkstoffkonzentration zeigen, die außerhalb des therapeutischen Referenzbereichs liegt.

Bei den Warnschwellen des Labors handelt es sich um Medikamentenkonzentrationen oberhalb des empfohlenen Referenzbereichs, ab denen das Labor den behandelnden Arzt unverzüglich zu verständigen hat. Die Meldung des Labors sollte zu einer Dosisreduktion führen, wenn der Patient Anzeichen von Intoleranz oder Toxizität zeigt. Wenn die hohe Wirkstoffkonzentration durch den Patienten toleriert wird und gleichzeitig bei Dosisreduktion die Gefahr der Symptomverschlechterung besteht, sollte die Dosis unverändert bleiben. Die klinische Entscheidung, insbesondere wenn die Dosis nicht geändert wird, muss in der Krankenakte dokumentiert werden.

Bei den genannten Interaktionen wird ausdrücklich darauf hingewiesen, dass es sich nicht um vollständige Angaben handelt, sondern um eine Auswahl besonders relevanter Wechselwirkungen.

Der Arzt, der das entsprechende Präparat therapeutisch einsetzt, ist verpflichtet, auf potenzielle Wechselwirkungen mit anderen Medikamenten zu achten und diese im Einzelfall selbst zu überprüfen. Die Angaben sind der aktuellen Fachinformation sowie gängigen Lehrbüchern, die sich ausführlich und detailliert mit Psychopharmaka befassen, entnommen.

31 Angaben zu Psychopharmaka

Die Angaben wurden nach bestem Wissen zusammengestellt. Da sich die Datenlage jedoch ändern kann, können wir keine Haftung dafür übernehmen. Bitte prüfen Sie ggf. die Fachinformationen der Hersteller und die Rote Liste. Das Kapitel wurde im September 2014 aktualisiert.

Bezüglich der evidenzbasierten Therapieempfehlungen zu den einzelnen Medikamenten sei auf die jeweiligen Kapitel zu den einzelnen Erkrankungen verwiesen.

31.1 Antidepressiva

Tab. 31.1 Antidepressiva.

Substanz	Substanzklasse	Standarddosis Erwachsene (pro Tag)	Max. Dosis (pro Tag)	Mittlere Halbwertszeit	Empfohlene Plasmaspiegel	Warnschwelle des Labors§	Indikationen	Relevante Interaktionen
Agomelatin	Melatonin-Agonist und Serotonin-Antagonist	25 mg	50 mg	1–2 h	7–300 ng/ml 1–2 h nach 50 mg	600 ng/ml	Episoden einer Major Depression	keine Kombinationen mit Fluvoxamin oder anderen Inhibitoren von CYP1A2
Amitriptylin	Nichtselektiver Monoamin-Wiederaufnahmehemmer (NSMRI)	150 mg	300 mg	10–28 h aktiver Metabolit Nortriptylin 18–44 h	80–200 ng/ml (Summe Amitriptylin und Nortriptylin)	300 ng/ml	depressive Erkrankungen, Schmerzbehandlung, Schlafstörungen	Kombinationen mit Fluvoxamin oder Inhibitoren von CYP2D6 oder CYP2C19 nur mit Kontrolle der Plasmaspiegel; schwere Intoxikationen unter Kombination mit Fluoxetin

Tab. 31.1 Antidepressiva. (Forts.)

Substanz	Substanz-klasse	Standarddosis Erwachsene (pro Tag)	Max. Dosis (pro Tag)	Mittlere Halbwertszeit	Empfohlene Plasmaspiegel	Warnschwelle des Labors[§]	Indikationen	Relevante Interaktionen
Amitriptylinoxid	NSMRI	180 mg (ambulant) 300 mg (stationär)	300 mg	2 h Metaboliten Amitriptylin 10–28 h, Nortriptylin 18–44 h	80–200 ng/ml (Summe Amitriptylin und Nortriptylin)	300 ng/ml	depressive Erkrankungen	Kombinationen mit Fluvoxamin oder Inhibitoren von CYP2D6 oder CYP2C19 nur mit Kontrolle der Plasmaspiegel; schwere Intoxikationen unter Kombination mit Fluoxetin
Bupropion	Inhibitor der Wiederaufnahme von Noradrenalin und Dopamin	300 mg	300 mg	9–25 h (aktiver Metabolit 17–47 h)	850–1.500 ng/ml (nur Hydroxybupropion, da Bupropion instabil ist)	2.000 ng/ml	depressive Erkrankung, Raucherentwöhnung nikotinabhängiger Pat. in Verbindung mit unterstützenden Maßnahmen	keine Kombination mit MAOH oder Inhibitoren von CYP2B6 (z. B. Clopidogrel oder Itraconazol); Bupropion ist in vivo ein Inhibitor von CYP2D6
Citalopram	SSRI	20 mg	40 mg	38–48 h	50–110 ng/ml	220 ng/ml	depressive Erkrankungen, Panikstörung mit/ohne Agoraphobie	gering; keine Kombination mit MAOH, keine Kombination mit Thioridazid oder Pimozid und Vorsicht bei Kombination mit QT-Intervall-verlängernden Substanzen
Clomipramin	NSMRI	150 mg	300 mg	20–26 h (Norclomipramin 37–43 h)	230–450 ng/ml (Summe Clomipramin und Norclomipramin)	450 ng/ml	depressive Syndrome, Zwangsstörungen, Panikstörungen, Phobien, Schmerzbehandlung, Schlaflähmung, Kataplexie und hypnagoge Halluzinationen bei Narkolepsie	keine Kombination mit Serotonin-stimulierenden Substanzen, Antiarrhythmika vom Chinidin-Typ. Vorsicht bei Kombination mit QT-Intervall-verlängernden Substanzen. Kombination mit Fluvoxamin führt zur Erhöhung der Plasmaspiegel von Clomipramin; Kombination daher ausschließlich unter Plasmaspiegelkontrolle

Tab. 31.1 Antidepressiva. (Forts.)

Substanz	Substanzklasse	Standarddosis Erwachsene (pro Tag)	Max. Dosis (pro Tag)	Mittlere Halbwertszeit	Empfohlene Plasmaspiegel	Warnschwelle des Labors§	Indikationen	Relevante Interaktionen
Desipramin	NSMRI	150 mg	250 mg	15–18 h	100–300 ng/ml	300 ng/ml	depressive Störungen	keine Kombination mit MAOH, Antihypertonika oder anticholinergen Substanzen. Bei Kombination mit CYP2D6-Inhibitoren Anstieg der Plasmaspiegel; Plasmaspiegel kontrollieren
Dosulepin = Dothiepin	NSMRI	150 mg	225 mg	18–21 h	45–100 ng/ml	200 ng/ml	depressive Erkrankungen	Gefahr der Herzrhythmusstörung bei Kombination mit Digitalisglykosiden und Antiarrhythmika vom Chinidintyp
Doxepin	NSRI	150 mg	300 mg	13–26 h (Desmethyldoxepin 33–81 h)	50–150 ng/ml (Summe Doxepin und Nordoxepin)	300 ng/ml	depressive Erkrankungen, Schlafstörungen, leichte Entzugserscheinungen bei Alkohol-, Medikamenten-, Drogenabhängigkeit, Angstsyndrome	keine Kombination mit MAOH, Antiarrhythmika, Antihypertonika oder anticholinergen Substanzen. Bei Kombination mit Fluvoxamin Anstieg der Plasmaspiegel; Plasmaspiegel kontrollieren
Duloxetin	SSNRI	60 mg	120 mg	9–19 h	30–120 ng/ml	240 ng/ml	depressive Erkrankungen, Schmerzen bei diabetischer Polyneuropathie bei Erwachsenen, bei Frauen mit mittelschwerer bis schwerer Belastungsinkontinenz, generalisierte Angststörungen	keine Kombination mit MAOH oder Serotonin-stimulierenden Substanzen; Kombinationen mit Fluvoxamin oder anderen Inhibitoren von CYP1A2 sind kontraindiziert, Anstieg der Plasmakonzentration

Tab. 31.1 Antidepressiva. (Forts.)

Substanz	Substanzklasse	Standarddosis Erwachsene (pro Tag)	Max. Dosis (pro Tag)	Mittlere Halbwertszeit	Empfohlene Plasmaspiegel	Warnschwelle des Labors[§]	Indikationen	Relevante Interaktionen
Escitalopram	SSRI	10 mg	20 mg	27–32 h	15–80 ng/ml	160 ng/ml	Episoden einer Major Depression, Panikstörung mit oder ohne Agoraphobie; generalisierte Angststörung, soziale Phobie, Zwangsstörung	gering; keine Kombination mit MAO-Hemmern oder Serotonin-stimulierenden Substanzen; keine Kombination mit Thioridazid oder Pimozid und Vorsicht bei Kombination mit QT-Intervall-verlängernden Substanzen
Fluoxetin	SSRI	20 mg	80 mg	4–6 Tage Norfluoxetin (4–16 Tage)	120–500 ng/ml (Summe Fluoxetin plus Norfluoxetin)	1.000 ng/ml	Episoden einer Major Depression, Zwangsstörungen, Bulimie	keine Kombination mit MAOH oder Serotonin-stimulierenden Substanzen. Fluoxetin und Hauptmetabolit Norfluoxetin sind potente Inhibitoren von CYP2D6. Wegen langer Halbwertszeit von Norfluoxetin können Hemmeffekte lange nach Absetzen von Fluoxetin anhalten; Erhöhung der Plasmaspiegel von TZA, z. B. Trimipramin
Fluvoxamin	SSRI	200 mg	300 mg	21–43 h	60–230 ng/ml	460 ng/ml	depressive Erkrankungen, Zwangsstörungen	keine Kombination mit MAOH; Fluvoxamin ist ein potenter Inhibitor von CYP1A2 und CYP2C19, bei Kombination kann es zum Anstieg der Wirkspiegel kommen, z. B. mit Coffein, Clozapin, Theophyllin, Trimipramin

Tab. 31.1 Antidepressiva. (Forts.)

Substanz	Substanzklasse	Standarddosis Erwachsene (pro Tag)	Max. Dosis (pro Tag)	Mittlere Halbwertszeit	Empfohlene Plasmaspiegel	Warnschwelle des Labors§	Indikationen	Relevante Interaktionen
Hypericum Extrakt Johanniskraut	Pflanzliches AD	3 × 300 mg	975 mg	Hyperforin (nur eine der enthaltenen Substanzen): 6–12 h	unbekannt, wirksame Komponente(n) unklar	–	leichte vorübergehende depressive Störungen	Inhaltsstoffe von Johanniskraut sind potente Induktoren von CYP-Enzymen, bei Kombination kann es zu Wirkverlust kommen (z. B. Digoxin oder Quetiapin), daher keine Kombination mit Ciclosporin oder Sirolimus
Imipramin	NSMRI	150 mg	300 mg	11–25 h (Desimipramin 18–18 h)	175–300 ng/ml (Summe Imipramin und Desipramin)	300 ng/ml	depressive Syndrome, langfristige Schmerzbehandlung, Enuresis, Pavor nocturnus	keine Kombination mit MAOH, Antiarrhythmika, Antihypertensiva, Antiparkinsonmitteln, Antihistaminika; bei Kombination mit Inhibitoren von CYP1A2 (z. B. Ciprofloxacin) oder CYP2D6 (z. B. Chinidin) kommt es zum Anstieg der Plasmakonzentrationen
Maprotilin	NSMRI	150 mg	150 mg (stationär bis 225 mg)	20–58 h (aktiver Metabolit Normaprotilin)	75–130 ng/ml	220 ng/ml	depressive Erkrankungen, reizbare ängstliche und dysphorische Verstimmungszustände, apathische Zustandsbilder, psychosomatische und somatische Beschwerden mit depress. und/oder ängstlichem Hintergrund	keine Kombination mit MAOH; bei Kombination mit Inhibitoren von CYP1A2 (z. B. Ciprofloxazin) oder CYP2D6 (z. B. Chinidin) Anstieg der Plasmakonzentrationen von Maprotilin

Tab. 31.1 Antidepressiva. (Forts.)

Substanz	Substanzklasse	Standarddosis Erwachsene (pro Tag)	Max. Dosis (pro Tag)	Mittlere Halbwertszeit	Empfohlene Plasmaspiegel	Warnschwelle des Labors§	Indikationen	Relevante Interaktionen
Mianserin	NSMRI	60 mg	120 mg	14–33 h	15–70 ng/ml	140 ng/ml	depressive Störungen	gering; bei Kombination mit Antihypertonika Kontrolle des Blutdrucks
Milnacipran	NSMRI	100–200 mg	200 mg	5–6 h	50–110 ng/ml	220 ng/ml	depressive Episoden	keine Kombination mit MAOH oder Serotonin-stimulierenden Substanzen
Mirtazapin	NSMRI	30 mg	45 mg	20–40 h	30–80 ng/ml	160 ng/ml	depressive Erkrankungen (insbesondere mit Schlafstörungen)	gering; keine Kombination mit MAOH; Vorsicht bei Kombination mit Serotonin-stimulierenden Substanzen; beschleunigter Abbau bei Komedikation mit Carbamazepin
Moclobemid	NSRI	300 mg	600 mg	2–7 h	300–1.000 ng/ml	2.000 ng/ml	depressive Syndrome, soziale Phobie	keine Kombination mit Serotonin-stimulierenden Substanzen, Risiko eines Serotonin-Syndroms; Moclobemid hemmt CYP2D6 und CYP2C19
Nortriptylin	NSMRI	150 mg (bei älteren Patienten ca. 75 mg)	225 mg	18–32 h	70–140 ng/ml	300 ng/ml	depressive Zustandsbilder jeglicher Ätiologie	keine Kombination mit MAOH, Antihypertonika oder anticholinergen Substanzen; bei Kombination mit CYP2D6-Inhibitoren Anstieg der Plasmaspiegel; Plasmaspiegel unbedingt kontrollieren

Tab. 31.1 Antidepressiva. (Forts.)

Substanz	Substanzklasse	Standarddosis Erwachsene (pro Tag)	Max. Dosis (pro Tag)	Mittlere Halbwertszeit	Empfohlene Plasmaspiegel	Warnschwelle des Labors[§]	Indikationen	Relevante Interaktionen
Paroxetin	SSRI	20 mg	60 mg	18–27 h nach mehrmaliger Gabe	30–60 ng/ml	120 ng/ml	depressive Erkrankungen, Panikstörung mit und ohne Agoraphobie, soziale Phobie, generalisierte Angststörung, Zwangsstörung, PTBS	keine Kombination mit MAOH oder anderen Serotonin-stimulierenden Substanzen; potenter Inhibitor von CYP2D6; bei Kombination mit Carbamazepin Absinken der Plasmaspiegel von Paroxetin
Reboxetin	SNRI	6 mg	12 mg	8–12 h	60–350 ng/ml	700 ng/ml	depressive Erkrankungen in Akutphase und Erhaltungstherapie	gering, keine Kombination mit Antihypertensiva, Anstieg des Plasmaspiegels bei Kombination mit Ketoconazol
Sertralin	SSRI	100 mg	200 mg	22–36 h	10–150 ng/ml	300 ng/ml	depressive Erkrankungen, Rezidivprophylaxe depressiver Erkrankungen	gering, keine Kombination mit MAOH oder anderen Serotonin-stimulierenden Substanzen
Tianeptin	Serotonin-Wiederaufnahme-Stimulator	37,5 mg	37,5 mg	2,5–3 h aktiver Metabolit MC5 7 bis 8 h	30–80 ng/ml	160 ng/ml	depressive Erkrankungen	gering, keine Kombination mit MAOH
Tranylcypromin	MAOH	20 mg	40 mg	1,5–3 h Wirksamkeit deutlich länger durch irreversible Hemmung	bis 50 ng/ml	100 ng/ml	depressive Syndrome unabhängig von ihrer nosologischen Zuordnung	keine Kombination mit SSRI, Bupropion, Clomipramin, Venlafaxin oder anderen Serotonin-stimulierenden Wirkstoffen (Gefahr eines zentralen Serotonin-Syndroms); Einhaltung einer tyraminhaltigen Diät erforderlich! Umsetzen auf ein anderes Antidepressivum frühestens 14 Tage nach Absetzen

Tab. 31.1 Antidepressiva. (Forts.)

Substanz	Substanzklasse	Standarddosis Erwachsene (pro Tag)	Max. Dosis (pro Tag)	Mittlere Halbwertszeit	Empfohlene Plasmaspiegel	Warnschwelle des Labors[§]	Indikationen	Relevante Interaktionen
Trazodon	Serotonin-Wiederaufnahmehemmer und Rezeptorantagonist	300 mg	600 mg	5–8 h	700–1.000 ng/ml	1.200 ng/ml	depressive Syndrome unabhängig von ihrer nosologischen Zuordnung	keine Kombination mit zentral dämpfenden Pharmaka
Trimipramin	NSMRI	150 mg	300 mg	23–24 h	150–350 ng/ml	600 ng/ml	depressive Erkrankungen (Episoden einer Major Depression) mit den Leitsymptomen Schlafstörungen, Angst und innerer Unruhe	bei Kombination mit Inhibitoren von CYP2C19 (z. B. Fluvoxamin) oder CYP2D6 (z. B. Fluoxetin) Anstieg der Plasmakonzentrationen
Venlafaxin	SNRI	150 mg	375 mg	3–5 h (O-Desmethylvenlafaxin 14–18 h)	100–400 ng/ml (Summe Venlafaxin und O-Desmethylvenlafaxin)	800 ng/ml	depressive Erkrankungen, inkl. Depressionen mit begleitenden Angstzuständen, Erhaltungstherapie und Rezidivprophylaxe depressiver Erkrankungen, soziale Phobie, generalisierte Angststörung	Risiko einer Intoxikation bei Kombination mit Tramadol; Risiko eines Serotonin-Syndroms bei Kombination mit MAOH
Vortioxetin	Serotonin-Wiederaufnahmehemmer und -Rezeptoragonist	5–20 mg	20 mg	37–77 h	15–40 ng/ml	80 ng/ml	Episoden einer Major Depression	keine Kombination mit MAOH, Risiko eines Serotonin-Syndroms

Abkürzungen: SSRI = selektiver Serotonin-Wiederaufnahmehemmer; SNRI = selektiver Noradrenalin-Wiederaufnahmehemmer; NSMRI = nichtselektiver Monoamin-Wiederaufnahmehemmer; SSNRI = selektiver Serotonin- und Noradrenalin-Wiederaufnahmehemmer; MAOH = Monoaminooxidase-Hemmer.
Da nicht mehr erhältlich, wurden folgende Medikamente nicht aufgeführt: Dibenzepin, Lofepramin, Viloxazin.
[§] Bei Überschreiten der Warnschwellen ist mit Intoxikationen zu rechnen.

31.2 Antipsychotika

Tab. 31.2 Antipsychotika.

Substanz	Standarddosis Erwachsene (pro Tag)	max. Dosis (pro Tag)	Mittlere Halbwertszeit	Empfohlene Plasmaspiegel	Warnschwelle des Labors§	Zugelassen für	Relevante Interaktionen
Amisulprid	400–800 mg	1.200 mg	12–20 h	100–320 ng/ml	640 ng/ml	akute und chronische schizophrene Störungen, primäre Negativsymptomatik (Defektsyndrom)	gering, keine Kombination mit Pharmaka, die die QT-Zeit verlängern oder mit L-Dopa
Aripiprazol	15–30 mg	30 mg	60–80 h (aktiver Metabolit Dehydroaripiprazol)	150–500 ng/ml	1.000 ng/ml	Schizophrenie, manische Episode bei bipolaren Störungen und zur Prävention manischer Episoden	bei Verabreichung von Induktoren von CYP3A4 wie z. B. Carbamazepin oder Johanniskraut: Abfall der Plasmakonzentration, Plasmakonzentration wird erhöht durch CYP3A4-Inhibitoren, z. B. Clarithromycin
Asenapin	10 mg	20 mg	13–39 h	2–5 ng/ml	10 ng/ml	Schizophrenie, bipolare Störungen	bei Kombination mit Inhibitoren von CYP1A2, wie z. B. Fluvoxamin, ist mit verlangsamter Elimination zu rechnen
Benperidol	2–4 mg initial 1–6 mg Erhaltungsdosis	40 mg	4–6 h	1–10 ng/ml	20 ng/ml	akute psychotische Symptome, katatone Syndrome, delirante und andere exogen psychotische Syndrome, chronisch verlaufende endogene und exogene Psychosen, maniforme Syndrome und psychomotorische Erregungszustände	bei Kombination mit Lithium Gefahr neurotoxischer Symptome
Bromperidol	4–6 mg	50 mg	20–36 h	12–15 ng/ml	20 ng/ml	akute und chronische Schizophrenien	bei Kombination mit Lithium Gefahr neurotoxischer Symptome; erniedrigter Bromperidolspiegel durch Carbamazepin oder andere Induktoren von CYP3A4

31.2 Antipsychotika

Tab. 31.2 Antipsychotika. (Forts.)

Substanz	Standarddosis Erwachsene (pro Tag)	max. Dosis (pro Tag)	Mittlere Halbwertszeit	Empfohlene Plasmaspiegel	Warnschwelle des Labors§	Zugelassen für	Relevante Interaktionen
Chlorpromazin	150–400 mg initial 100–300 mg Erhaltungsdosis	1.000 mg	15–30 h	30–300 ng/ml	800 ng/ml	schwerer Singultus, zentral ausgelöstes Erbrechen, psychotische Syndrome*, Angst*, Unruhe*	Gefahr von Wirkverlust bei Kombination mit Amphetaminen; Anstieg der Wirkspiegel bei Kombination mit Inhibitoren von CYP1A2 oder CYP2D6
Chlorprothixen	30–150 mg	400 mg	8–12 h	20–200 ng/ml	400 ng/ml	Unruhe und Erregungszustände bei schizophrenen Störungen, psychomotorische Erregung, Behandlung maniformer Syndrome	keine Kombination mit Pharmaka, die die QT-Zeit verlängern
Clozapin	100–400 mg	900 mg	8–16 h	350–600 ng/ml	1.000 ng/ml	akute und chronische Form schizophrener Psychosen, Psychose bei Morbus Parkinson, bipolaren Störungen*	keine Kombination mit Medikamenten, die Blutbildungsstörungen hervorrufen können; **Cave:** Agranulozytose, Kombination mit Inhibitoren von CYP1A2 (z. B. Fluvoxamin oder Enoxazin) führt zu einem bis zu 10-fachem Anstieg der Clozapin-Konzentration, deshalb Plasmaspiegelkontrollen mit Dosisanpassung, Carbamazepin, Johanniskraut und Rauchen senken den Clozapin-Spiegel durch Induktion, Anstieg der Blutspiegel bei Infektionen
Flupentixol	10–60 mg vorwiegend Negativ-Symptomatik: 4–20 mg Depot: 10–60 mg	60 mg, 100 mg i. m.	20–40 h oral 2–3 Wochen i. m.	0,5–5 ng/ml (cis-Isomer)	15 ng/ml	Akut- und Langzeitbehandlung schizophrener Psychosen einschließlich depressiver Begleitsymptomatik, in niedriger Dosis: leichte bis mittelschwere Depressionen, Angststörungen*	keine Kombination mit QT-Zeit-verlängernden Substanzen, MAOH oder Carbamazepin; Wirkabschwächung durch verstärkte Metabolisierung bei Rauchen und Komedikation mit Barbituraten, Carbamazepin
Fluphenazin	10–20 mg oral 6,25–25 mg alle 14 Tage i. m.	40 mg oral 100 mg i. m. alle 2 Wochen	10–20 h oral ca. 1 Woche i. m.	1–10 ng/ml	15 ng/ml	akute und chronische Psychose, katatone Syndrome, psychomotorische Erregungszustände, Langzeittherapie und Rezidivprophylaxe schizophrener Psychosen	keine Kombination mit QT-Zeit-verlängernden Substanzen oder Lithiumsalzen; bei Kombination mit CYP2D6-Inhibitoren, z. B. Fluoxetin, Wirkverstärkung durch Anstieg der Plasmakonzentrationen von Fluphenazin; Schwangerschaftstests können falsch positiv ausfallen

Tab. 31.2 Antipsychotika. (Forts.)

Substanz	Standarddosis Erwachsene (pro Tag)	max. Dosis (pro Tag)	Mittlere Halbwertszeit	Empfohlene Plasmaspiegel	Warn-schwelle des Labors§	Zugelassen für	Relevante Interaktionen
Fluspirilen	Initial 2–10 mg i. m. im Abstand von 7 Tagen 4–8 mg i. m. pro Woche als Erhaltung	10 mg	7–10 Tage (i. m.)	0,1–2,2 ng/ml	4,4 ng/ml	akute und chronische schizophrene Psychosen	in Kombination mit Antihistaminika (Terfenadin, Astemizol) Verlängerung des QT-Intervalls, Steigerung der Plasmakonzentration durch Lithium
Haloperidol	5–10 mg	100 mg	13–23 h Depot: ca. 3 Wochen	1–10 ng/ml	15 ng/ml	akute psychotische Syndrome, katatone Syndrome, delirante und andere exogen-psychotische Syndrome, chronisch verlaufende endogene und exogene Psychosen, maniforme Syndrome, psychomotorische Erregungszustände	in Kombination mit CYP-Induktoren wie Carbamazepin oder Johanniskraut Abfall der Plasmakonzentrationen; Erhöhung des Haloperidolspiegels durch CYP3A4-Inhibitoren (z. B. Ketoconazol); bei Kombination mit Lithium Risiko einer Enzephalopathie
Levomepromazin	300 mg	600 mg	16–78 h	30–160 ng/ml	320 ng/ml	Sedierung bei psychomotorischen Unruhe- und Erregungszuständen im Rahmen psychotischer Störungen, Kombinationstherapie bei der Behandlung von schweren und/oder chronischen Schmerzen	Wirkverstärkung bei Kombination mit anderen zentral dämpfenden Medikamenten bis hin zur Atemdepression; in Kombination mit Inhibitoren von CYP1A2 oder CYP2D6 Wirkverstärkung durch Anstieg der Plasmakonzentration von Levomepromazin; Gefahr eines Delirs bei Kombination mit anticholinergen Substanzen
Loxapin	9,1 mg	18,2 mg	6–8 h	300 ng/ml nach einer min	320 ng/ml	Inhalatives Antipsychotikum zur schnellen Kontrolle von Agitiertheit bei Erwachsenen mit Schizophrenie oder bipolarer Störung	Wirkverstärkung bei Kombination mit Inhibitoren von CYP1A2 oder CYP3A4 Wirkverstärkung durch verlangsamte Elimination
Lurasidon	40–80 mg	160 mg	12–37 h	15–30 ng/ml	320 ng/ml	Schizophrenie	Keine Kombination mit Inhibitoren oder Induktoren von CYP3A4, Risiko der Intoxikation oder Wirkverlust

31.2 Antipsychotika

Tab. 31.2 Antipsychotika. (Forts.)

Substanz	Standarddosis Erwachsene (pro Tag)	max. Dosis (pro Tag)	Mittlere Halbwertszeit	Empfohlene Plasmaspiegel	Warnschwelle des Labors[§]	Zugelassen für	Relevante Interaktionen
Melperon	200 mg (bei Schlafstörungen 25–75 mg)	400 mg	4–6 h	30–100 ng/ml	200 ng/ml	Schlafstörungen, Verwirrtheitszustände, psychomotorische Unruhe, Erregungszustände bei Psychosen, Oligophrenie, organisch bedingter Demenz oder alkoholassoziierten Störungen, Psychoneurosen	Melperon hemmt CYP2D6; keine Kombination mit Substanzen wie Tramadol, Diphenhydramin, Codein, Tamoxifen oder Nortriptylin, die bevorzugt durch CYP2D6 metabolisiert werden
Olanzapin	5–20 mg	40 mg	30–60 h Depot: Olanzapin-Pamoat 30 Tage	20–80 ng/ml	150 ng/ml	Schizophrenie, mäßig schwere bis schwere manische Episoden, Phasenprophylaxe bei bipolaren Störungen, psychotische Syndrome*	Vorsicht bei Kombination mit zentral dämpfenden Medikamenten; Anstieg der Plasmakonzentrationen bei Hemmung von CYP1A2 (z. B. Fluvoxamin) und Abfall durch Rauchen wegen Induktion von CYP1A2
Paliperidon (entspricht 9-Hydroxyrisperidon)	3–12 mg	12 mg	17–23 h	20–60 ng/ml	120 ng/ml	Schizophrenie	gering, bei Kombination mit Carbamazepin oder Johanniskraut Abfall der Wirkspiegel durch Induktion von P-Glycoprotein
Perazin	75–600 mg	1.000 mg	8–16 h	100–230 ng/ml	460 ng/ml	psychomotorische Unruhe, Erregungszustände bei Psychosen, Verwirrtheitszustände, Erregungszustände bei organisch bedingter Demenz*, psychotische Syndrome*, Angst*, Unruhe*	verstärkte Sedierung bei Kombination mit Anticholinergika wie Diphenhydramin, Doxylamin oder Promethazin; bei Kombination mit Inhibitoren von CYP3A4 oder CYP2C9 ist mit einem Anstieg der Plasmakonzentrationen zu rechnen, bei Kombination mit Induktoren, wie Carbamazepin, mit einem Abfall; Perazin ist ein potenter Inhibitor von CYP1A2 und CYP2C19, keine Kombination mit Clozapin
Perphenazin	Initial 24 mg, Erhaltungsdosis 8–12 mg Depot 50–200 mg i. m. alle 2–4 Wochen	56 mg oral, 200 mg i. m.	8–12 h oral, 4–6 Tage i. m.	0,6–2,4 ng/ml	5 ng/ml	psychotische Störungen, Manie, psychomotorische Erregungszustände psychotischer Genese	bei Kombination mit Inhibitoren von CYP2D6 (z. B. Paroxetin, Fluoxetin, Propranolol) Wirkverstärkung durch Anstieg der Plasmakonzentrationen

Tab. 31.2 Antipsychotika. (Forts.)

Substanz	Standarddosis Erwachsene (pro Tag)	max. Dosis (pro Tag)	Mittlere Halbwertszeit	Empfohlene Plasmaspiegel	Warnschwelle des Labors§	Zugelassen für	Relevante Interaktionen
Pimozid	2–8 mg	16 mg	23–43 h	15–20 ng/ml	20 ng/ml	Erhaltungstherapie bei chronischen Psychosen des schizophrenen Formenkreises, Tourette-Syndrom*	keine Kombination mit Substanzen, die die QT-Zeit verlängern oder mit SSRI; Anstieg des Wirkspiegels durch Inhibitoren von CYP3A4 (z. B. Ketoconazol)
Pipamperon	120 mg	360 mg	17–22 h	100–400 ng/ml	500 ng/ml	psychomotorische Erregungszustände und Aggressivität, Schlafstörungen, Störungen des Schlaf-Wach-Rhythmus	Vorsicht bei Kombination mit Substanzen, die die QT-Zeit verlängern; Risiko von Rhythmusstörungen
Prothipendyl	240–320 mg	320 mg	2–3 h	5–10 ng/ml	20 ng/ml	hartnäckige Einschlafstörungen	Vorsicht bei Kombination mit Substanzen, die die QT-Zeit verlängern; Risiko von Rhythmusstörungen
Quetiapin	300–450 mg	800 mg	6–11 h	100–500 ng/ml (bei Einsatz der retardierten Form auf letzte Einnahme und Zeitpunkt der Blutentnahme achten, u. U. kein Talspiegel)	1.000 ng/ml	Schizophrenie, mäßig bis schwere manische Episoden im Rahmen bipolarer Störungen, schwere depressive Episoden bei bipolaren Störungen, zur Prävention von Rückfällen bei bipolaren Störungen	keine Kombination mit Substanzen, die die QT-Zeit verlängern; keine Kombination mit Induktoren von CYP3A4, wie Carbamazepin oder Johanniskraut wegen massiver Spiegelsenkung von Quetiapin; bei Gabe von Inhibitoren von CYP3A4 (z. B. Ketoconazol, Statine) Anstieg der Plasmakonzentration von Quetiapin
Risperidon	2–4 mg	16 mg	2–4 h (Metabolit 9-Hydroxyrisperidon 17–23 h) Depot: Die Elimination endet 7–8 Wochen nach der letzten Injektion	20–60 ng/ml (Summe Risperidon und 9-Hydroxyrisperidon) Depot: 4–6 Wochen nach der letzten Injektion therapeutische Konzentrationen erhalten	120 ng/ml	chronische schizophrene Psychosen einschließlich Exazerbationen, Akutbehandlung mäßig schwerer bis schwerer manischer Episoden bei bipolaren Störungen, Demenz, Impulskontrollstörungen	Absinken des Wirkspiegels von Risperidon bei Komedikation mit Carbamazepin durch Induktion von CYP3A4 und P-Glykoprotein; vermehrte Nebenwirkungen bei Hemmung von CYP2D6

Tab. 31.2 Antipsychotika. (Forts.)

Substanz	Standarddosis Erwachsene (pro Tag)	max. Dosis (pro Tag)	Mittlere Halbwertszeit	Empfohlene Plasmaspiegel	Warnschwelle des Labors§	Zugelassen für	Relevante Interaktionen
Sertindol	12–20 mg	24 mg	55–90 h	35–100 ng/ml	200 ng/ml	Schizophrenie Reservemedikation wegen Verlängerung des QT-Intervalls, nur bei Patienten, die mindestens ein anderes atypisches Antipsychotikum nicht vertragen haben	keine Kombination mit Medikamenten, die die QT-Zeit verlängern; bei Kombination mit CYP2D6-Inhibitoren (Fluoxetin, Paroxetin) Anstieg der Plasmakonzentrationen und Wirkverstärkung
Sulpirid	300–1.000 mg	1.600 mg	7–10 h	200–1.000 ng/ml	1.000 ng/ml	Schizophrenie, depressives Syndrom	verstärkte Wirkung zentral dämpfender Substanzen; bei Komedikation von Betablockern, Kalziumantagonisten, Clonidin, Digitalisglykosiden, Antiarrhythmika, Diuretika, Glukokortikoiden, Haloperidol, TCA oder Lithium Torsade-de-pointes-Tachykardien möglich; Sulpirid schwächt die Wirkung von Antihypertensiva
Thioridazin	75–600 mg	600 mg	10 h	100–200 ng/ml	200 ng/ml	chronische Formen schizophrener und anderer Psychosen mit psychomotorischer Unruhe und Erregung im Vordergrund, kontraindiziert bei Patienten mit fehlender CYP2D6-Aktivität wegen Intoxikationsrisiko	hohes kardiotoxisches Risiko, daher keine Kombination mit Substanzen, die die QT-Zeit verlängern; keine Kombination mit Medikamenten, die CYP2D6 hemmen und die Plasmakonzentrationen von Thioridazin anheben
Ziprasidon	80–160 mg	160 mg	4–8 h	50–200 ng/ml	400 ng/ml	Schizophrenie (oral), schnelle Beherrschung von Erregungszuständen bei Patienten mit Schizophrenie (parenteral), bipolare Störung, manische Episode	Kombination mit QTc-verlängernden Medikamenten, z. B. Amantadin oder Pimozid, ist kontraindiziert

Tab. 31.2 Antipsychotika. (Forts.)

Substanz	Standarddosis Erwachsene (pro Tag)	max. Dosis (pro Tag)	Mittlere Halbwertszeit	Empfohlene Plasmaspiegel	Warnschwelle des Labors[§]	Zugelassen für	Relevante Interaktionen
Zotepin	50–150 mg	450 mg	14–16 h	10–150 ng/ml	300 ng/ml	schizophrene Störungen	keine Kombination mit L-Dopa oder Phenothiazinen; keine Kombination mit Fluvoxamin oder Fluoxetin wegen Anstieg der Plasmakonzentration von Zotepin; bei Rauchen durch Induktion von CYP1A2 Absinken des Wirkspiegels
Zuclopenthixol	25–75 mg oral Depot: Azetat 50–150 mg i. m. alle 2–3 Tage; Decanoat 100–400 mg i. m. alle 2–3 Wochen	75 mg oral 200–400 mg i. m. alle 2 Wochen	15–25 h Depot: Azetat 36 h; Decanoat 19 Tage	4–50 ng/ml	100 ng/ml	akute und chronische Schizophrenie, Manie, Unruhe- und Verwirrtheitszustände bei seniler Demenz, Erregungszustände bei Oligophrenie Azetat: Initialbehandlung von akuten Psychosen, Manien und Exazerbationen chronischer Psychosen Depot: Langzeitbehandlung chronischer Schizophrenien	Vorsicht bei Kombination mit QT-Zeit-verlängernden Substanzen; bei CYP2D6-Hemmung ist mit einem Anstieg der Plasmakonzentration von Zuclopenthixol zu rechnen

* Andere relevante Indikationen, für die keine Zulassung besteht [1] für die Indikation Schizophrenie nicht mehr zugelassen.
§ Bei Überschreiten der Warnschwellen ist mit Intoxikationen zu rechnen. Wenn Werte oberhalb der Warnschwelle vom Labor gemeldet werden, sollte dies unmittelbar zu einer Dosisreduktion führen, wenn der Patient Anzeichen von Intoleranz oder Toxizität zeigt.

31.3 Phasenprophylaktika (Stimmungsstabilisierer)

Tab. 31.3 Phasenprophylaktika (Stimmungstabilisierer).

Substanz	Substanzklasse	Standarddosis Erwachsene pro Tag	max. Dosis (pro Tag)	Mittlere Halbwertszeit	Empfohlene Plasmaspiegel	Warnschwelle des Labors[§]	Zugelassen für	Relevante Interaktionen
Carbamazepin	Antiepileptikum	400–1.000 mg	1.600 mg	29–41 h akut, 10–20 h chronisch (Enzyminduktion)	4–10 µg/ml	20 µg/ml	bipolare Störungen, generalisierte und fokale Epilepsien, Trigeminusneuralgie, Krampfschutz bei Alkoholentzug, neuropathischer Schmerz	Keine Kombination mit potenziell hämatotoxischen Medikamenten (z. B. Clozapin); Vorsicht bei Medikamenten, die eine Hyponatriämie induzieren können; Carbamazepin ist ein starker Induktor von CYP3A4, dadurch Wirkverlust möglich (z. B. Quetiapin)
Lamotrigin	Antiepileptikum	100–200 mg	700 mg	14–103 h	3–14 µg/ml	30 µg/ml	Epilepsie, bipolare Störung, v. a. depressive Episoden	Verminderung des Spiegels durch Paracetamol, Carbamazepin, Phenytoin, Ethinylöstradiol; Erhöhung des Spiegels durch Valproinsäure
Lithiumsalze	Alkalimetall	je nach Präparat und Spiegel	Keine Angabe, Spiegel entscheidend	14–30 h vom Präparat abhängig	0,6–0,8 mmol/l (phasenprophylaktisch) 0,8–1,2 mmol/l (antimanisch)	1,2 mmol/l	unipolar rezidivierende Depression (Augmentation), bipolare Störungen, manische Episoden	Plasmaspiegel wird stark beeinflusst durch Medikamente, die die Na$^+$-Ausscheidung fördern (Diuretika, v. a. kaliumsparende); Diclofenac, Ibuprofen und ACE-Hemmer senken ebenfalls die Li$^+$-Clearance; bei Niereninsuffizienz Ausscheidung vermindert; erhöhtes Risiko für Serotonin-Syndrom bei Komedikation mit SSRI, allerdings auch validierte Strategie zur Augmentierung

Tab. 31.3 Phasenprophylaktika (Stimmungstabilisierer). (Forts.)

Substanz	Substanzklasse	Standarddosis Erwachsene pro Tag	max. Dosis (pro Tag)	Mittlere Halbwertszeit	Empfohlene Plasmaspiegel	Warnschwelle des Labors[§]	Zugelassen für	Relevante Interaktionen
Oxcarbazepin	Antiepileptikum	1.200 mg	2.400 mg	2 h, Metaboliten 9 h	10–35 µg/ml (Summe Oxcarbazepin und 10-Hydroxycarbazepin)	40 µg/ml	generalisierte/fokale Epilepsie, manische Episode*; Carbamazepin kann durch Oxcarbazepin ersetzt werden, wobei 200 mg Carbamazepin 300 mg Oxcarbazepin entsprechen	nur schwacher Induktor von CYP3A4; bei Kombination mit Lithium Risiko der Neurotoxizität
Valproinsäure	Antiepileptikum	1.200–2.000 mg	2.500 mg	12–16 h	50–100 µg/ml	120 µg/ml	bipolare Störungen, akute Manien, fokale/generalisierte Epilepsien, Cluster-Kopfschmerz*	erhöhte Blutungsneigung bei Kombination mit Antikoagulanzien; erhöhtes Krampfrisiko bei Kombination mit Amtriptylin, Nortriptylin, Desipramin; Vorsicht bei Kombination mit Lamotrigin wegen Wirkpotenzierung; Valproat hemmt den Abbau von Lamotrigin

* Andere relevante Indikationen, für die keine Zulassung besteht. Antipsychotika, für:Indikation bipolare Störung: Olanzapin, Clozapin, Ziprasidon, Risperidon, Quetiapin; Indikation manische Episode: Olanzapin, Ziprasidon, AripiprazolFür weitere Angaben zu diesen Medikamenten > Tab. 31.2.

[§] Bei Überschreiten der Warnschwellen ist mit Intoxikationen zu rechnen. Wenn Werte oberhalb der Warnschwelle vom Labor gemeldet werden, sollte dies unmittelbar zu einer Dosisreduktion führen, wenn der Patient Anzeichen von Intoleranz oder Toxizität zeigt.

31.4 Antidementiva

Tab. 31.4 Antidementiva.

Substanz	Substanzklasse	Standarddosis Erwachsene (pro Tag)	max. Dosis (pro Tag)	Mittlere Halbwertszeit	Empfohlene Plasmaspiegel	Warnschwelle für das Labor[§]	Zugelassen für	Einige besonders relevante Interaktionen
Donepezil	Acetylcholinesterasehemmer	5–10 mg	10 mg	70–80 h	50–75 ng/ml	75 ng/ml	leichte bis mittelschwere Alzheimer-Demenz	keine Kombination mit Cholinergika oder Betablockern; bei Kombination mit CYP2D6-Inhibitoren (z. B. Paroxetin) Anstieg der Plasmaspiegel
Galantamin	Acetylcholinesterasehemmer Nikotinrezeptoragonist	8–24 mg	24 mg	5–6 h	30–60 ng/ml	90 ng/ml	leichte bis mittelschwere Alzheimer-Demenz	keine Kombination mit (Anti)Cholinergika oder Betablockern, Hemmung des Abbaus von Galantamin durch Kombination mit Inhibitoren von CYP2D6 (z. B. Chinidin, Paroxetin oder Fluoxetin) oder CYP3A4 (z. B. Ketoconazol oder Ritonavir)
Memantin	NMDA-Antagonist	10–20 mg	20 mg	54–74 h	90–150 ng/ml	300 ng/ml	mittlere bis schwere Alzheimer-Demenz	Vorsicht bei Kombination mit Anticholinergika oder Dopaminagonisten wegen möglicher Wirkverstärkung; bei Antipsychotika Abschwächung der Wirkung möglich; Risiko von Intoxikation bei Kombination mit Cimetidin, Ranitidin, Procainamid, Chinidin, Chinin oder Nicotin; Dosisanpassung bei Niereninsuffizienz
Rivastigmin	Acetylcholinesterasehemmer	9,5 mg (transdermal) 6–12 mg (oral)	12 mg	1–2 h	8–20 ng/ml 1–2 h nach oraler Einnahme, 5–13 ng/ml 1 h vor Verabreichung eines neuen Pflasters mit 9,5 mg/d	40 ng/ml	leichte bis mittelschwere Alzheimer-Demenz, Demenz bei idiopathischem Parkinson-Syndrom	keine Kombination mit Cholinergika oder Betablockern

[§] Bei Überschreiten der Warnschwellen ist mit Intoxikationen zu rechnen. Wenn Werte oberhalb der Warnschwelle vom Labor gemeldet werden, sollte dies unmittelbar zu einer Dosisreduktion führen, wenn der Patient Anzeichen von Intoleranz oder Toxizität zeigt.

31.5 Besonderheiten der Psychopharmakotherapie bei Kindern und Jugendlichen

Das evidenzbasierte Wissen zum Einsatz von Psychopharmaka bei psychischen Erkrankungen basiert ganz überwiegend auf Studien bei Erwachsenen. Im Kindes- und Jugendalter liegen vergleichsweise wenige Untersuchungen über Wirkung und Nebenwirkungen von Psychopharmaka vor, weshalb auch sehr viel weniger Psychopharmaka für den Einsatz bei Kindern und Jugendlichen zugelassen sind. Ein geschätzter Anteil 40–70% der in der Praxis eingesetzten Psychopharmaka bei Kindern und Jugendlichen ist für den Einsatz bei Minderjährigen nicht zugelassen und wird daher im Rahmen des „Off-label"-Gebrauchs eingesetzt (s. unten).

Im Folgenden werden einige wichtige allgemeine Besonderheiten zur Psychopharmakotherapie von Kindern und Jugendlichen zusammengefasst und Angaben zu den zugelassenen Medikamenten gemacht.

Besonderheiten des Organismus von Minderjährigen, der die Pharmakotherapie verkomplizieren kann

Resorption und Verstoffwechselung der Medikamente bei Kindern und Jugendlichen unterscheiden sich teilweise erheblich von denen bei Erwachsenen. Gründe für einen schnelleren Metabolismus können beispielsweise in einer veränderten Filter- und Ausscheidungsfunktion der Nieren oder in einer zeitweise erhöhten Stoffwechselleistung der Leber im kindlichen Organismus liegen. Eine langsamere Verstoffwechselung kann durch genetische Veranlagung bedingt sein („poor metabolizer" versus „extensive metabolizer" und „ultra rapid metabolizer"). Kinder und Jugendliche haben andere Fett- bzw. Wasseranteile als Erwachsene und weisen zudem unterschiedliche Plasma- und Rezeptorbindungen auf. Die Blut-Hirn-Schranke entwickelt sich erst, sodass bei Kindern mehr Substanzen ins Gehirn diffundieren können. Manche Medikamente verursachen spezifische altersabhängige Nebenwirkungen.

Entwicklungsabhängige Faktoren mit möglichem Einfluss auf die Psychopharmakotherapie

Bei Kindern und Jugendlichen muss in noch stärkerem Ausmaß als bei Erwachsenen mit unregelmäßiger und unkontrollierter Einnahme der Medikamente gerechnet werden. Die Non-Compliance-Rate, die allerdings auch bei Erwachsenen oft unterschätzt wird, dürfte bei Kindern und Jugendlichen besonders hoch sein, weshalb im Fall einer Pharmakotherapie eine sorgfältige Überwachung der Compliance erfolgen sollte. Zudem beeinflussen der Genuss von Alkohol, Nikotin, Drogen, unregelmäßiges oder abweichendes Essverhalten sowie die Einnahme von Kontrazeptiva die Medikamentenwirkung.

Altersspezifische Gründe, die die Compliance beeinflussen können

Die insbesondere im Jugendalter geringere Compliance hinsichtlich Medikamenteneinnahme ist unter anderem bedingt durch Auswirkungen auf das Führen eines Pkw oder die Möglichkeit, einen Führerschein zu erwerben, Einfluss der Peergroup, möglicher Beeinträchtigung der Sexualität (reduzierte Libido und Erektionsstörungen bei SSRIs) sowie möglicher Gewichtszunahme (Antipsychotika und Antidepressiva wie z. B. Mirtazapin).

Notwendigkeit der Aufklärung und des Einverständnisses der Eltern

Vor der Medikation muss eine mündliche und schriftliche altersangemessene Aufklärung der Kinder/Jugendlichen und der Sorgeberechtigten erfolgen: Indikation, Wirkung, Nebenwirkungen (mit Hinweis auf mögliche vorübergehende psychiatrische Begleiteffekte wie Unruhe und Zunahme von Suizidgedanken bei Gabe von Antidepressiva). Der Einbezug von weiteren Bezugspersonen ist sinnvoll (z. B. weitere Familienangehörige, Lehrkräfte, Jugendamtsmitarbeiter).

Wenn bei Einwilligung des Minderjährigen ein oder beide Sorgeberechtigte eine Medikation ablehnen, muss eine individuelle Lösung unter Berück-

31.5 Besonderheiten der Psychopharmakotherapie bei Kindern und Jugendlichen

sichtigung von Reife, Entwicklungsstand und Entscheidungsfähigkeit des Jugendlichen gefunden werden. Eine Medikation kann ggf. gegen den Willen der Eltern erfolgen, bei Bedarf können gerichtliche Schritte eingeleitet werden (zeitweise Übertragung der Gesundheitsfürsorge auf Dritte).

Unterschiede bezüglich der Zulassung eines Arzneimittels

Die Zulassung für eine bestimmte Altersgruppe und eine bestimmte Indikation muss bei Verabreichung aller Medikamente beachtet werden (> Tab. 31.5).

Im Rahmen seiner Therapiefreiheit kann der Arzt in einem individuellen Heilversuch (§ 41 Arzneimittelgesetz) nach sorgfältiger Risiko-Nutzen-Abwägung ein Medikament verordnen, das für Minderjährige in Deutschland noch nicht abschließend geprüft und für diese Altersgruppe durch das Bundesinstitut für Arzneimittel (BfArM) noch nicht zugelassen ist. Beim „individuellen Heilversuch" liegt das Haftungsrisiko nicht beim Medikamentenhersteller oder Arzt, sondern bei den einwilligenden Personen. Die Einwilligung zur Behandlung im Rahmen eines individuellen Heilversuchs kann jederzeit zurückgenommen werden.

Bei Off-label- (Verordnung außerhalb der zugelassenen Altersgruppe) oder Unlicensed-Gebrauch (Verordnung außerhalb der Indikation) ist der Arzt zur mündlichen und schriftlichen Aufklärung der Minderjährigen und der Sorgeberechtigten verpflichtet.

Besonderheiten der Dosierung von Psychopharmaka

Je jünger die Patienten sind, desto langsamer sollte die Aufdosierung erfolgen.

Bei intelligenzgeminderten Patienten müssen pharmakodynamische Unterschiede durch häufig unspezifische hirnorganische Veränderungen bedacht werden (Beispiel paradoxe Reaktion unter Gabe von Stimulanzien oder Benzodiazepinen).

Bei Verabreichung des Medikaments müssen die obligaten Begleituntersuchungen wie körperlichen Untersuchung, EKG und ggf. EEG sowie Laboruntersuchungen (ggf. therapeutisches Drug-Monitoring) erfolgen.

Bei Auftreten von Nebenwirkungen ist oftmals eine Verlangsamung der Aufdosierung hilfreich. Bereits die Aufklärungen über mögliche passagere Phänomene kann zur Beruhigung beitragen.

Tab. 31.5 Wesentliche zugelassene Psychopharmaka bei Kindern- und Jugendlichen

Wirkstoffklasse	Präparat	Indikation	Alter	Dosierung
Antidepressiva				
	Clomipramin	Enuresis nocturna	5 Jahre	10–50 mg/Abend, ggf. Teildosis 16 Uhr
	Doxepin	depressive Störungen*, Angstsymptome, leichte Entzugssymptome bei Arzneimittel- oder Drogenabhängigkeit, Unruhe, Angst, Schlafstörungen	12 Jahre eingeschränkt, engmaschige Kontrolle BB	Depr: ID: 50 mg/Abend, TD: 75 mg/d, MD: 150 mg/d Schlaf: 5 mg/Abend Entzug: 3 × 50 mg – 6 × 50 mg/d für 3 Tage, dann Reduktion, MD: 300 mg/d
	Fluvoxamin	Zwangsstörungen	8 Jahre	ID: 25–50 mg/d, TD: 75–150 mg/d, MD: 200 mg/d
	Sertralin	Zwangsstörungen	6 Jahre	ID: 25–50 mg/d, TD: 50–100 mg/d, MD: 200 mg/d
	Fluoxetin	Mittelgradige und schwere Episode einer Major Depression bei mangelndem Ansprechen auf Psychotherapie	8 Jahre	ID: 5 10 mg/d mehrere Tage, nach 1–2 Wochen Aufdosierung auf 20 mg/d, TD: 10–20 mg/d, MD: 80 mg/d
	Johanniskraut	Leichte bis mittelschwere depressive Symptomatiken	12 Jahre	ID: 300 mg/d, TD: 300–900 mg/d; MD: 1.350 mg/d

Tab. 31.5 Wesentliche zugelassene Psychopharmaka bei Kindern- und Jugendlichen (Forts.)

Wirkstoffklasse	Präparat	Indikation	Alter	Dosierung
Antipsychotika				
Klassische Antipsychotika	Levomepromazin	Psychomotorische Unruhe und Erregungszustände im Rahmen psychotischer Störungen, Erregungszustände bei manischen Episoden	16 Jahre	ID: 50–75 mg/d, TD: 150–300 mg/d
	Melperon	Schlafstörungen, Verwirrtheitszustände, Dämpfung von psychomotorischer Unruhe und Verwirrtheitszuständen	12 Jahre	ID: 25–75 mg/d, TD: 50–200 mg/d, MD: 400 mg/d
	Pipamperon	Psychomotorische Frregungszustände in der Kinder- und Jugendpalliativmedizin**	keine Altersgrenze	ID: 1 mg/kg KG/d, TD: 2–4 mg/kg KG/d, MD: 6 mg/kg KG/d
	Haloperidol	Akute und chronische schizophrene Syndrome, organisch bedingte Psychosen, akute manische Syndrome, akute psychomotorische Erregungszustände	3 Jahre	ID: 0,025–0,05 mg/kg KG/d, TD: 0,2 mg/kg KG/d
	Promethazin	Unruhe- und Erregungszustände im Rahmen psychiatrischer Grunderkrankungen, Übelkeit und Erbrechen, wenn therap. Maßnahmen nicht durchführbar oder nicht erfolgreich	2 Jahre	ID: 10–25 mg/d, TD: 25–100 mg/d, MD: 0,5 mg/kg KG/d Unter 18 Jahren Gabe von Tropfen
Atypische Antipsychotika	Risperidon	Symptomatische Kurzzeitbehandlung (bis zu 6 Wochen) von anhaltender Aggression bei Kindern und Jugendlichen mit unterdurchschnittlicher intellektueller Funktion	5 Jahre	0,25–1,5 mg/d
	Clozapin	Therapieresistente Schizophrenie	16 Jahre	ID: 1–3 × 12,5 mg/d, Steigerung um höchstens 25 mg/d, TD: 200–450 mg/d, MD: 600–900 mg/d
	Aripiprazol	Schizophrenie	15 Jahre	ID: 2–5 mg/d, TD: 10 mg/d, MD: 30 mg/d
	Sulpirid	Akute und chronische Schizophrenien	6 Jahre	ID: 1–2 mg/kg KG/d, ED: 5 mg/kg KG/d, MD: 10 mg/kg KG/d
Psychostimulanzien				
	Methylphenidat Hydrochlorid (Ritalin, Medikinet)	ADHS		ID: 5–10 mg/d SD: 5–20 mg/d MD: 60 mg/d
	Methylphenidat Retardpräparat (Concerta, Medikinet retard, Equasym retard, Ritalin LA)	ADHS		18 mg, 18–36 mg, 54 mg*** 5–10 mg, 10–40 mg, 60 mg 5–10 mg, 20–40 mg, 60 mg 5–10 mg, 20–40 mg, 60 mg

Tab. 31.5 Wesentliche zugelassene Psychopharmaka bei Kindern- und Jugendlichen (Forts.)

Wirkstoffklasse	Präparat	Indikation	Alter	Dosierung
Psychostimulanzien				
	Atomoxetin	ADHS Mittel der 2. Wahl	6 Jahre	Kinder und Jugendliche bis 70 kg: AD ca. 7 Tage 0,5 mg/kg KG/d; ED: 1,2 mg/kg/d, ZD: 12 mg/kg KG/d Kinder- und Jugendliche über 70 kg: AD 40 mg/d; ED: 80 mg/d, ZD: 80 mg/d, MD: 100 mg/d
	Dexamfetamin (Attentin®)	ADHS Mittel der 3. Wahl	6 Jahre	ID: 5–10 mg/d; wöchentlich Steigerung um 5 mg/d möglich SD: 20 mg/d, MD: 20 mg/d bei Kindern, bei Jugendlichen 40 mg/d
Stimmungs-stabilisatoren	Lithium	Prophylaxe manisch-depressiver Krankheiten	12 Jahre	ZD: 0,8–1,2 mmol/l bei Akutbehandlung, ED: 0,6–1,0 mmol/l**** Patienten unter 50 kg MD: 0,6 mmol/l
Anxiolytika/ Tranquillantien und Hypnotika				
Benzodiazepine	Clobazam	Adjuvans bei psychotischen Angstzuständen	6 Jahre	0,2–1,0 mg/kg KG/d ID: 5 mg/d TD: Schulkinder: 5–20 mg/d MD: 30 mg/d Kleinkinder: keine Dosisempfehlung
	Diazepam	Anxiolytikum, komplizierter Halluzinogenrausch, ängstlich-agitierte psychotische Patienten (akut meist in Kombination mit Haloperidol), Status epilepticus Therapie bei Kindern und Jugendlichen nur bei zwingender Indikation	Ab 6 Monaten bei strenger Indikationsstellung (Status epilepticus)	Orale Dosierung: Säuglinge: 0,5–2 mg/d Kleinkinder: 1–6 mg/d Kinder über 3 Jahren und Jugendliche bis 14 Jahre: 2,5–5 mg/d Jungendliche ab 14 Jahren und Erwachsene: 5–10 mg/d MD: 100 mg/d (stat. Bed. bzw. Status epil.), 5–10 mg rektal
	Flunitrazepam	Hypnotikum	Keine Altersangaben Gegenanzeigen: Kinder	Für Kinder keine offiziellen Dosisangaben ID: 0,5–1 mg/d, SD: Jugendliche und Erwachsene 0,5–1 mg/d, MD: 2 mg/d (ambulant), 4 mg/d (stationär)
	Temazepam	Einschlaf- und Angststörungen	Gegenanzeigen: Kinder und Jugendliche unter 18 Jahren	ID: 10–20 mg/d, SD: 20 mg/d, MD: 40 mg/d

* Sollte bei Kindern und Jugendlichen unter 18 Jahren nicht angewendet werden
** Nur unter besonderer Berücksichtigung der Nutzen-Risiko-Verhältnisse
*** Dosierungsangaben in mg; in Reihenfolge: initiale Dosis, Standard-Tagesdosis, maximale Tagesdosis in mg/d
**** Cave: geringe therapeutische Bereite des Wirkspiegels
AD = Anfangsdosis, ID = Initialdosis, SD= Standarddosis, MD = Maximaldosis, ZD = Zieldosis, ED = Erhaltungsdosis
Depr.: Depressive Störungen, Schlaf: Schlafstörungen, Entzug: Entzugssymptome, stat. Bed.: stationäre Bedingungen, Status epil.: Status epilepticus

KAPITEL 32

Ulrich Voderholzer und Barbara Barton

Psychotherapieverfahren und Methoden

32.1	Definition von Psychotherapie	467
32.2	Zugelassene Verfahren in deutschsprachigen Ländern	468
32.3	Wirksamkeit von Psychotherapie	468
32.3.1	Wirksamkeit von Psychotherapie im Vergleich mit Pharmakotherapie	469
32.4	Einzel- oder Gruppentherapie	469
32.5	Psychotherapie über das Internet	470
32.6	Wirkfaktoren	470
32.7	Neurobiologie und Psychotherapie	472
32.8	Prädiktoren und Moderatoren von Psychotherapie	473
32.9	Weiterentwicklungen, modulare Psychotherapie	473
32.10	Risiken und Nebenwirkungen von Psychotherapie	474

Das vorliegende Kapitel stellt eine kurze Übersicht zum gegenwärtigen Kenntnisstand bei Psychotherapie in der Behandlung psychischer Störungen dar.

Die Datenlage zu Psychotherapie, insbesondere bezüglich Wirksamkeitsstudien, hat sich in den letzten Jahrzehnten stark verbessert und die Therapiemethode hat an Bedeutung gewonnen, was sich seit 1992 auch in der Bezeichnung des Facharztes (Psychiatrie und Psychotherapie) äußert und zu einer stärkeren Betonung der Ausbildungselemente innerhalb der Weiterbildungscurricula geführt hat. Im Folgenden wird ein kurzer, komprimierter Überblick über zentrale Aspekte von Psychotherapie gegeben.

32.1 Definition von Psychotherapie

Unter Psychotherapie wird die Behandlung einer psychischen Erkrankung oder der psychischen Folgen von körperlichen Erkrankungen mithilfe verbaler Interventionen oder übender Verfahren auf der Grundlage einer therapeutischen Arbeitsbeziehung verstanden. Der Gesetzgeber in Deutschland definiert Psychotherapie wie folgt: „Psychotherapie im Sinne dieses Gesetzes ist jede mittels wissenschaftlich anerkannter psychotherapeutischer Verfahren vorgenommene Tätigkeit zur Feststellung, Heilung oder Linderung von Störungen mit Krankheitswert, bei denen Psychotherapie indiziert ist" (Psychotherapeutengesetz der Bundesrepublik Deutschland, Paragraph 1, Abs. 3, Satz 1).

32.2 Zugelassene Verfahren in deutschsprachigen Ländern

Aktuell existiert eine Vielzahl unterschiedlicher Methoden und Verfahren, was zu Recht von vielen kritisch gesehen wird, zumal die Fundierung durch Wirksamkeitsstudien, die wissenschaftlichen Qualitätskriterien genügen, für einen Großteil der Verfahren nicht vorliegt und für betroffene Patienten, aber auch für junge Ausbildungskandidaten das Angebot unterschiedlicher Methoden beinahe unüberschaubar geworden ist.

Es ist daher sicherlich prinzipiell gerechtfertigt, dass nur ein Teil der Psychotherapieverfahren in den deutschsprachigen Ländern zugelassen und damit erstattungsfähig ist (➤ Tab. 32.1). Allerdings stehen der aktuelle Zulassungsstatus und die derzeitige wissenschaftliche Evidenz zum Teil nicht mehr in einer angemessenen Relation. Beispielsweise existieren für die interpersonelle Psychotherapie (IPT) der Depression (Barth et al. 2013) deutlich mehr Wirksamkeitsnachweise als für andere zugelassene Verfahren, dennoch ist IPT in Deutschland nicht zugelassen. Es wird eine Aufgabe der Gesetzgeber sein, den traditionellen Zulassungsstatus in den kommenden Jahren entsprechend der Datenlage zu erweitern.

Unterschiede zwischen den deutschsprachigen Ländern bestehen bezüglich der Zugangsvoraussetzungen zum Beruf des Psychotherapeuten. Während in Deutschland und in der Schweiz ein abgeschlossenes Medizin- oder Psychologiestudium erforderlich ist, sind die Regelungen in Österreich deutlich breiter und nicht nur auf anerkannte Heilberufe beschränkt (Ausbildung z. B. auch nach Studium der Philosophie, Pädagogik, oder Kommunikationswissenschaften möglich).

Allerdings bestehen Hinweise dafür, dass die Verfahren in der Praxis, insbesondere von erfahrenen Therapeuten, häufig nicht in ihrer reinen Form angewendet werden und mehr integrativ, das heißt unter Einbezug verschiedener Verfahren und Techniken, gearbeitet wird. Beispielsweise gaben in einer amerikanischen Studie nur 2 % der befragten Therapeuten an, dass sie sich ausschließlich an einem Behandlungsverfahren orientieren (Cook et al. 2010). Darüber hinaus wird ein Großteil der Wirksamkeit von Psychotherapie unabhängig vom Verfahren von allgemeinen Wirkfaktoren bestimmt (➤ Kap. 32. 6).

32.3 Wirksamkeit von Psychotherapie

Die Wirksamkeit von Psychotherapie in der Behandlung psychischer Störungen konnte in mehr als 500 Metaanalysen bei der Mehrzahl der psychischen Erkrankungen bestätigt werden, wobei die Effektstärken je nach Krankheitsbild variieren. Hohe Effektstärken > 1 werden beispielsweise bei Depression, Angst- und Zwangsstörungen erreicht (Bandelow et al. 2014; Cuipers et al. 2011; DGPPN et al.

Tab. 32.1 Auflistung der zugelassenen Therapieverfahren in Deutschland, Österreich und der Schweiz.

Deutschland Gesetz über die Berufe des Psychologischen Psychotherapeuten und des Kinder- und Jugendlichenpsychotherapeuten – PsychThG	Österreich Bundesgesetz vom 7. Juni 1990 über die Ausübung der Psychotherapie (Psychotherapiegesetz)	Schweiz Bundesgesetz über die Psychologieberufe (Psychologieberufegesetz, PsyG)
• analytische Psychotherapie • tiefenpsychologisch fundierte Psychotherapie • Verhaltenstherapie	• psychoanalytische Methoden • tiefenpsychologisch fundierte Methoden • humanistisch-existenzielle Orientierung • verhaltenstherapeutische Orientierung	• keine Unterscheidung nach Methoden • qualifizierte Psychiater oder Psychotherapeuten werden durch Schweizer Charta und verschiedene Berufsverbände zugelassen

2009; Olatunji et al. 2013), sehr viel niedrigere dagegen z. B. bei Schizophrenie (Jauhar et al. 2014).

Verglichen mit Studien zu Pharmakotherapie bestehen bei kontrollierten Studien mit Psychotherapie einige grundsätzliche methodische Schwierigkeiten, wie zum Beispiel das Schaffen einer echten Placebobedingung, Abhängigkeit der Wirksamkeit einer Methode von den durchführenden Therapeuten und die Unmöglichkeit, vollständig doppeltblinde Bedingungen wie bei Pharma-Studien herzustellen. Trotz dieser methodischen Nachteile besteht jedoch ausreichend Evidenz, dass ein Großteil der psychischen Störungen mit Psychotherapie schneller, stärker und nachhaltiger gebessert wird, als wenn keine psychotherapeutische Intervention vorgenommen wird (Garfield 1994; Lambert 2011; Pfammatter et al. 2012). Neben der Linderung und Remission der Symptome werden dem Patienten auch Strategien näher gebracht, um mit zukünftigen Problemen besser umgehen zu können. Wie bei der Pharmakotherapie liegt die größte Evidenz für kurz- und mittelfristige Effekte vor, bezüglich der Langzeitwirksamkeit und Nachhaltigkeit der Effekte gibt es sehr viel weniger gesicherte Erkenntnisse.

32.3.1 Wirksamkeit von Psychotherapie im Vergleich mit Pharmakotherapie

Ob bei einer psychischen Erkrankung eine Psycho- oder eine Pharmakotherapie oder auch eine Kombination aus beidem indiziert ist, hängt vom jeweiligen Krankheitsbild und dem Schweregrad ab (s. auch S-3-Leitlinien). Zu den besonders häufigen psychischen Störungen, bei denen sowohl Antidepressiva als auch Psychotherapie nach Leitlinien empfohlen und in der Praxis eingesetzt werden, zählen Angst- und depressive Störungen. Gerade bei diesen Krankheitsbildern liegen zahlreiche kontrollierte Studien vor, in denen entweder Psychotherapie oder Antidepressiva zum Einsatz kamen und die einen direkten Vergleich der Wirksamkeit erlauben. Eine Metaanalyse (Cuijpers et al. 2013) und ein systematisches Review (Khan et al. 2012) konnten zeigen, dass beide Behandlungsformen bei der überwiegenden Mehrzahl der durchgeführten Studien über den kurzen Studienzeitraum von meist 2–3 Monaten vergleichbar wirksam waren, lediglich bei chronischer Depression schnitten Medikamente etwas besser ab, bei Zwangsstörungen dagegen die Psychotherapie (Cuijpers et al. 2013). Allgemein ist davon auszugehen, dass die Wirkung von Antidepressiva schneller eintritt als die einer Psychotherapie, zumindest unter ambulanten Bedingungen.

32.4 Einzel- oder Gruppentherapie

In der Regel wird Psychotherapie ambulant im Einzelsetting durchgeführt, bei den meisten Krankheitsbildern auch im Gruppensetting möglich. Sowohl das Gruppen- als auch das Einzelsetting bergen Vor- und Nachteile (➤ Tab. 32.2). Im ambulanten Bereich sind Gruppentherapien leider wenig verfügbar, im stationären Rahmen kommen sie häufiger zur Anwendung.

Tab. 32.2 Vor- und Nachteile der Gruppentherapie

Vorteile der Gruppentherapie	Nachteile der Gruppentherapie
Ökonomie, z.B. bei Psychoedukation	Mehraufwand für Therapeuten und höherer Organisationsaufwand, anstrengender für Therapeuten
Direkte Beobachtung und gezielte Behandlung interpersoneller Probleme möglich (Tschuschke & Anbeh 2008)	Ungünstige Gruppendynamiken: z. B. Ausschluss eines Gruppenmitglieds (Hoffmann, Rudolf, & Strauß 2008), Nachahmen eines Therapieabbruchs (Yalom 1996)
Spezifische Wirkfaktoren: Altruismus, Feedback, Katharsis, Kohäsion, Replikation der Primärfamilie, Selbstöffnung, Universalität des Leidens, Verhaltensänderung (Tschuschke & Agazarian 2001; Tschuschke & Anbeh 2008)	Vertiefung individueller Probleme nicht möglich (Bleichhardt und Weck 2007)
Gegenseitige Motivation und voneinander Lernen möglich (Bleichhardt und Weck 2007); Möglichkeit des Feedbacks	

Bisherige Studien konnten keine deutliche Überlegenheit eines der beiden Behandlungssettings über eine Vielzahl von Störungsbildern hinweg zeigen, sodass von einem vergleichbaren Effekt auszugehen ist (McRoberts, Burlingame & Hoag 1998; Tillitski 1990, Wergeland et al. 2014). Eine Gruppentherapie sollte 3 bis 10 Teilnehmer, idealerweise 6 bis 9 Teilnehmer einschließen (Tschuschke & Anbeh 2008).

Die **Gruppentherapie** überzeugt durch ihre ökonomischen Vorteile: Der Zeitaufwand, beispielsweise bei der Psychoedukation (Bleichhardt & Weck 2007), ist pro Patient geringer (Tschuschke & Anbeh 2008). Interpersonelle Probleme können zudem im Gruppensetting besser gezielt behandelt werden, da der Therapeut die Interaktion des Patienten im sozialen Umfeld direkt korrigieren kann, was in der Einzeltherapie nicht umsetzbar ist (Tschuschke & Anbeh 2008). Ein weiterer Vorteil der Gruppenpsychotherapie sind spezifische Wirkfaktoren, u. a. werden Altruismus, Erhalten von Feedback, Katharsis, Kohäsion, Replikation der Primärfamilie genannt (Tschuschke & Agazarian 2001; Tschuschke & Anbeh 2008). Die Patienten können voneinander lernen, sich gegenseitig Rückmeldung geben und motivieren (Bleichhardt & Weck 2007).

Trotz der zahlreichen Vorteile von Gruppentherapie und der wesentlich effizienteren Personalnutzung kommen Gruppentherapien sowohl ambulant als auch in vielen Kliniken noch zu selten zum Einsatz, weswegen die gezielte Ausbildung in Gruppentherapie während der Facharztweiterbildungen sowie in den Psychotherapieausbildungscurricula stärker gefördert werden sollte.

Nachteile von Gruppentherapien sind u.a. ungünstige Gruppendynamiken, die einen Patienten möglicherweise in eine Außenseiterposition drängen (Hoffmann et al. 2008) oder zum Nachahmen eines Therapieabbruchs animieren (Yalom 1996). Problematisch ist auch, dass eine Vertiefung der einzelnen Patientenprobleme nur bedingt möglich ist, da diese von Patient zu Patient meist stark variieren (Bleichhardt und Weck 2007). Deshalb sollten Techniken wie Konfrontation oder Sitzungen zur Krankheitsüberzeugung mit ausreichend Zeit und in Einzeltherapie erfolgen (Bleichhardt und Weck 2007).

32.5 Psychotherapie über das Internet

In den letzten Jahren ist ein fast exponenzieller Anstieg der Veröffentlichungen zu Internettherapien zu verzeichnen. Es gibt eine große Bandbreite der Möglichkeiten der Nutzung eines Programms, indem zum Beispiel der Patient verschiedene Module zur Krankheitsbewältigung durcharbeitet, dabei mit Informationen versorgt wird, Aufgaben erhält etc., ähnlich wie bei einer Bibliotherapie. Andere Programme bieten die Möglichkeit der persönlichen Interaktion mit einem realen Therapeuten, der E-Mails beantwortet; weitere Internettherapien beinhalten einen intensiven und regelmäßigen Austausch mit einem Therapeuten. Insbesondere Internet-Therapieprogramme mit persönlichem Kontakt zu einem Therapeuten haben sich in den meisten Studien als wirksam erwiesen, teilweise sogar vergleichbar wirksam wie eine Face-to-face-Therapie. Gesichert ist ferner, dass intensive therapeutische Beziehungen, die einen starken Wirkfaktor für Psychotherapie darstellen, entstehen (Richards und Vigano 2013; Sucala et al. 2012). Inwieweit sich diese ermutigenden Studienergebnisse auf die Praxis übertragen lassen und ob Internettherapien künftig auch von den Kostenträgern finanziert werden, ist noch unklar, zumal in Deutschland ein Verbot der Fernbehandlung besteht.

32.6 Wirkfaktoren

Die Wirksamkeit von Psychotherapie ist durch eine Vielzahl von Studien wissenschaftlich abgesichert. Jedoch ist noch teilweise ungeklärt, auf welche Weise Psychotherapie wirkt. Sogenannte allgemeine und spezifische Wirkfaktoren von Psychotherapie werden in der Literatur als Wirkmechanismen bei therapeutischen Interventionen diskutiert (Pfammatter et al. 2012; Pfammatter und Tschacher 2012). Es sollte jedoch berücksichtigt werden, dass der Begriff „Wirkfaktor" in der Literatur nicht eindeutig definiert ist (Pfammatter und Tschacher 2012).

Allgemeine Wirkfaktoren: Die Vertreter der allgemeinen Wirkfaktoren („common-factors model", manchmal auch als unspezifischer Wirkfaktor bezeichnet) sind der Ansicht, dass geringe Wirkunterschiede zwischen den verschiedenen Psychotherapieverfahren bestehen. Studienergebnisse, in denen die Überlegenheit der kognitiv-verhaltenstherapeutischen Verfahren postuliert werden, werden von Vertretern der allgemeinen Wirkfaktoren durch die Präferenz der Untersucher für selbige Therapierichtung erklärt („Allegiance"-Effekt; Luborsky et al. 1999). In diesem Zusammenhang fällt oft der Begriff „Dodo-Verdikt", der aussagen soll, dass alle Therapieformen in ihrer Wirksamkeit mehr oder weniger vergleichbar sind. Auch der Begriff „Äquivalenzparadoxon" (Stiles et al. 1986) bezieht sich auf dieses Phänomen. Jede psychotherapeutische Schule besitzt demnach implizite sowie schulen- und störungsübergreifende therapeutische Wirkfaktoren, z. B. die therapeutische Beziehung (Pfammatter et al. 2012; Pfammatter & Tschacher 2012).

Eine Reihe von Autoren wie Rosenzweig (1936), Karasu (1986), Weinberger (1995) und Jorgensen (2004) postulieren verschiedene allgemeine Wirkfaktoren.

Oftmals werden im deutschsprachigen Raum die allgemeinen Wirkfaktoren nach Grawe (1995) genannt (Pfammatter et al. 2012), die in ➤ Tabelle 32.3 dargestellt und erläutert sowie durch die umfangreiche Psychotherapieforschung der Berner Arbeitsgruppe abgesichert sind.

Allgemeine und spezifische Wirkfaktoren von Psychotherapie: Es wird davon ausgegangen, dass die allgemeinen Wirkfaktoren einen Anteil von etwa 30 % an der Besserung im Rahmen einer Psychotherapie haben, während ein Anteil von je ca. 15 % durch die jeweiligen psychotherapeutischen Techniken und die Erwartungshaltung sowie ein größerer Anteil von 40 % durch Faktoren des Patienten (z. B. Genetik, Persönlichkeit, Lebenssituation) erklärt werden. Hierbei handelt es sich um eher grobe Angaben, je nach Krankheitsbild kann dieser Anteil unterschiedlich hoch sein.

➤ Abbildung 32.1 zeigt eine Einschätzung des Anteils allgemeiner und spezifischer Faktoren an den Veränderungen durch die Therapie nach Lambert (1992). Lambert schätzte, dass der Anteil spezifischer Faktoren mit 15 % eher gering ist. Diese An-

Tab. 32.3 Wirkfaktoren von Psychotherapie nach Grawe (1995)

Therapeutische Beziehung	Qualität der Beziehung zwischen Therapeut und Patient
Ressourcenaktivierung	Eigenarten, Fähigkeiten, Interessen, motivationale Bereitschaften des Patienten werden als positive Ressource für die Therapie genutzt
Problemaktualisierung	Die Probleme, die in der Therapie verändert werden sollen, sollen erfahrbar werden, z.B. gemeinsames Aufsuchen von Situationen, in denen sie auftreten, oder Aktualisierung der Probleme mit Techniken wie intensives Erzählen, Imagination, Rollenspiele
Motivationale Klärung	Die Therapie fördert mit geeigneten Maßnahmen, dass der Patient ein klareres Bewusstsein der Determinanten (Ursprünge, Hintergründe, aufrechterhaltende Faktoren) seines problematischen Erlebens und Verhaltens gewinnt
Problembewältigung	Unterstützung des Patienten mit bewährten problemspezifischen Maßnahmen (direkt oder indirekt), um positive Bewältigungserfahrungen im Umgang mit den Problemen zu machen

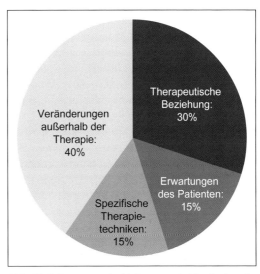

Abb. 32.1 Prozentsatz der Verbesserung bei Psychotherapiepatienten als eine Funktion von psychotherapeutischen Faktoren Lambert (1992).

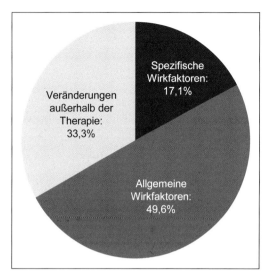

Abb. 32.2 Schätzung des Beitrags von extratherapeutischen Faktoren (einschließlich spontane Genesung und persönliche Ressourcen), allgemeinen (therapeutische Beziehung und Erwartungen des Patienten) und spezifischen Wirkfaktoren während der Psychotherapie aufseiten des Patienten (Cuijpers et al. 2012).

nahmen konnten in einer Metaanalyse von Cuijpers et al. (2012) bestätigt werden (➤ Abb. 32.2).

Die Autoren identifizierten 31 randomisierte kontrollierte Studien, in denen eine nondirektive unterstützende Therapie mit anderen Therapieformen verglichen wurde. Diese Form der Therapie ist charakterisiert durch aktives Zuhören, Unterstützung sowie Fokussieren auf Probleme und Bedenken des Patienten. Es werden dabei keine spezifischen therapeutischen Strategien angewendet. Es zeigte sich, dass die nondirektiven unterstützenden Verfahren etwas weniger wirksam waren als spezifische Therapiemethoden wie z. B. KVT. Allerdings zeigte sich diese Unterlegenheit nach Kontrolle des Allegiance-Effekts nicht mehr, was auf einen Publikations-Bias in den eingeschlossenen Studien hinweist (Cuijpers et al. 2012).

Kritisch ist allerdings anzumerken, dass die Literatur zu diesen Fragen weitgehend noch aus den 1980er- und 1990er-Jahren stammt, d. h. aus einer Zeit, in der strenge methodische Kriterien von Psychotherapiestudien, wie sie aktuell angewandt werden, in der Regel noch nicht etabliert waren. Zu dieser Zeit waren die behandelten Stichproben häufig noch weniger gut definiert und es handelte sich in aller Regel um ambulante Stichproben von leichterem bis mittlerem Schweregrad. Die klinische Erfahrung spricht dafür, dass der Anteil der störungsorientierten Interventionen bei schwereren Störungen, wie z. B. schweren Zwangsstörungen, der Borderline-Störung oder Essstörungen eine deutlich größere Bedeutung hat. Diese klinische Einschätzung ist allerdings noch nicht durch entsprechende Wirkfaktorenstudien untermauert, sodass hier noch ein großer Forschungsbedarf besteht.

32.7 Neurobiologie und Psychotherapie

Ein weiterer interessanter Forschungsaspekt der Psychotherapie ist der Versuch, ihre Wirkungen auch durch Veränderungen im Gehirn nachzuweisen, zum Beispiel mithilfe bildgebender Verfahren, die die Veränderungen der Stoffwechselaktivität in einzelnen Regionen im Verlauf einer Therapie erfassen. Studien von hoher methodischer Qualität und mit größeren Fallzahlen sind allerdings selten und so ist es nicht verwunderlich, dass derzeit viele unterschiedliche, zum Teil auch widersprüchliche Befunde vorliegen. Dennoch bestehen Hinweise, dass Besserungen von psychischen Erkrankungen im Rahmen einer Psychotherapie auch mit Veränderungen der Stoffwechselaktivität in bestimmten Hirnregionen einhergehen. Dies zeigt zum Beispiel eine Metaanalyse von Messina et al. (2013) zu neurobiologischen Veränderungen durch Psychotherapie bei Angst und Depression. Nach Therapie zeigen sich Veränderungen in verschiedenen Hirnregionen wie z. B. dorsomedialer präfrontaler Kortex, posteriorer cingulärer Gyrus und Temporallappen. Ein systematischer Review mit 15 eingeschlossenen Studien von Thomaes et al. (2014) zeigte auch bei der psychotherapeutischen Behandlung von posttraumatischer Belastungsstörung Veränderungen im Gehirn (z. B. Verringerung der Aktivität der Amygdala, Verstärkung der Aktivität des präfrontalen Kortex).

32.8 Prädiktoren und Moderatoren von Psychotherapie

Eine wichtige Fragestellung ist auch, welche Faktoren den individuellen Erfolg einer Psychotherapie vorhersagbar machen. Dies hängt zunächst davon ab, dass Psychotherapie leitliniengerecht angewendet wird, d. h. Indikationen und Kontraindikationen beachtet wurden. Aber auch wenn dies der Fall ist, hängt die Wirksamkeit von vielen Faktoren ab. Sowohl Prädiktoren als auch Moderatoren stellen Variablen dar, durch die der Therapieerfolg vorhergesagt werden kann. Allerdings beziehen sich Prädiktoren auf alle Behandlungsgruppen (Kraemer et al. 2002), während Moderatoren sich auf eine bestimmte Gruppe einer randomisiert-kontrollierten Studie (RCT) beziehen (Kazdin 2007). Prädiktoren können sowohl bereits vor der Therapie messbare Eigenschaften oder Umstände als auch erst durch die Therapie entstehende Faktoren (Barber 2007), wie die Beziehung zum Therapeuten, sein. ➤ Tabelle 32.4 zeigt einen Überblick über positive und negative Prädiktoren für den Therapieerfolg durch Psychotherapie, die unabhängig von der Erkrankung Einfluss auf den individuellen Therapieerfolg haben.

Neben diesen allgemeinen Prädiktoren gibt es weitere Faktoren, die bei verschiedenen Störungen unterschiedlichen Einfluss auf den Therapieerfolg haben können. So gilt bei Essstörungen ein späteres Ersterkrankungsalter (Carter, Blackmore, Sutandar-Pinnock & Woodside 2004; Carter et al. 2012; Keel, Haedt & Edler 2005; Steinhausen 2002), bei Depressionen jedoch ein früheres Ersterkrankungsalter als ein negativer Prädiktor für den Therapieerfolg (Muhonen et al. 2009; Wedig et al. 2013).

32.9 Weiterentwicklungen, modulare Psychotherapie

Während in den vergangenen Jahrzehnten eine Entwicklung von dem früheren an Schulen orientierten hin zu einem mehr störungsorientierten Vorgehen stattgefunden hat, wird gegenwärtig aufgrund der Begrenztheit und der Redundanzen dieser Ansätze ein modulares psychotherapeutisches Vorgehen als sinnvolle Weiterentwicklung diskutiert. Unter modularer Psychotherapie wird keine neue Schule verstanden, sondern einerseits eine pragmatische Gliederung der derzeit etablierten therapeutischen Strategien und Interventionen sowie Entscheidungsbäume, welche dieser Strategien im Einzelfall zur Anwendung kommen sollte. Die Theorie der modularen Psychotherapie sieht psychotherapeutische Veränderungen primär im Sinne von gezieltem und gesteuertem emotionalen Lernen (Bohus et al. 2012). Seitens der Fachgesellschaft DGPPN soll die weitere Entwicklung der Facharztweiterbildung in Psychotherapie sich künftig an den Grundideen der modularen Psychotherapie orientieren.

Didaktisch gliedert sich die modulare Psychotherapie in sechs Komponenten:
- theoretische Grundlagen
- therapeutische Basiskompetenzen
- therapeutische Interventionen
- störungsspezifische Kompetenzen
- Behandlungsheurismen
- Evaluation

Tab. 32.4 Allgemeine Prädiktoren für Therapieerfolg durch Psychotherapie

Positive Prädiktoren	Negative Prädiktoren
Positive Beziehung zum Therapeuten (Botella et al. 2008)	Geringe intrapsychische Repräsentanz (Piper, Joyce, Rosie, & Azim 1994)
Positive Erwartungshaltung (Constantino, Arnkoff, Glass, Ametrano, & Smith 2011)	Zu hohe Erwartungshaltung (Swift & Callahan 2008)
	Persönlichkeitsstörung (Kent, Busby, Johnston, Wood, & Docherty 2000)
	Vorherige Klinikaufenthalte (Kent et al. 2000)
	Arbeitslosigkeit (Knopp, Knowles, Bee, Lovell, & Bower 2013)
	Ledig (Knopp et al. 2013)
	Multiple somatische und psychosoziale Diagnosen (Fliege et al. 2002)
	Pessimismus (Fliege et al. 2002)
	Geringes Maß an Selbstwirksamkeit (Fliege et al. 2002)

Zu den **therapeutischen Basiskompetenzen** zählen viele grundlegende Kompetenzen, die unabhängig von der Intervention und vom Störungsbild bedeutsam für die psychotherapeutische Arbeit sind, wie z. B. Beziehungsgestaltung, Diagnostik, motivationale Arbeit, etc.

Im Einzelnen werden folgende therapeutische Basiskompetenzen genannt:
- Therapeutische Grundhaltung
- Beziehungsgestaltung
- Fähigkeit zur Selbstbeobachtung
- Gestaltung des therapeutischen Settings
- Diagnostische Methodik
- Behandlungsplanung und Fokuswahl
- Individuelle Hierarchisierung der Behandlungsziele
- Motivationsaufbau
- Team-Konsultation

Bei den **therapeutischen Interventionen** werden allgemein Interventionen und Techniken genannt, mit denen Veränderungen des Erlebens und Verhaltens erreicht werden sollen, dabei werden unterschieden:
- Veränderungsorientierte Interventionen
- Akzeptanzorientierte Interventionen
- Utilisierungsorientierte Interventionen

in einer so aufgebauten modularen Psychotherapie sollen die Auszubildenden einen klar strukturierten und umfassenden Baukasten an allgemeinen Basisfertigkeiten und Strategien sowie speziellen Interventionen erhalten, der die aktuellen Entwicklungen in der Psychotherapie berücksichtigt und über bisherige schulen- und störungsorientierte Ausbildungskonzepte deutlich hinausgeht und somit die wesentlichen allgemeinen und mehr spezifischen Aspekte erfolgreichen psychotherapeutischen Arbeitens integriert.

32.10 Risiken und Nebenwirkungen von Psychotherapie

Dieses Thema hat erst in jüngster Zeit vermehrte Beachtung gefunden. Mittlerweile werden von verschiedenen Arbeitsgruppen Studien zur systematischen Erfassung von Nebenwirkungen von Psychotherapie durchgeführt. Nebenwirkungen müssen unterschieden werden von massivem Fehlverhalten von Therapeuten (wie z. B. Missbrauch), Therapeutenfehlern aufgrund mangelnder Erfahrung (z. B. Überforderung des Patienten, Anwendung der falschen Methode wie z. B. Konfrontation bei akuter schwerer Depression oder Entspannungsverfahren bei floriden Psychosen). Auch Non-Response oder eine durch den Krankheitsverlauf bedingte Verschlechterung, die bei Therapie möglich ist, muss von einer Nebenwirkung unterschieden werden. Unter Nebenwirkungen im therapeutischen Setting versteht man durch therapeutisches Handeln entstandene negative Folgen (Linden 2013) bzw. den Therapiezielen widersprechende Ereignisse wie Verschlechterungen oder das Auftreten einer neuen Symptomatik, die durch die Therapie bedingt sind (Hoffmann et al. 2008; Strauß, Linden, Haupt, & Kaczmarek 2012). Beispiele für solch negative Ereignisse, die in kausalem Zusammenhang mit der Therapie stehen, sind emotionale Zusammenbrüche, Scheidungen, Verlust des Arbeitsplatzes sowie eine sich entwickelnde Abhängigkeit vom Therapeuten (Strauß et al. 2012). Allerdings ist zu beachten, dass die Unterscheidung zwischen positiven und negativen Effekten nicht immer einfach ist: Eine Scheidung kann im Einzelfall durchaus positiv betrachtet werden (Linden 2013), wenn der Partner beispielsweise gewaltsam ist oder die Symptomatik ausgelöst hat.

Bislang existiert keine einheitliche Definition für Nebenwirkungen in der Psychotherapie, was sich durch die mangelnde Datenlage erklärt (Strauß et al. 2012). Nach Strauß et al. (2012) müssen Nebenwirkungen unerwünscht, unvermeidlich, therapiebedingt und eine Folge ordnungsgemäß durchgeführter Psychotherapie sein. Linden (2013) unterscheidet zwischen verschiedenen Arten von Nebenwirkungen und grenzt diese von Non-Response, Verschlechterung der Erkrankung aufgrund des Umfelds oder der Symptomatik sowie Folgen einer nicht sachgemäßen Behandlung ab (➤ Tab. 32.5).

Weiterhin können verschiedene Schweregrade von Nebenwirkungen (Strauß et al. 2012) sowie mittelbare und unmittelbare unerwünschte Wirkungen und Schäden unterschieden werden (Hoffmann et al. 2008). **Unmittelbare unerwünschte Wirkungen** können direkt mit der Therapie in Verbindung gebracht werden (z. B. Suizidalität), während **mittelbare Effekte** nicht direkt mit der Therapie in Zu-

Tab. 32.5 Definitionen von Nebenwirkungen – Abgrenzung zu therapeutischem Misserfolg, Verschlechterung und Fehlbehandlung (Linden 2013).

Nebenwirkung	Definition
1. Ungewollte Ereignisse	Alle negativen Ereignisse, die während oder als Folge der Behandlung auftreten
2. Reaktionen, die durch die Behandlung ausgelöst werden	Alle ungewollten Ergebnisse die durch die Behandlung verursacht werden
3. Negative Reaktionen auf die Behandlung	Alle ungewollten Ergebnisse, die eventuell durch eine korrekte Behandlung verursacht werden
4. Reaktionen auf Fehlbehandlung	Alle ungewollten Ergebnisse, die eventuell durch eine nicht korrekte oder unsachgemäß angewendete Behandlung verursacht werden
5. Non-Response auf die Behandlung	Keine Verbesserung trotz einer Behandlung; es handelt sich um 1., aber nicht um 3. oder 4.
6. Verschlechterung der Erkrankung	Verschlimmerung der Erkrankung während der Therapie oder zu jedem anderem Zeitpunkt des Krankheitsverlaufs. Muss nicht zwingendermaßen 1. sein; kann 1. sein und kann oder kann nicht 3. oder 4. sein
7. Therapeutisches Risiko	Alle bekannten Nebenwirkungen wie unter 3. Patienten haben das Recht über schwerwiegende, häufige oder schädigende therapeutische Risiken aufgeklärt zu werden. Es handelt sich hierbei um die Basis einer Einwilligung zur Therapie
8. Kontraindikationen	Bedingungen auf individueller Ebene, die eine schwere 3. sehr wahrscheinlich machen. 3. trotz Kontraindikationen ist eine Form von 4.

sammenhang gesehen werden (z. B. Trennung vom Partner).

Es ist die Aufgabe eines guten Therapeuten, Nebenwirkungen zu erkennen und adäquat darauf zu reagieren (Strauß et al. 2012).

Schätzungen zufolge kommt es in 3–15 % der Fälle zu unerwünschten Nebenwirkungen des Befindens während der Therapie (Linden 2013). Die **Ursachen** der Nebenwirkungen können sowohl aufseiten des Patienten als auch des Therapeuten liegen,

aber auch durch eine ungünstige Interaktion der beiden Parteien bedingt sein (Hoffmann et al. 2008). Ferner ist zu beachten, dass die Psychotherapie auch Nebenwirkungen auf das soziale Umfeld, insbesondere auf den Partner (Margraf & Schneider 2002), Familie und Freunde, haben kann (Crown 1983).

Im Gegensatz zur medikamentösen Therapie werden bei der Psychotherapie nicht regelmäßig mögliche Nebenwirkungen abgefragt (Castonguay, Boswell, Constantino, Goldfried, & Hill 2010). Es stehen jedoch folgende Instrumente zur **Erfassung von Nebenwirkungen/Therapiemisserfolgen** zur Verfügung:

- Vanderbilt Negative Indicators Scale (VINS; Suh, Strupp, & O'Malley 1986)
- Unwanted effects-adverse treatment reaction (UE-ATR) Checkliste (Linden 2012)
- Inventar zur Erfassung negativer Effekte von Psychotherapie (INEP; Nestoriuc und Rief 2012)
- Selbstbeurteilungsbogen zur „Wahrung von Grenzen in therapeutischen Beziehungen" (Franke und Riecher-Rössler 2011)

Zur Minimierung der Nebenwirkungen in der Psychotherapie schlägt Linden (2013) vor, die Richtlinien der Pharmakotherapie auch bei der Psychotherapie anzuwenden.

KERNAUSSAGEN

- Die **Wirksamkeit** von Psychotherapie ist bei vielen psychischen Erkrankungen durch Metaanalysen belegt.
- Bei häufigen Krankheitsbildern wie leichten bis mittelschweren depressiven Episoden und Angststörungen sind Psychotherapie und Antidepressiva etwa vergleichbar wirksam; der Wirkungseintritt von Psychotherapie erfolgt meist später.
- **Gruppenpsychotherapien** zeigen in der Regel vergleichbare Wirksamkeit und weisen Vor- und Nachteile gegenüber Einzeltherapie auf. Angesichts ihrer Wirksamkeit sowie ihrer Vorteile werden sie noch zu selten eingesetzt.
- Die Wirkung von Psychotherapie kann zum Teil auf allgemeine und spezifische **Wirkfaktoren** wie z. B. die Qualität der therapeutischen Beziehung zurückgeführt werden.
- Der individuelle Therapieerfolg lässt sich durch allgemeine **Prädiktoren** teilweise vorhersagen.
- Mittlerweile besteht ausreichend Evidenz für die Wirksamkeit von **Internetpsychotherapie.**
- Auch bei Psychotherapie müssen Risiken und **Nebenwirkungen** beachtet und weiter erforscht werden.

KAPITEL 33

Ulrich Voderholzer

Das sog. Burnout-Syndrom: aktueller Stand

33.1 Einführung 477

33.2 Zur Historie des Begriffs „Burnout" 477

33.3 Positiver Beitrag des Burnout-Phänomens 478

33.4 Differenzialdiagnostische Überlegungen 479

33.5 Psychische Erkrankungen und berufliche Belastungen 480

33.6 Therapie 480

33.7 Prävention und Therapie beruflicher Belastungen am Arbeitsplatz 481

33.1 Einführung

Das vorliegende Buch verfolgt das Ziel, die evidenzbasierten, auf Leitlinien beruhenden Erkenntnisse zur Therapie der wichtigsten psychischen Störungen in prägnanter Form darzustellen. Burnout ist zu Recht keine wissenschaftlich anerkannte Diagnose und auch die bisherigen Versuche einer Konzeption und psychotherapeutischen Behandlung der „Diagnose Burnout" entsprechen keinen zufriedenstellenden wissenschaftlich-klinischen Standards. Ein eigenes Kapitel zu diesem Thema gehört nach diesen Kriterien nicht in dieses Buch. Demgegenüber beeinflusste die in den letzten Jahren zunehmende Bedeutung des sog. Burnout-Syndroms aber mindestens zwei positive Entwicklungen, die die Wahrnehmung und das Ansehen aller psychischen Störungen in der Bevölkerung nachhaltig verändern können: Zum einen wurde ein verstärkter Einbezug der subjektiven Perspektive der Betroffenen und eine Entstigmatisierung psychischer Erkrankungen gefördert. Zum anderen wurde die Psychotherapie zunehmend für die gesundheitliche Bedeutung beruflicher Belastungen sensibilisiert und bezieht diese seither intensiver in den therapeutischen Prozess mit ein. Mittlerweile liegt daher ein wachsendes Repertoire psychotherapeutisch fundierter Interventionsprogramme zur Behandlung beruflichen Überlastungserlebens vor, wobei die wichtigsten klinisch relevanten Aussagen zum Burnout-Syndrom im Folgenden kurz zusammengefasst werden.

Die Fachgesellschaft DGPPN sieht in der gegenwärtigen Burnout-Diskussion erhebliche Verwirrungen und potenzielle Fehlentwicklungen und veröffentlichte ein Positionspapier (Berger et al. 2012; www.dgppn.de), auf das hiermit zusätzlich hingewiesen werden soll.

33.2 Zur Historie des Begriffs „Burnout"

Der Begriff geht auf den in Deutschland geborenen und in die USA emigrierten Psychoanalytiker Herbert J. Freudenberger (1927–1999) zurück, der bei sich selbst im Rahmen einer beruflichen Verausgabung ein Gefühl des Ausgebranntseins erlebte und als Erster (Freudenberger 1974) eine Publikation zum Burnout-Syndrom verfasste. Seither hat der Begriff eine weite Verbreitung und Anerkennung vor allem bei Betroffenen gefunden, die die Symptome, die seither mit diesem Begriff in Verbindung gebracht werden, an sich erleben. Nach einer auf die Sozialpsychologin Christina Maslach (z. B. Maslach et al. 2009) zurückgehenden Klassifikation wird das Burnout-Syndrom mit einer Vielzahl psychischer und somatischer Symptome assoziiert:

- **emotionale Erschöpfung:** u. a. ein Gefühl der Überforderung und des Ausgelaugtseins, Energiemangel, Tagesmüdigkeit, Niedergeschlagenheit, Verlust der Regenerationsfähigkeit, Schlafstörungen sowie andere körperliche Beschwerden wie belastungsbedingte Magen-Darm-Beschwerden, Kopf- und Rückenschmerzen
- **Zynismus/Distanzierung/Depersonalisation:** u. a. emotionale Distanzierung bis hin zu Feindseligkeit gegenüber Kollegen, Vorgesetzten und Kunden, Verlust von beruflichem Idealismus, zunehmende innere Distanz und Verlust der Identifikation mit der Arbeit, Frustration bzw. Verlust von Gefühlen für die Arbeit, Verbitterung und Schuldzuweisungen gegenüber Arbeitsbedingungen
- **verringerte Arbeitsleistung:** u.a. das subjektive Erleben der Minderung der eigenen beruflichen Kompetenz, Leistungsfähigkeit und Kreativität

Die ursprüngliche Beschreibung ließ den Schluss zu, dass ein erhöhtes Risiko zu Burnout besonders bei hochmotivierten, sich langfristig überfordernden und bevorzugt in sozialen Berufen tätigen Menschen vermutet wurde. Dieses Konzept spiegelt die persönliche Lebenserfahrung von Herbert Freudenberger wider: Er war selbst als Psychoanalytiker tätig, arbeitete zeitweise exzessiv (bis zu 16 Std. pro Tag) und überforderte offensichtlich erheblich die eigenen Leistungsgrenzen. Bei dieser Arbeitsbelastung muss außerdem zwangsläufig ein massiver Schlafmangel entstanden sein. Seine somit erstmalige Beschreibung von Burnout entspricht der Darstellung des eigenen psychischen und physischen Zusammenbruchs. Eine Assoziation mit Sozialberufen allgemein wurde inzwischen relativiert. In jüngster Zeit wurde Burnout in einer Vielzahl von Angestelltenberufen oder Konstellationen, wie z. B. im Leistungssport, bei Hausfrauen oder auch bei Studenten, untersucht.

Klassifikation des Burnouts nach ICD-10: Die Auflistung der oben genannten, häufig mit Burnout in Verbindung gebrachten Symptome verdeutlicht, dass diese Symptome eine hohe Überlappung mit verschiedenen ICD-10-Diagnosen aufweisen, z. B. depressiven Episoden, nichtorganischen Insomnien, Neurasthenien und somatoformen Störungen. Die Abgrenzung eines hiervon zu unterscheidenden Burnout-Syndroms bleibt unscharf. Aktuell ist die Kodierung einer vorhandenen ICD-Diagnose zu empfehlen. Sofern bei einem Burnout-Beschwerdebild die Kriterien einer ICD-Diagnose nicht erfüllt werden, kann die **ICD-Ziffer Z 73.0** (Burnout gleichbedeutend mit einem Zustand der totalen Erschöpfung) verwendet werden.

Messinstrumente: Das Maslach-Burnout-Inventar (MBI, Maslach et al. 2009) bildet mit 25 Items das mit Abstand am häufigsten eingesetzte Selbstbeurteilungsinstrument. Erfasst werden drei Dimensionen des Burnout: emotionale Erschöpfung, Depersonalisation und persönliche Leistungsfähigkeit. Klinisch validierte cut-offs fehlen, die Autorin selbst beansprucht keinen Diagnosewert der erfassten Konstrukte. Vielmehr wurde das Instrument zur Erfassung eines organisationalen Phänomens von Überlastung einzelner Mitarbeiter im beruflichen Kontext entwickelt. Sie selbst empfiehlt die Ableitung organisationsbezogener (nicht personenbezogener oder gar medizinisch-psychotherapeutischer) Interventionen, etwa Maßnahmen der Arbeitsorganisation oder der Teamintervention.

Ätiologie: Mehrere Phasenmodelle versuchen, eine Entwicklung von Burnout in zwei bis zehn Phasen (vgl. Überblick bei Hillert 2012) zu erklären. Bisherige Versuche der wissenschaftlichen Fundierung der postulierten Entwicklungsstufen blieben jedoch unbefriedigend. Dem überzeugten Auftreten selbsternannter Experten zum Trotz fehlt jeglicher überzeugender Nachweis dieser Entwicklungsstufen. Von einer diagnoseähnlichen Verwendung dieser Burnout-Stufen ist daher dringend abzuraten.

33.3 Positiver Beitrag des Burnout-Phänomens

Burnout als entstigmatisierender Begriff: Eines der größten Probleme bei der Therapie und Versorgung psychischer Erkrankungen ist nach wie vor die Stigmatisierung, die mit der Diagnose einer psychischen Erkrankung verbunden ist und auch von den Betroffenen als solche erlebt wird. Wenngleich Aufklärungsarbeit und wissenschaftlicher Fortschritt dazu beigetragen haben, dass die Stigmatisierung heute geringer sein dürfte als früher, wird es von sehr vielen Menschen immer noch als Schande oder Niederlage erlebt, sich wegen einer psychischen Erkrankung in Behandlung begeben zu müssen. Der Begriff Burnout erscheint für viele Menschen wesentlich akzeptabler, ggf. sogar ehrenvoll. Denn wer „ausgebrannt" ist, muss vorher „gebrannt" haben und präsentiert sich hierdurch im Grunde als idealistisch und bereit, sich zu verausgaben. Zudem entsteht mit diesem Begriff bei vielen Menschen die Assoziation, dass die Situation am Arbeitsplatz vorrangig zur eigenen Krankheitsentwicklung beigetragen hat. Hierdurch kann die persönliche Verantwortung gemindert und das Erleben eigenen Versagens auf selbstwerterhaltende Weise reduziert werden. Eine Untersuchung bei 133 stationär behandelten Patienten, vorranging mit depressiven Störungen, bestätigte die hohe Identifikation der Betroffenen mit dem Konstrukt Burnout (Hillert, Koch und Voderholzer 2012). Bei etwa der Hälfte der Betroffenen wurde dabei eine erhebliche Distanz zum Arbeitgeber deutlich.

Der Begriff Burnout kann im Beziehungsaufbau zu Patienten, die sich selbst mit diesem Phänomen identifizieren, zu Beginn der Therapie eine wichtige Rolle spielen. Insofern ist die Verwendung des Begriffs zunächst sicher legitim, sollte jedoch im weiteren Verlauf gemeinsam mit dem Patienten kritisch reflektiert werden.

Die Berichterstattung in den Medien fördert oft eine Krankheitsdefinition, die den Begriff Burnout mit einer Erkrankung von Leistungsträgern, d. h. idealistischen und „starken" Persönlichkeiten gleichsetzt. Der Begriff Depression wird dagegen mit einer Erkrankung eher „schwacher" Menschen verbunden (Berger et al. 2012). Inhaltlich trifft dies nicht zu, weswegen solche Interpretationen, die erneut die Stigmatisierung depressiv Erkrankter fördern würden, vermieden werden sollten.

Bedeutung beruflicher Belastungen in der Ätiologie und Therapie psychischer Störungen: Eine zunehmende Sensibilisierung von Behandlern wie Betroffenen für den Beitrag beruflicher Belastungen in der Entwicklung und Behandlung psychischer Erkrankungen ist ein weiterer positiver Aspekt der aktuellen Verbreitung des Begriffs Burnout. Im Bereich der vergleichsweise jungen Wissenschaft der Occupational Health Psychology (OHP, vgl. Quick und Tetrick 2003) liegen einschlägige Nachweise eines mit beruflichen Belastungen assoziierten erhöhten Erkrankungsrisikos vor, z. B. im Rahmen beruflicher Gratifikationskrisen (Siegrist 2009; Lehr et al. 2009). Deutlich stärker als bisher sollten berufliche Belastungen in die Psychotherapie einbezogen werden. Koch et al. (im Druck) geben einen Überblick über spezielle berufsbezogene Behandlungsangebote in der Psychotherapie, vor allem in der psychosomatischen Rehabilitation, die sich zum einen gezielt an bestimmte Berufsgruppen richten, zum anderen auch berufsübergreifend Strategien zum verbesserten Umgang mit Stress vermitteln sollen.

33.4 Differenzialdiagnostische Überlegungen

Aufgrund einer fehlenden klinischen Operationalisierung des Burnout-Syndroms liegen nur wenige bis keine belastbaren Daten zur Komorbidität mit etablierten ICD-10-Diagnosen vor. Wegen der breiten Überlappung von Symptomen des Burnout-Syndroms mit anderen psychischen Störungen, insbesondere mit einer depressiven Symptomatik, ist anzunehmen, dass bei einem subjektiv erlebten Burnout häufig eine depressive Episode vorliegt. Burnout ist jedoch nicht mit Depression gleichzusetzen, und eine sorgfältige Anamnese und Diagnostik ist wie bei allen psychischen Störungen unerlässlich. Zudem: Nicht in jedem Fall liegt eine psychische Störung vor. Burnout-Erleben kann ebenso eine (Früh-) Symptomatik einer spezifischen körperlichen Erkrankung anzeigen, die Gefühle der Erschöpfung, Überforderung oder Insuffizienz zur Folge hat. Dies unterstreicht nochmals die Notwendigkeit einer genauen Diagnostik. In Anlehnung an Korczak und Kollegen (2010, nach Berger et al. 2012) muss ein Burnout-Syndrom differenzialdiagnostisch von folgenden Krankheiten abgegrenzt werden.

Psychosomatisch/psychiatrisch (ca. 60–70 % der Betroffenen):
- nichtorganische Insomnien
- somatoforme Störungen
- Angststörungen, Zwangsstörungen
- Anpassungsstörungen
- Alkoholmissbrauch
- Essstörungen
- posttraumatische Belastungsstörung
- depressive Erkrankung
- Chronic-Fatigue-Syndrom (CFS).

Somatisch:
- degenerative Erkrankungen des ZNS
- Borreliose, HIV, Tuberkulose
- entzündliche Systemerkrankungen
- Anämien, Eisenmangel
- Hypothyreose, COPD
- Niereninsuffizienz
- Malignome, Lymphome, Leukämien
- obstruktives Schlafapnoe-Syndrom, Restless-Legs-Syndrom
- Medikamentennebenwirkungen.

Tab. 33.1 Gesellschaftliche und organisationale Risikofaktoren für Burnout-Erleben.

- quantitative und qualitative Arbeitsüberlastung
- betriebliche Umstrukturierungen, Arbeitsplatzunsicherheit, Personalabbau
- Einschränkungen von Entscheidungs- und Handlungsspielräumen, z. B. zunehmende Kontrolle durch Benchmarking
- wachsende psychische Anforderungen am Arbeitsplatz, z. B. hohe Informationsmenge, häufige Unterbrechungen, wachsende Anforderungen an soziale Kompetenzen
- Entgrenzung der Arbeit (z. B. Flexibilisierung von Arbeitszeiten, Wochenend- und Schichtarbeit, mangelnde Abgrenzung zum Privatleben)
- hoher Anteil ausbildungsfremder Tätigkeiten
- hohe emotionale Anforderungen im Beruf, z. B. in Sozialberufen
- Rollenunklarheit, Rollenkonflikte, z. B. im Lehrerberuf
- mangelnde Wertschätzung durch Vorgesetzte, Kollegen oder in Sozialberufen der betreuten Personen, mangelnde gesellschaftliche Wertschätzung
- sozialer Stress am Arbeitsplatz, z. B. Mobbing
- Mangel oder Wegfall sozialer Unterstützung, z. B. durch hohe Fluktuation
- wahrgenommene Unfairness im Unternehmen

33.5 Psychische Erkrankungen und berufliche Belastungen

Für das Erleben eines Burnouts werden unterschiedliche Risikofaktoren angenommen, die direkt oder indirekt mit der Arbeitssituation zusammenhängen. Zu unterscheiden ist dabei zwischen gesellschaftlichen und organisationalen Risikofaktoren sowie personenbezogenen Risikofaktoren (Übersichten bei Burisch 2014 sowie Hillert und Marwitz 2006). Diese werden in ➤ Tabelle 33.1 und ➤ Tabelle 33.2 näher aufgeführt.

Tab. 33.2 Personenbezogene Risikofaktoren für Burnout-Erleben.

- überhöhter Leistungsanspruch an Quantität und Qualität der eigenen Arbeit
- hohe Verausgabungsbereitschaft, Neigung zur Selbstüberforderung („overcommitment")
- Selbstwertprobleme, hohe Kränkbarkeit
- soziale Fertigkeitsdefizite, z. B. fehlende Fähigkeit, sich abzugrenzen
- geringe Fertigkeiten des Selbstmanagements, geringes Selbstwirksamkeitserleben, erlernte Hilflosigkeit
- mangelnde Konfliktfähigkeit
- Mehrfachbelastungen, z. B. familiäre Belastungen, Pflege von Angehörigen
- ungünstiges Gesundheitsverhalten, somatische Vorerkrankungen
- mangelnde Coping-Strategien

33.6 Therapie

Da Burnout schwach operationalisiert und nicht als Diagnose anerkannt ist, sind Therapieempfehlungen nicht mit denen störungsspezifischer Ansätze vergleichbar. Wissenschaftlich belastbare Studien zur spezifischen Therapie von Burnout liegen praktisch nicht vor. Evidenzbasierte Therapieempfehlungen können sich daher nur auf die komorbide psychische oder somatische Erkrankung beziehen. Bei Vorliegen einer Depression gelten z. B. die Empfehlungen der S3-Leitlinie für unipolare Depression. Praxiserfahrungen legen nahe, dass durch störungsspezifische

Therapie allein kein Transfer auf berufliches Überlastungserleben vorausgesetzt werden kann. Daher ist bei Vorliegen von beruflichem Überlastungserleben der Einbezug berufsbezogener Behandlungsinhalte zu empfehlen (Koch et al., im Druck).

33.7 Prävention und Therapie beruflicher Belastungen am Arbeitsplatz

Um dem Gefühl des „Ausgebranntseins" vorzubeugen, sollten verstärkt Möglichkeiten geschaffen werden, um psychosoziale Risiken am Arbeitsplatz zu reduzieren und persönliche Bewältigungsressourcen im Umgang mit Stress zu stärken. Ärzte, psychologische Psychotherapeuten oder Arbeits- und Organisationspsychologen können hier beratend in den Unternehmen oder bei Einzelpersonen tätig sein und auf Präventions- und Unterstützungsangebote von z. B. Rentenversicherungen, Krankenkassen oder Betrieben hinweisen (vgl. Löffler et al. 2011).

Im Zuge der Primärprävention geht es nach Berger et al. (2012) vor allem um zwei Aspekte. Erstens sollten Arbeitsbedingungen so gestaltet werden, dass sie der Entstehung von Burnout entgegenwirken. Hierbei sind medizinische Risiken zu berücksichtigen, insbesondere aber die psychischen Belastungen, die durch ständige Veränderungsprozesse, und damit sich ständig wandelnde Arbeitsprofile, in der freien Wirtschaft und im öffentlichen Dienst bedingt werden. Psychosoziale Gefährdungsbeurteilungen erscheinen hierbei sinnvoll und notwendig. Zweitens sollten die Stärken und Ressourcen des Einzelnen gefördert werden, um eine erhöhte Belastbarkeit sowie bessere Bewältigungsmöglichkeiten des Einzelnen zu gewährleisten. Neben der Möglichkeit von Individualberatungen liegen zunehmend **evaluierte berufsbezogene Interventionen** vor:

- achtsamkeitsbasiertes Stressmanagement-Programm (Limm et al. 2011);
- berufsbezogene Gruppentherapie (z. B. SBA, Hillert et al. 2007);
- berufsgruppenspezifische Programme, wie das kognitiv-verhaltenstherapeutische Präventionsprogramm für Lehrer (AGIL, Hillert et al. 2012);
- arbeitsbezogene Gruppenprogramme bei chronisch psychiatrischen Patienten (ZERA, Plößl et al. 2006)
- interpersonelle Psychotherapie bei arbeitsstressbedingten depressiven Erkrankungen (Schramm und Berger 2013).

Ist bereits eine somatische oder psychische Erkrankung in engem Zusammenhang mit einer hohen Arbeitsbelastung aufgetreten, sollte diese Arbeitsbelastung in der für das Krankheitsbild spezifischen Therapie mitberücksichtigt werden. Wünschenswert wäre dabei auch eine enge Zusammenarbeit mit den Arbeitgebern. Dies geschieht bislang z. B. in der Depressionsbehandlung nur sehr sporadisch (Berger et al. 2012).

DIE WICHTIGSTEN BEHANDLUNGSGRUNDSÄTZE
Wichtigste Aussagen

- Burnout ist keine ICD-Diagnose, sondern ein subjektives Krankheitskonzept.
- Burnout-Erleben kann sowohl einen Risikozustand für somatische oder psychische Erkrankungen darstellen als auch die Folge davon sein. Die Therapie richtet sich primär nach der zu diagnostizierenden Störung.
- Ergänzend ist der Einbezug psychotherapeutisch fundierter berufsbezogener Behandlungsansätze zu erwägen.
- Die Verwendung des Begriffs Burnout kann entstigmatisierend und für den Beziehungsaufbau förderlich sein.

Ulrich Voderholzer, Christina Neumayr und Rolf-Dieter Stieglitz

KAPITEL 34
Fremd- und Selbstbeurteilungsverfahren bei psychischen Erkrankungen

34.1 Definition und grundlegende Charakteristika 483

34.2 Praktischer Einsatz und Anwendung 484

34.3 Übereinstimmung von Fremd- und Selbstbeurteilungsverfahren 484

34.4 Vor- und Nachteile psychodiagnostischer Beurteilungsverfahren 485

34.5 Gütekriterien psychodiagnostischer Beurteilungsverfahren 486

34.6 Limitationen 486

34.1 Definition und grundlegende Charakteristika

Nicht nur in der Forschung, sondern auch in der Praxis können Fremd- und Selbstbeurteilungsverfahren bei der Diagnostik und Therapie psychischer Erkrankungen eine wichtige Rolle spielen. Bei **Selbstbeurteilungsverfahren** führt eine Selbstbeobachtung des Patienten zu einer Selbstbeurteilung oder -registrierung seines Erlebens oder Verhaltens (Stieglitz und Freyberger 2001; Stieglitz 2004). Der gesamte Beurteilungsprozess liegt damit aufseiten des Patienten (Stieglitz 2012). Oft handelt es sich hierbei um standardisierte Fragebögen wie das Beck-Depressions-Inventar (BDI II; Hautzinger et al. 2006). Mithilfe von Selbstbeurteilungsverfahren können Persönlichkeitsmerkmale in State- und Trait-Merkmale unterschieden und psychische Erkrankungen sowohl einals auch mehrdimensional abgebildet werden (Stieglitz und Freyberger 2001; Zaudig 2009). Ferner sind eine Selektion bzw. ein Screening von Patienten und eine Evaluation der Therapie sowie das Fällen von Therapieentscheidungen möglich (Laireiter 2005). Auf diese Weise können häufige klinisch relevante Informationen schnell und einfach erhoben werden (Stieglitz und Freyberger 2001; Stieglitz 2007). Selbstbeobachtungen, die ausschließlich durch den Patienten zugänglich sind, wie Stimmung oder Befindlichkeit, sind nur mit dieser Untersuchungsform erhebbar (Stieglitz und Freyberger 2001).

Fremdbeurteilungsverfahren hingegen ziehen eine Fremdbewertung durch Diagnostiker, Familienmitglieder, Lehrer usw. nach sich (Stieglitz et al. 2001; Stieglitz 2004). Der Bewertungsprozess liegt hier aufseiten eines unabhängigen Urteilers unter Einbeziehung eigener Beobachtungen und Aussagen des Patienten. Eine Fremdbeurteilung kann z. B. durch die Hamilton Depressionsskala (HDRS; Hamilton 1986; CIPS 2005) erfolgen. Fremdbeurteilungsverfahren stellen immer eine eigenständige Informationsquelle dar und sind besonders dann von Vorteil, wenn eine Selbstauskunft vonseiten des Patienten nicht oder nur unzuverlässig möglich ist – wie z. B. bei dem Störungsbild der Schizophrenie (Stieglitz et al. 2001; Stieglitz 2004). Auch auf Fremdbeurteilungen basieren die sog. diagnostischen Interviews (z. B. Strukturiertes Klinisches Interview für DSM-IV, SKID). Diese stellen jedoch eine eigene Verfahrensgruppe dar (Stieglitz 2012). Sie dienen der Diagnosestellung in Bezug auf ein Klassifikationssystem wie DSM-5 oder ICD-10.

34.2 Praktischer Einsatz und Anwendung

Die Einsatzmöglichkeiten von Beurteilungsverfahren in Forschung und Praxis sind vielseitig. So zählen die Basisdokumentation, die Qualitätssicherung, das Screening von Patienten, die Schweregradbestimmung, die Anwendung von Selektionskriterien in Studien, die Indikationsstellung für eine Behandlung und die Evaluation von Therapieerfolgen zu den Hauptaufgaben von Beurteilungsverfahren (Stieglitz 2012); sie können jedoch auch zur Diagnosestellung mit beitragen. Trotz dieser vielfältigen Möglichkeiten finden diese Verfahren in der Praxis oft immer noch zu wenig Beachtung. Begründet wird dies meist mit einem zu großen Zeitaufwand, z. T. hohen Kosten und dem zu geringen klinischen Nutzen. Verschiedene Studien haben jedoch zeigen können, dass sich der Therapieerfolg bei Anwendung von Selbst- und Fremdbeurteilungsverfahren beträchtlich verbessern lässt, da der Behandler bei z. B. wiederholter Anwendung Rückmeldung über die Therapie bekommt und damit die Gelegenheit erhält, diese ggf. bei zu geringem Fortschritt zu korrigieren (Tarescavage und Ben-Porath 2014; Stieglitz 2014). Jedoch auch unter dem Aspekt der Dokumentation der eigenen Leistung und des Erfolgs von Behandlungen ist dies von Bedeutung (Stichwort: Qualitätssicherung).

Wer bei der Verwendung von psychodiagnostischen Verfahren unsicher ist, kann z. T. die Leitlinien zum jeweiligen Krankheitsbild, sofern vorhanden, zu Rate ziehen. Diese empfehlen z. B. bei der Behandlung von **unipolaren Depressionen** zur **Ermittlung des Therapieerfolgs** die folgenden Verfahren (DGPPN 2009):

- **Selbstbeurteilung** (z. B.):
    - Gesundheitsfragebogen für Patienten, Patient Health Questionnaire-Depression (PHQ-D)
    - Beck-Depressions-Inventar (BDI-II)
    - Hospital Anxiety and Depression Scale (HADS)
    - Geriatrische Depressionsskala (GDS)
    - Fragebogen zur Depressionsdiagnostik (FDD)
- **Fremdbeurteilung** (z. B.):
    - Hamilton-Depression-Rating-Skala (HDRS)
    - Bech-Rafaelsen-Melancholie-Skala (BRMS)
    - Montgomery-Åsberg Depression Rating Scale (MADRS)

34.3 Übereinstimmung von Fremd- und Selbstbeurteilungsverfahren

Wenige Studien haben die Selbst- und Fremdbeurteilungsversionen korrespondierender verschiedener diagnostischer Verfahren hinsichtlich der Übereinstimmung der beiden Varianten überprüft. Schaible et al. (2001) kommen z. B. bei einer näheren Untersuchung der Yale-Brown Obsessive Compulsive Scale (Y-BOCS, Goodman et al. 1991), zu der seit einigen Jahren auch Selbstbeurteilungsversionen existieren (Baer 2007), zum Ergebnis, dass beide Versionen als austauschbar anzusehen sind und dass es nur geringe Unterschiede bei der Verwendung bzw. den Ergebnissen der beiden Varianten gibt. Zu einem ähnlichen Schluss kommen Fichter und Quadflieg (2000) bei einem Vergleich des SIAB-EX (Experteninterview) und des SIAB-S (Selbsteinschätzungsfragebogen), denn die Fremdbeurteilungsversion erwies sich dann als Vorteil, wenn komplexe psychologische Symptombilder abgefragt wurden (z. B. Bingeing). Weiterhin ergab ein Vergleich der Interview- (EDE) und Fragebogenversion (EDE-Q) des Eating Disorder Examination (Hilbert und Tuschen-Caffier 2006) ein differenzierteres Bild: Die allgemeine diagnostische Übereinstimmung der beiden Verfahren war nur moderat. Die Korrelationen zwischen Fremd- und Selbstbeurteilungsverfahren sind jedoch bei der Depression deutlich niedriger. Geringe Übereinstimmungen sind vor allem dadurch bedingt, dass die Inhalte der Depressionsskalen sich nur zum Teil überlappen, d. h. jede Skala im Extremfall etwas anderes erfassen kann. Generell gilt jedoch über alle Störungsgruppen hinweg, dass Fremd- und Selbstbeurteilung sich nicht ersetzen können, da sie unterschiedliche Perspektiven darstellen. Ihnen kommt somit eine sich ergänzende, komplementäre Funktion zu. Für die Praxis kann daher die Empfehlung ausgesprochen werden, möglichst Selbst- *und* Fremdbeurteilungsverfahren einzusetzen.

34.4 Vor- und Nachteile psychodiagnostischer Beurteilungsverfahren

Es kann festgehalten werden, dass Selbstbeurteilungsverfahren eher einen globalen Eindruck vom Patienten vermitteln und Fremdbeurteilungsverfahren eingesetzt werden sollten, wenn man spezifische Aspekte von Beeinträchtigungen differenziert und änderungssensitiv erfassen möchte (Paykel und Norton 1986). Komplexe diagnostische Fragestellungen sind schwierig mithilfe einer Selbstbeurteilung zu erfassen (z. B. aufgrund von eventuellen Verständnisschwierigkeiten des Patienten hinsichtlich einer bestimmten Symptomatik), wohingegen intrapsychische Phänomene vorzugsweise auf diese Weise erhoben werden sollten. Eine Übersicht der Vor- und Nachteile von Selbst- und Fremdbeurteilungsverfahren findet sich in ➤ Tabelle 34.1.

Tab. 34.1 Vor- und Nachteile von Selbst- und Fremdbeurteilungsverfahren (Stieglitz et al. 2001; Stieglitz und Freyberger 2001; Stieglitz 2007, 2012).

Vorteile	Nachteile
Selbstbeurteilungsverfahren	
Vielzahl an Verfahren	Nicht bei allen Störungsgruppen anwendbar
Weiter Indikationsbereich	Oft uneinheitliche Skalenkonstruktion
Einfache Anwendbarkeit	Einsatz in Abhängigkeit vom Schweregrad der Störung
Ökonomie in der Durchführung	Häufige Urteilsfehler/Verfälschungstendenzen
Mehrmalige Untersuchung möglich	
Durchführungs- und Auswertungsobjektivität	Voraussetzung: allgemeines Sprachverständnis, Mindest-IQ
Meist teststatistische Absicherung	Weniger änderungssensitiv
Globale Erfassung des Störungsbilds	**Cave:** keine Diagnosestellung möglich
Meist normiert	Antworttendenzen aufgrund von: • sozialer Erwünschtheit • Bagatellisierung • Simulation/Dissimulation • Erinnerungsfehlern • Selbsttäuschung Response Sets: Akquieszenz, Nein-Sage-Tendenz, Tendenz zur Mitte
Fremdbeurteilungsverfahren	
Überprüfbarkeit der Qualität (Interrater-Reliabilität)	Training erforderlich
Unabhängigkeit vom Schweregrad der Störung	geringe Ökonomie
Differenzierte Erfassung des Störungsbilds	Fehlerquellen: Informations-, Interpretations- und Beobachtungsvarianz
Änderungssensitiv	
	Milde- und Halo-Fehler
	kontinuierliche Supervision notwendig
	meist keine Normierung, nur Cut-off-Werte

34.5 Gütekriterien psychodiagnostischer Beurteilungsverfahren

Ein wichtiger Aspekt bei der Auswahl und der Beurteilung von diagnostischen Verfahren in der Psychiatrie ist der sichere Umgang und die Einschätzung von Testgütekriterien (Bühner 2004). Hierbei unterscheidet man Haupt- und Nebengütekriterien. Zu den **Hauptgütekriterien** zählen Objektivität, Reliabilität und Validität. **Objektivität** bezeichnet den Grad, mit dem die Ergebnisse einer Beobachtung unabhängig vom Beobachter sind. Verschiedene Arten der Objektivität können unterschieden werden: Durchführungs-, Auswertungs- und Interpretationsobjektivität. Unter **Reliabilität** versteht man den Grad der Genauigkeit, mit der ein Test ein bestimmtes Merkmal misst. Dabei ist es irrelevant, ob der Test das Merkmal auch zu messen beansprucht. Man kann weiterhin zwischen den verschiedenen Reliabilitätsarten „Interne Konsistenz" bzw. „Split-Half-Reliabilität", „Retest-Reliabilität" und „Paralleltest-Reliabilität" differenzieren. Schließlich gibt **Validität** das Ausmaß an, in dem ein Test das misst, was er zu messen vorgibt. Hier kann man z. B. zwischen Kriteriums-, Inhalts- und Konstruktvalidität trennen. Bezogen auf psychische Störungen ist besonders auf das Kriterium der Änderungssensitivität hinzuweisen, d.h. die Möglichkeit des wiederholten Einsatzes eines Verfahrens im Behandlungsverlauf (Stieglitz und Hiller 2014).

Zu den **Nebengütekriterien** zählen Normierung, Vergleichbarkeit, Ökonomie, Nützlichkeit, Zumutbarkeit, Fairness und Nichtverfälschbarkeit eines diagnostischen Verfahrens (Bühner 2004). Diese werden z. T. auch als anwendungsbezogene Evaluationskriterien bzw. Nützlichkeitskriterien bezeichnet (Stieglitz 2012).

34.6 Limitationen

Die folgende ausführliche Übersicht (➤ Tab. 34.2) hat keinen Anspruch auf Vollständigkeit, sondern soll einen Überblick über die wichtigsten Beurteilungsverfahren für die Erfassung der häufigsten psychischen Erkrankungen der ICD-10 geben (für eine umfassende Zusammenstellung und Übersicht vgl. Stieglitz et al. 2001), die zudem auf Deutsch verfügbar sind. Aufgrund der unterschiedlichen Fragestellungen, mit der ein Diagnostiker konfrontiert ist, wurde versucht, Selbst- und Fremdbeurteilungsverfahren sowie Interviews gleichgewichtig darzustellen. Wenn eine Normierung vorliegt bzw. ein spezifisches Anwendungsgebiet eines Verfahrens im Manual genannt wird, findet dies zusätzlich Erwähnung. Limitierend wirkt auf die Tabelle der inhaltliche Umfang der Spalte „Auswertung": Es wurde versucht, einen kurzen, pragmatischen Einblick in die Auswertung eines psychischen Verfahrens zu geben, der niemals erschöpfend sein kann. Die Spalte dient zur groben Einschätzung und Übersicht. Es ist notwendig, bei jedem Beurteilungsverfahren das Testmanual zu Rate zu ziehen. Auch eine umfassende Einschätzung der Gütekriterien eines Tests kann nur anhand der einzelnen Testmanuale vorgenommen werden (Bühner 2004). Sollten diese für ein bestimmtes Verfahren nicht vorhanden sein, so muss auf Einzelpublikationen zurückgegriffen werden (Stieglitz 2012). Weiterhin sollte sich die Auswahl eines diagnostischen Verfahrens auch an der Normierung, dem Bekanntheitsgrad, der internationalen Akzeptanz und der zeitlichen Ökonomie der Durchführung orientieren (Stieglitz 2012).

Tab. 34.2 Die wichtigsten Beurteilungsverfahren für die Erfassung der häufigsten psychischen Erkrankungen der ICD-10.

Instrument (Abkürzung) Autor(en), Jahr	Indikation	F¹/S²/I³	Dauer	Auswertung	Kommentar
Generelle psychiatrische Diagnostik					
Strukturiertes Klinisches Interview für DSM-IV (SKID) Wittchen et al. 1997	Semistrukturierte Erfassung, Klassifizierung und Diagnose psychischer Störungen und Syndrome nach Achse I und II	I	SKID-I: ca. 80 min SKID-II: ca. 30 min	dreispaltige Einteilung: • Spalte (links): offene Fragen und Anweisungen • Spalte: DSM-IV-Kriterien • Spalte: Kodierung bzw. Sprungbefehl; individueller Cut-Off für jede Persönlichkeitsstörung des SKID-II-Normiert	Ab 14. Lj. **Anwendungsgebiet:** Diagnostik. Kodierungsmöglichkeiten für Achse III, IV und V Sprungregeln ermöglichen Überspringen von nichtrelevanten Diagnosekriterien
Diagnostisches Interview bei psychischen Störungen (DIPS) Schneider und Margraf 2011	Klassifikation psychischer Störungen nach ICD-10 und DSM-IV (Achse I–V)	I	90–120 min	Einschätzung der Achsen mithilfe des Interviews Abschnitte (1) bis (18) enden mit DSM-IV-R-Kriterien in Form einer Checkliste	Ab Erwachsenenalter **Anwendungsgebiet:** Diagnostik Zusätzlich: Skala zur globalen Erfassung des Funktionsniveaus von Beziehungen (GARF); Skala zur Erfassung des sozialen und beruflichen Funktionsniveaus (SOFAS); Erfassung von Informationen für Therapieplanung. Kurzfassung (Mini-DIPS) vorhanden
Allgemeine Psychopathologie					
Symptom-Checklist-90® (SCL-90®-S) Franke 2013	Messung subjektiv empfundener Beeinträchtigung durch körperliche und psychische Symptome	S	10–15 min	Likert-Skala zur Berechnung eines Global Severity Index (GSI) Transformation der Skalenrohwerte in T-Normen Keine Cut-off-Werte Normiert	Ab 12. Lj. **Anwendungsgebiete:** Evaluation stationärer Psychotherapie, Einzelfalldiagnostik, Forschungsinstrument Der BSI (Brief Symptom Inventory): Kurzform des SCL-90-R
Beschwerde-Liste (BL) Zerssen und Petermann 2011	Erfassung des Ausmaßes subjektiver Beeinträchtigung durch körperliche und Allgemeinbeschwerden	S	1–5 (max. 10) min	Berechnung eines Summenscores und eines gemeinsamen Scores für beide Testformen (B-LR und B-LR') als Gradmesser der Gesamtbeeinträchtigung Kein Cut-Off Normiert	Ab 20. Lj. **Anwendungsgebiet:** Verlaufsuntersuchungen Parallelformen (B-LR und B-LR') vorhanden

Tab. 34.2 Die wichtigsten Beurteilungsverfahren für die Erfassung der häufigsten psychischen Erkrankungen der ICD-10. (Forts.)

Instrument (Abkürzung) Autor(en), Jahr	Indikation	F[1]/S[2]/I[3]	Dauer	Auswertung	Kommentar
Allgemeine Psychopathologie					
AMDP-System (AMDP) AMDP 2007	Erfassung der Psychopathologie	F	30–40 min	Symptom- oder Syndromauswertung (9 Syndrome), für die Syndrome liegen Normwerte stationär behandelter psychiatrischer Patienten vor	Einziges im deutschsprachigen Raum verfügbares Verfahren zur systematischen Erfassung der Psychopathologie
Outcome Questionnaire (OQ-45/OQ-45.2) Lambert et al. 2002	Quantifizierung klinisch relevanter Störungsbereiche	S	10–15 min	Gesamtwert und 3 Subskalen (Symptombelastung, zwischenmenschliche Beziehungen, soziale Integrität)	Dt. Ergebnisfragebogen (EB-45), speziell für den Bereich der Psychotherapie entwickelt, ökonomische Alternative zur SCL-90-R
Allgemeine Psychopathologie					
Gesundheitsfragebogen für Patienten (PHQ-D) Löwe et al. 2002	Erkennung und Diagnostik der häufigsten psychischen Störungen in der primärärztlichen Praxis, mit dem Ziel der Einleitung adäquater Behandlungsmethoden	S	Langform: 15 min Kurzform: 5 min	Kategoriale Auswertung mit Schablonen (Langform) oder anhand Auswertungsalgorithmen (Lang- und Kurzform); Skalensummenwerte werden als Schweregrade aufgefasst	Ab 18 Lj. **Anwendungsgebiet:** Diagnostik Lang- und Kurzform vorhanden
Demenz					
Mini-Mental-Status-Test (MMST) Kessler et al. 2000	Quantitative Erfassung kognitiver Leistungseinbußen bei älteren Patienten mit demenziellen und psychiatrischen Erkrankungen Keine Unterscheidung verschiedener Demenzformen	F	10 min	• 30–27 Punkte: keine Demenz • 26–18 Punkte: leichte Demenz • 17–10 Punkte: mittelschwere Demenz • ≤ 9 Punkte: schwere Demenz	Ab Senium, Präsenium **Anwendungsgebiet:** grobes Screening-Verfahren, Verlaufsmessung, Ergänzung der neuropsychologischen Testung

Tab. 34.2 Die wichtigsten Beurteilungsverfahren für die Erfassung der häufigsten psychischen Erkrankungen der ICD-10. (Forts.)

Instrument (Abkürzung) Autor(en), Jahr	Indikation	F[1]/S[2]/I[3]	Dauer	Auswertung	Kommentar
Demenz					
Nürnberger Alters-Inventar (NAI) Oswald und Fleischmann 1997	Auskunft über Grad der individuellen psychischen Alterung	S & F	45 min	Zusammengefasste Testverfahren: Beurteilung von Selbsteinschätzungen, Fremdbeurteilungen durch den Testleiter, Angehörige, Arzt, Pflegepersonal oder leistungspsychologische Testdaten Subtests mit Cut-Off-Werten zur Differenzierung von höherer und unterdurchschnittlicher Leistung Normiert	Ab dem höherem Lebensalter **Anwendungsgebiete:** Diagnostik, Therapie- und Längsschnittstudien; Parallelformen vorhanden
Test zur Früherkennung der Demenz mit Depressionsabgrenzung (TFDD) Ihl et al. 2000	Testverfahren zur Schweregradeinschätzung von Demenzen und zur Abbildung von Veränderungen im Krankheitsverlauf	S & F	5–10 min	Demenzteil: Cut-Off: 35 → Werte ≤ 35 Hinweis auf Demenz Depressionsteil: Cut-Off-Wert 8 → Werte > 8 Hinweis auf Depression	Ab dem höheren Lebensalter **Anwendungsgebiete:** Früherkennung, Screening-Instrument, Verlaufsmessung Demenzteil: Fremdbeurteilung Depressionsteil: Fremd- und Selbstbeurteilung
Alzheimer's Disease Assessment Scale (ADAS) Ihl und Weyer 1993	Einschätzung des Schweregrads demenzieller Symptome im kognitiven und nicht-kognitiven Bereich	F	45 min	Zwei Summenscores: Kognitiver Bereich: ≥ 10 Punkte → kognitive Einschränkung Nicht-kognitiver Bereich → max. 50 Punkte Normiert	Geeignet für Patienten mit demenziellen Symptomen **Anwendungsgebiete:** Forschungs- und Evaluationsinstrument, Screening-Instrument, Verlaufsmessung Parallelformen vorhanden
Alkoholabhängigkeit					
Münchner Alkoholismustest (MALT) Feuerlein et al. 1999	Erfassung der Einstellung zum Trinken, alkoholbedingte psychische und soziale Beeinträchtigungen und somatische Störungen	S & F	5–10 min	• 0–5 Punkte: unauffällig • 6–10 Punkte: Verdacht auf Alkoholabhängigkeit • 11–52 Punkte: hohe Wahrscheinlichkeit für Alkoholabhängigkeit Differenzierung in „unauffällig", „gefährdet" und „abhängig" Normiert	Für Erwachsene **Anwendungsgebiete:** Diagnostik, Epidemiologie, Gutachten

Tab. 34.2 Die wichtigsten Beurteilungsverfahren für die Erfassung der häufigsten psychischen Erkrankungen der ICD-10. (Forts.)

Instrument (Abkürzung) Autor(en), Jahr	Indikation	F[1]/S[2]/I[3]	Dauer	Auswertung	Kommentar
Alkoholabhängigkeit					
Lübecker Alkoholabhängigkeits- und -missbrauchs-Screening-Test (LAST) Rumpf et al. 2001	Siebtest zur ökonomischen Entdeckung von alkoholbezogenen Störungen	S	1–2 min	Summenscore über 7 Fragen: • Cut-Off bis 64 Lj.: > 1 Punkt: auffällig • Cut-Off ab 65 Lj.: ≥ 1 Punkt: auffällig Normiert	18–64 Jahre **Anwendungsgebiete:** Screening-Verfahren, Versorgungsforschung
Schizophrenie					
Brief Psychiatric Rating Scale (BPRS) Overall und Gorham 1986; CIPS 2005	Schnell durchführbares Einschätzungsinstrument zur Beurteilung der Zustandsänderungen beim Patienten	F	20 min	• 31 Punkte: keine Schizophrenie • 41 Punkte: Verdacht auf Schizophrenie • 53 Punkte: Schizophrenie Gesamtscore: Ausmaß der Störung	Für Erwachsene Bech et al. (1591): Hinweise auf eine Verwendung zur Diagnose der Schizophrenie **Anwendungsgebiete:** Screening-Instrument, Verlaufsmessung, Diagnostik
Das Eppendorfer Schizophrenie-Inventar (ESI) Maß 2001	Quantitative Erfassung von schizophreniespezifischen Empfindungen	S	5–10 min	Summierung der Itemrohwerten und Vergleich mit Normtabellen< 30 Punkte: schwere psychotische Symptomatik Normiert	Für Erwachsene **Anwendungsgebiete:** Differenzialdiagnostik, Früherkennung, Verlaufsbeschreibung und High-Risk-Forschung Langversion (letzte 4 Wochen), Kurzversion (letzten 7 Tage)
Interview für die retrospektive Erfassung des Erkrankungsbeginns und -verlaufs bei Schizophrenie und anderen Psychosen (IRAOS) Häfner et al. 1999	Retrospektive Erfassung des Frühverlaufs psychotischer Störungen (Erkrankungsbeginn bis erster stationärer Aufenthalt)	I	Durchführung: 1,5–2 h Kodierung: 1,5–2 h	Keine manuelle Auswertung möglich → SPSS Eingabefiles → Indikatoren der Frühphase ableitbar	Ab 12. Lj. **Anwendungsgebiete:** psychiatrische Forschung, prospektive Verlaufsstudien Mit Patient oder Bezugsperson durchführbar + schriftliche Unterlagen

Tab. 34.2 Die wichtigsten Beurteilungsverfahren für die Erfassung der häufigsten psychischen Erkrankungen der ICD-10. (Forts.)

Instrument (Abkürzung) Autor(en), Jahr	Indikation	F[1]/S[2]/I[3]	Dauer	Auswertung	Kommentar
Schizophrenie					
Positive and Negative Syndrome Scale (PANSS) Kay et al. 2005; CIPS 2005	Messung des Schweregrads der Schizophrenie und Erfassung der positiv und negativ Symptomatik sowie der allgemeinen Psychopathologie	F	30–40 min	Bewertung von 30 Symptomen anhand einer siebenstufigen Skala von 1 (nicht vorhanden) bis 7 (extrem ausgeprägt)	Keine Altersangaben **Anwendungsgebiete:** Diagnostik und Verlaufsmessung Auch für Krankenhauspersonal und Familienmitglieder des Betroffenen
Depression					
Bech-Rafaelsen-Melancholie-Skala (BRMS) Stieglitz et al. 1998; CIPS 2005	Erfassung des Schweregrades depressiver Zustandsbilder	F	25 min	• 0–5 Punkte: kein depressives Syndrom • 6–14 Punkte: leichtes depressives Syndrom • 15–24 Punkte: mittleres depressives Syndrom • 25–44 Punkte: schweres depressives Syndrom	Ab 18. Lj. **Anwendungsgebiete:** Diagnostik, Verlaufskontrolle, Effektivitätsbeurteilung, Vergleich von Interventionen, Verlaufsdokumentation, Mehrebenendiagnostik Komplementäre Skala zur Erfassung des Schweregrads manischer Symptome: Bech-Rafaelsen-Manie-Skala (CIPS 1990) Kombination beider Skalen: Erfassung bipolarer Störungen
Beck Depressions-Inventar Revision (BDI-II) Hautzinger et al. 2006	Erfassung einer depressiven Symptomatik und Schweregradbeurteilung	S	5–10 min	• 0–8: keine Depression • 9–13: minimale Depression • 14–19: leichte Depression • 20–28: mittelschwere Depression • 29–63: schwere Depression Normiert	Ab 13. Lj. **Anwendungsgebiete:** Screening-Instrument, Verlaufsmessung
Hamilton-Depressionsskala (HAMD) Hamilton 1986; CIPS 2005	Einschätzung der Schwere einer diagnostizierten Depression	F	Ca. 30 min	**17-Item-Version:** • 0–9 Punkte: keine Depression • 10–20 Punkte: leichte Depression • 21–30 Punkte: mittelschwere Depression • ≥ 30 Punkte: schwere Depression **21-Item-Version:** mittlere Werte bei Depressiven zw. 24–30 Punkten Normiert	16–80 Jahre **Anwendungsgebiete:** Verlaufsmessung; 17-Item-Version und 21-Item-Version; Einbezug der Informationen von Angehörigen, Bekannten und Pflegepersonal möglich

Tab. 34.2 Die wichtigsten Beurteilungsverfahren für die Erfassung der häufigsten psychischen Erkrankungen der ICD-10. (Forts.)

Instrument (Abkürzung) Autor(en), Jahr	Indikation	F[1]/S[2]/I[3]	Dauer	Auswertung	Kommentar
Depression					
Hospital Anxiety and Depression Scale (HADS-D) Herrmann-Lingen et al. 2011; CIPS 2005	Erfassung von Angst, Depressivität und Komorbiditäten	S	2–6 min	Allgemein: • ≤ 7: unauffällig • 8–10: suspekt • > 10: auffällig Normiert	Ab 15 Lj. **Anwendungsgebiet:** Screening-Instrument
Montgomery-Åsberg Depression Rating Scale (MADRS) Neumann und Schulte 1979; CIPS 2005	Psychometrische Beurteilung depressiver Syndrome und Schweregradbestimmung	F	15–30 min	• 0–8 Punkte: asymptomatisch • 9–17 Punkte: gering • 18–34 Punkte: mittel • ≥ 35 Punkte: schwer • < 10 Punkte: Remission Normiert	Für Erwachsene **Anwendungsgebiete:** Therapieverlaufsstudien, kulturvergleichende Untersuchungen
Bipolare Störung					
Allgemeine Depressionsskala (ADS) Hautzinger et al. 2012	Erfassung subjektiver Beeinträchtigungen durch depressive Symptome und Schweregradbestimmung	S	5 min	ADS-L: < 23 Punkte → auffällig ADS-K: < 17 Punkte → auffällig Normiert	Ab 12 Lj. **Anwendungsgebiet:** Screening-Instrument Langform (20 Items; ADS-L) und Kurzform (15 Items; ADS-K) Lügenkriterium vorhanden
Hypomania Checklist-32 (HCL-32) Angst et al. 2005	Erfassung der Lebenszeit-Prävalenz einer Manie	S	5 min	Gesamtwert: Summe der positiven Antworten in Frage 3 Cut-off bei 14 oder mehr Symptomen in Frage 3	Keine Altersangaben **Anwendungsgebiet:** Screening-Instrument
Angst					
Fragebogen zu körperbezogenen Ängsten, Kognitionen und Vermeidung (AKV) Ehlers et al. 2001	Diagnostik und Behandlung von Angststörungen	S	10–20 min	Kein Cut-off-Wert Mittelwert entspricht Gesamtscore jeder Skala Normiert	Erwachsene **Anwendungsgebiete:** Screening-Instrument, Diagnostik, Therapieplanung, Erfolgskontrolle Inhalt: ACQ (Agoraphobic Cognitions Questionnaire), BSQ (Body Sensations Questionnaire) und MI (Mobility Inventory)

Tab. 34.2 Die wichtigsten Beurteilungsverfahren für die Erfassung der häufigsten psychischen Erkrankungen der ICD-10. (Forts.)

Instrument (Abkürzung) Autor(en), Jahr	Indikation	F[1]/S[2]/I[3]	Dauer	Auswertung	Kommentar
Angst					
Soziale Phobie- und Angst-Inventar (SPAI) Fydrich 1999	Erfassung von kognitiven, somatischen und behavioralen Aspekten von Ängsten in sozialen Situationen, sowie Schweregradeinschätzung	S	10–15 min	Cut-off: ≥ 2,6	Ab 15 Lj. **Anwendungsgebiete:** Diagnostik, Forschung
State-Trait-Angstinventar (STAI) Laux et al. 1981; CIPS 2005	Erfassung der Angst als Zustand und als Eigenschaft basierend auf dem Trait-State-Angstmodel nach Spielberger (1972)	S	STAI-G X 1: 15 min STAI-G X 2: 15 min	STAI-G Form X 1: Erfassung von Angst als Zustand → grobe Beurteilung des individuellen Angstwertes (Normtabellen) STAI-G Form X 2: Erfassung von Angst als Eigenschaft: • 20 Punkte: keine Angst • 80 Punkte: maximale Angst Normiert	Ab 15 Lj. **Anwendungsgebiete:** interkulturelle Angstforschung, Verlaufsmessung, Diagnostik, Persönlichkeitsdiagnostik, Grundlagenforschung
Hamilton-Angst-Skala (HAMA) Hamilton 1977; CIPS 2005	Schwerebeurteilung von Ängsten unabhängig von Ätiologie	F	30 min	Cut-off-Werte Gesamtwert: globales Maß der Schwere der Angst	Jugendliche und Erwachsene **Anwendungsgebiete:** quantitative Bewertung des Angstzustands, Verlaufsmessung Nicht geeignet bei Panik-, Zwangsstörungen, Ängsten bei Schizophrenie/Demenz, agitiert-ängstlichen Depressionen
Penn State Worry Questionnaire (PSWQ) Stöber 1995	Erfassung des Ausmaßes pathologischer Besorgnis	S	5 min	• 16–39: niedrige Besorgnis • 40–59: moderate Besorgnis • 60–80: hohe Besorgnis	Erwachsene **Anwendungsgebiete:** Differenzialdiagnostik, Verlaufsmessung, Persönlichkeitsdiagnostik
Soziale Phobie-Skala (SPS) Stangier et al. 1999	Erfassung von sozialen Phobien und Informationsquelle zur Indikation für Therapiemaßnahmen	S	5–10 min	• 55–65 Punkte: mäßige soziale Phobie • 66–80 Punkte: deutliche soziale Phobie • 81–95 Punkte: schwere soziale Phobie • > 95 Punkte: sehr schwere soziale Phobie	Keine Altersangabe **Anwendungsgebiete:** Evaluation, Veränderungsmessung, Diagnostik

Tab. 34.2 Die wichtigsten Beurteilungsverfahren für die Erfassung der häufigsten psychischen Erkrankungen der ICD-10. (Forts.)

Instrument (Abkürzung) Autor(en), Jahr	Indikation	F[1]/S[2] I[3]	Dauer	Auswertung	Kommentar
PTBS					
Impact of Event Scale (revidierte Form) (IES-R) Maercker und Schützwohl 1998	Erfassung von Belastungsreaktionen nach kritischen Lebensereignissen und des Ausmaßes an Intrusionen	S	10–12 min	Diagnostischer Wert: X = –0,02 * Intrusionen + 0,07 * Vermeidung + 0,15 * Übererregung – 4,36 → diagnostischer Wert > 0,0: PTB-Diagnose wahrscheinlich Normiert	Jugendliche und Erwachsene **Anwendungsgebiet:** Forschung zu kritischen Lebensereignissen
Clinician Administered PTSD Scale (CAPS) Schnyder und Moergeli 2002	Kategoriale, dimensionale Diagnose, Schwerebestimmung sowie Erfassung von Schuldgefühlen und dissoziativen Symptomen	F	45–60 min	• 0–19 Punkte: minimale Ausprägung → keine/einzelne PTBS-Symptome • 20–39 Punkte: leichte PTBS → nicht krankheitswertig ausgeprägt • 40–59 Punkte: mittlere PTBS → krankheitswertig ausgeprägt • 60–79 Punkte: schwere PTBS-Symptomatik • 80–136 Punkte: extrem schwere PTBS-Symptomatik	Keine Altersangabe **Anwendungsgebiet:** Diagnostik
Zwangsstörungen					
Hamburger Zwangsinventar (HZI) Zaworka et al. 1982; CIPS 2005	Differenzierte Quantifizierung von Zwangsphänomenen	S	20 min – mehrere Stunden	Auswertung anhand von Auswertungsschablonen, Normtabellen und Auswertungsbogen Normiert	Ab 16. Lj. **Anwendungsgebiete:** Differenzialdiagnostik, Therapieforschung Auch als Kurzform vorhanden
Yale-Brown Obsessive Compulsive Scale (Y-Bocs-S) Goodman et al. 1991; CIPS 2005	Erfassung des Schweregrads und der Phänomenologie von Denk- und Handlungszwängen	F	30–60 min	Cut-off klinisch ausgeprägte Symptomatik: 16 Punkte • 0–7 Punkte: nicht klinisch • 8–15 Punkte: leicht • 16–23 Punkte: moderat • 24–31 Punkte: schwer • 32–40 Punkte: extrem	Jugendliche und Erwachsene **Anwendungsgebiete:** Screening-Instrument, Forschung, Individualdiagnostik

Tab. 34.2 Die wichtigsten Beurteilungsverfahren für die Erfassung der häufigsten psychischen Erkrankungen der ICD-10. (Forts.)

Instrument (Abkürzung) Autor(en), Jahr	Indikation	F[1]/S[2]/I[3]	Dauer	Auswertung	Kommentar
Zwangsstörungen					
Obsessive-Compulsive Inventory (OCI-R) Gönner et al. 2009	Erfassung der Schwere von Symptomen einer Zwangsstörung	S	5–7 min	Screening: Cut-off: ≤ 15 Punkte Auswahlinstrument in der Forschung: Cut-off: ≤ 22 Punkte Normiert	Erwachsene **Anwendungsgebiete:** Screening-Instrument, Behandlungsplanung, Qualitätssicherung, Verlaufsmessung Kurzform des Obsessive-Compulsive Inventory
Somatoforme Störungen					
Screening für somatoforme Störungen (SOMS) Rief et al. 2007	Identifikation, Klassifikation, Quantifizierung sowie die Verlaufsbeschreibung somatoformer Störungen	S	5 min	Kein Cut-off SOMS-2 (Vorhandensein): Gesamtsymptomanzahl, Somatisierungsindex DSM-IV, Somatisierungsindex ICD-10 (letzte 2 Jahre) SOMS-7 (Intensität): Summenscore und Symptomanzahl (letzte 7 Tage) Normiert	Ab 16. Lj. **Anwendungsgebiete:** Status-, Verlaufsdiagnostik
Quantifizierungs-Inventar für somatoforme Syndrome (QUISS) Wedekind und Bandelow 2009	Erfassung des Schweregrades somatoformer Störungen	S & F	FR: 10–15 min SR: 15–20 min	• 0–6 Punkte: grenzwertig bzw. Remission • 7–17 Punkte: leicht • 18–30 Punkte: mäßig • 31–44 Punkte: deutlich • 45–58 Punkte: schwer • ≥ 59 Punkte: sehr schwer	18–75 Jahre **Anwendungsgebiete:** QUISS-T für Forschung, QUISS-P für klinischen Alltag, Veränderungsdokumentation Fremdbeurteilungs-(QUISS-T) und Selbstbeurteilungsskala (QUISS-P)
Dissoziative Störung					
Fragebogen zu dissoziativen Symptomen (FDS) Spitzer et al. 2005	Erfassung dissoziativer Phänomene	S	5–10 (max. 20) min	Berechnung des Mittelwerts als allgemeine Ausprägung der Dissoziation in Prozent	18–80 Jahre **Anwendungsgebiete:** Screening-Instrument, Veränderungsmessung
Heidelberger Dissoziations-Inventar (HDI) Brunner et al. 1999	Diagnose dissoziativer Phänomene einschließlich Depersonalisations- und Derealisationserleben	S & F	40–60 min	Gesamtscore: Schweregradeinschätzung Diagnosezuordnung mithilfe von Auswertungsbögen nach ICD-10 und/oder DSM-IV	Ab 11. Lj. **Anwendungsgebiet:** Screening-Instrument

Tab. 34.2 Die wichtigsten Beurteilungsverfahren für die Erfassung der häufigsten psychischen Erkrankungen der ICD-10. (Forts.)

Instrument (Abkürzung) Autor(en), Jahr	Indikation	F[1]/S[2] I[3]	Dauer	Auswertung	Kommentar
Essstörungen					
Eating Disorder Inventory II (EDI-II) Paul und Thiel 2005	Erfassung charakteristischer psychopathologischer Merkmale essgestörter Patienten und Schweregradbestimmung (keine Diagnose)	S	15–20 min	Kein Cut-off Skalenwerte und Gesamtscore werden zu normierten Perzentilwerten aus Stichproben essgestörter oder unauffälliger Personen in Beziehung gesetzt Normiert	Ab 12. Lj. **Anwendungsgebiete:** Forschung, Therapieplanung und -verlaufskontrolle Kurzform und Langform verfügbar
Strukturiertes Inventar für anorektische und bulimische Essstörungen (SIAB) Fichter und Quadflieg 1999	Diagnostizierung von Essstörungen nach DSM-IV und ICD-10	S & I	Ca. 30 min	Auswerteblätter zu Subskalen und Diagnosen Algorithmen zur Erstellung von Subskalen und Diagnosen Normiert	12–65 Jahre **Anwendungsgebiete:** Diagnostik, Baseline-Bestimmung, Verlaufsevaluation Experteninterview (SIAB-EX) und Selbsteinschätzungsfragebogen (SIAB-S)
Schlafstörungen					
Pittsburger Schlafqualitäts-Index (PSQI) Riemann und Backhaus 1996; CIPS 2005	Erfassung verschiedener Bereiche des Schlafverhaltens zur Erstellung eines globalen Urteils	S & F	10 min	• 0–7: Normalbereich • 7–14: durchschnittliche Tagesmüdigkeit • 10–15: erhöhte Tagesmüdigkeit • ≥ 15: sehr hohe Tagesmüdigkeit • Gesunde Schläfer: ≤ 5 Punkte • Schlechte Schläfer: 6–10 • chronisch schlechte Schläfer: ≥ 10	Erwachsene **Anwendungsgebiete:** Diagnostik, Therapie FR durch Partner/Mitbewohner
Strukturiertes Interview für Schlafstörungen nach DSM-III-R (SIS-D) Schramm et al. 1991	Erfassung chronisch verlaufender Schlafstörungen unterschiedlicher Ätiologie, sowie Bestimmung von Schwere- und Remissionsgrad	I	30 min (davon 10 min für Einleitungsgespräch)	Kodierung der Diagnosen auf separatem Übersichtsblatt	Erwachsene **Anwendungsgebiete:** Diagnostik, Forschung

Tab. 34.2 Die wichtigsten Beurteilungsverfahren für die Erfassung der häufigsten psychischen Erkrankungen der ICD-10. (Forts.)

Instrument (Abkürzung) Autor(en), Jahr	Indikation	F[1]/S[2]/I[3]	Dauer	Auswertung	Kommentar
Persönlichkeitsstörungen					
Beck-Inventar für kognitive Schemata (B-IKS) Fydrich 2001	Erfassung von stark ausgeprägten Persönlichkeitsmerkmalen (keine Persönlichkeitsstörung)	S	15–20 min	Kein Cut-off Auswertung erfolgt für jede der neun Skalen isoliert. 1 = niedrige Ausprägung 5 = hohe Ausprägung	Ab 17. Lj. **Anwendungsgebiete:** Eingangsdiagnostik, Identifikation dysfunktionalen Interaktionsgewohnheiten
Borderline-Persönlichkeits-Inventar (BPI) Leichsenring 1997	Erfassung der Borderline-Persönlichkeitsorganisation	S	15–20 min	≥ 10 Punkte: Vorliegen einer Borderline-Persönlichkeitsstörung Normiert	Erwachsene **Anwendungsgebiete:** Screening-Instrument, Diagnostik, Verlaufsmessung, epidemiologische Studien
Borderline Symptom Liste 95 (BSL-95) Bohus et al. 2001	Erfassung des Ausmaßes der intrapsychischen Belastung	S	Ca. 20 min	Auswertung durch Prozentrangnormen Normiert	Erwachsene **Anwendungsgebiete:** Veränderungs- und Schweregradmessung Auch Kurzform vorhanden
International Personality Disorder Examination, IDC-10 Modul (IPDE) Mombour et al. 1996	Erfassung von Persönlichkeitsstörungen nach ICD-10	I	1,5–4 h (je nach Umfang der Störung)	Computergestützte Auswertung Normiert	Ab dem 18. Lj. **Anwendungsgebiete:** Diagnostik, Screening-Fragebogen im Vorfeld des Interviews Nicht geeignet für: schwere Depression, Psychose, Intelligenz unterhalb des Normbereichs, andere wesentliche kognitive Störungen
Impulskontrollstörungen					
Brief Biosocial Gambling Screen (BBGS) Gebauer et al. 2010	Erfassung von pathologischen Glücksspiel-Verhalten in den letzten 12 Monaten	S	1 min	„Ja" auf eine oder mehr der drei Fragen → wahrscheinliches Anzeichen für pathologisches Spielen	Keine Altersangabe **Anwendungsgebiet:** Screening-Instrument Muss vor dem Einsatz übersetzt werden, wird aber als Screening-Instrument gerne eingesetzt Deutsche Übersetzung bei Erbas und Buchner 2012
Kurzfragebogen zum Glücksspielverhalten (KFG) Petry und Baulig 1995	Erfassung des Vorliegens einer behandlungsbedürftigen Glücksspielproblematik bzw. des Schweregrades	S	5–10 min	≤ 16 Punkte → behandlungsbedürftige Spielerproblematik	Jugendliche und Erwachsene **Anwendungsgebiete:** Screening-Instrument, Forschung

Tab. 34.2 Die wichtigsten Beurteilungsverfahren für die Erfassung der häufigsten psychischen Erkrankungen der ICD-10. (Forts.)

Instrument (Abkürzung) Autor(en), Jahr	Indikation	F[1]/S[2]/I[3]	Dauer	Auswertung	Kommentar
Autismus					
Diagnostisches Interview für Autismus – Revidiert (ADI-R) Bölte et al. 2006	(Differenzial-)Diagnostik einer tief greifenden Entwicklungsstörung, insbesondere des frühkindlichen Autismus nach den Kriterien von ICD-10 und DSM-IV-R	I	Ca. 10–20 min	Auswertung durch „diagnostische" und „Aktuell"-Algorithmen"	Ab 3. Lj. **Anwendungsgebiete:** Diagnostik, Interventionsplanung, Ursachenforschung, Komorbidität Interviewpartner: enge Bezugsperson
Adult Asperger Assessment (AAA) Baron-Cohen et al. 2005	Erfassung autistischer Störungen im Erwachsenenalter	S	Ca. 10–20 min	Cut-off: AQ: > 32 EQ: < 30	Erwachsene **Anwendungsgebiet:** Screening-Instrument Enthält: Autismus-Spektrum-Quotienten (AQ), Empathie-Quotienten (EQ) und Erweiterung der DSM-IV-Kriterien
ADHS					
Homburger ADHS-Skalen für Erwachsene (HASE) Rösler et al. 2008	Untersuchungsverfahren zur syndromalen und kategorialen Diagnostik der Aufmerksamkeitsdefizit-/Hyperaktivitätsstörung (ADHS) im Erwachsenenalter	S & F & I	10–30 min	Vier Einzeltestverfahren: 1. Die Wender Utah Rating Scale – deutsche Kurzform (WURS-K) 2. ADHS-Selbstbeurteilungsskala (ADHS-SB) 3. ADHS-Diagnostische Checkliste (ADHS-DC) 4. Wender-Reimherr-Interview (WRI)	Ab 18. Lj. **Anwendungsgebiete:** Screening, Schweregradbeurteilung, Diagnostik
Conners' Adult ADHD Rating Scales (CAARS-O) Conners et al. 1999	Erfassung von ADHD bei Erwachsenen	S & F	10–15 min	Umwandlung der Rohwerte in T-Scores: T-Score 65 = auffällig Je mehr Subskalen ≤ 65, desto höher Wahrscheinlichkeit einer ADHS Normiert	Ab 18. Lj. **Anwendungsgebiete:** Diagnostik, Verlaufsmessung Kurz-, Lang- und Screeningform Fremdreport: enge Vertraute

Tab. 34.2 Die wichtigsten Beurteilungsverfahren für die Erfassung der häufigsten psychischen Erkrankungen der ICD-10. (Forts.)

Instrument (Abkürzung) Autor(en), Jahr	Indikation	F[1]/S[2]/I[3]	Dauer	Auswertung	Kommentar
Tic-Erkrankungen					
Yale-Tourette-Syndrom-Symptomliste (YTSSL) Rothenberger 1991	Erfassung von Tic-Symptomatik	S & F	Ca. 5–10 min	Beurteilung von Symptomlisten	Keine Altersangaben **Anwendungsgebiete:** Diagnostik, Veränderungsmessung, Verlaufsdokumentation Rating durch Mutter/Vater/andere möglich
Yale-Globale-Tic-Schweregrad-Skala (YGTSS) Leckmann 1989	Schweregrad von Tic-Symptomen hinsichtlich einer Reihe von Dimensionen	F	Ca. 5–10 min	Zunächst Beurteilung des Tic-Inventars, dann Fragen zu jedem der einzelnen Merkmale	Keine Altersangabe **Anwendungsgebiet:** nicht näher angegeben
Nicht stoffgebundene Süchte					
Computerspielabhängigkeitsskala (KFN-CSAS-II) Rehbein et al. 2010	Erfassung von Computerspielabhängigkeit	S	Ca. 5 min	• 35–41 = Person gefährdet • 42–56 = computerabhängig Normiert	Jugendliche und Erwachsene **Anwendungsgebiet:** Screening-Instrument
South Oaks Gambling Screen (SOGS) Schinckel und Hand 2003	Identifikation von pathologischen Spielern	S	Ca. 5 min	20 Items: Cut-Off bei 5 • kein Problem: 0 • potenzielle Spielsucht: 1–4 • pathologische Spielsucht: ≥ 5	Keine Altersangabe **Anwendungsgebiet:** Screening-Instrument Für Jugendliche in revidierter Fassung Achtung: Überschätzt Anteil pathologischer Spiele in Allgemeinbevölkerung, entwickelt für das klinische Setting
Internetsuchtskala (ISS) Hahn und Jerusalem 2010	Erfassung von Internetsucht	S	Ca. 5–10 min	20 Items, 4-Punkte-Likert-Skala • 50–59 = „internetsuchtgefährdet" • Ab 59 = internetabhängig	Jugendliche und Erwachsene **Anwendungsgebiet:** Screening-Instrument

Tab. 34.2 Die wichtigsten Beurteilungsverfahren für die Erfassung der häufigsten psychischen Erkrankungen der ICD-10. (Forts.)

Instrument (Abkürzung) Autor(en), Jahr	Indikation	F[1]/S[2]/I[3]	Dauer	Auswertung	Kommentar
Schmerz					
Deutscher Schmerzfragebogen (DSF) Deutsche Schmerzgesellschaft Arbeitskreis „Standardisierung und Ökonomisierung der Schmerztherapie" 1997	Screening auf psychisches Befinden, Schmerzbeschreibung, Komorbiditäten und Vorbehandlungen	S	Ca. 76 min	**Schweregrad Schmerz:** 1. 0= keine Schmerzen 2. 1= geringe Schmerzintensität und geringe Beeinträchtigung 3. 2= hohe Schmerzintensität/geringe Beeinträchtigung 4. 3= hohe schmerzbedingte Beeinträchtigung, mäßig limitierend 5. 4= hohe schmerzbedingte Beeinträchtigung, stark limitierend **Psychisches Befinden:** Cut-off: ≤ 10 Punkte	Keine Altersangaben Subjektiver Bericht des Patienten und standardisierte Erhebung im Rahmen des biopsychosozialen Modells des Schmerzes **Anwendungsgebiet:** Screening-Verfahren Basis-Version durch Module erweiterbar
Schmerzempfindungs-Skala (SES) Geissner 1996; CIPS 2005	Charakterisierung und Quantifizierung der Schmerzempfindung	S	5–10 min	Auswertung durch Bildung von Summenscores Normiert	Ab 16. Lj. **Anwendungsgebiet:** Screening-Instrument

[1] Fremdbeurteilungsverfahren
[2] Selbstbeurteilungsverfahren
[3] Interview

Register

A

Acamprosat 33
Acetylcholinesterasehemmer, Demenztherapie 11
ADHS 396
– Alkohol- und Drogensucht 399
– Angststörungen 399
– dissoziale Persönlichkeit 402
– Depression 399
– Diagnostik 397
– diagnostische Kriterien 396
– Epidemiologie 396
– Essstörungen 399
– genetische Ursachen 400
– Klassifikation 396
– Komorbidität 398
– Milwaukee-Young-Adult-Outcome-Study 402
– Neuroanatomie 401
– neurochemische Prozesse 400
– neuropsychologische Tests 399
– Persönlichkeitsstörungen 399
– Pharmakotherapie 404
– Psychotherapie 408
– Restless-Legs-Syndrom 399
– Selbstbeurteilungsskalen 397
– soziale Adaptation 402
– störungsorientierte Therapieansätze 408
– Symptomatik 396
– Tests 489
– Therapieindikation 403
– Utah-Kriterien 397
Adipositas
– Ätiologie 308
– Definition 307
– Depression 308
– Epidemiologie 308
– Gewichtsreduktionsmaßnahmen 310
– Gewichtsstabilisierung 312
– Verhaltenstherapie 311
Agitation 85
Agoraphobie 233
– Entwicklung 233
– nicht-pharmakologische Therapie 233
– Pharmakotherapie 239, 242
– Reaktionsexposition 234
Akathisie 96
Alcohol-Use-Disorder-Identification-Test (AUDIT) 31

Alkohol
– riskanter Konsum 25
– schädlicher Gebrauch 25
Alkoholabhängigkeit 24
– Früherkennung 30
– Frühintervention 31
– genetische Mechanismen 25
– Kriterien 25
– Kurzintervention 31
– Laborparameter 31
– Medical Management 32
– Prävalenz 24
– Rückfallprophylaxe 32
– Tests 31, 487
Alkoholentwöhnung 29
– Acamprosat 33
– Naltrexon 34
– psychotherapeutische Strategien 29
– qualifizierte Entzugsbehandlung 29
Alpträume 325
Alzheimer-Demenz 6
– diagnostische Kennwerte 8
– prodromale 10
Amnesie, dissoziative 282, 285
Amphetamine 43
– psychiatrische Komplikationen 44
Amphetaminentzug 45
– Medikamente 45
– Psychotherapie 45
Angsstörung, Ecstasy 44
Angststörung, generalisierte 236
– kognitive Verhaltenstherapie 244
– Kombinationstherapie 244
– nicht-pharmakologische Therapie 236
– Pharmakotherapie 239, 244
Angststörungen 231, 399
– Agoraphobie 242
– Antihistamine 242
– Antikonvulsiva 242
– Ätiologie 231
– Benzodiazepine 241
– Betablocker 242
– Buspiron 241
– generalisierte 244
– MAO-Hemmer 241
– Moclobemid 241
– neurobiologische Befunde 349
– Neuroleptika 242
– Panikstörung 242

– Pregabalin 240
– Serotonin-Noradrenalin-Wiederaufnahmehemmer (SSNRIs) 238
– Serotoninwiederaufnahmehemmer (SSRI) 238
– soziale 244
– spezifische Phobie 245
– Tests 487
Angststörung, soziale, Pharmakotherapie 239, 244
Anorexia nervosa (AN)
– Ätiologie 297
– Gesamtbehandlungsplan 306
– Komplikationen 299
– Mortalität 296
– multimodale Therapie 303
– Pathogenese 297
– Pharmakotherapie 305
– Psychotherapie 304
– Starvationssyndrom 299
– Therapie 304
– Verlauf 296
Anticraving-Substanzen 33
– Acamprosat 33
– Naltrexon 34
Antidementiva 461
Antidepressiva 148, 149, 352, 446
– 2. Generation 148
– 3. Generation 148
– Anwendungsbeschränkungen 163
– bipolare Störungen 220
– BPS 369
– Dosierung 165
– Dosisverteilung 160
– Gewichtsveränderungen 166, 309
– Kokainentzug 42
– Nebenwirkungen 149, 164
– Persönlichkeitsstörungen 351
– Restless-Legs-Syndrom 166
– Schlafstörungen 319
– Schwangerschaft 170
– Stillzeit 170
– Substanzklassen 160
– Suizidalität 167
– Toxizität 150
– und Fahrtauglichkeit 171
– unipolare Depression 149
Antidepressiva, atypische
– Dosierung 165
Antidepressiva, tetrazyklische
– Dosierung 165

Antidepressiva, trizyklische (TZA)
– Amphetaminentzug 45
– Angststörungen 240
– Depression 151
– Dosierung 165
– Entzugssymptome 163
– Nebenwirkungen 163
– posttraumatische Belastungsstörung (PTBS) 254
– somatoforme Störungen 277
Antihistamine, Angststörungen 242
Antikonvulsiva
– Angststörungen 242
– bipolare Störungen 219
Antipsychotika 452
– Auswahl 78
– bipolare Störungen 218, 220, 221
– BPS 369
– Depotantipsychotika 91
– Depression 202
– Dosierung 78
– Langzeittherapie 88
– Nebenwirkungen 95, 96
– Notfalltherapie 85
– psychiatrischer Notfall 86
– Sicherheit 94
– Verträglichkeit 94
– Wahn 143
– Wirkungsprofil 74
Antipsychotika, Nebenwirkungen
– endokrine 98
– extrapyramidal-motorische Störungen (EPMS) 96
– gastrointestinale 103
– Gewichtszunahme 100, 309
– hämatologische 103
– Hyperprolaktinämie 98
– kardiovaskuläre 102
– metabolische 99
– Neuroleptikasyndrom, malignes 98
– Sexualstörungen 98
– tardive Dysinesien (TD) 96
Aphasie, logopenische 6
Aripiprazol, BPS 368
Asperger-Syndrom 386
Atomoxetin 407
Atrophie, posteriore kortikale 6
AUDIT-G-M 31
Aufmerksamkeitsdefizits-Hyperaktivitäts-Syndrom, und Autismus 390
Autismus 384
– Definition 384, 386
– Diagnostik 389
– Differenzialdiagnose 390, 391

– Epidemiologie 386
– Genetik 388
– Kernsymptome 385
– Klassifikation 385
– Komorbidität 390, 391
– Neuropsychologie 388
– Pharmakotherapie 392
– Psychotherapie 391
– Symptome 391
– Tests 487
– Theory of Mind 384
– Verlauf 387

B
Baclofen 33
– Kokainentzug 42
Baldrian, Schlafstörungen 320
Benzodiazepinabhängigkeit 51
– Entzugssymptomatik 54
– Epidemiologie 51
– internistische Komplikationen 55
– neurobiologische Grundlagen 53
– Perzeptionsstörungen 55
– Pharmakotherapie 55
– Prophylaxe von Entzugssymptomen 54
– psychopathologische Symptome 55
– Psychotherapie 56
– vegetative Symptome 55
– Verlauf 55
Benzodiazepine
– Abhängigkeit 51
– Abhängigkeitsrisiko 52
– Amphetaminentzug 45
– Angststörungen 241
– bei Schlafstörungen 325
– BPS 369
– Cannabisentzug 48
– Depression 202
– Echopsychose 49
– Ecstasy-Entzug 45
– induzierte Psychose 49
– Intoxikationspsychose 42, 49
– Nebenwirkungen 241
– Persönlichkeitsstörungen 355
– posttraumatische Belastungsstörung (PTBS) 254
– psychiatrischer Notfall 86
– Überdosierung, Symptome 53
– Zwangsstörungen 264
Benzodiazepin-Rezeptor-Agonisten
– Schlafstörungen 317
– Sicherheit 318
Benzodiazepin-Substitution 57
– Diazepam 55

Betablocker
– Akathisie 96
– Angststörungen 242
– Kokainentzug 42
– posttraumatische Belastungsstörung (PTBS) 254
Bewegungsstörungen
– dissoziative 283, 285
– schlafbezogene 326
Bewusstseinsstörungen, dissoziative 293
Bexarotene 18
Bipolare Störungen
– Bildgebung 211
– biologische Veränderungen 211
– Formen 208
– genetische Ursachen 209
– Klassifikation 208
– Komorbidität 209
– Neurobiologie 209
– Pharmakotherapie 214
– Prävalenz 208
– Psychoedukation 226
– Psychotherapie 224
– Rapid Cycling 224
– Tests 487
– Therapieeffekte 214
– Therapieziele 215
Blickphobie, Siehe soziale Phobie
Borderline-Persönlichkeitsstörung 359
– Ätiologie 361
– Diagnostik 361
– Epidemiologie 359
– genetische Disposition 362
– Langzeitverlauf 360
– neurobiologische Befunde 349
– Oxytocin 350
– Pharmako- und Psychotherapie 365
– Pharmakotherapie 368
– psychosoziale Faktoren 362
– Psychotherapie 362
Brandstiftung, pathologische, Siehe Pyromanie
Bruxismus 326
Bulimia nervosa (BN)
– Diabetes mellitus 300
– Diagnostik 299
– Gesamtbehandlungsplan 306
– Komplikationen 299
– Mortalität 297
– Psychotherapie 301
– Selbsthilfe 303
– Verlauf 297

Buprenorphin
- Alternate-Day-Dosis 40
- Opiatentzug 39
Bupropion
- Tabakentzug 63
- Zwangsstörungen 264
Burnout 477
- Differenzialdiagnose 479
- Prävention 481
- Risikofaktoren 480
- Symptome 478
- Therapie 480
Buspiron, Angststörungen 241

C
Cannabis 46
- Abhängigkeit 48
- amotivationales Syndrom 48
- Entzugssyndrom 48
- Intoxikationspsychose 47, 48
- kognitive Störungen 47, 48
- Persönlichkeitsstörung 47
- Suchtpotenzial 46
Cannabis-bezogene Störungen, Therapie 46
Cannabisentzug, Symptome 46
Cannabiskonsum, psychiatrische Komplikationen 47
Carbamazepin, bipolare Störungen 217, 219
Cholinesterasehemmer, Demenztherapie 12
Clonazepam, REM-Schlaf-Verhaltensstörung 325
Clozapin
- BPS 369
- therapieresistente Schizophrenie 136
Cognitive Behavioral Analysis System of Psychotherapy (CBASP) 186
- Indikationen/Kontraindikationen 190
- interpersonelle Strategien 188
- Situationsanalyse 190
Competing Response Training, Trichotillomanie 380
Computerspielabhängigkeit, *Siehe* Internet- und Computerspielabhängigkeit

D
Degeneration, frontotemporale 7
Delta-9-Tetrahydrocannabinol (THC), *Siehe auch* Cannabis
Demenz
- Aggression 20
- Agitation 20

- bei frontotemporaler Degeneration 7
- bei Morbus Parkinson 7
- Depression 19
- diagnostische Kennwerte 8
- Differenzialdiagnose 4
- gemischte 7
- Lewy-Körperchen 7
- primäre 5
- Prophylaxe 15
- Schlafstörungen 21
- Schweregrade 4
- Therapie psychotischer Syndrome 18
- Ursachen 5
- vaskuläre 6
Demenzdiagnostik 2
- ADL 4
- Amyloid-PET 8
- Anamnese 2
- Dopamintransporter-SPECT 9
- FDG-PET 8
- genetische 10
- Liquor 9
- MRT 8
- Symptome 4
- Tests 3, 487
Demenztherapie 11
- Acetylcholinesterasehemmer 12
- AChE-I 11
- Antiphlogistika, nichtsteroidale 16
- Leitlinien 22
- nichtmedikamentöse Verfahren 14
- NMDA-Rezeptor-Antagonisten 13
Depersonalisationssyndrom 283, 285
Depotantipsychotika, Postinjektionssyndrom 91
Depression
- ADHS 399
- Adipositas 308
- bei Demenz 19
- bei koronarer Herzkrankheit 168
- bei Parkinson-Syndrom 169
- bipolare 221
- Diagnostik 172
- Dysthymie 173
- Elektrokrampftherapie (EKT) 162
- Formen 150
- Langzeitverlauf 156
- larvierte 270
- Leitlinien 161
- Lichttherapie 162
- nach Schlaganfall 168

- Prävalenz 173
- psychotische 173
- rezidivierende 173
- Schlafentzug 162
- Schweregrade 148
- Symptome 172
- Tests 487
- und Zwangsstörungen 265
- unipolare 147
Depression, chronische/therapieresistente 182
- Behandlungsstrategien 195
- bipolare 222
- Cognitive Behavioral analysis System of Psychotherapy (CBASP) 185, 186
- Diagnostik 182
- Dysthymie 184
- Formen 182
- Kombinationstherapie 185
- Komorbidität 182
- Major Depression 184
- Pharmakotherapie 191
- psychotische 202
Depression, Kombinationstherapie 177
- Differenzialindikation 179
- Wirksamkeit 178
Depression, Pharmakotherapie 147
- Akuttherapie 149, 150
- Dosierung 158
- Erhaltungstherapie 155
- Rezidivprophylaxe 156
- Wirkeintritt 157
- Wirksamkeit 157
Depression, Psychotherapie 172
- Achtsamkeitsbasierte Kognitive Therapie (MBCT) 175
- Cognitive Behavioral Analysis System of Psychotherapy (CBASP) 175
- Differenzialindikation 175
- Erhaltungstherapie 179
- Gesprächspsychotherapien 174
- Indikationen 173
- interpersonelle Psychotherapie 175
- kognitive Verhaltenstherapie 174
- Langzeiteffekte 177, 179
- Placeboproblem 176
- psychodynamische Kurzzeittherapie 174
Derealisationssyndrom 283, 285
Dermatillomanie 378
- Pharmakotherapie 382
- Psychotherapie 381

Dialektisch Behaviorale Therapie (DBT), BPS 363, 364
Diathese-Stress-Modell 282, 288, 291, 342, 343
Dissoziative Störungen
– Ätiologie 288
– Definition 282
– Diagnosekriterien 285
– Diagnostik 283, 285
– Differenzialdiagnostik 285
– DSM-5 284
– Epidemiologie 287
– Evidenzgraduierung 293
– Formen 282
– ICD-10 284
– Kategorisierung 284
– klinisches Bild 282
– Komorbidität 287
– Leitlinien 293
– Pharmakotherapie 292
– Psychotherapie 289
– Screening-Fragen 286
– Tests 487
– Verlauf 287
Disulfiram 33
– Kokainentzug 42
Dopaminagonisten
– Kokainentzug 42
– Restless-Legs-Syndrom 326
Doppeldepression 192
Drogenabhängigkeit
– Amphetamine/Ecstasy 43
– Cannabis 46
– Halluzinogene 47
– Komorbidität 49
Dystonie 96

E
Echolalie 411
Echopraxie 411
Ecstasy 43
– Entzugssyndrom 43
– psychiatrische Komplikationen 44
Ecstasy-Entzug, Benzodiazepine 45
Elektrokrampftherapie (EKT)
– chronische/therapieresistente Depression 201, 202
– Demenz 20
– Depression, bipolare 224
– induzierte Psychose 49
– schizoaffektive Störungen 146
– therapieresistente Schizophrenie 134, 136
Eltern-Kind-Beziehung, Attachment 339

Empfindungsstörung, dissoziative 283, 285
Empowerment 115
Entzugsbeschwerden 39
Essstörungen 296, 399
– Epidemiologie 297
– genetische Faktoren 298
– Gesamtbehandlungsplan 306
– Gewichtskriterien 296
– Insulin-Purging 300
– Komorbidität 299
– organische Komplikationen 299
– Risikofaktoren 298
– Schwangerschaft 300
– serotonerge Dysfunktion 298
– Tests 447
– Therapieleitlinien 300
– Verlauf 296
explosive Störung 377
– Pharmakotherapie 381
– Psychotherapie 380
Expositionstherapie
– Angststörung, soziale 245
– antidissoziative Strategien 292
– dissoziative Störungen 292
– Zwangsstörungen 261
extrapyramidal-motorische Störungen (EPMS) 19, 96
– Anticholinergika 96
Extraversion, neurobiologische Befunde 350

F
Familienintervention, Schizophrenie 108
Familientherapie, Anorexia nervosa 304
Family-Focused Treatment (FFT), bipolare Störungen 226
Fight/flight-System 348
Fluoxetin
– Bulimia nervosa 304
– dissoziative Störungen 292
Fremdbeurteilungsverfahren 483
Frühintervention
– Alkoholabhängigkeit 31
– posttraumatische Belastungsstörung (PTBS) 252
– Schizophrenie 108
Fugue, dissoziative 283, 285

G
Geschlechtsdysphorie, Siehe auch Transsexualität
Geschlechtsdysphorie 335
Geschlechtsidentitätsstörung 335

Glücksspiel, pathologisches 375
– diagnostische Kriterien 374
– Pharmakotherapie 381
– Psychotherapie 379
– Tests 447

H
Habit Reversal Training 413
– Trichotillomanie 380
Hair Pulling Disorder, Siehe Trichotillomanie
Halluzinogene 47
– Echopsychose 48
– Horror-Trip 48
– induzierte Psychose 48
– Intoxikationspsychose 48
– Pharmakotherapie 49
– psychiatrische Komplikationen 48
Hirnstimulation, tiefe 267
Hyperkortisolismus 213
Hyperprolaktinämie, antipsychotika-induzierte 98
Hypochondrische Störung 270

I
Identitätsstörung, dissoziative (DIS) 283, 285, 291
Impulskontrollstörungen 373
– Dermatillomanie 378
– diagnostische Kriterien 374
– explosive Störung 377
– exzessives Sporttreiben 379
– Glücksspiel 375
– Kaufsucht 378
– Kleptomanie 376
– Komorbidität 375
– pathologisches sexuelles Verhalten 378
– Pharmakotherapie 381
– Psychotherapie 379
– Pyromanie 376
– Tests 447
– Trichotillomanie 377
Insomnien, Siehe Schlafstörungen
Insulin-Purging 300
Integrierte Versorgung 122
Internet-Therapieprogramme 470
Internet- und Computerspielabhängigkeit 431
– Definition 431
– Komorbidität 434
– Pharmakotherapie 436
– Prävalenz 432
– Prävention 435
– psychometrische Instrumente 434

Register

- Psychotherapie 436
- Tests 447
Interpersonal and Social Rhythm Therapy (IPSRT), bipolare Störungen 225
Intoxikationspsychose
- Amphetamine 44
- Cannabis 47, 48
- Ecstasy 44
- Halluzinogene 48

J
Johanniskraut
- Depression 161
- somatoforme Störungen 277

K
Kaufsucht 378
- Pharmakotherapie 382
- Psychotherapie 381
Kleptomanie 376
- diagnostische Kriterien 374
- Epidemiologie 376
- Komorbidität 377
- Pharmakotherapie 381
- Psychotherapie 380
kognitiv-behaviorale Therapie, therapieresistente Schizophrenie 136
kognitive Störungen, Cannabis 47
kognitive Verhaltenstherapie
- Angststörung, soziale 245
- Angststörungen 243
- bei Bulimia nervosa 301
- bipolare Störungen 225
- pathologisches Glücksspiel 380
- Schizophrenie 107
- Schlafstörungen 320
- therapieresistente Schizophrenie 133
- Trichotillomanie 380
- Zwangsstörungen 260, 262
Kokainabhängigkeit
- Entzug 42
- Intoxikationspsychose 42
- neurologische Komplikationen 42
- psychiatrische Komplikationen 42
- Symptome 41
Kokainentzug 42
- abstinenzorientierte Therapie 42
- Intoxikationspsychose 42
- Medikamente 42
- Psychotherapie 42
- Suizidalität 42
- Symptome 42
Konversionsstörungen 291

Koprolalie 411
Kopropraxie 411
Körperdysmorphe Störung 270
Krampfanfall, dissoziativer 283, 285, 293
Kriminalprävention 421

L
Lamotrigin
- bipolare Störungen 217
- BPS 368
- dissoziative Störungen 292
- Rapid Cycling 224
Levomethadon, Opiatentzug 40
Lewy-Körperchen-Demenz 7
- AChE-I 13
- Dopamintransporter-SPECT 9
- FDG-PET 8
Lichttherapie, Depression 162
Lithium
- bipolare Störungen 217, 219
- induzierte Psychose 49
- Persönlichkeitsstörungen 354
- therapieresistente Depression 198
Lübecker Alkoholabhängigkeits- und Missbrauchs-Screening-Test (LAST) 31

M
malignes neuroleptisches Syndrom, Diagnosekriterien 98
MAO-Hemmer
- Angststörungen 241
- Depression 151, 154
- Dosierung 165
- Persönlichkeitsstörungen 352
- posttraumatische Belastungsstörung (PTBS) 254
Maßregelvollzug, Siehe auch Straftäterbehandlung
- Entziehungsanstalt 418
- Epidemiologie 418
- Krankenhausunterbringung 417
MATCH-Studie 29
Melatonin
- REM-Schlaf-Verhaltensstörung 325
- Schlafstörungen 319
Melatoninagonisten, Dosierung 165
Memantin 392
- Demenztherapie 12, 13
- Wirksamkeit 12
metabolisches Syndrom 100
- Diagnosekriterien 102
Methadon, Opiatentzug 39

Methadon-Razemat, Opiatentzug 40
Methylphenidat 404
- ADHS 404
- Alternativen 407
- Autismus 393
- Gegenanzeigen 406
- nichtretardiertes 405
- Persönlichkeitsstörungen 356
- retardiertes 405
- Suchtpotenzial 407
- unerwünschte Wirkungen 405
mild cognitive impairment (MCI) 10
Milwaukee-Young-Adult-Outcome-Study 402
Mindfulness-based Therapy (MBT), BPS 363, 364
Mini-Mental-Status-Test 3, 447
Moclobemid, Angststörungen 241
Mood Stabilizer 354
- bipolare Störungen 220
- Kokainentzug 42
- Persönlichkeitsstörungen 354, 355
Motivierende Gesprächsführung 32

N
Nalmefen 33
Naltrexon 28, 34
- Alkoholentwöhnung 34
- dissoziative Störungen 292
- Opiatentzug 39
- Paraphilie 334
Neuroleptika 352
- Amphetaminentzug 45
- Angststörungen 242
- Cannabisentzug 48
- extrapyramidal-motorische Störungen (EPMS) 19
- Kokainentzug 42
- Persönlichkeitsstörungen 352
Neuroleptika, atypische
- Anorexia nervosa 305
- Autismus 393
- Persönlichkeitsstörungen 354
- Wahn 143
Neuroleptika, klassische
- Persönlichkeitsstörungen 352
Noradrenalin-Wiederaufnahmehemmer (SNRI), Dosierung 165

O
obstruktives Schlafapnoesyndrom 323
- Symptome 323
- Therapie 324

Olanzapin, Postinjektionssyndrom 91
Opiatabhängigkeit
– Komorbidität 38
– Substitutionstherapie 40
– Symptome 38
Opiatantagonisten, Persönlichkeitsstörungen 355
Opiatentzug
– abstinenzorientierte Therapie 39
– ambulant 39
– Buprenorphin 39
– Kurzentzug in Narkose 39
– Levomethadon 40
– Methadon 39
– Methadon-Razemat 40
– Naltrexon 40
– stationär 39
Orexin-Rezeptor-Antagonisten, Schlafstörungen 319
Oxytocin 392

P
Palilalie 412
Palipraxie 412
Panikstörung 233
– nicht-pharmakologische Therapie 233
– Pharmakotherapie 239, 242
– Reaktionsexposition 234
Paraphilie 333
– Ätiologie 334
– Diagnose 333
– Epidemiologie 333
– Pharmakotherapie 334
– Psychotherapie 334
Parasomnie 324
– Alpträume 325
– Klassifikation 324
– Pavor nocturnus 325
– REM-Schlaf-assoziierte 325
– Schlafwandeln 325
Parkinson-Erkrankung 7
Parkinson-Krankheit, und Depression 169
Parkinsonoid 96
Paroxetin, dissoziative Störungen 292
pathologischer Perfektionismus 302
Pavor nocturnus, Therapie 325
Persönlichkeitsstörungen 337, 399
– Altersabhängigkeit sozialer Einflüsse 341
– Ätiologie 338

– Cannabis 47
– Diathese 342
– Diathese-Stress-Modell 342, 343
– fight/flight-System 348
– multiple 283
– neurobiologische Befunde 347
– Pharmakotherapie 350, 357
– Psychoedukation 345
– psychosoziale Prädisposition 343
– Psychotherapie 344
– Risikofaktoren 339
– soziale Integration 341
– Straftäter 421
– Suizid 342
– Tests 447
– Trauma 339
– Vulnerabilität 342
Phasenprophylaktika (Stimmungsstabilisierer) 459
– BPS 369
– Gewichtszunahme 309
Phobie, soziale 235
– nichtpharmakologische Therapie 235
Phobie, spezifische 245
– Expositionstherapie 245
Postinjektionssyndrom 91
Post-Stroke-Depression 168
Posttraumatische Belastungsstörung (PTBS) 247
– Ätiologie 250
– Definition 247
– dissoziativer Subtyp 287
– Epidemiologie 249
– Exposition in sensu 253
– Eye Movement Desensitization and Reprocessing 253
– Frühintervention 252
– Imagery Rescripting and Reprocessing Therapy 253
– Klassifikation 248
– Kombinationstherapie 256
– Komorbidität 340
– narrative Expositionstherapie 253
– Pharmakotherapie 254
– Retraumatisierung 253
– Tests 249, 447
– Therapieresistenz 256
– Typ-II-Trauma 253
– und Borderline-Störung 253
– Verhaltenstherapie 253
– Verlauf 249

Pregabalin
– Angststörungen 240
– Benzodiazepin-Entzug 56
– Nebenwirkungen 240
Pro-Kopf-Alkoholkonsum 24
Psychoanalyse, Schizophrenie 108
Psychoedukation
– bipolare Störungen 226
– dissoziative Störungen 289
– Schizophrenie 107
psychopathische Persönlichkeit, neurobiologische Befunde 349
Psychopharmaka, Gewichtszunahme 100, 309
Psychotherapie
– Definition 467
– Einzel- vs. Gruppentherapie 469
– Moderatoren 473
– Nebenwirkungen 474
– Neurobiologie 472
– Prädiktoren 473
– Wirkfaktoren 470
– Wirksamkeit 468
– zugelassene Verfahren 468
PTBS, Alpträume 326
Pychodynamische Psychotherapie, Schizophrenie 108
Pyromanie 376
– diagnostische Kriterien 374
– Pathogenese 376
– Psychotherapie 380

Q
Quetiapin
– BPS 369
– Demenztherapie 18

R
Rapid Cycling, Pharmakotherapie 224
REM-Schlaf-Verhaltensstörung, Pharmakotherapie 325
Repetitive Transkranielle Magnetstimulation (rTMS), Depression 204
Resilienz 340, 341
Restless-Legs-Syndrom 166, 326, 399
– Pharmakotherapie 327
Risk-Need-Responsivity-Prinzip 422
Risperidon
– Autismus 393
– BPS 369
– schizotypische Persönlichkeitsstörung 356

S

Schematherapie, BPS 363, 364
schizoaffektive Störungen 144
– Definition 143
– Diagnosekriterien 144
– Differenzialdiagnose 144
– Epidemiologie 145
– Therapie 145
– Verlauf 145
Schizophrenie
– Adipositas/metabolisches Syndrom 99
– Agitation 85
– Akutphase 106
– Diagnostik 73
– Differenzialdiagnose 73
– Entstehung 72
– Epidemiologie 70
– integrierte Versorgung 122
– Klinik 72
– Prodromalphase 105
– Prognose 74
– stabile Phase 106
– Stabilisierungsphase 106
– Symptome 106
– Tests 447
– Therapieresistenz 127
– und Zwangsstörungen 266
Schizophrenie, Pharmakotherapie 70
– Behandlungsalgorithmen 81
– Grundlagen 70
– Langzeittherapie 88
– Notfalltherapie 85
– Untersuchung 74
Schizophrenie, psychosoziale Therapie 114
– Arbeitsrehabilitation 120
– aufsuchende gemeindepsychiatrische Therapie 117
– Bewegungstherapie 122
– Case Management 117
– Definition 114
– Empowerment 115
– Ergotherapie 121
– Evaluation 116
– Home Treatment 119
– komplementärer Wohnbereich 119
– Kristeninterventionsdienste 119
– Kunsttherapie 121
– Rehabilitation 115
– Ziele 114
Schizophrenie, Psychotherapie 105
– Alltagsbewältigung 112
– Angehörige 112
– Behandlungsplanung 114

– Familienintervention 108, 113
– Frühintervention 108
– kognitive Rehabilitation/Remediation 108, 113
– kognitive Verhaltenstherapie 107
– Krisensituationen 112
– Leitlinien 109
– persistierende Symptome 112
– Psychoedukation 107, 111
– Training sozialer Kompetenz 107, 113
Schizotypische Persönlichkeitsstörung 356
Schlafapnoesyndrom, *Siehe* obstruktives Schlafapnoesyndrom
Schlafentzugstherapie, Depression 162
Schlafstörungen 315
– diagnostische Instrumente 317
– Differenzialdiagnostik 316
– Epidemiologie 316
– kognitive Verhaltenstherapie 320
– Komorbidität 316
– nichtorganisch bedingte 315
– obstruktives Schlafapnoesyndrom 323
– organisch bedingte, *Siehe auch* Parasomnien
– Pharmakotherapie 317
– Schlaftagebücher 316
– Tests 447
Schlafwandeln 325
Schmerz, Tests 447
Selbstbeurteilungsverfahren 483
Selbstregulationssysteme 348
Sensibilitätsstörung, dissoziative 283, 285
Serotonin-Noradrenalin-Wiederaufnahmehemmer (SSNRI)
– Angststörungen 238
– Dosierung 165
– Persönlichkeitsstörungen 352
Serotonin-Noradrenalin-Wiederaufnahmehemmer, selektive 159
Serotonin-Reuptake-Enhancer, Dosierung 165
Serotonin-Syndrom 264
Serotonin-Wiederaufnahmehemmer (SSRI)
– Angststörungen 238
– Autismus 393
– Bulimia nervosa (BN) 303
– Depression 148
– Dosierung 165
– Impulskontrollstörungen 381
– Nebenwirkungen 264
– Serotoninsyndrom 45

– Sexualstörungen 331
– somatoforme Störungen 277
– Paraphilie 334
– Persönlichkeitsstörungen 352
– posttraumatische Belastungsstörung (PTBS) 254
– Zwangsstörungen 263
Sexualanamnese 330
Sexualpräferenz-Störungen, *Siehe* Paraphilie
Sexualtherapie 332
– syndyastische 332
– systemische 332
sexuelle Funktionsstörungen 329
– Ätiologie 331
– Differenzialdiagnose 330
– Pharmakotherapie 331
– Phasen 330
– Psychotherapie 332
Signal-Filter-Modell 273
Social-Skills-Training 174
Somatisierungsstörung 270
Somatoforme autonome Funktionsstörung 270
Somatoforme Störungen 269
– Einzeldiagnosen 270
– hypochondrische Störung 270
– körperdysmorphe Störung 270
– organmedizinische Differenzialdiagnostik 271
– Pharmakotherapie 277
– Prävalenz 270
– psychobiologische Aspekte 272
– psychologische Aspekte 273
– psychotherapeutische Interventionen 275
– Signal-Filter-Modell 273
– Somatisierungsstörung 270
– somatoforme autonome Funktionsstörung 270
– Tests 447
– Therapierichtlinien 274
Souvenaid 14
Sozialer Blick 384
Sporttreiben, exzessives 379
Starvationssyndrom 299
Stehlen, pathologisches, *Siehe* Kleptomanie
Stimmungsstabilisierer, *Siehe* Phasenprophylaktika
Straftäterbehandlung
– Case Management 425
– Grenzen 430
– Risikomanagement 425, 426
– Risk-Need-Responsivity-Prinzip 422
– Rückfallvermeidungsmodell 423

Stupor, dissoziativer 282, 285
Suchtbehandlung 29
- Medical Management 32
- Merkmale 30
- Motivierende Gesprächsführung 32
- von Straftätern 421, 428
Suizid 440
- Epidemiologie 441
- psychische Erkrankungen 440
- Risikofaktoren 440
suizidales Verhalten 440
Suizidalität
- bei Antidepressiva-Therapie 167
- Definition 439
- Modelle 439
- Psychodynamik 439
- Risikofaktoren 439
- schizoaffektive Störungen 145
- und Persönlichkeitsstörungen 342
Suizidprävention 441
- Ebenen 442
- Krisenintervention 441
- NaSPro 441
Suizidprophylaxe, Lithium 222
Suizidversuch 440
Switch-Risiko 221

T
Tabakabhängigkeit 59
- Diagnostik 61
- Entwicklung 60
- Entzugssymptomatik 61
- Komorbidität 66
- motivationsfördernde Therapie 64
- Pharmakotherapie 62
- Psychotherapie 64
talking down 48
tardive Dyskinesie (TD) 96
- Präventions- und Behandlungsrichtlinien 97
Theory of Mind 384
Tic-Erkrankungen
- Tests 447
- und Zwangsstörungen 266
Tic-Störungen 411
- Diagnose 412
- Differenzialdiagnose 412

- Pharmakotherapie 413, 414
- Verhaltenstherapie 413
Tinnitus 278
- Therapie 279
- Ursachen 278
Topiramat
- BPS 368
- Kokainentzug 42
Tourette-Syndrom 259, 411
- Diagnose 412
- Differenzialdiagnose 412
- Pharmakotherapie 413
- Subkategorien 411
- Tests 447
- Therapieresistenz 415
- Verhaltenstherapie 413
Transference Focused Psychotherapy (TFP), BPS 364, 365
transkranielle Magnetstimulation 136
Transsexualität 335
- Ätiologie 336
- Epidemiologie 336
- Psychotherapie 336
Trauma 248
- krankheitsbedingtes 249
- Persönlichkeitsstörungen 339
- Typ-II-Trauma 248, 253
- Typ-I-Trauma 248
Traumakonfrontation 291
Trichotemnomanie 377
Trichotillomanie 377
- diagnostische Kriterien 374
- Pharmakotherapie 381
- Psychotherapie 380

U
Utah-Kriterien 397

V
Vagusnervstimulation (VNS), Depression 204
Valproat
- bipolare Störungen 218
- Rapid Cycling 224
Valproinsäure, bipolare Störungen 219
Vareniclin, Tabakentzug 63
Venlafaxin
- Angststörungen 238
- Zwangsstörungen 264

Verhaltenstherapie, posttraumatische Belastungsstörung (PTBS) 253
vermeidend-selbstunsichere Persönlichkeitsstörung 356
Vulnerabilitäts-Stress-Modell, bipolare Störungen 225

W
Wahn 139
- Differenzialdiagnose 141
- Epidemiologie 141
- Klassifikation 140
- Merkmale 140
- Pharmakotherapie 143
- Themen 140
- Ursachen 142
- Verhaltenstherapie 143
- Verlauf 141

Z
Zwangsgedanken 257
- Exposition 262
Zwangshandlungen 258
Zwangsstörungen
- 2-Faktorenmodell 259
- bei Kindern und Jugendlichen 265
- depressive Episoden 265
- Exposition 261
- genetische Faktoren 259
- kognitive Modelle 259
- kognitive Verhaltenstherapie 260, 262
- Kombinationstherapie 265
- Komorbidität 257, 265
- neurologische Erkrankungen 259
- Pharmakotherapie bei Komorbidität 265
- Prävalenz 257
- schizophrene Psychosen 266
- Schweregrade 258
- Serotonin-Wiederaufnahmehemmer (SSRIs) 263
- Tests 447
- Therapieresistenz 266
- Tic-Erkrankungen 266
- tiefe Hirnstimulation 267
- Tourette-Syndrom 259, 266
- Verlauf 257